老年医学

第 2 版

主　编　郭云良　张　睿　刘天蔚

副主编　王　粤　曲延钦　张国军　于仁斌　李金存

编　委　刘　翠　朱　琳　李　旭　梁　爽　王洪萍

　　　　王美芝　王传雷　谷传凯　陈小雪　吕敬雷

　　　　刘震超　任宇倩　倪钦帅　于　曦　刘姿杉

　　　　高　峰　李宏国　张清华　李义召　刘　伟

主　审　谢俊霞　程保合

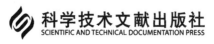

科学技术文献出版社
SCIENTIFIC AND TECHNICAL DOCUMENTATION PRESS

·北京·

图书在版编目（CIP）数据

老年医学 / 郭云良，张睿，刘天蔚主编. —2版. —北京：科学技术文献出版社，2023.11

ISBN 978-7-5235-0922-7

Ⅰ.①老… Ⅱ.①郭… ②张… ③刘… Ⅲ.①老年病学 Ⅳ.① R592

中国国家版本馆 CIP 数据核字（2023）第 200192 号

老年医学（第2版）

策划编辑：薛士兵　　责任编辑：郭　蓉　周可欣　　责任校对：张吲哚　　责任出版：张志平

出　版　者	科学技术文献出版社	
地　　　址	北京市复兴路15号　　邮编 100038	
编　务　部	(010) 58882938，58882087（传真）	
发　行　部	(010) 58882868，58882870（传真）	
邮　购　部	(010) 58882873	
官方网址	www.stdp.com.cn	
发　行　者	科学技术文献出版社发行　　全国各地新华书店经销	
印　刷　者	北京虎彩文化传播有限公司	
版　　　次	2023 年 11 月第 2 版　　2023 年 11 月第 1 次印刷	
开　　　本	787×1092　1/16	
字　　　数	680千	
印　　　张	31	
书　　　号	ISBN 978-7-5235-0922-7	
定　　　价	128.00元	

版权所有　违法必究

购买本社图书，凡字迹不清、缺页、倒页、脱页者，本社发行部负责调换

前 言

老年学是研究人类衰老的一门综合性学科，已成为一门重要而独立的科学体系。主要包括老年生物学、老年医学和老年社会学。老年医学主要包括老年流行病学、预防医学、基础医学、临床医学和康复医学等内容。老年医学研究的目的主要是探索衰老的原因、防止早衰、防治老年人常见病和多发病、使老年人健康长寿和欢度晚年。老年医学不仅是单纯的医学问题，也是影响到整个社会的社会问题。提高老年人的生活质量，对整个社会的发展具有十分重要的意义。

1999 年我国就已进入人口老龄化社会。目前，20 世纪 60 年代生育高峰时期出生的人口已逐步进入老年期，人口老龄化将进入一个严峻的时代。尽管 2016 年国家放宽了计划生育政策，但由于老年人口基数太大及人口增长的滞后效应，短期内人口老龄化进程将继续加剧。预计我国 60 岁以上的老年人口比例到 2030 年接近 25%，2040 年达 30%，2050 年达 31%（老年人口将达到 4.34 亿），而且会持续相当长的时间。因此，各级政府对老年学研究给予了高度的重视，对老年医疗卫生保健事业不断加大投入，各级医疗、科研机构在老年医学研究方面有了长足的发展，老年医学研究的内涵也不断拓宽和深入。

本书自 2003 年出版以来，一直作为临床医学专业的试用教材，受到了广大师生的欢迎。经过 2007 年和 2017 年两次修订，我们调整、丰富了本书的内容，使本书更加适用于临床医学专业学生的理论学习和临床实践。但随着我国老年医学学科的迅速发展，第一版的许多内容显得有些陈旧，而增加新的研究进展后，全书内容又显得过多。受教学课时的限制，本次修订在保留原教材大体框架的基础上，增加了危害老年人健康的常见疾病和多发疾病的有关最新研究进展，精简了老年外科疾病、肿瘤概论、老年康复和老年护理等内容。目的在于使本书更加适用于本科老年医学专业的教学，同时为老年医学专业的医务工作者和研究生提供一本参考书。

在编写过程中，我们多次听取经验丰富的专家和一线工作的临床医师，以及部分本科生和研究生的意见。本着边实践边修改的原则，在原有基础上反复修订。但随着老年医学研究的不断深入，仍然会有许多不足之处，衷心希望读者给予指正。

编　者

目 录

第一章 概 论 ·· 1

第一节 老年医学 ······································ 1

第二节 老年人的解剖生理学特征 ················· 7

第三节 老年人的心理学特征 ······················ 12

第四节 老年人的药理学特征 ······················ 15

第五节 老年疾病的临床特征 ······················ 19

第二章 心血管系统疾病 ····························· 24

第一节 动脉粥样硬化 ······························ 24

第二节 冠状动脉粥样硬化性心脏病 ············· 31

第三节 慢性心肌缺血综合征 ······················ 34

第四节 非 ST 段抬高型急性冠脉综合征 ········· 46

第五节 急性 ST 段抬高型心肌梗死 ·············· 53

第六节 心律失常 ···································· 66

第七节 高血压 ······································ 77

第八节 心力衰竭 ···································· 82

第三章 神经精神系统疾病 ··························· 96

第一节 短暂性脑缺血发作 ························· 96

第二节 脑梗死 ······································ 100

第三节　脑出血 ……………………………………………………………… 120

第四节　血管性认知障碍 …………………………………………………… 125

第五节　帕金森病 …………………………………………………………… 130

第六节　阿尔茨海默病 ……………………………………………………… 140

第七节　头　痛 ……………………………………………………………… 147

第八节　失眠症 ……………………………………………………………… 149

第九节　抑郁症 ……………………………………………………………… 151

第十节　焦虑症 ……………………………………………………………… 160

第四章　内分泌与代谢性疾病 …………………………………………… 164

第一节　甲状腺功能亢进症 ………………………………………………… 164

第二节　甲状腺功能减退症 ………………………………………………… 170

第三节　甲状旁腺功能亢进症 ……………………………………………… 175

第四节　糖尿病 ……………………………………………………………… 178

第五节　脂质代谢紊乱 ……………………………………………………… 198

第六节　肥胖症与代谢综合征 ……………………………………………… 207

第七节　高尿酸血症与痛风 ………………………………………………… 213

第八节　骨质疏松症 ………………………………………………………… 221

第五章　呼吸系统疾病 ……………………………………………………… 227

第一节　慢性支气管炎 ……………………………………………………… 227

第二节　慢性阻塞性肺疾病 ………………………………………………… 230

第三节　肺部感染性疾病 …………………………………………………… 235

第四节　肺结核 ……………………………………………………………… 242

第五节　特发性肺纤维化 …………………………………………………… 248

第六节　肺源性心脏病 ……………………………………………………… 251

第七节　呼吸衰竭 …………………………………………………………… 255

第六章　消化系统疾病 ⋯⋯⋯⋯⋯⋯⋯⋯⋯⋯⋯⋯⋯⋯⋯⋯⋯⋯⋯⋯ 263

第一节　胃食管反流病 ⋯⋯⋯⋯⋯⋯⋯⋯⋯⋯⋯⋯⋯⋯⋯⋯⋯ 263

第二节　慢性胃炎 ⋯⋯⋯⋯⋯⋯⋯⋯⋯⋯⋯⋯⋯⋯⋯⋯⋯⋯⋯ 267

第三节　消化性溃疡 ⋯⋯⋯⋯⋯⋯⋯⋯⋯⋯⋯⋯⋯⋯⋯⋯⋯⋯ 270

第四节　功能性消化不良 ⋯⋯⋯⋯⋯⋯⋯⋯⋯⋯⋯⋯⋯⋯⋯⋯ 276

第五节　便　秘 ⋯⋯⋯⋯⋯⋯⋯⋯⋯⋯⋯⋯⋯⋯⋯⋯⋯⋯⋯⋯ 278

第六节　肝硬化 ⋯⋯⋯⋯⋯⋯⋯⋯⋯⋯⋯⋯⋯⋯⋯⋯⋯⋯⋯⋯ 282

第七节　胰腺炎 ⋯⋯⋯⋯⋯⋯⋯⋯⋯⋯⋯⋯⋯⋯⋯⋯⋯⋯⋯⋯ 292

第七章　泌尿系统疾病 ⋯⋯⋯⋯⋯⋯⋯⋯⋯⋯⋯⋯⋯⋯⋯⋯⋯⋯⋯⋯ 296

第一节　原发性肾小球疾病 ⋯⋯⋯⋯⋯⋯⋯⋯⋯⋯⋯⋯⋯⋯⋯ 296

第二节　继发性肾小球疾病 ⋯⋯⋯⋯⋯⋯⋯⋯⋯⋯⋯⋯⋯⋯⋯ 306

第三节　间质性肾炎 ⋯⋯⋯⋯⋯⋯⋯⋯⋯⋯⋯⋯⋯⋯⋯⋯⋯⋯ 310

第四节　尿路感染 ⋯⋯⋯⋯⋯⋯⋯⋯⋯⋯⋯⋯⋯⋯⋯⋯⋯⋯⋯ 312

第五节　肾血管疾病 ⋯⋯⋯⋯⋯⋯⋯⋯⋯⋯⋯⋯⋯⋯⋯⋯⋯⋯ 320

第六节　急性肾损伤 ⋯⋯⋯⋯⋯⋯⋯⋯⋯⋯⋯⋯⋯⋯⋯⋯⋯⋯ 324

第七节　慢性肾衰竭 ⋯⋯⋯⋯⋯⋯⋯⋯⋯⋯⋯⋯⋯⋯⋯⋯⋯⋯ 329

第八章　生殖系统疾病 ⋯⋯⋯⋯⋯⋯⋯⋯⋯⋯⋯⋯⋯⋯⋯⋯⋯⋯⋯⋯ 334

第一节　慢性前列腺炎 ⋯⋯⋯⋯⋯⋯⋯⋯⋯⋯⋯⋯⋯⋯⋯⋯⋯ 334

第二节　良性前列腺增生症 ⋯⋯⋯⋯⋯⋯⋯⋯⋯⋯⋯⋯⋯⋯⋯ 337

第三节　男性性功能障碍 ⋯⋯⋯⋯⋯⋯⋯⋯⋯⋯⋯⋯⋯⋯⋯⋯ 341

第四节　老年性阴道炎 ⋯⋯⋯⋯⋯⋯⋯⋯⋯⋯⋯⋯⋯⋯⋯⋯⋯ 346

第五节　老年性外阴萎缩 ⋯⋯⋯⋯⋯⋯⋯⋯⋯⋯⋯⋯⋯⋯⋯⋯ 348

第六节　更年期综合征 ⋯⋯⋯⋯⋯⋯⋯⋯⋯⋯⋯⋯⋯⋯⋯⋯⋯ 352

第七节　尿失禁 ⋯⋯⋯⋯⋯⋯⋯⋯⋯⋯⋯⋯⋯⋯⋯⋯⋯⋯⋯⋯ 357

第九章　血液系统疾病 ………………………………………………………… 363

第一节　贫　血 ………………………………………………………………… 363

第二节　白细胞减少症 ………………………………………………………… 370

第三节　骨髓增生异常综合征 ………………………………………………… 373

第四节　白血病 ………………………………………………………………… 377

第五节　多发性骨髓瘤 ………………………………………………………… 384

第六节　紫癜性疾病 …………………………………………………………… 387

第七节　弥散性血管内凝血 …………………………………………………… 390

第十章　运动系统疾病 ………………………………………………………… 394

第一节　类风湿关节炎 ………………………………………………………… 394

第二节　骨关节炎 ……………………………………………………………… 401

第三节　肩关节周围炎 ………………………………………………………… 406

第四节　颈椎病 ………………………………………………………………… 409

第五节　腰背痛 ………………………………………………………………… 415

第六节　纤维肌痛综合征 ……………………………………………………… 420

第十一章　眼科疾病 …………………………………………………………… 423

第一节　老　视 ………………………………………………………………… 423

第二节　白内障 ………………………………………………………………… 425

第三节　青光眼 ………………………………………………………………… 427

第四节　视网膜动脉阻塞 ……………………………………………………… 432

第五节　黄斑变性 ……………………………………………………………… 435

第十二章　耳鼻咽喉科疾病 …………………………………………………… 438

第一节　耳　聋 ………………………………………………………………… 438

第二节　耳　鸣 ………………………………………………………………… 441

第三节　眩　晕 ………………………………………………………………… 444

第四节　鼻出血 ………………………………………………………………… 447

第五节　鼾　症 …………………………………………………………………… 449

第十三章　口腔科疾病 …………………………………………………… 453

第一节　口腔黏膜病 ……………………………………………………………… 453

第二节　干燥综合征 ……………………………………………………………… 457

第三节　牙周病 …………………………………………………………………… 461

第四节　龋　病 …………………………………………………………………… 463

第五节　楔状缺损 ………………………………………………………………… 466

第十四章　皮肤科疾病 …………………………………………………… 468

第一节　皮　炎 …………………………………………………………………… 468

第二节　湿　疹 …………………………………………………………………… 470

第三节　疱疹性皮肤病 …………………………………………………………… 474

第四节　萎缩性皮肤病 …………………………………………………………… 478

第五节　增生性皮肤病 …………………………………………………………… 481

参考文献 ……………………………………………………………………… 483

第一章 概 论

随着社会经济的快速发展、物质生活的不断改善、科学文化事业的进步和现代医疗保健技术水平的提高，人们的平均寿命不断延长。老年人在社会总人口中所占的比例越来越大，人口老龄化（ageing of population）已成为世界各国普遍关注的问题。老年医学越来越引起世界各国的重视，已成为现代医学科学的重要分支之一。

第一节 老年医学

老年学（gerontology）是一门伴随着人口老龄化而逐渐形成的新兴学科，主要研究人类衰老的特征、起因、变化及与衰老有关的人文社会科学问题，实际上涉及了人文社会科学和自然科学的所有领域，如政治、经济、文化、科技、教育、医疗、卫生、健康保健等诸多领域，已成为一门独立而重要的科学体系。老年学研究的内容非常广泛，主要包括老年社会学、老年生物学和老年医学等。

一、老年社会学

老年社会学（sociology of aging）主要包括老年人口学、文化学、经济学、心理学、福利学等内容，研究与老年人健康有关的政治、经济、文化、教育、娱乐和环境，以及社会制度、家庭结构和风俗习惯等相关问题。重点是研究老年人的心理、智能和行为、社会福利、教育、保健护理、环境保护及合法权益的保护等问题。

二、老年生物学

老年生物学（biology of aging）主要研究人类和其他生物在生命发育后期的特征，并从胚胎学、组织学、解剖学、生理学、生物化学、病理学、分子生物学及分子遗传学等方面，探索衰老的普遍规律和特殊规律，寻找衰老起因和机制。生物机体非常复杂，目前虽然已经发现了一些生物衰老的规律，但生物衰老机制的研究尚处于初级阶段，要真正弄清衰老的起因和机制还需做大量的研究工作。

三、老年医学

老年医学（geriatrics）是老年学的组成部分，也是临床医学的一个重要分支。目前，老年医学已发展成为具有专业特色的独立学科，从医学的角度探讨人体衰老的起因、发生机制和发展过程，研究影响衰老的有关因素，实施老年保健，防治老年性疾病，提高人类平均寿命和生活质量。主要涉及老年流行病学、预防医学、基础医学、临床医学和康复医学等内容。

1. 老年流行病学　老年流行病学（epidemiology of aging）包括调查人群中老年人健康状况、常见老年病发病情况、老年人致残病因和死亡原因及相关因素的分析，从而为防治老年病提出并制定相应的规划和措施。还应对老年人口统计指标、人口老化趋势和平均寿命的计算等加以研究。通过对长寿地区和长寿老人的调查，综合医学、心理学、营养学和社会学等多学科调查，纵向和横向进行比较，从中找出规律性论据，以充实老年医学的内容。

2. 老年预防医学　老年预防医学（preventive medicine of aging）是研究如何预防老年人常见病及保护老年人身心健康的学科。主要任务是制定预防老年人常见病、多发病和保护老年人身心健康的措施，对疾病进行早期发现、早期诊断、早期治疗。其他任务还包括开展宣传教育工作，普及预防老年人疾病的保健知识，如饮食卫生与营养、体育锻炼与健身、卫生习惯与健康、生活规律与长寿等。

3. 老年基础医学　老年基础医学（preclinical medicine of aging）主要研究老年人各组织器官的解剖学和生理学特点，探索人类衰老的发生机制和延缓衰老的措施。衰老机制的研究涉及基础医学的许多方面，包括衰老与遗传、生理、生化、免疫、内分泌和微量元素等诸方面关系的研究。随着现代科学技术的进步，研究愈来愈深入，愈来愈精细。研究人员通过各种手段从细胞、基因和分子水平研究衰老的起因和发生机制，为临床医学提供科学的理论基础。

4. 老年临床医学　老年临床医学（clinical medicine of aging）涉及所有临床学科，重点是研究导致老年人病残和过早死亡的常见病，也称老年病学。老年人疾病的临床表现有一定特点：如一个脏器可同时有几种病理改变；患病后常不能以一种病来解释；对疼痛不敏感；患病后症状常不典型；并发症多；预后不良等。对这些特点都要加以研究才能避免漏诊。对老年病如何做到早期发现、早期诊断和早期治疗也是研究的内容。中医中药对老年人的保健和对疾病的预防也是临床医学研究的范畴。此外，老年人肝肾功能可能有不同程度的减退及受其他因素的影响等，对老年人临床药理学的特殊问题也应当加以研究。

5. 老年康复医学　康复医学（rehabilitation medicine）是一门新兴的综合性学科，在服务对象、治疗目标和使用手段等方面不同于预防医学和临床医学。因此，有人称之为"第三医学"。具体地说，康复医学是一门关于对伤病者和残疾者，在身体功能上、精神上和职业上进行康复的学科。目标是消除或减轻患者功能上的缺陷，帮助患者在身体条件许可的范围内，最大限度地恢复生活和劳动能力，使残、病者能够参与工作和社会生活，回归社会。

四、年龄

1. 年龄的概念　年龄是人或动植物所生存的年数。

（1）时序年龄（chronological age, CA）：以生物（包括人）出生后按日历计算的年龄，也称日历年龄、历法年龄或实足年龄。它取决于生物个体生存时间的长短，是一个人的实际年龄，是最常用的计算年龄的方法，也是不以人们意志为转移的客观记载。我们日常生活中所说的年龄一般是指时序年龄。

（2）生物学年龄（biological age，BA）：以生物个体的生物学能力或生命力等内容来表示老化的程度，可用来预计某一生物个体未来的健康状况，估计其寿命。一般认为，生物学年龄是组成生物个体的诸器官生理功能的函数，也称生理学年龄，它取决于机体组织器官结构和生理功能老化的程度。生物学年龄与时序年龄不一定完全平行。

（3）心理年龄（mental age，MA）：是心理学"智力测验"中的术语，指根据标准化智力测验量表的常模（norm）来衡量人的智力水平，用来表示人的心理发展的绝对水平，是年龄量表上度量的智力单位。把心理年龄与时序年龄相对照，就能看出智力绝对水平的高低，反映了一个人的心理健康状态，与时序年龄和生物学年龄不一定一致。

（4）相对年龄（relative age，RA）：即灵魂医学（soul medicine）相对有效年龄（寿命）。是人类区别于其他生物（主要包括动物）的、由最高级灵魂所支配进行的、符合人类社会伦理道德规范及有利于自然、社会良性发展的各种生命活动（包括脑力活动）所占用的时空。所以，人类相对有效年龄（寿命）计算方法应为，相对年龄（寿命）等于实际年龄（寿命）加上或减去超出或低于同层次普通人士年平均劳动量或者年创造物质精神财富的倍数。

2. 年龄的划分　由于各国人口平均寿命（average life span）不同，政治、经济和文化状况各有不同，老年人的年龄划分标准尚未统一。一般发达国家规定65岁（挪威等北欧国家规定67岁）以上为老年人，发展中国家规定60岁以上为老年人。1980年亚太地区老年学会议正式提出，亚太地区规定60岁以上为老年。1982年4月中华医学会老年医学分会建议将60岁（含60岁）以上作为我国划分老年人的标准。

（1）我国现行年龄分期标准：现阶段我国对年龄分期按以下标准划分，这一标准是依据大量临床实际工作和科学研究结果而总结制定的，基本符合当前人体生命科学的客观规律。

0～24岁：生长发育期（growth period）；

25～44岁：成熟期或成年期（mature period）；

45～59岁：老年前期或初老期（pre-aged period）；

60～89岁：老年期（elderly period）；

90岁以上：长寿期（longevity period）；

100岁以上：百岁老人（centenarian）。

目前，我国老年学的著作和文献要求，主体观察和研究的对象必须是60岁以上的老年人，一般以45～59岁老年前期作为对照组，也有的以59岁以下的中青年人为对照组。

（2）世界卫生组织（World Health Organization，WHO）年龄分期标准：随着时代的发展，人类的寿命不断延长。1991年世界卫生组织又提出了年龄划分方法。这一标准与目前我国年龄划分标准基本一致，不同的是把60～74岁划为年轻老年人，75岁以上才视为老年人。目前，这一标准已逐渐被各国所接受，随着人口的老龄化可能会有一定的实用价值。

0～17岁：未成年人，婴、青少年期；

18～44岁：青年人，青年期；

45～59岁：中年人，中年期；

60～74岁：年轻老年人或准老年人（young older），老年前期；

75～89岁：老年人，老年期；

90岁以上：长寿老人，长寿期。

（3）WHO年龄划分新标准：2016年5月25日，WHO经过对全球人体素质和平均寿命进行测定，对年龄划分标准做出了新的规定。目前看来，新标准令人难以理解，短期内也很难令人接受，但从前瞻性观点看，有一定的历史意义和实用价值。一方面可以从心理上提高人的生存期望和生活动力；另一方面可以为解决社会养老这一世界性难题提供参考。

0～17岁：未成年人，婴、青少年期；

18～65岁：青年人，青年期；

66～79岁：中年人，中年期；

80～99岁：老年人，老年期；

100岁以上：长寿老人，长寿期。

3. 人口老龄化　人口老龄化（ageing of population）又称人口老化或人口高龄化，是指人口生育率降低和人均寿命延长，社会总人口中因年轻人口数量减少、年长人口数量增加而导致的老年人口比例相应增长的现象。人口老龄化已成为世界发达国家和部分发展中国家普遍存在的一种社会现象，预计到2050年，全世界老龄人口将达到21亿。

根据第七次全国人口普查数据，截至2021年9月，全国有149个市已进入深度老龄化。预计到2025年，我国60岁以上老年人将达到3亿（21%），2027年65岁以上老年人比例将超过15%，进入深度老龄化社会。2030年，我国60岁以上老年人将接近25%，65岁以上老年人比例将达到16.2%。2040年，我国60岁以上老年人将达到30%，65岁以上老年人比例将到22%，进入超级老龄化社会。2050年，我国60岁以上老年人将达到4.34亿（31%），65岁以上老年人比例将超过25%。

2010年—2040年是我国老龄化迅速发展的时期。从2010年开始，新中国成立后婴儿潮时期（1963年—1979年）出生的婴儿相继步入老年，并一直延续到2040年。1980年开始实施的计划生育政策，为遏制当时人口过快增长发挥了积极的作用，到2010年人口出生率降至11.9%。所以，从2040年开始，我国老龄化速度会有所减慢。但受到低出生率的影响，2040年后，老龄人口比例仍然居高不下，长期徘徊在30%左右。

随着人口老龄化的发展，社会养老保险和医疗保障等问题日益突出。为缓解这一矛盾，2013年国家开始研究制定渐进式延迟退休年龄政策，2016年人社部提出了延迟退休的三个原则，2021年国家"十四五"规划纲要明确提出"按照小步调整、弹性实施、分类推进、统筹兼顾等原则，逐步延迟退休年龄，促进人力资源充分利用"，逐步将退休年龄延长到65岁。

五、健康的标准

1. 国际标准　WHO提出：健康不仅是没有躯体性疾病，而且要有健全的精神心理状态和良好的社会适应能力。

所以，WHO 制定的健康标准是，身体没有疾病，并符合以下条件：

（1）有充沛的精力，能从容不迫地应付日常生活和工作压力，而不感到过分紧张。

（2）处事乐观，态度积极，乐于承担责任，事无巨细不挑剔。

（3）善于休息，睡眠良好。

（4）应变能力强，能适应外界环境的各种变化。

（5）能够抵抗一般性感冒和传染病。

（6）体重适当，身体匀称，站立时头、肩、臀位置协调。

（7）眼睛明亮，反应敏锐，眼睑不易发炎。

（8）牙齿清洁，无空洞，无痛感，齿龈颜色正常，无出血现象。

（9）头发有光泽，无头屑。

（10）肌肉、皮肤有弹性，走路轻快有力。

2. 1996 年国内标准　中华医学会老年医学分会流行病学组制定健康老年人的标准：

（1）躯干无明显畸形，无明显驼背等不良体型，骨关节活动基本正常。

（2）无偏瘫、老年痴呆及其他神经系统疾病，神经系统检查基本正常。

（3）心脏基本正常，无高血压、冠心病及其他器质性心脏病。

（4）无明显肺部疾病，无明显肺功能不全。

（5）无肝肾疾病、内分泌代谢疾病、恶性肿瘤及影响生活功能的严重器质性疾病。

（6）有一定的视听功能。

（7）无精神障碍，性格健全，情绪稳定。

（8）能恰当地对待家庭和社会人际关系。

（9）能适应环境，具有一定的社会交往能力。

（10）具有一定的学习、记忆能力。

3. 2013 年国内标准　中华医学会老年医学分会又制定了中国健康老年人的新标准：

（1）重要脏器的增龄性改变未导致功能异常；无重大疾病；相关高危因素控制在与其年龄相适应的达标范围内；具有一定的抗病能力。

（2）认知功能基本正常；能适应环境；处事乐观积极；自我满意或自我评价好。

（3）能恰当处理家庭和社会人际关系；积极参与家庭和社会活动。

（4）日常生活活动正常，生活自理或基本自理。

（5）营养状况良好，体重适中，保持良好生活方式。

4. 健康新概念　2020 年，López-Otín 和 Kroemer 在 *Cell* 撰文，详细描述了健康的八个核心标志和维度，从整体组织、器官、细胞、亚细胞、分子等多个层面，对健康给出了系统性的新定义。八个健康标志：屏障的完整性；对局部扰动的控制；再循环和更替；回路的整合；节律性调控；稳态韧性；适应性调节；修复和再生。这些标志可分为三类：空间分隔、随着时间的流逝保持稳态及对压力的充分响应。这些交互特征中的任何一个受破坏，都可能会是致病的，导致系统的急性或进行性脱轨，并伴随着许多健康损失。

六、老年医学的发展概况

两千多年前，传统医学在抗衰老和延年益寿方面就有许多论述。现代老年学研究始于20世纪20年代。1940年，美国国立心脏研究所老年学研究室应用细胞培养研究人体胚胎成纤维细胞的寿命问题。1945年，英国牛津大学动物系成立了老年学研究组，东欧国家、日本也相继成立了老年学研究机构。1958年，中国科学院动物研究所老年学研究室，开始了老年生物学方面的研究。卫健委北京医院老年医学研究所将老年病的防治工作作为全院的科研工作重点。武汉医学院和天津医学院等院校也开展了该方面研究。1964年11月和1981年10月，中华医学会先后在北京、桂林召开了第一届、第二届全国老年学与老年医学学术会议，1981年正式成立了中华医学会老年医学分会，同年成立了老龄问题世界大会中国委员会，标志着我国老年医学研究进入了新的发展阶段。目前，国内各省均成立了老年医学分会，进一步推动了我国老年医学事业的发展。

1982年联合国大会提出了"老年人健康"的主题，当年7月在维也纳召开的老龄化问题世界大会，通过了"老龄问题国际行动计划"，要求各成员国结合本国具体情况，提出相应的计划和措施。1990年，WHO首次提出"健康的老龄化"（healthy aging）目标。1993年第15届国际老年学会议将"科学为健康老龄化服务"作为会议主题。1999年，第47届联合国大会通过决议，确定1999年为国际老人年，WHO将1999年的世界卫生日主题定为"积极健康的生活"。进入21世纪，全球老龄化问题更加突出，已得到全球普遍的关注。2002年，第二次世界老龄问题大会通过了《马德里老龄问题国际行动计划》，以回应21世纪人口老龄化带来的机遇和挑战。2012年是《马德里老龄问题国际行动计划》通过10周年纪念日，为了彰显这一里程碑，2011年的"国际老年人日"主题被确定为"启动马德里+10：全球老龄化的机遇与挑战日增"。2012年10月1日"国际老年人日"的主题是"长寿：塑造未来"。

2019年11月，中共中央、国务院印发了《国家积极应对人口老龄化中长期规划》（简称《规划》）。《规划》近期展望至2022年，中期展望至2035年，远期展望至2050年，这是到21世纪中叶我国积极应对人口老龄化的战略性、综合性、指导性文件。

七、老年医学的发展战略

20世纪90年代，人们开始改变过去"逢老必衰、逢老必病"的观点，提出了健康老龄化问题。21世纪初，WHO与国际老年学会又提出了积极老龄化（active aging）的概念，并把积极老龄化的内涵写进了2002年4月第二次世界老龄问题大会的政治宣言。积极老龄化是在人的老化过程中，尽可能利用一切机会使人的躯体、社会和精神等各方面处于良好状态，从而将健康预期寿命、对社会的贡献和高质量生活延伸到老年阶段。

未来全球老年医学的发展趋势，将在WHO统一领导和筹划下，世界各国密切合作，以区域人群为基础，在流行病学、预防医学、基础医学、临床医学、康复医学、社会医学等多个学科，开展大规模的前瞻性研究，建立健全老年性疾病的三级防治网，对老年性疾病进行早期发现、早期诊断、早期治疗。基础研究应是全球多中心协作，破译人类基因密码及不同种族的差异，寻找控制人类衰老及与衰老有关的基因，从根本上解决人类衰老的发生机制，实现后基因组计划的目标，通过基因工程研发防治人类衰老的有关技术和药物，如转基因技术、干细胞移植、器官克隆、基因药物等。临床医学将打破学科界限进行重组，出现诸如基因档案、基因治疗、人工器官、仿生医学等新兴学科。康复医学和社会医学将按照 WHO 生活质量全球性方案，开展全方位的医疗康复，不再是单纯地延长老年人的寿命，而应采取多种积极有效的措施，在躯体、精神和职业上最大限度地恢复生活能力，使老年人回归社会。社会医学将结合人文和生物医学知识，以人为本，从生物 – 心理 – 社会医学模式研究和解决老年人的身心健康问题。

人口老龄化的巨大压力，考验着政府规划养老的能力。养老除了保障老年人的基本生活外，还需要大量的适合老年人心理、医学等诸多方面的专业护理服务。未来养老的发展应该是老年人的生活保障逐渐走向社会化，变家庭养老为社会养老，由政府承担是大趋势。尽管机构养老在中国老年福利服务体系中处于补充地位，但其作用却是相当大的。随着经济的发展和社会的进步，特别是人口老龄化、家庭小型化、农村城市化，人民群众对于养老服务的需求将会越来越大，现有的养老设施总量很难满足日益增长的养老需求。2021年 11 月，《中共中央、国务院关于加强新时代老龄工作的意见》（简称《意见》）发布。《意见》提出，2025 年年底前，每个县（市、区、旗）有 1 所以上具有医养结合功能的县级特困人员供养服务机构。

第二节　老年人的解剖生理学特征

在生命的进程中，当生物发育成熟后，机体的结构和功能就会随增龄而逐渐出现各种不利于自身的变化。这些变化不断发生、发展的过程称为老化。老化随时间的推移而出现，一旦出现则不可逆转；随着老化而产生的变化将引起机体功能降低、内环境稳态失衡，一旦失衡，则对环境变化不能保持机体自身的稳定而逐渐趋于死亡。

一、人体组成成分

老年机体组成成分突出的变化是体内脂肪组织（adipose tissue）增多，细胞固体成分和水分减少。在衰老过程中，萎缩最明显的是肌肉组织（muscle tissue）。除精神功能外，机体其他各项功能均随增龄而下降，肌肉的功能在 30 岁后逐渐下降。60 岁以上机体总水分含量男性约占体重的 51.5%，女性占 42.0% ~ 45.5%。老年人细胞内液减少，细胞外液增加，可能与细胞数减少有关。青年时细胞内外液比例约为 2：1，壮年及老年时为 1.5：1 至 1：1。一般血管内液是细胞外液的 1/4。青年时血管内液约占体液总量的 1/12，占体重总量的 5%；壮年及老年期血管内液约占体液总量的 6%。

二、皮肤

皮肤（skin）分为表皮（epidermis）、真皮（dermis）和皮下组织（subcutaneous tissue）三层。一般40岁以后，表皮、真皮乳头层变薄，结缔组织减少。胶原纤维和弹性纤维退行性变，皮下脂肪减少或消失，皮肤松弛，皱纹增多。脂褐素（lipofuscin）沉积在皮下形成老年斑，主要位于面部、手背和前臂伸面等，直径0.5~2.0 cm，略高于皮肤。毛囊（hair follicle）下端的毛乳头逐渐减少，头发稀薄、变白、秃发。皮脂腺（sebaceous gland）萎缩，皮脂分泌减少，皮肤和毛发失去光泽。汗腺（sweat gland）的数量和汗液的分泌量均减少，皮肤干燥易痒。甲体（nail）失去光泽，生长速度变慢，可出现纵脊。皮肤血管对冷热反应迟钝，影响体温调节。皮肤内的神经末梢数量减少，感觉迟钝。

三、感官

眼（eye）：角膜（cornea）前弹力层和基质层的脂肪发生变性，在角膜的上、下方出现灰色弧形混浊带，形成老年环。巩膜弹力纤维变硬或玻璃样变。瞳孔（pupil）相对较小，晶状体（lens）增大，房水（aqueous humor）循环阻力增加。视网膜（retina）血管硬化，易发生发生视网膜动脉、静脉阻塞等。前房变浅，易发生闭角型青光眼。晶状体出现核硬化，调节能力下降，晶状体蛋白被氧化而致混浊，则形成不同类型的晶状体病。

耳（ear）：耳郭（auricle）软骨和软骨膜的弹性纤维减少，血管弹性降低，血运差，易发生冻伤和感染。外耳道皮肤毛囊、皮脂腺和耵聍腺萎缩，皮肤变薄、干燥、瘙痒，易患外耳道炎。鼓膜（tympanum）固有层脂肪沉积，弹性和活动度降低。听骨链（ossicular chain）退行性变、韧带松弛、关节活动度减弱，听力下降。耳蜗（cochlea）、前庭（vestibule）感觉上皮毛细胞均减少，供血不足，致听力下降、平衡功能减退。

四、呼吸系统

呼吸系统（respiratory system）包括呼吸道（鼻腔、咽、喉、气管、支气管）和肺（lungs）。随着年龄增长，鼻腔（nasal cavity）内气流阻力增加，呼吸道防御功能减弱，嗅区黏膜（olfactory mucosa）萎缩退变，嗅觉的察觉阈、辨别阈和强度的感知阈均下降。咽喉（pharynx-larynx）部黏膜角化，黏膜下腺体萎缩、分泌减少，咽淋巴环萎缩。咽部肌肉萎缩，吞咽功能减退，神经末梢感觉减退，进流质食物时易呛咳。气管（trachea）和支气管（bronchus）黏膜上皮和黏液腺退行性变，纤毛（cilium）运动减弱，防御能力降低，易患支气管炎。肺萎缩变小、变轻，肺内胶原纤维交联增多，肺的硬度增大，弹性降低，有肺气肿倾向。胸廓（thorax）呈桶状、胸廓僵硬，肺活量减小，残气量增加，咳嗽的力量差，肺内分泌物滞留，易致感染。

五、消化系统

消化系统（digestive system）由消化道（口腔、咽、食管、胃、小肠和大肠等）和消化腺（腮腺、下颌下腺、舌下腺、肝和胰）组成。口腔（oral cavity）最明显的变化是牙（teeth）和牙周组织的退行性变，以及由于牙齿脱落而引起的上、下颌骨和颞下颌关节的改变，舌（tongue）黏膜上的舌乳头逐渐消失，舌表面光滑。味蕾减少、萎缩，味阈升高，味觉障碍，唾液腺（salivary gland）萎缩，易口干、口腔不适或患口腔疾病。胃肠道（gastrointestinal tract）运动功能障碍可引起吞咽困难、便秘、大便失禁。胃酸减少时可引起消化功能减退、胃肠道细菌性感染、缺铁性贫血和骨质疏松等疾病。肝细胞数量减少，肝脏（liver）萎缩、重量减轻，解毒功能下降，储备能力下降，故用药应慎重。胆囊（gall bladder）壁增厚，胆汁浓稠，胆固醇较多，易形成胆结石。胰腺（pancreas）萎缩，结缔组织增生，腺泡萎缩。胰液中胰脂肪酶减少约 20%，对脂肪的消化吸收能力也降低。

六、泌尿系统

泌尿系统（urinary system）由肾脏（kidney）、输尿管（ureter）、膀胱（urinary bladder）和尿道（urethra）组成，主要功能是产生尿液，排除体内废物，调节体内酸碱平衡。老年人肾脏逐渐萎缩，重量约减少 20%。肾血流量也较青年人减少 30%~40%，肾皮质变薄比肾髓质减少明显，肾单位（nephron）从 50 岁开始逐渐减少，70 岁时为青年人的 1/2~2/3，易致肾衰。肾血管发生粥样硬化改变，导致肾小球和肾小管周围毛细血管床缩小。肾小球滤过率降低，尿素清除率、肌酐清除率下降。肾小管功能减退，尿浓缩能力下降。血浆肾素活性降低，可减少 30%~50%。血和尿中醛固酮水平约降低 50%。氨的产生减少，排泄酸的能力也缓慢。膀胱肌肉萎缩，肌层变薄，纤维增生，膀胱容量减小而出现尿频、夜尿和残余尿量增多。尿道纤维化变硬，尿流速度减慢，男性常有尿急，女性常有排尿困难或尿失禁。由于尿潴留，加上膀胱抵抗细菌的能力减弱，尿路感染的发生率增加。

七、生殖系统

男性生殖系统（male reproductive system）包括内生殖器（睾丸、输精管道和附属腺）和外生殖器（阴囊和阴茎）两部分。老年男性睾丸（testis）逐渐萎缩，精子数量减少，间质细胞数目略有减少，但脂褐素的含量明显增加，分泌雄性激素的能力下降。前列腺（prostate）逐渐腺体皱缩、腺泡塌陷、上皮细胞退变，前列腺肥大，压迫尿道引起排尿困难，甚至尿潴留。尿道海绵体纤维结缔组织增生，动脉和静脉逐渐硬化，阴茎（penis）海绵体也发生硬化，表现为阴茎勃起不坚或不能勃起，性功能降低。

女性生殖系统（female reproductive system）包括内生殖器（阴道、子宫、输卵管及卵巢）和外生殖器（阴阜、阴唇、阴蒂）两部分。绝经期后卵巢（ovary）内的卵泡不再成熟和排卵，几乎全部由结缔组织代替，卵巢可缩小到原体积的一半。输卵管（oviduct）黏膜上皮萎缩，管腔狭窄或闭锁。子宫（uterus）体和子宫颈等长，子宫萎缩如拇指大小。外阴（vulva）萎缩，阴道（vagina）黏膜下结缔组织增多，阴道变窄和缩短，上皮层变薄，抗感染能力下降，易发生阴道炎。

八、循环系统

循环系统（circulatory system）包括心血管系统（cardiovascular system）和淋巴系统（lymphatic system）。心血管系统由心脏（heart/cardiac）、动脉（artery）、毛细血管（capillary）和静脉（vein）等组成。心脏重量随增龄逐渐增加，30岁（240 g）到90岁（300 g），平均每年增加1.0～1.5 g。左心室壁亦随增龄而肥厚，内膜厚度在40岁时为0.25 mm，70岁可增至0.5 mm。年龄>70岁者，约50%可查出心脏淀粉样变性。心肌典型的老化表现是脂褐质在心肌纤维中聚积而造成褐色萎缩，肌原纤维缩短，使心肌舒缩功能下降，心脏储备功能下降。心内膜、瓣膜、瓣环逐渐发生淀粉样变性和脂肪沉积，以及纤维化、钙化。窦房结（sinoatrial node）的起搏细胞数量减少，房室束（atrioventricular bundle）、左右束支及其远端的浦肯野纤维（Purkinje's fiber）发生脂质浸润，心律失常发生率随增龄而增加。动脉管壁增厚、硬化、弹性减弱，冠状动脉粥样硬化逐渐显著，冠状动脉狭窄出现冠脉缺血症状。

九、神经系统

神经系统（nervous system）是机体内对生理功能活动的调节起主导作用的系统，主要由神经组织组成，包括中枢神经系统［即脑（brain）和脊髓（spinal cord）］和周围神经系统［即脑神经（cranial nerve）和脊神经（spinal nerve）］两大部分。青年期脑重量平均1400克，30岁开始下降，但60岁后才出现明显萎缩，重量约减轻10%。脑萎缩主要发生在大脑皮质（cerebral cortex），皮质变薄、脑回变窄、脑沟宽深，皮质下灰质和小脑（cerebellum）也可发生萎缩。组织学变化主要是神经元（neuron）丧失，神经细胞数从40岁开始减少，每增长1岁丧失成年初期的0.8%。轴树突（axon and dendrite）也伴随神经元的变性而减少，突触（synapse）联系势必减少。生物化学改变主要是脑内蛋白质和酶含量随增龄而降低，蛋白质含量减少25%～33%。但神经原纤维缠结和老年斑内的异常蛋白质逐渐增加，使神经递质（neurotransmitter）失活的酶活性增强。乙酰胆碱及胆碱能受体均减少，易患健忘症；多巴胺减少导致肌肉运动障碍、动作缓慢、震颤麻痹等；去甲肾上腺素减少导致睡眠不佳、精神抑郁；5-羟色氨减少导致失眠、痛阈降低、智力减退等。上述形态学和生化变化，以及脑动脉硬化引起脑部循环阻力增大，血流减慢，脑氧代谢率降低，而致神经生理功能减退，表现为记忆衰退，思维迟钝，神经传导速度减慢，行动不敏捷等。

十、内分泌系统

内分泌系统（endocrine system）由内分泌腺（下丘脑、垂体、甲状腺、甲状旁腺、肾上腺、性腺、胰岛等）及一些具有内分泌功能的脏器、组织及细胞等组成。通过分泌激素调节人体生长、发育、生殖、代谢等，维持人体内环境的相对稳定。垂体（hypophysis）在50岁以上明显变小，发生纤维化和囊状改变，引起相应的内分泌功能变化。50岁以后，甲状腺（thyroid gland）即有所减轻，吸碘率降低、碘化能力减慢、甲状腺素分泌减少。一般健康老年人 T_3 含量男性降低约20%，女性降低约10%。下丘脑垂体肾上腺轴功能变化较小，血浆基础皮质醇水平正常，昼夜分泌节律完整。女性在绝经前 10 年卵泡即开始加速退化，至围绝经期卵泡数量不断减少，雌二醇随之减少，使卵泡刺激素增加 10 ～ 15 倍，黄体生成素增加 3 ～ 4 倍；绝经后最主要的改变是卵巢雌激素分泌减少，引起更年期症候群。胃肠肽类激素及其内分泌细胞普遍存在于胃肠道和整个神经系统。心血管系统调节肽有 10 余种，分布在支配心脏和血管的神经中，相互联系、相互制约，这一调节系统破坏将引起心血管系统功能紊乱或疾病。

十一、血液系统

血液系统或造血系统（hemopoietic system）包括骨髓（marrow）、胸腺（thymus）、淋巴结（lymph node）、脾（spleen），以及通过血液运行散布在全身的血细胞（haemocyte）。正常人骨髓约 1500 mL，老年人造血组织逐渐减少，被脂肪组织和结缔组织所代替。正常人骨髓造血细胞约为 10 万 $/mm^3$，60 岁以后减少一半。在应急状态下黄骨髓转变为具有造血功能的红骨髓的能力明显降低。骨髓干细胞（stem cell）的增生力随年龄的增长而明显减低。男性老年人血红蛋白有所降低，女性老年人血红蛋白降低不多或不降低。血中白细胞数无明显改变，但功能降低。感染和肿瘤的发生率和严重程度增加。淋巴细胞主要是 T 淋巴细胞减少，有人提出，淋巴细胞减少是老年人血常规的特征性表现。血小板数量正常或稍有增多，但凝集、释放功能增强，使血液凝固性增强，抗凝活性减弱，呈持续渐进性高凝状态，易形成血栓。

十二、免疫系统

免疫系统（immune system）是机体执行免疫应答及免疫功能的重要系统，由免疫器官、免疫细胞和免疫分子组成。胸腺淋巴组织随增龄而减少，主要是胸腺皮质萎缩。动物和人达性成熟年龄时胸腺开始退化，随后上皮细胞萎缩、激素分泌水平降低。随年龄增长，干细胞在体内虽然不丧失分化淋巴细胞的能力，但分化免疫活性细胞的反应受影响，产生 B 细胞的转化率下降。脾脏和淋巴结中 B 细胞数目不随增龄而改变，血中免疫球蛋白（immunoglobulin，Ig）IgG 和 IgA 增多，IgM 大致正常，但 κ 链/λ 链的比例不平衡。所以，体液免疫（humoral immunity）反应性降低，主要不是 B 细胞数目减少，而是抗体（antibody）的产生和功能低下。从中年开始血液中 T 细胞数即逐渐降低，细胞免疫（cellular immunity）功能也逐渐衰退。巨噬细胞处理抗原能力、吞噬能力、发动免疫应答的能力均不随增龄而减退，但免疫监视能力下降。

十三、运动系统

运动系统（movement system）由骨（bone）、关节（joint）和骨骼肌（skeletal muscle）三种器官组成。骨以不同形式连结在一起，构成骨骼（skeleton），并为肌肉提供附着，在神经支配下，肌肉收缩牵拉其所附着的骨，以关节为枢纽产生杠杆运动。老年人骨密质萎缩变薄、骨小梁稀疏、骨密度减低，骨质疏松，脆性增加，易骨折。骨质疏松多见于脊柱，表现为背痛、易发生自发性压缩性骨折，导致老年性驼背。软骨变性多出现在关节软骨的中心带，骨质增生出现在关节软骨的四周。由于软骨变硬失去弹性和骨刺的形成，关节囊周围韧带退变，关节的灵活性降低。关节囊滑膜萎缩变薄，表面的皱襞和绒毛增多，滑液分泌减少、软骨素基质减少，代谢功能减弱。肌肉表现为弹性消失，肌纤维逐渐萎缩、肌肉变硬、肌力减退、动作迟缓笨拙、易于疲劳。面部、颈部和背部肌肉的紧张度减低，腹肌变厚、腰围增大，手肌萎缩、消瘦，以手背显著。

十四、微量元素

迄今发现，自然界100余种化学元素（elements）中构成人体的元素有60余种，比较清楚的有25种，分为常量元素（macroelements/constan elements）和微（痕）量元素（microelements/trace elements）。常量元素是构成机体组织和起电解质作用的化学元素，如氢、氧、氮、碳、硫、钾、钠、氯、钙、磷、镁11种，占体重的99.99%；微量元素是机体合成酶、激素、核酸等调节生命代谢必需的化学元素，如铁、碘、铜、锰、锌、钴、钼、硒、铬、锡、钒、氟、硅、镍14种，占体重的0.01%。人体对必需微量元素的需要量及缺乏微量元素所引起的疾病尚未完全了解。人体内的必需微量元素一般随增龄而降低，非必需和有害微量元素却逐渐增加。而且，衰老的发生不仅取决于微量元素的含量多少，还与微量元素之间的相互作用有关。

十五、物质代谢和能量代谢

随着生物机体的衰老（senescence or senility），机体处理糖或碳水化合物（sugar or carbohydrate）的能力逐渐下降，糖尿病发病率明显升高。总胆固醇、血清脂质水平显著升高，极低密度脂蛋白和低密度脂蛋白增加，40~50岁达高峰，以后逐渐下降。血清白蛋白含量降低（总球蛋白增高），蛋白质（protein）轻度缺乏时，易疲劳、体重减轻、抵抗力下降。随年龄增长，细胞DNA合成能力和细胞中DNA的修复功能下降。人类自20~90岁，平均每增加10岁基础代谢率（basal metabolic rate）降低3%。成年期以后，随着增龄机体内脂肪（fat）的储备量（能量储备库）超过蛋白质的储备量，蛋白质和糖到达一定量后均转变为脂肪而储存起来。机体储存脂肪的能力几乎没有限制，所以，老年人进食量大易导致肥胖。

第三节　老年人的心理学特征

心理现象（psychological phenomenon）是指人的心理活动过程（心理过程）与个性心理特征的总称。心理过程包括认知过程，情绪过程，意志过程。心理学（psychology）是指研究人的心理现象的科学。老年心理学（psychology of aging）研究的对象不仅局限于老年人，而是涉及从机体成熟直到老年期的整个心理活动变化过程，当然重点是研究人生的后半部分，即老年人心理的特点，包括认知特征、情绪特征、意志行为特征及个性特征。心理状况反映着且影响着人生理及其所处的社会环境。许多老年疾病不仅与器官组织的病变有关，而且与心理因素有关。老年人心理对其老化过程、健康长寿、疾病的治疗都有很大的影响。

一、认知

认知（cognition）包括感觉（sensation）、知觉（perception）、记忆（memory）、思维（thinking）和注意（attention）等，与青年人相比均有不同程度的变化。

1. 感觉衰老及补偿心理

（1）视觉和听觉（visual and hearing）：视听器官随着增龄而发生功能衰退现象，其中听力减退比视力减退更为明显。一般对高频听力丧失较多。由于视听功能的减退，老年人的活动受限，交往减少，逐渐局限在家庭的小天地中，易产生孤独、焦虑和抑郁等不良心理反应。当视听功能严重降低时，容易产生否认心理，而出现猜忌、怀疑，甚至人格的偏执现象。

（2）味觉和嗅觉（smell and taste）：随增龄味蕾不断减少，75岁以上老年人的味蕾比30岁的年轻人少1/3，因而味觉迟钝；嗅黏膜萎缩致嗅觉功能减退，易出现食欲减退。所以，应重视老年人饮食的色、香、味，并进行适当调配。

（3）皮肤感觉（skin sense）：皮肤感觉包括触觉（touch feeling）、冷热觉（thermic sense）和痛觉（pain sense），均有所减退，因而易产生碰伤和烫伤。由于痛觉阈的升高，往往造成疾病诊断及治疗的延误。

（4）平衡觉（sense of equilibrium）：老年人平衡觉明显减退，容易发生跌倒等意外伤害，应对其采取适当的保护措施。

2. 心理运动反应能力　老年人因感觉减退、反应迟钝和动作变慢，心理运动的反应时间随老化而延长，但失误较少，反应准确。老年人的简单反应速度与青年人相差不大，反应速度变慢主要表现在对复杂问题需要进行识别并做出相应选择时，反复审视刺激，最后做出反应，因而延误了决策时间。因此，老年人不适宜从事节奏太快、限时和需对问题做出迅速反应的工作，如驾驶车辆或操纵机器时容易发生事故。

3. 认知功能　认知功能包括记忆、语言和思维三方面。

（1）记忆：老年人记忆的特点如下。

1）初级记忆和次级记忆（primary and secondary memory）：对刚看过或听过的、当时在脑子里留下印象的事物记忆较好（即初级记忆），而将初级记忆的内容变成保持时间长的、储存的信息，加工组织（次级记忆）的能力差，因为老年人进行加工、编码、储存的能力较差，而影响次级记忆。

2）再认和回忆（recognition and recall）：当学过的事物再次出现在眼前时需要你辨认出来即为再认，如刺激不在眼前需要你再现出来即为回忆。老年人再认能力较好，但回忆能力较差。如久未见面的朋友意外相会时，非常熟悉对方的面貌，但就是记不起对方的姓名。

3）机械记忆和意义记忆（mechanical and meaning memory）：老年人机械记忆能力较差，一般 40 岁开始减退，60 岁以后减退明显。对有逻辑联系和有意义的内容记忆较好，尤其是一些与自己工作和生活有关的重要事情记忆保持较好。逻辑记忆一般到 60 岁才开始减退。

（2）语言（language）：由于记忆减退和反应缓慢等原因，说话、阅读和书写的速度减慢，词语流畅性减低，往往说话不利落，话到嘴边说不出来，说话或写字时找词困难及提笔忘字等。语言的流畅性是语言能力的一种表现，随增龄而受明显影响，可作为老化的指标。

（3）思维（thinking）：一般来说，思维老化出现的时间较晚，与自己熟悉的专业有关的思维能力在年老时仍能保持。但是老年人在概念学习、逻辑推理和解决问题方面的能力也有所减退，尤其是思维的敏捷度、灵活性、流畅性和变通性等均下降。

（4）学习能力及适应能力（learning ability and adaptability）：由于器官系统及精神的老化，老年人学习新知识和接触新事物的能力较年轻时有所降低，社会适应能力也有所降低。值得提出的是，老年人因普遍缺乏柔韧性而影响操作能力，对事物往往不能进行准确的评判。

有人把认知功能、学习能力、社会适应能力等定义为智力（intelligence）。总的来说，与年轻人比较，老年人各方面的能力均有所下降。但老年人的智力不能以成年期为依据往后类推，也不是直接衰退的过程，应看成是一个变化过程，更应该理解为一个生长过程。其中性别、经历、身体条件、职业等都有影响。实际生活中有许多老科学家和政治家，在晚年仍然记忆良好、言语流畅、思维敏捷、反应迅速，这是因为他们在长期实践中形成的思维能力和技巧保持较好，丰富的经验补偿了思维灵活性等方面的不足。

二、情感

情感（feeling）是人们对于周围事物、自身以及自己活动的态度的体验，即人们对客观事物态度的一种体验。它是意识（consciousness）的一种外部表现。其体验于内的叫感情（emotions），如爱、恨、亲、疏等；表露于外的称为表情（expressions），如喜、怒、哀、乐等；体现于实践活动中的兴奋状态称为情绪（mood），如兴奋、颓丧、激动、平静等。

情感与人的需要密切相关，人的需要得到满足，便产生正性情绪，如高兴、欢乐、愉快等；如果需要得不到满足，则易产生负性情绪，如忧郁、焦虑、恐怖、愤怒等。一般说来，正性情绪对人的健康有利，而负性情绪易促发疾病，导致病情恶化。

情绪（mood）变化导致疾病如首先引起生理变化的，叫"心身反应"。如果情绪继续不良，则易导致"心身紊乱（psychosomatic disorder）"，此时表现为"自主神经功能紊乱"。如果不良情绪继续存在较长时间，则可导致躯体疾病——心身疾病（psychosomatic disease）。情绪变化最易产生的疾病是各种精神病、神经症，各个系统均有的心身疾病，如高血压、冠心病、消化性溃疡、慢性溃疡性结肠炎、甲亢、糖尿病、青光眼、癌症等。

传统观念认为，老年人的情感趋于保守、僵化、迟钝，并逐渐趋于情感活动贫乏、消极，这大多是来自对疗养院、住院老人的调查结果，或是由于老人晚年生活条件差，对离退休生活不太适应的反映。随着社会经济的发展、生活条件的改善，老年人对离退休生活能够快速适应，老年人的情感活动与中青年的差别会越来越小。年老过程的情感活动是相对稳定的，即使有些变化，也是生活条件、社会地位变化所造成的，并不是年龄本身所决定的。

由于老年人常有高血压、动脉硬化、脑组织萎缩，加上离退休后社会地位下降，不被人尊重，过去的社会关系逐渐隔绝，社交减少，往往会产生诸如忧郁、自卑、愤怒及不安等消极情绪。如果再有疾病、丧偶等不幸，便会产生孤独、悲伤，甚至绝望情绪。因此，老年人必须重视培养积极的情感，控制和克服消极情绪，以增进健康。

三、个性

个性（personality）是一个人比较稳定的、影响其整个行为并使之与他人有所区别的心理特征（psychological characteristics）的总和。个性的内涵是很丰富的，既包括一个人的理想信念、道德品质、荣誉感、责任心，又包括兴趣、爱好、能力、气质、性格等。一般认为，个性的主要内容是兴趣、能力、气质及性格。性格（character）是人的个性的核心内容，在一般人群中，气质（temperament）一般分为胆汁型、多血质、黏液质、抑郁质四类。性格从不同角度，可分为理智型、情绪型、意志型，或分为内倾型、外倾型，或分为独立型、顺从型。

个性的分类，古今中外至今没有统一的描述。传统观念认为，老年人在衰老过程中，欲望和要求日益减少，驱力及精神能量日益减退，出现退缩、孤独，从外向性格向内向性格转变，从主动变为被动。近年来研究发现，老年人的个性与中青年人相比是稳定的，而且是继续发展的。当然，老年人性格从经验上看，的确与中青年有不同的特点，但这些特点往往是由面对着离退休、丧偶、生活困难、社交减少、疾病、死亡威胁等诸多生理、心理、社会问题困扰时产生的心理不适应造成的，这要与正常老年人的人格状态加以区别。

第四节　老年人的药理学特征

老年药理学（pharmacology of aging）主要研究老年药代动力学、药效学的特点，老年人用药的原则，常见的药物不良反应及药源性疾病的防治。

一、老年药代动力学

老年药代动力学（pharmacokinetics of aging）的特点主要表现为被动转运吸收的药物吸收不变，主动转运吸收的药物吸收减少；药物代谢动力减弱，药物排泄功能降低；药物清除的半衰期（half-life）延长，血药浓度有不同程度的增高。

1.药物吸收　药物的吸收（absorption）指药物从用药部位渗入血管进入血液循环的过程。药物的吸收有两种方式，一种是被动转运吸收，多数口服给药通过胃肠黏膜吸收的药物属于此类；另一种是主动转运吸收，如钠离子、钾离子、钙离子、铁离子、氨基酸等均以此类方式转运。

口服给药是临床上最常用的给药途径。影响口服药物吸收率的主要因素有药物的理化性质和剂型、胃肠道黏膜及其周围组织的状态、存在于肠腔中物质的理化性质。老年人由于胃肠结构和功能老化而影响药物的吸收。局部组织血液循环较差，因而皮下或肌肉注射药物吸收较为缓慢，生物利用度较低。因此，对危重或急症患者宜用静脉途径给药，显效较快，而且易控制用量。但对安全范围小的药物如地高辛静脉注射不安全，很少应用。

2. 药物分布　药物吸收进入体循环后向各器官组织或体液转运的过程称为分布（distribution）。老年人药物分布的特点是水溶性药物分布容积（volume of distribution，Vd）减小，脂溶性药物分布容积增大，与血浆蛋白结合率高的药物浓度高，分布容积大。药物 Vd 不仅受脂溶性、蛋白结合率的影响，而且与药物解离度（dissociation）及药物与组织或生物大分子的结合程度有关。60 岁以上老年人体液总量减少，药物 Vd 值比成年人减少。Vd 值变化与肾脏清除率（clearance，CL）、血浆药物浓度（concentration，C）、血浆半衰期（plasma half-life，$T_{1/2}$）有关。例如，老年人体内总水分含量和细胞内液均减少，因此，水溶性药物分布容积减小，如吗啡、安替比林、醋丁洛尔等血药浓度较青年人下降约 70%。水溶性大的药物如水杨酸钠、苯妥英钠、乙醇等在脂肪组织中分布较少，在血浆中浓度增高。

3. 药物代谢　药物经胃肠道黏膜的毛细血管吸收入血液后，首先经肝脏微粒体酶灭活再进入外周血循环，此称首过效应（first pass effect）。老年人肝血流量较青年人减少 40% ~ 50%，首过效应减弱。而且肝微粒体酶（hepatic microsomal enzyme）细胞色素 P450 2C19（cytochrome P_{450} 2C19，CYP2C19）数量及活性均低于青年人，药物诱导作用减弱，因此，无论药物自身代谢或对其他经肝脏灭活的药物的代谢均减低，血药浓度因而升高。

老年人肝脏代谢药物能力的降低不能用一般肝功能检查来预测，因为肝功能正常不一定说明肝脏代谢药物能力正常。一般认为，测定血药浓度值可以反映药物作用的强度，血浆药物半衰期可作为预测药物作用和剂量的指征。但要注意药物半衰期并不一定完全反映药物代谢、清除过程和作用时间。如米诺地尔为长效降压药，其血浆半衰期为 4.2 h，但实际降压效果持续 3 ~ 4 d，这是因为药物与平滑肌的受体结合，使其作用持续时间远超过预测的半衰期。

4. 药物排泄　肾脏是仅次于肝脏的药物代谢器官，大多数药物经肾脏排泄（excretion）。老年人肾功能减退，导致主要经肾排泄的药物在体内蓄积，药物不良反应发生率增加。这主要因为肾单位数量减少，70 岁时肾单位总量为青年人的 1/2 ~ 2/3；肾血流量（renal blood flow，RBF）下降，每年减少 1.9%，80 岁老人的 RBF 为 40 岁时的 50%；肾小球滤过率（glomeruar filtration rate，GFR）下降，20 岁年轻人每分钟为 123 mL/1.73 m^2，90 岁时降到 65 mL/1.73 m^2；肌酐清除率降低，老年人肾脏对肌酐的清除率降低 50%；老年人肾小管分泌和重吸收功能降低 40%。

测定老年人肾肌酐清除率比测血清肌酐浓度更有实际价值。例如，70 岁的老人与 25 岁的年轻人相比，虽然肾排泄功能下降一半，但血清肌酐浓度变化不大。肌酐清除率速度可影响药物的血浆半衰期，肌酐清除率低，药物半衰期就会延长。如成人肌酐清除率为 91～112 mg/min 时，青霉素 G 的半衰期为 21～24 min；老年人肌酐清除率降低时（44～61 mg/min），青霉素 G 的半衰期随之延长（39～56 min）。

二、一般用药原则

1. 药物的选用原则

（1）要有明确的指征：用药前必须了解患者的病史及既往用药情况，认真分析做出正确诊断，明确用药指征，采用最合理的用药方案。

（2）尽量减少用药种类：应尽量减少用药的种类，使用较小的有效剂量，必须联合用药时一般不要超过 3～4 种。

（3）避免不适合的药物：要尽量避免使用对肾脏毒性较大的药物，如氨基糖苷类、万古霉素、多黏菌素类、头孢菌素类等。

（4）防止滥用滋补药：滋补药对年老体弱和病后体虚者有较好的治疗和滋补作用，如能恰到好处地应用滋补药，可以起到延缓衰老的作用，但需防止滥用。

（5）中成药和西药不能随意合用：在中成药的配方中，有的含有西药成分，如不注意或随意合用，很容易造成药物剂量超量和药物不良反应。

2. 用药的剂量原则 老年人用药剂量（dose）比较复杂，必须注意药物的有效量、无效量、极限量、中毒量等。应掌握疗效高、不良反应小的药物剂量。

（1）小剂量开始：逐渐增至最合适的剂量，以获得满意的疗效。《中国药典》规定，60 岁以上老年人的用药剂量，应根据不同年龄层次和个体差异，使用成年人剂量的 1/2～3/4，具体的最适剂量应根据病情和个体情况而定。

（2）个体化原则：老年人对药物的反应存在较大的个体差异，最好根据患者的肾功能情况来调整和决定用药剂量。应用剂量调整公式，可按患者肾功能状态计算达到稳态血浓度（目标浓度）所需剂量或合适的给药间隔时间。

3. 用药的基本原则 治疗方案应尽量简单，防止过多用药和滥用药物；选用老年人服用方便的药物剂型；有条件时应进行药物浓度检测；疗程适当，停药适时；做好病史与用药记录；重视老年人对药物的依从性；药物名称、标记（剂量与用法）应简明醒目，包装开启方便；家属和亲友应协助、监督，特别对患有一些慢性病需长期服药者，尤为重要。

三、药物的相互作用

1. 吸收影响（absorption effect） 碱性药物（如氢氧化铝）能减少弱酸性药物（如巴比妥盐、磺胺类、水杨酸类）的吸收。钙、镁、铝、铁盐均易与四环素结合形成肠道不吸收的化合物。抗胆碱能药物及三环类抗抑郁剂能抑制胃肠道蠕动，可使合用的药物吸收增加。缓泻剂可使合用的药物吸收减少。

2. 置换作用（displacement） 某些与血浆蛋白结合率高、分布容积小、排泄慢的酸性药物，能竞争性与血浆蛋白结合而被游离，引起作用增强或产生毒性。如保泰松、水杨酸盐、磺胺药能置换出甲苯磺丁脲，易导致低血糖。许多药物能诱导或抑制肝药酶，从而影响其他药物在体内的生物转化。也有的药物抑制其他酶，从而影响了该酶代谢药物的半衰期。

3. 相互作用（interaction） 致敏作用（allergization），如排钾利尿剂使血钾水平降低，以致心脏对洋地黄非常敏感。拮抗作用（antagonistic effect），如抗组胺药、吩噻嗪类和三环类抗抑郁药均能阻止胆碱能药物与其受体结合，引起阿托品样不良反应。协同作用（synergistic effect），如镇静安眠药与抗精神病药合用时，对中枢神经的抑制作用可相互加强。

四、常见药物不良反应

随着年龄增长，药物不良反应（adverse drug reactions，ADR）呈线性增加。有资料统计，老年人发生药物不良反应的概率，60岁时为16.6%，80岁时可达25%。严重的ADR可损害组织器官的功能，引起类似的自然性疾病，称为药源性疾病（drug-induced diseases，DID）。

1. 心血管系统毒性反应 老年人对洋地黄敏感，中毒死亡人数高于年轻人。在服用洋地黄的心衰患者中有20%~30%出现中毒症状，其中约1/3有生命危险，中毒症状以精神症状突出，除消化道症状外，尚可引起心脏中毒反应，如心动过缓、室性期前收缩、室性心动过速或房室传导阻滞等，而房扑、房颤少见。老年心衰者若用普萘洛尔，即使小剂量亦可明显抑制心肌，甚至导致停搏。普萘洛尔与维拉帕米合用，由于前者阻碍钙离子在肌浆网内贮存，后者抑制钙离子通道，结果造成心肌收缩无力或停搏。抗心律失常药可引起心律失常，如利多卡因毒性反应随增龄而增加。普鲁卡因酰胺可抑制心肌、引起低血压，老年人应慎用。

2. 神经性及耳毒性反应 神经松弛药可产生药源性抑郁、精神运动性兴奋或帕金森综合征。利血平可使少数人精神抑郁甚至自杀。三环类抗抑郁药可引起癫痫发作、精神错乱。长期用巴比妥类催眠药可产生躯体性及精神性的依赖性，停药后产生戒断症状。中枢神经中毒症状和体征有抑制性或兴奋性两种表现，最终因昏迷、惊厥、延髓呼吸中枢麻痹而死亡。耳毒性药物可加重老年性聋，如氨基苷类、多黏菌素类、呋塞米、依他尼酸、奎宁、先锋霉素Ⅱ等。呋塞米引起耳聋的发生率约为0.7%，与氨基苷类合用发生率则明显增高。依他尼酸较呋塞米更易产生耳毒性，可导致永久性耳聋。抗肿瘤药顺铂对耳、肾毒性均较大。

3. 肝毒性反应 药物在肝脏代谢主要受细胞色素P_{450}影响，它使药物从脂溶性化合物转变为水溶性化合物时，产生对肝脏有毒的代谢产物。老年人发生药物性肝损害较多见，按临床分型有肝细胞中毒型、淤胆型及混合型。如服用氯丙嗪的患者中约1%发生淤胆型黄疸。对乙酰氨基酚血药浓度超过300 μg/mL时，能严重损害肝脏；若与乙醇同服则肝毒性加重。异烟肼与利福平合用治疗结核病时，对肝损害的发生率较单用异烟肼高；与乙胺丁醇合用可能使转氨酶升高。抗肿瘤药甲氨蝶呤可致脂肪肝、肝纤维化或肝硬化。6-巯嘌呤致黄疸发生率为10%~40%。L-门冬酰胺酶可使半数患者转氨酶和胆红素升高。

4.肾毒性反应　肾脏每分钟血流量为心脏每搏输出量的 1/4。肾毛细血管内皮面积大，肾小管上皮细胞代谢旺盛，易受主要经肾排泄的药物的干扰。老年人肾血流量少及滤过排泄能力下降，因此易产生蓄积性中毒。如静脉滴注四环素可产生高氮质血症，严重者肝、肾功能受损或加重尿毒症。长期服用复方阿司匹林或对乙酰氨基酚治疗老年性骨关节痛，可产生急性间质性肾炎或肾乳头坏死，统称为镇痛药肾病（analgesic nephropathy）。

5.其他毒性反应　大多数抗癌药物能抑制骨髓及淋巴组织的细胞分裂。用一次氮芥后约 4 d 即可见骨髓抑制，淋巴细胞、粒细胞、血小板均减少，10 d 达到最低点，2 周后开始再生。一次大量应用环磷酰胺后，白细胞在第 9 d 降到最低点，17～21 d 恢复正常。各种烷化剂、丝裂霉素、放线菌素、阿霉素及顺铂均有抑制骨髓作用。

较严重的抗生素毒性作用有氯霉素引起的再生障碍性贫血。广谱抗生素可使肠道菌群失调引起二重感染（superinfection），如鹅口疮、伪膜性肠炎等。长期服泼尼松可引起类库欣病，吗啡等阿片类镇痛药、阿司匹林及 β 受体阻断剂可诱发支气管哮喘等。

第五节　老年疾病的临床特征

老年人和年轻人可以患同一种疾病，但其临床表现不一定相同。这是因为到了老年，身体各器官组织在结构和功能方面都发生了一系列变化，机体的抗病能力和对疾病的反应性也随之发生变化。因此，了解老年人疾病的临床特点，就可以在疾病的初始阶段做到早期诊断和早期防治，否则很容易造成误诊和漏诊，从而延误治疗。

近年来，我国老年心、脑血管疾病和恶性肿瘤的发病率呈明显上升趋势，这三类疾病占老年人全部死亡病因的 70% 以上。传染病与结核引起的死亡占总死亡的比例由 1957 年的 7.9% 和 7.5% 下降到 1996 年的 1.4% 和 1.36%，而心脏和脑血管病在死亡原因中所占的比例，则分别由 6.6% 和 5.5% 上升到 16.4% 和 22.3%。

一、一般临床特征

1.起病隐袭、病程缓慢　许多老年性疾病的主要临床特征是起病隐袭、病程缓慢。当疾病发生时，患者并无任何不适感觉，可以像正常人一样生活和工作。如高脂血症和动脉粥样硬化是老年人最常见的病症，在中青年时期即开始发病，往往在血液生化检查时才被发现。原发性骨质疏松症的骨质丢失往往始于 35～40 岁，但部分患者在绝经后才表现出临床症状。

2.病史不明　老年人听觉功能减退、近记忆力降低、语言表达困难，故采集病史较困难。另外，老年人对疾病的敏感性、反应性差，而家属、亲友或看护者提供的情况不够全面及确切，甚至相互矛盾，因而不易获得完整、可靠的病史。因此，在采集病史时宜耐心细致，也要与家属或看护者反复核对自述及他述病历的可靠性。

3.症状及体征不典型　老年人的应激能力下降，对疾病的感受性和反应性降低，往往疾病发展已很严重，但无明显自觉症状或症状不典型。如急性心肌梗死，有 35%～80% 的患者无疼痛或疼痛不剧烈，常呈无痛性心肌梗死而漏诊；老年人肺炎常无症状，或仅表现食欲差、乏力、意识障碍，无发热、咳嗽、胸痛等典型症状。

4. 多种疾病同时存在　老年人患病常为多发性，症状错综复杂。据报道，65岁以上老年人平均患 7 种疾病，最多可达 25 种。表现为多个系统的器官同时患病，如在动脉硬化基础上患有高血压、心脑血管病、糖尿病等相互关联的疾病。也可表现为同一个脏器有多种病变，如心脏同时发生冠心病、心肌肥大、心脏传导系统退行性变等。

5. 多器官处于临界功能状态　老年人组织器官功能随增龄而减退，常处于临界状态，一般情况下尚可维持正常功能，一旦增加负荷即可出现临床症状。例如，老年人的心脏储备功能降低，剧烈活动或遭受精神打击时可诱发心功能不全。多器官处于临界功能状态易受到内外不良因素影响，导致功能受损，严重时可诱发多器官功能衰竭。

6. 易出现药物不良反应　老年人肝肾功能低下，对药物的吸收、代谢、解毒和排泄能力降低，易引起药物的毒性反应。例如，老年人对洋地黄敏感，只需用年轻人的 1/4 或 1/2 量即可获得疗效，因而发生洋地黄中毒的死亡人数高于年轻人。资料表明，接受一种药物治疗的不良反应发生率为 10.8%，同时接受 6 种药物治疗时，不良反应发生率高达 27%。

7. 并发症多、易发生危象　老年人患急性疾病或慢性疾病急性发作时，由于器官的储备功能和代偿能力下降，易出现并发症，发生危象。如肝硬化失代偿期出现门静脉高压时易并发上消化道大出血，严重腹腔积液时易发生水电解质紊乱、急性原发性腹膜炎，严重肝衰竭时则并发肝性脑病、肝肾综合征等。甲亢患者易发生甲状腺危象等。

8. 预后不良　老年性疾病的死亡率高、治愈率低、致残率高。如心、脑血管病和肿瘤是老年人的常见病和多发病，由于其病因和发病机制复杂，缺乏有效的治疗措施，因而治愈率低，加之心脑血管功能及全身器官功能处于衰退状态，使疾病的死亡率增高，即使存活，往往留有不同程度的残疾，甚至是严重的终身残疾。

二、常见病症状和体征

老年患者常见症状和体征与疾病的关系（表 1-1）及其临床意义与中青年患者有所不同，应全面检查、综合分析，才能做出准确诊断。在老年疾病的临床诊断中，要时刻注意老年患者临床表现的不典型性和复杂性。一种症状可以发生在不同的疾病中，同一疾病也可表现为不同的症状和体征。当老年患者多种疾病共存时，一种疾病可能掩盖另一种疾病的临床症状，如肺心病患者同时患有冠心病时，则冠心病的症状常不典型，因此，应注意收集病史和心电图检查。

表 1-1　老年人常见症状和体征与疾病的关系

症状和体征	常见疾病
头痛	颈动脉炎、颈椎病、青光眼、高度老化或散光、额窦炎、上颌窦炎、龋齿、牙周炎、颅内肿瘤、脑动脉瘤、短暂性脑缺血发作、低血糖、畸形性骨炎、神经性头痛等

续表

症状和体征	常见疾病
嗜睡	尿毒症、低血糖、糖尿病、脑卒中、蛛网膜下腔出血、心肌梗死、心力衰竭、肺栓塞等
发热	感染、结核病、细菌性心内膜炎、淋巴瘤、霍奇金病、风湿性关节炎、类风湿关节炎、颞动脉炎、流感、支原体肺炎、肺栓塞、药物热等
易疲劳	贫血、营养不良、糖尿病、甲减、冠心病、心肌梗死、心力衰竭、心肌病、电解质紊乱、高钙血症、肺气肿、慢性阻塞性肺病、肺心病、慢性感染、睡眠不足、药源性疲劳等
跌倒	心律不齐、传导阻滞、直立性低血压、心力衰竭、短暂性脑缺血发作、颈动脉窦敏感、骨关节病、颅内肿瘤、帕金森病、精神因素等
急性精神错乱	肺部感染、尿路感染、亚急性细菌性心内膜炎、败血症、乙醇中毒、糖尿病酮症酸中毒、肾衰、脱水、电解质紊乱、甲亢或甲减、严重失眠、抑郁症、药源性精神错乱等
睡眠障碍	老年性痴呆、抑郁症、哮喘、发作性呼吸困难、心绞痛、肝硬化、肾衰竭、低血糖、神经衰弱等
尿失禁	尿路感染、尿路结石、前列腺肥大、粪便嵌塞、子宫脱垂、膀胱脱出、多发性脑萎缩、脊髓损伤、精神错乱、老年性痴呆、心理因素、药源性尿失禁等
下肢水肿	充血性心衰、深静脉血栓形成、营养不良、低蛋白血症、盆腔或腹内肿瘤、慢性支气管炎、肺气肿等
呼吸困难	慢性支气管炎、支气管哮喘、肺气肿、肺栓塞、慢性阻塞性肺病、肺动脉高压、肺心病、肺部肿瘤、支气管扩张、肺间质纤维化、肺结核、自发性气胸等
胸痛	心绞痛、肺栓塞、急性心包炎、室壁瘤、胸膜炎、气胸、食管炎、食管裂孔疝、急腹症、心理因素等
腰背痛	骨质疏松症、骨关节炎、骨软化症、椎间盘脱出、脊椎肿瘤、纤维肌痛综合征、骨转移瘤、肾结石等
皮肤瘙痒	皮肤干燥、皮炎、肝硬化、阻塞性黄疸、肝炎、糖尿病、甲亢或甲减、高尿酸血症、药物过敏等

三、常见并发症

1. 意识障碍 老年期脑动脉硬化所致脑供血不足、脑萎缩、神经功能减退，常使老年人患病时易发生意识障碍（consciousness disorder）。任何急性病引起的高热、脱水、电解质紊乱、低血糖、休克都可导致意识障碍；脑卒中、败血症、肾衰竭等疾病也可引起意识障碍；某些作用于中枢神经系统的药物如镇静剂等也可造成意识障碍。

2. 水电解质、酸碱平衡失调 老年人细胞内液绝对量及所占的比例明显减少，加之中枢神经系统和肺、肾等对体液及酸碱平衡的调节和代偿能力降低。如发生呕吐、腹泻、胃肠引流、出血、烧伤、滥用利尿剂等，很容易造成水电解质紊乱及酸碱平衡失调。

3.多器官功能衰竭　老年人在应急状态下易发生多器官功能衰竭（multiple organs failure，MOF），死亡率极高。首先最常见的慢性疾病是心血管疾病和呼吸系统疾病，其次是糖尿病合并肾功能障碍，再次是脑血管疾病和帕金森病。

4.运动障碍　老年人易患骨性关节炎（如膝关节及其他关节退行性病变），出现韧带和肌肉的老化及各种骨关节疾病（如类风湿病、痛风），可引起运动障碍（dyskinesia）。

5.便失禁　老年人肛门括约肌功能减退、膀胱括约肌肌力减低，易出现大、小便失禁（incontinence）。常见于某些疾病，如脑血管意外的急性期及恢复期和各种疾病的终末期。

6.压疮　压疮（pressure sore）多见于长期卧床，活动能力极度低下的老年人。

四、诊断

由于老年性疾病在分类、病因、诱发因素、病理生理和临床表现等方面与中青年不同，因而应在一般诊断原则的基础上，注意其某些特征。

1.病史采集（history taking）　老年人的视力、听力、语言表达能力、反应能力、逻辑思维能力等均有不同程度的减退，在采集病史时会遇到许多困难。具体工作中，必须通过患者本人、亲属或看护者，耐心、细致、全面地询问对诊断有价值的一切信息资料。

2.体格检查（physical examination）　与中青年差别不大，应根据其特点有所侧重。

（1）体重（weight）：体重是预测某些老年性疾病的一项简单而敏感的指标，应每3个月测一次，如超过理想体重，则可能患心脑血管疾病、糖尿病、胰岛素抵抗综合征等。

（2）血压（blood pressure，BP）：体检必查项目之一。对无高血压的老年人，每3个月测一次血压，对高血压患者应每天测量血压，及时调整治疗方案。必要时做动态血压监测。

（3）体温（temperature，T）：老年人的体温变化不敏感，但并不等于测量体温不重要，反而说明体温变化在老年性疾病的检查和诊断中是一项不容忽视的项目。

（4）神经精神状态：应特别注意老年人的意识状态、心理状态、学习记忆、逻辑思维、反应能力、语言功能、肌力、肌张力、行走步态、动作协调等，以指导进一步的检查。根据疾病类型，选择相应的评价量表进行量化评分，有助于疾病的诊断、评估和判断预后。

（5）心肺功能：心和肺是老年性疾病的好发器官，在体检中该项检查占有十分重要的地位，应重点检查心肺的有关体征，必要时做动态心电图、超声心动图和其他心肺功能检查等。

（6）腹部和盆部：是老年人发病率较高的部位，应特别注意消化、泌尿生殖系统器官和腹盆部肿块的检查，有时简单的触诊如直肠指诊可能发现直肠、前列腺的疾病。

（7）浅表淋巴结：浅表淋巴结检查对老年性疾病的诊断有一定价值，应注意颌下、颈部、锁骨上、腋窝和腹股沟区的淋巴结，女性还要注意乳房结节或肿块。

（8）视力和听力：对眼科和耳鼻喉科疾病有一定的诊断价值。

（9）皮肤和黏膜：注意黄疸、皮疹、出血、结节、舌苔等变化。

（10）骨关节：注意骨关节的形态、运动、压痛等体征。

3. 实验室检查 对老年性疾病诊断非常重要，许多疾病主要依靠实验室检查确诊。

（1）三大常规：血、尿、粪三大常规检查，大便潜血试验等。

（2）血脂：老年人血脂增高较为常见，血脂增高可引起多种疾病。因此，健康老年人应定期（0.5～1年）检测血脂。高脂血症患者应根据病情及时检测，以指导用药。

（3）血糖：健康老年人应定期（0.5～1年）检测空腹血糖，必要时应检测餐后2 h血糖和糖耐量试验，以确定糖尿病。对糖尿病患者应根据具体情况及时检测，以指导用药。

（4）血液流变学：血液流变学检测对检测心、脑血管病具有一定的意义，应列为老年人体检的常规指标，一般0.5～1年检测1次为宜。

（5）肝肾功能：老年人肝脏和肾脏功能有明显的老化和功能减退，因此，应及时了解肝肾功能状态，一般0.5～1年检测1次为宜。

（6）免疫学指标：根据需要检测细胞免疫和体液免疫功能。

（7）内分泌功能：针对有关疾病进行检测。

（8）细菌培养、药敏试验：根据需要而定。

（9）骨髓涂片：根据需要而定。

（10）病理活检：根据需要而定。

4. 特殊检查 特殊检查应遵从循证医学的原则，根据疾病的具体需要而定。

（1）心电图：为常规检查项目，必要时可做动态心电图和心功能检测。

（2）X线检查：包括X线透视、平片、钡餐、钡灌肠、血管造影、钼靶X线等。

（3）超声检查：包括腹部B超、心脏多普勒超声、经颅多普勒超声检查等。

（4）内镜检查：包括胃镜、结肠镜、腹腔镜、膀胱镜、支气管镜、关节镜等。

（5）CT、MR、DSA、SPECT、PET：价格较昂贵，应根据需要选择。

（6）其他：根据病情需要而定。

五、治疗

老年性疾病的治疗方案，应根据具体疾病情况，结合老年人的病理生理特征等因素综合分析而定。

（郭云良）

第二章　心血管系统疾病

随着年龄的增长，心血管系统的老化比较明显，造成该系统疾病，尤其是动脉粥样硬化、冠心病、心肌梗死、心律失常、高血压等疾病的发病率和死亡率随增龄明显增高。心血管疾病、脑血管疾病和恶性肿瘤已成为当今危害人类（特别是老年人）健康的三大疾病。

第一节　动脉粥样硬化

动脉粥样硬化（atherosclerosis，AS）是动脉硬化中常见且最重要的一种，主要累及体循环系统的大型弹力型动脉和中型弹力型动脉（如冠状动脉）。受累动脉的病变从内膜开始，先后有脂质和复合糖类沉积，伴中层平滑肌细胞向内膜移行、增殖及纤维组织增生、钙质沉着，在此基础上继发斑块内出血、斑块破裂及局部血栓形成。现代细胞和分子生物学技术证实，AS病变有巨噬细胞游移、平滑肌细胞增生，大量胶原纤维、弹力纤维和蛋白多糖等基质形成；细胞内、外脂质积聚在动脉内膜呈黄色粥样，因而称为AS。

一、病因

AS是多因素共同作用引起的，发病机制复杂，目前尚未完全阐明。主要危险因素有年龄，性别，患有脂血症、高血压、糖尿病，肥胖，吸烟和遗传因素等。

1. 年龄和性别　年龄和性别属于不可改变的危险因素。临床上AS多见于40岁以上中老年人，50岁以后进展较快。由于雌激素有抗AS作用，女性发病率较低，但绝经后女性发病率迅速升高。研究表明，冠状动脉粥样硬化发病率在0~9岁为3.22%，10~19岁为10.26%，30岁男性为56%、女性为71%，40岁男性为65%、女性为57%，50~59岁男性为86.2%、女性为60%，60~69岁男性为89.4%、女性为83.3%，70岁以上男女均为100%。

2. 血脂异常　脂质代谢紊乱是引起AS最重要的危险因素。目前认为，血浆总胆固醇（TC）、甘油三酯（TG）、低密度脂蛋白胆固醇（LDL-C）或极低密度脂蛋白胆固醇（VLDL-C）增高，相应的载脂蛋白B（apoB）增高；高密度脂蛋白胆固醇（HDL-C）、载脂蛋白A（apoA）降低，均为AS的危险因素，其中最肯定的是LDL-C的致AS作用。此外，脂蛋白（a）[Lp（a）] 增高也可能是AS独立的危险因素。临床实践中，LDL-C是治疗的靶目标。

3. 高血压　临床及尸检资料均表明，高血压患者AS发病率明显增高。流行病学资料显示，冠状动脉粥样硬化患者60%~70%合并有高血压，高血压患者患冠心病的概率较血压正常者高3~4倍。高血压对血管内皮的机械压力直接导致血管内皮的损伤，改变了血管内皮的渗透性促使 LDL-C 通过完整的内皮细胞沉积在血管壁，并刺激平滑肌细胞增生，从而引起 AS。

4. 糖尿病和胰岛素抵抗　糖尿病（DM）患者 AS 发病率较无糖尿病者高 2 倍。高血糖可损伤动脉内皮细胞；脂质代谢紊乱，血浆 TC 含量增高；高血糖、低胰岛素状态下血小板第Ⅷ因子升高和聚集力增强；动脉壁功能减退，动脉壁内结缔组织成分增生和 AS 斑块内脂质积聚；机械性或血流动力学应力及抗原-抗体复合物或化学物质等作用引起动脉内皮损伤，促进 AS 形成。近年来研究认为，胰岛素抵抗（IR）与 AS 的发生有密切关系，2 型糖尿病常有 IR 及高胰岛素血症伴发冠心病。高胰岛素血症可刺激血管平滑肌细胞增生，刺激胶原合成和其他促细胞分裂的生长激素的合成，直接促进或加重 AS。

5. 肥胖　肥胖对人类的最大威胁是导致 AS。肥胖可导致血浆 TG 及 TC 水平的增高，并常伴发高血压或糖尿病。肥胖带来一系列的生理紊乱及多种代谢紊乱，而导致 AS 的形成。近年来研究认为，肥胖者常有胰岛素抵抗，导致动脉粥样硬化的发病率明显增高。

6. 吸烟　吸烟者前列环素释放减少，血小板易在动脉壁黏附聚集，引起动脉内皮细胞的反复损伤。吸烟还可使血中 HDL-C 降低、LDL 易于氧化、TC 增高，导致 AS 的发生和发展。烟草中的尼古丁能刺激交感神经的活性，诱发冠状动脉痉挛和心肌损害。

7. 遗传　有资料报道，家族中有在较年轻时（50 岁以前）患 AS 者，其近亲患 AS 的概率 5 倍于无这种情况的家族。一级亲属男性 < 55 岁，女性 < 65 岁发生疾病，考虑存在早发冠心病家族史。常染色体显性遗传所致的家族性血脂异常是这些家族成员易患本病的原因。此外，近年来已发现了 200 多种与人类 AS 危险因素相关的易感或突变基因。

8. 其他　脑力劳动者易患本病。A 型性格的人易出现脂代谢紊乱、血液黏度增高和冠状动脉痉挛。此外，AS 的病因还包括：某些病毒和肺炎衣原体感染；微量元素如锌、锰、硒等不足，铅、钴及镉过量；长期口服避孕药（可致血压升高、血脂异常、糖耐量异常，并改变凝血机制，增加血栓形成机会）；高热量、高动物脂肪、高胆固醇、高糖饮食。

二、发病机制

AS 发病机制非常复杂，包括脂质浸润学说、内皮损伤—反应学说、血小板聚集和血栓形成假说、平滑肌细胞克隆学说等。其中损伤反应学说将上述学说有机地联系起来，认为各种危险因素对动脉内皮的损伤导致动脉壁发生慢性炎症反应，逐渐形成粥样斑块和血栓。

AS 病变好发于遭受血流或血压等机械作用力最大的部位，如主动脉、冠状动脉、脑动脉等。在血流动力学发生变化的情况下，如血压增高，或在动脉分支、分叉或弯曲处形成特定角度，血管局部狭窄所产生的湍流和切应力，使内膜发生解剖损伤，内皮细胞间的连续性中断，内皮细胞回缩，从而暴露内膜下组织，局部生物学反应性改变，内皮细胞和成纤维细胞增生而产生补偿性或反应性增厚。动脉内皮损伤后可出现解剖损伤和功能紊乱，表现如下。

1. 内皮损伤和脂质浸润　各种主要危险因素引起血管内皮损伤，血管内膜发生渗透性改变，使血浆脂质成分及脂蛋白通过受损的内皮浸润管壁内膜，导致脂质在血管壁内聚积沉着，其中 LDL-C 对血管内皮细胞和内膜组织有损伤作用。

2. 脂质的氧化修饰　在长期高脂血症的情况下，各种加速生成氧自由基的因素都会促进 LDL 氧化，产生氧化低密度脂蛋白胆固醇（oxidized LDL，oxLDL）。oxLDL 对血管内皮危害更大，破坏内皮细胞屏障作用，增加对血浆成分的通透性。

3. 炎性细胞浸润　血液中的单核细胞和淋巴细胞表面特性发生变化，黏附因子表达增加，包括 P-选择素、E-选择素、细胞间黏附分子-1（ICMA-1）和血管细胞黏附分子-1（VCAM-1），单核细胞黏附于内皮细胞并在单核细胞趋化蛋白-1（MCP-1）的趋化作用下，从内皮细胞间的缝隙浸润内膜下成为巨噬细胞，通过清道夫受体吞噬 oxLDL-C，转变为泡沫细胞（foam cell），形成最早的粥样硬化病变脂纹。

4. 纤维粥样斑块形成　巨噬细胞能氧化 LDL-C、形成过氧化物和超氧化离子，合成分泌很多生长因子和促炎介质：血小板衍生生长因子（PDGF）、成纤维细胞生长因子（FGF）、肿瘤坏死因子-α（TNF-α）、转化生长因子-β（TGF-β）、白细胞介素-1（IL-1）和单核巨噬细胞集落刺激因子（MCSF）。进入内膜的 T 细胞识别巨噬细胞和树突状细胞提呈的抗原（oxLDL-C）并被激活，产生具有强烈致 AS 的细胞因子，如干扰素-γ、TNF-α 和淋巴毒素等。PDGF 和 FGF 刺激平滑肌细胞、成纤维细胞增生和游移及结缔组织形成。TGF-β 刺激结缔组织形成但抑制平滑肌细胞增生。泡沫细胞和由中膜迁入内膜的平滑肌细胞构成脂纹。TGF-β 使平滑肌细胞游移到富含巨噬细胞的脂纹中，并促使脂纹演变为纤维脂肪病变。PDGF 和 FGF 还刺激 I 型、III 型胶原、弹性蛋白和糖蛋白的产生，构成斑块的基质。细胞外的胆固醇晶体积聚在基质内，构成斑块的核，胶原、平滑肌细胞和单层内皮细胞构成斑块的纤维帽，最终形成了纤维斑块。

5. 复合粥样斑块形成　内皮损伤引起内皮对血小板的黏附性增强，血小板活化因子（PAF）激活血液中血小板得以黏附，聚集于内膜形成附壁血栓。血小板可释出包括巨噬细胞释出的上述各种因子在内的许多生长因子，诱发平滑肌细胞移行到内膜层并增生，产生大量胶原、弹性纤维和结缔组织基质，在促发动脉粥样硬化病变中起重要作用。血小板聚集时可释放血管活性物质和血栓素 A_2（TXA_2）等。正常情况下，TXA_2 和前列环素（PGI_2）在血液中含量保持平衡。TXA_2 是一种强力血小板凝聚剂，有促血凝作用，同时可收缩血管。前列环素是一种强力的血小板聚集抑制剂，并有扩张血管作用，有利于保持血管畅通。一旦平衡失调时可引起血小板功能的改变而发生聚积，进一步使血小板内部结构发生改变，释放某些活性物质，能增强血管壁的通透性，有利于血浆中脂类渗入而促进 AS 斑块的形成。

三、分型

AS 病理变化主要累及大型弹力型动脉（如主动脉及其一级分支）和中型弹力型动脉（如冠状动脉、脑动脉最多，肢体各动脉、肾动脉和肠系膜动脉次之，下肢多于上肢），而肺动脉和乳内动脉极少累及。病变分布多为数个组织器官的动脉同时受累。

1. 病理分型　AS 主要病变发生于动脉内膜，相继出现脂质点和脂纹、粥样和纤维粥样斑块、复合病变 3 类变化。美国心脏病学会根据其病变发展过程将其细分为 6 型。

（1）Ⅰ型：为脂质点。早期在动脉内膜形成数毫米大的黄色斑点，为小范围的巨噬细胞含脂滴形成泡沫细胞积聚。

（2）Ⅱ型：为脂纹。动脉内膜形成达数厘米长的与动脉纵轴平行的黄色条纹状病灶，为巨噬细胞成层并含脂滴。镜下见内皮细胞肿胀，细胞质内有空泡形成，内皮下间隙增宽，内膜有少数平滑肌细胞呈灶状积聚，细胞内外有脂质沉积，有 T 淋巴细胞浸润。

（3）Ⅲ型：为斑块前期。细胞外出现较多脂滴，在内膜和中膜平滑肌层之间形成脂核，但尚未形成脂质池。

（4）Ⅳ型：为粥样斑块或粥样瘤。脂质积聚多，形成脂质池，纤维帽尚未形成。内膜结构破坏，内膜深部的平滑肌细胞和细胞间基质逐渐为脂质所取代，动脉壁变形。

（5）Ⅴ型：为纤维样斑块。脂纹发展成白色斑块，突入动脉腔内引起管腔狭窄，为 AS 特征性病变。斑块主要由内膜增生的结缔组织和含有脂质的平滑肌细胞所组成，细胞外由脂质、胶原、弹性纤维和蛋白多糖围绕。病灶处纤维组织增生形成纤维帽覆盖于深部大量脂质（脂质池）之上，脂质沉积物混有细胞碎片和胆固醇结晶。突出于内膜表面的斑块大小不一，表面光滑。斑块体积增大时向管壁中膜扩展，可破坏管壁的肌纤维和弹性纤维。斑块早期呈灰黄色，随着结缔组织增生和玻璃样变性坏死，逐渐呈灰白色，其中央底部常因营养不良发生变性坏死而崩解，这些崩解物与脂质混合成粥糜样物质，称为粥样化病灶。病变反复发作时，交替发生脂质堆积及纤维增生，切面呈层状结构。镜下见纤维斑块及细胞外间隙中纤维成分占优势。在纤维之间存在不同量的脂质，脂质比脂纹少。

（6）Ⅵ型：为复合病变。脂纹、纤维斑块与粥样斑块相融合及混杂，由纤维斑块发生出血、坏死、溃疡、钙化和附壁血栓所形成。粥样斑块可因内膜表面破溃而形成所谓粥样溃疡，破溃后粥样物质进入血流成为栓子。破溃处可引起出血，溃疡表面粗糙易产生血栓。附壁血栓形成又加重管腔的狭窄甚至使之闭塞。在血管逐渐闭塞的同时也逐渐出现来自附近血管的侧支循环，血栓机化后又可以再通，从而使局部血流得到部分恢复，复合病变中还有中膜钙化。因此，AS 导致受累动脉弹性减弱，脆性增加，易于破裂，管腔逐渐变窄，甚至完全闭塞，也可扩张而形成动脉瘤。

2.临床分型　从临床角度，AS 斑块基本上可分为 2 型。

（1）稳定型：即纤维帽较厚而脂质池较小的斑块。

（2）不稳定型：又称易损型斑块，其纤维帽较薄，脂质池较大易于破裂。不稳定型斑块易破裂引起急性心血管事件。导致斑块不稳定的因素包括血流动力学变化、氧化应激、炎症反应等，其中炎症反应在斑块不稳定和斑块破裂中起着重要作用。AS 斑块不稳定反映其纤维帽的机械强度和损伤强度的失衡。斑块破裂释放组织因子和血小板活化因子，使血小板迅速聚集形成白色血栓；同时，斑块破裂导致大量的炎症因子释放，上调促凝物质的表达，并促进纤溶酶原激活剂抑制物 –1（plasminogen activator inhibitor，PAI–1）的合成，从而加重血栓形成，并演变为红色血栓，导致血管急性闭塞而发生严重持续性心肌缺血。

四、病理生理

受累动脉弹性减弱、脆性增加，管腔逐渐变窄甚至闭塞，也可扩张而形成动脉瘤。根据受累的动脉和侧支循环建立情况，可引起整个循环系统或个别器官的功能紊乱。

1.主动脉因粥样硬化而致管壁弹性降低　当心脏收缩时，主动脉暂时膨胀而保留部分心脏排出血液的作用减弱，使收缩压升高而舒张压降低，脉压增宽。主动脉形成动脉瘤时，管壁为纤维组织所取代，不但失去弹性而且向外膨隆。

2.内脏或四肢动脉管腔狭窄或闭塞　如果侧支循环不能代偿，则受累器官和组织的血液供应发生障碍，导致缺血、坏死或纤维化。如冠状动脉粥样硬化可引起心绞痛、心肌梗死或心肌纤维化；脑动脉粥样硬化引起脑梗死或脑萎缩；肾动脉粥样硬化引起高血压或肾脏萎缩；下肢动脉粥样硬化引起间歇性跛行或下肢坏疽等。

AS病理变化进展缓慢，明显的病变多见于老年人。AS病变的进展并非不可逆，经血管造影或腔内超声检查证实，积极控制和治疗各危险因素后，较早期的AS病变可部分消退。

五、临床表现

主要是有关器官受累后的临床表现，脑力和体力衰退，体表动脉变粗、迂曲和变硬。

1.主动脉粥样硬化　由于主动脉管腔大，一般不会影响血流，临床多无特异性症状。主动脉广泛粥样硬化病变可出现主动脉弹性降低的相关表现，叩诊主动脉浊音界增宽，听诊主动脉瓣第二心音亢进，带金属调，并有收缩期杂音。主动脉粥样硬化可形成主动脉夹层或主动脉瘤，以腹主动脉处最多见，其次为主动脉弓和降主动脉。几乎所有腹主动脉瘤均是动脉硬化引起，患者常伴有高血压，查体时见腹部有搏动性肿块，腹壁上相应部位可听到杂音，股动脉搏动减弱。胸主动脉瘤可引起胸痛、气急、吞咽困难、咯血、声带因喉返神经受压而麻痹导致声音嘶哑、气管移动或阻塞，上腔静脉或肺动脉受压等表现。主动脉瘤一旦破裂，可迅速休克而致命。

2.冠状动脉粥样硬化　冠状动脉粥样斑块阻塞某一支或几支冠状动脉使其血流明显减少，发生心肌缺血，严重阻塞时发生心肌梗死，是冠心病的主要病因（参见本章第二、第三节）。

3.脑动脉粥样硬化　常见于大脑中动脉及椎-基底动脉，由于粥样硬化而导致管腔狭窄，脑血栓形成而发生脑梗死，脑组织因长期供血不足则出现萎缩（痴呆）症状（参见第三章）。

4.肾动脉粥样硬化　一般累及肾动脉主支、弓形动脉及叶间动脉。肾动脉血栓形成可引起肾区疼痛，无尿及发热等。长期肾脏缺血可致肾萎缩，发展成肾功能不全（参见第七章）。

5.肠系膜动脉粥样硬化　可能引起消化不良，便秘和腹痛等症状。血栓形成时，有剧烈腹痛、腹胀和发热。肠壁缺血坏死时，可引起便血、麻痹性肠梗阻、腹膜炎和休克等症状。

6.四肢动脉粥样硬化　以下肢动脉多见，尤其是腿部动脉。临床上起病可能很缓慢，历时数年而无症状，最初出现的典型症状是间歇性跛行（intermittent claudication），表现为典型的

"行走－疼痛－休息－缓解"规律，每次能行走的距离亦大致相等。由于肢体缺血，皮肤发凉、麻木；患肢发生组织营养障碍时，可导致肌肉萎缩，软组织丧失致骨质突出；皮肤苍白、变薄、毛发脱落、趾甲增厚萎缩等是慢性持续缺血的体征；晚期在足趾和骨质突出部位可见缺血性溃疡。体检阻塞远端的动脉搏动减弱或消失。如果股动脉或胫后动脉搏动显著减弱或消失，特别是两侧肢体动脉的搏动有差别时，提示有动脉阻塞。另一重要体征是腹主动脉、髂动脉、股动脉和腘动脉有杂音。出现收缩期杂音提示动脉狭窄；连续性杂音表明闭塞远端的舒张压很低，侧支循环血流不足。有时休息时无杂音，运动后才出现杂音。

六、辅助检查

目前尚缺乏敏感而特异的早期实验室诊断方法。

1. 一般检查　患者常有血 TC、TG、LDL－C、apoB、Lp（a）增高，HDL－C、apoA 降低，脂蛋白电泳图形异常，多数患者表现为第 III 或第 IV 型高脂蛋白血症（参见第四章第五节）。

2. 炎症标志物　血 C 反应蛋白（C－reactive protein，CRP）水平增高，血同型半胱氨酸（homocysteine，Hcy）水平增高有助于诊断。

3. 影像学检查　X 线检查示主动脉粥样硬化表现。心电图、超声心动图检查及心脏负荷试验、核素心肌显像、CT 血管造影（CTA）和磁共振显像血管造影（MRA）可无创显像动脉粥样硬化病变。冠状动脉造影（CAG）是诊断冠状动脉粥样硬化最直接的方法。血管内超声显像（IVUS）是辅助血管内介入治疗的腔内检查方法。参见本章第三、第四节。

七、诊断和鉴别诊断

由于 AS 缺乏特异性临床表现，早期诊断不容易，当发展到相当程度，尤其有器官明显病变时，如冠状动脉缺血表现时才被确诊。老年人如检查发现血脂异常，X 线、超声及动脉造影发现血管狭窄性或扩张性病变，应首先考虑诊断本病。

主动脉粥样硬化引起的主动脉变化和主动脉瘤，需与梅毒性主动脉炎、主动脉瘤和纵隔肿瘤相鉴别。冠状动脉粥样硬化引起的心绞痛和心肌梗死，需与其他冠状动脉病变如冠状动脉炎、冠状动脉先天畸形、冠状动脉栓塞所引起者相鉴别。缺血性心肌病应与原发及其他继发心肌病相鉴别。脑动脉粥样硬化所引起的脑血管意外，需与其他原因引起的脑血管意外相鉴别。肾动脉粥样硬化所引起的高血压，需与其他原因的高血压相鉴别。四肢动脉粥样硬化所产生的症状，需与其他病因的动脉病变所引起者相鉴别。

八、防治

本病预后随病变部位、程度、血管狭窄发展速度、受累器官受损情况和有无并发症而不同。心、脑、肾的动脉病变发生心肌梗死、脑血管意外、肾功能衰竭者，预后不良。

防治措施在于控制各项危险因素，防止动脉硬化的发生（一级预防），对已发生动脉粥样硬化者，应积极治疗防止病变的发展，争取其逆转（二级预防）。已发生并发症者，及时治疗，防止恶化，延长患者寿命。密切观察并定期追踪检查，以期达到防治的目的。

1. 一般措施

（1）宣教工作：早期干预危险因素。对普通人群应加强卫生宣教、健康教育，降低危险因素水平，提高人群的自我保健意识。对于高危人群应说服其接受长期的防治措施。

（2）合理膳食：老年人膳食热量不宜过高，以维持正常体重为度，预防发胖。超重者应减少进食总热量，每日摄入胆固醇应少于 300 mg，来自脂肪的热量不应超过 30%，其中动物性脂肪不超过 10%，避免经常食用过多的动物性脂肪食物，限制酒精及含糖食物的摄入。

（3）劳逸适度：以不过多增加心脏负担和不引起不适感觉为原则。活动要循序渐进，不宜勉强做剧烈活动，提倡老年人散步、慢跑、徒步旅行、做保健体操、打太极拳等。

（4）合理安排工作和生活：生活规律，乐观愉快，劳逸结合，睡眠充足，戒烟限酒。

（5）积极治疗与本病有关的一些疾病：包括高血压、糖尿病、肥胖、高脂血症等。

2. 药物治疗　根据危险分层明确降脂治疗的目标值，我国血脂异常防治建议如下：

一级预防：适用于不能进行饮食及非调脂药治疗或治疗后疗效不满意的对象，以血浆 TC 与 LDL-C 水平为判断基础。无冠心病危险因子者，TC > 6.24 mmol/L，LDL-C > 4.16 mmol/L。有冠心病危险因子者，TC > 5.72 mmol/L，LDL-C > 3.64 mmol/L。

二级预防：TC > 5.20 mmol/L，LDL-C > 3.12 mmol/L。

（1）调整血脂药物：首选他汀类药物，其他包括贝特类、依折麦布和 PCSK9 抑制剂等。

1）他汀类（statins）：为 HMG-CoA 还原酶（胆固醇合成限速酶）抑制剂，能降低血浆 TC 和 LDL 及 TG 和 VLDL 水平，提高 HDL 和 apoA-I 水平，进而延缓斑块进展和稳定斑块。常用口服药物：洛伐他丁（lovastatin，10 ~ 80 mg，每晚 1 次）；辛伐他汀（simvastatin，20 ~ 40 mg，每晚 1 次）、普伐他汀（pravastatin，20 ~ 40 mg，每晚 1 次）、阿托伐他汀（atorvastatin，10 ~ 80 mg，每日 1 次）、氟伐他汀（fluvastatin，40 ~ 80 mg，每晚 1 次）、瑞舒伐他汀（rosuvastatin，20 mg，每晚 1 次）等。

老年患者应用本类药物效果显著。降胆固醇作用有剂量依赖性，每日 1 次，晚饭后服用。TC 下降 18% ~ 34%，LDL-C 下降 20% ~ 40%，TG 下降 10% ~ 20%，HDL-C 上升 4% ~ 13%。

他汀类药物的总体安全性很高，服药后偶见恶心、胃肠道功能紊乱、失眠、肌肉触痛及皮疹等。少数病例有转氨酶或肌酸激酶轻度升高，尤其是大剂量他汀类药物进行强化调脂治疗时，更应注意监测药物的安全性，停药后恢复正常。本类药物慎与贝特类药物合用。

2）贝特类（fibrates）：能增强脂蛋白脂肪酶活性，降低血浆 TG 和 TC，增高 HDL-C。使 TC 下降 6% ~ 15%，LDL-C 下降 5% ~ 25%，TG 下降 22% ~ 43%，HDL-C 有不同程度的增高。适用于高甘油三酯血症和以甘油三酯增高为主的混合型高脂血症。不良反应有胃肠道不适，大肌群疼痛，偶见阳痿、肌酸激酶和转氨酶升高。肾功能不全视为相对禁忌证。常用药物有益多酯（etofylline clofibrate）0.5 g，每日 2 ~ 3 次；非诺贝特（fenofibrare）0.1 g，每日 3 次或微粒型 200 mg，每日 1 次；苯扎贝特（bezafibrate）0.2 g，每日 3 次或缓释型 400 mg，每日 1 次；吉非贝齐 300 ~ 600 mg，每日 2 次或微粒型 900 mg，每日 1 次。

3）依折麦布（ezetimibe）：胆固醇吸收抑制剂，通过选择性抑制小肠胆固醇转运蛋白，有效减少肠道内胆固醇吸收，降低血浆胆固醇水平及肝脏胆固醇储量。对单独应用他汀类药物胆固醇水平不能达标或不能耐受较大剂量治疗的患者，可以联合应用。依折麦布（益适纯）每日 10 mg，服药后 LDL-C 降低 20%。

4）依洛尤单抗（evolocumab）或瑞百安（repatha）：系前蛋白转化酶枯草溶菌素（PCSK9）单株抗体抑制剂，增加 LDL 受体的再循环，促进 LDL 清除，从而降低 LDL-C 水平，在肝脏作用达到降 TC 的目的。控制 TC 和 LDL，抑制 AS 板块的形成，疗效显著。适应证包括杂合子家族性高胆固醇血症或临床动脉粥样硬化性心血管疾病患者，在控制饮食和最大耐受剂量他汀类药物治疗下仍需进一步降低 LDL-C 的患者，降 TC 和 LDL 水平达 59%，用药第一年可使新近心肌梗死、卒中和心源性猝死降低 15%，第二年降低 25%。皮下注射 140 mg，每半月 1 次，或 420 mg 每月 1 次。与他汀类药物有协同作用。

5）不饱和脂肪酸：可抑制脂质在小肠的吸收和胆脂酸的再吸收，海鱼油制剂 5~10 g，每日 2 次；多烯康 1.8 g，每日 3 次；亚油酸丸 0.3 g，每日 3 次。

（2）抗血小板药物：抗血小板黏附和聚集药物有助于预防动脉血栓形成。口服药有阿司匹林、氯吡格雷、吲哚布芬等，静脉用药有阿昔单抗、替罗非班等。详见本章第三节。

（3）溶栓和抗凝药物：动脉内形成血栓导致管腔狭窄或阻塞者，可用溶栓药物，包括链激酶、阿替普酶等。抗凝药物包括肝素、华法林及新型口服抗凝药。详见本章第四节。

（4）改善心脏重构和预后的药物：血管紧张素转换酶抑制剂（ACEI），如依那普利、福辛普利；血管紧张素Ⅱ受体拮抗剂（ARB），如厄贝沙坦、氯沙坦。详见本章第三、第四节。

（5）针对缺血症状的相应治疗：如心绞痛时应用血管扩张剂（硝酸酯类等）和β受体拮抗剂（如比索洛尔、美托洛尔、阿罗洛尔）等。详见本章第三、第四节。

（6）中药：如葛根、灵芝、参三七等。

3. 介入和外科手术治疗　包括对狭窄或闭塞的血管，特别是冠状动脉、肾动脉和四肢动脉施行再通，重建或旁路移植等外科手术，以恢复动脉供血。参见本章第三、第四节。

第二节　冠状动脉粥样硬化性心脏病

冠状动脉粥样硬化性心脏病（coronary atherosclerotic heart disease）系冠状动脉（冠脉）粥样硬化所致管腔狭窄或闭塞，导致心肌缺血、缺氧甚至部分心肌坏死而引起的心脏病，简称冠心病（coronary heart disease，CHD）。冠心病是动脉粥样硬化导致器官病变的最常见类型，多发于 40 岁以上成人，男性发病早于女性，经济发达国家发病率较高。美国的调查数据显示，在 40~55 岁男女发病率之比为 2.5：1，女性绝经后冠心病发病率开始增加，75 岁以后男女发病率接近相等。我国 40 岁以上人群中发病率为 4%~7%，随年龄增长而升高。

一、病因和发病机制

1.病因　最常见的病因为冠状动脉粥样硬化，约占冠心病的90%。其他病变有冠状动脉栓塞；夹层动脉瘤；冠状动脉的炎症，如多发性大动脉炎、系统性红斑狼疮和类风湿关节炎等风湿性疾病及病毒、衣原体等感染侵犯冠状动脉；代谢性疾病；外伤等。

冠状动脉内膜和部分中膜的血供由管腔直接供给，血中的氧和营养物质直接透入内膜和中膜，因而脂质亦易于透入；该动脉与主动脉的交角几乎呈直角，其近端及主要分支的近端受到的血流冲击力大，因而内膜易受损伤。

尸检资料表明，冠状动脉粥样硬化最常发生于左冠状动脉前降支，尤以前降支起始段的上1/3为甚，其次为右冠状动脉，再次为左旋支及左冠状动脉主干。总体来说，冠状动脉粥样硬化病变是多发性、各分支都有，以大分支为重，小分支较轻或无病变。

冠状动脉粥样硬化管腔狭窄程度分为4级：Ⅰ级25%，Ⅱ级50%，Ⅲ级75%，Ⅳ级75%~100%。冠状动脉供血不足的区域取决于病变动脉的大小和多少，其程度取决于管腔狭窄程度及病变发展速度。发展缓慢者，细小动脉吻合支由于代偿性血流量增大而逐渐增粗，增强了侧支循环，改善心肌供血，此时动脉病变严重，心肌损伤有时却不重；发展较快者，心肌出现损伤、坏死，乃至心肌梗死。

2.发病机制　当冠脉血流量不能满足心肌代谢的需要时即可引起心肌缺血缺氧。暂时的缺血缺氧引起心绞痛，而持续严重的心肌缺血可引起心肌坏死（即为心肌梗死）。

（1）冠脉血流的平衡调节：心肌细胞摄取血液氧含量达到65%~75%，明显高于身体其他组织。正常情况下，机体通过神经和体液系统调节冠脉的血流储备量，保持心肌需血和冠脉供血的动态平衡。剧烈体力活动时，心率加快，冠脉适度扩张、阻力降低，冠脉血流量可增至休息时的6~7倍，缺氧时冠脉也扩张使血流量增加4~6倍，以满足心肌氧的需求。

（2）需氧增加性心肌缺血：决定心肌耗氧量的主要因素包括心率、心肌收缩力和心室壁张力，临床常以"心率×收缩压"估计心肌耗氧量。由于冠状动脉血流灌注主要发生在舒张期，心率增加时导致的舒张期缩短及各种原因导致的舒张压降低均显著影响冠状动脉灌注。冠状动脉固定狭窄或微血管阻力增加也可导致冠状动脉血流减少。当冠状动脉管腔存在显著的固定狭窄（>50%）时，安静时尚能代偿，而运动、心动过速、情绪激动造成心肌需氧量增加时，可导致短暂的心肌供氧和需氧间的不平衡。当冠状动脉狭窄达90%时，小冠状动脉扩张储备基本耗竭，心肌缺血可在轻微活动时，甚至在安静状态下发生，称为需氧增加性心肌缺血（demand ischemia），这是引起大多数稳定型心绞痛发作的机制。

（3）供氧减少性心肌缺血：由于一些不稳定型粥样硬化斑块破裂、糜烂或出血，继发血小板聚集或血栓形成，导致冠脉管腔狭窄加剧，或冠脉发生痉挛，均可使心肌氧供应减少，清除代谢产物也发生障碍，称为供氧减少性心肌缺血（supply ischemia），这是引起不稳定型心绞痛发生的原因。另外，即使冠脉血流灌注正常，严重贫血时心肌氧供也可显著降低。许多情况下，心肌缺血甚至坏死是需氧量增加和供氧量减少两者共同作用的结果。

（4）心绞痛（angina pectoris）：心肌缺血后氧化代谢受抑，致高能磷酸化合物储备降低，细胞功能随之发生改变。产生疼痛感觉的直接因素可能是在缺血缺氧情况下，心肌内积聚过多的代谢产物，如乳酸、丙酮酸、磷酸等酸性物质或类似激肽的多肽类物质，刺激心脏内自主神经传入纤维末梢，经 $T_1 \sim T_5$ 交感神经节和相应的脊髓节段，传至大脑产生疼痛感觉。这种痛觉反映在与自主神经进入水平相同脊髓段的脊神经分布的区域，即胸骨后及两臂的前内侧与小指，尤其是在左侧。因此，心绞痛时可放射至前内侧与小指区域。

二、分型

根据临床心电图、血清酶变化及冠状动脉病变的部位、范围、血管阻塞和心肌供血不足的发展速度、范围和程度的不同，1979 年 WHO 将本病分为 5 型。

1.隐匿型冠心病　无症状型冠心病。静息时或负荷试验后有心电图 ST 段压低，T 波减低、变平或倒置等或放射性核素心肌显像示缺血改变。病理学检查心肌无明显组织学改变。

2.心绞痛型冠心病　临床上有一过性心肌缺血引起的发作性胸骨后疼痛，病理学检查心肌无组织形态改变或有纤维化改变。1979 年国际心脏病学会提出以下分型。

（1）劳力型心绞痛：因体力劳动或其他原因所致心肌耗氧增加而引起的心绞痛。包括 3 型。

1）初发劳力型心绞痛：患者过去从未发生过心绞痛，新近（一般 1 ~ 2 个月内）由于心肌缺血而发生劳力型心绞痛。疼痛性质、症状和心电图等表现都类似于稳定劳力型心绞痛。

2）稳定劳力型心绞痛：简称稳定型心绞痛或普通型心绞痛，是最常见类型。发作时间和次数及诱发疼痛的劳累和情绪激动的程度大致相同，且每次发作疼痛的性质和部位及缓解方式一般在较长时间内（1 ~ 3 个月内）大致不变，疼痛在含服硝酸甘油后也在相近时间内发生缓解。

3）恶化劳力型心绞痛：劳力型心绞痛患者在一个月内进行同样活动量时，疼痛发作的频率、严重程度及持续时间突然加重，呈恶化趋势，轻微活动即可诱发，甚至静息时发生，含服硝酸甘油不易缓解。心电图出现 ST 段降低或 T 波倒置，发作后恢复，且不出现心肌梗死的变化。

（2）自发型心绞痛：发生于静息状态，心绞痛发作与心肌耗氧量增加无关，劳力时可无心绞痛。常持续时间较长，程度较重，含服硝酸甘油疗效差，但无血清酶的改变。

1）卧位型心绞痛：也称为休息时心绞痛。夜间卧床熟睡时或休息时发生心绞痛，发作时间长，而且症状也较重，疼痛剧烈难忍，坐起或起床走动后可缓解。

2）不稳定型心绞痛：介于稳定型心绞痛和急性心肌梗死之间的临床状态，初发劳力型心绞痛、恶化劳力型心绞痛、自发型心绞痛均属不稳定型心绞痛。

3）梗死后心绞痛：急性心肌梗死后不久或数周内又出现的心绞痛。

4）变异型心绞痛：几乎完全在静息时发生，无体力劳动或情绪激动等诱因。

5）中间综合征：心绞痛发作＞30 分钟，常在休息或睡眠中发作，常是心肌梗死的前奏。

（3）混合性心绞痛：即劳力型和自发型心绞痛并存。

3. 心肌梗死型冠心病　症状严重，在冠状动脉粥样硬化病变基础上发生斑块破裂和出血、血管痉挛、血小板黏附和聚集，形成血栓而阻塞血管腔，引起心肌急性缺血性坏死。

4. 缺血性心肌病　又称心力衰竭和心律失常型，由于心肌长期供血不足、促进纤维组织增生所致，其临床特点是心脏逐渐增大，发生心力衰竭和心律失常。

5. 猝死型冠心病　又称原发性心搏骤停心脏病，多为心脏局部发生电生理紊乱引起严重心律失常所致。生前多无症状，可在多种场合突然发病，心搏骤停而迅速死亡。

三、最新分型

由于病理解剖和病理生理变化的不同，冠心病有不同的临床表型。随着心血管病基础与临床研究的不断深入，上述分型方法已不能适应于临床治疗。因此，近年趋向于根据发病特点和治疗原则不同，分为慢性冠脉疾病和急性冠状动脉综合征两大类：

1. 慢性冠脉疾病（chronic coronary artery disease，CAD）　也称慢性心肌缺血综合征（chronic ischemic syndrome，CIS）。包括以下类型。

（1）稳定型心绞痛（stable angina pectoris）：也称劳力型心绞痛（effort angina pectoris）。

（2）隐匿型冠心病（latent coronary heart disease）：也称无症状型冠心病。

（3）缺血性心肌病（ischemic cardiomyopathy，ICM）：冠心病的特殊类型或晚期阶段。

2. 急性冠状动脉综合征（acute coronary syndrome，ACS）　共同病理基础是冠状动脉内粥样斑块破裂、表面破损或出现裂纹，继而出血和形成血栓，引起冠脉不完全或完全性阻塞。约占所有冠心病患者的30%，表现为严重胸痛等，需紧急处理。包括以下类型。

（1）不稳定型心绞痛（unstable angina pectoris，UA）。

（2）非ST段抬高型心肌梗死（non-ST-segment elevation myocardial infarction，NSTEMI）。

（3）ST段抬高型心肌梗死（ST-segment elevation myocardial infarction，STEMI）。

（4）冠心病猝死（sudden cardiac death）：又称原发性心搏骤停。有时也归类为ACS。

第三节　慢性心肌缺血综合征

慢性心肌缺血综合征即慢性冠脉疾病，临床包括稳定型心绞痛、隐匿型冠心病和缺血性心肌病三种类型。需氧增加性心肌缺血是引起大多数性稳定型心绞痛发作的机制。

一、病理解剖

冠状动脉供血不足是由于冠状动脉主干及其心外膜分支的AS所引起的动脉管腔狭窄或闭塞所致。心绞痛发生率与冠状动脉粥样硬化病变的程度一致，但并非所有严重冠状动脉粥样硬化者均发生心绞痛。心绞痛患者绝大多数有多支冠状动脉被侵犯，29%有3支血管被侵犯，23%仅有1支血管明显被侵犯，40%有2支血管被侵犯，80%为4支血管被侵犯。1 支冠脉主干闭塞的心绞痛发生率为 60%，2 支或 3 支冠脉主干闭塞的心绞痛发生率为 85%。冠状动脉闭塞以前降支及其分支最多见。一般管腔狭窄在 50% 以上的患者中可观察到，前降支约占 2/3，右冠状动脉约占 1/2，旋支约占 1/3。

稳定型心绞痛患者的冠状动脉造影显示：有 1、2、3 支冠脉管腔直径减少 > 70% 的病变者分别各占 25% 左右，5% ~ 10% 有左冠脉主干狭窄，其余约 15% 患者无显著狭窄。后者提示患者的心肌血供和氧供不足，可能是冠脉痉挛、冠脉循环的小动脉病变、血红蛋白和氧的离解异常、交感神经过度兴奋、儿茶酚胺分泌过多或心肌代谢异常等所致。

隐匿型冠心病心肌缺血的 ECG 表现可见于静息时，常为 Holter 记录所发现，也可在负荷状态下才出现，也可为各种影像学检查所证实。缺血性心肌病是因冠状动脉粥样硬化病变使心肌长期缺血、缺氧以致心肌细胞减少、坏死、心肌纤维化、心肌瘢痕形成。

二、病理生理

冠状动脉一个主支狭窄到 75% 以上时才发生血流动力学改变及心肌缺氧，引起心绞痛。冠脉痉挛是引起静息心绞痛的一个重要因素，血管痉挛时局部释放激肽而引起心绞痛。心绞痛时血管内血小板聚集，血流缓慢时释放前列腺素及前列环素，血小板本身释放的血栓烷使血管平滑肌收缩。血管张力改变，引起冠状动脉外膜的神经与营养血管变化而引发疼痛。

患者在心绞痛发作前，常有血压增高、心率增快、肺动脉压和肺毛细血管压增高的变化，反映心脏和肺的顺应性减低。发作时可有左心室收缩力和收缩速度降低、射血速度减慢、左心室收缩压下降、每搏输出量和心排血量降低、左心室舒张末期压和血容量增加等左心室收缩与舒张功能障碍的病理生理变化。左心室壁可呈收缩不协调或部分心室壁有收缩减弱的现象。

三、临床表现

老年人由于脑动脉硬化、脑功能减退、对疼痛的敏感性降低，常不出现疼痛或疼痛轻微。所以，老年人心绞痛的发生率比青壮年低，即无症状性冠心病较为多见。

1. 典型症状　心绞痛以发作性胸痛为主要临床表现，疼痛的特点如下。

（1）诱因：发作常由体力劳动或情绪激动（如愤怒、焦急、过度兴奋等）所诱发，饱食、寒冷、吸烟、心动过速、休克等亦可诱发。疼痛多发生于劳力或激动的当时，而不是在劳累之后。典型的稳定型心绞痛常在相似的条件下重复发生。

（2）部位：主要在胸骨体后，可波及心前区，手掌大小范围，也可横贯前胸，界限不清。常放射至左肩、左臂内侧达无名指和小指，或至颈、咽或下颌部。

（3）性质：胸痛为压迫、发闷或紧缩性，或有烧灼感，但非针刺或刀扎样锐痛，偶伴濒死感。有些患者仅觉胸闷不适而非胸痛。发作时被迫停止正在进行的活动，直至症状缓解。

（4）持续时间：心绞痛一般持续数分钟至十余分钟，多为 3 ~ 5 分钟，一般不超过半小时。

（5）缓解方式：一般在停止原来诱发症状的活动后即可缓解；舌下含服硝酸甘油等硝酸酯类药物也能在几分钟内缓解。

2.非典型症状　老年人症状多不典型，仅表现为心前区不适、心悸或乏力，或以胃肠道症状为主。某些患者可能没有疼痛，如老年人和糖尿病患者。约有1/3的患者首次发作冠心病表现为猝死。可伴有发热、出汗、惊恐、恶心、呕吐等全身症状。

隐匿型冠心病临床表现为三种类型：有心肌缺血的客观证据，但无心绞痛症状；曾有过心肌梗死病史，现有心肌缺血客观证据，但无症状；有心肌缺血发作，有时有症状，有时无症状，此类患者居多。应及发现这类患者，提供及早治疗，预防心肌梗死或死亡。

缺血性心肌病主要表现为充血型缺血性心肌病（congestive ischemic cardiomyopathy，CICM），少数为限制型缺血性心肌病（restrictive ischemic cardiomyopathy，RICM）。

（1）心绞痛：是缺血性心肌病常见的临床症状，并非必备症状，有些患者也仅表现为无症状性心肌缺血，始终无心绞痛或心肌梗死的表现。多有明确的冠心病病史，且绝大多数有1次以上心肌梗死的病史。但这类患者无症状性心肌缺血持续存在，对心肌的损害也持续存在，直至出现充血型心力衰竭。出现心绞痛的患者，心绞痛症状可随着病情的进展、充血性心力衰竭的恶化，逐渐减轻甚至消失，仅表现为胸闷、乏力、眩晕或呼吸困难等症状。

（2）心力衰竭：是缺血性心肌病发展到一定阶段必然出现的表现。有些患者在胸痛发作或心肌梗死早期即有心力衰竭表现，有些在较晚期出现。这是由于急性或慢性心肌缺血坏死引起心肌舒张和收缩功能障碍所致。常表现为劳力性呼吸困难，严重时可发展为端坐呼吸和夜间阵发性呼吸困难等左心室功能不全表现，伴有疲乏、虚弱症状。

（3）心律失常：长期、慢性的心肌缺血导致心肌坏死、心肌顿抑、心肌冬眠及局灶性或弥漫性纤维化直至瘢痕形成，导致心肌电活动障碍，包括冲动的形成、发放及传导均可产生异常，出现各种类型的心律失常，尤以室性期前收缩、心房颤动和束支传导阻滞多见。

（4）血栓和栓塞：心脏腔室内形成血栓和栓塞的病例多见于心脏腔室明显扩大、心房颤动而未积极抗凝治疗、心排血量明显降低者。

（5）RICM：主要以左心室舒张功能异常为主，而心肌收缩功能正常或仅轻度异常，类似于限制性心肌病的症状和体征，故称为RICN或硬心综合征（hard heart syndrome）。患者常有劳力性呼吸困难和（或）心绞痛，活动受限，也可反复发生肺水肿。

3.体征　老年人心绞痛多无特征性体征。心绞痛发作时或发作不久，可出现心率增快、血压升高、表情焦虑，皮肤苍白、发冷或出汗。心绞痛发作时听诊可出现一个暂时性心尖部响亮的全收缩期杂音，发作终止后缩短为一个柔软的收缩早期喷射性杂音，或杂音仅持续30秒左右即消失，伴第一心音亢进，是乳头肌缺血以致功能失调引起二尖瓣关闭不全。当乳头肌功能不全加重后，几乎无一例外地表现为全收缩期较恒定的杂音。出现的第四心音大多数是病理性的。心绞痛时常可听到舒张早期室性奔马律及收缩期前房性奔马律，是病理性的第三心音与第四心音。缺血性心肌病心脏听诊第一心音减弱，可闻及舒张中晚期奔马律。两肺底可闻及散在湿啰音。晚期如果合并右心室功能衰竭，可出现食欲缺乏、周围性水肿和右上腹闷胀感等。体检可见颈静脉充盈或怒张，心界扩大，肝大、压痛，肝颈静脉回流征阳性。

4. 心绞痛缓解后的临床表现 一般心绞痛在活动停止后数分钟内自然缓解。有的活动数分钟后发生心绞痛。因此，必须了解老年患者个体的具体临床表现，然后才能确切地进行预防和治疗。心绞痛发作时口含硝酸甘油有效率在85%~90%，少数病例毫无疗效。此时应采取其他药物治疗，但要注意用硝酸甘油无效者，也不要轻易否定不是心绞痛。

四、辅助检查

1. 实验室检查 血糖、血脂检查可了解冠心病危险因素；胸痛明显者需查血清心肌损伤标志物，包括心肌肌钙蛋 I 或 T（cTnI 或 cTnT）、肌酸激酶（CK）及同工酶（CK-MB），以与 ACS 相鉴别；查血常规注意有无贫血，必要时检测甲状腺功能。

2. 心电图（ECG）检查 是诊断冠心病最简便、常用的方法，还能发现心律失常。

（1）静息时心电图：老年人休息时心绞痛未发作的 ECG 异常率为40%~69%，约半数患者在正常范围，也可能有陈旧性心肌梗死的改变或非特异性 ST 或 T 波异常。有时出现房室或束支传导阻滞或室性、房性期前收缩等心律失常。

（2）发作时心电图：绝大多数患者出现暂时性心肌缺血引起的 ST 移位。

1）心内膜下缺血变化特点：常见反映心内膜下心肌缺血的 ST 段压低（≥0.1 mV），发作缓解后恢复。ST 段水平型显著下移是心绞痛发作时最常见最重要的心电图改变，出现在面向内膜下心肌损伤的导联。多数患者都在前侧壁 V_4、V_5、aVL 及 I 导联心电图上出现异常改变。有时可出现 T 波倒置。平时有 T 波持续倒置的患者，发作时可变为直立（假性正常化）。T 波改变虽然对反映心肌缺血的特异性不如 ST 段压低，但如与平时心电图比较有明显差别，也有助于诊断。

2）心外膜下缺血变化特点：心绞痛伴心内膜下心肌缺血时，T 波向量背离缺血区指向心外膜的方向，此时面对心外膜面的导联 T 波高尖。反之，心绞痛伴心外膜下心肌缺血时，T 波向量指向心内膜方向，此时面对心外膜面的导联 T 波对称性倒置。多数常见的部位是在左心室前侧壁 $V_{4\sim6}$，aVL 及 I 导联，较少见的部位是 $V_{1\sim3}$ 导联，T 波倒置对称尖形。

3）老年人 T 波的变化特点：患者出现倒置深尖且双支对称的 T 波称为冠状 T 波，反映心外膜下心肌缺血或有透壁性心肌缺血，这种 T 波改变亦见于心肌梗死患者。在 I、II、$V_{4\sim6}$ 导联出现 T 波倒置是病理性的，但是 III 及 V_1 导联在正常人也可出现 T 波倒置。T 波在 V_1 导联倒置时，$V_{2\sim3}$ 导联的 T 波也出现倒置是正常现象。如果 V_1 导联的 T 波直立而 $V_{2\sim6}$ 导联的 T 波倒置，则是病理性的。III 导联的 T 波变化不大，正常情况下，T 波的方向不一定与 QRS 主波的方向一致。aVF 导联的 T 波低平一般无病理意义。aVF 导联的 QRS 主波向上时，只要 aVF 导联的 T 波不倒置，就还属于正常现象。如果 III、aVF 导联的 T 波同时倒置，尤其是 III 导联的 T 波倒置 > 0.35 mV，aVF 导联的 T 波倒置 > 0.25 mV，则肯定是异常。aVF 导联的 T 波低平、倒置的意义不恒定。一般 aVL 导联的 R 波不超过 0.5 mV 时，aVL 导联的 T 波低平及倒置无病理意义，但 aVL 导联的 T 波倒置 > 0.3 mV 时，肯定属于异常。

（3）心电图负荷试验：常用的是运动负荷试验和药物负荷试验。

1）运动负荷试验：通过运动增加心脏负担以激发心肌缺血。运动方式主要为分级活动平板或踏车，运动强度可逐步升级。前者较为常用，让受检查者迎着转动的平板就地踏步。以达到按年龄预计可达到的最大心率（HR_{max}）或亚极量心率（85%～90%最大心率）为负荷目标，前者称为极量运动试验，后者称为亚极量运动试验。运动中应持续监测心电图改变。运动前、运动中每当运动负荷量增加一次均应记录心电图，运动终止后即刻及此后2分钟均应重复心电图记录，直至心率恢复至运动前水平。心电图记录时应同步测定血压。运动中出现典型心绞痛、心电图改变主要以ST段水平型或下斜型压低≥0.1 mV（J点后60～80 ms）持续2分钟为运动试验阳性标准。运动中出现心绞痛、步态不稳、室性心动过速（接连3个以上室性期前收缩）或血压下降时，应立即停止运动。心肌梗死急性期、不稳定型心绞痛、明显心力衰竭、心律失常或急性疾病者禁做运动试验。

心电图运动试验诊断的敏感性约为70%，特异性约75%～80%，有一定比例的假阳性和假阴性，单纯运动心电图阳性或阴性结果不能作为诊断或排除冠心病的依据。

2）药物负荷试验：不适应运动负荷试验者可选用药物（双嘧达莫、腺苷和多巴酚丁胺）负荷试验。双嘧达莫负荷试验的敏感性受其剂量大小的影响，静脉推注标准剂量（0.56 mg/kg）时为50%左右，大剂量（0.84 mg/kg）时为50%～90%，特异性可达95%以上。阳性标准为试验中出现典型心绞痛和（或）ST段下移≥0.1 mV。双嘧达莫试验中部分患者可出现头晕、头痛、心慌、低血压、心动过缓、室性心律失常，甚至心肌梗死等，静注氨茶碱后3分钟内缓解或心电图恢复原态。由于正常人注射腺苷后可引起胸痛，故胸痛不能作为腺苷试验阳性标准。

禁忌证：①不稳定型心绞痛或急性心肌梗死；②心力衰竭或严重心律失常未控制；③严重高血压（＞180/100 mmHg）及严重瓣膜病；④不能停用氨茶碱的肺病、支气管病患者。其中腺苷的优点是作用时间极短（约2秒），一旦减慢或停止滴注，不良反应即消失，不必作特殊处理。多巴酚丁胺试验应注意避免梗阻肥厚型心肌病、束支传导阻滞及房颤患者。

上述三种常用药物心电图负荷试验的共同点是试验敏感性不高，尤其对单支病变，甚至略低于运动试验，如双嘧达莫负荷试验对冠心病诊断阳性率为50%～70%，不及心脏超声负荷试验和放射性核素负荷试验。多巴酚丁胺心电图负荷试验的特异性与运动心电图相似，但其敏感性却低于后者（56% vs. 76%），而多巴酚丁胺超声心动图的诊断敏感性、特异性可达81%和93%左右，成为目前最受关注的无创检测冠心病方法之一。

（4）心电图连续动态监测：即Holter检查，可连续记录并自动分析24小时（或更长时间）的心电图（双极胸导联或同步12导联），可发现心电图ST段、T波改变（ST-T）和各种心律失常。将出现异常心电图表现的时间与患者的活动和症状相对照，胸痛发作时相应时间的缺ST-T改变有助于确心绞痛的诊断，也可检出无痛性心肌缺血。

Holter监测诊断冠心病的敏感性和特异性均为75%～85%，假阳性为15%～25%。Holter监测ECG可发现ST段和T波异常，诊断心肌缺血的标准是ST段J点后80 ms水平

型或下斜型下移 ≥ 1.0 mV（1.0 mm），持续时间 > 1.0 min，而且下一次 ST 段下移至少应在前一次 ST 段移位恢复到基线 1.0 min 以上出现。当出现变异型心绞痛时，可出现 ST 段抬高，其形态为单向曲线型，而且持续时间较短。当出现缺血性 ST 段下移而不伴有心绞痛发作时，称无症状性心肌缺血。用积分法可求得 24 小时中每次有症状与无症状缺血性 ST 段下移的持续时间与下移程度的乘积，其总和为 24 小时缺血总负荷。

3. 多层螺旋 CT 冠状动脉成像（CTA）　冠状动脉二维或三维重建，用于判断冠脉管腔狭窄程度和管壁钙化情况，对判断管壁内斑块分布范围和性质也有一定意义。冠状动脉 CTA 有较高阴性预测价值，若未见狭窄病变，一般可不进行有创检查；但其对狭窄程度的判断仍有一定限度，特别当钙化存在时会显著影响判断。

4. 超声心动图　多数稳定型心绞痛患者静息时超声心动图检查无异常。陈旧性心肌梗死者或严重心肌缺血者，二维超声心动图可探测到坏死区或缺血区心室壁的运动异常。运动或药物负荷超声心动图检查，可评价负荷状态下的心肌灌注情况。超声心动图有助于发现其他需与冠脉狭窄导致的心绞痛相鉴别的疾病，如梗阻性肥厚型心肌病、主动脉瓣狭窄等。

5. 超声心动图及负荷试验　出现左心室壁节律性运动减弱、无运动或矛盾运动（反向运动），以运动减弱最多见，可波及缺血区邻近的室壁，未受影响部位则有代偿性运动加强的征象。也出现左室舒张期顺应性降低，但不够敏感。主要表现为二尖瓣前叶的 EF 斜率降低，二尖瓣口多普勒血流频谱图上 A 峰 > E 峰，A/E 比值 > 1.0，E 峰频谱持续时间延长。心肌缺血时左室收缩功能降低，超声可测出左室射血分数、左室短轴缩短率及心排出量降低。

超声踏车运动试验诊断冠心病的敏感性达 80%，特异性超过 90%，高于心电图运动试验，但因运动时过度换气等原因，约 30% 的患者超声图像不够清晰，影响诊断。双嘧达莫及腺苷负荷试验检出冠心病的敏感性为 70% ~ 75%，特异性达 95% ~ 100%，多巴酚丁胺超声负荷试验的敏感性和特异性可达 81% 和 93%，敏感性优于双嘧达莫。

6. 放射性核素检查　放射性核素心肌显像运动试验的多中心研究资料显示诊断冠心病的总敏感性为 90%，1 支、2 支及 3 支冠脉病变的检出率为 83%、93% 和 95%。

（1）核素心肌显像及负荷试验：^{201}Tl（铊）随冠状动脉血流很快被正常心肌细胞所摄取。静息铊显像所示灌注缺损主要见于心肌梗死后瘢痕部位。运动后冠状动脉供血不足时，可见明显的灌注缺损心肌缺血区。近年来用 ^{99m}Tc – MINI（^{99m}锝 – 甲氧基异丁基异腈）取代 ^{201}Tl 作心肌显像，可取得相似的效果，更便于临床推广应用。^{201}Tl 和 ^{99m}Tc – MIBI 负荷心肌显像，诊断冠心病心肌缺血的敏感性均约为 90%，特异性均约为 80%。

（2）放射性核素心腔造影：用 ^{99m}Tc 标记体内红细胞，得到心腔内血池显影。通过分析心动周期不同时相的显影图像，可测定左心室射血分数及显示心肌缺血区室壁局部运动障碍。

（3）正电子发射断层心肌显像（PET）：利用发射正电子的核素示踪剂如 ^{18}F、^{11}C、^{13}N 等进行心肌显像。除可判断心肌的血流灌注情况外，尚可了解心肌的代谢情况。通过对心肌血流灌注和代谢显像匹配分析，可准确评估心肌的活力。

7. 有创性检查

（1）冠脉造影（CAG）：目前仍然是诊断冠心病的"金标准"。用特殊形状的心导管经桡动脉、股动脉或肱动脉送到主动脉根部，分别插入左、右冠状动脉口，注入少量含碘对比剂，在不同的投射方位下摄影，可使左、右冠脉及其主要分支得到清楚的显影，以发现狭窄性病变的部位并估计其程度。一般认为管腔直径减少 70%～75% 或以上会严重影响血供。冠脉造影对需要作冠脉血运重建术的患者是必不可少的主要手段，了解冠脉循环对冠心病的诊断、治疗、预防等都有一定的帮助。

（2）冠脉内超声显像（IVUS）、冠脉内光学相干断层显像（OCT）、冠脉血流储备分数测定（FFR）及最新的定量冠脉血流分数（QFR）等也可用于冠心病的诊断，并有助于指导介入治疗。IVUS 检查可识别冠脉造影低估的病变，评价冠脉粥样硬化病变的总负荷、评价斑块的性质。

8.其他检查　胸部 X 线检查一般情况都正常，对稳定型心绞痛并无特异的诊断意义，但有助于了解其他心肺疾病的情况，如有无心脏增大、充血性心力衰竭等。

五、诊断

1.稳定型心绞痛　根据典型心绞痛的发作特点，结合年龄和存在冠心病危险因素，除外其他原因所致的心绞痛，一般即可建立诊断。心绞痛发作不典型者，根据含服硝酸甘油的疗效和发作时的 ECG 改变，也可确定诊断。心绞痛发作时心电图检查可见 ST-T 改变，症状消失后心电图 ST-T 改变亦逐渐恢复，支持心绞痛诊断。如仍不能确定诊断，可多次复查 ECG，或进行心电图负荷试验或动态心电图观察，如出现阳性变化或负荷试验诱发心绞痛时即可确诊。也可参考实验室及其他多项检查如超声心动图。冠脉 CTA 有助于无创性评价冠脉管腔狭窄程度及管壁病变性质和分布。冠脉造影可以明确冠脉病变的严重程度，有助于明确诊断和决定进一步治疗。对于心绞痛分级，国际上一般采用加拿大心血管病学会（Canadian Cardiovascular Society，CCS）心绞痛严重度分级法：

Ⅰ级：一般体力活动（如步行和登楼）不受限，仅在活动强、快或持续用力时发生心绞痛。

Ⅱ级：一般体力活动轻度受限。快步、饭后、寒冷或刮风中、精神应激或醒后数小时内发作心绞痛。一般情况下平地步行 200 m 以上或登楼一层以上受限。

Ⅲ级：一般体力活动明显受限，一般情况下平地步行 200 m 内或登楼一层引起心绞痛。

Ⅳ级：轻微活动或休息时即可发生心绞痛。

2.隐匿型冠心病　无创性检查是诊断的重要客观依据。需要关注的人群包括有高血压、糖尿病、动脉粥样硬化性血管病风险中危以上，以及早发慢性冠心病家族史人群。根据患者危险度采取不同的检查，主要依据静息、动态或负荷试验 ECG 检查，或进一步检查颈动脉内-中膜厚度（intima-media thickness，IMT）、踝肱比或冠脉 CTA 以评估冠脉钙化分数。另外，放射性核素心肌显像、有创性 CAG 和 IVUS 检查都有重要的诊断价值。目前不主张对中低危者进行影像学检查，也不主张对所有无症状人群进行筛查。

3.缺血性心肌病　考虑诊断为缺血性心肌病需满足以下几点。

（1）有明确的心肌坏死或心肌缺血证据，包括：①既往曾发生过心脏事件，如心肌梗死或急性冠脉综合征；②既往有血管重建病史，包括 PCI 或 CABG 术；③虽然没有已知心肌梗死或急性冠脉综合征病史，但临床有或无心绞痛症状，静息状态或负荷状态下存在心肌缺血的客观证据，如 ECG 存在心肌坏死（如 Q 波形成）或心脏超声存在室壁运动减弱或消失征象，冠脉 CTA 或冠脉造影证实存在冠脉显著狭窄。

（2）心脏明显扩大。

（3）有心功能不全临床表现和（或）实验室依据。

同时需排除冠心病的某些并发症，如室间隔穿孔、心室壁瘤和乳头肌功能不全所致二尖瓣关闭不全等。除外其他心脏病或其他原因引起的心脏扩大和心衰。

六、鉴别诊断

1. 稳定型心绞痛 鉴别诊断要考虑下列情况。

（1）急性冠状动脉综合征：不稳定型心绞痛的疼痛部位、性质、发作时心电图改变等与稳定型心绞痛相似，但发作的劳力性诱因不同，常在休息或较轻微活动下即可诱发。1个月内新发的或明显恶化的劳力性心绞痛也属于不稳定型心绞痛；心肌梗死的疼痛程度更剧烈，持续时间多超过 30 分钟，长达数小时，可伴有心律失常、心力衰竭和（或）休克，含用硝酸甘油不能缓解，心电图常有典型的动态演变过程。实验室检查示心肌坏死标志物（肌红蛋白、肌钙蛋白 I 或 T、CK-MB 等）增高；可有白细胞计数增高和红细胞沉降率增快。

（2）其他疾病引起的心绞痛：包括严重的主动脉瓣狭窄或关闭不全、风湿性冠脉炎、梅毒性主动脉炎引起冠脉口狭窄或闭塞、肥厚型心肌病、X 综合征等，要根据有关临床表现进行鉴别。其中，X 综合征多见于女性，心电图负荷试验常呈阳性，但冠脉造影无狭窄病变且无冠脉痉挛证据，预后良好。急性胸膜炎、急性心包炎、急性肺栓塞等主要症状为呼吸困难，伴有胸痛，但胸痛在吸气时加重，听诊可闻及胸膜摩擦音，X 线胸片有助于诊断。

（3）肋间神经痛和肋软骨炎：前者疼痛常累及 1~2 个肋间，但并不一定局限在胸前，为刺痛或灼痛，多为持续性而非发作性，咳嗽、用力呼吸和身体转动时疼痛加剧，沿神经行径处有压痛，手臂上举活动时局部有牵拉疼痛；后者则在肋软骨处有压痛。老年人往往肋间神经痛与心绞痛很难区别，有时两种疾病同时存在，因此必须认真鉴别诊断。

（4）心脏神经症：心脏神经症错综复杂，患者主诉胸痛，但为短暂（几秒钟）的刺痛或持久（几小时）的隐痛。患者常喜欢不时地深吸一口气或作叹息性呼吸。胸痛部位多在左胸乳房下心尖部附近或经常变动。症状多出现于疲劳之后，而非疲劳当时。轻度体力活动反觉舒适，有时可耐受较重的体力活动而不发生胸痛胸闷。含用硝酸甘油无效或在 10 多分钟后才"见效"。常伴有心悸、疲乏、头晕、失眠及其他神经症的症状。但老年人往往心绞痛与心脏神经症同时存在，而掩盖心绞痛的特点，疼痛时可含服硝酸甘油，观察是否有效。

（5）不典型疼痛：还需与反流性食管炎、食道痉挛、膈疝、消化性溃疡、肠道疾病等相鉴别。根据这些疾病的病史、胸痛的发作特点，结合钡餐或胃镜检查，不难诊断。老年人颈椎病常被误认为心绞痛，应进行 X 线等多方面检查与心绞痛鉴别。

2. 隐匿型冠心病 器质性心脏病都可引起缺血性 ST-T 的改变，应加以鉴别。包括心肌炎、心肌病、心包疾病、电解质紊乱、内分泌疾病、药物作用等。

3. 缺血性心肌病 需鉴别其他引起心脏增大和心力衰竭的病因，包括心肌病（如特发性扩张型心肌病等）、心肌炎、高血压性心脏病、内分泌性心脏病。

七、治疗

心绞痛的治疗原则：控制和治疗危险因素，防止直接诱因，积极治疗心绞痛。

1. 基础治疗 积极去除各种危险因素和诱发因素，适当体力活动。预防新的 AS 发生发展和治疗已存在的 AS 病变。稳定型心绞痛治疗原则是改善冠脉血供和降低心肌耗氧以改善患者症状，提高生活质量，同时治疗冠脉粥样硬化，预防心肌梗死和死亡，延长生存期。

2. 发作时的治疗

（1）休息：心绞痛发作时立刻休息，一般患者在停止活动后症状即逐渐消失。

（2）药物治疗：心绞痛发作症状较重时，使用作用较快的硝酸酯类制剂。舌下含服起效最快，反复发作也可以静脉使用，但要注意耐药性。硝酸酯类药物除扩张冠脉、降低阻力、增加冠脉循环的血流量外，还可扩张周围血管，减少静脉回流心脏的血量，降低心室容量、心腔内压、心排血量和血压，减低心脏前后负荷和心肌的需氧量，从而缓解心绞痛。

1）硝酸甘油（nitroglycerin）：硝酸甘油因"首过效应"口服生物利用度极低，但舌下含服可迅速被口腔黏膜所吸收，因此仍是治疗心绞痛发作及预防心绞痛的首选药物。老年人根据年龄不同，可用 0.3 ~ 0.6 mg 舌下含化，1 ~ 3 分钟起效，4 ~ 5 分钟血药浓度达峰值，血浆半衰期 2 ~ 8 分钟，有效维持时间 30 分钟。一般 90% 的患者都有不同程度的疗效。如果 5 分钟后仍无效时可重复用，因人而异增加剂量，老年人一般不超过 4 ~ 5 次。延迟见效或完全无效时提示患者可能并非患冠心病或为严重的冠心病。各种硝酸酯类药物的不良反应有头痛、面色潮红、心率反射性加快和低血压等，第一次含服硝酸甘油时应注意可能发生直立性低血压。

2）二硝酸异山梨酯（isosorbide dinitrate）：5 ~ 10 mg 舌下含化，2 ~ 5 分钟见效，作用维持 2 ~ 3 小时。还有供吸入用的喷雾制剂。

3）亚硝酸异戊酯（isoamyl nitrite）：是一种能气化的液体，每安瓿含 0.12 ~ 0.2 mL。心绞痛时立即用手帕包裹打碎安瓿，于鼻部吸收，约 10 ~ 15 秒即发生作用，持续数分钟。

3. 缓解期的治疗

（1）调整生活方式：宜尽量避免各种诱发因素。清淡饮食，低脂低盐饮食，进食不应过饱，控制体重；戒烟限酒；调整日常生活与工作量；减轻精神负担；适当体力活动。

（2）药物治疗：根据患者的具体情况和伴随疾病，选择个体化治疗，以取得满意疗效。

1）改善心肌缺血、减轻心绞痛症状的药物。

β受体拮抗剂：抑制心脏 β 肾上腺素能受体，减慢心率、减弱心肌收缩力、降低血压，从而降低心肌耗氧量，以减少心绞痛发作和增加运动耐量。对血管有扩张作用，同时有负性肌力作用，减轻心室内膜下心肌的张力，改善内膜下的心肌缺血。β受体阻滞时可使 α 受体张力相对增高，增加非缺血区血管阻力，有利于血液从非缺血区通过侧支循环流向缺血区。另外，β受体拮抗可降低缺血时儿茶酚胺增多引起的血中乳酸和游离脂肪酸水平增高及其导致的心肌耗氧量增加，改善缺血心肌对葡萄糖的摄取以改善心肌代谢。优点是减慢心率、适当降低动脉压、抗心律失常，有助于防止猝死并使氧合血红蛋白解离曲线右移，增加心肌氧供应。此外，尚可增加心内膜下及心外膜下心肌的血流比例，改善缺血。用药后静息心率降至55~60次/分，严重心绞痛患者如无心动过缓症状可降至50次/分。

β受体拮抗剂种类很多，均可用于心肌缺血和心绞痛的治疗。推荐使用无内在拟交感活性的选择性β₁受体拮抗剂。从较小剂量开始，逐级增加剂量，以能缓解症状、心率不低于50次/分为宜。临床常用制剂：①美托洛尔（metoprolol），普通片25~100 mg，每日2次口服；缓释片47.5~190 mg，每日1次口服。②比索洛尔（bisoprolol），10 mg，每日1次口服。其他还有塞利洛尔（celiprolol）、普萘洛尔（propranolol）、卡维地洛（carvedilol）等。有严重心动过缓和高度房室传导阻滞、窦房结功能紊乱、明显的支气管痉挛或支气管哮喘的患者禁用β受体拮抗剂。外周血管疾病及严重抑郁是应用β受体拮抗剂的相对禁忌证。慢性肺心病的患者可小心使用高度选择性的β₁受体拮抗剂。β受体拮抗剂与硝酸酯类有协同作用，常联合应用，既可增强疗效，又可减轻各自的不良反应。

硝酸酯类药：非内皮依赖性血管（静脉）扩张剂，减少回心血量而降低心脏的前负荷，也降低外周血管阻力而降低后负荷，使心肌耗氧量减少和改善心肌灌注，从而降低心绞痛发作的频率和程度。常见不良反应是因对脑膜和皮肤血管有扩张作用而引起搏动性头痛、面色潮红、心率反射性加快、低血压、晕厥等。有青光眼、颅内高压、低血压和对该类药过分敏感者慎用。缓解期主要为口服应用。①二硝酸异山梨酯是预防心绞痛发作应用最广泛的长效作用硝酸酯类，普通片5~20 mg，持续3~5小时，每日3~4次口服；缓释片20~40 mg，可维持12小时，每日1~2次口服。②单硝酸异山梨酯（isosorbide mononitrate）是二硝酸异山梨醇的活性代谢产物，不经肝脏代谢，口服生物利用度高达100%，普通片20 mg，每日2次口服；缓释片40~60 mg，每日1次口服。③硝酸戊四醇酯（pentaerythritol tetranitrat）：每次10~20 mg，每日3~4次口服，服后1~2小时起作用，持续4~5小时。每天用药时应注意给予足够的无药间期，以减少耐药性的发生。也可并用含巯基的转换酶抑制剂如卡托普利，外源补充巯基以代偿其内源性消耗，并可拮抗上述的血流动力学反向调节作用。大量长期应用硝酸酯，不宜骤然停药，否则易激发心绞痛，甚至急性心肌梗死。

钙通道阻滞剂：抑制钙离子进入细胞内及心肌细胞兴奋-收缩偶联中钙离子的作用，从而抑制心肌收缩，减少心肌氧耗；扩张冠脉，解除冠脉痉挛，改善心内膜下心肌的供血；扩张周围血管，降低动脉压，减轻心脏负荷；改善心肌的微循环。尚有降低血液黏度、抗血小板聚集、改善心肌微循环的作用；亦有抗动脉粥样硬化作用，能延缓冠状动脉粥样硬化病变的进展。常用制剂包括二氢吡啶类（dihydropyridines）、硫苯草类（benzothiazepines）、苯烷胺类（phenylalkylamines）。二氢吡啶类属血管选择性药物，对血管有强大的舒张作用，而对心脏的作用很小。后两类亦称非二氢吡啶类，扩张周围血管的作用较二氢吡啶类弱，但地尔硫䓬扩张冠状动脉的作用与硝苯地平相等而强于维拉帕米。地尔硫䓬和维拉帕米对心肌和传导系统有抑制作用，并有负性肌力作用和负性频率作用，其中维拉帕米抑制心肌收缩力和窦房及房室传导的作用又大于地尔硫䓬。两药均有抗心律失常的作用，以维拉帕米更强。① 二氢吡啶类硝苯地平（nifedipine），普通片心痛定 10～20 mg，每日 3 次；控释片拜新同 30 mg，每日 1 次。氨氯地平（amlodipine）5～10 mg，每日 1 次。非洛地平（felodipine）5～10 mg，每日 1 次，同时有高血压的患者更适合使用。② 非二氢吡啶类通过直接扩张冠状动脉及降低心率与血压的乘积的双重效应，对改善心肌缺血和抗心绞痛有良好疗效。维拉帕米（verapamil）普通片 40～80 mg，每日 3 次；缓释片 240 mg，每日 1 次。地尔硫䓬（diltiazem）普通片 30～60 mg，每日 3 次；缓释片 90 mg，每日 1 次。非二氢吡啶类能减慢窦房结心率和房室传导，不能应用于已有严重心动过缓、高度房室传导阻滞和病态窦房结综合征的患者。不建议应用于左室功能不全的患者，与 β 受体拮抗剂联合使用也需要谨慎。钙通道阻滞剂常见的不良反应有外周水肿、便秘、心悸、面部潮红，其他不良反应还包括头痛、头晕、虚弱无力等。

其他药物：主要用于 β 受体拮抗剂或者钙通道阻滞剂有禁忌证或不耐受，或者不能控制症状的情况下。①曲美他嗪（trimetazidine）20～60 mg，每日 3 次，通过抑制脂肪酸氧化和增加葡萄糖代谢来提高氧利用率而治疗心肌缺血，通过保持细胞内环境稳定而增加细胞对缺氧的耐受；②钾通道开放剂尼可地尔（nicorandil）2 mg，每日 3 次，与硝酸酯类制剂具有相似药理特性，对稳定型心绞痛治疗有效；③盐酸伊伐布雷定（ivabradine hydrochloride）是第一个窦房结 I_f 电流选择特异性抑制剂，单纯减慢心率的作用，可用于治疗稳定型心绞痛；④雷诺嗪（ranolazine）抑制心肌细胞晚期钠电流，从而防止钙超载负荷和改善心肌代谢活性，也可用于改善心绞痛症状。

2）预防心肌梗死，改善预后的药物。

抗血小板药物：①环氧化酶（COX）抑制剂，通过抑制 COX 活性而阻断血栓素 A_2（thromboxane A_2, TXA_2）的合成，抑制血小板聚集，包括不可逆抑制剂肠溶阿司匹林（aspirin）和可逆抑制剂吲哚布芬（indobufen）。阿司匹林是抗血小板治疗的基石，所有患者只要无禁忌都应该使用，最佳剂量范围为每天 75～150 mg，主要不良反应为胃肠道出血或对阿司匹林过敏。吲哚布芬可逆性抑制 COX-1，同时减少血小板因子 3 和 4，且对前列腺素抑制率低，胃肠反应小，出血风险少，可用于有胃肠道出血或消化道溃疡病史等阿司匹林不耐受的患者，维持剂量为 100 mg，每日 2 次。②二磷酸腺苷（ADP）特异性血小板受体（P_2Y_{12}）拮抗剂，通过阻断血小板的 P_2Y_{12} 受体抑制 ADP 诱导的血小板活化。临床常用制剂有氯吡格雷（clopidogrel）和替格瑞洛（ticagrelor）。稳定型冠心病患者主要应用氯吡格雷。氯吡格雷是第二代 P_2Y_{12} 受体拮抗剂，为前体药物，需要在肝脏中通过细胞色素 P_{450}（CYP_{450}）酶代谢成为活性代谢物后，不可逆地抑制 P_2Y_{12} 受体，从而抑制血小板的聚集反应。主要用于支架植入后及阿司匹林有禁忌证的患者，常用维持剂量为每日 75 mg。

调脂药物：他汀类为首选降脂药物。在改善脂质代谢的同时明显降低致命性和非致命性心肌梗死及血管重塑的危险性。所确诊冠心病患者，无论血脂水平如何，均应给予他汀类药，并将 LDL-C 降至 1.8 mmol/L 以下水平。其他降低 LDL-C 的药物包括胆固醇吸收抑制剂依折麦布和前蛋白转化酶枯草溶菌素（PCSK9）抑制剂。

改善心脏重构和预后的药物：血管紧张素转换酶抑制剂（ACEI）系冠心病二级预防的常规用药，可以显著降低冠心病患者的心血管死亡、非致死性心肌梗死等主要终点事件的危险性。稳定型心绞痛患者合并高血压、糖尿病、心力衰竭或左心室收缩功能不全的高危患者建议使用 ACEI。常用 ACEI 类药包括卡托普利（captopril）12.5~50 mg，每日 3 次；依那普利（enalapril）5~10 mg，每日 2 次；培哚普利（perindopril）4~8 mg，每日 1 次；雷米普利（ramipril）5~10 mg，每日 1 次。不能耐受 ACEI 类药物者，可使用血管紧张素 II 受体拮抗剂（ARB），如厄贝沙坦（irbesartan）、氯沙坦（losartan）、缬沙坦（valsartan）。

β 受体拮抗剂：可以减少心肌梗死后的稳定型心绞痛患者心血管事件的发生。美托洛尔、阿替洛尔（atenolol）、拉贝洛尔（labetalol）等药物。

中药制剂：目前以活血化瘀、芳香温通、祛痰通络法最为常用，已研究证实有效的药物有丹参、川芎、葛根，中成药复方丹参、冠心苏合丸等。

（3）血管重建治疗：采用药物保守治疗还是血运重建治疗，需根据冠脉的病变解剖特征、患者临床特征及当地医疗中心手术经验等综合判断决定。

1）经皮冠状动脉介入治疗（PCI）：包括经皮球囊冠状动脉成形术（PTCA）、冠状动脉支架植入术（ICS）和斑块旋磨术（CRA）等。临床观察显示，PCI 较内科保守疗法能显著提高患者生活质量（活动耐量增加），但心肌梗死发生率和死亡率无显著差异。支架内再狭窄和支架内血栓是影响其疗效的主要因素。随着新型药物洗脱支架及新型抗血小板药物的应用，PCI 的效果不断提高。在没有临床缺血证据的情况下，可用血流储备分数（FFR）等技术进行功能评估，FFR < 0.75 可以考虑介入治疗。

2）冠状动脉旁路移植术（CABG）：通过主动脉-冠状动脉旁路移植，取患者自体大隐静脉作为旁路移植材料，一端吻合在主动脉，另一端吻合在病变冠状动脉段的远端；或游离胸廓内动脉与病变冠状动脉远端吻合，改善病变冠状动脉分布心肌的血流供应。术后心绞痛症状改善者可达 80%~90%，且 65%~85% 的患者生活质量有所提高。但手术创伤较大，有一定的风险。随手术技能及器械等方面的改进，手术成功率已大大提高。围术期死亡率为 1%~4%，与患者术前冠脉病变、功能状态及有无其他并发症有关。此外，术后移植的血管还可能闭塞。因此，应个体化权衡利弊，慎重选择手术适应证。

3）冠状动脉内膜剥脱术（CAE）：常用于右冠脉远端包括分支近端完全闭塞导致血管桥与该段冠脉吻合有困难时，其次也用于前降支闭塞。不能反方向做内膜剥脱，而且不能在未完全闭塞的动脉上做内膜切除术。按常规将血管桥与摘除血栓内膜的动脉壁切口进行吻合。

PCI、CABG、CAE 选择需根据冠脉病变情况和患者对开胸手术的耐受程度及患者意愿等综合考虑。对全身情况能耐受开胸手术者，左主干合并 2 支以上冠脉病变（尤其是病变复杂程度评分，如 SYNTAX 评分较高者），或多支血管病变合并糖尿病者，CABG 应为首选。

八、预防

对稳定型心绞痛除用药物防止心绞痛再次发作外，应从阻止或逆转粥样硬化病情进展、预防心肌梗死等方面综合考虑，以改善预后。适当地体育锻炼以提高心肌的功能，促进冠状动脉侧支循环的形成；尽量避免诱发心绞痛发作的因素；合理饮食等。

九、预后

稳定型心绞痛患者大多数能生存很多年，但有发生急性心肌梗死或猝死的危险。有室性心律失常或传导阻滞者预后较差。合并糖尿病者预后明显差于无糖尿病者。决定预后的主要因素为冠脉病变累及心肌供血的范围和心功能。左冠脉主干病变最为严重，据国外统计，既往年病死率可高达 30% 左右，此后依次为 3 支、2 支与单支病变。左前降支病变一般较其他 2 支冠状动脉病变预后差。左心室造影、超声心动图或核素心室腔显影所示射血分数降低和室壁运动障碍也有预后意义。

十、防治

1.隐匿型冠心病防治　明确诊断的隐匿型冠心病患者应使用药物治疗和预防心肌梗死或死亡，并治疗相关危险因素，治疗建议基本同慢性稳定型心绞痛。在无禁忌证的情况下，无症状的患者应该使用下列药物来预防心肌梗死（myocardial infarction，MI）和死亡。①有 MI 既往史者应使用阿司匹林；②有 MI 既往史者应使用 β 受体阻滞剂；③确诊 CAD 型糖尿病者应使用他汀类药物降脂治疗；④伴糖尿病和（或）心脏收缩功能障碍的 CAD 患者应使用 ACEI。

2.缺血性心肌病防治　早期预防尤为重要，积极控制冠心病危险因素；改善心肌缺血，预防再次心肌梗死和死亡发生；纠正心律失常；积极治疗心功能不全。对缺血区域有存活心肌者，血运重建术可显著改善心肌功能。另外，近年新的治疗技术如自体骨髓干细胞移植、血管内皮生长因子基因治疗等已试用于临床，为缺血性心肌病治疗带来了新的希望。

第四节　非 ST 段抬高型急性冠脉综合征

按心电图 ST 段抬高与否，急性冠状动脉综合征（ACS）可分为 ST 段抬高型和非 ST 段抬高型 ACS。ST 段抬高型 ACS 主要演变为 Q 波型急性心肌梗死（AMI），少数也可发生急性非 Q 波心肌梗死。非 ST 段抬高的 ACS 主要演变为非 Q 波型心肌梗死和不稳定型心绞痛两类，极少数也可发生急性非 Q 波心肌梗死。不稳定型心绞痛和非 ST 段抬高型心肌梗死（UA/NSTEMI）均是由于动脉粥样硬化不稳定斑块破裂或糜烂，伴有不同程度的表面血栓形成、血管痉挛及远端血管栓塞所导致的一组临床症状，二者合称为非 ST 段抬高型急性冠脉综合征（non-ST segment elevation acute coronary syndrome，NSTEACS）。

一、病因和发病机制

供氧减少性心肌缺血（supply ischemia）是引起不稳定型心绞痛发生的原因。心肌耗氧量剧烈增加或冠状动脉痉挛也可诱发急性心肌梗死。所以，心肌缺血甚至坏死大多是需氧量增加和供氧量减少两者共同作用的结果。

UA/NSTEMI 的病理机制为不稳定冠状动脉粥样斑块破裂或糜烂基础上，血小板在破裂的斑块表面聚集，并发血栓形成、冠脉痉挛收缩、微血管栓塞导致急性或亚急性心肌供氧的减少和缺血加重。虽然也可因劳力负荷诱发，但劳力负荷中止后胸痛不能缓解。其中，NSTEMI 常因心肌严重的持续性缺血导致心肌坏死，病理上出现灶性或心内膜下心肌坏死。

斑块因素包括斑块下脂核的大小、斑块内炎症的程度、纤维帽的厚度和斑块纤维帽内的胶原量。脂核大，斑块容易破裂；如果斑块下有大量的 T 细胞和巨噬细胞，巨噬细胞释放大量的金属蛋白酶，使纤维帽变薄，斑块也易破裂；纤维帽内的胶原含量较多，则斑块的强度大，就不容易发生破裂。斑块以外的因素主要是心率、血压和冠状动脉内压的突然变化，对斑块应切力的增加等。血栓形成机制涉及血管壁、血小板、凝血、纤溶和血流等因素。血小板和凝血因子是血栓形成的必需物质，其功能激活是高凝状态的表现，纤溶活性对血栓的结局起着重要作用。

二、临床表现

UA/NSTEMI 的病因和临床表现相似，但程度不同，主要表现在于缺血严重程度及是否导致心肌损害。UA 无 STEMI 特征性心电图动态演变的临床特点，根据临床表现分为 3 种：静息型心绞痛（rest angina pectoris）休息时发作，持续时间通常 > 20 分钟；初发型心绞痛（new-onset angina pectoris）通常在首发症状 1～2 个月内、很轻的体力活动可诱发（程度至少达 CCS Ⅲ级）；恶化型心绞痛（accelerated angina pectoris）在相对稳定的劳力性心绞痛基础上心绞痛逐渐增强（疼痛更剧烈、时间更长或更频繁，按 CCS 分级至少增加 Ⅰ级水平，程度至少 CCS Ⅲ级）。少数 UA 患者心绞痛发作有明显的诱发因素。①心肌氧耗增加、感染、甲亢或心律失常；②冠脉血流减少，低血压；③血液携氧能力下降：贫血和低氧血症。以上情况称为继发性 UA（secondary UA）。变异型心绞痛（variant angina pectoris）特征为静息心绞痛，表现为一过性 ST 段动态改变，是 UA 的一种特殊类型，其发病机制为冠状动脉痉挛。

1. 症状　UA/STEMI 患者胸部不适的性质与典型的稳定型心绞痛相似，通常程度更重，持续时间更长，可达数十分钟，胸痛在休息时也可发生。如下临床表现有助于诊断 UA：诱发心绞痛的体力活动阈值突然或持久降低；心绞痛发生频率、严重程度和持续时间增加；出现静息或夜间心绞痛；胸痛放射至新的部位；发作时伴有新的相关症状，如出汗、恶心、呕吐、心悸或呼吸困难。常规休息或舌下含服硝酸甘油只能暂时甚至不能完全缓解症状。但症状不典型者也不少见，尤其是老年女性和糖尿病患者。

2. 体征　体检可发现一过性第三心音或第四心音，以及由于二尖瓣反流引起的一过性收缩期杂音，这些非特异性体征也可出现在稳定型心绞痛患者，但详细的体格检查可发现潜在的加重心肌缺血的因素，并成为判断预后的重要依据。

三、辅助检查

1. 心电图　不仅可以帮助诊断，而且可以根据其异常的范围和严重程度提示预后。比较症状发作时与之前的心电图可提高诊断价值。大多数患者胸痛发作时有一过性 ST 段（抬高或压低）和 T 波（低平或倒置）改变，其中 ST 段的动态改变（≥ 0.1 mV 的抬高或压低）是严重冠脉疾病的表现，可能发生急性心肌梗死或猝死。不常见的心电图表现为 U 波的倒置。

NSTEMI 心电图类型：①无病理性 Q 波，有普遍性 ST 段压低 > 0.1 mV，但 aVR 导联（有时还有 V_1 导联）ST 段抬高；或有对称性 T 波倒置，为心内膜下心肌梗死所致。②无病理性 Q 波，也无 ST 段变化，仅有 T 波倒置改变。老年人无 Q 波型急性心肌梗死检出率较高。非 Q 波心肌梗死单凭心电图不易与严重心肌缺血相鉴别，需结合临床症状综合判断。

通常上述心电图动态改变可随着心绞痛的缓解而完全或部分消失。若心电图改变持续 12 小时以上，提示 NSTEMI 的可能。若患者具有稳定型心绞痛的典型病史或冠心病诊断明确，即使没有心电图改变，也可以根据临床表现做出 UA 的诊断。

2. 连续心电监护　一过性急性心肌缺血并不一定表现为胸痛，出现胸痛症状前就可发生心肌缺血。连续的心电监测可发现无症状或心绞痛发作时的 ST 段改变。连续 24 小时心电监测显示，85% ~ 90% 的心肌缺血可无心绞痛症状。

3. 冠脉介入性检查　CAG 能提供详细的血管相关信息，明确诊断、指导治疗并评价预后。在长期稳定型心绞痛基础上出现的 UA 患者常有多支冠脉病变，而新发作的静息心绞痛患者可能只有单支冠脉病变。在冠脉造影正常或无阻塞性病变的 UA 患者，胸痛可能为冠脉痉挛、冠脉内血栓自发性溶解、微循环灌注障碍所致，其余可能为误诊。IVUS 和 OCT 可以准确提供斑块分布、性质、大小和有无斑块破溃及血栓形成等更准确的腔内影像信息。

4. 心肌标志物检查　心肌肌钙蛋白（cTn）T 和 I 较 CK、CK－MB 更敏感可靠。根据欧美最新的心肌梗死定义，在症状发生后 24 小时内，cTn 峰值超过正常对照值的 99 个百分位需考虑 NSTEMI 的诊断。临床上 UA 的诊断主要依靠临床表现和发作时心电图 ST－T 的动态改变，如 cTn 阳性意味着患者已发生少量心肌损伤，相比 cTn 阴性的患者其预后较差。

5. 其他检查　胸部 X 线、心脏超声和放射性核素检查。

四、诊断与鉴别诊断

根据典型的心绞痛症状、典型的缺血性心电图改变（新发或一过性 ST 段压低 ≥ 0.1 mV，或 T 波倒置 ≥ 0.2 mV），以及心肌损伤标志物（cTnT、cTnI 或 CK－MB）测定，可以做出 UA/NSTEMI 诊断。诊断未明确的不典型患者而病情稳定者，可以在出院前作负荷心电图或负荷超声心动图、核素心肌灌注显像、冠脉造影等检查。冠脉造影可以直接显示冠脉狭窄程度，对决定治疗策略有重要意义。尽管 UA/NSTEMI 的发病机制类似急性 STEMI，但两者的治疗原则有所不同，因此需要鉴别诊断，参见第五节。与其他疾病的鉴别诊断参见本章第三节。

五、危险分层

UA/NSTEMI 患者临床表现严重程度不一，主要是由于原有冠状动脉粥样病变的严重程度和病变累及范围不同，同时形成急性血栓（进展至 STEMI）的危险性不同。为选择个体化的治疗方案，必须尽早进行危险分层。

Braunwald 根据心绞痛的特点和基础病因，对 UA 提出 Braunwald 分级（表 2-1），可根据患者的年龄、心血管危险因素、心绞痛严重程度和发作时间、心电图、心脏损伤标志物和有无心功能改变等因素做出详细的危险分层（表 2-2）。

表 2-1　不稳定型心绞痛严重程度分级（Braunwald 分级）

	定　义	一年内死亡或心肌梗死发生率（%）
严重程度 I 级	严重的初发型心绞痛或恶化型心绞痛，无静息疼痛	7.3
严重程度 II 级	亚急性静息型心绞痛（一个月内发生过，但 48 小时内无发作）	10.3
严重程度 III 级	急性静息型心绞痛（在 48 小时内有发作）	10.8
临床环境 A	继发性心绞痛，在冠脉狭窄基础上，存在加剧心肌缺血的冠脉以外的疾病	14.1
临床环境 B	原发性心绞痛，无加剧心肌缺血的冠状动脉以外的疾病	8.5
临床环境 C	心肌梗死后心绞痛，心肌梗死后两周内发生的不稳定型心绞痛	18.5

表 2-2　不稳定型心绞痛患者死亡或非致死性心肌梗死的短期危险分层

项目	高度危险性（至少具备下列一条）	中度危险性（无高度危险特征但具备下列任何一条）	低度危险性（无高、中度危险特征但具备下列任何一条）
病史	缺血性症状在 48 小时内恶化	既往心肌梗死，或脑血管疾病，或冠脉旁路移植术，或使用阿司匹林	
疼痛特点	长时间（＞20 分钟）静息性胸痛	长时间（＞20 分钟）静息胸痛目前缓解，并有高度或中度冠心病可能。静息胸痛（＜20 分钟）或因休息或舌下含服硝酸甘油缓解	过去 2 周内新发 CCS 分级 III 级或 IV 级心绞痛，但无长时间（＞20 分钟）静息性胸痛，有中度或高度冠心病可能

续表

项目	高度危险性（至少具备下列一条）	中度危险性（无高度危险特征但具备下列任何一条）	低度危险性（无高、中度危险特征但具备下列任何一条）
临床表现	缺血引起的肺水肿，新出现二尖瓣关闭不全杂音或原杂音加重，第三心音、新出现啰音或原啰音加重，低血压、心动过缓、心动过速，年龄＞75岁	年龄＞79岁	
心电图	静息性心绞痛伴一过性ST段改变（＞0.05 mV），新出现束支传导阻滞或持续性心动过速	T波倒置＞0.2 mV，病理性Q波	胸痛期间心电图正常或无变化
心肌标志物	明显增高（即cTnT＞0.1 μg/L）	轻度增高（即cTnT＞0.01 μg/L，但＜0.1 μg/L）	正常

六、治疗

1. 治疗原则　UA/NSTEMI是具有潜在危险的严重疾病，可恶化为急性心肌梗死或缺血性猝死。治疗目的为即刻缓解缺血和预防严重不良反应后果（即死亡、心肌梗死或再梗死）。治疗包括抗缺血治疗、抗血栓治疗和根据危险度分层进行有创治疗。对可疑UA者的第一步关键性治疗，是在急诊室做出恰当的检查评估，按轻重缓急送至适当的部门治疗，并立即开始抗栓和抗心肌缺血治疗；心电图和心肌标志物正常的低危患者在急诊室经过一段时间治疗观察后可进行运动试验，运动试验结果阴性者可以考虑出院继续药物治疗，反之大部分UA患者应入院治疗。进行性缺血且对初始药物治疗反应差的患者，以及血流动力学不稳定的患者，均应入心脏监护室（CCU）加强监测和治疗。

2. 一般治疗　立即卧床休息，消除紧张情绪，保持环境安静，可应用小剂量镇静剂和抗焦虑药物，半数患者通过上述处理可减轻或缓解心绞痛。有发绀、呼吸困难或其他高危表现的患者，给予吸氧，监测血氧饱和度（SaO_2），维持$SaO_2＞90\%$。同时积极处理可能引起心肌耗氧量增加的疾病，如感染、发热、甲亢、贫血、低血压、心衰、低氧血症、肺部感染、快速型心律失常（增加心肌耗氧量）和严重的缓慢型心律失常（降低心肌灌注）。

3. 药物治疗

（1）抗心肌缺血药物：主要目的是减少心肌耗氧量（减慢心率或减弱左心室收缩力）或扩张冠状动脉，缓解心绞痛发作。

1）硝酸酯类药物：硝酸酯类药物依然是治疗UA的基本药物。常用药物有硝酸甘油或硝酸异山梨酯，静脉滴注立即显效，可根据患者症状和药物不良反应随时调整剂量。硝酸甘油初始以10 μg/min持续滴注，每10分钟增10 μg/min，直至症状缓解或出现明显不良反应（头痛或低血压，收缩压低于90 mmHg或相比用药前平均动脉压下降30 mmHg），最大推荐剂量为 200 μg/min。持续静脉应用硝酸甘油 24～48 小时内可出现药物耐受，建议静脉应用硝酸甘油，在症状消失 12～24 小时后改用口服制剂。静脉滴注硝酸甘油可与 β 受体拮抗剂或钙通道阻滞剂地尔硫草合用，或三者合用，可使心绞痛明显减轻，心肌缺血发作明显减少。

2）β 受体拮抗剂：主要作用于心肌 $β_1$ 受体而降低心肌耗氧量，减少心肌缺血反复发作和心肌梗死的发生，改善近、远期预后，应尽早用于所有无禁忌证的 UA/NSTEMI 患者。少数高危患者，可先静脉使用，后改口服；中度或低度危险患者主张直接口服。常用药物有美托洛尔和比索洛尔。艾司洛尔（esmolol）是一种快速作用的 $β_1$ 受体拮抗剂，静脉使用安全有效，甚至可用于左心功能减退的患者，药物作用在停药后 20 分钟内消失，口服 β 受体拮抗剂的剂量应个体化，可调整到患者安静时心率 50～60 次/分。在已服用 β 受体拮抗剂仍发生 UA 的患者，除非存在禁忌证，否则无须停药。参见本章第三节。

3）钙通道阻滞剂：可有效减轻心绞痛症状，为治疗持续性心肌缺血的次选药物。足量 β 体拮抗剂与硝酸酯类药物治疗后仍不能控制缺血症状的患者，可口服长效钙通道阻滞剂。对血管痉挛性心绞痛的患者，可作为首选药物。参见本章第三节。

（2）抗血小板制剂：主要有以下几类。

1）COX 抑制剂：常用药物阿司匹林和吲哚布芬。参见本章第三节。

2）P_2Y_1 受体拮抗剂：只要无极高出血风险等禁忌证，建议 UA/NSTEMI 在阿司匹林基础上联用一种 P_2Y_1 受体拮抗剂，并维持至少 12 个月。氯吡格雷负荷量为 300～600 mg，维持剂量每日 75 mg，不良反应小，作用快。替格瑞洛可逆性抑制 P_2Y_1 受体受体，起效更快，作用更强，可用于所有 UA/NSTEMI 患者，首次负荷量 180 mg，维持剂量为 90 mg，每日 2 次。

3）血小板糖蛋白 Ⅱb/Ⅲa（GP Ⅱb/Ⅲa）受体抑制剂（GPI）：激活的血小板通过 GP Ⅱb/Ⅲa 受体与纤维蛋白原结合，是血小板聚集的最后、唯一途径，导致血小板血栓的形成。阿昔单抗（abciximab）直接抑制 GP Ⅱb/Ⅲa 受体，与血小板表面 GP Ⅱb/Ⅲa 受体结合而抑制血小板聚集。使用方法先静注冲击量（bolus）0.25 mg/kg，然后 10 μg/（kg·h）静滴 12～24 小时。此类合成药物有替罗非班（tirofiban）和依替非巴肽（eptifibatide）。替罗非班较阿昔单抗分子量小，安全性高。目前各指南均推荐 GPI 应用于接受 PCI 术的 UA/NSTEMI 患者和选用保守治疗策略的中高危 UA/NSTEMI 患者，不建议常规术前使用。

4）环核苷酸磷酸二酯酶抑制剂：主要包括西洛他唑（培达，cilostazol）和双嘧达莫（dipyridamole）。西洛他唑 50～100 mg，每日 2 次，除有抗血小板聚集和舒张外周血管作用外，还具有抗平滑肌细胞增生，改善内皮细胞功能等作用，但在预防 PCI 术后急性并发症的研究证据均不充分，所以仅作为阿司匹林不耐受患者的替代药物。双嘧达莫可引起"冠状动脉窃血"，加重心肌缺血，目前不推荐使用。

（3）抗凝治疗：除非有禁忌，所有患者均应在抗血小板治疗基础上常规接受抗凝治疗，根据治疗策略及缺血、出血事件风险选择不同药物。常用的抗凝药包括普通肝素（heparin）、低分子量肝素（low molecular heparin）、磺达肝癸钠和比伐卢定。

1）普通肝素：直接抗凝剂，推荐剂量先给予 80 U/kg 静注，然后以 18 U/（kg·h）的速度静脉滴注维持，治疗过程中需注意在开始用药或调整剂量后 6 小时检测激活部分凝血酶时间（APTT），调整肝素用量，使 APTT 控制在 50～70 秒。静脉应用肝素 2～5 天为宜，以后改为皮下注射肝素 5000～7500 U，每日 2 次，再治疗 1～2 天。肝素对富含血小板和凝血块的血栓作用较小，且肝素能结合血浆蛋白而影响肝素的作用效果。未口服阿司匹林的患者停用肝素后可能使胸痛加重，与停用肝素后引起继发性凝血酶活性增高有关，因而以逐渐停用为宜。肝素可能诱导血小板减少症，在肝素使用过程中需监测血小板。

2）低分子量肝素：低分子量肝素具有强烈的抗 X a 因子及 II a 因子活性的作用，并且可以根据体重和肾功能调节剂量，皮下应用不需要实验室监测，疗效更肯定、使用更方便，且诱导血小板减少症的发生率更低。常用药物包括依诺肝素（enoxaparine）、达肝素（dalteparin）和那曲肝素（nadroparin）等；依诺肝素 40 mg、那曲肝素 0.4 mL 或达肝素 5000～7500 U，皮下注射，每 12 小时 1 次，通常在急性期用 5～6 天。

3）磺达肝葵钠（fondaparinux sodium）：是选择性 X a 因子间接抑制剂，用于 UA/NSTEMI 的抗凝治疗不仅能有效减少心血管事件，而且降低出血风险。皮下注射 2.5 mg，每日 1 次，采用保守策略的患者，尤其在出血风险增加时，作为抗凝药物的首选。对需行 PCI 的患者，术中需要追加普通肝素抗凝。

4）比伐卢定（bivalirudin）：商品名泰加宁，有效成分为水蛭素（hirudin）衍生物片段，通过直接并特异性抑制 II 因子的活性，明显延长活化凝血时间而发挥抗凝作用，可预防接触性血栓形成，作用可逆而短暂，出血事件的发生率低。主要用于 UA/NSTEMI 患者 PCI 术中的抗凝，与普通肝素加血小板 GP II b/ III a 受体拮抗剂相比，出血发生率明显降低。首先静脉推注 0.75 mg/kg，再静脉滴注 1.75 mg/（kg·h），维持至术后 3～4 小时。

（4）调脂治疗：他汀类药物在急性期应用可促使内皮细胞释放一氧化氮，有类硝酸酯的作用，远期有抗炎和稳定斑块的作用，能降低冠脉疾病的死亡和心肌梗死发生率。无论基线血脂水平，UA/NSTEMI 患者均应尽早（24 小时内）使用他汀类药物。LDL-C 的目标值为＜ LDL-C 降至 70 mg/dL。少部分患者会出现肝酶和肌酶升高等不良反应。参见本章第一节。

（5）ACEI 或 ARB：长期应用 ACEI 能降低 UA/NSTEMI 患者心血管事件发生率，如果不存在低血压或其他已知的禁忌证（如肾衰竭、双侧肾动脉狭窄和过敏），应该在 24 小时内给予口服 ACEI 制剂。不能耐受 ACEI 者可用 ARB 制剂替代。参见本章第三节。

4. 冠状动脉血运重建术　包括 PCI 和 CABG。

（1）PCI：已成为 UA/NSTEMI 血运重建的主要方式。药物洗脱支架（drug eluting stent，DES）的应用进一步改善了 PCI 的远期疗效，拓宽了 PCI 的应用范围。根据 NSTEACS 心血管事件危险的紧迫程度及相关并发症的严重程度，选择不同的侵入治疗策略。出现以下任意一条极高危标准的患者推荐紧急侵入治疗策略（＜ 2 小时）：血流动力学不稳定或心源性休克、药物治疗无效的反复发作或持续性胸痛、致命性心律失常或心搏骤停、心肌梗死合并机械并发症、急性心力衰竭，以及反复的 ST-T 波动态改变尤其是伴随间歇性 ST 段抬高等；出现以下任意一条高危标准的患者推荐早期侵入治疗策略（＜ 24 小时）：心肌梗死相关的肌钙蛋白上升或下降、ST 段或 T 波的动态改变（有或无症状），以及 GRACE 评分

> 140 分；出现以下任意一条中危标准的患者推荐侵入治疗策略（< 72 小时）：糖尿病、肾功能不全 [eGFR < 60 mL/（min·1.73 m^2）]、LVEF < 40% 或充血性心力衰竭、早期心肌梗死后心绞痛、PCI 史、CABG 史、GRACE 评分 > 109 但 < 140 等；对无上述危险标准和症状无反复发作的患者，建议在决定有创评估之前先行无创检查（首选影像学检查）寻找缺血证据。

（2）CABG：选择何种血运重建策略主要根据临床因素、术者经验和基础冠心病严重程度。CABG 最大的受益者是病变严重、多支血管病变的症状严重和左心室功能不全的患者。

七、预后和二级预防

UA/NESTEMI 急性期一般为 2 个月左右，在此期间发生心肌梗死或死亡的风险最高。尽管住院期间的死亡率低于 STEMI，但其长期的心血管事件发生率与 STEMI 接近。因此，出院后要坚持长期药物治疗，控制缺血症状、降低心肌梗死和死亡的发生率，包括服用双联抗血小板药物至少 12 个月，其他药物包括他汀类药物、β 受体拮抗剂和 ACEI/ARB，严格控制危险因素，进行有计划及适当的运动锻炼。根据住院期间的各种事件、疗效和耐受性，予以个体化治疗。ABCDE 方案有助于指导二级预防：①抗血小板、抗心绞痛治疗和 ACEI；②β 受体拮抗剂预防心律失常、减轻心脏负荷等，控制血压；③控制血脂和戒烟；④控制饮食和糖尿病治疗；⑤健康教育和运动。

第五节　急性 ST 段抬高型心肌梗死

心电图 ST 段抬高型急性冠脉综合征（ACS）主要演变为急性心肌缺血性坏死，称为急性 ST 段抬高型心肌梗死（STEMI），多是在冠脉病变基础上发生冠脉血供急剧减少或中断，使相应的心肌严重而持久地急性缺血所致。通常原因为在冠脉不稳定斑块破裂、糜烂基础上继发血栓形成导致冠脉血管持续、完全闭塞，造成急性心肌梗死（acute myocardial infarction，AMI）。STEMI 既往在欧美常见，美国 35 ~ 84 岁人群年发病率男性为 71‰，女性为 22‰，每年约 150 万人发生 AMI，45 万人发生再次心肌梗死。根据中国心血管病报告的数据，AMI 发病率在不断增高，死亡率整体呈上升趋势。

一、病因和发病机制

STEMI 基本病因是冠脉粥样硬化基础上一支或多支血管管腔急性闭塞，若持续时间达到 20 ~ 30 分钟或以上，即可发生 AMI。研究证明，绝大多数 STEMI 是由于不稳定的粥样斑块溃破，继而出血和管腔内血栓形成导致管腔闭塞。促使斑块破裂出血及血栓形成的诱因有：①晨起 6 时至 12 时交感神经活动增加，机体应激反应性增强，心肌收缩力增强、心率加快、血压增高，冠脉张力增高。②饱餐特别是进食多量脂肪后，血脂增高，血黏稠度增高。③重体力活动、情绪过分激动、血压剧升或用力排便时，致左心室负荷明显加重。

④休克、脱水、出血、外科手术或严重心律失常，导致心排血量骤降，冠脉灌注量锐减。

STEMI 可发生在频发心绞痛的患者，也可发生在原来从无症状者。STEMI 后发生的严重心律失常、休克或心衰，均可使冠脉灌流量进一步降低，心肌坏死范围扩大。

近来研究显示，14% 的 STEMI 患者行冠脉造影未见明显阻塞，称为冠脉非阻塞性心肌梗死（myocardial infarction with non-obstructive coronary arteries，MINOCA）。原因包括斑块破裂或斑块侵蚀、冠脉痉挛、冠脉血栓栓塞、自发性冠脉夹层、Takotsubo 心肌病（应激性心肌病）及其他类型的 2 型急性心肌梗死（包括贫血、心动过速、呼吸衰竭、低血压、休克、伴或不伴左室肥厚的重度高血压、严重主动脉瓣疾病、心衰、心肌病和药物毒素损伤等），这部分患者治疗策略与阻塞性冠脉疾病不同，应早期发现并根据不同病因给予个体化治疗。

二、病理

1. 冠脉病变　绝大多数 STEMI 患者冠脉内可见在粥样斑块的基础上有血栓形成，使管腔闭塞。但由冠脉痉挛引起管腔闭塞中，个别可无严重粥样硬化病变。此外，梗死的发生与原冠脉受粥样硬化病变累及的血管数及其所造成管腔狭窄程度之间未必呈平行关系。

绝大多数心肌梗死病例至少有 1～2 支冠脉主支的管腔高度狭窄或完全闭塞。常见的梗死发生在左冠状动脉前降支、右冠状动脉、左冠状动脉回旋支和左冠状动脉主干。①左前降支闭塞，引起左心室前壁、心尖部、下侧壁、前间隔和二尖瓣前乳头肌梗死。②右冠脉闭塞，引起左心室膈面（右冠脉占优势时）、后间隔和右心室梗死，并可累及窦房结和房室结。③ 左回旋支闭塞，引起左心室高侧壁、膈面（左冠脉占优势时）和左心房梗死，可能累及房室结。④左主干闭塞，引起左心室广泛梗死。右心室和左、右心房梗死较少见。

2. 心肌病变　冠脉闭塞后 20～30 分钟，受累心肌即有少数坏死，1～2 小时之间绝大部分心肌呈凝固性坏死，心肌间质充血、水肿，伴大量炎性细胞浸润。坏死的心肌纤维逐渐软化和溶解，形成不规则肌溶灶，呈灰黄或灰红色，质较软，边缘不整齐，随后渐有肉芽组织形成。继发性病理变化有：在心腔内压力的作用下，坏死心壁向外膨出，可产生心脏破裂（心室游离壁破裂、室间隔穿孔或乳头肌断裂）或逐渐形成心室壁瘤。坏死组织 1～2 周后开始吸收并逐渐纤维化，在 6～8 周形成瘢痕愈合，称为陈旧性心肌梗死（old myocardial infarction，OMI）。心肌梗死的范围可分为 3 种。

（1）灶性心肌梗死：梗死范围较小，呈灶性分布于心室壁的一处或多处，心电图上无 ST 段抬高也无 Q 波，临床常易漏诊，而为尸检所发现。

（2）非透壁性心肌梗死：即心内膜下心肌梗死，累及心内膜下和（或）中层心肌，但未波及整个心室壁扩展到外膜，心电图 ST 段压低，一般无异常 Q 波，称非 Q 波性心肌梗死。

（3）透壁性心肌梗死：最为常见的类型。梗死区域大小不等，贯穿于内膜和中层并累及全层心肌，心电图有 ST 段抬高并大多出现异常 Q 波，称为 Q 波性心肌梗死和 ST 段抬高型心肌梗死。

三、病理生理

心肌梗死后主要出现左心室舒张和收缩功能障碍的血流动力学变化，其严重度和持续时间取决于梗死的部位、程度和范围。心脏收缩力减弱、顺应性减低、心肌收缩不协调，左心室压力曲线最大上升速度（dp/dt）降低，左心室舒张末期压增高、舒张和收缩末期容量增多。射血分数降低，每搏输出量和心排血量减少，心率加快或心律失常，血压下降。病情重者动脉血氧含量降低。急性大面积心肌梗死可发生泵衰竭，即心源性休克或急性肺水肿。

右心室梗死在 MI 患者少见，主要病理生理改变是急性右心衰竭的血流动力学变化，右心房压力增高，高于左心室舒张末期压，心排血量减低，血压下降。

心室重塑（ventricular remodeling）是心肌梗死的后续改变，包括左心室体积增大、形状改变、梗死节段心肌变薄和非梗死节段心肌增厚，对心室的收缩效应及电活动均有持续不断的影响，在急性心肌梗死后期的治疗中要注意对心室重塑的干预。

四、临床表现

临床表现与心肌梗死的部位、面积、侧支循环情况及个体反应有关。

1. 先兆表现　临床上有 50% ~ 81.2% 的患者在发病前数日有乏力，胸部不适，活动时心悸、气急、烦躁、心绞痛等前驱症状，其中以新发生心绞痛（初发型心绞痛）或原有心绞痛加重（恶化型心绞痛）最为突出。心绞痛发作较以往频繁、程度较剧烈、持续较久、硝酸甘油疗效差、诱发因素不明显。同时，心电图示 ST 段一过性明显抬高（变异型心绞痛）或压低，T 波倒置或增高（假性正常化），即前述 UA 情况。如及时住院处理，可使部分患者避免发生心肌梗死。老年人心肌梗死的前兆表现多不明显，有人认为 1/2 左右的病例在发生心肌梗死前 1 ~ 2 周内呈先兆症状，但症状不典型者多。有报道，老年人心肌梗死面积的直径在 5 cm 以上者，仅有 48% 的患者出现胸痛症状。

2. 临床症状　心肌梗死后主要表现是剧烈疼痛，其次是心律失常、休克和心衰等。

（1）疼痛：胸痛是最先出现的症状，多发生于清晨，疼痛部位和性质与心绞痛相同，但诱因多不明显且常发生于安静时，程度较重，持续时间较长，可达数小时或更长，休息和含硝酸甘油片多不能缓解。患者常烦躁不安、出汗、恐惧，胸闷或有濒死感。少数患者无疼痛，一开始即表现为休克或急性心力衰竭。部分患者疼痛位于上腹部，误认为胃穿孔、急性胰腺炎等急腹症；部分患者疼痛放射至下颌、颈部、背部上方，被误认为牙痛或骨关节痛。

老年人无痛型心肌梗死多见，有报道 87% 的病例以无痛为主，其中 70% 年龄超过 70 岁。无痛性心肌梗死的主要原因：①中枢神经系统痛阈增高；②冠状动脉逐渐狭窄，心肌梗死的形成比较缓慢，侧支循环形成得较好，所以不引起疼痛；③冠脉闭塞极快，立即引起心肌缺血坏死，来不及释放足量的代谢产物刺激神经末梢引起疼痛；④在心肌梗死发生前心肌已有广泛缺血改变，便无疼痛；⑤并发休克、心衰、心律失常、肺水肿、脑血管意外等而掩盖了疼痛。

（2）全身症状：心肌梗死后由于坏死物质吸收引起发热、心动过速、白细胞计数增高和红细胞沉降率增快等。一般在疼痛发生后 24～48 小时出现，程度与梗死范围常呈正相关，体温 38～39 ℃，持续 1 周左右。发热持续超过 1 周或消退后重新出现，或高热超过 39 ℃，应怀疑并寻找有无并发感染。其次应注意有无新的心肌梗死发展、栓塞性并发症或心肌梗死后症候群。

（3）胃肠道症状：剧烈胸痛时常伴有反复发作的恶心、呕吐和上腹胀痛，与迷走神经受坏死心肌刺激和心排血量降低、组织灌注不足等有关。肠胀气也不少见。某些患者还有顽固性呃逆，以下壁心肌梗死多见。在意识清醒、未用过吗啡、杜冷丁等镇痛剂及过去从无消化道疾病的老年人，突然出现上腹痛、呕吐，甚至个别的下腹痛伴有腹胀、腹泻者也应予以重视。

（4）心律失常：见于 75%～95% 的患者，多发生在起病 1～2 天，以 24 小时内最多见，可伴乏力、头晕、晕厥等症状。以室性心律失常最多，尤其是室性期前收缩，如室性期前收缩频发（＞5 次/分钟），成对出现或呈短阵室性心动过速，多源性或落在前一次心搏的易损期时（R-on-T），常为心室颤动的先兆。室颤是 STEMI 早期，特别是入院前主要的死因。房室传导阻滞和束支传导阻滞也较多见，室上性心律失常较少，多发生在心力衰竭患者中。前壁心肌梗死如发生房室传导阻滞，表明梗死范围广泛，情况严重。

老年人急性心肌梗死后并发心律失常者为 90%～100%，发病后 24 h～3 d 最多见。主要原因是冲动发放功能低下和传导系统的障碍。急性心肌梗死后，心肌严重缺血、缺氧，而致酸中毒，钾离子由细胞内移向细胞外，血浆儿茶酚胺及游离脂肪酸增高。此时，受损、缺血、处在低极化状态的心肌细胞应激性、自律性和传导性均增高，所以心肌梗死后易出现心律失常。

（5）低血压和休克：疼痛期血压下降常见，未必是休克。如疼痛缓解而收缩压仍低于 80 mmHg，有烦躁不安、面色苍白、皮肤湿冷、脉细而快、大汗淋漓、尿量减少（＜20 mL/h）、神志迟钝甚至晕厥者，则为休克表现。休克多在起病后数小时至数日内发生，见于 20% 的患者，主要是心源性，系心肌广泛（40% 以上）坏死，心排血量急剧下降所致，也与神经反射引起的周围血管扩张和血容量不足有关。心源性休克常与不同程度的充血性心力衰竭合并存在，病死率 50%～90%。临床上识别休克前状态，较诊断心源性休克更为重要。

一般认为心肌梗死范围在 30% 以下者不会发生休克，损伤 35%～70% 者往往发生休克。老年人休克发生率高，病情严重，多在起病后数小时至一周内发生，一般持续数小时至数天，可反复出现。部分患者低血压可能是心肌急性缺血损伤后，加上大量出汗、呕吐引起血容量不足，或某些血管扩张、镇静等药物作用而致，可持续数周后再上升，但常不能恢复到以往的水平。

（6）心力衰竭：以急性左心衰竭多见，可在起病最初数日内发生，或在疼痛、休克好转阶段出现，为梗死后心脏收缩力显著减弱或不协调所致，发生率为 32%～48%，老年人可达到 53.3%。表现为呼吸困难、咳嗽、发绀、烦躁等，严重者可发生肺水肿或进而发生右心衰竭，出现颈静脉怒张、肝肿痛和水肿等。右心室心肌梗死者一开始即出现右心衰竭的表现，心排出量显著减少，血压降低，肺部啰音和呼吸困难反而不明显。根据有无心力衰竭表现及其相应的血流动力学改变严重程度，AMI 引起的心力衰竭（泵衰竭）按 Killip 分级法分为 4 级：

Ⅰ级：左心衰竭代偿阶段，无心力衰竭征象，但肺毛细血管楔压（PCWP）可升高，病死率为 0%～5%。

Ⅱ级：轻至中度心衰，肺啰音范围 < 50%，可出现第三心音奔马律，病死率 10%～20%。

Ⅲ级：重度心衰，急性肺水肿，全肺大小干湿啰音、范围 > 50%，病死率 35%～40%。

Ⅳ级：出现心源性休克，血压 < 90 mmHg，急性肺水肿，病死率 85%～95%。

STEMI 时，重度左心室衰竭或肺水肿与心源性休克同样是左心室排血功能障碍所引起，两者可以不同程度地合并存在，常统称为心脏泵功能衰竭，或泵衰竭。在血流动力学上，肺水肿以左心室舒张末期压和左心房与肺毛细血管压力增高为主，而休克则以心排血量和动脉压的降低更为突出。心源性休克是较左心室衰竭程度更重的泵衰竭，一定水平的左心室充盈后，心排血指数比左心室衰竭时更低，亦即心排血指数与充盈压之间关系的曲线更为平坦而下移。Forrester 等对上述血流动力学分级作了调整，并与临床进行对照，分为如下 4 类：

Ⅰ类：无肺淤血和周围灌注不足；PCWP 和心排血指数（CI）正常。

Ⅱ类：单有肺淤血；PCWP 增高（> 18 mmHg），CI 正常 [> 2.2 L/（min·m^2）]。

Ⅲ类：单有周围灌注不足；PCWP 正常（< 18 mmHg），CI 降低 [< 2.2 L/（min·m^2）]。

Ⅳ类：合并有肺淤血和周围灌注不足；PCWP 增高 >（18 mmHg），CI 降低 [< 2.2 L/（min·m^2）]。

在以上两种分级及分类中，都是Ⅳ级（类）最为严重

（7）意识障碍：老年人突然出现的神志不清、意识丧失并不少见，占所有症状的第三位。可能是原有冠脉与脑动脉粥样硬化病变较严重，一旦由于某种诱因出现重要脏器供血不足时，首先表现为脑缺血的症候；也可能与脑组织对循环障碍的耐受性降低或发生脑梗死、阵发性心动过速、低血压等有关。意识丧失可持续 5 分钟之久，尤其常见于高龄妇女，预后较差。

（8）猝死：急性心肌梗死可表现为猝死，发病即为心室颤动，经心肺复苏之后证实为本病。虽然猝死发病年龄高峰在 55～65 岁，随着年龄增长猝死发生率有所降低，然而发生急性心肌梗死的老年患者以猝死作为临床首要症状者并不少见。因为老年患者急性心肌梗死时心律失常易导致室颤或心脏停搏，且心脏破裂亦较年轻者多见，而这两者都是猝死的直接原因。

3. 体征　包括心脏、血压和其他方面的体征，有助于诊断及了解病情的变化。

（1）心脏体征：心脏浊音界可正常也可轻度至中度增大。前壁心肌梗死的早期由于心室壁反常膨出，可在心尖部和胸骨左缘之间扪及收缩期膨出，数日至数周内消失。心脏听

诊心率多增快，少数也可减慢或有各种心律失常。心尖区第一心音减弱，可出现第四心音（心房性）奔马律，少数有第三心音（心室性）奔马律。10%～20%患者在起病第2～3天出现心包摩擦音，为反应性纤维性心包炎所致。心尖区可出现粗糙的收缩期杂音或伴收缩中晚期喀喇音，为二尖瓣乳头肌功能失调或断裂所致。室间隔穿孔时可在胸骨左缘第3、第4肋间闻及新出现粗糙的收缩期杂音伴有震颤。如左室功能失调，收缩期射血时间延长，使正常时先于肺动脉瓣关闭的主动脉瓣关闭延迟，则出现第二心音逆分裂，表现为呼气时出现第二心音分裂而吸气时消失。也可有与心律失常、休克和心力衰竭有关的其他体征。

（2）血压：几乎所有患者在病程中都会有血压降低，起病前有高血压者，血压可降至正常，起病前无高血压者，血压可降至正常以下，且可能不再恢复到起病之前的水平。

五、辅助检查

1.心电图检查　对AMI的诊断、定位、定范围、估计病情演变和预后都有帮助。

（1）特征性改变：STEMI心电图表现特点为：

1）ST段抬高呈弓背向上型，在面向坏死区周围心肌损伤区的导联上出现。

2）宽而深的Q波（病理性Q波），在面向透壁心肌坏死区的导联上出现。

3）T波倒置，在面向损伤区周围心肌缺血区的导联上出现。

在背向心肌梗死区的导联则出现相反的改变，即R波增高、ST段压低和T波直立并增高。

（2）动态性改变：STEMI心电图表现特点为：

1）起病数小时内，可尚无异常或出现异常高大两肢不对称的T波，为超急性期改变。

2）数小时后，ST段明显抬高，弓背向上，与直立的T波连接，形成单相曲线。数小时～2日内出现病理性Q波，同时R波减低，为急性期改变。Q波在3～4天内稳定不变，以后70%～80%永久存在。坏死型Q波一般≥0.04秒，深于1/4R波，或为QS波。

3）在早期如不进行治疗干预，ST段抬高持续数日至两周，逐渐回到基线水平，T波则变为平坦或倒置，为亚急性期改变。ST段长时间不回到基线者应考虑并发心室膨胀瘤。

4）数周至数个月后，T波呈V形倒置，两肢对称，波谷尖锐，为慢性期改变。T波倒置可永久存在，也可在数个月至数年内逐渐恢复。

（3）定位和定范围：STEMI的心电图定位诊断。

1）前间隔：$V_{1～3}$导联出现特征性变化。

2）局限前壁：$V_{3～5}$导联出现特征性变化，Ⅰ、aVL导联（+/-）。

3）前侧壁：Ⅰ、aVL、$V_{5～7}$导联出现特征性变化。$V_{1～2}$导联R波增高。

4）广泛前壁：$V_{1～5}$、有时Ⅰ、aVL导联出现异常Q波、ST段提高及T波倒置等。

5）下壁（膈面）：Ⅱ、Ⅲ、aVF导联出现特征性变化，Ⅰ、aVL导联呈相反变化。

6）下间壁：Ⅱ、Ⅲ、aVF、$V_{1～3}$导联出现特征性变化，Ⅰ、aVL导联呈相反变化。

7）下侧壁：Ⅱ、Ⅲ、aVF、$V_{5～7}$导联出现特征性变化，Ⅰ、aVL导联呈相反变化。

8）高侧壁：Ⅰ、aVL导联出现特征性变化，Ⅱ、Ⅲ、aVF导联呈相反变化。$V_{5～7}$导联高1～2肋处可能有改变。

9）正后壁：$V_{7~8}$ 导联有特征性变化。$V_{1~3}$ 导联 R 波增高。

（4）特殊部位心肌梗死的心电图表现：

1）局限性后壁梗死：指较高部位的左心室后壁心肌梗死，在常用的 12 个导联中不形成 Q 波。典型心电图如下：V_1 或 V_2 导联的 R 波高，QRS 波群呈 Rs 或 rsR 型，R/S > 1，R_{V1} 或 R_{V2} ≥ 0.04 秒，R_{V1} 下降支可能有切迹或粗钝；$V_{7~9}$ 导联出现宽 Q 波等特征性变化；$V_{1~3}$ 导联 ST 段压低，T_{V1} 高耸而对称。

2）右室梗死：①右心导联 ST 段抬高，$ST_{V3R~V5R}$ 抬高 > 0.1 mV，ST 段抬高的程度 $V_4R > V_3R > V_1$ 对诊断更有价值。ST 段抬高发生时间较早，多为短暂性，持续时间可在数小时，若不及时检查则检出率可降低。②胸导联梗死性 Q 波，V_3R、V_4R 出现 qs 或 qr 应视为右室梗死性 Q 波，而 V_5R、V_6R 出现 Q 波无价值。出现 Q 波比 ST 抬高的诊断价值要低。③有下壁和（或）后壁梗死及缓慢性心律失常则有右室梗死的参考价值。

3）心内膜下心肌梗死：心电图 ST 段下降伴或不伴 T 波倒置，持续超过 48 小时并有进展，无病理性 Q 波，ST 段降低以广泛肢体导联显著下降 1 mV 以上为特征，aVR 导联表现为 ST 段抬高，T 波是先负后正的双向或倒置，R 波降低，持续数周或数月，甚至长期存在。

2. 放射性核素心肌显像 一般仅用于临床表现、心电图和酶学检查不能确诊，又高度怀疑急性心肌梗死的患者。PET 可观察心肌的代谢变化，能直接评价心肌存活性。SPECT 进行 ECG 门控的心血池显像，可用于评估室壁运动、室壁厚度和整体功能。

3. 超声心动图 二维超声心动图在心肌梗死急性期可见室壁运动减弱或消失，也可见到矛盾运动，对室壁瘤的检出率很高，可查到瘤体附壁血栓。彩色多普勒可发现室间隔穿孔、乳头肌断裂和左室游离壁破裂并发现心包积液等严重并发症。

4. 实验室检查

（1）白细胞增多：发病后 1~2 天为 $12×10^9$/L ~ $15×10^9$/L，少数患者达 $20×10^9$/L，中性粒细胞多在 75%~90%，嗜酸粒细胞减少或消失。2~3 天开始下降，1 周恢复正常。

（2）红细胞沉降率（ESR）和 C 反应蛋白（CRP）：ESR 心肌梗死后 48~72 h 内上升，4~5 天达高峰，可持续 1~3 周。CRP 增高可持续 1~3 周。起病数小时至 2 日内血游离脂肪酸增高。

（3）血和尿肌红蛋白（Mb）测定：心肌梗死后 5~40 小时尿 Mb 开始排泄，持续约 83 小时。血清 Mb 升高出现时间均早于肌钙蛋白和 CK-MB，起病后 2 小时升高，12 小时达高峰，多数 24~48 小时恢复正常。Mb 测定对心肌梗死诊断十分敏感，但特异性不是很强。

（4）血肌钙蛋白测定：血清肌钙蛋白 T（cTnT）和（cTnI）是诊断心肌梗死最特异和敏感的标志物，可反映微型梗死。cTnI 或 cTnT 起病 3~4 小时后升高，cTnI 于 11~24 小时达高峰，7~10 天降至正常；cTnT 于 24~48 h 达高峰，10~14 天降至正常。cTnI 或 cTnT 在症状出现后 6 小时内测定为阴性者，应在 6 小时后复查。

（5）心肌酶测定：血清磷酸肌酸激酶（CK 或 CPK）在起病 6 小时内增高，24 小时内达高峰，3~4 天恢复正常；其同工酶 CK-MB 诊断透壁心肌梗死的敏感性和特异性均极高，分别达到 99% 和 100%，在起病后 4 小时内增高，16~24 小时达高峰，3~4 天恢复正常；

CK－MB高峰出现时间是否提前有助于判断溶栓治疗是否成功。天门冬酸氨基转移酶（AST）在起病6～12小时后升高，1～2天达高峰，3～6天后降至正常；乳酸脱氢酶（LDH）在起病8～10小时后升高，2～3天达高峰，持续1～2周恢复正常。由于心肌酶的特异性及敏感性均远不如心肌坏死标志物，目前临床已不再用于诊断急性心肌梗死。

（6）神经酰胺检测：研究发现，检测血液中的神经酰胺水平可以预测心脏病的发作，而且比常规监测胆固醇和低密度脂蛋白更为准确。

六、诊断和鉴别诊断

根据典型的临床表现、特征性的心电图改变及血清心肌标志物浓度的动态变化，诊断AMI并不困难，三项中具备两项者即可做出诊断。但老年人临床症状常不典型，易被误诊。因此，老年人一旦出现原因不明、突发、较重而持久的胸闷或胸痛伴频繁恶心呕吐、大汗淋漓，或突然发生左心衰竭，严重心律失常、休克，原有高血压突然明显下降者，均须疑及本病。宜先按AMI处理，并短期内进行心电图、血清心肌坏死标志物测定等的动态观察以确定诊断。鉴别诊断要考虑以下疾病。

1.心绞痛　心绞痛与AMI疼痛部位及性质相同，持续时间较短，不超过半小时，舌下含硝酸甘油后常迅速缓解。无发热、心包摩擦音，血压升高或无明显变化，极少出现肺水肿。白细胞计数、血沉、心肌坏死标志物无显著性变化。自发性绞痛发作持续10～15分钟或反复发作，心电图可有ST段压低或伴有T波倒置，有时为ST段抬高，T波直立，可伴有R波暂时增高或减低，但随发作缓解，ST段迅即降至等电位线，可资鉴别。如心绞痛频繁发作，虽然每次发作时间未超过半小时，但多次心肌缺血的累积影响使缺血最严重的心内膜下心肌坏死，心肌缺血极严重时，心肌一时性丧失除极和复极功能，成为"电静止"区域，心电图出现异常Q波，因缺血性损伤未至不可逆坏死程度，尚能够恢复电功能，R波能在数小时内再出现，Q波可消失，此现象称为心肌震荡综合征（myocardial concussion syndrome），易与AMI相混淆，应动态观察心电图和心肌标志物的动态改变。

2.主动脉夹层分离　起病颇似AMI的胸痛，但发作更突然、更急骤，起始即为剧痛并常向背部、腰部、颈部、腹部及下肢放射，痛的性质为烧灼样、撕裂样或刀割样，而非压迫样或窒息样，常伴有大汗、肢体厥冷、休克症状，但血压可以很高，两上肢的血压和脉搏可有明显差别，可有主动脉瓣关闭不全的表现，偶有意识模糊和偏瘫等神经系统受损症状，但无血清心肌坏死标志物升高。二维超声心动图检查、X线、胸主动脉CTA、MRA有助于诊断。

3.肺动脉栓塞　骤起胸痛、气急、发绀、咯血为其典型的临床表现，但发热和血白细胞增高多在24小时内出现，可发现右心负荷急剧增加的表现，如肺动脉瓣区第二心音亢进、颈静脉充盈、肝大、下肢水肿等。心电图示电轴右偏，并出现右心室负荷增加的改变，I导联出现S波或S波加深，Ⅲ导联Q波和显著T波倒置，胸导联过渡区左移，右胸导联T波倒置，有明显顺钟向转位，心电图改变快而短暂，有助于确诊。常有低氧血症，核素肺通气－灌注扫描异常，肺动脉CTA可检出肺动脉大分支血管的栓塞。

4.急性心包炎　急性非特异性心包炎可有较剧烈而持久的心前区疼痛。心包炎的疼痛与发热同时出现，呼吸和咳嗽时加重，早期即有心包摩擦音，后者和疼痛在心包腔出现渗液时均消失；全身症状一般不如 AMI 严重；心电图除 aVR 外，其余导联均有 ST 段弓背向下的抬高，T 波倒置，无异常 Q 波出现。超声心动图可见心包积液，AMI 并心包炎很少有积液。

5.急腹症　消化性溃疡穿孔、急性胰腺炎、急性胆囊炎及胆石症和急性胃肠炎等均有上腹部疼痛，并可伴有呕吐和休克。根据病史、体格检查、心电图检查、血清心肌酶和肌钙蛋白测定可协助鉴别。

七、并发症

1.乳头肌功能失调或断裂　常发生于心肌梗死后 5 日内，发生率约 50%，乳头肌因缺血、坏死等使收缩功能发生障碍，造成不同程度的二尖瓣脱垂或关闭不全。心尖区出现收缩中晚期喀喇音和吹风样收缩期杂音，杂音多为全收缩期，也可为收缩早期、早中期或晚期；逐日观察时，杂音的强度和类型可发生变化，第一心音可不减弱甚至可增强。轻者可以恢复，杂音也可消失。重者造成严重的二尖瓣反流，导致左心衰竭甚至肺水肿。乳头肌整体断裂极少见，多发生在二尖瓣后乳头肌，见于下壁心肌梗死，心力衰竭明显，可迅速发生肺水肿，在数日内死亡。

2.心室壁瘤　或称室壁瘤。主要见于左心室，发生率 5%～20%。表现为左侧心界扩大，心脏搏动范围较广，可有收缩期杂音。瘤内发生附壁血栓时，心音减弱。心电图胸前导联显示持久的 ST 段抬高。X 线胸片可见左心缘有局限性膨隆。二维超声心动图、放射性核素血池显像及左心室造影可显示左心室局部心缘突出，搏动减弱或有反常搏动。室壁瘤可导致心功能不全、栓塞和室性心律失常，有室壁瘤的患者预后较差。

3.心脏破裂　常在发病一周内，发生率约 3%，多为心室游离壁破裂，造成心包积血引起急性心脏压塞而猝死。表现为心前区剧烈的撕裂样疼痛，随之血压下降或测不出，心音突然减弱或消失，意识模糊或完全丧失。偶有心室间隔破裂穿孔，在胸骨左缘 3～4 肋间出现响亮的收缩期杂音，常伴震颤，可引起心衰和休克而迅速死亡。小穿孔分流量小，对血流动力学的影响较轻，患者可以存活数月。

4.栓塞　见于起病后 1～2 周，发生率 1%～6%。为心室附壁血栓破碎脱落所致，可引起体循环各器官如脑、脾、肾、肝、肠管或四肢等动脉栓塞，出现相应的临床表现。如栓子来自下肢和盆腔深部静脉，可产生肺动脉栓塞，大块肺栓塞可导致猝死。

5.心肌梗死后综合征　发生率为 1%～5%，于心肌梗死后数周至数月内出现，偶可发生于数天后，可反复发生。表现为心包炎、胸膜炎或肺炎，有发热、胸痛、气急、咳嗽等症状及心包摩擦音、心包积液和胸膜腔积液等，白细胞增多。可能是机体自身免疫反应所致。

6.肩-手综合征　于心肌梗死后数周至数月内出现，可持续数周至数月。主要症状为肩臂强直，活动受限并疼痛；主要累及左侧，也可累及双侧，手部可有发紧、发亮、肿胀和变色，可出现掌侧面结节和 Dupuytren 挛缩。

7.其他　呼吸道（尤其是肺部）或其他部位的感染等。

八、治疗

强调早发现、及早住院，并加强住院前的就地处理。治疗原则是尽快恢复心肌的血液灌注（到达医院后 30 分钟内开始溶栓或 90 分钟内介入治疗）以挽救濒死的心肌、防止梗死扩大或缩小心肌缺血范围，保护和维持心脏功能，及时处理严重心律失常、泵衰竭和各种并发症，防止猝死，使患者不但能度过急性期，且康复后还能保留尽可能多的有功能的心肌。

1. 心脏监护和一般治疗

（1）休息：急性期卧床休息，保持环境安静。减少探视，防止不良刺激，解除焦虑。

（2）监测：在冠心病监护室进行心电图、血压和呼吸的监测，除颤仪应随时处于备用状态。严重泵衰竭者还需监测肺毛细血管压和静脉压。密切观察心律、心率、血压和心功能的变化，为适时采取治疗措施、避免猝死提供客观资料。

（3）吸氧：有呼吸困难和血氧饱和度降低者，最初几日间断或持续鼻管面罩吸氧，3～5 L/min。改善心肌缺血缺氧，可有助于减轻疼痛。

（4）护理：急性期 12 小时卧床休息，无并发症者 24 小时内可床上行肢体活动，无低血压者第 3 天可在病房内走动；第 4～5 天逐步增加活动直至每天 3 次步行 100～150 米。

（5）饮食：少食多餐，不宜过饱，低钠低脂饮食；保持大便通畅，便秘可给予缓泻剂。

（6）建立静脉通道：保持给药途径畅通。

2. 镇静止痛　心肌再灌注治疗开通梗死相关血管、恢复缺血心肌的供血是解除疼痛最有效的方法。再灌注治疗前可选用以下药物尽快解除疼痛。

（1）吗啡类：吗啡（morphine）4 mg 静脉注射或哌替啶（pethidine）50～100 mg 肌内注射。必要时 10 分钟后重复，可减轻交感神经过度兴奋和濒死感。注意低血压和呼吸功能抑制的不良反应。疼痛较轻者可用可待因（codeine）或罂粟碱（papaverine）30～60 mg 肌内注射或口服。

（2）硝酸酯类：大多数心肌梗死患者均可应用硝酸酯类药物，但有下壁梗死、可疑右室梗死或明显低血压的患者（收缩压 < 90 mmHg），尤其合并明显心动过缓或心动过速时，应慎用或不用。先给予舌下含服硝酸甘油 0.3～0.6 mg 或硝酸异山梨酯 5～10 mg，继以静脉滴注，开始 5～10 µg/min，每 5～10 分钟增加 5～10 µg/min，直至平均压降低 10%，但收缩压不低于 90 mmHg。静脉用药 2 天后，根据病情继续口服二硝酸异山梨酯或单硝酸异山梨酯制剂。

（3）β受体拮抗剂：可减少心肌耗氧量和改善缺血区氧供需失衡。无下列情况者应在发病 24 小时内尽早常规口服应用：①心力衰竭；②低心排血量状态；③心源性休克危险性增高（年龄 > 70 岁、收缩压 < 120 mmHg、窦性心动过速 > 110 次/分或窦性心动过缓 < 60 次/分，以及距发生 STEMI 的时间增加）；④其他使用β受体拮抗剂的禁忌证（PR 间期 > 0.24 秒、二度或三度房室传导阻滞、哮喘发作期或反应性气道疾病）。β受体阻滞剂对老年患者疗效优于年轻患者，但在用药过程中可诱发心衰、心脏传导阻滞、低血压、支气管痉挛及抑郁症等不良反应，应严格掌握适应证并在治疗期密切观察病情，及时增减药物剂量。使用方案：首选心脏选择性的药物，如阿替洛尔、美托洛尔和比索洛尔。小剂量开始口服（目标剂量的 1/4），逐渐增加，使心率降至 55～60 次/分。

β 受体拮抗剂可用于 AMI 后的二级预防，降低发病率和死亡率。有剧烈的缺血性胸痛或伴血压显著升高且其他处理未能缓解时，也可静脉应用，静脉用药多选择美托洛尔，使用方案如下：①首先排除心力衰竭、低血压（收缩压＜90 mmHg）、心动过缓（心率＜60 次/分）或有房室传导阻滞的患者；②静脉推注，每次 5 mg；③每次推注后观察 2～5 分钟，若心率＜60 次/分或收缩压＜100 mmHg，则停止给药，静脉注射美托洛尔总量可达 15 mg；④末次静脉注射 15 分钟后，继续口服剂量维持。有 β 受体拮抗剂相对禁忌证而又希望减慢心率的患者，可选用极短效作用的静脉注射制剂艾司洛尔 50～250 μg/（kg·min）。

3. 抗血小板治疗　　各种类型的 ACS 均需要联合应用包括阿司匹林和 P_2Y_{12} 受体拮抗剂在内的口服抗血小板药物，负荷剂量后给予维持剂量。静脉应用 GP Ⅱ b/Ⅲ a 受体拮抗剂主要用于接受直接 PCI 的患者，术中使用。具体使用方案参见本章第四节。

4. 抗凝治疗　　除非有禁忌，所有 STEMI 患者无论是否采用溶栓治疗，均应在抗血小板治疗基础上常规联合抗凝治疗。抗凝治疗可建立和维持梗死相关血管的通畅，预防深静脉血栓形成、肺动脉栓塞和心室内血栓形成。对接受溶栓或不计划行再灌注治疗的患者，磺达肝癸钠有利于降低死亡率和再梗死率，而不增加出血并发症。无严重肾功能不全的患者（血肌酐＜265 μmol/L），初始静脉注射 2.5 mg，随后每天皮下注射 1 次（2.5 mg），最长 8 天。STEMI 直接进行 PCI 时，需联合普通肝素治疗，以减少导管内血栓形成。直接 PCI，尤其出血风险高时，推荐应用比伐卢定，无论之前是否使用肝素，先静脉推注 0.75 mg/kg，再静脉滴注 1.75 mg/（kg·h）至操作结束 3～4 小时。对 STEMI 合并心室内血栓或合并房颤时，需在抗血小板治疗基础上联合华法林（warfarin）治疗，需注意出血风险，严密监测国际标准化比值（INR），缩短监测间隔。

5. 再灌注心肌治疗　　起病 3～6 小时，最多在 12 小时内，开通闭塞的冠状动脉，使心肌得到再灌注，挽救濒临坏死的心肌或缩小心肌梗死的范围，减轻梗死后心肌重塑，是 STEMI 最重要的治疗措施之一。循证医学证据均支持及时再灌注治疗的重要性。

（1）经皮冠状动脉介入治疗：单独用 PTCA 处理急性心肌梗死，约 80% 患者的冠状动脉得以再通，疗效很好。有心源性休克者疗效更佳。

1）直接 PCI 适应证：①症状发作 12 小时以内并且有持续新发的 ST 段抬高或新发左束支传导阻滞的患者；② 12～48 小时内若患者仍有心肌缺血证据，亦可尽早接受介入治疗。

2）补救性 PCI：溶栓治疗后仍有明显胸痛，抬高的 ST 段无明显降低者，应尽快进行冠状动脉造影，如显示 TIMI 0～2 级血流，说明相关动脉未再通，宜立即施行补救性 PCI。

3）溶栓治疗再通者的 PCI：溶栓治疗成功的患者，如无缺血复发表现，可在 7～10 天后行冠状动脉造影，如残留的狭窄病变适宜于 PCI 可行 PCI 治疗。

（2）溶栓疗法：如预计直接 PCI 时间＞120 分钟，首选溶栓策略，力争在 10 分钟内实施。

1）适应证：①两个或两个以上相邻导联 ST 段抬高（胸导联 ≥ 0.2 mV，肢导联

≥ 0.1 mV），或病史提示 AMI 伴左束支传导阻滞，起病时间 < 12 小时，年龄 < 75 岁；②ST 段显著抬高的 MI 患者年龄 > 75 岁，经慎重权衡利弊仍可考虑；③STEMI 发病时间已 12 ~ 24 小时，但如仍有进行性缺血性胸痛、广泛 ST 段抬高者也可考虑。

2）禁忌证：①既往发生过出血性脑卒中，6 个月内发生过缺血性脑卒中或脑血管事件；②中枢神经系统受损、颅内肿瘤或畸形；③近期（2 ~ 4 周）有活动性内脏出血；④未排除主动脉夹层；⑤入院时严重且未控制的高血压（> 180/110 mmHg）或慢性严重高血压病史；⑥目前正在使用治疗剂量的抗凝药或已知有出血倾向；⑦近期（2 ~ 4 周）创伤史，包括头部外伤、创伤性心肺复苏或较长时间（> 10 分钟）的心肺复苏；⑧近期（< 3 周）外科大手术；⑨近期（< 2 周）曾在不能压迫部位的大血管行穿刺术。

3）溶栓治疗：以纤溶酶原激活剂激活血栓中纤溶酶原，使其转变为纤溶酶而溶解冠脉内的血栓。常用药物有①尿激酶（urokinase，UK）30 分钟内静脉滴注 150 万 ~ 200 万 U；链激酶（streptokinase，SK）或重组链激酶（rSK）以 150 万 U 静脉滴注，在 60 分钟内滴完。UK 和 SK 不良反应加大，现已少用；②重组组织型纤溶酶原激活剂（rt PA）选择性激活血栓部位的纤溶酶原，100 mg 在 90 分钟内静脉给予：先静脉注入 15 mg，继而 30 分钟内静脉滴注 50 mg，其后 60 分钟内再滴注 35 mg（国内有报告用上述剂量一半也能奏效）。用 rt PA 前先用肝素 5000 U 静脉注射，用药后继续以肝素每小时 700 ~ 1000 U 持续静脉滴注共 48 小时，以后改为皮下注射 7500 U 每 12 小时 1 次，连用 3 ~ 5 天（也可用低分子量肝素）。新型的选择性纤溶酶原激活剂（仅作用于血栓部位）包括替奈普酶、阿替普酶和来替普酶。

4）溶栓再通的判断标准：根据冠状动脉造影观察血管再通情况直接判断（TIMI 分级达到 2 ~ 3 级者表明血管再通），或根据：①心电图抬高的 ST 段于 2 小时内回降 > 50%；②胸痛 2 小时内基本消失；③2 小时内出现再灌注性心律失常（短暂的加速性室性自主节律，房室或束支传导阻滞突然消失，或下后壁心肌梗死的患者出现一过性窦性心动过缓、窦房传导阻滞或低血压状态）；④血清 CK - MB 峰值提前出现（14 小时内）等间接判断血栓是否溶解。

（3）紧急主动脉 - 冠状动脉旁路移植术：介入治疗失败或溶栓治疗无效有手术指征者，宜争取 6 ~ 8 小时内施行主动脉 - 冠状动脉旁路移植术，但死亡率明显高于择期 CABG。

6. ACEI 或 ARB　除非有禁忌证，所有患者均应选用。一般从小剂量口服开始，防止首次应用时发生低血压，在 24 ~ 48 小时逐渐增加到目标剂量。不能耐受 ACEI 者可考虑给 ARB，不推荐常规联合应用 ACEI/ARB。老年患者多有肾功能减退，应注意观察血压、肾功能及血清钾。避免与保钾利尿剂合用，以免引起高钾血症。

7. 调脂治疗　参加见本节 UA/NSTEMI 部分。

8. 抗心律失常和传导障碍治疗　心律失常是 AMI 常见的并发症，也是主要死亡原因。心律失常必须及时消除，以免演变为严重心律失常甚至猝死。参见本章第六节。

9. 抗心力衰竭的治疗　老年 AMI 并发急性左心衰竭者多见。参见本章第八节。

10. 抗休克治疗　心源性休克是 AMI 最严重的并发症之一。根据休克纯属心源性，或尚有周围血管舒缩障碍及血容量不足等因素存在，而分别处理。

（1）补充血容量：循环血容量减少或中心静脉压和 PCWP 低者，用低分子右旋糖酐或

5% ~ 10% 葡萄糖液静脉滴注，输液后如中心静脉压 > 18 cmH$_2$O，PCWP > 15 ~ 18 mmHg（2.0 ~ 2.5 kPa），则应停止。右心室梗死时则应提高中心静脉压。老年患者对容量负荷耐受较差，容易发生肺水肿，因此做血流动力学的监测非常必要。

（2）应用升压药：补充血容量后血压仍不回升，而 PCWP 和心排出量正常时，提示周围血管张力不足。应适当选用血管活性药物。可用 5% 葡萄糖 100 mL 中加入多巴胺 10 ~ 30 mg，或去甲肾上腺素 0.5 ~ 1.0 mg，或多巴酚丁胺 10 mg 静脉滴注。

（3）血管扩张剂：经上述治疗后血压仍不能上升，而 PCWP 增高，心排出量低或周围血管显著收缩以致出现四肢厥冷及发绀时，可选用硝酸甘油、硝普钠、酚妥拉明等静脉滴注，硝普钠 15 μg/min 开始，每 5 分钟逐渐增量至 PCWP 降至 15 ~ 18 mmHg；硝酸甘油 10 ~ 20 μg/min 开始，每 5 ~ 10 min 增加 5 ~ l0 μg/min 直至左室充盈压下降。

（4）其他治疗：纠正酸中毒、避免脑缺血、保护肾功能，必要时应用洋地黄制剂等，有条件的医院可考虑主动脉内气囊反搏术或左心室辅助装置进行辅助循环，然后施行主动脉冠状动脉旁路移植手术。

11. 右心室心肌梗死的处理 右心室心肌梗死引起右心衰竭伴低血压，而无左心衰竭的表现时，宜扩张血容量。在血流动力学监测下静脉滴注输液，直到低血压得到纠正或 PCWP 达到 15 mmHg。如输液 1 ~ 2 L 低血压仍未能纠正者可用正性肌力药，以多巴酚丁胺为佳。不宜用利尿药。伴有房室传导阻滞者可予以临时起搏。

12. 其他治疗 下列疗法可根据患者具体情况考虑选用。

（1）钙通道阻滞剂：不作为治疗 MI 的一线药物。对频发变异型心绞痛将发展为急性心肌梗死，或急性心肌梗死后反复发作血管痉挛引起心绞痛伴有 ST 段抬高者，可选用非二氢吡啶类钙通道阻滞剂如地尔硫䓬或维拉帕米，但不宜选用长效作用、起效慢的钙通道阻滞剂如氨氯地平等。

（2）极化液疗法：10% 葡萄糖液 500 mL 中加氯化钾 1.5 g，普通胰岛素 8 U，静脉滴注，每日 1 ~ 2 次，7 ~ 14 天为 1 疗程，可促进心肌摄取和代谢葡萄糖，使钾离子进入细胞内，恢复细胞膜的极化状态，以利心脏的正常收缩、减少心律失常，并促使抬高的 ST 段回到等电位线。

（3）促进心肌代谢药物：辅酶 Q10，150 ~ 300 mg 分 2 ~ 3 次口服。1，6 - 二磷酸果糖（FDP）10 g 稀释后静滴，15 分钟滴完，每日 1 ~ 2 次，疗程一周，有保护缺血心肌的作用。

（4）细胞治疗：干细胞在体内、外被诱导分化为心肌细胞、内皮细胞等，或通过旁分泌的方式发挥对心肌梗死的治疗作用，给心肌梗死的治疗带来了很大希望。

13. 出院前评估及出院后康复 出院前进行 24 h 动态心电监测、超声心动图、放射性核素检查，了解心功能，从而估计预后，决定是否需血管重建治疗，并指导出院后活动量。病情平稳、无并发症的患者，进行家庭康复治疗。按时服药，定期复诊；保持大便通畅；坚持适度体育锻炼。不要情绪激动和过度劳累；戒烟限酒和避免饱食。

九、预后和预防

急性心肌梗死的预后与梗死范围大小、侧支循环形成情况及治疗是否及时有关。急性期住院病死率过去一般为 30% 左右，采用监护治疗后降至 15% 左右，采用溶栓疗法后再降至 8% 左右，住院 90 分钟内施行介入治疗后进一步降至 4% 左右。死亡多发生在第 1 周内，尤其在数小时内发生严重心律失常、休克或心力衰竭者，病死率尤高。在正常人群中预防动脉粥样硬化和冠心病属一级预防，已有冠心病和 MI 病史者还应预防再次梗死和其他心血管事件称为二级预防，二级预防可参考本章第四节的 ABCDE 方案。

第六节　心律失常

正常心律（cardiac rhythm）是按照窦房结（sinoatrial node，SAN）的节律冲动以一定的顺序和速率传导至心房和心室，协调心脏各部位同步收缩、周而复始舒缩的节律。心律失常（cardiac arrhythmia）是由于心脏冲动的频率、节律、起源部位、传导速度或激动次序的异常，使心脏搏动失去正常的节律，出现心率或搏动不整，甚至绝对不整的现象。心律失常可发生于生理情况，更多见于病理性状态。老年人心律失常较常见，且随年龄增长而增多。24 h 动态心电图监护发现，一般老年人心律失常的发生率可高达 20% 以上。

一、病因

1. 遗传性心律失常　多为基因突变导致的离子通道病，使心肌细胞离子流发生异常。现已经明确的遗传性心律失常包括长 QT 间期综合征短、QT 间期综合征、Brugada 综合征、儿茶酚胺敏感性室性心动过速、早期复极综合征等。部分心房颤动和预激综合征患者也具有基因突变位点。进行性心脏传导疾病、肥厚型心肌病、致心律失常型心肌病和左室致密化不全等心肌病，以及特发性室颤、心律失常猝死综合征等也与遗传因素有关。

2. 后天获得性心律失常　包括生理性因素和病理性因素。

（1）生理性因素：如运动、情绪变化等可引起交感神经兴奋而产生快速型心律失常，因睡眠等迷走神经兴奋而发生缓慢型心律失常。

（2）病理性因素：①心脏本身的因素主要为各种器质性心脏病，包括冠心病、高血压性心脏病、风湿性心脏病、瓣膜病、心肌病、心肌炎和先天性心脏病等；②全身性因素包括药物毒性作用、各种原因的酸碱平衡及电解质紊乱、神经与体液调节功能失调等。交感与副交感神经系统两者张力平衡失调时易发生心律失常；③心脏以外的其他器官功能性或结构性改变亦可诱发心律失常，如甲亢、贫血、重度感染、脑卒中等。胸部（尤其是心脏）手术、麻醉过程、心导管检查、各种心脏介入性治疗及药物与毒素（如河豚素）等，均可诱发心律失常。

二、发病机制

心律失常的发生机制包括冲动形成异常和（或）冲动传导异常。

1. 冲动形成异常　包括自律性异常和触发活动。

（1）自律性异常（abnormal automaticity）：具有自律性的心肌细胞如窦房结、结间束、房室结和希氏束－浦肯野纤维系统等，因自主神经兴奋性改变或其内在病变，导致不适当的冲动发放；或无自律性的心肌细胞（如心房和心室肌细胞）在病理状态下出现异常自律性，如心肌缺血、药物、电解质紊乱、儿茶酚胺增多等均可导致自律性异常增高而形成各种快速型心律失常，前者为正常节律点的自律性异常，后者为异常节律点形成。自律性异常可引起两种类型心律失常，一类是由于窦房结频率减慢或冲动被阻滞时，异位冲动夺获心室时，称为被动性异位心律（逸搏或逸搏心律）；另一类是异位自律点频率超过窦房结频率而主导心脏节律，称为主动性异位心律（期前收缩或自主性心动过速）。

（2）触发活动（triggered activity）：心房、心室与希氏束－浦肯野组织在动作电位后产生的除极活动，又称后除极（after depolarization）。后除极包括早期后除极和延迟后除极，前者发生于动作电位2相或3相，主要与内向钙电流（I_{Ca}）有关；后者发生于动作电位4相，主要与细胞内钙离子浓度增高的时相性波动有关。若后除极的振幅增高并达到阈值，便可引起一次激动，持续的反复激动即形成快速型心律失常。可见于局部儿茶酚胺浓度增高、心肌缺血再灌注、低血钾、高血钙和洋地黄中毒等。

2. 冲动传导异常　包括折返激动、传导阻滞和异常传导等。

（1）折返激动（reentry）：是快速型心律失常的最常见发生机制。形成与维持折返的必备条件是折返环路、单向传导阻滞和缓慢传导。心脏两个或多个部位的传导性与不应期各不相同，包括传导速度快而不应期长的快径（β径）和传导速度慢而不应期短的慢径（α径），快径与慢径相互连接形成一个闭合环；其中，一条通道发生单向传导阻滞，另一条通道传导缓慢，使原先发生阻滞的通道有足够时间恢复兴奋性，原先阻滞的通道再次激动，从而完成一次折返激动，冲动在环内反复循环，产生持续而快速的心律失常。折返机制形成的心动过速的特征是发作呈突发突止，且常由期前收缩诱发，也易被期前收缩或快速程序刺激终止。

（2）传导阻滞（conduction block）：冲动传导至某处心肌时，如适逢生理性不应期，可形成生理性阻滞或干扰现象。传导障碍由非生理性不应期所致者，称为病理性传导阻滞。

（3）异常传导（anomalous conduction）：主要是传导途径异常，房室旁道（bypass）是最常见的异常途径。窦性或房性冲动经房室旁道传导引起心室预激（ventricular pre－excitation），房室旁道和正常房室传导途径之间折返则形成房室折返性心动过速。

三、分类

心律失常按发生部位分为室上性（包括窦性、房性、房室交界性）和室性心律失常两大类；按发生时心率的快慢，分为快速型与缓慢型心律失常两大类；按发生机制分为冲动形成异常和冲动传导异常两大类。本节主要依据心律失常发生部位、机制和心率快慢综合分类。以下重点介绍几种老年人常见的较为严重的心律失常。

1.窦性心律失常　正常窦性心律的冲动起源于窦房结，频率60～100次/分。心电图显示窦性心律的P波在Ⅰ、Ⅱ、aVF导联直立，aVR导联倒置；PR间期0.12～0.20秒。窦性心律失常是由于窦房结冲动发放频率的异常或窦性冲动向心房的传导受阻所导致的心律失常。根据心电图及临床表现分为5类：① 窦性心动过速（sinus tachycardia），即成人窦性心律的频率超过100次/分；② 窦性心动过缓（sinus bradycardia），即成人窦性心律的频率低于60次/分；③ 窦性停搏或窦性静止（sinus pause or sinus arrest），指窦房结不能产生冲动；④ 窦房传导阻滞（sinoatrial block）简称窦房阻滞，指窦房结冲动传导至心房时发生延长或阻滞；⑤ 病态窦房结综合征（sick sinus syndrome，SSS）。现以SSS为例介绍。

（1）病因：病态窦房结综合征，简称病窦综合征，是由窦房结病变导致功能减退，产生多种心律失常的综合表现。可在不同时间出现一种以上的心律失常，常同时合并心房自律性异常，部分患者同时有房室传导功能障碍。老年冠心病供血不足、纤维化与脂肪浸润、硬化与退行性变、淀粉样变性、甲状腺功能减退等，均可损害窦房结而导致窦房结起搏与窦房传导功能障碍；窦房结周围神经和心房肌的病变、窦房结动脉供血减少也是SSS的病因。颈动脉窦过敏、脑血管意外、高血钾、迷走神经张力增高，以及某些抗心律失常药物如洋地黄类药物、乙酰胆碱等抑制窦房结功能亦可导致窦房结功能障碍，应注意鉴别。

（2）临床表现：出现与心动过缓有关的心脑等脏器供血不足的症状，如发作性头晕、黑蒙、心悸、乏力和运动耐力下降等；严重者出现心绞痛、心衰、短暂意识障碍、晕厥或伴有阿-斯（Adams-Stokes）综合征，甚至猝死。

（3）心电图特征：①非药物引起的持续而显著的窦性心动过缓（50次/分以下）；②窦性停搏或窦性静止与窦房阻滞；③窦房阻滞与房室阻滞并存；④心动过缓-心动过速综合征（bradycardia-tachycardia syndrome），简称慢-快综合征，系心动过缓与房性快速型心律失常（心房扑动、心房颤动或房性心动过速）交替发作。其他心电图改变为①未应用抗心律失常药物的情况下，心房颤动的心室率缓慢，或其发作前后有窦性心动过缓和（或）一度房室阻滞；②变时功能不全，表现为运动后心率提高不显著；③房室交界区性逸搏心律等。

（4）诊断：根据心电图的典型表现和临床症状与心电图改变存在明确的相关性，即可确定诊断。为确定症状与心电图改变的关系，可作单次或多次动态心电图或事件记录器检查，如晕厥等症状发作的同时记录到显著的心动过缓或心脏停搏，即可提供有力佐证。同时应排除老年人自主神经功能失调及其他药物如洋地黄、奎尼丁等引起的心动过缓与心律不齐。

（5）治疗：无心动过缓相关症状的患者不必治疗，仅定期随诊观察。心动过缓可用阿托品（atropine）0.5～1.0 mg肌内或静脉注射，或异丙肾上腺素（isoprenaline）等药物。反复发生晕厥或阿-斯综合征的患者，应接受心脏起搏器治疗。慢-快综合征患者发作心动过速，单独应用抗心律失常药物治疗时可能加重心动过缓。应用起搏治疗后仍有心动过速发作时，可同时应用抗心律失常药物。慢-快综合征在快速型心律失常得到矫正后（如导管消融房颤），其缓慢型心律失常的表现（包括窦性停搏、原有缓慢型心律失常所致的头晕和乏力等症状）可减轻甚至消失，部分患者可能无须安装永久起搏器。此外，慢-快综合征合并心房扑动或心房颤动可使血栓栓塞发生率增高，应考虑抗栓治疗。

2. 房性心律失常　主要包括：① 房性期前收缩（premature atrial beats），指起源于窦房结以外心房的任何部位的心房激动；② 房性心动过速（atrial tachycardia）简称房速，系源于心房且无须房室结参与维持的心动过速，分为局灶性房性心动过速（focal atrial tachycardia）和多源性房性心动过速（multifocal atrial tachycardia），后者也称为紊乱性房性心动过速（chaotic atrial tachycardia），是严重肺部疾病常见的心律失常，最终可能发展为心房颤动；③ 心房扑动（atrial flutter）简称房扑，是介于房速和房颤之间的快速型心律失常；④ 心房颤动（atrial fibrillation，AF）。现以心房颤动为例介绍。

（1）心房颤动：简称房颤，是最常见的心律失常之一，指规则有序的心房电活动丧失，代之以快速无序的颤动波，是严重的心房电活动紊乱。房颤发生时心房失去了有效的收缩与舒张，心房泵血功能恶化或丧失，加之房室结对快速心房激动的递减传导，引起心室极不规则的反应。因此，心室律（率）紊乱、心功能受损和心房附壁血栓形成是房颤患者的主要病理生理特点。2004 年我国部分区域 30 ~ 85 岁人群的流行病学调查显示，房颤患病率约为 0.77%，≥ 80 岁人群可高达 7.5%。2010 年，世界范围内房颤患病率约为 3%。

（2）病因：房颤常发生于器质性心脏病，多见于高血压性心脏病、冠心病、风湿性心脏病二尖瓣狭窄、心肌病和甲亢等，其次，缩窄性心包炎、慢性肺源性心脏病、预激综合征和老龄也可引起房颤。部分房颤原因不明，可见于正常人，可在情绪激动、外科手术、运动或过量饮酒时发生；房颤发生在无结构性心脏病的中青年，则称为孤立性房颤或特发性房颤。

（3）分类：首诊房颤（first diagnosed AF），房颤首次发作或首次发现；阵发性房颤（paroxysmal AF），持续时间≤ 7 天（常≤ 48 小时），能自行终止；持续性房颤（persistent AF），持续时间＞ 7 天，非自限性；长期持续性房颤（long-standing persistent AP），持续时间≥ 1 年，患者有转复愿望；永久性房颤（permanent AF），持续时间＞ 1 年，不能终止或终止后又复发。

（4）临床表现：心慌、胸闷、全身无力，触诊脉搏和听诊心脏跳动均绝对不规整。心室率超过 150 次/分的患者可发生心绞痛与充血性心力衰竭。心室率不快时，患者可无症状。

房颤时心房有效收缩消失，心排血量比窦性心律时减少 25% 或更多。房颤并发血栓栓塞的危险性甚大，以脑栓塞危害最大，常危及生命并严重影响患者的生存质量。栓子多来自左心房的心耳部，因心房失去收缩力、血流淤滞所致。非瓣膜性心脏病合并房颤者发生脑卒中的机会较无房颤者高 5 ~ 7 倍。二尖瓣狭窄或二尖瓣脱垂合并房颤时，脑栓塞的发生率更高。

心脏听诊第一音强度变化不定，心律极不规则。当心室率快时可发生脉搏短绌，因许多心室搏动过弱以致未能开启主动脉瓣，或因动脉血压波太小未能传导至外周动脉。一旦房颤患者心室律变得规则，应考虑以下可能性：①恢复窦性心律；②转变为房性心动过速；③转变为房扑（固定的房室传导比率）；④发生房室交界区性心动过速或室性心动过速。如心室律变为慢而规则（30 ~ 60 次/分），提示出现完全性房室传导阻滞，心电图检查有助于确诊。房颤并发房室交界区性与室性心动过速或完全性房室传导阻滞，最常见于洋地黄中毒。

（5）心电图特征：①P波消失，代之以小而不规则的基线波动，形态与振幅均变化不定，称为f波；频率350～600次/分；②心室率极不规则；QRS波形态通常正常，当心室率过快，发生室内差异性传导，QRS波增宽变形。

（6）治疗原则：强调长期综合管理，即在治疗原发疾病和诱发因素基础上，积极预防血栓栓塞、转复并维持窦性心律及控制心室率，这是房颤治疗的基本原则。

1）抗凝治疗：是房颤治疗的重要内容。房颤患者的栓塞发生率较高，合并瓣膜病的患者需应用华法林（warfarin）抗凝，非瓣膜病的患者需使用$CHADS_2$或CHA_2DS_2-VASc评分系统进行血栓栓塞的危险分层。$CHADS_2$评分简单易行，但对脑卒中低危患者的评估不够准确，故临床上多采用CHA_2DS_2-VASc分系统（表2-3）。CRA_2DS_2-VASc评分≥2分者，需抗凝治疗；评分1分者，根据获益与风险权衡，优选抗凝治疗；评分为0分者，无须抗凝治疗。房颤患者抗凝治疗前需同时进行出血风险评估。临床上常用HAS-BLED评分系统（表2-3）。HAS-BLED评分≥3分为高出血风险。但对高出血风险患者应积极纠正可逆的出血因素，不应将HAS-BLED评分增高视为抗凝治疗的禁忌证。

表2-3　非瓣膜病房颤脑卒中危险CHA_2DS_2-VASc评分、出血风险评估HAS-BLED评分

危险因素	CHA_2DS_2-VASc（分）	临床特点	HAS-BLED（分）
充血性心衰/左心室功能障碍（C）	1	高血压（H）	1
高血压（H）	1	肝、肾功能异常（各1分，A）	1或2
年龄≥75岁（A）	2	脑卒中（S）	1
糖尿病（D）	1	出血（B）	1
脑卒中/TIA/血栓栓塞病史（S）	2	INR值易波动（L）	1
血管疾病（V）	1	老年（年龄>65岁，E）	1
年龄65～74岁（A）	1	药物或嗜酒（各1分，D）	1或2
性别（女性，Sc）	1	最高值	9

注：TIA：短暂性脑缺血发作；血管疾病包括：既往心肌梗死、外周动脉疾病、主动脉斑块。高血压定义为收缩压>160 mmHg；肝功异常定义为慢性肝病（如肝纤维化）或胆红素>2倍正常值上限，丙氨酸氨基转移酶>3倍正常值上限；肾功能异常定义为慢性透析或肾移植或血清肌酐≥200 μmol/L；出血指既往出血史和（或）出血倾向；INR易波动指INR不稳定，在治疗窗内的时间<60%；药物指合并应用抗血小板药物或非甾体抗炎药。

华法林是房颤抗凝治疗的有效药物。口服华法林，使凝血酶原时间INR维持在2.0～3.0，能安全而有效地预防脑卒中发生。房颤持续不超过24小时，复律前无须抗凝治疗。否则应在复律前接受华法林有效抗凝治疗3周，待成功复律后继续治疗3～4周；或行

食管超声心动图除外心房血栓后再行复律，复律成功后仍需华法林有效抗凝治疗。紧急复律治疗可选用静注肝素或皮下注射低分子量肝素抗凝。新型口服抗凝药物（NOACs）如达比加群酯（dabigatran etexilate）、利伐沙班（rivaroxaban）、阿哌沙班（apixaban）等目前主要用于非瓣膜性房颤的抗凝治疗。NOACs 的特点是不需常规凝血指标监测，较少受食物或药物的影响，安全性较好。经皮左心耳封堵术是预防脑卒中和体循环栓塞事件的策略之一，对于 CHA_2DS_2-VASc 评分 $\geqslant 2$ 分的非瓣膜性房颤，且不适合长期抗凝治疗或经长期规范抗凝治疗仍发生卒中或栓塞事件、HAS-BLED 评分 $\geqslant 3$ 分的患者，可考虑经皮左心耳封堵术。

2）转复并维持窦性心律：主要方法包括药物复律、电复律及导管消融治疗。Ⅰa（奎尼丁 quinidine、普鲁卡因胺 procainamide）、Ⅰc（普罗帕酮 propafenone）或Ⅱ类（胺碘酮 amiodarone、伊布利特 ibutilide）抗心律失常药物均可转复窦性心律，成功率60%左右。Ⅰa 和Ⅰc 易诱发严重心律失常，目前已很少应用。胺碘酮致心律失常发生率最低，是目前常用的维持窦性心律药物，特别适用于合并器质性心脏病者。多非利特、索他洛尔、决奈达隆的临床疗效均不及胺碘酮。中成药稳心颗粒或参松养心胶囊对维持窦性心律亦有一定效果。

药物复律无效时可改用电复律。如患者发作开始时已呈急性心衰或血压下降明显，宜紧急施行电复律。复律治疗成功与否与房颤持续时间的长短、左心房大小和年龄有关。

对症状明显、药物治疗无效的阵发性房颤，导管消融可作为一线治疗；病史较短、药物治疗无效且无明显器质性心脏病的症状性持续性房颤，以及存在心衰和（或）LVEF 减少的症状性房颤患者，亦可导管消融治疗。外科迷宫手术也可用于维持窦性心律，且成功率较高。

3）控制心室率：持续性房颤患者选择控制心室率加抗凝治疗，预后与经复律后维持窦性心律者并无显著差异，且更简便易行，尤其适用于老年患者。控制心室率的药物包括β受体拮抗剂、钙通道阻滞剂、洋地黄制剂和某些抗心律失常药物，可单用或者联合应用，但应注意药物的禁忌证。无症状的房颤且左心室收缩功能正常者，控制静息心室率<110次/分。症状性明显或出现心动过速心肌病时，应控制静息心室率<80次/分且中等运动时心室率<110/分。达到严格心室率控制目标后，24小时动态心电图监测评估心动过缓和心脏停搏情况。

房颤伴快速心室率、药物治疗无效者，可施行房室结消融或改良术，并同时安置永久起搏器。心室率较慢的房颤患者，最长 RR 间期>5秒或症状显著者，亦应考虑起搏器治疗。

3.房室交界区性心律失常　主要包括房室交界区性期前收缩简称交界性期前收缩（premature atrioventricular junctional beats）、房室交界区性逸搏（AV junctional escape beats）与房室交界区性心律（AV junctional rhythm）、非阵发性房室交界区性心动过速（nonparoxysmal atrioventriclar junctional tachycardia）和房室交界区相关的折返性心动过速等。后者又分为房室结折返性心动过速和房室折返性心动过速两类，其共同的发生机制为折返，心电图表现均为室上性 QRS 波群和规则 RR 间期，少数患者为宽 QRS 波群。阵发性室上性心动过速（paroxysmal supraventricular tachycardia, PSVT），简称室上速，心电图表现为 QRS 波群形态正常、RR 间期规则的快速心律。

（1）房室结折返性心动过速（atrioventricular nodal re-entrant tachycardia, AVNRT）：是

最常见的阵发性室上速类型。通常无器质性心脏病表现，心动过速发作突然起始与终止，持续时间长短不一。发作时心悸、胸闷、焦虑、头晕，少见有晕厥、心绞痛、心力衰竭与休克者。症状轻重取决于发作时心室率快速的程度和持续时间，亦与原发病的严重程度有关。若发作时心室率过快，使心输出量与脑血流量锐减或心动过速猝然终止，窦房结未能及时恢复自律性导致心搏停顿，可发生晕厥。听诊心尖区第一心音强度恒定，心律绝对规则。

1）心电图特征：①心率150～250次/分，节律规则；② QRS 波形态与时限均正常，但发生室内差异性传导或束支阻滞时，QRS 波形态异常；③ P 波为逆行性（Ⅱ、Ⅲ、aVF 导联倒置），常埋藏于 QRS 波内或位于其终末部分，P 波与 QRS 波保持固定关系；④起始突然，通常由一个房性期前收缩触发，其下传的 PR 间期显著延长，随之引起心动过速发作。

2）心电生理检查：大多数患者存在房室结双径路。房室结双径路指 β（快）径路传导速度快而不应期长、α（慢）径路传导速度缓慢而不应期短。正常时窦性冲动沿快径路下传，PR 间期正常。最常见的是慢快型房室结折返性心动过速，即通过慢径路下传，快径路逆传。由于传导缓慢，使原先处于不应期的快径路获得足够时间恢复兴奋性，冲动经快径路返回心房，产生单次心房回波，若反复折返，便可形成心动过速。快慢型房室结折返性心动过速的折返方向与慢快型正相反。另一类慢慢型房室结折返性心动过速的折返环为两条慢径路，心动过速时一条慢径前传，另一条慢径逆传。其他心电生理特征包括①心房期前刺激能诱发与终止心动过速；②心动过速开始几乎一定伴随着房室结传导延缓（PR 或 AH 间期延长）；③心房与心室可不参与形成折返回路；④逆行激动顺序呈向心性，即位于希氏束邻近的电极部位最早记录到经快径路逆传的心房电激动。

3）急性发作期治疗：心功能与血压正常者可先尝试刺激迷走神经法。多次尝试失败后应选择药物治疗或直流电复律。部分患者用药后再次实施刺激迷走神经法可能会成功。药物治疗是终止心动过速发作的最常用和有效的方法。首选起效快的腺苷（adenosine），不良反应有胸部压迫感、呼吸困难、面部潮红、窦性心动过缓、房室传导阻滞等，但其半衰期短于6秒，即使发生不良反应亦很快消失。腺苷无效时改用静脉注射维拉帕米，这两类药物有效率达90%以上。如合并心衰、低血压或为宽 QRS 波心动过速，尚未明确室上性心动过速的诊断时，不应选用钙通道阻滞剂，宜选用腺苷静脉注射。其他可选药物包括 β 受体拮抗剂、洋地黄类、普罗帕酮和升压药，其中 β 受体阻滞剂以短效制剂为宜，伴心功能不全者可选洋地黄类药物。老年人、高血压和急性心肌梗死者忌用升压药物。食管心房调搏术亦能有效中止心动过速发作。

4）预防复发：导管消融技术已十分成熟，安全、有效且能根治心动过速，应优先应用。暂时不能行导管消融术又发作频繁和症状显著者，可考虑应用长效 β 受体拮抗剂、长效钙通道阻滞剂或洋地黄预防发作；如发作不频繁、耐受较好、持续时间短、可自行终止或患者自行容易终止者，则不必预防性用药。

（2）房室折返性心动过速（atrioventricular re-entrant tachycardia, AVRT）：预激综合征（preexcitation syndrome）是心房部分激动由正常房室传导系统以外的先天性附加通道（旁道）

下传，使心室某一部分心肌预先激动，导致异常心电生理和（或）伴发多种快速型心律失常。AVRT 是预激综合征最常伴发的快速型心律失常。

1）病因：预激的解剖学基础是正常房室传导组织以外存在异常心肌纤维组成的肌束，最常见的是连接心房与心室的房室旁道（accessory atrioventricular pathways），称 Kent 束。少见旁道包括心房－希氏束、房室结－心室纤维和分支－室纤维。旁道具有前向（房－室传导）或逆向传导（室－房传导）的电生理特性。仅能逆向传导者称隐匿性旁道，而能前向传导的旁道在心电图上可显示心室预激（δ 波）则称为显性旁道。由 Kent 束引起的心室预激并伴快速型心律失常者称为典型预激综合征，又称 Wolf–Parkinson–White（WPW）综合征；由上述少见旁道引起者为变异型预激综合征，包括部分 PR 综合征和 Mahaim 纤维参与的预激综合征。

2）临床表现：据大规模人群统计，预激综合征平均发生率为 1.5‰，男性多发。大多无其他心脏异常征象。可于任何年龄经体检心电图或发作 PSVT 被发现。先天性心血管病如三尖瓣下移（Ebstein 畸形）、二尖瓣脱垂、心肌病、冠心病等均可并发预激综合征。40% ~ 65% 的预激综合征患者为无症状者。心室预激本身不引起症状。有心室预激表现者快速型心律失常发生率为 1.8%，并随年龄增长而增加。这些快速型心律失常最常见的为 AVRT（占 80%），其次是房颤、房扑、室颤和猝死。患者主要表现为 AVRT 所致的阵发性心悸。过高频率的心动过速（特别是持续发作房颤）可导致充血性心衰、低血压或恶化为室颤和猝死。

3）心电图特征：房室旁路典型预激表现为①窦性心搏的 PR 间期短于 0.12 秒；②某些导联 QRS 波群时限超过 0.12 秒，QRS 波群起始部分粗钝称为 δ 波，终末部分正常；③ST–T 波呈继发性改变，与 QRS 波群主波方向相反。根据胸导联 QRS 波群的形态，以往将预激综合征分成两型，A 型为胸导联 QRS 波群主波均向上，预激发生在左室或右室后底部；B 型为 QRS 波群在 V_1 导联主波向下，$V_{5~6}$ 导联主波向上，预激发生在右室前侧壁。

预激综合征并发 AVRT 时，根据折返方向不同，分为顺向型或正向型 AVRT 和逆向型 AVRT。顺向型 AVRT 系冲动经房室结前传激动心室，经房室旁路逆传激动心房，QRS 波群形态正常，心室率可达 150 ~ 250 次/分（通常比房室结折返快），最常见，占 AVRT 的 90%。逆向型 AVRT 系冲动经房室旁路前传激动心室，经房室结逆传激动心房，QRS 波群宽大畸形，极易与室性心动过速混淆。预激综合征患者亦可发生房颤与房扑，若冲动沿旁路下传，由于其不应期短，会产生极快的心室率，甚至演变为室颤。

4）预激综合征患者遇下列情况应接受心电生理检查：①协助确定诊断；②确定旁路位置与数目；③确定旁路在心动过速发作时，直接参与构成折返回路的一部分或仅作为"旁观者"；④了解发作房颤或房扑时最高心室率；⑤评价药物、导管消融与外科手术等治疗效果。

5）治疗和预防：对未曾心动过速发作或偶有发作但症状轻微的预激综合征患者的治疗，目前仍存在争议。可以通过危险分层决定是否接受导管消融治疗。危险分层的手段主要包括无创心电学检查、药物激发、运动试验及有创的经食管或经心腔电生理检查。

预激综合征患者发作顺向型 AVRT 者参照 AVNRT 处理。发作房扑与房颤伴晕厥或低血压时应立即电复律，治疗药物宜选择延长房室旁路不应期的药物，如普罗帕酮或胺碘酮。心动过速发作频繁或伴发房颤或扑动的预激综合征，应尽早导管消融旁路进行根治，暂无条件消融者可选用β受体拮抗剂、维拉帕米、普罗帕酮或胺碘酮，有效预防心动过速复发。

4. 室性心律失常　主要包括室性期前收缩、室性心动过速、心室扑动和心室颤动等。

（1）室性期前收缩（premature ventricular beats）：是最常见的室性心律失常，指希氏束分叉以下部位过早发生的、提前使心肌除极的心搏（期前收缩）。正常人发生期前收缩的机会随年龄的增长而增加。心肌炎、缺血、缺氧、麻醉和手术均可使心肌受到机械、电、化学性刺激而发生室性期前收缩。洋地黄、奎尼丁、三环类抗抑郁药等中毒发生严重心律失常之前，常先出现室性期前收缩。电解质紊乱（低钾、低镁等）、精神不安、过量吸烟、饮酒和咖啡等，亦能诱发室性期前收缩。室性期前收缩常见于高血压、冠心病、心肌病、风湿性心脏病与二尖瓣脱垂患者。

1）临床表现：无特异性症状，且症状的轻重程度与期前收缩的频发程度无直接相关性。一般表现为心悸、心脏或有"停跳"感，类似电梯快速升降的失重感或代偿间歇后有力的心脏搏动，可伴有头晕、乏力、胸闷等症状。严重器质性心脏疾病者，长时间频发室性期前收缩可产生心绞痛、低血压或心衰等。听诊时，期前收缩后出现较长的停歇，且室性期前收缩的第二心音强度减弱，仅能听到第一心音。桡动脉搏动减弱或消失。

2）心电图特征：①提前发生的 QRS 波群，时限常超过 0.12 秒、宽大畸形；② ST 段和 T 波的方向与 QRS 主波方向相反；③室性期前收缩与其前面的窦性搏动之间期（称配对间期）恒定，其后可出现完全性代偿间歇。

3）类型：室性期前收缩可孤立或规律出现。当每个窦性搏动后跟随一个室性期前收缩称为二联律，每两个窦性搏动后出现一个室性期前收缩为三联律，如此类推。连续发生两个室性期前收缩称为成对室性期前收缩，连续三个或以上者称室性心动过速。如室性期前收缩恰巧插入两个窦性搏动之间，不产生期前收缩后停顿，称为间位性室性期前收缩。同一导联内，室性期前收缩形态相同者为单形性室性期前收缩；形态不同者称多形性或多源性室性期前收缩。

4）治疗：①无器质性心脏病者，期前收缩不会增加发生心脏性死亡的危险性，无明显症状或症状轻微者不必药物治疗。症状明显者以消除症状为治疗目的。向患者耐心解释病情、说明良性预后，减轻焦虑不安，避免诱发因素。药物宜选用β受体拮抗剂、非二氢吡啶钙通道阻滞剂和普罗帕酮等，参松养心胶囊、稳心颗粒等亦有减轻症状的作用。二尖瓣脱垂患者发生室性期前收缩时仍遵循上述原则，可首先给予β受体拮抗剂。②器质性心脏病合并心功能不全者，原则上只处理心脏本身疾病，不必应用治疗室性期前收缩的药物。症状明显者可选用β受体拮抗剂、非二氢吡啶类钙通道阻滞剂和胺碘酮等。③少部分起源于右心室流出道或左心室后间隔的频发室性期前收缩，若患者症状明显，抗心律失常药物疗效不佳，或不能耐受药物治疗，且无明显器质性心脏病者，可考虑经导管射频消融治疗，成功率较高。

（2）室性心动过速（ventricular tachycardia）：简称室速，是起源于希氏束分支以下的特殊传导系统或者心室肌的连续 3 个或 3 个以上的异位心搏。

1）病因：最常见为冠心病，其次是心肌病、心衰、二尖瓣脱垂、心瓣膜病、代谢障碍、电解质紊乱、长 QT 间期综合征等。室速偶见于无器质性心脏病者，称为特发性室速，多起源于右心室流出道（右室特发性室速）、左心室间隔部（左室特发性室速）和主动脉窦部，少数与遗传因素有关，又称为离子通道病，如长 QT 间期综合征、Brugada 综合征等。

2）临床表现：非持续性室速（发作时间短于 30 秒，能自行终止）的患者通常无症状。持续性室速（发作时间超过 30 秒，需药物或电复律始能终止）常有明显血流动力学障碍和心肌缺血，临床症状包括低血压、少尿、气促、心绞痛、晕厥等。部分多形性室速、尖端扭转型室速发作后很快蜕变为室颤，导致心源性晕厥、心搏骤停和猝死。听诊心律可轻度不规则，第一、第二心音分裂，收缩期血压随心搏变化。

3）心电图特征：3 个或以上室性期前收缩连续出现；心室率常为 100～150 次/分；节律规则或略不规；心房独立活动与 QRS 波无固定关系，形成室房分离；偶见心室激动逆传夺获心房。室速发作时少数室上性冲动可下传心室，产生心室夺获，表现为在 P 波之后提前发生一次正常的 QRS 波（室性融合波），形态介于窦性与异位心室搏动，其意义为部分夺获心室。心室夺获与室性融合波的存在是确诊室速的重要依据。按室速发作时 QRS 波的形态，可将室速区分为单形性室速和多形性室速，QRS 波方向呈交替变换者称为双向性室速。

4）心电生理检查：对确立室速的诊断有重要价值。若能在心动过速发作时记录到希氏束波（H），通过分析希氏束开始至心室波（V）开始的间期（HV 期），则有助于鉴别室上速与室速。室上速的 HV 间期应大于或等于窦性心律时的 HV 间期，室速的 HV 间期小于窦性 HV 间期或为负值（因心室冲动通过希氏束–浦肯野系统逆传）。由于导管位置不当或 H 波被心室波掩盖，则无法测定 HV 间期。心动过速发作期间，施行心房超速起搏，如果随着刺激频率的增加，QRS 波群的频率相应增加，且形态变为正常，说明原有的心动过速为室速。

5）治疗：除 β 受体拮抗剂、胺碘酮外，尚未证实其他抗心失常药物能降低心脏性猝死的发生率。目前治疗原则是：无器质性心脏病患者发生非持续性室速，如无症状或血流动力学影响，处理原则与室性期前收缩相同；有器质性心脏病或有明确诱因者应首先给予针对性治疗；持续性室速发作，无论有无器质性心脏病，均应给予治疗。①终止室速发作，无显著血流动力学障碍的室速，选用利多卡因、β 受体拮抗剂或胺碘酮静脉推注，但经中心静脉用药会引起低血压，用药时要严密监测生命体征，如患者已发生低血压、休克、心绞痛、充血性心衰或脑血流灌注不足等症状，应迅速施行电复律。复律成功后可静脉应用胺碘酮、利多卡因等，以防止室速短时间内复发。洋地黄中毒引起的室速不宜用电复律，应给予药物治疗。②预防复发，应努力寻找和治疗诱发及维持室速的可逆性病变，如缺血、低血压及低血钾等。治疗充血性心衰有助于减少室速发作。窦性心动过缓或房室阻滞时，心室率过于缓慢，亦有利于室性心律失常的发生，可给予阿托品治疗或人工心脏起搏。急性心肌缺血合并室速的患者，首选冠脉血运重建，也可应用 β 受体拮抗剂预防室性心律失常。经完全血运重建和最佳药物治疗仍反复发作室速或室性心率失常者，可植入心律转复除颤器（ICD）。

（3）心室扑动（ventricular flutter）与心室颤动（ventricular fibrillation）：简称室扑和室颤，

为致死性心律失常。常见于缺血性心脏病。抗心律失常药，特别是引起 QT 间期延长与尖端扭转的药物，严重缺氧、缺血、预激综合征合并房颤与极快的心室率、电击伤等亦可引起。

5.心脏传导阻滞　指心脏传导系统由于解剖或功能失常造成的永久性或暂时性冲动传导障碍。发生在窦房结与心房之间称窦房阻滞（sinoatrial block，SAB），在心房与心室之间称房室阻滞（atrioventricular block，AVB），位于心房内称房内阻滞（intra-atrial block），位于心室内称为室内阻滞（intra-ventricular block）。现以房室传导阻滞为例介绍。

根据 AVB 的严重程度不同，临床通常分为三度：一度传导阻滞的传导时间延长，PR 间期 > 0.20 秒，QRS 波群形态与时限多正常，全部冲动仍能传导。二度传导阻滞心房激动不能每个都传至心室，又分为 2 型：Ⅰ型（轻型）也称文氏阻滞（Wenckebach block），即房室传导时间逐渐延长，直至出现一次心房激动不能下传到心室（心室漏搏）；Ⅱ型（重型）表现为间歇出现的传导阻滞，即房室不能按 1∶1 下传，如房室形成 2∶1 或 3∶1 阻滞等。三度传导阻滞又称完全性阻滞，即心房的激动均不能下传到心室，形成房、室各自无关的搏动。

AVB 可因迷走神经的张力增高，或心肌炎、浸润、水肿，或供血障碍等引起。老年人最常见的是冠心病供血障碍引起房室传导系统的变性、坏死或纤维化等。一度阻滞患者通常无症状，二度阻滞可有（或无）心悸症状，三度阻滞的症状取决于心室率的快慢与伴随病变，症状包括疲倦、乏力、头晕、晕厥、心绞痛、心力衰竭。房室阻滞因心室率过慢导致脑缺血，患者可出现暂时性意识丧失，甚至抽搐，称为阿-斯综合征，严重者可致猝死。

治疗：应积极治疗老年人的高血压、糖尿病及高脂血症。一度 AVB 与二度Ⅰ型心室率不太慢者，无须特殊治疗。二度Ⅱ型与三度 AVB 如心室率显著缓慢，伴有明显症状或血流动力学障碍，甚至阿-斯综合征发作者，可应用异丙肾上腺素 1～4 μg/min 静脉滴注，但应在医院监护治疗。药物疗效不佳者，可考虑临时或永久心脏起搏器治疗。

四、介入治疗

1.射频导管消融（RFCA）　将电极导管经静脉或动脉血管送入心腔特定部位，释放射频电流导致局部心内膜及心内膜下心肌凝固性坏死，阻断快速心律失常异常传导束和起源点。该技术创伤性小，随着三维标测系统的出现，手术成功率显著提高，已成为治疗各种快速型心律失常，包括心房颤动等的重要治疗策略。

2.冷冻消融（cryoablation）　通过液态制冷剂的吸热蒸发，带走组织热量，使目标消融部位温度降低，破坏异常电生理的细胞组织，从而消除心律失常。冷冻消融较射频消融更易于操作，治疗有效性高，并减少血栓等严重并发症，降低了患者疼痛度。目前主要应用于阵发性房颤的介入治疗。

3.埋藏式心脏起搏器植入术　单腔起搏器在右心房或右心室内放置一根电极导线，双腔起搏器是指在右心房和右心室内放置两根导线，能按照正常顺序依次起搏心房和心室，又称为生理性起搏。三腔起搏器即心脏再同步化治疗（CRT），需要将三根电极分别植入右心室、右心房和左心室（通过冠状窦进入近左室侧壁或者后壁的静脉，在心外膜起搏），主要通过双室起搏纠正室间或心室内不同步，增加心室排血和充盈，减少二尖瓣反流，提高射血分数，从而改善患者心功能。

4.植入型心律转复除颤器（ICD）　ICD能明显降低心脏性猝死高危患者的病死率，是目前防止老年人心脏性猝死（SCD）最有效的方法。近年来，ICD的适应证不断扩大。ICD可以联合CRT功能，称为CRT-D。

第七节　高血压

高血压（hypertension）是以体循环动脉压升高为主要临床表现的心血管综合征，可分为原发性高血压（essential hypertension）和继发性高血压（secondary hypertension）。原发性高血压是心脑血管疾病最重要的危险因素，常与其他心血管危险因素共存，可损伤机体的重要脏器（如心、脑、肾等）的结构和功能，最终导致这些器官的功能衰竭。本节主要介绍原发性高血压。

一、血压分类和定义

人群中血压呈连续性正态分布，正常血压和高血压的划分无明确界线，高血压的标准是根据临床及流行病学资料界定的。目前，我国采用的血压分类和标准见表2-4。高血压定义为未使用降压药物的情况下诊室收缩压≥140 mmHg和（或）舒张压≥90 mmHg。根据血压升高水平，进一步将高血压分为1~3级。

2017年，美国心脏病学会等11个学会提出了新的高血压诊断（≥130/80 mmHg）和治疗目标值（<130/80 mmHg），这对高血压的早防早治具有积极意义。我国应积累与分析更多的证据和研究，进一步确定我国高血压诊断标准和治疗目标值。

表2-4　血压水平分类和定义　　　　　　　　（单位：mmHg）

分类	收缩压		舒张压
正常血压	< 120	和	< 80
正常高值血压	120 ~ 139	和（或）	80 ~ 89
高血压	≥ 140	和（或）	≥ 90
1级高血压（轻度）	140 ~ 159	和（或）	90 ~ 99
2级高血压（中度）	160 ~ 179	和（或）	100 ~ 109
3级高血压（重度）	≥ 180	和（或）	≥ 110
单纯收缩期高血压	≥ 140	和	< 90

注：当收缩压和舒张压分属于不同分级时，以较高的级别作为标准。以上标准适用于任何年龄的成年男性和女性。

二、流行病学

高血压患病率和发病率在工业化国家较发展中国家高，美国黑种人约为白种人的2倍。高血压患病率、发病率及血压水平随年龄增长而升高，老年人尤以单纯收缩期高血压为多。

我国于1959年、1979年、1991年和2002年进行了4次较大规模的成人血压普查，高血压患病率分别为5.11%、7.73%、13.58%和18.80%，总体呈明显上升趋势。依据2002年的调查，我国人群高血压知晓率、治疗率和控制率分别为30.2%、24.7%和6.1%，依然很低。我国高血压患病率和流行存在地区、城乡和民族差别，随年龄增长而升高。北方高于南方，华北和东北属高发区；沿海高于内地；城市高于农村；高原少数民族地区患病率较高。男、女两性高血压总体患病率差别不大，青年期男性略高于女性，中年后女性稍高于男性。流行病学调查显示，我国60岁以上人群高血压患病率为49%。

三、病因机制

原发性高血压是遗传和环境因素交互作用的结果，但具体通过何种途径升高血压尚不明确。研究表明，高血压不是一种同质性疾病，不同个体之间的病因和发病机制不尽一致；其次，高血压病程较长，进展缓慢，不同阶段的始动、维持和加速机制各异，而且各种发病机制间存在交互作用。因此，高血压是多因素、多环节、多阶段和个体差异性较大的疾病。

1. 高血压发病有关因素

（1）遗传因素：高血压有明显的家族聚集性，约60%的高血压患者有高血压家族史。高血压遗传可能存在主要基因显性遗传和多基因关联遗传两种方式。目前，全世界开展的20多个高血压全基因组扫描研究，共发现30多个有关的染色体区段。

（2）环境因素：包括高钠摄入、高脂饮食、超重或肥胖、精神应激、吸烟、饮酒、高龄等均属于升压因素，钾摄入量与血压呈负相关。避孕药、麻黄碱、肾上腺皮质激素、非甾体抗炎药、甘草等也可使血压增高。睡眠呼吸暂停低通气综合征（SAHS）患者50%并发有高血压，血压升高程度与SAHS病程和严重程度有关。

2. 高血压发病机制

（1）神经机制：大脑皮质下神经中枢功能发生变化，各种神经递质浓度与活性异常，最终使交感神经系统功能亢进，血浆儿茶酚胺浓度升高，阻力动脉收缩增强而导致血压增高。

（2）肾脏机制：肾性水钠潴留，增加心排血量，通过体循环自身调节使外周血管阻力和血压升高，或通过分泌释放排钠激素，在排泄水钠的同时增加外周血管阻力而升高血压。

（3）激素机制：血管、心脏、中枢神经、肾等组织的肾素–血管紧张素–醛固酮系统（RAAS）被激活，生成血管紧张素Ⅱ作用于血管紧张受体（AT_1），使小动脉平滑肌收缩而升高血压。

（4）血管机制：血管内皮细胞生成和释放一氧化氮、前列环素、内皮素和内皮依赖性缩血管因子等血管活性物质，调节心血管功能而升高血压。

78

（5）胰岛素抵抗（IR）：约50%原发性高血压存在不同程度的IR。IR造成继发性高胰岛素血症，使肾脏水钠重吸收增强，交感神经系统功能亢进，动脉弹性减退，从而升高血压。

3.我国人群高血压的特点　高钠、低钾膳食是我国大多数高血压患者发病的主要危险因素之一。我国大部分地区人均每天盐摄入量15 g或以上。国际协作研究显示，我国人群24小时尿钠/钾比值大于6，高于西方人群的2～3。超重和肥胖是为我国高血压患病率增长的又一重要危险因素。我国人群监测数据显示，心脑血管死亡占总死亡人数的40%以上，其中高血压是首位危险因素，且高血压的致病风险高于欧美国家人群，尤其是同样程度的血压升高也更易导致脑卒中的发生。我国人群叶酸摄入量普遍不足，导致血浆同型半胱氨酸水平增高，与高血压发病呈正相关，尤其增加高血压引起脑卒中的风险。

4.老年高血压的特点　①一部分老年高血压是由老年前期或更早发生的高血压延续至老年期；②器官老化，调节功能下降，血管硬化与粥样硬化，更易促使血管的弹性减退，心脏搏血时的外周阻力增加，产生压力负荷型的血压升高。因此，一些老年人表现为单纯收缩期高血压；③老年人精神状态易受环境的影响而不稳定，加之神经内分泌调节功能失衡，因而易于激动，引起血压的波动与升高；④体力活动减少，过于注意营养，更易引起体重增加，出现肥胖，发生容量负荷型血压增高；⑤伴有糖尿病等多种临床疾病，促使动脉硬化，引起高血压；⑥老年女性常在绝经期前后，由于内分泌失调而产生高血压。

四、临床表现

1.症状　起病缓慢，无特异性症状，仅在测量血压或发生心、脑、肾等并发症时才被发现。常见头晕、头痛、颈项板紧、疲劳、心悸等，也可有视物模糊、出血等较重症状，典型的高血压头痛在血压下降后即可消失。如突然发生严重头晕与眩晕，可能是脑血管病或降压过度、直立性低血压。此外，还可出现受累器官的症状，如胸闷、气短、心绞痛、多尿等。

老年高血压的特点是收缩压增高、舒张压下降，脉压增大；血压波动性大，容易出现直立性低血压及餐后低血压；血压昼夜节律异常、白大衣高血压和假性高血压相对常见。患者收缩压一日内波动可达40 mmHg，舒张压可达20 mmHg以上。高血压时，常可检出已有心、脑、肾等多器官功能的改变，而且终末期进展快，治疗效果及预后均较差。高血压患者常并发冠心病、脑血管意外、肾功能不全等危及生命，或致残而生活不能自理。

2.体征　高血压体征较少。周围血管搏动、血管杂音、心脏杂音等是重点检查项目。应重视颈部、背部两侧肋脊角、上腹部脐两侧、腰部肋脊处的血管杂音，较常见。心脏听诊可有主动脉瓣区第二心音亢进、收缩期杂音或收缩早期喀喇音。

3.并发症　常见并发症包括脑血管病（参见第三章）、冠心病（参见本章第二、第三节）、心力衰竭（参见本章第八节）、慢性肾衰竭（参见第七章）和主动脉夹层等。

五、辅助检查

1. 基本项目　血常规、血液生化、尿常规和尿液分析，心电图等。

2. 推荐项目　24小时动态血压监测（ABPM）、超声心动图、颈动脉超声、餐后2小时血糖、血同型半胱氨酸、尿蛋白定量、眼底、胸部X线检查、脉搏波传导速度以及踝臂血压指数等。

3. 选择项目　对疑为继发性高血压者，根据需要可分别选择以下检查项目：血浆肾素活性、血和尿醛固酮、血和尿皮质醇、血肾上腺素及去甲肾上腺素、血和尿儿茶酚胺、动脉造影、肾和肾上腺超声、CT、MRI、睡眠呼吸监测，以及心、脑和肾等器官功能检查。

六、诊断和鉴别诊断

高血压诊断主要根据诊室测量的血压值，采用经核准的汞柱式或电子血压计，测量安静休息坐位时上臂肱动脉部位血压，一般需非同日测量三次血压值收缩压均≥140 mmHg 和（或）舒张压均≥90 mmHg 可诊断高血压。如既往有高血压史，正在使用降压药物，血压虽然正常，也诊断为高血压。一般两侧上臂的血压相差10~20 mmHg，如果左、右上臂血压相差较大，要考虑一侧锁骨下动脉及远端有阻塞性病变。对疑似直立性低血压的患者还应测量平卧位和站立位血压。高血压不能仅凭1次或2次诊室血压测量值，需经过一段时间的随访，观察血压变化和总体水平。对于高血压患者准确诊断和长期管理，除诊室血压外，更要充分利用家庭自测血压和动态血压的方法，全面评估血压状态，从而能更有效地控制高血压。

老年原发性高血压也要注意是否为其他疾病如急慢性肾炎、肾动脉狭窄、皮质醇增多症、甲亢、嗜铬细胞瘤、原发醛固酮增多症等引起的继发性高血压，须进一步鉴别予以排除。

七、危险评估和预后

高血压患者的预后不仅与血压水平有关，而且与是否合并其他心血管危险因素以及靶器官损害程度有关。因此，从指导治疗和判断预后的角度，应对高血压患者进行心血管危险分层，将高血压患者分为低危、中危、高危和很高危。具体危险分层标准根据血压水平（1、2、3级）、其他心血管危险因素、糖尿病、靶器官损及并发症情况（表2-5）。

表2-5　高血压患者心血管危险分层标准

其他危险因素和病史	高血压1级	高血压2级	高血压3级
无	低危	中危	高危
1个其他危险因素	中危	中危	很高危
≥3个其他危险因素或靶器官损害	高危	高危	很高危
临床合并症或合并糖尿病	很高危	很高危	很高危

八、治疗

1.目的与原则 原发性高血压目前尚无根治方法。临床证据表明，收缩压下降10～20 mmHg或舒张压下降5～6 mmHg，3～5年内脑卒中、冠心病和心脑血管病死亡率事件分别减少38%、16%和20%，心力衰竭减少50%以上，高危患者获益更为明显。降压治疗的最终目的是减少高血压患者心、脑血管病的发生率和死亡率。治疗原则如下。

（1）治疗性生活方式干预：适用于所有高血压患者。包括减轻体重，BMI控制在24 kg/m² 以内；减少钠盐摄入量，每日食盐量不超过6 g；补充钾盐，每日吃新鲜蔬菜和水果；减少脂肪摄入量；戒烟限酒；适度锻炼；减轻精神压力，保证充足睡眠；必要时补充叶酸制剂。

（2）降压药物治疗对象：①高血压2级或以上患者；②高血压合并糖尿病，或者已经有心、脑、肾靶器官损害或并发症的患者；③凡血压持续升高，改善生活方式后血压仍未获得有效控制者。高危和很高危患者必须使用降压药物强化治疗。

（3）血压控制目标值：普通高血压人群一般降至140/90 mmHg以下，糖尿病、慢性肾脏病、心力衰竭或病情稳定的冠心病合并高血压患者，控制在130/80 mmHg以下。老年高血压一般应降至150/90 mmHg以下，如能耐受可降至140/90 mmHg以下。一般应根据病情在数周至数个月内将血压逐渐降至目标水平。尤其是老年高血压应避免过度和过快降低血压，在能耐受降压治疗的前提下逐步降压达标为宜。

（4）多重心血管危险因素协同控制：各种心血管危险因素之间存在关联，大部分高血压患者合并其他心血管危险因素。降压治疗后尽管血压控制在正常范围，但其他危险因素依然对预后产生重要影响。因此，降压治疗应同时兼顾控制其他心血管危险因素。

2.降压药物种类和应用基本原则 目前常用降压药物可归纳为利尿剂、β受体拮抗剂、钙通道阻滞剂（CCB）、血管紧张素转换酶抑制剂（ACEI）和血管紧张素Ⅱ受体拮抗剂（ARB）五大类。用药遵循小剂量开始，优先选择长效制剂，联合用药和个体化四个基本原则。

老年人对药物的吸收、代谢排泄较慢，开始时就可以采用两种降压药联合治疗，处方联合或者固定剂量联合，利于血压在相对较短的时间内达到目标值，并以每日1次口服为宜。

3.利尿剂 包括噻嗪类、袢利尿剂和保钾利尿剂3类。噻嗪类利尿药物可降低血容量，降压起效较平稳、缓慢、持久，并可增强其他降压药的疗效，适用于肥胖的高血压患者、舒张压过高的容量型高血压患者。如氢氯噻嗪（hydrochlorothiazide），每日25 mg口服为宜，或吲哚帕胺（indapamide），每日2.5 mg口服。主要不良反应是低钾血症和影响血脂血糖、血尿酸代谢，其他还有乏力、尿量增多等，痛风患者禁用。保钾利尿剂可引起高血钾，不宜与ACEI、ARB合用，肾功能不全者慎用。袢利尿剂主要用于合并肾功能不全的高血压患者。

4.β受体拮抗剂 有选择性β₁、非选择性β₁与β₂和兼有α受体拮抗剂3类。通过抑制中枢和周围RAAS，抑制心肌收缩力和减慢心率而发挥降压作用。常用的有美托洛尔、阿替洛尔、比索洛尔、卡维洛尔、拉贝洛尔。参见本章第三节。

5. CCB　通过阻滞电压依赖 L 型钙通道减少细胞外钙离子进入血管平滑肌细胞，削弱兴奋 - 收缩偶联，降低血管收缩，还能减轻 AT II 和 α_1 肾上腺素能受体的缩血管效应而发挥降压作用，起效快作用强。不良反应有心率增快、面部潮红、头痛、下肢水肿等。分为二氢吡啶类硝苯地平及其控释片和非二氢吡啶类维拉帕米和地尔硫䓬及其缓释剂等。参见本章第三节。

6. ACEI　通过抑制循环和组织中 ACE，减少 AT 生成，同时抑制激肽酶使缓激肽降解减少而缓慢降压，3 ~ 4 周达最大作用，限制钠盐摄入或联合用利尿剂可使起效迅速和作用增强。不良反应主要是刺激性干咳、血管性水肿和血钾升高，干咳发生率为 10% ~ 20%，可能与体内缓激肽增多有关，停用后可消失。根据化学结构分为巯基、羧基和磷酰基三类。常用的有卡托普利、依那普利、贝那普利、西拉普利、雷米普利和福辛普利。

7. ARB　通过阻滞组织 AT 受体亚型 AT_1，更充分有效地阻断 AT II 的血管收缩、水钠潴留与重构作用，减压作用缓慢、平稳、持久，达到 24 小时以上。直接与药物有关的不良反应很少，不引起刺激性干咳，持续治疗的依从性高。常用药有氯沙坦、缬沙坦、伊贝沙坦等。

8. 其他　包括交感神经抑制剂如利舍平（resepine）、可乐定（clonidine），直接血管扩张剂如肼屈嗪（hydralazine），α 受体阻滞剂如哌唑嗪（prazosin）、特拉唑嗪（terazosin）等。因不良反应较多，目前不主张单独使用。中药制剂如复方罗布麻也有一定的作用。

9. 降压治疗方案　我国临床主要推荐应用优化联合治疗方案：ACEI/ARB + 二氢吡啶类 CCB；ARB/ACEI + 噻嗪类利尿剂；二氢吡啶类 CCB + 噻嗪类利尿剂；二氢吡啶类 CCB + β 受体拮抗剂。次要推荐使用联合治疗方案：利尿剂 + β 受体拮抗剂；α 受体拮抗剂 + β 受体拮抗剂；二氢吡啶类 CCB + 保钾利尿剂；噻嗪类利尿剂 + 保钾利尿剂。三种降压药联合治疗一般必须包含利尿剂。采用合理的治疗方案和良好的治疗依从性，能使患者在治疗 3 ~ 6 个月内达到血压控制目标值。对有并发症的患者，降压药和治疗方案选择应个体化。

九、预防

生活规律，低盐饮食，控制体重，劳逸结合，稳定情绪、戒烟戒酒等。

第八节　心力衰竭

心力衰竭（heart failure，HF）是各种心脏结构或功能性疾病导致心室充盈和（或）射血功能受损，心排血量不能满足机体组织代谢需要，以肺循环和（或）体循环淤血，器官、组织血液灌注不足为临床表现的一组综合征，主要表现为呼吸困难、体力活动受限和体液潴留。心功能不全（cardiac insufficiency）或心功能障碍（cardiac dysfunction）理论上是一个更广泛的概念，伴有临床症状的心功能不全称为心力衰竭，简称心衰。

一、分型

1. 按心衰发生部位分类

（1）左心衰竭：左心室代偿功能不全而发生的心衰，以肺循环淤血为特征，较为常见。

（2）右心衰竭：单纯右心衰主要见于肺心病及某些先心病，以体循环淤血为主要表现。

（3）全心衰竭：亦称双侧心衰（bilateral heart failure），是临床上最常见的类型。左心衰竭后肺循环淤血，最终导致右心衰竭；右心衰竭时体循环淤血，同时右心排血量减少也可影响左室功能，并发左心衰竭。因此，临床上所见多为全心衰竭。左、右心衰竭可同时发生，如心肌炎、心肌病时左、右心同时受损，表现为全心衰竭。

2. 按心衰发生的时间、速度、严重程度分类

（1）急性心力衰竭（acute heart failure，AHF）：急性心衰心脏功能来不及代偿，多见于心肌急性弥漫性严重损害、急性心脏排血或充盈受阻、急性心脏容量负荷增加、严重心律失常、慢性心衰急性恶化。临床上表现为急性肺水肿，心源性休克，晕厥及心搏骤停等。

（2）慢性心力衰竭（chronic heart failure，CHF）：在代偿期，心脏通过各种代偿机制使心排血量尚能满足或基本满足机体代谢的需要，不出现心衰症状。经历代偿期后心排血量也不能满足机体代谢的需要，则出现心衰的临床表现。本节重点介绍 CHF。

3. 按左室射血分数（left ventricular ejection fraction，LVEF）变化分类

（1）射血分数降低性心衰（HF with reduced EF，HFrEF）：LVEF < 40%。主要因心肌收缩功能减退，以往称为收缩性心衰（systolic heart failure），是临床常见类型，占 70%。

（2）射血分数保留性心衰（HF with preserved EF，HFpEF）：LVEF ≥ 40%。主要因心肌舒张功能异常，通常存在左室肥厚或左房增大等充盈压升高，以前称为舒张性心衰（diastolic heart failure），单纯舒张性心衰在所有心衰中约占 30%。

（3）中间范围射血分数心衰（HF with mid-range EF，HFmrEF）：LVEF 为 40% ~ 49%。患者通常以轻度收缩功能障碍为主，同时伴有舒张功能不全的特点。

临床上，大多数 HFrEF 患者同时存在舒张功能不全，而 HFpEF 患者也可能存在一定的收缩功能异常，以往称为混合性心衰（mixed heart failure）。

慢性心力衰竭（CHF）是心血管疾病的终末期表现和最主要的死因。据我国 2003 年抽样调查，成人心衰患病率为 0.9%；发达国家心衰患病率为 1% ~ 2%，每年发病率为 0.5% ~ 1%。随着年龄的增长，心衰患病率迅速增加，70 岁以上人群患病率达 10% 以上。心衰患者 4 年死亡率达 50%，严重心衰患者 1 年死亡率达 50%，且年龄校正的心衰死亡率亦呈上升趋势。

冠心病、高血压已成为 CHF 的最主要病因，据 2005 年对我国 17 个地区的 CHF 病因调查，冠心病居首位，其次为高血压，风湿性心脏病比例则趋于下降，但瓣膜性心脏病仍不可忽视。同时，慢性肺心病和高原性心脏病在我国也具有一定的地域高发性。

二、病因及诱因

1. 心肌损伤　包括原发性和继发性心肌损伤。

（1）原发性心肌损伤：冠脉疾病导致缺血性心肌损害如心肌梗死、慢性心肌缺血；炎症和免疫性心肌损伤如心肌炎、扩张型心肌病；遗传性心肌病如肥厚型心肌病、右室心肌病等。

（2）继发性心肌损伤：内分泌代谢性疾病（如糖尿病、甲状腺疾病）、系统性浸润性疾病（如心肌淀粉样变性）、结缔组织病、心脏毒性药物等导致的心肌损伤。

2. 心脏负荷过度　包括压力负荷（后负荷）和容量负荷（前负荷）过度及前负荷不足。

（1）后负荷过度：高血压、主动脉瓣狭窄、主动脉缩窄和肥厚性梗阻型心肌病等导致左心系统后负荷过度。肺动脉高压、肺动脉瓣狭窄、肺栓塞、慢性阻塞性肺疾病和二尖瓣狭窄等导致右心系统后负荷过度。血液黏稠度增加导致全心系统后负荷过度。

（2）前负荷过度：导致左室前负荷过度的疾病有主动脉瓣关闭不全、二尖瓣关闭不全、室壁瘤。导致右室前负荷过度的疾病有肺动脉瓣关闭不全、三尖瓣关闭不全和房室间隔缺损等。导致双心室前负荷过度疾病有甲亢、慢性贫血、动-静脉瘘等。

（3）心室前负荷不足：二尖瓣狭窄、心脏压塞、限制性心肌病和缩窄性心包炎等引起心室充盈受限，体、肺循环淤血。静脉回心血量不足也出现类似心衰的症状体征。

3. 诱因　老年人心衰大多有诱发因素，而且诱因对心衰的影响往往大于原有心脏病。

（1）感染：呼吸道感染是诱发和加重心衰最常见的因素，占所有诱因的50%，老年人患肺炎9%死于心衰。其次为感染性心内膜炎、泌尿系统、胃肠道系统和胆道系统感染等。

（2）心律失常：心房颤动是诱发心力衰竭最重要的因素，其他快速型心律失常和严重的缓慢型心律失常，以及洋地黄类、β受体拮抗剂应用过量等均可诱发心力衰竭。

（3）血容量增加：如钠盐摄入过多，静脉液体输入过多、过快等。

（4）过度劳累与情绪激动：是诱发和加重心衰的常见因素。如激动、暴怒等。

（5）治疗不当：如不恰当地停用利尿药物或降血压药等。

（6）原有心脏病变加重或并发其他疾病：如冠心病发生心肌梗死，合并甲亢或贫血等。

三、发病机制

心力衰竭的基本病理生理改变为心肌收缩力减退造成心室收缩期残余血量增加与心室舒张期压升高。表现为继发性代偿性改变，如静脉淤血、循环血量增加和细胞外水分增加。

心力衰竭始于心肌损伤，导致病理性重塑，从而出现左心室扩大和（或）肥大。起初以肾素-血管紧张素-醛固酮系统（RAAS）、抗利尿激素（ADH）激活和交感神经兴奋为主的代偿机制尚能通过水钠潴留、外周血管收缩和增强心肌收缩等维持正常的心排血量；但这些神经体液机制最终将导致直接细胞毒性，引起心肌纤维化，导致心律失常及泵衰竭。

1. Frank-Starling 机制　增加心脏前负荷，回心血量增多，心室舒张末期容积增加，从而增加心排血量及心脏做功量，但同时也导致心室舒张末压力增高，心房压、静脉压随之升高，达到一定程度时可出现肺循环和（或）体循环静脉淤血。

2.神经体液机制 心排血量不足、心腔压力升高时，机体启动神经体液机制进行代偿。

（1）交感神经兴奋性增强：心力衰竭患者血去甲肾上腺素（NE）水平升高，激活心肌 β_1 肾上腺素能受体，增强心肌收缩力并提高心率，从而提高心排血量。但同时周围血管收缩，心脏后负荷增加和心率加快，均增加心肌耗氧量。NE 对心肌细胞有直接毒性作用，促使心肌细胞凋亡，参与心室重塑。此外，交感神经兴奋还可增强心肌应激性而诱发心律失常。

（2）RAAS 激活：心排血量降低致肾血流量减低而激活 RAAS，心肌收缩力增强，周围血管收缩维持血压，调节血液再分配，保证心、脑等重要脏器的血供，并促进醛固酮分泌，水钠潴留，增加体液量及心脏前负荷，起到代偿作用。但是，RAAS 的激活也促进心脏和血管重塑，加重心肌损伤和心功能恶化。

（3）其他体液因子的改变：心力衰竭时除上述两个主要神经内分泌系统的代偿机制外，另有众多体液调节因子参与心血管系统调节，并在心肌和血管重塑中起重要作用。

1）精氨酸加压素（arginine vasopressin，AVP）：具有抗利尿和促周围血管收缩作用。垂体释放 AVP 受心房牵张感受器（atrial stretch receptor，ASR）调控，心力衰竭时 ASR 敏感性下降，不能抑制 AVP 释放而使血浆 AVP 水平升高。AVP 通过 V_1 受体引起全身血管收缩，通过 V_2 受体减少游离 H_2O 清除，致水潴留增加，同时增加心脏前、后负荷。心衰早期，AVP 的效应有一定的代偿作用，而 AVP 长期增加将使心衰进一步恶化。

2）利钠肽类：心钠肽（atrial natriuretic peptide，ANP）主要由心房分泌，心室肌也有少量表达，心房压力增高时释放，其生理作用为扩张血管和利尿排钠，对抗肾上腺素、肾素–血管紧张素和 AVP 系统的水钠潴留效应。脑钠肽（BNP）主要由心室肌细胞分泌，生理作用与 ANP 相似但较弱，BNP 水平随心室壁张力而变化并对心室充盈压具有负反馈调节作用。C 型利钠肽（CNP）主要位于血管系统内，生理作用尚不明确，可能参与或协同 RAAS 的调节作用。心力衰竭时心室壁张力增加，BNP、ANP 分泌明显增加，其增高程度与心衰严重程度呈正相关，可作为评定心衰进程和判断预后的指标。此外，内皮素、一氧化氮、缓激肽和一些细胞因子、炎症介质等，均参与慢性心衰的病理生理过程。

3.心室重塑 在心脏功能受损、心腔扩大、心肌肥厚的代偿过程中，心肌细胞、胞外基质、胶原纤维网等均发生相应变化，即心室重塑（ventricular remodeling），是心力衰竭发生发展的基本病理机制。除因为代偿能力有限、代偿机制的负面影响外，心肌细胞的能量供应不足和利用障碍导致心肌细胞坏死、纤维化也是发生失代偿的一个重要因素。心肌细胞减少使心肌整体收缩力下降；纤维化的增加又使心室顺应性下降，重塑更趋明显，心肌收缩力不能发挥其应有的射血效应，形成恶性循环，最终导致不可逆转的终末阶段心衰。

4.心脏舒张功能不全 一是能量供应不足时钙离子回摄入肌浆网和泵出胞外的耗能过程受损，导致主动舒张功能障碍，如冠心病明显心肌缺血时，在出现收缩功能障碍前即可出现舒张功能障碍。二是心室肌顺应性减退和充盈障碍，主要见于心室肥厚，如高血压和肥厚型心肌病，心室充盈压明显增高，当左心室舒张末压过高时，肺循环出现高压和淤血，即舒张性心功能不全，此时心肌的收缩功能尚可保持，心室射血分数正常，故又称为射血分数保留性心衰（HFpEF）。但当有容量负荷增加，心室扩大时，心室顺应性增加，即使有心室肥厚也不致出现单纯的舒张性心功能不全。

5. 急性心力衰竭　AHF 是心力衰竭急性发作和（或）加重的临床综合征，表现为急性心衰或慢性心衰急性失代偿。AHF 发作或加重时，心肌收缩力明显降低、心脏负荷加重，造成急性心排血量骤降、肺循环压力突然升高、周围循环阻力增加，出现急性肺淤血、肺水肿并可伴组织器官灌注不足和心源性休克的临床综合征，包括慢性心衰急性失代偿、急性冠脉综合征、高血压急症、急性心瓣膜功能障碍、急性重症心肌炎、围生期心肌病和严重心律失常等。急性右心衰竭是右心室心肌收缩力急剧下降或右心室的前后负荷突然加重，引起右心排血量急剧减低的临床综合征，常由右心室梗死、急性大面积肺栓塞、右心瓣膜病所致。

四、临床表现

无症状心衰心功能分级接近正常，左室功能低的症状多不典型，常诉不适、乏力、易疲劳、活动后轻度胸闷或慢性咳嗽，但否认心衰的其他典型症状。临床上左心衰竭较为常见，尤其是左心衰竭后继发右心衰竭而致的全心衰竭。由于严重广泛的心肌疾病同时波及左、右心而发生全心衰竭者在住院患者中更为多见。

1. 左心衰竭　以肺循环淤血和心排血量降低为主要表现。

因肺循环淤血，肺静脉压升高，肺活量减低，肺弹性减退，顺应性降低，且肺淤血阻碍毛细血管的气体交换，从而产生一系列症状和体征。

（1）呼吸困难：①劳力性呼吸困难是左心衰竭的最早期症状，因运动后回血量增加，左心房压力升高而加重肺淤血。②端坐呼吸是左心衰竭较有特征性的表现，肺淤血加重时不能平卧。因平卧时回心血量增多且膈肌抬高，加重呼吸困难。③夜间阵发性呼吸困难是左心衰竭的典型表现，患者入睡后突然憋气而惊醒，被迫端坐、鼻翼扇动，端坐休息后缓解，是平卧回心血量增加、夜间迷走神经张力增高、小支气管收缩、膈肌抬高、肺活量减少等所致。④急性肺水肿是左心衰竭呼吸困难最严重的形式，重者可有哮鸣音，称为心源性哮喘。

（2）咳嗽、咳痰：心衰时肺淤血，气管–支气管黏膜亦淤血水肿、分泌物增多，引起反射性咳嗽，咳痰增多。开始多发生在劳累或夜间平卧时，站立或坐位时减轻。以白色浆液性泡沫状痰为特征，偶痰中带血丝。频繁咳嗽可增高肺循环压力和影响静脉回流，加重阵发性呼吸困难。急性肺水肿时可咳出大量粉红色泡沫痰，尤在平卧位时更为明显。

（3）咯血：长期慢性肺淤血肺静脉压力升高，导致肺循环和支气管血液循环之间在支气管黏膜下形成侧支，此种血管一旦破裂可引起大咯血。淤血的肺毛细血管破裂也可引起咯血，咯血量多少不定，呈鲜红色。二尖瓣狭窄可有大咯血（支气管小静脉破裂或肺静脉出血）。

（4）乏力、疲倦、运动耐量减低、头晕、心慌等器官、组织灌注不足及代偿性心率加快所致的症状：可出现在心衰早期，平时即感四肢乏力，活动后加剧。

（5）夜尿增多：常见和早期症状。严重左心衰竭血液再分配，肾血流量首先减少，可出现少尿。长期慢性肾血流量减少可出现血尿素氮、肌酐升高，并有肾功能不全的相应症状。

（6）发绀：严重心衰患者，面部（如口唇、耳垂）及四肢末端可出现暗黑色泽。急性肺水肿时影响通气和气体交换，血红蛋白氧合不足，血中还原血红蛋白增高，出现显著的外周性发绀。

（7）中枢神经系统症状：失眠、焦虑、噩梦、重者有幻觉、谵妄（伴时间、地点、人物定向障碍），进一步发展为反应迟钝、昏迷，若单独由心衰引起，提示为疾病的终末期。

（8）肺部湿性啰音：由于肺毛细血管压增高，液体渗出到肺泡而出现湿性啰音。随着病情加重，肺部啰音从局限于肺底部直至出现在全肺，侧卧位时下垂的一侧啰音较多。

（9）心脏体征：除基础心脏病固有体征外，一般有心脏扩大及相对性二尖瓣关闭不全的反流性杂音、肺动脉瓣区第二心音亢进及第三心音或第四心音奔马律。

2. 右心衰竭　主要表现为体循环淤血，导致各脏器功能障碍，体征明显，症状较少。

（1）消化道症状：胃肠和肝淤血引起食欲缺乏、恶心呕吐、腹胀、肝区疼痛等。

（2）呼吸困难：右心衰继发于左心衰时，因右心衰竭后心室排血量减少，肺淤血减轻，呼吸困难反而减轻。若右心衰因心排出量明显降低而恶化时，呼吸困难反会很严重。

（3）夜尿增多：慢性肾脏淤血可引起肾功能减退，夜尿增多并伴有尿比重（1.025～1.030）增高，可含少量蛋白、透明或颗粒管型、少数红细胞，血浆尿素氮轻度增高。

（4）水肿：体静脉压力升高使软组织出现水肿，表现为始于身体低垂部位（如踝部、小腿）对称性凹陷性水肿。也可表现为胸腔积液，以双侧多见、右侧为甚，单侧者以右侧多见，主要与体静脉和肺静脉压同时升高、胸膜毛细血管通透性增加有关。

（5）颈静脉征和肝大：颈静脉搏动增强、充盈、怒张是右心衰的主要体征，肝颈静脉反流征阳性则更具特征性。肝淤血增大常伴压痛，持续慢性右心衰可致心源性肝硬化、腹腔积液。

（6）心脏体征：除基础心脏病的相应体征外，可因右心室显著扩大而出现三尖瓣关闭不全的反流性杂音。严重时心脏增大、心包积液、发绀、奇脉。

（7）其他：老年人心衰也可出现中枢神经系统症状，如头痛，头晕，乏力，烦躁不安，嗜睡、谵妄等，心衰代偿时出现高热提示感染或肺梗死。

3. 全心衰竭　左心衰竭继发右心衰竭而形成的全心衰竭，因右心衰竭时右心排血量减少，以往的阵发性呼吸困难等肺淤血症状反而有所减轻。扩张型心肌病等同时存在左、右心室衰竭者，肺淤血症状往往不严重，主要表现为左心衰竭心量减少的相关症状和体征。

五、心功能分级

1. 心力衰竭分期　全面评价了病情进展阶段，提出对不同阶段进行相应的治疗。

A 期：前心衰阶段。患者存在心衰高危因素，但尚无心脏结构或功能异常，也无心衰的症状和（或）体征。包括高血压、冠心病、糖尿病和肥胖、代谢综合征等最终可累及心脏的疾病及应用心脏毒性药物史、酗酒史、风湿热史或心肌病家族史等。

B 期：前临床心衰阶段。患者无心衰的症状和（或）体征，但已出现心脏结构改变，如左心室肥厚、无症状瓣膜性心脏病、既往心肌梗死史等。

C 期：临床心衰阶段。患者已有心脏结构改变，既往或目前有心衰的症状和（或）体征。

D 期：难治性终末期心衰阶段。患者虽经严格优化内科治疗，但休息时仍有症状，常伴心源性恶病质，须长期反复住院。

2. 心力衰竭分级

（1）美国纽约心脏学会（New York Heart Association，NYHA）分级法：简便易用，但受患者和（或）医生的主观因素影响，短时间内变化的可能性较大，患者个体间差异也较大。

Ⅰ级：一般体力活动不受限制，无疲劳乏力、心悸、呼吸困难和心绞痛等，无心衰体征。

Ⅱ级：体力活动稍受限制，休息时无症状，但一般体力活动时（常速步行 3 ~ 4 km，上三楼及上坡等）出现疲乏、心悸、气短、心绞痛等症状及心衰体征，如心率加快、肝脏增大等。

Ⅲ级：体力活动明显受限，休息时无症状，轻微体力活动（如常速步行 1 ~ 2 km，上二楼等）即出现心悸，呼吸困难或心绞痛等症状及肝脏增大、水肿等体征。

Ⅳ级：不能胜任任何体力活动，休息时仍有疲乏、心悸、呼吸困难或心绞痛等症状及内脏淤血、显著水肿等体征，久病者可有心源性肝硬化表现。

（2）6 分钟步行试验：简单易行、安全方便，通过评定慢性心衰患者的运动耐力评价心衰严重程度和疗效。要求患者在平直走廊里尽快行走，测定 6 分钟步行距离，根据 US Carvedilol 研究设定的标准，< 150 米、150 ~ 450 米和 > 450 米分别为重度、中度和轻度心衰。

3. 泵衰竭分级：Killip 分级适用于评价 AMI 时心衰的严重程度。参见本章第五节。

六、辅助检查

1. 实验室检查

（1）常规检查：包括血常规、尿常规、肝肾功、血糖、血脂、电解质等，对老年及长期服用利尿剂、RAAS 抑制剂类药物者尤为重要，在接受药物治疗的心衰患者的随访中也需要适当监测。甲状腺功能检测不容忽视，因为无论甲亢或甲减均可导致心力衰竭。

（2）利钠肽：是心衰诊断、患者管理、临床事件风险评估中的重要指标，临床常用 BNP 和 NT-proBNP 作为评价指标。未经治疗者若利钠肽水平正常可基本排除急性和慢性心衰诊断，已接受治疗者利钠肽水平高则提示预后差。

（3）肌钙蛋白：严重心衰或心衰失代偿期、败血症患者的肌钙蛋白可有轻微升高，但心衰患者检测肌钙蛋白更重要的目的是明确是否存在急性冠状动脉综合征。肌钙蛋白升高，特别是同时伴有利钠肽升高，也是心衰预后的强预测因子。

2. 心电图　无特异性。但有助于判断心肌缺血、既往心肌梗死、传导阻滞、心律失常等。

3. 超声心动图　能准确评价心腔大小变化和瓣膜结构功能，评估心功能和判断病因。

（1）收缩功能：以收缩末与舒张末容量差计算 LVEF 作为诊断心衰指标，但不够精确。

（2）舒张功能：超声多普勒是临床最实用的判断舒张期功能的方法，可判断导致舒张期功能不全的结构基础，如左心房肥大、左心室壁增厚等。

4. X 线检查　心脏的外形和各房室的大小有助于诊断原发心脏病，心胸比例可作为追踪观察心脏大小的指标，肺淤血程度可判断左心衰的严重程度。X 线检查有助于鉴别肺部疾病。

5. 心脏磁共振（CMR）　能评价心室容积、心功能、节段性室壁运动、心肌厚度、心脏肿瘤、瓣膜、先天性畸形及心包疾病等。因精确度和可重复性而成为评价心室容积、室壁运动的金标准。增强 CMR 能为心肌梗死、心肌炎、心包炎、心肌病和浸润性疾病等提供诊断依据。

6. 放射性核素心血池显像　能相对准确地评价心脏大小和 LVEF，通过记录放射活性–时间曲线可计算出左室最大充盈速率以评估左室舒张功能。可同时行心肌灌注显像评价存活/缺血心肌，但在测量心室容积或更精细的心功能指标方面价值有限。

7. 冠状动脉造影（CAG）　对于拟诊冠心病或有心肌缺血症状、心电图或负荷试验有心肌缺血表现者，可行冠状动脉造影明确病因诊断。

8. 有创性血流动力学检查　急性重症心衰患者必要时应用有心漂浮（Swan–Ganz）导管经静脉插入肺小动脉，测定各部位的压力和含氧量，计算心排血指数（CI）及肺毛细血管楔压（PCWP），直接反映左心功能，正常 $CI > 2.5$ L/（min·m^2），$PCWP < 12$ mmHg。危重患者可采用脉搏指示剂连续心排血量（PiCCO）动态监测。

9. 心–肺运动试验　仅适用于慢性稳定性心衰患者，在评估心功能并判断心脏移植的可行性方面切实有效。运动时肌肉需氧量增高，心排血量相应增加。正常人每增加 100 mL/（min·m^2）的耗氧量，心排血量需增加 600 mL/（min·m^2）。

七、诊断

心力衰竭完整的诊断包括病因学诊断、心功能评价及预后评估。

心力衰竭须综合病史、症状、体征及辅助检查做出诊断。主要诊断依据为原有基础心脏病的证据及循环淤血的表现。症状、体征是早期发现心衰的关键。左心衰竭的不同程度呼吸困难、肺部啰音，右心衰竭的颈静脉征、肝大、水肿，以及心衰的心脏奔马律、瓣膜区杂音等都是诊断心衰的重要依据。但症状的严重程度与心功能不全程度无明确相关性，需行客观检查并评价心功能。BNP 测定也可作为诊断依据，并能帮助鉴别呼吸困难的病因。

判断原发病非常重要，因为某些引起左心室功能不全的情况如瓣膜病能够治疗或逆转。同时也应明确是否存在可导致症状发生或加重的并发症。

预后评估：准确的预后评估可为患者和家属对未来生活规划提供信息，也能判断心脏移植及机械辅助治疗的可行性。LVEF 降低、NYHA 分级恶化、低钠血症、最大耗氧量降低、血细胞比容下降、QRS 波增宽、持续性低血压、心动过速、肾功能不全、传统治疗不能耐受、顽固性高容量负荷、BNP 明显升高等，均为心衰高风险及再入院率、死亡率的预测因子。

八、鉴别诊断

老年人心衰症状和体征缺乏特异性，单凭临床表现很难做出早期诊断。因此，有必要进行客观的仪器检查，综合分析以得出正确的诊断。需要与以下疾病鉴别。

1. 支气管哮喘发作　常有长期反复发作史，应用解痉药物如氨苯碱等有效，抗心衰治疗则无效。肺部以哮鸣音为主，可有细、中湿啰音，具有贮气性，伴胸腔过度膨胀，双侧膈肌下移且固定，肺部叩诊呈过清音，肺气肿征象。测定血浆 BNP 水平对鉴别心源性和支气管性哮喘有参考价值。此外，心源性哮喘静脉注射呋塞米后病情好转，支气管哮喘则无变化。

2. 间质性肺炎　起病急骤，呼吸窘迫，口唇发绀，肺底湿啰音等，X 线胸片上有斑点状肺纹理增多，提示存在肺间质炎症，抗心衰治疗无效而应用激素可奏效。

3. 急性呼吸窘迫综合征　患者可平卧，有明显低氧血症，吸氧不能纠正；有过度换气征象，PaO_2、$PaCO_2$ 均降低，有特殊发病原因，但无发绀，肺部无啰音，胸部 X 线无阳性发现。

4. 肾病，肝硬化　均可出现双下肢水肿，腹水，肝大等，但一般都有各自不同的病史特点，而且常无颈静脉怒张可资鉴别，但应注意慢性右心衰竭可以继发心源性肝硬化。

5. 上腔静脉综合征　通常有颈胸部肿瘤病史，可有典型的广泛性颜面及上肢水肿，右心力衰竭一般无，心导管检查可发现上腔静脉综合征无右房右室压增高。

6. 大量心包积液　心脏浊音界扩大，心音低弱遥远，心尖冲动减弱，积液压迫食管和肺导致干咳，呼吸困难和吞咽困难等；有时可闻及心包摩擦音，超声心动图、CMR 可确诊。

7. 缩窄性心包炎　可无急性心包炎病史，腹水肝大往往比下肢水肿明显，心脏一般不大，心尖冲动减弱，心音弱，脉压差小，约半数患者有奇脉。超声心动图、CMR 可确诊。

九、治疗

老年人心力衰竭的病因复杂，治疗目标是防止和延缓心力衰竭的发生发展；缓解临床症状，提高生活质量；改善长期预后，降低病死率与住院率。治疗原则是综合治疗，包括对各种可致心功能受损的疾病如冠心病、高血压、糖尿病的早期管理，调节心力衰竭的代偿机制，减少其负面效应，如拮抗神经体液因子的过度激活，阻止或延缓心室重塑的进展。

1. 一般治疗

（1）生活方式管理：包括患者教育、体重管理、饮食管理、戒烟限酒。低热量和低胆固醇饮食，补充维生素，限制钠水摄入量。应用利尿剂时应防止稀释性低钠血症。

（2）休息与活动：适当限制运动，减轻心脏负担，改善心肌功能。心衰Ⅱ级应严格限制体力活动，心衰Ⅲ级应卧床休息为主。运动强度以不使患者心率超过 170 次/分为宜，运动时间以 10 分钟为基数，根据患者耐受能力逐次延长，以不诱发心功能不全为宜。

（3）消除诱因、病因治疗：常见的诱因为感染，应积极抗感染治疗；快心室率房颤应尽快控制心室率，如有可能应及时复律；排查及纠正潜在的甲状腺功能异常、贫血等。早期有效治疗所有可能导致心脏功能受损的常见疾病，如高血压、冠心病、糖尿病、代谢综合征等；对少数病因未明的疾病如原发性扩张型心肌病等亦应早期积极干预，延缓疾病进展。

2. 药物治疗

（1）利尿剂：是心力衰竭治疗中改善症状的基石，唯一能够控制心衰患者体液潴留药物，但不能作为单一治疗。原则上在慢性心衰急性发作和明显体液潴留时应用。右心室梗死的患者应慎用利尿剂。常用利尿药有 3 类：

1）襻利尿药：抑制髓襻升支对氯、钠、钾重吸收，系强利尿剂，以呋塞米（furosemide，速尿）为代表。轻度心衰小剂量口服速尿 20 mg，每日 1 次，逐渐加量，控制体重下降 0.5 ~ 1.0 kg/d 直至干重；重度慢性心衰可增至 100 mg，每日 2 次。紧急时缓慢（10 分钟）静脉注射速尿 20 ~ 40 mg，5 ~ 10 分钟起效，30 分钟达疗效高峰。注意有低血钾的不良反应。

2）噻嗪类：抑制肾远曲小管近端和髓襻升支远端对氯和钠的重吸收，并通过 $Na^+ - K^+$ 交换降低钾的重吸收。轻度心衰首选氢氯噻嗪（双氢克脲塞）12.5 ~ 25 mg 每日 1 次口服，逐渐加量至 75 ~ 100 mg，分 2 ~ 3 次服用。注意电解质平衡，常与保钾利尿剂合用。

3）保钾利尿药：通过拮抗醛固酮或直接抑制肾远曲小管远端 $Na^+ - K^+$ 交换而保钾排钠利尿，与上述两类利尿剂联用可增强利尿效果并预防低血钾。螺内酯（spironolactone，安体舒通），20 mg，每日 2 次；氨苯喋啶 50 mg，每日 2 次；阿米洛利（amiloride）5 ~ 10 mg，每日 2 次。螺内酯起效慢，2 ~ 3 天达疗效高峰。

4）AVP 受体拮抗剂：托伐普坦（tolvaptan），通过结合 V_2 受体减少水的重吸收，不增加排钠，因此，可用于治疗伴有低钠血症的心衰。

（2）RAAS 抑制剂：主要包括以下 5 类：

1）ACEI：ACEI 早期足量应用可缓解症状，延缓心衰进展。一般小剂量起始，逐渐加量，用药 1 ~ 2 周内监测肾功能与血钾，定期复查，长期维持终身用药。常用药物有贝那普利（benazepril），赖诺普利（lisinopril），折诺普利（zefenopril）等。不良反应包括低血压、肾功能一过性恶化、高血钾、干咳和血管性水肿等。避免同时合用保钾利尿药。重度肾动脉硬化者慎用 ACEI。非甾体类抗炎药会阻断 ACEI 的疗效并加重其不良反应，应避免使用。

2）ARB：ARB 可阻断经 ACE 和非 ACE 途径产生的 AT II 和 AT_1 受体结合，阻断 RAS 的效应，但无抑制缓激肽降解作用，因此干咳和血管性水肿的不良反应较少见。不能耐受 ACEI 者可改用 ARB。研究证实，ACEI 与 ARB 联用并不能使心衰患者获益更多，反而增加不良反应，特别是低血压和肾功能损害的发生，因此不主张联合应用。

3）血管紧张素受体脑啡肽酶抑制剂（ARNI）：通过沙库巴曲代谢产物 LBQ657 抑制脑啡肽酶，同时通过缬沙坦阻断 AT_1 受体，抑制血管收缩，改善心肌重构，显著降低心衰住院和心血管死亡风险，改善心衰症状和生活质量，推荐用于 HFrEF 患者。

4）醛固酮受体拮抗剂：依普利酮（eplerenone）选择性拮抗剂醛固酮受体，抑制心血管重塑，可显著降低轻度心衰患者心血管事件的发生风险、降低心血管病死亡率，尤其适用于老龄、糖尿病和肾功能不全的患者。血肌酐升高或高钾血症者不宜使用。

5）肾素抑制剂：阿利吉仑（aliskiren）为直接肾素抑制剂，并阻断噻嗪类利尿剂、ACEI/ARB 所致的肾素堆积，有效降压且不明显影响心率。但目前不推荐用于 ACEI/ARB 的替代治疗。

（3）β受体拮抗剂：抑制交感神经激活对心衰代偿的不利作用。长期应用β受体拮抗剂能减轻心衰症状、改善预后、降低死亡率和住院率，在已接受 ACEI 治疗的患者仍能观察到β受体拮抗剂的上述益处。常用制剂包括选择性 β_1 受体拮抗剂美托洛尔、比索洛尔和非选择性 α、β_1、β_2 受体拮抗剂卡维地洛。禁忌证为支气管痉挛性疾病、严重心动过缓、房室传导阻滞和重度急性心衰。突然停用可致临床症状恶化，应予避免。

（4）正性肌力药物：包括洋地黄类和非洋地黄类。

1）洋地黄类：通过抑制心肌细胞 Na^+-K^+-ATP 酶发挥作用。①升高心肌细胞内 Na^+ 水平，促进细胞 $Ca^{2+}-Na^+$ 交换，升高细胞内 Ca^{2+} 浓度而增强心肌收缩力。而细胞内 K^+ 浓度降低成为洋地黄中毒的重要原因。②可抑制心脏传导系统尤其是房室交界区最明显。但血钾过低时，易诱发各种快速型心律失常。③兴奋迷走神经传入纤维，增强心脏压力感受器的敏感性，反馈抑制中枢神经系统的兴奋冲动，对抗心衰时交感神经兴奋的不利影响，但不足以取代β受体拮抗剂的作用。④作用于肾小管细胞，减少钠的重吸收并抑制肾素分泌。

地高辛（digoxin）是最常用且唯一经过安慰剂对照研究进行疗效评价的洋地黄制剂，口服后经小肠吸收，2～3 小时血清浓度达高峰，4～8 小时获最大效应，85% 由肾脏排出，半衰期为 36 小时，连续口服相同剂量经 5 个半衰期（约 7 天）血清浓度达稳态。常以每日 0.125 mg 起始并维持，70 岁以上、肾功能损害或干重低的患者应予更小剂量（隔日 0.125 mg）起始。如为控制心室率，可用较大剂量每日 0.375～0.5 mg，但不适用于心衰伴窦性心律失常患者。地高辛血清浓度与疗效无关，不需监测剂量。根据目前资料，建议血清地高辛的浓度范围为 0.5～1.0 ng/mL。毛花苷丙（lanatoside C，西地兰）、毒毛花苷 K（strophanthin K）为快速起效的静脉注射用制剂，适用于急性心力衰竭或慢性心衰加重时。

应用指征：伴有快速房颤/房扑的收缩性心衰是应用洋地黄的最佳指征，包括扩张型心肌病、二尖瓣或主动脉瓣病变、陈旧性心肌梗死及高血压性心脏病所致慢性心衰。在利尿剂、ACEI/ARB 和β受体拮抗剂治疗过程中仍持续有心衰症状的患者可考虑加用地高辛。对代谢异常引起的高排血量心衰（如贫血、甲亢）及心肌炎、心肌病等所致心衰，疗效果欠佳。不宜用于单纯舒张性心衰患者。肺源性心脏病常伴低氧血症，与心肌梗死、缺血性心肌病均易发生洋地黄中毒，应慎用；应用其他可能抑制窦房结或房室结功能或可能影响地高辛血药浓度的药物（如胺碘酮或β受体拮抗剂）时须慎用或减量；存在流出道梗阻如肥厚型心肌病、主动脉瓣狭窄者禁用；风湿性心脏病单纯二尖瓣狭窄伴窦性心律的肺水肿患者因增加右心室收缩功能可能加重肺水肿程度而禁用；严重窦性心动过缓或房室传导阻滞在未植入起搏器前禁用。液体潴留或低血压等心衰症状急性加重者，首选静脉制剂，待病情稳定后应用地高辛维持治疗。

洋地黄中毒：心肌缺血、缺氧及低血钾、低血镁、甲减、肾功不全的情况下更易出现洋地黄中毒。最重要的表现为各类心律失常，以室性期前收缩常见，多表现为二联律、非阵发性交界区心动过速、房性期前收缩、房颤和房室传导阻滞等。快速房性心律失常伴传导阻滞是洋地黄中毒的特征性表现。胃肠道症状如恶心、呕吐，神经系统症状如视物模糊、黄视、绿视，定向力障碍、意识障碍等较少见。洋地黄中毒后应立即停药。单发性室性期前收缩、一度房室传导阻滞等停药后常自行消失；快速型心律失常者，如血钾浓度低可静脉补钾，如血钾不低可用利多卡因或苯妥英钠。电复律因易致室颤，一般禁用；有传导阻滞及缓慢型心律失常者可静脉注射阿托品；异丙肾上腺素易诱发室性心律失常，不宜应用。

2）非洋地黄类：① β 受体兴奋剂，常用制剂有多巴胺与多巴酚丁胺。多巴胺较小剂量 < 2 μg/（kg·min）激动多巴胺受体，可降低外周阻力、扩张肾血管、冠脉和脑血管；中等剂量 2 ~ 5 μg/（kg·min）激动 $β_1$ 和 $β_2$ 受体，增强心肌收缩力，扩张血管（特别是肾小动脉），但心率加快不明显，能显著改善心衰的血流动力学异常；大剂量 5 ~ 10 μg/（kg·min）可兴奋 α 受体，出现缩血管作用，增加左心室后负荷。多巴酚丁胺是多巴胺的衍生物，扩血管和加快心率作用较多巴胺弱。两者均只能短期静脉应用，连续用药超过 72 小时可能出现耐药，长期使用将增加死亡率。② 磷酸二酯酶抑制剂，通过抑制磷酸二酯酶活性促进 Ca^{2+} 通道膜蛋白磷酸化，Ca^{2+} 内流增加，从而增强心肌收缩力。仅短期应用于心脏手术后急性收缩性心衰、难治性心衰及心脏移植前的终末期心衰。常用制剂有氨力农（amrinone）、米力农（milrinone）。

（5）伊伐布雷定：特异性窦房结 I_f 电流抑制剂，减慢窦性心律，延长舒张期，改善左心室功能及生活质量，对心脏内传导、心肌收缩或心室复极化无影响，且无 β 受体拮抗剂的不良反应或反跳现象。

（6）扩张血管：慢性心衰不推荐应用血管扩张药物，仅在伴有心绞痛或高血压的患者可考虑联合治疗，对存在心脏流出道或瓣膜狭窄的患者应禁用。

3.非药物治疗

（1）心脏再同步化治疗（CRT）：通过改善房室、室间和（或）室内收缩同步性增加心排量，可改善心衰症状、运动耐量，提高生活质量。慢性心衰 CRT 的 Ⅰ 类适应证包括：已接受最佳药物治疗仍持续存在心衰症状的窦性心律患者、NYHA 分级 Ⅱ ~ Ⅳ级、LVEF ≤ 35%、QRS 波呈 CLBBB 图形、QRS 间期 > 0.13 秒。有高度房室传导阻滞和心室起搏指征的射血分数减低的心衰患者，无论 NYHA 分级如何，均推荐使用 CRT，包括房颤患者。Ⅱa 类适应证包括：QRS 波呈非 CLBBB 图形、QRS 间期 > 0.15 秒。

（2）植入型心律转复除颤器（ICD）：ICD 可用于 LVEF ≤ 35%、优化药物治疗 3 个月以上 NYHA 仍为 Ⅱ级或Ⅲ级患者的一级预防，也可用于 HFrEF 心脏停搏幸存者或伴血流动力学不稳定持续性室性心律失常患者的二级预防。

（3）左室辅助装置（LVAD）：适用于严重心脏事件后或准备行心脏移植术患者的短期过渡治疗和急性心衰的辅助治疗。小型精密 LVAD，有望成为药物疗效不佳心衰者的新装置。

（4）其他：经导管二尖瓣修复术、经皮左心室室壁瘤减容术、心血管再生和基因治疗等，目前仍处于临床试验阶段，可能将为心衰治疗提供新方法。

（5）心脏移植：顽固性心衰的最终治疗方法。但因供体来源受限及排斥反应而难以推广。

4. HFpEF治疗　治疗原则与HFrEF有所差别，主要措施如下：

（1）积极寻找并治疗基础疾病：如治疗冠心病或主动脉瓣狭窄、有效控制血压等。

（2）降低肺静脉压：限制钠盐摄入，应用利尿剂；肺淤血症状明显者可小剂量应用静脉扩张剂（硝酸盐制剂）减少静脉回流，但应避免过量致左心室充盈量和心排血量显著下降。

（3）β受体拮抗剂：主要通过减慢心率使舒张期相对延长而改善舒张功能，同时降低高血压，减轻心肌肥厚，改善心肌顺应性。治疗目标为维持基础心率50～60次/分。

（4）钙通道阻滞剂：降低心肌细胞内钙浓度，改善心肌主动舒张功能；降低血压，改善左心室早期充盈，减轻心肌肥厚，主要用于肥厚型心肌病。如维拉帕米和地尔硫草。

（5）ACEI/ARB：控制血压，改善心肌重构和舒张功能，适于高血压性心脏病和冠心病。

（6）尽量维持窦性心律，保持房室顺序传导，保证心室舒张期充分的容量。

（7）在无收缩功能障碍的情况下，禁用正性肌力药物。

5. 急性左心衰竭的治疗　以肺水肿为主要表现，应迅速、果断采取积极有效的措施。治疗目标是改善症状，稳定血流动力学状态，维护重要脏器功能，避免复发，改善预后。

（1）一般处理：端坐位或半卧位，两腿下垂，以减少静脉回心血量；立即高流量鼻管吸氧（6～8 L/min），严重者采用无创呼吸机持续加压（CPAP）或双水平气道正压（BiPAP）给氧；静脉通道开放，留置导尿管，心电监护及经皮血氧饱和度监测等，出入量管理。

（2）药物治疗：镇静、利尿、解痉、强心。

1）镇静：吗啡3～5 mg静脉注射，必要时每间隔15分钟重复1次，共2～3次。有呼吸抑制、昏迷、休克和严重肺部疾患者不宜用。年老体弱者减量，或改用肌内注射。

2）速效利尿药：呋塞米20～40 mg于2分钟内静脉注射，4小时后可重复1次。快速利尿以减少血容量，但急性心肌梗死并发急性左心衰时，因血容量增多不明显，呋塞米应慎用。

3）氨茶碱：氨茶碱0.25 g稀释缓慢静注，可解除支气管痉挛，强心、扩张外周血管。

4）强心药物：1周内未用过洋地黄者，毛花苷丙静脉给药适用于有快速心室率的房颤并心室扩大伴左心室收缩功能不全者，首剂0.4～0.8 mg，2小时后可酌情续用0.2～0.4 mg。

（3）血管活性药物：

1）血管扩张药物：硝普钠扩张动、静脉，静脉注射后2～5分钟起效，不宜连用超过24小时。硝酸甘油舌下含服可迅速扩张静脉，减少回心血量，也可静脉滴注。α受体拮抗剂乌拉地尔（urapidil）扩张静脉、动脉，降低外周阻力，减轻心脏后负荷。人重组脑钠肽（rhBNP）奈西立肽（nesiritide）扩张静脉、动脉，减轻心脏前、后负荷，并有排钠利尿、抑制RAAS和交感神经系统、扩张血管等作用，适用于急性失代偿性心衰。

2）正性肌力药物：β受体激动剂多巴胺，磷酸二酯酶抑制剂米力农。左西孟旦（levosimendan）结合心肌细胞上的肌钙蛋白，增强心肌收缩，并通过介导ATP敏感的钾通道，扩张冠脉和外周血管。适用于无显著低血压或低血压倾向的急性左心衰患者。

3）血管收缩剂：去甲肾上腺素（NE）、肾上腺素（Ad）等对外周动脉有显著缩血管作用的药物，多用于正性肌力药无明显改善的心源性休克。

（4）非药物治疗：

1）机械通气：无创机械通气和气管插管机械通气，用于合并呼衰、心肺复苏患者。

2）连续性肾脏替代治疗（CRRT）：高容量负荷且对利尿剂抵抗、低钠血症且出现相应症状、肾衰且药物不能控制时，用以维持体内稳态。

3）机械辅助循环支持：用于急性心衰经常规药物治疗无明显改善者。包括主动脉内球囊反搏（IABP）、体外膜式氧合（ECMO）、可植入式电动左心室辅助泵 Impella 等。

（5）病因治疗：根据条件适时治疗诱因和基本病因。

十、预防

一级预防：控制危险因素，从根本上防止或减少疾病的发生。

二级预防：坚持定期体检及疾病的诊断和治疗，对疾病早期发现，早期治疗。

三级预防：降低老年人心血管的发生率和病死率，积极开展康复医疗、心理医疗、家庭医疗护理，防止病情恶化，减少病残，延长寿命，提高老年人生活质量。

（张睿　朱琳　刘翠）

第三章　神经精神系统疾病

神经系统（nervous system）在机体适应内外环境中起主导作用，因此，神经系统的老化对机体的衰老过程具有重要影响。通常，神经系统疾病是指神经系统（包括大脑）有明显结构异常，临床表现主要为感觉、运动、反射异常者；精神疾病是指大脑功能活动发生紊乱，临床表现主要为认知、情感、意志等精神障碍者。然而，大脑的疾病，几乎均可产生精神活动方面的异常，因此，两者有时很难严格区分，故放在一起论述。

第一节　短暂性脑缺血发作

短暂性脑缺血发作（transient ischemic attack，TIA）是由于局部脑或视网膜缺血引起的短暂性神经功能缺损，临床症状一般不超过 1 小时，最长不超过 24 小时，且无责任病灶的证据。凡神经影像学检查有神经功能缺损对应的明确病灶者不宜称为 TIA。传统的 TIA 定义，只要临床症状在 24 小时内消失，且不遗留神经系统体征，而不管是否存在责任病灶。近来研究证实，对于传统 TIA 患者，如果神经功能缺损症状超过 1 小时，绝大部分神经影像学检查均可发现对应的脑部小梗死灶。因此，许多传统的 TIA 病例实质上是小卒中。

一、病因和发病机制

TIA 的发病与动脉粥样硬化（atherosclerosis，AS）、动脉狭窄、心脏病、血液成分改变和血流动力学变化等多种病因有关，其发病机制主要有以下两种类型：

1. 血流动力学改变　是在各种原因（如动脉硬化和动脉炎等）所致的颈内动脉（internal carotid artery，ICA）系统或椎-基底动脉（vertebrobasilar artery，VBA）系统的动脉严重狭窄基础上，血压的急剧波动和下降导致原来靠侧支循环维持血液供应的脑区发生一过性缺血。血流动力型 TIA 的临床症状比较刻板，发作频率通常密集，每次发作持续时间短暂，一般不超过 10 分钟。

2. 微栓塞　主要来源于动脉粥样硬化的不稳定斑块或附壁血栓的破碎脱落、瓣膜性或非瓣膜性心源性栓子及胆固醇结晶等。微栓子阻塞小动脉常导致其供血区域脑组织缺血，当栓子破碎移向远端或自发溶解时，血流恢复，症状缓解。微栓塞型 TIA 的临床症状多变，发作频率通常稀疏，每次发作持续时间一般较长。

二、临床表现

1.一般特点　TIA 多发于中老年人，男性多于女性，患者多伴有高血压、动脉粥样硬化、糖尿病或高血脂等脑血管病危险因素。发病突然，局部脑或视网膜功能障碍历时短暂，最长时间不超过 24 小时，不留后遗症状。由于微栓塞导致的脑缺血范围很小，一般神经功能缺损的范围和严重程度比较有限。偶见新鲜松散的大血栓（如阵发性房颤）阻塞颈动脉后栓子很快破碎、自溶和血管再通，表现为短暂性、大面积严重脑缺血症状。TIA 常反复发作。血流动力学改变导致的 TIA，因每次发作缺血部位基本相同，而临床表现相似或刻板；微栓塞导致的 TIA，因每次发作受累的血管和部位有所不同，而临床表现多变。

2.ICA 系统 TIA　神经功能缺损的中位持续时间为 14 分钟。临床表现与受累血管分布有关。大脑中动脉（middle cerebral artery，MCA）供血区的 TIA 可出现缺血对侧肢体的单瘫、轻偏瘫、面瘫和舌瘫，可伴有偏身感觉障碍和对侧同向偏盲，优势半球受损常出现失语和失用，非优势半球受损可出现空间定向障碍。大脑前动脉（anterior cerebral artery，ACA）供血区缺血可出现人格和情感障碍、对侧下肢无力等。颈内动脉的眼支供血区缺血表现眼前灰暗感、云雾状或视物模糊，甚至为单眼一过性黑蒙、失明。颈内动脉主干供血区缺血可表现为眼动脉交叉瘫［患侧单眼一过性黑蒙、失明和（或）对侧偏瘫及感觉障碍］，Horner 交叉瘫（患侧 Horner 征、对侧偏瘫）。

3.VBA 系统 TIA　神经功能缺损的中位持续时间为 8 分钟。最常见表现是眩晕、平衡障碍、眼球运动异常和复视。可有单侧或双侧面部、口周麻木，单独出现或伴有对侧肢体瘫痪、感觉障碍，呈现典型或不典型的脑干缺血综合征。此外，VBA 系统 TIA 还可出现下列几种特殊表现的临床综合征：

（1）跌倒发作（drop attack）：表现为下肢突然失去张力而跌倒，无意识丧失，常可很快自行站起，系脑干下部网状结构缺血所致。有时见于患者转头或仰头时。

（2）短暂性全面遗忘症（transient global amnesia，TGA）：发作时出现短时间记忆丧失，对时间、地点定向障碍，但谈话、书写和计算能力正常，一般症状持续数小时，然后完全好转，不遗留记忆损害。发病机制仍不十分清楚，部分发病可能是大脑后动脉（posterior cerebral artery，PCA）颞支缺血累及边缘系统的颞叶海马、海马旁回和穹隆所致。

（3）双眼视力障碍发作：双侧 PCA 距状支缺血导致枕叶视皮质受累引起暂时性皮质盲。

注意：VBA 系统 TIA 患者很少出现孤立的眩晕、耳鸣、恶心、晕厥、头痛、尿便失禁、嗜睡或癫痫等症状，往往合并其他脑干或 PCA 供血区缺血症状和（或）体征。

三、辅助检查

发病 1 周内的患者建议就诊当天进行急诊脑 CT 平扫或 MRI 检查，可以排除小量脑出血及其他可能存在的脑部病变，是最重要的初始诊断性检查。脑 CT 平扫或普通 MRI（T_1 加权、T_2 加权及质子相）检查大多正常，但部分病例弥散加权 MRI（DWI）可以在发病早期显示一过性缺血灶，缺血灶多呈小片状，一般体积 1～2 mL。初始检查内容：血常规，凝血功能，血糖，血脂，血电解质，肝肾功能，心电图，经胸超声心动图，脑 CT 或 MRI，及无创性颅内、外血管病变检查（颈部血管超声、经颅多普勒超声、CTA 或 MRA）。初始检查项目一般要求在 48 小时内完成，最好 24 小时内完成。

为鉴别诊断和排除需要特殊治疗的 TIA 病因及评估预后，还需要动态心电图监测、经食管超声心动图、DSA 等检查，以及蛋白 C、蛋白 S、抗凝血酶Ⅲ等易栓状态的筛查。对多次发生单眼一过性黑矇的老年高血压患者，应该直接关注同侧颈动脉。

四、诊断和鉴别诊断

1. 诊断　大多数 TIA 患者就诊时临床症状已消失，故诊断主要依靠病史。中老年患者突然出现局灶性脑功能损害症状，符合 ICA 系统或 VBA 系统及其分支缺血表现，并在短时间内症状完全恢复（多不超过 1 小时），应高度怀疑为 TIA。如果神经影像学检查没有发现神经功能缺损对应的病灶，临床即可诊断 TIA。

TIA 的诊断还应区分不同类型的发病机制，明确是否脑缺血由低灌注等血流动力学改变所致，并需寻找微栓子的来源和病因。如果患者存在高度或中度心源性脑栓塞危险栓子来源，而没有脑缺血责任血管的栓子来源或其他病因，通常考虑 TIA 的微栓子来源于心脏。

2. 鉴别诊断

（1）脑梗死：TIA 在神经功能缺损症状消失前需与脑梗死鉴别。脑梗死发病早期脑 CT、普通 MRI 等影像学检查也可正常，但发病早期 DWI 可显示缺血灶，有利于鉴别诊断。如果患者神经功能缺损症状已持续存在超过 1 小时，因绝大部分患者均持续存在神经功能缺损对应的缺血灶，通常应考虑脑梗死诊断。微栓子所致 TIA，脑组织局部缺血范围较小，神经功能缺损程度较轻；因此，对神经功能缺损范围广泛且程度严重的患者，即使急性脑血管病的发病只有数分钟，也基本不考虑 TIA，而应诊断急性脑梗死，积极进行溶栓筛查和治疗。

（2）癫痫（epilepsy）的部分性发作：特别是单纯部分性发作，常表现为持续数秒至数分钟的肢体抽搐或麻木针刺感，从躯体的一处开始，并向周围扩展，可有脑电图异常，脑 CT、MRI 检查可能发现脑内局灶性病变。

（3）梅尼埃病（Meniere disease）：发作性眩晕、恶心、呕吐与 VBA 系统 TIA 相似，但每次发作持续时间往往超过 24 小时，伴有耳鸣、耳阻塞感，反复发作后听力减退等症状，除眼球震颤外，无其他神经系统定位体征。发病年龄多在 50 岁以下。

（4）心脏疾病：阿-斯综合征（Adams-Strokes syndrome），严重心律失常如室上性心动过速、多源性室性期前收缩、室速或室颤、病态窦房结综合征等，可因阵发性全脑供血不足出现头昏、晕倒和意识丧失，但常无神经系统局灶性症状和体征，动态心电图监测、超声心动图检查常有异常发现。

（5）其他：颅内肿瘤、脓肿、慢性硬膜下血肿、脑内寄生虫、低血糖等亦可出现类似 TIA 症状。原发或继发性自主神经功能不全亦可因血压或心律的急剧变化出现短暂性全脑供血不足，出现发作性意识障碍。基底动脉型偏头痛，常有后循环缺血发作，应注意排除。

五、治疗

TIA 是急症。TIA 发病后 2 天或 7 天内为卒中的高风险期，对患者进行紧急评估与干预可以减少卒中的发生。一旦 TIA 转变成脑梗死，不要因等待凝血功能等结果而延误溶栓治疗。

TIA 发病 1 周内，具备下列指征者建议入院治疗：进展性 TIA；神经功能缺损症状持续时间超过 1 小时；心源性栓子（如心房颤动）；已知高凝状态；TIA 短期卒中风险评估（如 ABCD^2 评分，见表 3-1）为高危患者。如果症状发作在 72 小时内，建议有以下情况之一者也入院治疗：① ABCD^2 评分 > 2；② ABCD^2 评分 0～2，但门诊不能在 2 天之内完成 TIA 系统检查；③ ABCD^2 评分 0～2，但 DWI 已显示对应小片状缺血灶或缺血责任大血管狭窄率 > 50%。

表 3-1　TIA 的 ABCD^2 评分

	TIA 的临床特征	得分
年龄（A）	> 60 岁	1
血压（B）	收缩压 > 140 mmHg 或舒张压 > 90 mmHg	1
临床症状（C）	单侧无力 不伴无力的言语障碍	2 1
症状持续时间（D）	> 60 分钟 10～59 分钟	2 1
糖尿病（D）	有	1

1. 药物治疗

（1）抗血小板治疗：非心源性栓塞性 TIA 推荐抗血小板治疗。发病 24 小时内，具有卒中高复发风险（ABCD^2 评分 ≥ 4）的急性非心源性 TIA 或轻型缺血性脑卒中患者（NIHSS 评分 ≤ 3），应尽早给予阿司匹林联合氯吡格雷治疗 21 天。发病 30 天内伴有症状性颅内动脉严重狭窄（70%～99%）的 TIA 患者，应尽早给予阿司匹林联合氯吡格雷治疗 90 天。其他 TIA 或小卒中一般单独使用：①阿司匹林，每日 50～325 mg；②氯吡格雷，每日 75 mg；③阿司匹林 25 mg 和缓释型双嘧达莫 200 mg，每日 2 次。

（2）抗凝治疗：心源性栓塞性 TIA 一般推荐抗凝治疗，可在神经影像学检查排除脑出血后尽早开始实施。主要包括肝素、低分子量肝素（LMWH）、华法林（warfarin）及新型口服抗凝药（如达比加群、利伐沙班、阿哌沙班、依度沙班等）。一般短期使用肝素后改为口服抗凝剂华法林治疗，华法林治疗目标为 INR 达到 2～3，用药量根据结果调整。高度卒中风险的 TIA 患者应选用半衰期较短和较易中和抗凝强度的肝素；一旦 TIA 转变成脑梗死，可以迅速纠正凝血功能指标的异常，使之符合溶栓治疗的入选标准。频繁发作的 ICA 系统 TIA 或 VBA

系统 TIA，抗血小板治疗无效的病例也可考虑抗凝治疗。对人工心脏瓣膜置换术后等高度卒中风险的 TIA 患者，口服抗凝剂治疗无效时还可加用小剂量阿司匹林或双嘧达莫联合治疗。

（3）扩容治疗：纠正低灌注，适用于血流动力型 TIA。

（4）溶栓治疗：对新近发生的符合传统 TIA 定义的患者，即使神经影像学检查未发现有明确的脑梗死责任病灶，目前也不作为溶栓治疗的禁忌证。若 TIA 再次发作，临床有脑梗死的诊断可能，不应等待，应按照卒中指南积极进行溶栓治疗。

（5）其他：对有高纤维蛋白原血症的 TIA 患者，可选用降纤酶治疗。活血化瘀性中药制剂对 TIA 患者也可能有一定的治疗作用。

2. TIA 外科治疗和血管介入治疗　对适合颈动脉内膜切除术（CEA）或颈动脉血管成形和支架置入术（CAS）者，最好在 48 小时内手术，不应延误治疗。CEA 切除增厚的颈动脉内膜粥样硬化斑块，预防斑块脱落引起脑卒中，已被证明是防治缺血性脑血管疾病的有效方法。多中心前瞻性随机试验发现，在治疗近期有症状的严重颈动脉狭窄患者方面，CEA 比内科治疗更有效。

（1）人造血管手术或血管成形术：颈外动脉狭窄可选择血管成形术、自体大隐静脉搭桥或人造血管移植术。颈部动脉旁路术仅适用于颅外动脉完全闭塞者。颅内动脉的栓塞、狭窄、闭塞可选用：①颅外－颅内动脉吻合术，常用的有颞浅动脉和大脑中动脉（STA－MCA）吻合术，枕动脉－小脑后下动脉（OA－PICA）吻合术。②（带蒂或游离）大网膜颅内移植术（IOT），适用于颈外动脉已结扎或闭塞者，或颅内动脉过于细小而不适合做动脉吻合者。③颞肌脑贴敷术，适用于不能进行大网膜颅内移植者。④颅内动脉血栓摘除术，适用于颅内颈内动脉或 MCA 主干栓塞，发病时间 < 24 小时者。

（2）血管内支架植入手术：颅内外动脉狭窄所致缺血性脑血管病的支架植入术，已被证明是治疗缺血性脑血管病的有效手段，是目前脑血管病治疗的趋势。

3. 控制危险因素　识别和干预危险因素是防治 TIA 的重要基础和降低发病率的关键。

六、预后

TIA 患者早期发生卒中的风险很高，发病 7 天内脑梗死的发生率为 4% ~ 10%，发病 90 天内发生率为 10% ~ 20%（平均 11%）。发作间隔时间缩短、发作持续时间延长、临床症状逐渐加重的进展性 TIA 是即将发展为脑梗死的强烈预警信号。TIA 患者不仅易发生脑梗死，也易发生心肌梗死和猝死。最终 TIA 部分发展为脑梗死，部分继续发作，部分自行缓解。

第二节　脑梗死

脑梗死（cerebral infarction）又称缺血性脑卒中（cerebral ischemic stroke），是各种脑血管病变导致脑部血液供应障碍和局部脑组织缺血、缺氧性坏死，而迅速出现相应神经功能缺损的一类临床综合征。脑梗死是脑卒中最常见的类型，占 70% ~ 80%。

依据局部脑组织发生缺血坏死的机制可将脑梗死分为三种主要病理生理学类型：脑血栓形成（cerebral thrombosis）、脑栓塞（cerebral embolism）和血流动力学机制所致的脑梗死。脑血栓形成和脑栓塞均是脑供血动脉急性闭塞或严重狭窄所致，占全部急性脑梗死的80%~90%。前者急性闭塞或严重狭窄的脑动脉是局部血管本身存在病变而继发血栓形成所致，故称为脑血栓形成；后者急性闭塞或严重狭窄的脑动脉本身没有明显病变或原有病变无明显改变，是栓子阻塞动脉所致，故称为脑栓塞。血流动力学机制所致的脑梗死，其供血动脉没有发生急性闭塞或严重狭窄，是由于近端大血管严重狭窄加上血压下降，导致局部脑组织低灌注，从而出现的缺血坏死，占全部急性脑梗死的10%~20%。

目前国内外广泛使用脑梗死的 TOAST 分型。TOAST 分型按病因分为5种类型：①大动脉粥样硬化型（large-artery atherosclerosis，LAA）；②心源性栓塞型（cardioembolism，CE）；③小动脉闭塞型（small-artery occlusion lacunar，SAA）；④其他病因型（stroke of other determined etiology，SOE），指除以上3种明确病因的分型外，其他少见的病因，如各种原因血管炎、血管畸形、夹层动脉瘤、肌纤维营养不良等所致的脑梗死；⑤不明原因型（stroke of undetermined etiology，SUE），包括两种或多种病因、辅助检查阴性未找到病因和辅助检查不充分等情况。尽管临床上进行了全面和仔细的评估，约30%的脑梗死患者仍病因不明。

本节将以 LAA 型脑梗死为重点，介绍不同类型脑梗死的相关问题。

一、大动脉粥样硬化型脑梗死

动脉粥样硬化是 LAA 型脑梗死最常见的病因，但符合 TOAST 分型标准的 LAA 型脑梗死患者并不多。美国43万例首次脑梗死发病研究中，LAA 型脑梗死约占16%。白种人颅内动脉粥样硬化性狭窄较少，近2/3的 LAA 型脑梗死由颈动脉病变导致。中国人颅内动脉粥样硬化性狭窄较常见，甚至比颈动脉粥样硬化性狭窄还要多见。

（一）病因和发病机制

动脉粥样硬化是本病的根本病因。脑动脉粥样硬化主要发生在管径500 μm 以上的动脉，以动脉分叉处多见，如颈总动脉与颈内、外动脉分叉处，大脑前、中动脉起始段，椎动脉在锁骨下动脉的起始部，椎动脉进入颅内段，基底动脉起始段及分叉部。动脉粥样硬化随着年龄增长而加重，高龄、高血压、高脂血症、糖尿病、吸烟等是其重要的危险因素。

脑动脉粥样硬化的病理变化，从动脉内中膜增厚，形成粥样硬化斑块，到斑块体积逐渐增大，血管狭窄，甚至闭塞。粥样硬化斑块分为易损斑块和稳定斑块两种类型。易损斑块又称不稳定斑块，或"罪犯斑块"。其特点为斑块表面溃疡、破裂、血栓形成，斑块内出血，薄纤维帽，大脂质核，以及严重血管狭窄等。目前认为，易损斑块破裂是导致血栓栓塞事件的重要原因。斑块破裂导致血管胶原暴露，血小板黏附于胶原表面，被胶原激活后发生肿胀和变形，随后释放血小板颗粒，颗粒再释放腺苷二磷酸（adenosine diphosphate，

ADP）、血小板第Ⅳ因子（platelet factor 4，PF4）、血栓素 A$_2$（thromboxane A$_2$，TXA$_2$）、5-羟色胺（5-hydroxytryptamine，5-HT）等，使血液中的血小板不断在局部黏附和聚集，并随着内源性和外源性凝血途径的启动，凝血酶将纤维蛋白原转变为纤维蛋白，后者与受损内膜基质中的纤维连接蛋白结合，使黏附的血小板堆固定于受损的内膜表面，形成不可逆血小板血栓。动脉粥样硬化血管内皮损伤及血小板激活并在受损的内皮上黏附和聚集是动脉血栓形成的基础，血流缓慢（尤其是产生涡流时）和血液凝固性增高在血栓形成中也起着重要作用。

　　脑动脉阻塞后是否导致脑梗死，与缺血脑组织的侧支循环和缺血程度、缺血持续时间和缺血脑组织对缺血的耐受性有关。LAA 型脑梗死有多种发病机制：①原位血栓形成，是 LAA 型脑梗死最主要的发病机制。血栓性阻塞导致大动脉急性闭塞或严重狭窄，发展相对较慢，其症状常在数小时或数天不断进展，临床主要表现为大面积脑梗死。②动脉-动脉栓塞，相当常见，为动脉粥样硬化血管壁上的血栓栓子发生脱落，阻塞远端的动脉。脑梗死在主干病变血管的供血区域内，一般梗死灶较小，症状较局限。③斑块内破裂出血，单纯斑块内破裂出血导致血管急性完全闭塞较少，常合并局部血栓形成导致脑梗死，或导致血管严重狭窄，在合并低灌注时出现局部脑缺血核心区梗死，或在缺血核心区发生梗死的同时出现血管交界区分水岭梗死。④低灌注，大动脉粥样硬化导致的严重血管狭窄没有明显改变，但合并低灌注导致血管交界区发生分水岭梗死。⑤载体动脉病变堵塞穿支动脉，动脉粥样硬化病变或血栓形成累及载体动脉分支开口，导致穿支动脉闭塞发生脑梗死。

（二）病理

　　ICA 系统脑梗死占 80%，VBA 系统脑梗死占 20%。闭塞好发的血管依次为 ICA、MCA、PCA、ACA 及 VBA 等。闭塞血管内可见动脉粥样硬化改变、血栓形成或栓子。局部血液供应中断引起的脑梗死多为白色梗死（即贫血性梗死）。如果闭塞的血管再开通，再灌流的血液可经已损害的血管壁大量渗出，使白色梗死转变成红色梗死（即出血性梗死）。

　　脑梗死首先表现为凝固性坏死，然后是坏死组织液化，最后有可能形成囊腔。脑细胞死亡有坏死性细胞死亡（necrosis）和细胞凋亡（apoptosis）两种方式。最早的形态学改变发生在细胞死亡 12~24 小时后，典型神经元凝固性坏死的形态学改变为神经元核裂解，细胞质嗜伊红，称红色神经元（red neuron）。与凋亡性细胞死亡不同，缺血坏死性细胞死亡与细胞质和线粒体肿胀相关联，并在随后出现细胞膜的分解。这两种细胞死亡方式可以并存，通常坏死性细胞死亡主要发生在脑梗死发病数小时内，而凋亡在发病数周内都可出现。脑梗死 1 天后，梗死灶开始出现边界模糊水肿区，并出现大量炎性细胞浸润。梗死 1~2 天后，大量毛细血管和内皮细胞增生，中性粒细胞被巨噬细胞替代。脑梗死 3~5 天脑水肿达高峰，大面积梗死时脑组织高度肿胀，可向对侧移位，导致脑疝形成。在脑梗死发生的数天内，巨噬细胞数量迅速增加，吞噬大量细胞和组织碎片，并最终返回血液循环。7~14 天脑梗死的坏死组织转变为液化的蜂窝状囊腔。3~4 周后，小病灶形成胶质瘢痕，大病灶形成中风囊。

（三）病理生理

局部脑缺血由中心坏死区（core）及周围缺血半暗带（ischemic penumbra，IP）组成。中心坏死区由于脑缺血非常严重，已达到致死性缺血缺氧程度，因而脑细胞很快出现死亡；IP 的神经功能受损，且随着缺血时间延长和缺血程度加重，将会进一步发生梗死；但如果能在短时间内，迅速恢复 IP 血供或采用其他有效治疗，则该区脑组织的损伤是可逆的，神经细胞有可能存活并恢复功能。一般中心坏死区定义为血流量在"膜泵衰竭"的血流阈值以下，即 rCBF < 10 mL/（100 g·min）的缺血区域；而 IP 为"突触传递衰竭"的血流阈值以下，即 rCBF < 20 mL/（100 g·min）的缺血区域。随缺血时间的延长和严重程度的加重，中心坏死区越来越大，IP 越来越小。大部分 IP 内神经元仅能存活数小时，因此急性脑梗死必须早期治疗。如果 IP 脑组织已经发生坏死，神经元功能必然受损，以后所有的治疗方法都将无济于事，或只能让周围健存的脑组织进行有限的部分功能代偿。

脑梗死闭塞的血管发生自然再开通十分常见。脑组织一旦发生缺血，即使很快恢复供血，还会发生一系列"瀑布式"缺血级联反应，继续造成脑损害。目前已明确一系列导致神经细胞损伤的神经生化学和分子生物学机制，如神经细胞内钙超载、兴奋性氨基酸细胞毒性作用、自由基（free radicals）和再灌注损伤（reperfusion injury）、神经细胞凋亡等，并针对这些机制设计了许多神经保护药物。挽救 IP 是急性脑梗死治疗的一个主要目的；而恢复缺血脑组织的供血和对缺血脑组织实施保护是挽救 IP 的两个基本治疗途径。

有效挽救 IP 脑组织的治疗时间称为治疗时间窗（therapeutic time window，TTW）。目前研究表明，在严格选择病例的条件下，急性缺血性脑卒中溶栓 TTW 一般不超过 6 小时；机械取栓的治疗时间窗一般不超过 8 小时，个别患者可延长至 24 小时。如果血运重建的时间超过其 TTW，则不能有效挽救缺血脑组织，甚至因再灌注损伤和继发脑出血而加重脑损伤。

（四）临床表现

1. 一般特点　LAA 型脑梗死多见于中老年人。常在安静或睡眠中发病，部分病例有 TIA 前驱症状如肢体麻木、无力等。局灶性体征多在发病后 10 余小时或 1~2 日达到高峰，临床表现取决于梗死灶的大小和部位，以及侧支循环和血管变异。患者一般意识清楚，当发生基底动脉血栓或大面积脑梗死时，可出现意识障碍，甚至危及生命。

2. 不同脑血管闭塞的临床特点

（1）ICA 闭塞的表现：严重程度差异较大。症状性闭塞可表现为 MCA 和（或）ACA 缺血症状。当 PCA 起源于 ICA 而非基底动脉（basilar artery，BA）时，这种血管变异可使 ICA 闭塞时出现整个大脑半球的缺血。ICA 缺血可出现单眼一过性黑蒙，偶见永久性失明（视网膜动脉缺血）或 Horner 征（颈上交感神经节后纤维受损）。颈部触诊发现颈动脉搏动减弱或消失，听诊可闻及血管杂音，高调且持续到舒张期血管杂音提示颈动脉严重狭窄，但血管完全闭塞时杂音消失。

（2）MCA闭塞的表现

1）主干闭塞：导致三偏症状，即病灶对侧偏瘫（hemiplegia，包括中枢性面舌瘫和肢体瘫痪）、偏身感觉障碍（hemianesthesia）及偏盲（hemianopia），伴双眼向病灶侧凝视（gaze），优势半球受累出现失语（aphasia），非优势半球受累出现体象障碍，并可出现意识障碍，大面积脑梗死继发严重脑水肿可导致脑疝（cerebral hernia），甚至死亡。

2）皮质支闭塞：①上部分支闭塞导致病灶对侧面部、上下肢瘫痪和感觉缺失，下肢瘫痪较上肢轻，且足部不受累，双眼向病灶侧凝视程度轻，伴Broca失语（优势半球）和体象障碍（非优势半球），通常无意识障碍；②下部分支闭塞较少单独出现，导致对侧同向性上1/4视野缺损，伴Wernicke失语（优势半球），有急性意识模糊状态（非优势半球），无偏瘫。

3）深穿支闭塞：最常见的是纹状体内囊梗死，表现为对侧中枢性均等性轻偏瘫、对侧偏身感觉障碍，可伴对侧同向性偏盲。优势半球病变出现皮质下失语，常为底节性失语，表现为自发性言语受限、音量小、语调低，持续时间短暂。

（3）ACA闭塞的表现

1）分出前交通动脉前的ACA主干闭塞：可因对侧动脉的侧支循环代偿而不出现症状，但当双侧动脉起源于同一个ACA主干时，就会造成双侧大脑半球的前、内侧梗死，导致双下肢截瘫、二便失禁、意志缺失、运动性失语和额叶人格改变等。

2）分出前交通动脉后的ACA远端闭塞：导致对侧的足和下肢出现感觉运动障碍，而上肢和肩部的瘫痪轻，面部和手部不受累。感觉丧失以辨别觉丧失为主，也可不出现。可以出现尿失禁（旁中央小叶受损）、淡漠、反应迟钝、欣快和缄默等（额极与胼胝体受损），对侧出现强握及吸吮反射和痉挛性强直（额叶受损）。

3）皮质支闭塞：对侧中枢性下肢瘫，可伴感觉障碍（胼周和胼缘动脉闭塞）；对侧肢体短暂性共济失调、强握反射及精神症状（眶动脉及额极动脉闭塞）。

4）深穿支闭塞：对侧中枢性面舌瘫、上肢近端轻瘫（内囊膝部和部分内囊前肢受损）。

（4）PCA闭塞的表现：因血管变异多及侧支循环代偿差异大，故症状复杂多样。主干闭塞可出现皮质支和穿支闭塞的症状，但其典型临床表现是对侧同向性偏盲、偏身感觉障碍，不伴有偏瘫，除非PCA起始段的脚间支闭塞导致中脑大脑脚梗死才引起偏瘫。

1）单侧皮质支闭塞：对侧同向性偏盲，上部视野较下部视野受累常见，黄斑区视力不受累（黄斑区的视皮质代表区为大脑中、后动脉双重供应）。优势半球受累可出现失读（alexia）伴或不伴失写（agraphia）、命名性失语（anomic aphasia）、失认（agnosia）等。

2）双侧皮质支闭塞：可导致完全型皮质盲，有时伴有不成形的视幻觉、记忆受损（累及颞叶）、不能识别熟悉面孔（面容失认症）等。

3）PCA起始段的脚间支闭塞：中脑中央和下丘脑综合征，包括垂直性凝视麻痹、昏睡甚至昏迷；旁正中动脉综合征，主要表现为同侧动眼神经麻痹和对侧偏瘫，即Weber综合征（病变位于中脑基底部，动眼神经和皮质脊髓束受累）；同侧动眼神经麻痹和对侧共济失调、震颤，即Claude综合征（病变位于中脑被盖部，动眼神经和结合臂）；同侧动眼神经麻痹和对侧不自主运动和震颤，即 Benedikt 综合征（病变位于中脑被盖部，动眼神经、红核和结合臂）。

4）PCA 深穿支闭塞：丘脑穿通动脉闭塞产生红核丘脑综合征，表现为病灶侧舞蹈样不自主运动、意向性震颤、小脑性共济失调和对侧偏身感觉障碍；丘脑膝状体动脉闭塞产生丘脑综合征（丘脑的感觉中继核团梗死），表现为对侧深感觉障碍、自发性疼痛、感觉过度、轻偏瘫、共济失调、手部疼痉和舞蹈-手足徐动症等。

（5）VBA 闭塞的表现：血栓性闭塞多发生于基底动脉（basilar artery，BA）起始部和中部，栓塞性闭塞通常发生在 BA 尖部。BA 或双侧椎动脉（vertebral artery，VA）闭塞是危及生命的严重脑血管事件，可引起脑干梗死，导致出现眩晕、呕吐、四肢瘫痪、共济失调、肺水肿、消化道出血、昏迷和高热等。脑桥病变出现针尖样瞳孔。

1）闭锁综合征（locked-in syndrome）：又称去传出状态，主要见于 BA 脑桥分支双侧闭塞。患者大脑半球和脑干被盖部网状激活系统无损害，意识清醒，语言理解无障碍，出现双侧中枢性瘫痪（双侧皮质脊髓束和支配三叉神经以下的皮质脑干束受损），只能以眼球上下运动示意（动眼神经与滑车神经功能保留），眼球水平运动障碍，不能讲话，双侧面瘫，构音及吞咽运动均障碍，不能转颈耸肩，四肢全瘫，可有双侧病理反射，常被误认为昏迷。脑电图正常或有轻度慢波有助于和真性意识障碍区别。

2）脑桥腹外侧综合征：多见于小脑下前动脉阻塞。主要累及展神经、面神经、锥体束、脊髓丘脑束和内侧丘系。主要表现为：①病灶侧眼球不能外展（展神经麻痹）及周围性面神经麻痹（面神经核损害）；②对侧中枢性偏瘫（锥体束损害）；③对侧偏身感觉障碍（内侧丘系和脊髓丘脑束损害）。

3）脑桥腹内侧综合征：主要累及展神经、面神经、脑桥侧视中枢、内侧纵束、锥体束。主要表现为：①病灶侧眼球不能外展（展神经麻痹）及周围性面神经麻痹（面神经核损害）；②两眼向病灶对侧凝视（脑桥侧视中枢及内侧纵束损害）；③对侧中枢性偏瘫（锥体束损害）。多见于脑桥旁正中动脉阻塞。

4）基底动脉尖综合征（top of the basilar syndrome）：BA 尖端分出小脑上动脉和大脑后动脉，闭塞后导致眼球运动障碍及瞳孔异常、觉醒和行为障碍，可伴有记忆力丧失、对侧偏盲或皮质盲。中老年卒中，突发意识障碍并较快恢复，出现瞳孔改变、动眼神经麻痹、垂直凝视麻痹，无明显运动和感觉障碍，应想到该综合征的可能，如有皮质盲或偏盲、严重记忆障碍更支持该诊断。脑 CT 及 MRI 显示双侧丘脑、枕叶、颞叶和中脑多发病灶可确诊。

5）延髓背外侧综合征（wallenberg syndrome）：由小脑后下动脉或椎动脉供应延髓外侧的分支动脉闭塞导致。主要表现为：①眩晕、恶心、呕吐及眼震（前庭神经核损害）；②病灶侧软腭、咽喉肌瘫痪，表现为吞咽困难、构音障碍、同侧软腭低垂及咽反射消失（疑核及舌咽、迷走神经损害）；③病灶侧共济失调（绳状体及脊髓小脑束、部分小脑半球损害）；④ Horner 综合征（交感神经下行纤维损害）；⑤交叉性感觉障碍，即同侧面部痛、温觉缺失（三叉神经脊束核损害），对侧偏身痛、温觉减退或丧失（脊髓丘脑侧束损害）。

3.特殊类型的脑梗死　常见以下几种类型。

（1）大面积脑梗死：通常由 ICA 主干、MCA 主干或皮质支闭塞导致，表现为病灶对侧完全性偏瘫、偏身感觉障碍及向病灶对侧凝视麻痹。病程呈进行性加重，易出现明显的脑水肿和颅内压增高征象，甚至发生脑疝死亡。

（2）分水岭脑梗死（cerebral water shed infarction，CWSI）：是由相邻血管供血区交界处或分水岭区局部缺血导致，也称边缘带（border zone）脑梗死，多是血流动力学原因所致。典型病例发生于颈内动脉严重狭窄伴全身血压降低时；此时，局部缺血脑组织的血供严重依赖于血压，小的血压波动即可能导致卒中或 TIA。通常症状较轻，纠正病因后病情易得到有效控制。可分为以下类型。

1）皮质前型：见于 ACA 与 MCA 分水岭脑梗死，病灶位于额中回，可沿前后中央回上部带状走行，直达顶上小叶。表现为以上肢为主的偏瘫及偏身感觉障碍，伴有情感障碍、强握反射和局灶性癫痫，优势半球侧病变还可出现经皮质运动性失语。

2）皮质后型：见于 MCA-PCA 或 ACA-MCA-PCA 皮质支分水岭区梗死，病灶位于顶、枕、颞交界区。常见偏盲、象限盲，以下象限盲为主，可有皮质性感觉障碍，无偏瘫或瘫痪较轻。约半数病例有情感淡漠、记忆力减退或 Gerstmann 综合征（优势半球角回受损）。优势半球侧病变出现经皮质感觉性失语，非优势半球侧病变可见体象障碍。

3）皮质下型：见于大脑前、中、后动脉皮质支与深穿支分水岭区梗死或大脑前动脉回返支（Heubner 动脉）与 MCA 豆纹动脉分水岭区梗死，病灶位于大脑深部白质、壳核和尾状核等。表现为纯运动性轻偏瘫或感觉障碍、不自主运动等。

（3）出血性脑梗死：由于脑梗死灶内的动脉自身滋养血管同时缺血，导致动脉血管壁损伤、坏死，在此基础上如果血管腔内血栓溶解或其侧支循环开放等原因使已损伤血管血流得到恢复，则血液会从破损的血管壁漏出，引发出血性脑梗死，常见于大面积脑梗死后。

（4）多发性脑梗死（multiple infarction）：两个或两个以上不同供血系统脑血管闭塞引起的梗死。当存在高黏血症和高凝状态时，患者的多个脑动脉狭窄可以同时形成血栓，导致多发性脑梗死。一般由反复多次发生脑梗死导致。

（五）辅助检查

对初步诊断脑卒中的患者，如果在溶栓治疗时间窗内，最初辅助检查的主要目的是进行溶栓指征的紧急筛查。血糖化验对明确溶栓指征是必需的。如果有出血倾向或不能确定是否使用了抗凝药，还必须化验全血细胞计数（包括血小板）、凝血酶原时间（PT）、国际标准化比值（INR）和活化部分凝血活酶时间（APTT）。脑 CT 平扫是最重要的初始辅助检查，可排除脑出血和明确脑梗死诊断。

卒中常规实验室检查的目的是排除类卒中或其他病因，了解脑卒中的危险因素。所有患者均应做的辅助检查项目：①脑 CT 平扫或 MRI；②血糖；③全血细胞计数、PT、INR 和 APTT；④肝肾功能，电解质，血脂；⑤肌钙蛋白、心肌酶谱等心肌缺血标志物；⑥氧饱和度；⑦心电图；⑧胸部 X 线。

部分患者必要时可选择的检查项目：①毒理学筛查；②血液酒精水平；③妊娠试验；④动脉血气分析（若怀疑缺氧）；⑤腰穿（怀疑蛛网膜下腔出血而脑 CT 没显示，或怀疑脑卒中继发于感染性疾病）；⑥脑电图（怀疑癫痫发作）等。

1. 脑 CT　急诊脑 CT 平扫可准确识别绝大多数颅内出血，并帮助鉴别非血管性病变（如脑肿瘤），是疑似脑卒中患者首选的影像学检查方法。多数病例发病 24 小时后脑 CT 逐渐显示低密度梗死灶，发病后 2～15 日可见均匀片状或楔形的明显低密度灶。大面积脑梗死有脑水肿和占位效应，出血性梗死呈混杂密度。病后 2～3 周为梗死吸收期，由于病灶水肿消失及吞噬细胞浸润可与周围正常脑组织等密度，CT 上难以分辨，称为"模糊效应"。增强扫描有诊断意义，梗死后 5～6 日出现增强现象，1～2 周最明显，约 90% 的梗死灶显示不均匀强化。头颅 CT 检查方便、快捷，但是对脑干、小脑部位病灶及较小梗死灶分辨率差。

2. 多模式 CT　灌注 CT 等多模式 CT 检查可区别可逆性和不可逆性缺血，帮助识别缺血半暗带，但其在指导急性脑梗死治疗方面的作用目前还没有确定。

3. MRI　普通 MRI（T_1 加权、T_2 加权及质子相）在识别急性小梗死灶和后颅窝梗死方面明显优于平扫脑 CT。MRI 可清晰显示早期缺血性梗死，梗死灶 T_1 呈低信号、T_2 呈高信号，出血性梗死时 T_1 加权像有高信号混杂。MRI 弥散加权成像（DWI）在症状出现数分钟内就可显示缺血灶，虽然超早期显示的缺血灶有些是可逆的，但发病 3 小时以后显示的缺血灶基本代表了脑梗死的大小。灌注加权成像（PWI）可显示脑血流动力学状况和脑组织缺血范围。弥散 - 灌注不匹配（PWI 显示低灌注区而无与其相应大小的 DWI 异常）可提示 IP 的存在和大小。T_2 加权梯度回波磁共振成像（GRE–T_2WI）和磁敏感加权成像（SWI）能发现脑 CT 不能显示的无症状性微出血。MRI 虽无电离辐射和不需碘造影剂，但费用较高，检查时间较长，一些患者有检查禁忌证（如有心脏起搏器、金属植入物或幽闭恐惧症等患者）。

4. 血管病变检查　常用检查方法包括颈动脉双功超声（DUS）、经颅多普勒（TCD）、磁共振血管成像（MRA）、CT 血管成像（CTA）和数字减影血管造影（DSA）等。

颈动脉 DUS 对发现颅外颈动脉血管病变，特别是狭窄和斑块，很有帮助。TCD 对评估颅内外血管狭窄、闭塞、痉挛或侧支循环有一定帮助，也用于检查微栓子和监测治疗效果，缺点是受操作人员技术水平和骨窗影响较大。CTA 和 MRA 可以发现血管狭窄、闭塞及其他血管病变，如动脉炎、脑底异常血管网病（烟雾病，moyamoya disease）、动脉瘤和动静脉畸形等，以及评估侧支循环状态，为卒中的血管内治疗提供依据。但 MRA 对远端或分支显示不清。DSA 是脑血管病变检查的金标准，缺点为有创和存在一定风险。

5. 其他检查　对心电图正常但可疑存在阵发性心房纤颤的患者可行动态心电图监测。超声心动图和经食管超声可发现心脏附壁血栓、心房黏液瘤、二尖瓣脱垂和卵圆孔未闭等可疑心源性栓子来源。蛋白 C、蛋白 S、抗凝血酶Ⅲ等可筛查遗传性高凝状态。糖化血红蛋白、同型半胱氨酸、抗磷脂抗体等检查有利于发现脑梗死的危险因素，对鉴别诊断也有价值。

（六）诊断和鉴别诊断

1. 诊断 第一步，明确是否为卒中。中年以上患者，急性起病，迅速出现局灶性脑损害的症状和体征，并能用某一动脉供血区功能损伤解释，排除非血管性病因，临床应考虑急性脑卒中。第二步，明确缺血性还是出血性脑卒中。脑 CT 或 MRI 检查可排除脑出血和其他病变，帮助鉴别诊断。影像学检查发现责任梗死灶时即可明确诊断。如缺乏影像学责任病灶，但症状或体征持续 24 小时以上，也可诊断急性脑梗死。第三步，明确是否适合溶栓治疗。首先了解卒中发病时间及溶栓治疗的可能性。若在溶栓治疗时间窗内，应迅速进行溶栓适应证筛查，对有指征者实施紧急血管再灌注治疗。此外，应评估卒中的严重程度（如 NIHSS 卒中量表），了解脑梗死发病是否存在低灌注及其病理生理机制，并进行脑梗死病因分型。

LAA 型脑梗死的 TOAST 分型诊断标准：①血管影像学检查证实有与脑梗死神经功能缺损相对应的颅内或颅外大动脉狭窄 > 50% 或闭塞，且血管病变符合动脉粥样硬化改变；或存在颅内或颅外大动脉狭窄 > 50% 或闭塞的间接证据，如影像学（CT 或 MRI）显示大脑皮质、脑干、小脑或皮质下梗死灶的直径 > 1.5 cm，临床表现主要为皮质损害体征，如失语、意识改变、体象障碍等，或有脑干、小脑损害体征。②有至少一个以上动脉粥样硬化卒中危险因素（如高龄、高血压、高血脂、糖尿病、吸烟等）或系统性动脉粥样硬化（如斑块、冠心病等）证据。③排除心源性栓塞所致脑梗死，具体见本章有关心源性脑栓塞部分。

2. 鉴别诊断 主要需与以下疾病相鉴别。

（1）脑出血：脑梗死有时与脑出血的临床表现相似，但活动中起病、病情进展快、发病当时血压明显升高常提示脑出血，脑 CT 检查发现出血灶可明确诊断（表 3-2）。

表 3-2 脑梗死与脑出血的鉴别要点

	脑梗死	脑出血
发病年龄	多为 60 岁以上	多为 60 岁以下
起病状态	安静或睡眠中	动态起病（活动中或情绪激动）
起病速度	10 余小时或 1～2 天症状达到高峰	10 分钟至数小时症状达到高峰
全脑症状	轻或无	头痛、呕吐、嗜睡、打哈欠等高颅压症状
意识障碍	无或较轻	多见且较重
神经体征	多为非均等性偏瘫（大脑中动脉主干或皮质支）	多为均等性偏瘫（基底核区）
CT 检查	脑实质内低密度病灶	脑实质内高密度病灶
脑脊液	无色透明	可有血性

（2）脑栓塞：起病急骤，局灶性体征在数秒至数分钟达到高峰，常有栓子来源的基础疾病，这类基础疾病可以分为心源性的及非心源性的。心源性的包括心房颤动、风湿性心脏病、冠心病、心肌梗死、亚急性细菌性心内膜炎等，非心源性的包括颅内外动脉粥样斑块脱落、空气、脂肪滴等。大脑中动脉栓塞最常见。

（3）颅内占位病变：颅内肿瘤、硬膜下血肿和脑脓肿可呈卒中样发病，出现偏瘫等局灶性体征，颅内压增高征象不明显时易与脑梗死混淆，须提高警惕，脑 CT 或 MRI 检查有助确诊。

（七）治疗

挽救缺血半暗带，避免或减轻原发性脑损伤，是急性脑梗死治疗的最根本目标。"时间就是大脑"，对有指征的患者，应力争尽早实施再灌注治疗。临床应重视卒中指南的指导作用，根据患者发病时间、病因、发病机制、卒中类型、病情严重程度、伴发的基础疾病、脑血流储备功能和侧支循环状态等具体情况，制定适合患者的最佳个体化治疗方案。

1. 一般处理

（1）吸氧和通气支持：给予吸氧维持氧饱和度 > 94%。脑干梗死和大面积脑梗死等危重患者或有气道受累者，需气道支持和辅助通气。轻症、无低氧血症的卒中患者无须常规吸氧。

（2）心脏监测和心脏病变处理：脑梗死后 24 小时内应常规进行心电图检查，有条件者可根据病情进行 24 小时或更长时间的心电监护，以便早期发现阵发性心房纤颤或严重心律失常等心脏病变；避免或慎用增加心脏负担的药物。

（3）体温控制：对体温 > 38 ℃的患者应给予退热措施。发热主要源于下丘脑体温调节中枢受损、并发感染或吸收热、脱水等情况。中枢性发热患者，以物理降温为主（冰帽、冰毯或乙醇擦浴），必要时予以人工亚冬眠治疗，如存在感染应给予抗生素治疗。

（4）血压控制：约 70% 的脑梗死患者急性期血压升高，主要原因是病前存在高血压、疼痛、恶心呕吐、颅内压增高、尿潴留、焦虑、卒中后应激状态等。多数患者在卒中后 24 小时内血压自发降低。病情稳定而无颅内高压或其他严重并发症的患者，24 小时后血压水平基本可反映其病前水平。

急性脑梗死血压的调控应遵循个体化、慎重、适度原则。①准备溶栓者，应控制在收缩压 < 180 mmHg、舒张压 < 100 mmHg。②发病 72 小时内，通常收缩压 ≥ 200 mmHg 或舒张压 ≥ 110 mmHg，或伴有急性冠脉综合征、急性心衰、主动脉夹层、先兆子痫/子痫等其他需要治疗的并发症，才可缓慢降压治疗，且在卒中发病最初 24 小时内降压一般不应超过原有血压水平的 15%。可选用拉贝洛尔（labetalol）、尼卡地平（nicafenine）等静脉药物，避免使用引起血压急剧下降和不易调控血压的药物，如舌下含服短效硝苯地平（nifedipine）。③卒中后若病情稳定，持续血压 ≥ 140 mmHg/90 mmHg，可于发病数天后恢复发病前使用的降压药物或开始启动降压治疗。④对卒中后低压和低血容量，应积极寻找和处理原因，必要时采用扩容升压措施，可静脉输注 0.9% 氯化钠溶液纠正低血容量，纠正可能引起心排血量减少的心律失常。

（5）血糖：脑卒中急性期高血糖较常见，可以是原有糖尿病表现或应激反应。血糖超过 10 mmol/L 时应给予胰岛素治疗，并加强血糖监测，注意避免低血糖，血糖值控制在 7.7 ~ 10 mmol/L。发生低血糖（< 3.36 mmol/L）时，可用 10% ~ 20% 葡萄糖口服或静脉注射予以纠正。

（6）营养支持：卒中后呕吐、吞咽困难等可引起脱水及营养不良，导致神经功能恢复减慢。应重视卒中后液体及营养状况评估。急性脑卒中入院 7 天内应开始肠内营养治疗，对营养不良或有营养不良风险的患者可使用营养补充剂。不能正常经口进食者可鼻饲，持续时间长者（> 2 周）可行经皮内镜下胃造口术（PEG）管饲补充营养。

2. 特异性治疗　指针对缺血损伤病理生理机制中某一特定环节进行的干预。

（1）静脉溶栓：是目前最主要的恢复血流措施，重组组织型纤溶酶原激活剂（rtPA）和尿激酶（urokinase，UK）是目前使用的主要溶栓药。

1）rtPA 静脉溶栓：发病 3 小时内或 3 ~ 4.5 小时，应按照适应证和禁忌证严格筛选患者，尽快给予 rtPA 静脉溶栓治疗。使用方法：rtPA 0.9 mg/kg（最大剂量 90 mg）静脉滴注，其中 10% 在最初 1 分钟内静脉推注，其余持续滴注 1 小时。溶栓药用药期间及用药 24 小时内应严密监护患者，定期进行血压和神经功能检查。如出现严重头痛、高血压、恶心和呕吐，或神经症状体征明显恶化，考虑合并脑出血时，应立即停用溶栓药物并行脑 CT 检查。

适应证：迄今为止，发病 3 小时内 rtPA 标准静脉溶栓疗法是唯一被严格临床科学试验证实具有显著疗效并被批准应用于临床的急性脑梗死药物治疗方法。每溶栓治疗 100 例急性脑梗死，就有 32 例在发病 3 个月时临床完全或基本恢复正常，溶栓较安慰剂增加了 13 例完全恢复，但同时也增加了 3 例症状性脑出血，净获益 29 例。适用于①有急性脑梗死导致的神经功能缺损症状；②症状出现 < 3 小时；③年龄 ≥ 18 岁；④患者或家属签署知情同意书。

禁忌证：①既往有颅内出血史。②近 3 个月有重大头颅外伤史或卒中史。③可疑蛛网膜下腔出血。④已知颅内肿瘤、动静脉畸形、动脉瘤。⑤近 1 周内有在不易压迫止血部位的动脉穿刺，或近期有颅内、椎管内手术史。⑥血压升高，收缩压 ≥ 180 mmHg，或舒张压 ≥ 100 mmHg。⑦活动性内出血。⑧急性出血倾向，包括血小板计数低于 $100 \times 10^9/L$ 或其他情况，如 48 小时内接受过肝素治疗（APTT 超出正常范围上限）；已口服抗凝药，且 INR > 1.7 或 PT > 15 秒；目前正在使用凝血酶抑制剂或 X a 因子抑制剂，各种敏感的实验室检查异常（如 APTT、INR、血小板计数、ECT、TT 或恰当的 X a 因子活性测定等）。⑨血糖 < 2.7 mmol/L。⑩脑 CT 提示多脑叶梗死（低密度影 > 1/3 大脑半球）。

相对禁忌证：①轻型卒中或症状快速改善的卒中；②妊娠；③痫性发作后出现的神经功能损害症状；④近 2 周内有大型外科手术或严重外伤；⑤近 3 周内有胃肠或泌尿系统出血；⑥近 3 个月内有心肌梗死史。

国内外卒中指南对发病 3 ~ 4.5 小时 rtPA 标准静脉溶栓疗法均给予了最高推荐，但目前循证医学的证据还不够充分。因时间延长，其疗效只有 3 小时内 rtPA 标准静脉溶栓疗法的一半；因入选溶栓的标准更严格，其症状性脑出血发生率相似。适应证：①有急性脑梗死导致的神经功能缺损症状；②症状持续时间在发病 3 ~ 4.5 小时；③年龄在 18 ~ 80 岁；④患者或家属签署知情同意书。禁忌证同 3 小时内 rtPA 静脉溶栓。相对禁忌证有①年龄＞80 岁；②严重卒中（NIHSS ＞ 25 分）；③口服抗凝药（不考虑 INR 水平）；④有糖尿病和缺血性卒中病史。

2）UK 静脉溶栓：我国"九五"攻关课题研究结果表明，UK 静脉溶栓治疗发病 6 小时内急性脑梗死相对安全、有效。如无条件使用 rtPA，且发病在 6 小时内，符合适应证和禁忌证的患者，可考虑静脉给予 UK。使用方法为 UK 100 万 ~ 150 万 IU，溶于生理盐水100 ~ 200 mL，持续静脉滴注 30 分钟。适应证为①有急性脑梗死导致的神经功能缺损症状；②症状出现＜ 6 小时；③年龄在 18 ~ 80 岁；④意识清楚或嗜睡；⑤脑 CT 无明显早期脑梗死低密度改变；⑥患者或家属签署知情同意书。禁忌证同 3 小时内 rtPA 静脉溶栓。

（2）血管内介入治疗：包括动脉溶栓、桥接、机械取栓、血管成形和支架术等。采用 rtPA 标准静脉溶栓治疗，大血管闭塞的血管再通率较低（ICA ＜ 10%，MCA ＜ 30%），疗效欠佳。对 rtPA 标准静脉溶栓治疗无效的大血管闭塞患者，在发病 6 小时内给予补救机械取栓，每治疗 3 ~ 7 个患者，就可多 1 个临床良好结局。最后看起来正常的时间为 6 ~ 24 小时的前循环大血管闭塞患者，在特定条件下也可进行机械取栓。对非致残性卒中患者（改良Rankin 量表评分 0 ~ 2），如果有颈动脉血运重建的二级预防指征，且没有早期血运重建的禁忌证时，应在发病 48 小时 ~ 7 天进行 CEA 或 CAS，而不是延迟治疗。

（3）抗血小板治疗：常用抗血小板聚集剂有阿司匹林和氯吡格雷。未行溶栓的急性脑梗死患者应在 48 小时内尽早服用阿司匹林，每日 150 ~ 325 mg，阿司匹林过敏或不能使用时可用氯吡格雷替代。一般 2 周后按二级预防方案选择抗栓治疗药物和剂量。如果发病 24小时内，患者 NIHSS 评分≤ 3，应尽早给予阿司匹林联合氯吡格雷治疗 21 天，以预防卒中的早期复发。由于目前安全性还没有确定，通常 LAA 型脑梗死急性期不建议阿司匹林联合氯吡格雷治疗，溶栓后 24 小时内也不推荐抗血小板或抗凝治疗，以免增加脑出血风险。合并不稳定型心绞痛和冠状动脉支架置入是特殊情况，需要双重抗血小板治疗，甚至联合抗凝治疗。

（4）抗凝治疗：一般不推荐急性期应用抗凝药来预防卒中复发、阻止病情恶化或改善预后。但对于合并高凝状态、有深静脉血栓形成和肺栓塞风险的高危患者，可以使用预防剂量的抗凝治疗。对于大多数合并房颤的急性缺血性脑卒中患者，可在发病后 4 ~ 14 天开始口服抗凝药物，进行卒中二级预防。

（5）脑保护治疗：脑保护剂包括自由基清除剂、阿片受体阻断剂、电压门控性钙通道阻断剂、兴奋性氨基酸受体阻断剂、镁离子和他汀类药物等，可通过降低脑代谢、干预缺血引发细胞毒性机制减轻缺血性脑损伤。大多数脑保护剂在动物实验中显示有效，但目前还没有一种脑保护剂被多中心、随机双盲的临床试验研究证实有明确的疗效。他汀类药物在内皮功能、脑血流、炎症等方面发挥神经保护作用。近来研究提示，脑梗死急性期短期停用他汀类药物与病死率和致残率增高相关。推荐急性脑梗死病前已服用他汀类药物的患者继续使用。

（6）扩容治疗：纠正低灌注，适用于血流动力学机制所致的脑梗死。

（7）其他药物治疗：①降纤治疗，疗效尚不明确。可选药物有巴曲酶（batroxobin）、降纤酶（defibrase）和安克洛酶（ancrod）等，但应注意出血并发症；②活血化瘀中药，临床常用丹参、川芎嗪、三七和葛根素等，改善脑梗死症状；③针灸，针刺治疗急性脑梗死，但疗效尚需高质量大样本临床研究证实；④丁基苯酞（butylphthalide）、人尿激肽原酶（human urinary kallikrein）是近年国内开发的两个新药，对脑缺血和微循环均有一定改善作用。

3.急性期并发症处理

（1）脑水肿和颅内压增高：治疗目标是降低颅内压、维持足够脑灌注（脑灌注压 > 70 mmHg）和预防脑疝发生。推荐床头抬高 20° ~ 45°，避免和处理引起颅内压增高的因素，如头颈部过度扭曲、激动、用力、发热、癫痫、呼吸道不通畅、咳嗽、便秘等。可使用 20% 甘露醇（mannitol）每次 125 ~ 250 mL 静脉滴注，每 6 ~ 8 小时 1 次；对心、肾功能不全患者可改用呋塞米（frusemide）20 ~ 40 mg 静脉注射，每 6 ~ 8 小时 1 次；可酌情同时应用甘油果糖（glycerin fructose）每次 250 ~ 500 mL 静脉滴注，每日 1 ~ 2 次；还可用注射用七叶皂苷钠和白蛋白辅助治疗。

对发病 48 小时内、60 岁以下的恶性 LAA 型脑梗死伴严重颅内压增高患者，去骨瓣减压术是有效挽救生命的措施。60 岁以上患者手术减压可降低死亡和严重残疾，但独立生活能力未显著改善。有占位效应的小脑梗死患者施行去骨瓣减压术可有效防治脑疝和脑干受压。去骨瓣减压术的最佳时机尚不明确，一般将脑水肿引起的意识水平降低作为选择手术标准。

（2）梗死后出血：脑梗死出血转化发生率为 8.5% ~ 30%，其中有症状的为 1.5% ~ 5%。症状性出血转化应停用抗栓治疗等致出血药物，无症状性脑出血转化一般抗栓治疗可以继续使用。需抗栓治疗时，应权衡利弊，一般可于症状性出血病情稳定后数天或数周后开始抗血小板治疗；对于再发血栓风险相对较低或全身情况较差者，可用抗血小板药物代替华法林。除非合并心脏机械瓣膜，症状性脑出血后至少 4 周内应避免抗凝治疗。

（3）癫痫：不推荐预防性应用抗癫痫药物。孤立发作一次或急性期痫性发作控制后，不建议长期使用抗癫痫药物。卒中后 2 ~ 3 个月再发的癫痫，按常规进行抗癫痫长期药物治疗。

（4）感染：脑卒中患者（尤其存在意识障碍者）急性期容易发生呼吸道、泌尿系等感染，导致病情加重。应实施口腔卫生护理以降低卒中后肺炎的风险。患者采用适当体位，经常翻身叩背及防止误吸是预防肺炎的重要措施。肺炎的治疗主要包括呼吸支持（如氧疗）和抗生素治疗；尿路感染主要继发于尿失禁和留置导尿管，尽可能避免插管和留置导尿管，间歇导尿和酸化尿液可减少尿路感染。一旦发生感染应及时根据细菌培养和药敏试验结果应用敏感抗生素。

（5）上消化道出血：高龄和重症脑卒中患者急性期容易发生应激性溃疡，建议常规应用静脉抗溃疡药；对已发生消化道出血者，应进行冰盐水洗胃、局部应用止血药（如口服或鼻饲云南白药、凝血酶等）；出血量多引起休克者，必要时输注新鲜全血或红细胞成分，以及进行胃镜下止血或手术止血。

（6）深静脉血栓形成（deep vein thrombosis，DVT）和肺栓塞（pulmonary embolism，PE）：高龄、严重瘫痪和房颤均增加 DVT 风险，DVT 增加 PE 风险。应鼓励患者尽早活动，下肢抬高，避免下肢静脉输液（尤其是瘫痪侧）。对发生 DVT 和 PE 风险高的患者可给予低剂量的抗凝药物预防性抗凝治疗，如低分子肝素 4000 IU 左右，皮下注射，每日 1 次。

（7）吞咽困难：约 50% 的卒中患者入院时存在吞咽困难。为防治卒中后肺炎与营养不良，应重视吞咽困难的评估与处理。患者开始进食、饮水或口服药物之前应筛查吞咽困难，识别高危误吸患者。对怀疑误吸的患者，可进行造影、光纤内镜等检查来确定误吸是否存在，并明确其病理生理学机制，从而指导吞咽困难的治疗。

（8）心脏损伤：脑卒中合并的心脏损伤是脑心综合征的表现之一，主要包括急性心肌缺血、心肌梗死、心律失常及心力衰竭。应密切观察心脏情况，必要时进行动态心电监测和心肌酶谱检查，及时发现心脏损伤，并及时治疗。措施包括减轻心脏负荷，慎用增加心脏负担的药物，注意输液速度及输液量，对高龄患者或原有心脏病患者甘露醇用量减半或改用其他脱水剂，积极处理心脏损伤。

4. 早期康复治疗　应制订短期和长期康复治疗计划，分阶段、因地制宜地选择治疗方法。卒中发病 24 小时内不应进行早期、大量的运动。在病情稳定的情况下应尽早开始坐、站、走等活动。卧床者注意良肢位摆放，尽量减少皮肤摩擦和皮肤受压，保持良好的皮肤卫生，防止皮肤皲裂，使用特定的床垫、轮椅坐垫和座椅，直到恢复行走能力。应重视语言、运动和心理等多方面的康复训练，常规进行卒中后抑郁的筛查，并对无禁忌证的卒中后抑郁患者进行抗抑郁治疗，目的是尽量恢复患者日常生活自理能力。

5. 早期开始二级预防　不同病情患者卒中急性期长短各异，通常规定卒中发病 2 周后进入恢复期。对病情稳定的患者，应尽早安全启动卒中二级预防，并向患者进行健康教育。

（八）预后

本病发病 30 天内的病死率为 5% ~ 15%，致残率 > 50%。存活者中复发率 > 40%，复发次数越多，病死率和致残率越高。预后受年龄、伴发基础疾病、是否出现并发症等因素影响。

研究表明，NIHSS 基线评分是早期死亡风险最强的预测指标之一。NIHSS 基线评分在 0 ~ 7、8 ~ 13、14 ~ 21、22 ~ 42 不同区间，其急性脑梗死 30 天病死率分别为 4.2%、13.9%、31.6% 和 53.5%。溶栓治疗前，若 NIHSS 基线评分 > 20，溶栓合并症状性脑出血的发生率高达 17%，如果基线脑 CT 显示早期脑梗死低密度改变大于 1/3 大脑中动脉分布区，症状性脑出血的发生率则高达 31%。LAA 型脑梗死复发风险与其血管狭窄程度直接相关。如果症状性颅内动脉狭窄 > 70%，其年卒中发生率为 18%，而动脉狭窄 < 70% 者仅为 6%。一般症状性颅内动脉狭窄患者卒中复发风险高于颈动脉狭窄患者。

二、心源性脑栓塞

脑栓塞（cerebral embolism）是指各种栓子随血流进入脑动脉，使血管急性闭塞或严重狭窄，导致局部脑组织缺血、缺氧性坏死，而迅速出现相应神经功能缺损的一组临床综合征。脑栓塞栓子来源可分为心源性、非心源性和来源不明性三种类型。动脉粥样硬化性血栓栓子脱落导致脑栓塞比较常见，其他非心源性脑栓塞如脂肪栓塞、空气栓塞、癌栓塞、感染性脓栓、寄生虫栓和异物栓等均较少见。临床上脑栓塞主要指心源性栓塞（CE）型脑梗死。新近研究表明，CE 型脑梗死较 LAA 型脑梗死可能更常见，约占全部脑梗死的 20%。

（一）病因和发病机制

CE 型脑梗死的栓子通常来源于心房、心室壁血栓及心脏瓣膜赘生物，少数来源于心房黏液瘤，静脉栓子也可经未闭合的卵圆孔和缺损的房间隔迁移到脑动脉（称为反常栓塞）。导致脑栓塞的病因有：非瓣膜性心房颤动、风湿性心脏病、急性心肌梗死、左心室血栓、充血性心力衰竭、人工心脏瓣膜、扩张性心肌病及其他较少见的原因，如感染性心内膜炎、非细菌性血栓性心内膜炎、病态窦房结综合征、左心房黏液瘤、房间隔缺损、卵圆孔未闭、心房扑动、二尖瓣脱垂、二尖瓣环状钙化、心内膜纤维变性等。

1. 非瓣膜性心房颤动　是 CE 型脑梗死最常见的病因，约占心源性脑栓塞的 50%。栓子主要来源于左心耳。其主要发病机制是房颤导致血流缓慢淤滞，在低剪切率和其他因素作用下激活凝血级联反应，最后形成红细胞 - 纤维蛋白血栓（红色血栓），导致脑栓塞。

2. 风湿性心脏瓣膜病　有 10% ～ 20% 的患者发生脑栓塞，栓子主要成分为红色血栓和血小板 - 纤维蛋白血栓（白色血栓）。狭窄的瓣膜表面不规则，逐渐出现粘连、钙化等心脏瓣膜病变，均可以激活血小板，导致血栓形成。风湿性心脏瓣膜病常合并房颤，导致心房和心室扩大，这些因素均显著增加了血栓形成的可能性。

3. 急性心肌梗死　其导致的脑栓塞约占 CE 型脑梗死的 10%。大多数栓子来源于左心室心肌梗死形成的附壁血栓，心尖部尤为多见；少数来源于左心房。急性心肌梗死还可以继发高凝状态，促进心脏血栓形成。这种继发高凝状态甚至还可在心肌梗死后数天或数周内导致静脉血栓形成或诱发动脉血栓形成，导致血栓栓塞事件。

4. 感染性心内膜炎　约 20% 发生脑栓塞。其瓣膜和心内膜赘生物栓子主要由血小板、纤维蛋白、红细胞和炎性细胞组成。病原体通常由很厚的纤维素包裹，这给抗生素治疗带来很大困难。栓子一般较小，尸检时常见皮质和皮质下多发小梗死，较大的梗死多见于金黄色葡萄球菌性心内膜炎患者。少数患者出现梗死后出血转化。与心房黏液瘤或癌栓子一样，感染栓子可破坏动脉引起脑出血或蛛网膜下腔出血。

5. 非细菌性血栓性心内膜炎　是导致脑栓塞的重要病因，主要见于癌症、系统性红斑狼疮和抗磷脂抗体综合征等高凝状态疾病。虽然本病没有细菌性心内膜炎的证据，但纤维瓣膜增厚，心脏瓣膜和邻近心内膜上出现许多赘生物，主要是血小板和纤维蛋白的混合物。

（二）病理

大约 80% 心脏来源的栓子导致脑栓塞。栓子常停止于颅内血管的分叉处或管腔的狭窄部位。约 80% 心源性脑栓塞见于 ICA 系统，MCA 尤为多见，特别是上部的分支最易受累，但 ACA 很少发生脑栓塞；约 20% 心源性脑栓塞见于 VBA 系统，以 BA 尖部和 PCA 多见。因穿支动脉从载体动脉分出时几乎呈 90° 角，故很少发生栓塞。

CE 型脑梗死的病理改变与 LAA 型脑梗死基本相同，但由于栓塞性梗死发展较快，没有时间建立侧支循环，因而栓塞性脑梗死较血栓性脑梗死临床发病更快，局部脑缺血常更严重。脑栓塞引起的脑组织坏死分为缺血性、出血性和混合性梗死，其中出血性更常见，占 30% ~ 50%，可能由于栓塞血管内栓子破碎向远端前移，恢复血流后栓塞区缺血坏死的血管壁在血压作用下发生破裂出血。除脑梗死外，有时还可发现身体其他部位如肺、脾、肾、肠系膜、四肢、皮肤和巩膜等栓塞证据。

（三）临床表现

CE 型脑梗死可发生于任何年龄，风湿性心脏病引起的脑栓塞以青年女性为多，非瓣膜性心房颤动、急性心肌梗死引起的脑栓塞以中老年人为多。典型脑栓塞多在活动中急骤发病，无前驱症状，局灶性神经功能缺损体征在数秒至数分钟即达到高峰。

临床神经功能缺损和脑实质影像学表现与 LAA 型脑梗死基本相同，但可能同时出现多个血管支配区的脑损害。因大多数栓子阻塞 MCA 及其分支，临床常表现为上肢瘫痪重，下肢瘫痪相对较轻，感觉和视觉功能障碍不明显。栓子移动可能最后阻塞皮质分支，表现为单纯失语或单纯偏盲等大脑皮质功能缺损症状。不同部位血管栓塞会造成相应的血管闭塞综合征，详见本节 LAA 型脑梗死部分。

CE 型脑梗死容易复发和出血。病情波动较大，病初严重，主干动脉阻塞或继发血管痉挛时，可在发病早期出现意识障碍，但因为血管的再通，部分病例临床症状可迅速缓解；有时因并发出血，临床症状可急剧恶化；有时因栓塞再发，稳定或一度好转的局灶性体征可再次加重。发病时出现头痛或癫痫发作相对多见。

反常栓塞多在促进右向左分流的活动过程中发病，如用力排便、咳嗽、打喷嚏、性交等。患者常有久坐、近期手术等诱发下肢深静脉血栓形成的因素，或存在脱水、口服避孕药等导致高黏血症或高凝状态的原因，有些患者在发生脑栓塞的前后并发了肺栓塞（表现为气急、发绀、胸痛、咯血和胸膜摩擦音等）。

近 1/6 卒中由房颤导致，房颤引起的 CE 型脑梗死是 80 岁以上人群脑梗死的首要病因。阵发性房颤患者在房颤出现时容易引起脑栓塞，总体发生脑栓塞的风险与持续性房颤和永久性房颤相似。单纯风湿性二尖瓣关闭不全引起脑栓塞相对较少，而二尖瓣狭窄则较多，但房颤导致栓子脱落仍是二尖瓣狭窄引起脑栓塞的主要原因。约 2% 急性心肌梗死在发病 3 个月内发生心源性脑栓塞，发病 1 ~ 2 周内栓塞风险最高。大多数心脏附壁血栓在急性心肌梗死发病 2 周内形成；前壁心肌梗死导致左室射血分数 < 40% 的患者约 18% 出现左心室血栓，而左室射血分数较高的心肌梗死患者左心室血栓形成率低

于 10%。

感染性心内膜炎常见于各种心脏瓣膜病、先天性心脏病、阻塞性肥厚型心肌病，以及风湿免疫性疾病而长期服用糖皮质激素的患者，发生脑栓塞主要在抗生素治疗之前或第 1 周内。脑栓塞并发颅内感染，常出现头痛、发热和弥漫性脑部症状（如记忆力下降、嗜睡、谵妄等）。有时感染性心内膜炎会引发脑出血或蛛网膜下腔出血，颅内出血发生前数小时或数天可出现 TIA 或缺血性卒中（感染性栓子栓塞所致）。

大多数 CE 型脑梗死患者伴有房颤、风湿性心脏病、急性心肌梗死等，提示栓子来源的病史。约 1% 心源性脑栓塞同时并发全身性栓塞，出现肾栓塞（腰痛、血尿等）、肠系膜栓塞（腹痛、便血等）和皮肤栓塞（出血点或淤斑）等疾病表现。

（四）辅助检查

CE 型脑梗死常规辅助检查详见本节 LAA 型脑梗死部分。

患者有发热和白细胞增高时，应进行血培养，排除感染性心内膜炎。感染性心内膜炎产生含细菌栓子。一般脑脊液白细胞数增高，蛋白多增高。发生出血性梗死时，脑脊液可呈血性或镜下检出红细胞。部分感染性心内膜炎进行 GRE- T_2WI 和 SWI 检查时可以发现脑沟和皮质多发性微出血。怀疑非细菌性血栓性心内膜炎时，应进行抗磷脂抗体等自身抗体检测。

有卵圆孔未闭和不明原因的脑梗死时，应探查下肢深静脉血栓等静脉栓子来源，检测蛋白 C、蛋白 S、抗凝血酶Ⅲ等筛查高凝状态。经胸超声心动图（TTE）、经食管超声心动图（TEE）以及经颅多普勒超声（TCD）发泡试验可用于探查卵圆孔未闭和右向左分流通道。

心电图检查可作为确定心肌梗死、房颤和其他心律失常的依据。阵发性房颤有时可能需要长时程连续动态心电图监测才能发现。

探查心脏栓子的来源首选 TTE 和 TEE，但心脏 MRI 优于 TTE 检查。一般心脏 MRI 检查指征：①TTE 诊断可疑左心室血栓；②进一步评估 TTE 发现的心脏肿块；③TEE 检查结果不一致；④不能耐受或不能进行 TEE 检查。

（五）诊断

CE 型脑梗死是由不同疾病导致的一个临床综合征。除了明确脑梗死和心源性脑栓塞的诊断外，还需明确导致 CE 型脑梗死的病因。有关脑梗死的诊断详见本节前文。

CE 型脑梗死的诊断主要基于：①有潜在的心源性栓子来源，要求至少存在一种高度或中度心源性脑栓塞危险因素；②已排除 LAA 型脑梗死、SAA 型脑梗死以及明确的其他原因脑梗死；③临床表现和神经影像学改变支持脑栓塞诊断。

CE 型脑梗死高度危险因素：二尖瓣狭窄伴心房颤动、心房颤动（非孤立）、机械心脏瓣膜、病态窦房结综合征、4 周内心肌梗死、左心房或左心耳血栓、左心室血栓、扩张型心肌病、左室壁节段性运动异常、左心房黏液瘤、感染性心内膜炎。

CE 型脑梗死中度危险因素：二尖瓣脱垂、二尖瓣环状钙化、二尖瓣狭窄不伴房颤、房间隔缺损、卵圆孔未闭、心房扑动、孤立性房颤、生物心脏瓣膜、非细菌性血栓性心内膜炎、充血性心力衰竭、4 周 ~ 6 个月的心肌梗死等。

诊断：根据骤然起病，数秒至数分钟达到高峰，出现偏瘫、失语等局灶性神经功能缺损，既往有栓子来源的基础疾病，如房颤、风湿性心脏病等病史，CT 或 MRI 检查排除脑出血和其他病变，即可初步做出心源性脑栓塞诊断。脑梗死发病时出现意识障碍，或主要神经功能缺损症状在发病早期迅速改善，则更支持诊断。血管影像学检查证实没有与脑梗死神经功能缺损相对应的颅内或颅外大血管动脉粥样硬化性狭窄（ > 50% ），或同时出现多个血管支配区的梗死灶，或合并身体其他脏器栓塞，则可明确诊断。

（六）治疗

1.脑栓塞治疗　与 LAA 型脑梗死治疗原则基本相同（详见本节有关内容）。CE 型脑梗死急性期一般不推荐抗凝治疗，急性期的抗凝不比抗血小板更有效，但显著增加了脑出血和全身出血的风险。对大部分房颤导致的卒中患者，可在发病 4 ~ 14 天开始口服抗凝药物，预防卒中复发。存在出血转化的高危患者（大面积梗死、早期影像学出血转化表现、血压控制不佳或出血倾向），抗凝治疗一般推迟到 14 天以后。无症状性脑出血转化的抗凝或抗血小板治疗一般不受影响。症状性出血转化或合并脑出血时，应权衡利弊，可在病情稳定后数天或数周后启动抗血小板治疗，除非是心脏机械瓣膜，症状性脑出血发病至少 4 周内应避免抗凝治疗，但下肢深静脉血栓和肺栓塞的高危患者可在脑出血停止后 1 ~ 4 天开始预防性抗凝治疗。

2.原发病治疗　针对性治疗原发病有利于脑栓塞病情控制和防止复发。有心律失常者，应予以纠正。对感染性栓塞应使用抗生素，并禁用溶栓和抗凝治疗，防止感染扩散；对非细菌性血栓性心内膜炎，口服抗凝剂（如华法林）治疗高凝状态的疗效欠佳，可采用肝素或低分子肝素治疗。心房黏液瘤可行手术切除。反常栓塞在卵圆孔未闭和深静脉血栓并存的情况下，可以考虑经导管卵圆孔封堵术治疗。

（七）预后

CE 型脑梗死比其他类型脑梗死预后差，致残率高。这主要与来源于心房和心室腔的血栓较大有关。急性期病死率为 5% ~ 15%，多死于严重脑水肿、脑疝、肺部感染和心力衰竭。如栓子来源不能消除，10% ~ 20% 的脑栓塞患者可在病后 1 ~ 2 周内再发，再发病死率更高。

三、小动脉闭塞型脑梗死

SAA 型脑梗死又称腔隙性缺血性脑卒中（lacunar ischemic stroke），是指大脑半球或脑干深部的小穿通动脉，在长期高血压等危险因素基础上，血管壁发生病变，最终管腔闭塞，导致动脉供血区脑组织发生缺血性坏死（其梗死灶直径 < 2.0 cm），从而出现急性神经功能损害的一类临床综合征，占全部脑梗死的 20% ~ 30%。腔隙性脑梗死（lacunar infarct）主要指小动脉闭塞型脑梗死，累及的部位包括脑深部白质、基底核、丘脑和脑桥等。部分小病

灶位于脑的相对静区，与 1 个穿支动脉供血区内的皮质下小梗死或出血相一致，放射学检查或尸检时才得以证实，推测为血管源性的腔隙（lacunes）。还有部分皮质小梗死也无明显的神经缺损症状，与大动脉疾病、心源性脑栓塞或其他非小血管病机制相关。脑内无症状性小腔隙很多见，患病率是有症状者的 5 ~ 6 倍，不属于 SAA 型脑梗死的范畴。

（一）病因和发病机制

目前认为小动脉硬化是其主要病因。小动脉硬化为年龄相关或血管危险因素相关的小血管病。高龄、高血压、糖尿病、吸烟和家族史是本病发病的主要危险因素，而高胆固醇血症、过量饮酒、既往卒中病史等因素，与本病的发病相关性较小。脑深部小梗死灶或皮质下小梗死灶由单个小穿通动脉闭塞引起。小穿通动脉通常直径小于 500 μm，从大脑中动脉主干、Willis 环血管（大脑前动脉 A1 段、前交通动脉、大脑后动脉 P1 段、后交通动脉）、椎基底动脉等发出，深入到大脑或脑干的灰质和白质。这些穿通动脉靠近主干动脉且血管较小，在高血压等因素的作用下容易出现脂质透明变性（lipohyalinosis）和微粥样硬化斑（microatheroma）等小动脉硬化病理改变。早先认为脂质透明变性是导致小穿通动脉闭塞的主要原因；但现在认为微粥样硬化斑才是导致小穿通动脉闭塞或狭窄的最主要原因。其他发病机制还有载体动脉粥样硬化病变或血栓形成累及小穿通动脉开口。当小穿通动脉狭窄时，低灌注是导致脑组织缺血坏死的重要机制。偶尔责任小穿通动脉的组织病理学检查显示没有明显的血管病变，推测动脉–动脉栓塞或心源性栓塞阻塞小穿通动脉可能是其发病机制。

（二）病理

从组织病理学上来看，SAA 型脑梗死与其他脑梗死没有不同，开始表现为凝固性坏死，随后出现巨噬细胞，并通过吞噬作用去除坏死组织，最后形成由增生的星形胶质细胞所包围的囊腔。腔隙性梗死灶呈不规则圆形、卵圆形或狭长形，直径 0.2 ~ 20 mm，多为 3 ~ 4 mm。病灶常位于脑深部核团（壳核约 37%、丘脑 14%、尾状核 10%）、脑桥（16%）和内囊后肢（10%），较少发生在大脑脚、锥体、内囊前肢和小脑。

小动脉病变主要表现为纤维素样坏死、微粥样硬化斑、脂质透明变性、微动脉瘤等小动脉硬化改变。微粥样硬化斑是最常见的引起小穿通动脉闭塞或狭窄的病变，通常见于小动脉的起始段至前半段。从组织病理学上来看，微粥样硬化斑与大血管动脉粥样硬化相似。

脂质透明变性引起小穿通动脉闭塞或狭窄主要见于直径 < 200 μm 的深穿支，且几乎只见于高血压患者。闭塞的小穿通动脉具有动脉粥样硬化形成和纤维素样坏死的特征，伴有动脉内中膜脂质和嗜酸性纤维蛋白沉积。

（三）临床表现

1. 一般特点　多见于中老年患者，男性多于女性。中国人发病率较白种人高。本病首次发病的平均年龄为 65 岁，随着年龄增长发病逐渐增多。半数以上的病例有高血压病史，突然或逐渐起病，出现偏瘫或偏身感觉障碍等局灶症状。通常症状较轻、体征单一、预后较好，一般无头痛、颅内压增高和意识障碍等表现。

2.常见的腔隙综合征 Fisher根据临床和病理学资料，将本病归纳为21种临床综合征，其中常见的5种如下。

（1）纯运动性轻偏瘫（pure motor hemiparesis，PMH）：最常见类型，约占60%，病变多位于内囊、放射冠或脑桥。表现为对侧面部及上下肢大体相同程度轻偏瘫，无感觉障碍、视觉障碍和皮质功能障碍（如失语等），多不出现眩晕、耳鸣、眼震、复视及小脑性共济失调等。常常突然发病，数小时内进展，许多患者遗留受累肢体的笨拙或运动缓慢。

（2）纯感觉性卒中（pure sensory stroke，PSS）：较常见，特点是偏身感觉缺失，可伴感觉异常，如麻木、烧灼或沉重感、刺痛、僵硬感等；病变主要位于对侧丘脑腹后外侧核。

（3）共济失调性轻偏瘫（ataxic-hemiparesis，AH）：病变对侧轻偏瘫伴小脑性共济失调，偏瘫下肢重于上肢（足踝部明显），面部最轻，共济失调不能用无力来解释，可伴锥体束征。病变位于脑桥基底都、内囊或皮质下白质。

（4）构音障碍-手笨拙综合征（dysarthric-clumsy hand syndrome，DCHS）：约占20%，起病突然，症状迅速达高峰，表现为构音障碍、吞咽困难、病变对侧中枢性面舌瘫、面瘫侧手无力和精细动作笨拙（书写时易发现），指鼻试验不准，轻度平衡障碍。病变位于脑桥基底部、内囊前肢或膝部。

（5）感觉运动性卒中（sensorimotor stroke，SMS）：以偏身感觉障碍起病，再出现轻偏瘫，病灶位于丘脑腹后核及内囊后肢，是丘脑膝状体动脉分支或脉络膜后动脉丘脑支闭塞所致。

腔隙状态（lacunar state）是本病反复发作引起多发性腔隙性梗死（multiple lacunar infarction），累及双侧皮质脊髓束和皮质脑干束，出现严重精神障碍、认知功能下降、假性延髓性麻痹、双侧锥体束征、类帕金森综合征和尿便失禁等。

（四）辅助检查

辅助检查同LAA型脑梗死，详见本章节的相关内容。神经影像学检查是确诊的主要依据。脑CT可见内囊基底核区、皮质下白质单个或多个圆形、卵圆形或长方形低密度病灶，直径<2.0cm，边界清晰，无占位效应。MRI呈T_1低信号、T_2高信号，可较CT更为清楚地显示腔隙性脑梗死病灶。

（五）诊断和鉴别诊断

1.诊断 中老年人发病，有长期高血压、糖尿病等危险因素病史，急性起病，出现局灶性神经功能缺损症状，临床表现为腔隙综合征，即可初步诊断。CT或MRI检查证实有与神经功能缺失一致的脑部腔隙病灶，梗死灶直径<2.0cm，且梗死灶主要累及脑深部白质、基底核、丘脑和脑桥等区域，符合大脑半球或脑干深部的小穿通动脉病变，即可明确诊断。

2.鉴别诊断 需与小量脑出血、感染、囊虫病、Moyamoya病、脑脓肿、颅外段颈动脉闭塞、脑桥出血、脱髓鞘病和转移瘤等鉴别。

（六）治疗

SAA 型脑梗死与 LAA 型脑梗死治疗类似，详见本章节的有关内容。少数脑梗死患者发病早期表现为小卒中，但实际最后是严重卒中，甚至是致死性卒中，临床上难以区别。溶栓治疗对这些患者同样是至关重要的。研究表明，对于神经系统症状轻微或快速自发缓解的急性脑梗死患者，溶栓治疗也有较好疗效。虽有研究提示，严重脑白质病变和微出血及多发性腔隙性脑梗死是溶栓后脑出血的独立危险因素，但不是溶栓治疗的禁忌证。对发病 24 小时内、NIHSS 评分 ≤ 3 的急性脑梗死患者，阿司匹林短期联合氯吡格雷较单用阿司匹林疗效更好；但长期联合抗血小板治疗会增加出血风险。高血压是小动脉闭塞型脑梗死最重要的危险因素，降压治疗能有效预防卒中复发和认知功能衰退，尤其要强调积极控制高血压。

（七）预后

SAA 型脑梗死较其他类型脑梗死一般预后好，死亡率和致残率较低。发病后 1 年内，70% ~ 80% 患者临床完全恢复或基本恢复正常，其他类型脑梗死仅 50% 恢复良好。发病 30 天的病死率 < 4%，其他类型脑梗死为 5% ~ 15%。国外报道，本病卒中年复发率 < 10%，可能低于或相似于其他类型脑梗死。但我国 SAA 型脑梗死患者有相对较高的复发率。

第三节　脑出血

脑出血（intracerebral hemorrhage，ICH）是指非外伤性脑实质内出血，年发病率为（60 ~ 80）/10 万，在我国占全部脑卒中的 20% ~ 30%。虽然脑出血发病率低于脑梗死，但其致死率却高于后者，急性期病死率为 30% ~ 40%。

一、病因和发病机制

1. 病因　最常见病因是高血压（hypertension，HP）合并细小动脉硬化，其他病因包括动 - 静脉血管畸形、脑淀粉样血管病变、血液病（如白血病、再生障碍性贫血、血小板减少性紫癜、血友病、红细胞增多症和镰状细胞病等）、抗凝或溶栓治疗等。

2. 发病机制　高血压性 ICH 的主要发病机制是脑内细小动脉在长期高血压作用下发生慢性病变破裂所致。颅内动脉具有中层肌细胞和外层结缔组织少及外弹力层缺失的特点。长期高血压可使脑细小动脉发生玻璃样变性、纤维素样坏死，甚至形成微动脉瘤或夹层动脉瘤，在此基础上血压骤然升高时易导致血管破裂出血。豆纹动脉和旁正中动脉等深穿支动脉，自脑底部的动脉直角发出，承受压力较高的血流冲击，易导致血管破裂出血，故又称出血动脉。非高血压性脑出血，由于其病因不同，故发病机制各异。

一般高血压性 ICH 在 30 分钟内停止出血，血肿保持相对稳定，其临床神经功能缺损仅在出血后 30 ~ 90 分钟内进展。研究发现，72.9% 的 ICH 患者出现不同程度的血肿增大，少数高血压性 ICH 发病后 3 小时内血肿迅速扩大，血肿形态往往不规则，密度不均一，尤其是使用抗凝治疗及严重高血压控制不良时，其临床神经功能缺损的进展可延长至 24～48 小时。多发性 ICH 多见于淀粉样血管病、血液病和脑肿瘤等患者。

二、病理

绝大多数高血压性 ICH 发生在基底核的壳核及内囊区，约占 ICH 的 70%，脑叶、脑干及小脑齿状核出血约各占 10%。壳核出血常侵入内囊，如出血量大也可破入侧脑室，使血液充满脑室系统和蛛网膜下腔；丘脑出血常破入第三脑室或侧脑室，向外也可损伤内囊；脑桥或小脑出血则可直接破入到蛛网膜下腔或第四脑室。

高血压性 ICH 受累血管依次为 MCA 深穿支豆纹动脉、BA 脑桥支、PCA 丘脑支、供应小脑齿状核及深部白质的小脑上动脉（superior cerebellar artery，SCA）分支、顶枕交界区和颞叶白质分支。非高血压性 ICH 出血灶多位于皮质下白质。

病理检查可见血肿中心充满血液或紫色葡萄浆状血块，周围水肿，并有炎细胞浸润。血肿较大时引起颅内压增高，可使脑组织和脑室移位、变形，重者形成脑疝。幕上半球出血，血肿向下挤压下丘脑和脑干，使之移位，并常常出现小脑幕疝。如下丘脑和脑干等中线结构下移可形成中心疝，如小脑大量出血可发生枕大孔疝。发病 1～6 个月后血肿溶解，胶质增生，小出血灶形成胶质瘢痕，大出血灶形成椭圆形中风囊，囊腔内有含铁血黄素等血红蛋白降解产物和黄色透明黏液。

三、临床表现

1. 一般表现　ICH 常见于 50 岁以上患者，男性稍多于女性，寒冷季节发病率较高，多有高血压病史。多在情绪激动或活动中突然发病，发病后病情常于数分钟至数小时内达到高峰。少数也可在安静状态下发病。前驱症状一般不明显。

ICH 患者发病后多有血压明显升高。由于颅内压升高，常有头痛、呕吐和不同程度的意识障碍，如嗜睡或昏迷等。

2. 局限性定位表现　取决于出血量和出血部位。

（1）基底核区出血：主要包括壳核、丘脑和尾状核头出血。

1）壳核出血：最常见，占 ICH 病例的 50%～60%，系豆纹动脉尤其是其外侧支破裂所致，可分为局限型（血肿仅局限于壳核内）和扩延型。常有病灶对侧偏瘫、偏身感觉缺失和同向性偏盲，还可出现双眼球向病灶对侧同向凝视不能，优势半球受累可有失语（aphasia）。

2）丘脑出血：占 ICH 病例的 10%～15%，系丘脑膝状体动脉和丘脑穿通动脉破裂所致，可分为局限型（血肿仅局限于丘脑）和扩延型。常有对侧偏瘫、偏身感觉障碍，通常感觉障碍重于运动障碍。深浅感觉均受累，而深感觉障碍更明显。可有特征性眼征，如上视不能或凝视鼻尖、眼球偏斜或分离性斜视、眼球会聚障碍和无反应性小瞳孔等。小量丘脑出血致丘脑中间腹侧核受累出现运动性震颤和帕金森综合征样表现；累及丘脑底核或纹状体时可呈偏身舞蹈-投掷样运动；优势侧丘脑出血可出现丘脑性失语、精神障碍、认知障碍和人格改变等。

3）尾状核头出血：较少见，多由高血压动脉硬化和血管畸形破裂所致，一般出血量不大，多经侧脑室前角破入脑室。常有头痛、呕吐、颈强直、精神症状，神经系统功能缺损症状并不多见，故临床表现酷似蛛网膜下腔出血。

（2）脑叶出血：占脑出血的5%~10%，常由脑动静脉畸形、血管淀粉样病变、血液病等所致。出血以顶叶最常见，其次为颞叶、枕叶、额叶，也有多发脑叶出血的病例。如额叶出血可有偏瘫、尿便障碍、Broca失语、摸索和强握反射等；颞叶出血可有Wernicke失语、精神症状、对侧上象限盲、癫痫；枕叶出血可有视野缺损；顶叶出血可有偏身感觉障碍、轻偏瘫、对侧下象限盲，非优势半球受累可有构象障碍。

（3）脑干出血：主要包括脑桥、中脑、延髓、小脑和脑室出血。

1）脑桥出血：约占脑出血的10%，多由基底动脉脑桥支破裂所致，出血灶多位于脑桥基底部与被盖部之间。大量出血（血肿>5mL）累及双侧被盖部和基底部，常破入第四脑室，患者迅即出现昏迷、双侧针尖样瞳孔、呕吐咖啡样胃内容物、中枢性高热、中枢性呼吸障碍、眼球浮动、四肢瘫痪和去大脑强直发作等。小量出血可无意识障碍，表现为交叉性瘫痪和共济失调性偏瘫、两眼向病灶侧凝视麻痹或核间性眼肌麻痹。

2）中脑出血：少见，常有头痛、呕吐和意识障碍，轻症表现为一侧或双侧动眼神经不全麻痹、眼球不同轴、同侧肢体共济失调，也可表现为Weber或Benedikt综合征；重症表现为深昏迷，四肢弛缓性瘫痪，可迅速死亡。

3）延髓出血：更为少见，临床表现为突然意识障碍，影响生命体征，如呼吸、心率、血压改变，继而死亡。轻症患者可表现不典型的Wallenberg综合征。

（4）小脑出血：约占脑出血的10%。多由小脑上动脉分支破裂所致。常有头痛、呕吐、眩晕和共济失调明显，起病突然，可伴有枕部疼痛。出血量较少者，主要表现为小脑受损症状，如患侧共济失调、眼震和小脑语言等，多无瘫痪；出血量较多者，尤其是小脑蚓部出血，病情进展迅速，发病时或病后12~24小时内出现昏迷及脑干受压征象，双侧瞳孔缩小至针尖样、呼吸不规则等。暴发型则常突然昏迷，在数小时内迅速死亡。

（5）脑室出血：占脑出血的3%~5%，分为原发性和继发性脑室出血。原发性脑室出血多由脉络丛血管或室管膜下动脉破裂出血所致，继发性脑室出血是指脑实质出血破入脑室。常有头痛、呕吐，严重者出现意识障碍如深昏迷、脑膜刺激征、针尖样瞳孔、眼球分离斜视或浮动、四肢弛缓性瘫痪及去脑强直发作、高热、呼吸不规则、脉搏和血压不稳定等症状。临床上易误诊为蛛网膜下腔出血。

四、辅助检查

1.CT和CTA检查　颅脑CT扫描是诊断ICH的首选方法，可清楚显示出血部位、出血量大小、血肿形态、是否破入脑室以及血肿周围有无低密度水肿带和占位效应等。病灶多呈圆形或卵圆形均匀高密度改变，边界清楚，脑室大量积血时多呈高密度铸型，脑室扩大。1周后血肿周围有环形增强，血肿吸收后呈低密度或囊性变。脑室积血多在 2~3 周内完全吸收，而较大的脑实质内血肿一般需 6~7 周才可彻底消散。脑出血后动态 CT 检查还可评价出血的进展情况，并进行及时处理，减少因血肿扩大救治不及时给患者转归所带来的不良影响。

2. MRI 和 MRA 检查 对发现结构异常、明确脑出血的病因很有帮助。MRI 对检出脑干和小脑的出血灶和监测脑出血的演进过程优于 CT 扫描，对急性脑出血诊断不及 CT。MRA 可发现脑血管畸形、血管瘤等病变。脑出血时 MRI 影像变化规律如下。

（1）超急性期（＜24 小时）为长 T_1、长 T_2 信号，与脑梗死、水肿不易鉴别。

（2）急性期（2~7 天）为短 T_1、短 T_2 信号。

（3）亚急性期（8 天至 4 周）为短 T_1、长 T_2 信号。

（4）慢性期（＞4 周）为长 T_1、长 T_2 信号。

3. 脑脊液检查 一般无须进行腰椎穿刺检查，以免诱发脑疝形成，如需排除颅内感染和蛛网膜下腔出血，可谨慎进行。

4. DSA 一般无须 DSA 检查，疑有血管畸形、血管炎或 Moyamoya 病又需手术或血管介入治疗时才考虑 DSA 检测，可清楚显示异常血管和造影剂外漏的破裂血管及部位。

5. 其他检查 包括血常规、血液生化、凝血功能、心电图和胸部 X 线检查。外周白细胞可暂时增高，血糖和尿素氮水平也可暂时升高，凝血活酶时间和部分凝血活酶时间异常提示有凝血功能障碍。

五、诊断和鉴别诊断

1. 诊断 中老年患者活动中或情绪激动时突然发病，迅速出现局灶性神经功能缺损症状以及头痛、呕吐等颅高压症状应考虑脑出血的可能，结合头颅 CT 检查，可以明确诊断。

2. 鉴别诊断

（1）首先应与其他类型的脑血管疾病如急性脑梗死、蛛网膜下腔出血等鉴别。

（2）发病突然、迅速昏迷且局灶体征不明显者，应与引起昏迷的全身性疾病如中毒（乙醇、药物、一氧化碳中毒）及代谢性疾病（低血糖、肝性脑病、肺性脑病和尿毒症等）鉴别。

（3）对有头部外伤史者应与外伤性颅内血肿相鉴别。

六、治疗

治疗原则为安静卧床、脱水降颅压、调整血压、防治继续出血、加强护理、防治并发症，以挽救生命，降低死亡率、残疾率和减少复发。

1. 内科治疗

（1）一般处理：一般应卧床休息 2~4 周，保持安静，避免情绪激动和血压升高。有意识障碍、消化道出血者宜禁食 24~48 小时，必要时应排空胃内容物。注意水电解质平衡、预防吸入性肺炎和早期积极控制感染。明显头痛、过度烦躁不安者，可酌情适当给予镇静止痛剂；便秘者可选用缓泻剂。

（2）降低颅内压：脑水肿可使颅内压（intracranial pressure，ICP）增高，并致脑疝形成，是影响脑出血死亡率及功能恢复的主要因素。积极控制脑水肿、降低颅内压是脑出血急性期治疗的重要环节。不建议应用激素治疗减轻脑水肿。

（3）调整血压：一般认为，ICH患者血压升高是机体针对ICP为保证脑组织血供的一种血管自动调节反应，随着ICP的下降，血压也会下降，因此降低血压应首先以进行脱水降颅压治疗为基础。但如果血压过高，又会增加再出血的风险，因此需要控制血压。调控血压时应考虑患者的年龄、有无高血压史、有无颅内高压、出血原因及发病时间等因素。

一般来说，当收缩压＞200 mmHg或平均动脉压＞150 mmHg时，要用持续静脉降压药物积极降低血压；当收缩压＞180 mmHg或平均动脉压＞130 mmHg时，如果同时有疑似颅内压增高的证据，要考虑监测颅内压，可用间断或持续静脉降压药物来降低血压，但要保证脑灌注压＞60 mmHg；如果没有颅内压增高的证据，降压目标则为160/90 mmHg或平均动脉压110 mmHg。降血压不能过快，要加强监测，防止因血压下降过快引起脑低灌注。脑出血恢复期应积极控制高血压，尽量将血压控制在正常范围内。

（4）止血治疗：止血药物如氨基己酸、氨甲苯酸、巴曲酶等对高血压动脉硬化性出血的作用不大。如果有凝血功能障碍，可针对性给予止血药物治疗，例如肝素治疗并发的脑出血可用鱼精蛋白中和，华法林治疗并发的脑出血可用维生素K_1拮抗。

（5）亚低温治疗：是脑出血的辅助治疗方法，可能有一定效果，可在临床当中试用。

（6）其他：抗利尿激素分泌异常综合征（SIADH），又称稀释性低钠血症（dilutional hyponatremia），可发生于约10%的ICH患者。因经尿排钠增多，血钠降低，从而加重脑水肿。应限制水摄入量在每日800～1000 mL，补钠每日9～12 g。脑耗盐综合征（cerebral salt wasting，CSW）系心钠素分泌过高所致的低钠血症，应输液补钠，缓慢纠正，否则可导致脑桥中央髓鞘溶解症（central pontine myelinolysis，CPM）。中枢性高热大多采用物理降温，有学者提出可用多巴胺能受体激动剂如溴隐亭（bromocriptine）进行治疗。下肢深静脉血栓形成高危患者，一般在ICH出血停止、病情稳定和血压控制良好的情况下，可给予小剂量的低分子肝素进行预防性抗凝治疗。

2. 外科治疗　严重脑出血危及患者生命时内科治疗通常无效，外科治疗则有可能挽救生命；但如果患者预期幸存，外科治疗较内科治疗通常增加严重残疾风险。主要手术方法包括去骨瓣减压术、小骨窗开颅血肿清除术、钻孔血肿抽吸术和脑室穿刺引流术等。

目前对于外科手术适应证、方法和时机选择尚无一致性意见，主要应根据出血部位、病因、出血量及患者年龄、意识状态、全身状况决定。一般认为手术宜在早期（发病后6～24小时内）进行。通常下列情况需要考虑手术治疗。

（1）基底核区中等量以上出血（壳核出血≥30 mL，丘脑出血≥15 mL）。

（2）小脑出血≥10 mL或直径≥3 cm，或合并明显脑积水。

（3）重症脑室出血（脑室铸型）。

（4）合并脑血管畸形、动脉瘤等血管病变。

3.康复治疗　脑出血后，只要患者的生命体征平稳、病情不再进展，宜尽早进行康复治疗。早期分阶段综合康复治疗对恢复患者的神经功能、提高生活质量有益。

七、预后

脑出血总体预后较差。脑水肿、颅内压增高和脑疝形成是致死的主要原因。预后与出血量、出血部位、意识状态及有无并发症有关。脑干、丘脑和大量脑室出血预后较差。与脑梗死不同，不少脑出血患者起初的严重神经功能缺损可以相对恢复良好，甚至可以完全恢复正常。如果血压控制良好，一般高血压脑出血的复发率相对较低，但动-静脉血管畸形所致脑出血例外，年再发率接近2%。

第四节　血管性认知障碍

血管性认知障碍（vascular cognitive impairment，VCI）是指脑血管病危险因素（如高血压、糖尿病和高脂血症等）、明显（如脑梗死和脑出血等）或不明显的脑血管病（如白质疏松和慢性脑缺血）引起的，从轻度认知障碍到痴呆的一大类综合征，涵盖了血管源性认知损害从轻到重的整个发病过程。VCI的概念是在重新认识血管性痴呆（vascular dementia，VaD）概念的基础上提出的，旨在及早发现血管病变导致的认知变化，进行早期干预，以延缓甚至阻止痴呆的发生。流行病学研究表明，我国65岁以上老年人VaD的患病率为1.1%～3.0%，年发病率在（5～9）/1000，但还缺乏完整可靠的VCI流行病学资料。随着人口老龄化的提高，若不采取干预措施，1/3的人将会患卒中和（或）痴呆。卒中后64%的患者存在不同程度的认知障碍，1/3的人会发展为明显的痴呆。VaD已成为仅次于阿尔茨海默病（AD）的导致老年期痴呆的第二大病因，长期以来受到广泛关注。

一、病因和发病机制

缺血性卒中、出血性卒中、白质疏松、慢性脑缺血、脑血管病危险因素（高血压、糖尿病和高血脂等）均可导致VCI。发病机制一般认为是脑血管病或其危险因素引起的病变涉及额叶、颞叶及边缘系统，或病变损害了足够容量的脑组织，导致记忆、注意、执行功能和语言等高级认知功能受损。VCI按照病因可分为以下五大类。

1.危险因素相关性VCI　高血压、糖尿病、高脂血症等。

2.缺血性VCI

（1）大血管性VCI：多发性脑梗死、关键部位梗死等。

（2）小血管性VCI：Bingswanger病，伴有皮质下梗死和白质脑病的常染色体显性遗传性脑动脉病（CADASIL）、腔隙性脑梗死等。

（3）低灌注性VCI：血容量不足、心脏射血障碍或其他原因导致血压偏低等。

3. 出血性 VCI　脑出血、蛛网膜下腔出血、脑淀粉样血管病、慢性硬膜下血肿等。

4. 其他脑血管病性 VCI　脑静脉窦血栓形成、脑动静脉畸形等。

5. 脑血管病合并 AD　脑血管病伴 AD、AD 伴脑血管病。

二、临床表现

VCI 临床表现具有明显的异质性，按照起病形式可以分为：①急性或突然起病，如多发梗死性、关键部位梗死性或颅内出血所致的认知障碍；②慢性或隐袭起病，如脑小血管病（cerebral small vessel disease，CSVD）所致的认知障碍。按照认知损害程度可以分为非痴呆型血管性认知障碍（vascular cognitive impairment no dementia，VCIND）和 VaD。

1. VCIND　多有脑血管病危险因素如高血压和糖尿病，或有明显或不明显的脑血管病史。表现为认知功能轻度损害，但未达到痴呆的诊断标准。症状可突然出现，也可隐袭起病，表现为记忆力下降，抽象思维、判断力损害，伴个性改变，但日常生活能力基本正常。

2. VaD　多在 60 岁以后发病，有卒中史，呈阶梯式进展，波动病程，表现为认知功能显著受损达到痴呆标准，伴有局灶性神经系统受损的症状体征。但部分皮质下小血管病导致的痴呆缓慢起病，持续进展，临床缺乏明确的卒中病史。VaD 患者的认知障碍表现为执行功能受损显著，如制定目标、计划性、主动性、组织性和抽象思维以及解决冲突的能力下降；常有近记忆力和计算力的减低。可伴有表情淡漠、少语、焦虑、抑郁或欣快等精神症状。依据病灶特点和病理机制的不同，临床上将 VaD 分为多种类型。

（1）多发梗死性痴呆（multi-infarct dementia，MID）：由多发性脑梗死累及大脑皮质或皮质下区域引起的痴呆综合征，是 VaD 的最常见类型。MID 常常表现为反复多次突然发病的脑卒中，阶梯式加重、波动病程的认知功能障碍以及病变血管累及皮质和皮质下区域的相应局灶性神经功能缺损症状体征。

（2）关键部位梗死性痴呆（strategic infarct dementia，SID）：是指由重要皮质、皮质下功能区域的数个小面积梗死灶，有时甚至是单个梗死病灶引起的痴呆。这些与高级认知功能密切相关的部位包括角回、内囊、基底核、海马、丘脑、扣带回、穹隆等。三个血管供血区的梗死易导致 SID。①大脑后动脉梗死累及颞叶的下内侧、枕叶、丘脑，表现为遗忘、视觉障碍，左侧病变有经皮质感觉性失语，右侧病变有空间失定向；②大脑前动脉影响额叶内侧部，表现为淡漠和执行功能障碍；③大脑前、中、后动脉深穿支病变可累及丘脑和基底核而出现痴呆。丘脑性痴呆主要累及丘脑前核、丘脑乳头体束，表现为注意力、始动性、执行功能和记忆受损，垂直凝视麻痹、内直肌麻痹，会聚不能，构音障碍和轻偏瘫。内囊膝部受累，表现为认知功能突然改变，注意力波动，精神错乱，注意力缺乏、意志力丧失、执行功能障碍，局灶体征如偏瘫和构音障碍轻微。

（3）分水岭梗死性痴呆（dementia with border-zone infarction）：属于低灌注性血管性痴呆，是由大脑前、中、后动脉供血区交界区域的长期低灌注，严重缺血形成分水岭区域脑梗死导致的认知功能严重受损。影像学检查在本病的诊断中有重要作用，脑 CT 或 MRI 呈动脉供血区交界区域梗死灶。分水岭梗死性痴呆的认知功能障碍常常表现为经皮质性失语、记忆减退、失用症和视空间功能障碍等。

（4）出血性痴呆：脑实质内出血、蛛网膜下腔出血后引起的痴呆。出血病灶常累及壳核、内囊、丘脑、脑叶等部位，导致痴呆。丘脑出血导致认知功能障碍和痴呆常见。脑淀粉样血管病（cerebra amyloid angiopathy，CAA）是老年人出血性痴呆比较常见的病因。硬膜下血肿也可以导致痴呆，常见于老年人，部分患者认知障碍可以缓慢出现。

（5）皮质下动脉硬化性脑病（Binswanger's disease）：呈进行性、隐匿性病程，表现为伴有反复发作的局限性神经功能缺损的痴呆，常伴有明显的假性延髓性麻痹、步态不稳、尿失禁和锥体束受损体征等。部分患者可无明确的卒中病史。神经影像学的主要特征是脑白质弥漫性疏松性病变，皮质不受累。脑 CT 表现为脑室周围、半卵圆中心白质的低密度。脑 MRI 表现为侧脑室周围白质对称性、弥漫性斑片状 T_2 高信号；可伴有多发性皮质下梗死灶，脑室扩大。临床诊断依据隐匿性痴呆的发病过程、有脑血管病的危险因素、脑血管局灶的症状体征，以及 CT、MRI 脑室周围弥漫性白质病变等。

（6）伴有皮质下梗死和白质脑病的常染色体显性遗传性脑动脉病（CADASIL）：是一种遗传性血管病，晚期发展为血管性痴呆。

三、辅助检查

1. 实验室检查　包括：①查找 VCI 的危险因素，如糖尿病、高脂血症、高同型半胱氨酸血症、抗心磷脂抗体综合征等。②排除其他导致认知障碍的原因，如甲状腺功能减退、人免疫缺陷病毒（HIV）感染、维生素 B_{12} 缺乏、结缔组织病、梅毒性血管炎、肝肾功能不全等。

2. 神经心理检查　常见特征为额叶–皮质下功能损害，抽象思维、概念形成和转换、信息处理速度等执行功能损害突出，而记忆力相对保留，但执行功能障碍不能作为 VCI 的特征性诊断指标，应对 VCI 进行全面的神经心理学评估。Hachinski 缺血量表（Hachinski ischemic score，HIS）≥ 7 分支持 VaD 诊断，可与 AD 等神经变性疾病鉴别。

3. 神经影像学检查　提供支持 VCI 的病变证据，如卒中病灶部位、体积，白质病变程度等。MRI 对白质病变、腔隙性梗死等小血管病较 CT 更敏感。神经影像学检查还有助于对 VCI 进行分型，并排除其他原因导致的认知障碍，如炎症、肿瘤、正常颅压脑积水等。

四、诊断

2011 年中华医学会神经病学分会痴呆与认知障碍学组写作组在 VCI 病因分类的基础上，提出以下 VCI 及其分类诊断标准。

1. VCI 的诊断

（1）VCI 定性诊断：诊断 VCI 需具备以下 3 个核心要素。

1）认知损害：主诉或知情者报告有认知损害，而且客观检查也有认知损害的证据和（或）客观检查证实认知功能较以往减退。

2）血管因素：包括血管危险因素、卒中病史、神经系统局灶体征、影像学显示的脑血管病证据，以上各项不一定同时具备。

3）认知障碍与血管因素有因果关系：通过询问病史、体格检查、实验室和影像学检查确定认知障碍与血管因素有因果关系，并能排除其他导致认知障碍的原因。

（2）VCI的程度诊断

1）非痴呆性血管认知损害（VCIND）：日常能力基本正常；复杂的工具性日常能力可以有轻微损害；不符合痴呆诊断标准。

2）血管性痴呆（VaD）：认知功能损害明显影响日常生活能力、职业或社交能力，符合痴呆诊断标准。

2.VCI诊断成立后需进行以下分类诊断

（1）危险因素相关性VCI

1）有长期血管危险因素（如高血压、糖尿病、血脂异常等）。

2）无明确的卒中病史。

3）影像学无明显的血管病灶（关键部位无血管病灶，非关键部位大于1 cm的血管病灶等于或少于3个）。

（2）缺血性VCI

1）大血管性VCI：①明确的脑卒中病史；②认知障碍相对急性发病，或呈阶梯样进展；③认知障碍与卒中有明确的因果及时间关系；④影像学显示大脑皮质或皮质下病灶（直径＞1.5 cm）。

2）小血管性VCI：①有或无明确脑卒中病史；②认知障碍相对缓慢发病；③影像学显示有多发腔隙性脑梗死或广泛白质病变，或两者并存。

3）低灌注性VCI：①有导致低灌注的病因，如心搏骤停、急性心肌梗死、降压药物过量、失血性休克、脑动脉狭窄等；②认知障碍与低灌注事件之间有明确的因果及时间关系。

（3）出血性VCI

1）明确的脑出血病史（包括脑实质出血、蛛网膜下腔出血、硬膜下血肿等）。

2）认知障碍与脑出血之间有明确的因果及时间关系。

3）急性期影像学可见相应的出血证据。

（4）其他脑血管病性VCI

1）除上述以外的血管病变，如脑静脉窦血栓形成、脑动静脉畸形等。

2）认知障碍与血管病变之间有明确的因果及时间关系。

3）影像学显示有相应的病灶。

（5）脑血管病合并AD

1）脑血管病伴AD：①首先有脑血管发病病史，发病后一段时间内逐渐出现以情景记忆为核心的认知障碍，这种记忆障碍不符合血管病变导致记忆障碍的特征；②影像学有脑血管病的证据，同时存在海马和内侧颞叶萎缩；③高龄发病，有AD家族史支持诊断；④脑脊液总tau蛋白和异常磷酸化tau蛋白增高、$A\beta_{42}$降低支持诊断。

2）AD 伴脑血管病：①临床符合 AD 特征，隐袭起病，缓慢进展，以情景记忆为核心认知损害。病程中发生脑血管病，可使已存在的认知损害加重；②影像学有海马和内侧颞叶萎缩，同时有本次脑血管病的证据；③高龄发病，有 AD 家族史支持诊断；④脑脊液 tau 蛋白和异常磷酸化 tau 蛋白增高、Aβ$_{42}$ 降低支持诊断。

五、鉴别诊断

1. 阿尔茨海默病（AD）　AD 起病隐匿，进展缓慢，记忆等认知功能障碍突出，多数无偏瘫等局灶性神经系统定位体征，神经影像学表现为显著的脑皮质萎缩，Hachinski 缺血量表 ≤ 4 分（改良 Hachinski 缺血量表 ≤ 2 分）支持 AD 诊断。

2. Pick 病　起病较早，多在 50 ~ 60 岁，进行性痴呆，早期即有明显的人格改变和行为障碍、语言障碍，记忆等认知障碍相对较晚。CT 或 MRI 主要是额叶和（或）颞叶显著萎缩。

3. 路易体痴呆（DLB）　三大核心症状，即波动性的认知障碍、反复生动的视幻觉、锥体外系症状。DLB 伴有短暂的意识障碍、反复跌倒以及晕厥可被误诊为 VaD，但影像学上无梗死灶，神经系统检查无定位体征。

4. 帕金森病痴呆（PDD）　帕金森病痴呆早期出现锥体外系受累症状如静止性震颤、肌强直、运动迟缓等表现。认知功能的损害一般出现在晚期，而且以注意力、计算力、视空间、记忆力等受损为主。一般无卒中病史，无局灶性神经系统定位体征，影像学上无梗死、出血及白质病变等。

六、治疗

VCI 如能早期诊断，预后相对较好。主要包括病因治疗、改善认知功能和对症治疗。

1. 病因治疗　预防和治疗脑血管病及其危险因素是 VCI 治疗最根本的方法。包括抗血小板聚集、降脂、防治高血压和糖尿病等。

2. 认知症状的治疗　胆碱酯酶抑制剂多奈哌齐（donepezil）和非竞争性 NMDA 受体拮抗剂美金刚（memantine）对 VaD 患者的认知功能可能有改善作用，但这些药物对 VCIND 患者的疗效尚不清楚。维生素 E、维生素 C、银杏叶制剂、吡拉西坦（piracetam）、尼麦角林（nicergoline）等可能有一定的辅助治疗作用。

3. 对症治疗　出现抑郁症状，可选用选择性 5-羟色胺（5-HT）再摄取抑制剂（SSRIs）；出现幻觉、妄想、激越和冲动攻击行为等，可短期使用非典型抗精神病药物如奥氮平（olanzapine）、利培酮（risperidone）等。

七、预后

本病预后与引起血管损害的基础疾病和颅内血管病灶的部位有关。平均生存时间为 8 ~ 10 年，主要死亡原因为肺部感染和心脑血管疾病。

第五节　帕金森病

　　帕金森病（Parkinson disease，PD）是一种中老年人常见的神经系统变性疾病，又称震颤麻痹（paralysis agitans），临床表现为静止性震颤、运动迟缓、肌强直和姿势平衡障碍等。1817 年，由英国詹姆士·帕金森（James Parkinson）首先报道并系统描述。我国 65 岁以上人群患病率为 1700/10 万，与欧美国家相似，患病率随年龄增加而升高，男性稍高于女性。

一、病因和发病机制

　　主要病理为黑质多巴胺（dopamine，DA）能神经元变性死亡，但病因尚不完全清楚。

　　1. 环境因素　20 世纪 80 年代初发现一种嗜神经毒 1－甲基 4－苯基 1，2，3，6－四氢吡啶（MPTP）在人和灵长类均可诱发典型的帕金森综合征，其临床、病理、生化及对多巴替代治疗的敏感性等特点，均与人类 PD 甚为相似。MPTP 在脑内经单胺氧化酶 B（MAO－B）催化转变为强毒性的 1－甲基 4－苯基－吡啶离子（MPP^+），后者被多巴胺转运体（DAT）选择性地摄入黑质 DA 能神经元内，抑制线粒体呼吸链复合物 I 活性，抑制 ATP 生成，促进自由基产生和氧化应激，导致 DA 能神经元变性、丢失。MPTP 的化学结构与某些杀虫剂和除草剂相似，有学者认为环境中与该神经毒素结构类似的化学物质可能是 PD 的病因之一，并通过类似的机制造成 DA 能神经元变性死亡。机体内的物质包括 DA 代谢也会产生某些氧自由基，而体内的抗氧化功能（如还原型谷胱甘肽、谷胱甘肽过氧化物酶等）可以有效地清除这些氧自由基等有害物质。但 PD 患者的黑质中复合物 I 活性和还原型谷胱甘肽含量明显降低，而氧化应激增强，提示抗氧化功能障碍及氧化应激可能与 PD 的发病和病情进展有关。

　　2. 遗传因素　20 世纪 90 年代后期发现，意大利、希腊和德国的个别家族性 PD 患者存在 α－突触核蛋白（α－synuclein）基因突变，呈常染色体显性遗传，其表达产物是路易小体（Lewy bodies）的主要成分。迄今至少发现有 23 个单基因（Park 1 ~ 23）与家族性 PD 连锁的基因位点，其中 6 个致病基因已被克隆，即 α-synuclein（Park 1，4q22.1）、Parkin（Park 2，6q26）、UCH-L1（Park 5，4p13）、PINK1（Pak 6，1p36.12）、DJ-1（Park 7，1p36.23）和 LRRK2（Park 8，12pl2）基因。α-synuclein 和 LRRK2 基因突变呈常染色体显性遗传。Parkin、PINK1、DJ-1 基因突变呈常染色体隐性遗传。UCH-L1 基因突变最早报道于一个德国家庭的 2 名同胞兄妹，其遗传模式可能是常染色体显性遗传。绝大多数上述基因突变未在散发性病例中发现，只有 LRRK2 基因突变见于少数（1.5% ~ 6.1%）散发性 PD。迄今已经发现，许多基因易感性可能是 PD 发病的易感因素。目前认为约 10% 的患者有家族史，绝大多数患者为散发性。

　　3. 神经系统老化　PD 主要发生于中老年人，40 岁以前发病少见，提示神经系统老化与发病有关。有资料显示，30 岁以后，随年龄增长，黑质 DA 能神经元始呈退行性变、渐进性减少。尽管如此，但其程度并不足以导致发病，老年人群中患病者也只是少数，所以神经系统老化只是 PD 的促发因素。

4. 多因素交互作用 目前认为 PD 并非单因素所致，而是在多因素交互作用下发病。除基因突变导致少数患者发病外，基因易感性可使患病概率增加，但并不一定发病，只有在环境因素、神经系统老化等因素的共同作用下，通过氧化应激、线粒体功能紊乱、蛋白酶体功能障碍、炎性和（或）免疫反应、钙稳态失衡、兴奋性毒性、细胞凋亡等机制造成黑质DA 能神经元大量变性、丢失，才会导致发病。

二、病理

1. 基本病变 主要有两大病理特征，一个是黑质致密区 DA 能神经元及其他含色素的神经元大量变性、丢失，出现临床症状时丢失至少达 50% 以上。其他部位含色素的神经元，如蓝斑、脑干的中缝核、迷走神经背核等也有较明显的丢失。另一个是在残留的神经元胞质内出现嗜酸性包涵体，即路易小体，是由细胞质蛋白质组成的玻璃样团块，其中央有致密的核心，周围有细丝状晕圈。α-突触核蛋白、泛素、热休克蛋白是形成路易小体的重要成分。Braak 提出了 PD 发病的六个病理阶段，认为病理改变并非从中脑黑质开始，而是始于延髓Ⅸ、Ⅹ运动神经背核、前嗅核等结构，随疾病进展，逐渐累及脑桥→中脑→新皮质。新近研究提示，可能是始于肠腔，故提出脑肠轴学说（brain-gut axis theory），甚至基于 α-突触核蛋白在外周多部位（包括胃窦部、结肠、下颌下腺、周围神经等）异常聚积而提出 PD 可能是一种全身性疾病。这对于进一步深刻认识 PD 的早期病理改变、了解其发病特征、寻找到该病的早期生物标志物、实现对疾病的早期预警和早期诊断及有效的神经保护治疗具有重要的意义。

2. 生化改变 黑质 DA 能神经元通过黑质-纹状体通路将 DA 输送到纹状体，参与基底核的运动调节。由于 PD 患者的黑质 DA 能神经元显著变性、丢失，黑质-纹状体 DA 能通路变性，纹状体 DA 递质水平显著降低，降至 70% 以上时则出现临床症状。DA 递质降低的程度与患者的症状严重度呈正相关。

纹状体中 DA 与乙酰胆碱（acetylcholine，ACh）两大递质系统的功能相互拮抗，两者之间的平衡对基底核运动功能起着重要调节作用。纹状体 DA 水平显著降低，造成 ACh 系统功能相对亢进。这种递质失衡及皮质-基底核-丘脑-皮质环路活动紊乱和肌张力增高、动作减少等运动症状的产生密切相关。中脑-边缘系统和中脑-皮质系统 DA 水平的显著降低是智能减退情感障碍等高级神经活动异常的生化基础。多巴替代治疗药物和抗胆碱能药物对 PD 的治疗原理正是基于纠正这种递质失衡。

三、临床表现

发病年龄平均 55 岁，40 岁前少见，60 岁后多见。男性多于女性。隐匿起病，缓慢进展。

1.运动症状　常始于一侧上肢，渐累及同侧下肢，再波及对侧上、下肢，呈 N 型进展。

（1）静止性震颤（static tremor）：常为首发症状，多始于一侧上肢远端，静止位时出现或明显，随意运动时减轻或停止，紧张或激动时加剧，入睡后消失。典型表现是拇指与示指呈搓丸样（pill-roling）动作，频率为 4 ~ 6 Hz。令患者一侧肢体运动如握拳或松拳，可使另一侧肢体震颤更明显，该试验有助于发现早期轻微震颤。少数患者可不出现震颤，部分患者可合并轻度姿势性震颤（postural tremor）。

（2）肌强直（rigidity）：被动运动关节时阻力增高，且呈一致性，类似弯曲软铅管的感觉，故称铅管样强直（lead-pipe rigidity）；在有静止性震颤的患者中可感到在均匀的阻力中出现断续停顿，如同转动齿轮，称为齿轮样强直（cogwheel rigidity）。颈部躯干、四肢、肌强直可使患者出现特殊的屈曲体姿，表现为头部前倾、躯干俯屈、肘关节屈曲、腕关节伸直、前臂内收、髋及膝关节略为弯曲。

（3）运动迟缓（bradykinesia）：随意运动减少，动作缓慢、笨拙。早期以手指精细动作如解或扣纽扣、系鞋带等动作缓慢，逐渐发展成全面性随意运动减少、迟钝，晚期因合并肌张力增高，导致起床、翻身均有困难。体检见面容呆板，双眼凝视，瞬目减少，酷似面具脸（masked face）；口、咽、腭肌运动徐缓时，语速变慢，语音低调；写字越写越小，呈现小字征（micrographia）；做快速重复性动作如拇、示指对指时表现出运动速度缓慢和幅度减小。

（4）姿势步态障碍（postural instability）：疾病早期，走路时患侧上肢摆臂幅度减小或消失，下肢拖曳。随病情进展，步伐逐渐变小变慢，启动、转弯时步态障碍尤为明显，自坐位、卧位起立时困难。有时行走中全身僵住，不能动弹，称冻结（freezing）现象。有时迈步后，以极小的步伐越走越快，不能及时止步，称前冲步态（propulsion）或慌张步态（festination）。

2.非运动症状　也是十分常见和重要的临床症状，可以早于或伴随运动症状而发生。

（1）感觉障碍：疾病早期即可出现嗅觉减退（hyposmia）或睡眠障碍（dyssomnia），尤其是快速眼动期睡眠行为异常（rapid eye movement sleep behavior disorder，RBD）。中、晚期常有肢体麻木、疼痛。有些患者可伴有不宁腿综合征（restless leg syndrome，RLS）。

（2）自主神经功能障碍：临床常见，如便秘、多汗、溢脂性皮炎（油脂面）等。吞咽活动减少可导致流涎。疾病后期也可出现性功能减退、排尿障碍或直立性低血压。

（3）精神和认知障碍：近半数患者伴有抑郁，并常伴有焦虑。15% ~ 30% 的患者在疾病晚期发生认知障碍乃至痴呆，以及幻觉，其中视幻觉多见。

四、辅助检查

1.血、唾液、脑脊液　常规检查均无异常。在少数患者中可以发现血 DNA 基因突变；可以发现脑脊液和唾液中 α-突触核蛋白、DJ-1 蛋白含量改变。

2.嗅棒及经颅超声　嗅觉测试可发现早期患者的嗅觉减退；经颅超声（transcranial sonography，TCS）可通过耳前的听骨窗探测黑质回声，发现绝大多数 PD 患者的黑质回声异常增强（单侧回声面积＞ 20 mm²）；心脏间碘苄胍（metaiodobenzylguanidine，MIBG）闪烁照相术可显示心脏交感神经元的功能，研究提示早期 PD 患者的总 MIBG 摄取量减少。

3. 分子影像　结构影像如 CT、MRI 检查无特征性改变；分子影像 PET 或 SPECT 检查在疾病早期甚至亚临床期即能显示异常，有较高的诊断价值。其中，以 $^{123}I-\beta-CIT$、$^{11}C-CFT$、$^{99m}Tc-TRODAT-1$ 作为示踪剂行多巴胺转运体（DAT）功能显像可显示显著降低，以 $^{18}F-$ 多巴作为示踪剂行多巴摄取 PET 显像可显示多巴胺递质合成减少；以 $^{123}I-IBZM$ 作为示踪剂行 D_2 多巴胺受体功能显像显示其活性在早期呈失神经超敏，后期低敏。

4. 病理　外周组织，如胃窦部和结肠黏膜、下颌下腺、周围神经等部位可以检见 α- 突触核蛋白异常聚积。

五、分类、诊断和鉴别诊断

1. 分类

（1）原发性 PD：原发性、少年型帕金森综合征。

（2）继发性 PD：后天性、症状性帕金森综合征。

1）感染：脑炎后、慢病毒感染。

2）药物：神经安定剂（吩噻嗪类及丁酰苯类）、利血平、甲氧氯普胺、α- 甲基多巴、锂、氟桂利嗪、桂利嗪等。

3）毒物：MPTP 及其结构类似的杀虫剂和除草剂、CO、Mn、Hg、CS_2、甲醇、乙醇等。

4）血管性：多发性脑梗死、低血压性休克。

5）外伤：拳击性脑病。

6）其他：甲状旁腺功能异常、甲减、肝脑变性、脑瘤、正常颅压性脑积水等。

（3）遗传变性性帕金森综合征：常染色体显性遗传路易小体病、亨廷顿病、肝豆状核变性、泛酸激酶相关性神经变性病（PKAN）、多系统萎缩-小脑型（MSA-C）、脊髓小脑变性、家族性基底节钙化、家族性帕金森综合征伴周围神经病、神经棘红细胞增多症。

（4）多系统变性（帕金森叠加综合征）：进行性核上性麻痹、多系统萎缩-帕金森症型（MSA-P）、帕金森综合征-痴呆-肌萎缩性侧索硬化复合征、皮质基底节变性、阿尔茨海默病、偏侧萎缩-偏侧帕金森综合征。

2. 诊断　国际帕金森病和运动障碍学会、我国帕金森病及运动障碍学组和专委会制定了帕金森病临床诊断标准（2016 版）。

（1）诊断标准（必备条件）

1）运动迟缓：启动或在持续运动中肢体运动幅度减小或速度缓慢。

2）至少存在下列 1 项：肌强直或静止性震颤。

（2）支持诊断标准（支持条件）

1）患者对多巴胺能药物的治疗具有明确且显著有效。在初始治疗期间，患者的功能可恢复或接近正常水平。在无明确记录的情况下，初始治疗的显著应答可定义为以下两种情况。

a. 药物剂量增加时症状显著改善，剂量减少时症状显著加重。以上改变可通过客观评分（治疗后 UPDRS－Ⅲ 评分改善超过 30%）或主观描述（由患者或看护者提供的可靠而显著的病情改变）来确定；

b. 存在明确且显著的开/关期症状波动，并在某种程度上包括可预测的剂末现象。

2）出现左旋多巴诱导的异动症。

3）临床体检观察到单个肢体的静止性震颤（既往或本次检查）。

4）以下辅助检查阳性有助于特异性鉴别帕金森病与非典型性帕金森综合征：存在嗅觉减退或丧失，或头颅超声显示黑质异常高回声（> 20 mm²），或心脏间碘苄胍（MIBG）闪烁显像法显示心脏去交感神经支配。

（3）排除标准（不应存在下列情况）

1）存在明确的小脑性共济失调，如小脑性步态、肢体共济失调或者小脑性眼动异常（持续的凝视诱发的眼震、巨大方波跳动、超节律扫视）。

2）出现向下的垂直性核上性凝视麻痹，或者向下的垂直性扫视选择性减慢。

3）发病后 5 年内，患者被诊断为高度怀疑的行为变异型额颞叶痴呆或原发性进行性失语。

4）发病 3 年后仍局限于下肢的帕金森样症状。

5）多巴胺受体阻滞剂或多巴胺耗竭剂治疗诱导的帕金森综合征，其剂量和时程与药物性帕金森综合征相一致。

6）尽管病情为中等严重程度（即根据 MDS－UPDRS，评定肌强直或运动迟缓的计分大于 2 分），但患者对高剂量（不少于每日 600 mg）左旋多巴治疗缺乏显著的治疗应答。

7）存在明确的皮质复合感觉丧失（如在主要感觉器官完整的情况下出现皮肤书写觉和实体辨别觉损害），以及存在明确的肢体观念运动性失用或进行性失语。

8）分子神经影像学检查突触前多巴胺能系统功能正常。

9）存在明确可导致帕金森综合征或疑似与患者症状相关的其他疾病，或者基于全面诊断评估，由专业医师判断其可能为其他综合征，而非帕金森病。

（4）警示征象（支持判断其他疾病）

1）发病后 5 年内出现快速进展的步态障碍，以至于需要经常使用轮椅。

2）运动症状或体征在发病后 5 年内或 5 年以上完全不进展，除非这种病情的稳定是与治疗相关。

3）发病后 5 年内出现球部功能障碍，表现为严重的发音困难、构音障碍或吞咽困难（需进食较软的食物，或通过鼻胃管、胃造瘘进食）。

4）发病后 5 年内出现吸气性呼吸功能障碍，即在白天或夜间出现吸气性喘鸣或者频繁的吸气性叹息。

5）发病后 5 年内出现严重的自主神经功能障。

a. 体位性低血压，即在站起后 3 分钟内，收缩压下降至少 30 mmHg 或舒张压下降至少 20 mmHg，并排除脱水、药物或其他可能解释自主神经功能障碍的疾病；

b. 发病后 5 年内出现严重的尿潴留或尿失禁（不包括女性长期存在的低容量压力性尿失禁），且不是简单的功能性尿失禁（如不能及时如厕）。对于男性患者，尿潴留必须不是由前列腺疾病引起的，且伴发勃起障碍。

6）发病后 3 年内由于平衡障碍导致反复（＞1 次/年）跌倒。

7）发病后 10 年内出现不成比例的颈部前倾或手足挛缩。

8）发病后 5 年内不出现任何一种常见的非运动症状，包括嗅觉减退、睡眠障碍（睡眠维持性失眠、日间过度嗜睡、快动眼期睡眠行为障碍）、自主神经功能障碍（便秘、日间尿急、症状性体位性低血压）、精神障碍（抑郁、焦虑、幻觉）。

9）出现其他原因不能解释的锥体束征。

10）起病或病程中表现为双侧对称性的帕金森综合征症状，没有任何侧别优势，且客观体检亦未观察到明显的侧别性。

（5）临床确诊的帕金森病需要具备：①不存在绝对排除标准；②至少存在两条支持性标准；③没有警示征象。

（6）临床很可能的帕金森病需要具备：①不符合绝对排除标准。②如果出现警示征象则需要通过支持性标准来抵消；如果出现 1 条警示征象，必须至少 1 条支持性标准抵消；如果出现 2 条警示征象，必须至少 2 条支持性标准抵消；如果出现 2 条以上警示征象，则诊断不能成立。

3. 鉴别诊断　本病需与其他原因引起的帕金森综合征鉴别。

（1）继发性帕金森综合征：共同特点是有明确病因可寻，如感染、药物、中毒、脑动脉硬化、外伤等，相关病史是鉴别诊断的关键。继发于甲型脑炎后的帕金森综合征，目前已罕见。多种药物均可引起药物性帕金森综合征，一般是可逆的。拳击手中偶见头部外伤引起的帕金森综合征。老年人基底核区多发性腔隙性梗死可引起血管性帕金森综合征，患者有高血压、动脉硬化及卒中史，步态障碍较明显，震颤少见，常伴锥体束征。

（2）伴发于其他神经变性疾病的帕金森综合征：不少神经变性疾病具有帕金森综合征表现。这些神经变性疾病各有其特点，有些有遗传性，有些为散发性，除程度不一的帕金森样表现外，还有其他征象，如不自主运动、垂直性眼球凝视障碍（进行性核上性麻痹）、小脑性共济失调（MSA－C）、早期出现且严重的痴呆和视幻觉（路易体痴呆）、角膜色素环阳性（肝豆状核变性）、皮质复合感觉缺失和锥体束征（皮质基底核变性）等。另外，这些疾病所伴发的帕金森症状，常以强直、少动为主，震颤少见，一般以双侧起病（除皮质基底核变性外），对左旋多巴治疗不敏感。

（3）其他：PD 早期患者尚需鉴别下列疾病：临床较常见的原发性震颤，1/3 有家族史，各年龄段均可发病，姿势性或动作性震颤为唯一表现，无肌强直和运动迟缓，饮酒或服用普萘洛尔后震颤可显著减轻。抑郁症可伴有表情贫乏、言语单调、随意运动减少，但无肌强直和震颤，抗抑郁药治疗有效。早期帕金森病症状限于一侧肢体，患者常主诉一侧肢体无力或不灵活，若无震颤，易误诊为脑血管病，仔细体检易于鉴别。

六、治疗

世界不同国家已有多个 PD 治疗指南，在参照国外治疗指南的基础上，结合我国的临床研究和经验以及国情，我国帕金森病及运动障碍学组制定的中国帕金森病治疗指南如下。

1. 治疗原则

（1）综合治疗：应对 PD 的运动症状和非运动症状采取综合治疗，包括药物治疗、手术治疗、运动疗法、心理疏导及照料护理。药物治疗作为首选，且是整个治疗过程中的主要治疗手段，手术治疗则是药物治疗的一种有效补充手段。目前应用的治疗手段，只能改善症状，不能阻止病情发展，更无法治愈。因此，治疗需长期管理，以达到长期获益。

（2）用药原则：以达到有效改善症状、提高工作能力和生活质量为目标。提倡早期诊断、早期治疗，不仅可以更好地改善症状，而且可能达到延缓疾病的进展。坚持"剂量滴定"以避免产生药物急性不良反应，力求实现"尽可能以小剂量达到满意临床效果"的用药原则，可避免或降低运动并发症尤其是异动症的发生率；治疗应遵循一般原则，也应强调个体化特点，不同患者的用药选择需要综合考虑患者的疾病特点（是以震颤为主，还是以强直少动为主）和疾病严重程度、有无认知障碍、发病年龄、就业状况、有无共病、药物可能的不良反应、患者的意愿、经济承受能力等因素。尽量避免、推迟或减少药物的不良反应和运动并发症。

2. 早期 PD 治疗　疾病一旦发生将随时间推移而渐进性加重，疾病早期阶段较后期阶段进展快。目前的观点是早期诊断、早期治疗。早期治疗可以采用非药物治疗（运动疗法等）和药物治疗。一般开始多以单药治疗，但也可小剂量两药（体现多靶点）联用，力求疗效较好，维持时间更长，而运动并发症发生率更低。首选药物原则如下。

（1）老年前（< 65 岁）患者，且不伴智能减退，可有如下选择：①非麦角类多巴胺受体（DR）激动剂；②单胺氧化酶 B（MAO-B）抑制剂，或加用维生素 E；③金刚烷胺（amantadine），若震颤明显而其他抗 PD 药物效果不佳则可选用抗胆碱能药；④复方左旋多巴（compound levodopa）+ 儿茶酚-氧位-甲基转移酶（COMT）抑制剂，即达灵复（stalevo）；⑤复方左旋多巴，一般在①、②、③方案治疗效果不佳时加用。

首选药物并非完全按照以上顺序，需根据不同患者的情况而定。若顺应欧美治疗指南应首选①方案，也可首选②方案，或可首选④方案；若由于经济原因不能承受高价格的药物，可首选③方案；若因特殊工作之需，力求显著改善运动症状，或出现认知功能减退，则可首选⑤或④方案，或在小剂量应用①、②或③方案时，同时小剂量合用⑤方案。

（2）老年（≥65 岁）患者，或伴智能减退：首选复方左旋多巴，必要时可加用 DR 激动剂、MAO-B 抑制剂或 COMT 抑制剂。苯海索尽可能不用，尤其老年男性患者，因有较多不良反应，除非有严重震颤，并明显影响患者的日常生活能力。

（3）治疗药物：主要有以下几类。

1）抗胆碱能药：主要有苯海索（benzhexol），用法 1~2 mg，每日 3 次。此外有丙环定（procyclidine）、甲磺酸苯扎托品（benztropine mesylate）、东莨菪碱（scopolamine）、环戊哌

丙醇（cycrimine）和比哌立登（biperiden）。主要适用于震颤明显的年轻患者，老年患者慎用，闭角型青光眼及前列腺肥大患者禁用。主要不良反应有口干、视物模糊、便秘、排尿困难，影响认知，严重者有幻觉、妄想。

2）金刚烷胺：用法 50 ~ 100 mg，每日 2 ~ 3 次，末次应在下午 4 时前服用。对少动、强直、震颤均有改善作用，对改善异动症有帮助。不良反应有下肢网状青斑、踝部水肿、腿综合征、意识模糊等。肾功能不全、癫痫、严重胃溃疡、肝病患者慎用，哺乳期妇女禁用。

3）复方左旋多巴（苄丝肼左旋多巴、卡比多巴左旋多巴）：是治疗本病最基本、最有效的药物，对强直、少动、震颤等均有良好疗效。初始用量 62.5 ~ 125 mg，2 ~ 3 次 / 日，根据病情而渐增剂量至疗效满意和不出现不良反应为止，餐前一小时或餐后一个半小时服药。以往主张尽可能推迟应用，因为早应用会诱发异动症；现有证据提示早期应用小剂量（400 mg/d 以内）并不增加异动症的产生。复方左旋多巴有标准片、控释片、水溶片等不同剂型。①复方左旋多巴标准片，美多芭（madopar）和卡左双多巴（syndopa）控释片。②复方左旋多巴控释剂，美多芭液体动力平衡系统（madopar–HBS）和卡左双多巴控释片，特点是血药浓度比较稳定，且作用时间较长，有利于控制症状波动，减少每日的服药次数，但生物利用度较低，起效缓慢，故将标准片转换为控释片时，每日首剂需提前服用，剂量应做相应增加。③弥散型美多芭（madopardispersible），特点是易在水中溶解，便于口服，吸收和起效快，且作用时间与标准片相仿。适用于晨僵、餐后"关闭"状态、吞咽困难患者。不良反应有周围性和中枢性两类，前者为恶心、呕吐、低血压、心律失常（偶见）；后者有症状波动、异动症和精神症状等。活动性消化道溃疡患者慎用，闭角型青光眼、精神病患者禁用。

4）DR 激动剂：目前大多推崇非麦角类 DR 激动剂为首选药物，尤其用于早发型患者。因为这类长半衰期制剂能避免对纹状体突触后膜 DR 产生"脉冲"样刺激，可以减少或推迟运动并发症的发生。激动剂均应从小剂量开始，渐增剂量至获得满意疗效而不出现不良反应为止。不良反应与复方左旋多巴相似，不同之处是症状波动和异动症发生率低，而直立性低血压和精神症状发生率较高。DR 激动剂有两种类型，麦角类包括溴隐亭（bromocriptine）、培高利特（pergolide）、α–二氢麦角隐亭（dihydroergocryptine）、卡麦角林（cabergoline）和麦角乙脲（lisuride）；非麦角类包括普拉克索（pramipexole）、罗匹尼罗（ropinirole）、吡贝地尔（piribedil）、罗替高汀（rotigotine）和阿扑吗啡（apomorphine）。麦角类 DR 激动剂会导致心脏瓣膜病变和肺胸膜纤维化，已不主张使用，而非麦角类 DR 激动剂没有该不良反应。目前国内上市的非麦角类 DR 激动剂有①吡贝地尔缓释片，初始剂量 25 mg，每日 2 次，第 2 周增至 50 mg，每日 2 次，有效剂量每日 150 mg，分 3 次口服，最大不超过每日 250 mg。②普拉克索，有常释剂和缓释剂两种。常释剂的用法为初始剂量 0.125 mg，每日 3 次，每周增加 0.125 mg，每日 3 次，一般有效剂量 0.5 ~ 0.75 mg，每日 3 次，最大不超过每日 4.5 mg；缓释剂的用法：每日服用剂量与常释剂相同，每日只需服用 1 次。③罗匹尼罗，有常释剂和缓释剂两种，国内仅有缓释剂，起始剂量 2 mg，第 2 周开始剂量增至 4 mg，若不能有效控制症状，则可渐增剂量，每次增加日剂量 2 mg，每次间隔一周或更长，直至达到每日 8 mg。一般有效剂量每日 4 ~ 8 mg，最大日剂量 24 mg。国内上市的麦角类 DR 激动剂有①溴隐亭，0.625 mg，每日 1 次，每隔 5 天增加 0.625 mg，有效剂量每日 3.75 ~ 15 mg，分 3 次口服；② α - 二氢麦角隐亭，2.5 mg，每日 2 次，每隔 5 天增加 2.5 mg，有效剂量每日 30 ~ 50 mg，分 3 次口服。上述 5 种药物之间的剂量转换为吡贝地尔：普拉克索：罗匹尼罗：溴隐亭：α - 二氢麦角隐亭 = 100：1：5：10：60。

5）MAO - B 抑制剂：其能阻止脑内多巴胺降解，增加多巴胺浓度。与复方左旋多巴合用可增强疗效，改善症状波动，单用有轻度的症状改善作用。目前国内有司来吉兰（selegiline）和雷沙吉兰（rasagiline）。司来吉兰 2.5 ~ 5 mg，每日 2 次，应在早晨、中午服用，勿在傍晚或晚上服用，以免引起失眠，或与维生素 E 2000 IU 合用；雷沙吉兰 1 mg，每日 1 次，早晨服用；新剂型 zydis selegiline（口腔黏膜崩解剂）的吸收、作用、安全性均好于司来吉兰标准片，每日 1.25 ~ 2.5 mg。胃溃疡者慎用，原则上禁与 5 - 羟色胺再摄取抑制剂（SSRI）合用。

6）COMT 抑制剂：恩他卡朋（entacapone）和托卡朋（tolcapone）通过抑制左旋多巴在外周的代谢，使血浆左旋多巴浓度保持稳定，并能增加其进脑量。托卡朋还能阻止脑内多巴胺降解，使脑内多巴胺浓度增加。COMT 抑制剂与复方左旋多巴合用，可增强后者的疗效，改善症状波动。恩托卡朋每次 100 ~ 200 mg，服用次数与复方左旋多巴次数相同，若每日服用复方左旋多巴次数较多，也可少于复方左旋多巴次数，须与复方左旋多巴同服，单用无效。托卡朋每次 100 mg，每日 3 次，第一剂与复方左旋多巴同服，此后间隔 6 小时服用，可以单用，每日最大剂量为 600 mg。不良反应有腹泻、头痛、多汗、口干、转氨酶升高、腹痛、尿色变黄等。托卡朋有可能导致肝功能损害，须严密监测肝功能，尤其在用药前 3 个月。

3. 中晚期 PD 治疗　中晚期 PD 尤其是晚期 PD 的临床表现极其复杂，其中有疾病本身的进展，也有药物不良反应或运动并发症的因素参与。对中晚期 PD 患者的治疗，一方面继续力求改善运动症状；另一方面需要妥善处理一些运动并发症和非运动症状。

（1）运动并发症：症状波动和异动症是中晚期患者常见症状，也是最棘手的治疗难题。

1）症状波动（motor fluctuation）：主要有两种形式。①疗效减退（wearing - off）或剂末现象（end of dose deterioration）：指每次用药的有效作用时间缩短，症状随血药浓度波动而发生波动，可增加每日服药次数或增加每次服药剂量，或改用缓释剂，或加用雷沙吉兰或恩他卡朋（治疗剂末现象的 A 级证据），也可加用 DR 激动剂；②"开 - 关"现象（on - off phenomenon）：指症状在突然缓解（"开期"）与加重（"关期"）之间波动，"开期"常伴异动症，可应用长效 DR 激动剂，或微泵持续输注左旋多巴甲酯或乙酯。

2）异动症（abnormal involuntary movements，AIMs）：又称为运动障碍（dyskinesia），常表现为不自主的舞蹈样、肌张力障碍样动作，可累及头面部、四肢、躯干。主要有三种形式。①剂峰异动症（peak - dose dyskinesia），常出现在血药浓度高峰期（用药 1 ~ 2 小时），与用药过量或多巴胺受体超敏有关，可适当减少复方左旋多巴单次剂量（若此时运动症状有加重可加用 DR 激动剂或 COMT 抑制剂），加用金刚烷胺或氯氮平，若在使用复方左旋多巴控释剂，则应换用常释剂，避免控释剂的累积效应。②双相异动症（biphasic dyskinesia），发生于剂初和剂末，若在使用复方左旋多巴控释剂应换用常释剂，最好换用水溶剂，可以有效缓解剂初异动症；加用长半衰期的 DR 激动剂或加用延长左旋多巴血浆清除半衰期、增加曲线下面积（AUC）的 COMT 抑制剂，可以缓解剂末异动症，也可能有助于改善剂初异动症；微泵持续输注 DR 激动剂或左旋多巴甲酯或乙酯更有效。③肌张力障碍（dystonia），表现为足或小腿痛性肌痉挛，多发生于清晨服药之前，可在睡前服用复方左旋多巴控释剂或长效 DR 激动剂，或在起床前服用弥散型多巴丝肼或标准片；发生于"关"期或"开"期的肌张力障碍可适当增加或减少复方左旋多巴用量。

3）步态障碍：有些 PD 患者会出现开步及转身困难（冻结步态），也是摔跤的最常见原因，目前缺乏有效的治疗措施，MAO-B 抑制剂和金刚烷胺对少数患者可能有帮助。主动调整身体重心、踏步走、大步走、听口令、听音乐或拍拍子行走或跨越物体（真实的或假想的）等可能有益。必要时使用助行器甚至轮椅，做好防护。

（2）非运动症状的治疗

1）睡眠障碍：睡眠障碍主要包括失眠、快速眼动期睡眠行为异常（RBD）、白天过度嗜睡（EDS）。频繁觉醒可能使得震颤在浅睡眠期再次出现，或者夜间运动不能而导致翻身困难，或者夜尿增多。若与夜间 PD 症状相关，加用左旋多巴控释剂、DR 激动剂或 COMT 抑制剂会有效。若正在服用司来吉兰或金刚烷胺，尤其在傍晚服用者，需纠正服药时间。有些患者则需用镇静安眠药。EDS 可与 PD 的严重程度和认知功能减退有关，也与抗 PD 药物 DR 激动剂或左旋多巴应用有关。若在每次服药后出现嗜睡，则提示药物过量，减量有助于改善 EDS，也可用控释剂代替常释剂，可能有助于避免或减轻服药后嗜睡。

2）感觉障碍：主要有嗅觉减退、疼痛或麻木、不宁腿综合征（RLS）。其中嗅觉减退最常见，多发生在运动症状之前多年，尚无有效措施。疼痛或麻木在晚期患者也常见，如果在抗 PD 药物治疗"开期"疼痛或麻木减轻或消失，"关期"复现，提示由 PD 导致，可调整治疗以延长"开期"；如果"开期"不能改善有可能是其他疾病或原因引起，可以选择相应的治疗措施。对伴有 RLS 的 PD 患者，在入睡前 2 小时内选用 DR 激动剂或复方左旋多巴等治疗有效。

3）自主神经功能障碍：最常见的有便秘，其次有泌尿障碍和直立性低血压等。对于便秘，增加饮水量和高纤维含量的食物对大部分患者行之有效，停用抗胆碱能药，必要时应用通便药。有泌尿障碍的患者需减少晚餐后的摄水量，也可试用奥昔布宁、莨菪碱等外周抗胆碱能药。直立性低血压患者应适当增加盐和水的摄入量，睡眠时抬高头位，穿弹力裤，不宜快速改变体位，α-肾上腺素能激动剂米多君治疗有效。

4）精神障碍：精神症状表现形式多种多样，如生动的梦境、抑郁、焦虑、错觉、幻觉、欣快、轻躁狂、精神错乱和意识模糊等。治疗原则：若与抗 PD 药物有关，则须依次逐减或停用抗胆碱能药、金刚烷胺、司来吉兰或 DR 激动剂，待症状明显缓解乃至消失为止。对经药物调整无效的严重幻觉、精神错乱、意识模糊，可加用非经典抗精神病药如氯氮平、喹硫平、奥氮平等。对于认知障碍和痴呆，可应用胆碱酯酶抑制剂，如利斯的明

（rivastigmine）、多奈哌齐（donepezil）、加兰他敏（galantamine）或石杉碱甲（huperzine A）。

4. 手术治疗　早期药物治疗显效，而长期治疗效果明显减退，同时出现异动症者可考虑手术治疗。需强调的是，手术仅是改善症状，而不能根治疾病，术后仍需应用药物治疗，但可减少剂量。手术须严格掌握适应证，帕金森叠加综合征是手术的禁忌证。手术对肢体震颤和（或）肌强直有较好疗效，但对躯体性中轴症状如步态障碍无明显疗效。手术方法主要有神经核毁损术和脑深部电刺激术（DBS），后者因相对微创、安全和可调控性而作为主要选择。手术靶点包括苍白球内侧部、丘脑腹中间核和丘脑底核。

5. 中医、康复及心理治疗　中药或针灸和康复治疗作为辅助手段对改善 PD 症状也有一定的作用。对患者进行语言、进食、走路及各种日常生活训练和指导，日常生活帮助如设在房间和卫生间的扶手、防滑橡胶桌垫、大把手餐具等，可改善生活质量。教育与心理疏导也是不容忽视的辅助措施。

6. 干细胞治疗　已有临床试验显示，异体胚胎中脑黑质细胞移植到患者纹状体，可纠正多巴胺递质缺乏，改善 PD 的运动症状，但此项技术存在供体来源有限及伦理问题。正在兴起的干细胞（包括诱导型多能干细胞、胚胎干细胞、神经干细胞、骨髓基质干细胞）移植结合神经营养因子基因治疗等有望克服这一障碍，是正在探索中的一种较有前景的新疗法。

七、预后

PD 是一种慢性进展性疾病，无法治愈。临床常采用 Hoehn–Yahr 分级法（分 5 级）记录病情轻重。患者运动功能障碍的程度及对治疗的评判常采用统一帕金森病评分量表（UPDRS）。多数患者在疾病的前几年可继续工作，但数年后逐渐丧失工作能力。至疾病晚期，由于全身僵硬、活动困难，终至不能起床，最后常死于肺炎等各种并发症。

第六节　阿尔茨海默病

阿尔茨海默病（Alzheimer's disease，AD）是发生于老年和老年前期、以进行性认知功能障碍和行为损害为特征的中枢神经系统退行性病变。临床表现为记忆障碍、失语、失用、失认、视空间能力损害、抽象思维和计算力损害、人格和行为改变等。AD 是老年期最常见的痴呆类型，占老年期痴呆的 50%～70%。目前研究认为，AD 在痴呆阶段前还存在一个极为重要的痴呆前阶段，此阶段已有 AD 病理生理改变，但没有或仅有轻微的临床症状。

AD 是老年期最常见的慢性疾病之一，世界卫生组织（WHO）估计全球 65 岁以上老年人群 AD 的患病率为 4%～7%。AD 患病率与年龄密切相关，年龄平均每增加 6.1 岁，患病率升高 1 倍；85 岁以上的老年人群，AD 患病率可高达 20%～30%。2001 年全球 AD 患者超过 2000 万，预计 2040 年将超过 8000 万。AD 是造成老年人失去日常生活能力的最常见疾病，也是导致老年人死亡的第五位病因。AD 不仅给患者带来巨大的痛苦，也给家庭和社会带来沉重精神压力和医疗、照料负担。2010 年，全世界用于 AD 的费用估计为 6040 亿美元。因此，AD 已经成为影响全球的公共健康和社会可持续发展的重大问题。

一、病因和发病机制

AD 可分为家族性 AD 和散发性 AD。家族性 AD 呈常染色体显性遗传，多于 65 岁前起病，最常见的是位于 21 号染色体的淀粉样前体蛋白（amyloid precursor protein，*APP*）基因、位于 14 号染色体的早老素 1（presenilin 1，*PS1*）基因及位于 1 号染色体的早老素 2（*PS2*）基因突变。携带有 *APP* 和 *PS1* 基因突变的人群几乎 100% 会发展为 AD，携带有 *PS2* 基因突变的人群发展为 AD 的概率约为 95%。对于占 90% 以上的散发性 AD，尽管候选基因众多，目前认为载脂蛋白 E（apolipoprotein E，*ApoE*）基因最密切相关。*ApoEε4* 携带者是散发性 AD 高危人群。研究显示，携带一个 *ApoEε4* 等位基因的人群，罹患 AD 的风险约为正常人的 3.2 倍；携带两个 *ApoEε4* 等位基因的人群，罹患 AD 的风险为正常人的 8～12 倍。

目前关于 AD 的发病机制有多种学说，其中影响较广的有 β-淀粉样蛋白（β-amyloid，Aβ）瀑布假说（the amyloid cascade hypothesis），认为 Aβ 的生成与清除失衡是导致神经元变性和痴呆发生的起始事件。家族性 AD 的三种基因突变均可导致 Aβ 的过度生成，是该学说的有力佐证；而 Down 综合征患者因体内多了一个 *APP* 基因，在早年就出现 Aβ 沉积斑块，也从侧面证明了该学说。另一重要学说为 tau 蛋白学说，认为过度磷酸化的 tau 蛋白影响了神经元骨架微管蛋白的稳定性，从而导致神经原纤维缠结形成，进而破坏了神经元及突触的正常功能。近年学者又提出了神经血管假说，认为脑血管功能的失常导致了神经元细胞功能障碍，并且 Aβ 清除能力下降，导致认知功能损害。此外，尚有细胞周期调节蛋白障碍、氧化应激、炎性机制、线粒体功能障碍等多种假说。

AD 发病的危险因素有低教育程度、膳食因素、吸烟、女性雌激素水平降低、高血压、高血糖、高胆固醇、高同型半胱氨酸、血管因素等。

二、病理

大体病理表现为脑的体积缩小和重量减轻，脑沟加深、变宽，脑回萎缩，颞叶特别是海马区萎缩。组织病理学的典型改变为 Aβ 样物质在神经细胞外沉积形成的神经炎性斑和过度磷酸化的 tau 蛋白在神经细胞内聚集形成的神经原纤维缠结，神经元缺失和胶质细胞增生。

1. 神经炎性斑（neuritic plaques，NPs）　在 AD 患者的大脑皮质、海马体、某些皮质下神经核如杏仁核、前脑基底神经核和丘脑中存在大量的 NPs。NPs 以 Aβ 沉积为核心，核心周边是更多的 Aβ 和各种细胞成分。20 世纪 70 年代以来，相继有研究者制定了诊断 AD 所需大脑皮质 NPs 数量的神经病理诊断标准，目前广泛使用的是美国学者 Mirra 等于 1991 年提出的半定量诊断标准，用图像匹配的方法估计三个脑叶新皮质严重受累区 NPs 的数量。

2. 神经原纤维缠结（neurofibrillary tangles，NFTs）　大脑皮质和海马体存在大量 NFTs，NFTs 主要在神经元胞体内产生，有些可扩展到近端树突干。含 NFTs 的神经元细胞大多已呈退行性变化。NFTs 也常见于杏仁核、前脑基底神经核、某些下丘脑神经核、脑干的中缝核和脑桥的蓝斑神经元。轻度 AD 患者，NFTs 可能仅限于内嗅皮质和海马的神经元。

AD 的病理改变可能先于症状多年出现，即有病理改变存在而无认知受损的表现。当病理改变和认知功能受损同时存在时，患者多为中度或重度的 AD。如果认知受损的情况下仅仅观察到轻度的 AD 病理改变，很可能存在其他疾病，不诊断 AD。

三、临床表现

AD 通常隐匿起病，持续进行性发展，主要表现为认知功能减退和非认知性神经精神症状。按照最新分期，AD 包括两个阶段：痴呆前阶段和痴呆阶段。

1. 痴呆前阶段　此阶段分为轻度认知功能障碍发生前期（pre-mild cognitive impairment，pre-MCI）和轻度认知功能障碍期（mild cognitive impairment，MCI）。AD 的 pre-MCI 期没有任何认知障碍的临床表现或者仅有极轻微的记忆力减退主诉，这个概念目前主要用于临床研究。AD 的 MCI 期，即 AD 源性 MCI，是引起非痴呆性认知损害（cognitive impairment not dementia，CIND）的多种原因中的一种，主要表现为记忆力轻度受损，学习和保存新知识的能力下降，其他认知域，如注意力、执行能力、语言能力和视空间能力也可出现轻度受损，但不影响基本日常生活能力，达不到痴呆的程度。

2. 痴呆阶段　即传统意义上的 AD，此阶段患者认知功能损害导致日常生活能力下降，根据认知损害的程度大致可以分为轻、中、重三度。

（1）轻度：主要表现是记忆障碍。首先出现的是近事记忆减退，常将日常所做的事和常用的一些物品遗忘。随着病情的发展，可出现远期记忆减退，即对发生已久的事情和人物的遗忘。部分患者出现视空间障碍，外出后找不到回家的路，不能精确地临摹立体图。面对生疏和复杂的事物容易出现疲乏、焦虑和消极情绪，还会表现出人格方面的障碍，如不爱清洁、不修边幅、暴躁、易怒、自私和多疑等。

（2）中度：除记忆障碍继续加重外，工作、学习新知识和社会接触能力减退，特别是原已掌握的知识和技巧出现明显的衰退。出现逻辑思维、综合分析能力减退，言语重复、计算力下降，明显的视空间障碍，如在家中找不到自己的房间，还可出现失语、失用、失认等，有些患者还可出现癫痫、强直-少动综合征。此时患者常有明显的行为和精神异常，性格内向的患者变得易激惹、兴奋欣快、言语增多，而原性格外向的患者则变得沉默寡言，对任何事情提不起兴趣，出现明显的人格改变，甚至做出一些丧失羞耻感（如随地大小便等）的行为。

（3）重度：此期患者除上述各项症状逐渐加重外，还有情感淡漠、哭笑无常、言语能力丧失，不能完成日常简单的生活事项，如穿衣、进食。终日无语而卧床，与外界（包括亲友）逐渐丧失接触能力。四肢出现强直或屈曲瘫痪，括约肌功能障碍。此外，患者常并发全身系统疾病的症状，如肺部和尿路感染、压疮及全身性衰竭症状等，最终因并发症而死亡。

四、辅助检查

1. 实验室检查　血、尿常规，血生化检查均正常。CSF 检查可发现 $A\beta_{42}$ 水平降低，总

tau 蛋白和磷酸化 tau 蛋白增高。

2. 脑电图　AD 的早期脑电图改变主要是波幅降低和 α 节律减慢。少数患者早期就有脑电图 α 波明显减少，甚至完全消失，随病情进展，可逐渐出现较广泛的 θ 活动，以额、顶叶明显。晚期则表现为弥漫性慢波。

3. 影像学检查　CT 检查见脑萎缩、脑室扩大；头颅 MRI 检查显示双侧颞叶、海马萎缩。SPECT 灌注成像和氟脱氧葡萄糖 PET 成像可见顶叶、颞叶和额叶，尤其是双侧颞叶的海马区血流和代谢降低。使用各种配体的 PET 成像技术（如 PIB-PET、AV45-PET）可发现脑内的 Aβ 沉积。

4. 神经心理学检查　对 AD 的认知评估领域应包括记忆功能、言语功能、定向力、应用能力、注意力、知觉（视、听、感知）和执行功能七个领域。临床上常用的工具可分为：①大体评定量表，如简易精神状况检查量表（MMSE）、蒙特利尔认知测验（MoCA）、阿尔茨海默病认知功能评价量表（ADAS-cog）、长谷川痴呆量表（HDS）、Mattis 痴呆量表、认知能力筛查量表（CASI）等；②分级量表，如临床痴呆评定量表（CDR）和总体衰退量表（GDS）；③精神行为评定量表，如汉密尔顿抑郁量表（HAMD）、神经精神问卷（NPI）；④用于鉴别的量表，如 Hachinski 缺血量表。还应指出的是，选用何种量表，如何评价测验结果，必须结合临床表现和其他辅助检查结果综合得出判断。

5. 基因检查　有明确家族史的患者可进行 *APP*、*PS1*、*PS2* 和 *AopEε4* 基因检测，突变的发现有助于确诊和疾病的提前预防。

五、诊断

应用最广泛的 AD 诊断标准是 1984 年由美国国立神经病语言障碍卒中研究所和阿尔茨海默病及相关疾病学会（NINCDS-ADRDA）制定的，2011 年美国国立老化研究所和阿尔茨海默病协会对此标准进行了修订，制定了 AD 不同阶段的诊断标准（NIA-AA），并推荐 AD 痴呆阶段和 MCI 期的诊断标准用于临床。

1. AD 痴呆阶段的临床诊断标准

（1）很可能的 AD 痴呆

1）核心临床标准：①符合痴呆诊断标准；②起病隐袭，症状在数月至数年中逐渐出现；③有明确的认知损害病史；④表现为遗忘综合征（学习和近记忆下降，伴 1 个或 1 个以上其他认知域损害）或者非遗忘综合征（语言、视空间或执行功能三者之一损害，伴 1 个或 1 个以上其他认知域损害）。

2）排除标准：①伴有与认知障碍发生或恶化相关的卒中史，或存在多发或广泛脑梗死，或存在严重的白质病变；②有路易体痴呆的核心症状；③有额颞叶痴呆的显著特征；④有原发性进行性失语的性特征；⑤有其他引起进行性记忆和认知功能损害的神经系统疾病，或非神经系统疾病，或药物过量，或滥用证据。

3）支持标准：①在以知情人提供和正规神经心理测验得到的信息为基础的评估中，发现进行性认知下降的证据；②找到致病基因（*APP*、*PS1* 或 *PS2*）突变的证据。

（2）可能的 AD 痴呆：有以下任一情况时，即可诊断。

1）非典型过程：符合很可能的 AD 痴呆诊断标准中的第①条和第④条，但认知障碍突然发生，或病史不详，或认知进行性下降的客观证据不足。

2）满足 AD 痴呆的所有核心临床标准，但具有以下证据：①伴有与认知障碍发生或恶化相关的卒中史，或存在多发或广泛脑梗死，或存在严重的白质病变；②其他疾病引起的痴呆特征，或痴呆症状可用其他疾病和原因解释。

2. AD 源性 MCI 的临床诊断标准

（1）符合 MCI 的临床表现：①患者主诉，或者知情者、医师发现的认知功能改变；②一个或多个认知领域受损的客观证据，尤其是记忆受损；③日常生活能力基本正常；④未达痴呆标准。

（2）发病机制符合 AD 的病理生理过程：①排除血管性、创伤性、医源性引起的认知功能障碍；②有纵向随访发现认知功能持续下降的证据；③有与 AD 遗传因素相关的病史。

在临床研究中，MCI 和 pre-MCI 期的诊断标准还采纳了两大类 AD 的生物标志物。一类反映 Aβ 沉积，包括脑脊液 Aβ$_{42}$ 水平和 PET 淀粉样蛋白成像；另一类反映神经元损伤，包括脑脊液总 tau 蛋白和磷酸化 tau 蛋白水平、结构 MRI 显示海马体积缩小或内侧颞叶萎缩、氟脱氧葡萄糖 PET 成像、SPECT 灌注成像等。目前对这些生物标志物的理解有限，其临床应用还有待进一步改进和完善。

六、鉴别诊断

1. 血管性痴呆（VaD）　包括缺血性或出血性脑血管病，或心脏和循环障碍引起的低血流灌注所致的各种临床痴呆。AD 与 VaD 在临床表现上有不少类似之处，但病因、病理大相径庭，治疗和预后也不相同（表 3-3）。VaD 常常相对突然起病（以天到周计），呈波动性进程，这在反复发生的皮质或皮质下损害的患者（多发梗死性痴呆）中常见。然而，需要注意的是，皮质下小血管性痴呆起病相对隐匿，发展进程较缓慢。神经心理学测验如 Stroop 色词测验、言语流畅性测验、MMSE、数字符号转换测验、结构模仿、迷宫测验等有助于两者的鉴别。Hachinski 缺血评分量表 ≥ 7 分提示 VaD，≤ 4 分提示 AD，5 分或 6 分提示混合性痴呆。这一评分标准简明易行，应用广泛；但缺点是未包含影像学指标。

表 3-3　阿尔茨海默病（AD）与血管性痴呆（VaD）的鉴别要点

	AD	VaD
性别	女性多见	男性多见
病程	进展性，持续进行性发展	波动性进展
自觉症状	少见	常见，头痛、眩晕、肢体麻木等
认知功能	全面性痴呆，人格损害	斑片状损害，人格相对保留

续表

	AD	VaD
神经心理学检查	突出的早期情景记忆损害	情景记忆损害常不明显，执行功能受损常见
CT/MRI	脑萎缩	脑梗死灶或出血灶
PET/SPECT	颞、顶叶对称性血流低下	局限性、非对称性血流低下

2. 额颞叶痴呆（FTD） 形态学特征是额极和颞极的萎缩。但疾病早期，这些改变并不明显，随着疾病的进展，MRI、SPECT 等检查才可见典型的局限性脑萎缩和代谢低下。在视觉空间短时记忆、词语的即刻、延迟、线索记忆和再认、内隐记忆、注意持续性测验中，FTD 患者的表现比 AD 患者好，而 Wisconsin 卡片分类测验、Stroop 测验、连线测验 B 等执行功能表现比 AD 患者差。FTD 记忆缺损的模式属于"额叶型"遗忘，非认知行为，如自知力缺乏、人际交往失范、反社会行为、淡漠、意志缺失等，是鉴别 FTD 与 AD 的重要依据。

3. 路易体痴呆（DLB） 与 AD 相比，DLB 患者回忆及再认功能均相对保留，而言语流畅性、视觉感知及操作任务的完成等方面损害更为严重。在认知水平相当的情况下，DLB 患者较 AD 患者功能损害更为严重，运动及神经精神障碍更重。同时，该类痴呆患者的生活自理能力更差。

4. 帕金森病痴呆（PDD） 指 PD 患者的认知损害达到痴呆的程度。相对于其他认知领域的损害，PDD 患者的执行功能受损尤其严重。PDD 患者的短时记忆、长时记忆能力均有下降，但严重度比 AD 轻。视空间功能缺陷也是常见的表现，其程度较 AD 重。

PDD 与 DLB 在临床和病理表现上均有许多重叠。反复的视幻觉发作在两种疾病中均较常见。但帕金森病患者痴呆表现通常在运动症状 10 年甚至更长时间以后方才出现。然而，除了症状出现顺序、起病年龄的不同及对左旋多巴胺制剂反应的些微差别外，DLB 与 PDD 患者在认知损害领域、神经心理学表现、睡眠障碍、自主神经功能损害、帕金森病症状、神经阻断剂高敏性以及对胆碱酯酶抑制剂的疗效等诸多方面均十分相似。因此，有学者指出，将两者截然分开是不科学的。DLB 与 PDD 可能是广义路易小体疾病谱中的不同表现。

5. 其他

（1）正常颅压性脑积水（NPH）：以进行性智能衰退、共济失调步态和尿失禁三大主征为特点。部分老年期 NPH 可与血管性痴呆混淆，但前者起病隐匿，亦无明确卒中史。NPH 是可治性痴呆的常见病因，除了病史询问和详细体检外，确定脑积水的类型还需结合 CT、MRI、脑室脑池扫描等才能做出判断。

（2）亨廷顿病（HD）：为常染色体显性遗传病，多于 35～40 岁发病。最初表现为全身不自主运动或手足徐动，伴行为异常，如易激惹、淡漠、压抑等。数年后智能逐渐衰退。早期智能损害以记忆力、视空间功能障碍和语言欠流畅为主，后期发展为全面认知衰退，运用障碍尤其显著。根据典型的家族史、运动障碍和进行性痴呆，结合影像学检查，诊断不难。

（3）进行性核上性麻痹（PSP）：为神经变性疾病，目前病因仍不明确。病理在一些皮质下结构中可见神经原纤维缠结、颗粒空泡变性、神经元丢失等。临床多为隐匿起病，表现为性格改变、情绪异常、步态不稳、视觉和语言障碍。主要特点为核上性眼肌麻痹、轴性肌强直、帕金森综合征、假性延髓性麻痹和痴呆。典型患者诊断不难，但在疾病早期和症状不典型的病例需与帕金森病、小脑疾病和基底核疾病相鉴别。

（4）感染、中毒、代谢性疾病：痴呆还可能是多种中枢神经系统感染性疾病如 HIV、神经梅毒、朊蛋白病、脑炎等的表现之一。维生素 B_{12} 缺乏、甲状腺功能减退、酒精中毒、一氧化碳中毒、重金属中毒等均可出现痴呆。

对于痴呆及其亚型的诊断，需综合临床表现、影像学检查、神经心理测验、实验室检查、病理检查等多方面检查共同完成。

七、治疗

AD 患者认知功能衰退目前治疗困难，综合治疗和护理有可能减轻病情和延缓发展。

1. 心理社会治疗　包括职业训练、音乐治疗、社会心理治疗等。主要是尽可能维持患者的认知和社会生活功能，同时保证患者的安全和舒适。对轻症患者应加强心理支持与行为指导，必须与患者和家属建立良好的合作关系。社会治疗主要是帮助家庭治疗或日间护理等。对重症患者应加强护理，保证营养，帮助家属采取适当的护理措施，包括使用某些特定的器械等，以保证患者的安全、延长患者的生命及改善患者的生活质量。

2. 一般治疗　给予扩张血管、改善脑血液供应、神经营养、抗炎和抗氧化等治疗，饮食中减少碳水化合物摄入量、保持血糖稳定、提高神经细胞对胰岛素的敏感性，这些治疗可作为基础药物治疗，也可以单独用于可能的 AD 或症状轻微的 AD 的治疗。常用药物有银杏叶制剂、阿米三嗪、血管 α 受体阻滞剂、吡拉西坦、维生素 E、非甾体抗炎药、谷胱甘肽、褪黑素等。吲哚美辛能改善 AD 的认知功能及延缓病情发展。

3. 药物治疗　目前尚无有效逆转认知缺损的药物。临床常用的主要有以下几类。

（1）改善认知功能：①乙酰胆碱酯酶抑制剂（AChEI），临床疗效较好的药物，包括多奈哌齐（donepezil）、卡巴拉汀（rivastigmine）、石杉碱甲（huperzine A）等，主要提高脑内乙酰胆碱的水平，加强突触传递。② NMDA 受体拮抗剂，美金刚（memantine），现已用于中重度 AD 患者的治疗。③临床上有时还使用脑代谢赋活剂如奥拉西坦（oxiracetam）等。

（2）控制精神症状：很多患者在疾病的某一阶段出现精神症状，如幻觉、妄想、抑郁、焦虑、激越、睡眠紊乱等，可给予抗抑郁药物和抗精神病药物，前者常用选择性 5-HT 再摄取抑制剂，如氟西汀、帕罗西汀、西酞普兰等，后者常用不典型抗精神病药，如利培酮、奥氮平、喹硫平等。用药原则为低剂量起始；缓慢增量；增量间隔时间稍长；尽量使用最小有效剂量；治疗个体化；注意药物间的相互作用。参见本章第九节。

（3）中医药治疗：中医学认为其病在脑，与心肝脾肾功能失调关系密切。滋阴补肾、健脑益智、理气化痰、活血化瘀，安神开窍类中药有一定的疗效。应用辨证组方、单方及中药提取物治疗 AD 均取得了较好疗效。配合针灸、食疗及太极拳等综合治疗，疗效更佳。

4.干细胞治疗 干细胞衍生的神经元须具备能够整合到现有神经网络的潜力，动物实验结果显示，干细胞移植治疗可以增加脑组织乙酰胆碱水平，从而提高认知功能和记忆力，与此同时，干细胞尚具有分泌神经营养因子的功能，以调节神经可塑性和神经发生。

5.支持治疗 重度患者自身生活能力严重减退，常导致营养不良、肺部感染、尿路感染、压疮等并发症，应加强支持治疗和对症治疗。

八、预后

迄今为止，现有治疗方法均不能有效遏制 AD 的进展。AD 病程为 5～10 年，少数患者可存活 10 年或更长的时间，多死于肺部感染、尿路感染及压疮等并发症。

第七节 头 痛

头痛（headache）是临床常见的症状，通常指局限于头颅上半部，包括眉弓、耳轮上缘和枕外隆突连线以上的疼痛。老年人原发性头痛通常由影响头颈部痛觉结构的脑膜、血管和肌肉病变导致。据报道，老年人经常头痛者占 5.4%，其中女性为 5.6%，男性为 1.8%，男女比例为 1：3。新近资料（台湾）显示，老年人头痛以慢性每日头痛（chronic daily headache，CDH）多见，占 65 岁老年人群的 39%。

一、病因和发病机制

头痛是由血液生化物质异常和脑血流变化引起的头痛。偏头痛（migraine）是一种常见的慢性神经血管性疾病，丛集性头痛（cluster headache）是原发性神经血管性头痛之一。紧张性头痛（tension headache）或肌收缩性头痛，顶、颞、额及枕部轻至中度的紧缩性或压迫性头痛，约占头痛患者的 40%，是临床最常见的慢性头痛。

老年人易受外界环境因素的影响，对自身内环境的调节能力较低。老年人合成代谢差，导致脑内神经递质的含量异常、比例失衡，神经末梢对痛觉的反应迟钝；血管弹性差，血管搏动性低，可导致脑血流变化引起血管性头痛的程度减弱；另外，由于动脉硬化而管腔狭窄，供血不足，易引起血管痉挛而诱发头痛；老年人肌肉纤维、骨关节及其附件退化，结构、代谢和功能下降，病变的刺激与肌肉的异常收缩也可诱发头痛；外界因素，如天气、饮食、睡眠、情绪等方面的变化均可诱发头痛；对内环境的调节减弱，可造成药物代谢的改变而致头痛发生。基于上述特点，老年人头痛常常以慢性头痛为主。发作持续时间长、频率高，易受环境因素及药物因素影响。多无先兆，且疼痛程度轻。

二、临床特点

老年人头痛的特点从病史、临床表现、伴随症状等都很难归入现有的分类标准。例如，有的老年人头痛为慢性发作，持续时间长；有的紧张性头痛患者发作时间超出典型紧张性头痛，患者几乎终年感头痛；有的老年人头痛为搏动性，既往有偏头痛病史，但疼痛不剧烈，发作时有时有先兆，故与典型的偏头痛不符。因此，提出一些新的分类方案作为1988年国际头疼协会（IHS）头痛分类标准的补充，目前虽未正式列入，但已有广泛应用，具有一定的临床意义。

根据老年人头痛的特点，上述补充建议引入了一种新的头痛类型，即慢性每日头痛（CDH），其定义为每月发作15天，每天持续4小时以上，或每年发作头痛180天以上。CDH主要包括以下2个亚型。

（1）慢性紧张性头痛（chronic tension headache，CTH）：约占头痛患者的40%，是临床最常见的慢性头痛。顶、颞、额及枕部轻至中度的紧缩性或压迫性头痛，多有头顶重压感或紧箍感，另有枕部发紧、僵硬，转颈时尤为明显，无搏动性，无畏光、畏声。除发作时间符合CDH外，至少有以下特征中的2种：①轻度、中度的紧张性头痛，双侧受累，活动时不加重；②无恶心、呕吐；③无视觉及听觉等先兆。本型主要用以区别发作性紧张性头痛。另外，CDH还包括偏头痛持续状态及新发的每日持续性头痛。

（2）转型性偏头痛（transitional migraine）：除发作时间符合CDH外，患者年轻时有偏头痛的病史，随着年龄的增长，头痛的发作频繁，疼痛的程度降低，伴有偏头痛的一般特征（先兆、伴随症状等），有时可仅出现先兆或偏头痛的伴随症状而无明显的头痛。

三、诊断和鉴别诊断

根据患者临床表现、典型的临床特征以及通过辅助检查如头颅CT、MRI、MRA等排除颅颈部疾病如颈椎病、占位性病变和炎症性疾病等，结合国际头痛协会（IHC）2013年国际头痛疾病分类第三版（ICHD-Ⅲ）诊断标准，通常可以确诊。

老年人CDH需要与国际头痛协会（ICHD-Ⅲ）所列的其他类型的头痛进行鉴别。

四、治疗

治疗目的是减轻或终止头痛发作，缓解伴发症状，预防头痛复发。

1.一般治疗　精神安慰，解除顾虑，避免紧张，身心松弛。

2.病因治疗　对血液生化物质异常和脑血流变化引起的头痛，应抑制血小板释放血栓素A_2（TXA_2）和5-羟色胺（5-HT）；对颈肌紧张引起的头痛，进行脊椎指压疗法和按摩也可缓解肌肉的紧张，必要时应用肉毒杆菌毒素A使肌肉松弛。

3.药物治疗　根据病情和类型选择相应的药物。

（1）轻度：选用地西泮（diazepam）、阿司匹林（aspirin）、对乙酰氨基酚（acetaminophen）及其他非甾体抗炎药如布洛芬（ibuprofen）、吲哚美辛（indometacin）和萘普生（naproxen）等，使用越早疗效越好，至疼痛完全缓解。

（2）中度：选用非甾体抗炎药的复方制剂或强效抗偏头痛药物如麦角胺（ergotamine）等。有中度和重度恶心的患者可用丙氯拉嗪（prochlorperazine）、异丙嗪（promethazine）和甲氧氯普胺（metoclopramide），有镇吐作用。

（3）重度：选用曲普坦类药物，如琥珀酸舒马普坦（sumatriptan）25 ~ 50 mg 口服，或 6 mg 皮下注射；佐米普坦（zolmitriptan）为第二代曲普坦药物，能进入正常血脑屏障，通过直接激动中枢神经系统脑干中 5 - HT 受体，抑制三叉神经脊束核神经元的发放。口服 2.5 mg，2 小时头痛未缓解者再服 2.5 mg，每日最大剂量不超过 10 mg。不良反应包括恶心、呕吐、心悸、烦躁和焦虑等。麻醉止痛剂如哌替啶 100 mg 肌内注射对确诊偏头痛患者有效。麦角类如二氢麦角胺（dihydroergotamine，DHE）0.25 ~ 0.5 mg 肌内或静脉注射；或麦角胺 0.5 ~ 1.0 mg 口服，或 2.0 mg 舌下或栓剂直肠给药；有恶心、呕吐、周围血管收缩等不良反应，经常大量服用可引起高血压和肢体缺血性坏死。

五、预防

首先消除偏头痛诱发因素，酌情预防性用药：阿米替林、丙咪嗪或选择性 5 - 羟色胺重摄取抑制剂（如舍曲林或氟西汀）常有效，β 受体阻滞剂普萘洛尔对某些病例有效。失眠者可给予苯二氮䓬类药物如地西泮。此外，可根据病情选择抗抑郁药、抗癫痫药、钙通道阻滞剂。应用中成药养血清脑颗粒等可减轻患者痛苦。

第八节　失眠症

睡眠占人生 1/3 的时间，是维持机体健康必不可少的生理过程。控制睡眠的解剖结构有网状上行激活系统、中缝核、孤束核、蓝斑、丘脑网状核、下丘脑及额叶眶面皮质等。与睡眠有关的神经递质有乙酰胆碱、多巴胺、5 - 羟色胺、肾上腺素、γ - 氨基丁酸等。各种原因造成这些解剖结构的破坏和递质传递功能障碍均能导致睡眠障碍（sommpathy）。引起睡眠障碍的原因很多，包括生理、心理、环境因素、精神疾病、躯体疾病以及在治疗疾病的过程中所用的药物等。常见的睡眠障碍性疾病有失眠症、阻塞性睡眠呼吸暂停综合征、不宁腿综合征、发作性睡病、梦游、夜惊及夜尿症等。本节主要介绍失眠症。

失眠症（insomnia）是以入睡和（或）睡眠维持困难所致的睡眠质量或数量达不到正常生理需求而影响白天社会功能的一种主观体验，是最常见的睡眠障碍性疾病。欧美等国家失眠症的患病率为 20% ~ 30%，我国为 10% ~ 20%。失眠症患病率的不同与个体对生活质量的需求和主观体验不同有关，我国尚缺乏相关的流行病学资料。失眠症可造成注意力不集中、记忆力减退、判断力和日常工作能力下降，严重者合并焦虑、强迫和抑郁等症。此外，失眠还是冠心病和症状性糖尿病的独立危险因素。

一、病因和发病机制

1.躯体原因　关节病的疼痛，心源性或肺源性气急，甲亢，各种病因引起的尿频，以及瘙痒、咳嗽等，均常导致失眠。此外，和睡眠相关的疾病，如睡眠呼吸暂停综合征、睡眠周期性动作等，都可引起时常的觉醒，而患者多不明觉醒的原因。

2.环境原因 由于工作或生活上的变化，如进出夜班、乘坐车船、航空旅行的时差，以及寝室中的亮光、噪声等，也都影响睡眠。一般能短期适应。

3.精神原因 兴奋和焦虑最易造成短期失眠，入睡困难常为主要现象。长期失眠多见于抑郁症和神经衰弱。抑郁症患者苦于时常觉醒和晨醒过早。通夜脑电图记录可见睡眠中的散见觉醒期明显延长。神经衰弱患者亦常诉失眠。脑电图记录可见睡眠总时间并不减少，而觉醒的次数和时间略有增加。与正常睡眠的主要区别在于神经衰弱患者记得各个觉醒期中所听到的或看到的环境刺激，并因此而感到烦恼不安，而正常人不加注意，或者遗忘。此外，患有脑部变性疾病的老年人也常有失眠。

4.药物原因 许多药物如苯丙胺、咖啡因、麻黄素、氨茶碱、异丙肾上腺素等，均能引发失眠。长期服用一般安眠剂也常产生快速眼动期睡眠的相对减少，停服后又可因为快速眼动期的反跳现象而产生噩梦。

二、临床表现

多以夜间难以入睡、睡眠表浅、睡中不宁或多梦、中途觉醒、早醒、醒后难以再睡为其特点。白天神疲乏力、缺乏清醒感、注意力下降、记忆力减退、倦怠思睡或心烦焦虑、抑郁甚或惊恐均为继发表现。由躯体疾病等引起失眠者，尚有其原发病的症状和体征。

三、辅助检查

1.多导睡眠图检查 多导睡眠图（polysomnogram，PSG）显示睡眠潜伏期延长，觉醒次数和时间增多，睡眠效率下降，总睡眠时间减少。

2.躯体疾病相关检查 各种影像学检查、神经内分泌（递质和激素等）测定、其他脏器功能及生化检测，可显示或排除与失眠症相关的病因与病理关系。

四、诊断和鉴别诊断

1.诊断 ①主诉失眠：包括入睡困难（卧床30分钟没有入睡）、易醒、频繁觉醒（每夜超过2次）、早醒，总睡眠时间不足6小时。有上述情况1项以上。②社会功能受损：白天有头昏、乏力、精力不足、疲劳、昏昏欲睡及注意力不集中等症状，严重者出现认知能力下降从而影响工作和学习。③上述情况每周至少3次，持续至少1个月。④排除各种神经、精神和躯体疾病导致的继发性失眠。⑤多导睡眠图：失眠的客观指标。睡眠潜伏期超过30分钟；实际睡眠时间每夜少于6小时；夜间觉醒时间超过30分钟。

2.鉴别诊断

（1）睡眠时相延迟综合征（delayed sleep phase syndrome，DSPS）、睡眠时相提前综合征（advanced SPS，ASPS）：根据临床表现可误为失眠症。实际上睡眠的质与量、24小时睡醒模式和PSG监测均属正常改变，唯一区别是DSPS仅为24小时昼夜周期中主睡时间出现后移、延迟（晚睡、晚醒）；ASPS与其相反，为前移、提前（早睡、早醒）。

（2）假性失眠症：与患者夸大失眠严重程度有关。PSG监测等客观检查表明睡眠正常。

五、治疗

1.睡眠卫生教育和心理治疗　首先让患者了解睡眠卫生知识，消除失眠带来的恐惧，养成良好的睡眠习惯。根据自己的习惯合理安排睡眠时间，戒酒，午后和晚间不要饮茶或咖啡，多做体育活动。对严重的失眠患者可进行睡眠行为的控制：有睡意时方上床睡觉；不要在床上做与睡眠无关的事，如看书、看电视等；白天尽量不要午睡；睡前2小时避免做剧烈的体育运动，如果上床后15～20分钟仍未入睡则起床到另外房间做一些其他事情，有睡意时再睡；无论在夜间睡眠多久，早晨应定时起床等。睡前适当进食可以帮助入睡。物理疗法有益于睡眠，如磁疗、超声波疗法、音乐疗法、推拿、按摩和针灸等。

2.药物治疗　由于多数催眠药物长期服用会有药物依赖及停药反弹，原则上使用最低有效剂量、间断给药（每周2～4次）、短期用药（常规用药不超过3～4周）、减药缓慢和逐渐停药（每天减原药量的25%）。

（1）苯二氮䓬类（BZDs）：目前使用最广的催眠药，可缩短入睡时间、减少觉醒时间和次数、增加总睡眠时间，安全性、耐受性较好。缺点是长期使用易形成药物依赖、停药反跳和记忆力下降等。根据半衰期长短分为3类。①短效类，半衰期<6小时，常用的有咪达唑仑（midazolam）、去羟西泮（nordazepam）、溴替唑仑（brotizolam）等，主要用于入睡困难和醒后难以入睡者；②中效类，半衰期6～24小时，常用的有羟基安定（temazepam）、氯羟安定（lorazepam）、艾司唑仑（estazolam）、阿普唑仑（alprazolam）等，主要用于睡眠浅、易醒和晨起需要保持头脑清醒者；③长效类，半衰期24小时以上，常用的有地西泮（diazepam）、氯硝西泮（clonazepam）、氟硝西泮（flunitrazepam）、氟西泮（flurazepam）等，主要用于早醒者。长效类起效慢，有抑制呼吸和次日头昏、无力等不良反应。

（2）新型非BZDs：催眠药包括佐匹克隆（zopiclone）、唑吡坦（zolpidem）和扎来普隆（zaleplon）等，具有起效快、半衰期短、次晨没有宿醉症状、药物依赖和停药反跳少等优点，是目前治疗失眠的一线药物。

（3）其他：抗焦虑药物、抗抑郁药物、褪黑素（melatonin）等对失眠症也有一定疗效。

第九节　抑郁症

老年期抑郁症（depression）指发病在60岁以后的抑郁性精神障碍，表现为以持久的抑郁心境为主的精神障碍，以情绪低落、焦虑、迟滞和繁多的躯体不适症状为主，但不能归因于躯体疾病或脑器质性病变，一般病程长，具有缓解与复发倾向，部分患者预后不良。

一、流行病学

1990年，Perez-stable统计在老年内科或综合科门诊就诊的患者中，有50%的重症抑郁障碍未被发现，只有20%的老年抑郁患者得到专科医生治疗。1991年美国国立研究所调查发现，老年人看护机构中有 20% 的老年抑郁患者被当作痴呆受到禁闭样看护。

1. 发病率 据调查，约 1% 的老年人患有重性抑郁症，其中男性 0.4%，女性 1.4%。另外，约 2% 的老年人有心境恶劣障碍，4% 的老年人有适应障碍，还有约 15% 的老年人有抑郁症状，但不符合特定的抑郁综合征诊断标准。在基层医疗机构中就诊的老年人中有 17% ~ 37% 是抑郁症患者，其中 30% 是需要治疗的重型抑郁症和不同程度的抑郁综合征。

2. 性别差异 女性各种类型抑郁症均比男性多。老年期抑郁症常见的社会和人口学危险因素有女性、单身（尤其是丧偶）、生活事件应激、缺乏社会网络支持。

3. 死亡率 患抑郁症的老年人自杀率或其他原因的死亡率高：自杀在老年人死亡原因中的比例高达 12.4%，而且是独立的死亡危险因素。

二、病因和发病机制

目前较为一致的观点是，老年人老化过程中心理和生理变化及大脑解剖结构病理变化，是共同构成本病发生的主要原因。

1. 心理社会因素 老年人遭受各种各样的心理社会事件较年轻人机会增加，同时由于生理和心理的老化，使其承受和缓冲精神创伤的能力下降，成为本病发生发展的重要因素。20 世纪 50 年代 ~ 20 世纪 60 年代研究表明，退休、社交减少和经济困难者发病率高，发生严重生活事件的发病率高达 33% ~ 78%。精神刺激包括亲属死亡、社会和经济地位下降、离婚，特别是近期丧偶事件，发病率达 35%。

2. 解剖病理改变 调查表明，22% ~ 48% 的抑郁症患者合并慢性躯体疾病。脑 CT 扫描发现，脑室附近白质信号改变是大脑老化的象征。晚年抑郁患者脑室扩大和脑实质密度改变者占 22%。部分人有脑皮质萎缩，壳核体积减小。但大脑形态或病理改变尚需进一步研究。

3. 神经内分泌改变 老年期下丘脑的神经内分泌系统的功能发生紊乱，在神经递质、释放激素、垂体的促激素功能、相应的靶器官分泌激素等方面，均可能出现变化，如皮质醇、女性生长激素等改变，可能是老年人易患本病的重要因素。

4. 电生理改变 老年期抑郁患者觉醒 EEG 检查证明，α 频率比对照组降低。正常老人觉醒 EEG 快活动减少或慢活动增加，REM 潜伏期缩短，NREM 第三、第四期 S 波减少等，提示老年人精神功能不足，这可能是易患本病的原因之一。

5. 其他 抑郁可继发于 AD、PD、亨廷顿病、脑卒中、脑肿瘤和损伤、多发性硬化。皮质类固醇、左旋多巴、5-羟色胺拮抗剂、非甾体抗炎药也能引起抑郁症状。

三、临床表现

老年期抑郁症的发病多为渐进而隐伏，患者开始呈现闷闷不乐、悲观，有的患者开始时表现为神经衰弱症状，如头痛、头昏、食欲缺乏、消化不良、便秘、倦怠、乏力等。

抑郁发作（depressive episode）：抑郁发作以心境低落为主，与其处境不相称，可以从闷闷不乐到悲痛欲绝，甚至发生木僵。严重者可出现幻觉、妄想等精神病性症状。某些病例的焦虑与运动性激越很显著。抑郁发作的临床表现包括以下三部分。

1. 核心症状　主要包括情绪低落、兴趣缺乏及乐趣丧失。

（1）情绪低落：常常表现为心情不好，高兴不起来；感到自己无用（worthlessness）、无助（helplessness）或绝望（hopelessness），认为生活毫无价值；或感到自己的疾病无法好转，对治疗和康复失去信心；对前途感到绝望，认为自己给别人带来的只有麻烦，连累了家人，甚至厌世、不愿活下去，产生自杀观念。最危险的病理意向是自杀企图和行为，一旦有自杀决心，常比青年患者更坚决，行为更隐蔽，成功率更高。老年期抑郁常伴有焦虑，表现为捶胸顿足、坐立不安、惶惶不可终日，或徘徊于斗室之中。

（2）兴趣缺乏：对以前的各种业余爱好和文体活动如下棋、打牌、读书、看电视、听音乐等均缺乏兴趣，或不愿见人，不愿讲话，对任何事物不论好坏都缺乏兴趣。

（3）乐趣丧失或快感缺失（anhedonia）：无法从家庭、工作或生活中体验到乐趣。

上述三个核心症状相互联系、互为因果，可以在一个患者身上同时出现，也可以只表现其中的一种或两种症状。有些患者虽然可以单独参加一些活动，或在家人、朋友的劝说下勉强参加一些活动，但却无法从中获得任何乐趣，从事这些活动的主要目的是为了消磨时间。亦有些患者不承认自己情绪不好，但对周围的事物不感兴趣或丧失乐趣。

2. 心理症状　主要包括焦虑、自罪自责、妄想或幻觉等7个方面。

（1）焦虑：往往与抑郁同时存在，有时常成为抑郁的主要表现之一。患者在焦虑时常可伴发躯体症状，如心悸、胸闷、汗多、尿频等，甚至这些躯体症状可成为患者的主诉。

（2）自罪自责：常无端内疚，认为自己的疾病给家人带来了负担，对不起父母、子女或亲朋，甚至对过去的错误或过失痛悔不已，妄加责备，严重时会达到妄想的程度。

（3）妄想或幻觉：一种称为与心境相和谐（mood-congruent）的妄想，即妄想的内容与抑郁状态相称，如脑血管病无法恢复妄想、罪恶妄想、灾难妄想、无价值妄想或常听到一些谴责自己、嘲弄自己的听幻觉等。另一种称为与心境不和谐（mood-incongruent）的妄想，即妄想的内容与抑郁状态不相称，如被害妄想、被折磨妄想、无任何情感成分的幻听等。但所有这类妄想均不具备精神分裂症妄想的特征，如荒谬性、怪诞性、原发性等。

（4）认知症状：抑郁所伴发的认知症状往往是可逆性的，如记忆力的下降、注意力的分散等，这些症状常随着治疗的好转而缓解。有些患者可出现认知扭曲，如把周围的一切都看成是灰色的，对任何事物都做出悲观失望的解释等。

（5）自杀观念和行为：患者常常会出现自杀观念，轻者觉得活着没意思，经常想到与死有关的事情；重者会主动寻找自杀的方法并付诸实施，甚至有患者在杀死数人后再自杀，从而酿成极为严重的后果。

（6）自知力：抑郁患者的自知力受其意识障碍的程度影响很大，意识障碍严重的患者自知力亦完全丧失；相当部分意识完全清楚的患者自知力完整，会主动求医并配合治疗。

（7）精神运动性迟滞或激越：精神运动性迟滞（psychomotor retardation）的患者常表现为思维缓慢、大脑反应迟钝、记忆力和注意力下降；行动迟缓，做事慢慢腾腾，重者可达到木僵的程度。精神运动性激越（agitation）的患者则表现为思维跳跃混乱，大脑处于紧张状态，但其思维毫无条理、毫无目的；行动上也表现为紧张不安，烦躁激越，甚至动作失控。思维内容贫乏、迟缓，似乎想不起什么来，部分患者常回忆不愉快的事件；在抑郁心境的背景上，患者过低评价自己，常认为自己是无用之人，自责自罪，产生厌世观念。有80%的患者有记忆功能障碍，有的可表现为书写、计算、理解、判断力下降，有类似痴呆的表现，国内外作者将此种表现命名为抑郁性假性痴呆。

3. 躯体症状　主要包括睡眠紊乱、精力丧失、食欲紊乱等6个方面。

（1）睡眠紊乱：入睡困难，多梦或早醒，且醒后无法再入睡，睡眠感丧失等，这是卒中后抑郁患者较常见的症状，尤以早醒最具特征性。但也有部分患者表现为睡眠增多。

（2）精力丧失：表现为懒惰、疲乏、整日无精打采，不愿讲话、不愿见人，常与精神运动性迟滞相伴随。

（3）食欲紊乱：表现为食量减少，没有食欲，长久则出现体重减轻，甚至营养不良。部分患者可表现为食欲亢进和体重增加。

（4）晨重夜轻：表现为清晨醒后即开始为这一天担忧，不知该怎样度过，从而忧心忡忡，心情郁闷，至午后或傍晚才有所减轻。但也有少数患者的表现与之相反。

（5）性功能减退：可从性欲减退到完全丧失，或勉强有性行为而无法从中体验到乐趣。

（6）非特异性躯体症状：可主诉各种症状，如头痛头昏、肢体疼痛、周身不适、心慌气短、恶心嗳气、尿频多汗等，常被诊为各种自主神经功能紊乱等，应注意鉴别。

四、辅助检查

颅脑 CT、MRI 可以提供神经系统疾病的病变证据。功能影像学检查如 SPECT、PET 可用于抑郁症的筛查，可显示出脑前额叶靠背侧皮质、额叶近眶部皮质、下丘脑、小脑及尾状核、海马、杏仁体等边缘系统部位的代谢或脑血流异常。实验室检查，如脑内 5-羟色胺、去甲肾上腺素水平的检测，有助于诊断。血液生化检查也可能存在异常，如血糖、血脂、胆固醇、血小板的异常等。但这些检查结果均缺乏特异性。

五、诊断

目前临床依据的抑郁障碍的诊断标准来自《国际疾病与分类》第 10 版（ICD-10，1992）和《美国精神障碍诊断统计手册》第 5 版（DSM-5，2013）。ICD 和 DSM 这两大诊断系统对抑郁障碍的分类及描述，总体而言非常接近，都将抑郁障碍作为一个综合征，根据严重程度、病程长短、伴有或不伴有精神病性症状、有无相关原发病因等分为不同亚型。

本节主要介绍 ICD-10 抑郁障碍诊断标准的要点。在 ICD-10 中，抑郁障碍的诊断标准包括三条核心症状：①心境低落；②兴趣和愉快感丧失；③导致劳累增加和活动减少的精力降低。七条附加症状：①注意力降低；②自我评价和自信心降低；③自罪观念和无价值感；④认为前途暗淡悲观；⑤自伤或自杀的观念或行为；⑥睡眠障碍；⑦食欲下降。

ICD-11 的分类比较复杂，首先根据抑郁发作次数，分为单次与多次发作，然后根据其严重程度分为轻度、中度和重度三种类型，此外，在中重度单次、多次抑郁发作中，根据有无精神病性症状进行分类。

1. 轻度抑郁　具有至少 2 条核心症状和至少 2 条附加症状，且患者的日常工作和社交活动有一定困难，对患者的社会功能有轻度影响。

2. 中度抑郁　具有至少 2 条核心症状和至少 3 条（最好 4 条）附加症状，且患者的工作、社交或生活存在相当困难。

3. 重度抑郁　3 条核心症状都存在和具备至少 4 条附加症状，且患者的社会、工作和生活功能严重受损。

4. 伴有精神病性症状　符合中、重度抑郁发作的诊断标准，并存在妄想、幻觉或抑郁性木僵等。妄想一般涉及自罪、贫穷或灾难迫在眉睫的观念，患者自认为对灾难降临负有责任；幻觉多为听幻觉和嗅幻觉，听幻觉常为诋毁或指责性的声音，嗅幻觉多为污物腐肉的气味。

诊断抑郁发作时，一般要求病程持续至少 2 周，并且存在具有临床意义的痛苦或社会功能的受损。

六、鉴别诊断

1. 精神分裂症　伴有精神病性症状的抑郁发作或抑郁性木僵需与精神分裂症相鉴别。鉴别要点：①原发症状，抑郁障碍以心境低落为原发症状，精神病性症状是继发的；精神分裂症通常以思维障碍和情感淡漠等精神病学症状为原发症状，而抑郁症状是继发的。②协调性，抑郁障碍患者的思维、情感和意志行为等精神活动之间尚存在一定的协调性，精神分裂症患者精神活动之间的协调性缺乏。③病程，抑郁障碍多为间歇性病程，间歇期患者基本处于正常状态；而精神分裂症的病程多为发作进展或持续进展，缓解期常有残留的精神症状。另外，患者的病前性格、家族遗传病史、预后以及对治疗的反应等也可有助于鉴别诊断。

2. 双相情感障碍　双相情感障碍是心境障碍的一个主要疾病亚型，其临床表现是在抑郁发作的基础上，存在一次及以上的符合躁狂/轻躁狂的发作史。抑郁障碍的疾病特征是个体的情感、认知、意志行为的全面抑制，双相障碍的疾病特征是情感的不稳定性和转换性。部分抑郁发作患者并不能提供明确的躁狂、轻躁狂发作史，但是具有首次发病年龄早（25 岁或更早起病）、双相障碍家族史、伴有精神病性症状、抑郁发作突然且发作次数在 5 次以上、心境不稳定、易激惹或激越、睡眠障碍和体重增加等临床特征，对这类抑郁障碍的患者诊治过程中，要高度关注和定期随访评估躁狂发作的可能性，以及时修正诊断。

3. 焦虑障碍　抑郁障碍以情感低落为核心表现，而焦虑障碍的主要特点是害怕、恐惧、担心，这两种精神障碍的症状常存在重叠，如抑郁障碍患者和焦虑障碍患者都会有躯体不安、注意力集中困难、睡眠紊乱和疲劳等。焦虑障碍患者的情感表达以焦虑、脆弱为主，存在明显的自主神经功能失调及运动性不安，自知力一般良好，求治心切，病前往往存在引起高级神经系统活动过度紧张的精神因素；抑郁障碍以心境低落为主要临床相，患者自我感觉不佳，觉得痛苦、厌倦、疲劳，躯体化症状较重的患者也可伴有疑病症状；临床工作中需要根据症状的主次及其出现的先后顺序来进行鉴别。

4.创伤后应激障碍 创伤后应激障碍常伴有抑郁症状，起病前有严重的、灾难性的、威胁生命的创伤性事件，如强奸、地震、被虐待，并以创伤事件的闯入性记忆反复出现在意识或者梦境中为特征性症状，以及焦虑或情感麻木、回避与创伤有关的人与事等为主要临床表现，虽有轻重不一的抑郁症状，但不是主要临床相，也无晨重夜轻的节律改变；睡眠障碍多为入睡困难，创伤有关的噩梦、梦魇多见，与抑郁发作以早醒为特征的表现不同。

5.躯体疾病所致的精神障碍 ①躯体疾病是抑郁障碍的直接（生物学）原因，如内分泌系统疾病所致的抑郁发作；②躯体疾病是抑郁障碍发生的诱因（心理学因素）；③躯体疾病与抑郁障碍共病，二者没有直接因果关系，但有相互促进作用；④抑郁障碍是躯体疾病的直接原因，如抑郁伴随的躯体症状。可以通过全面的病史询问，详细的躯体、神经系统检查，以及辅助检查获得的重要诊断证据对上述几种情况进行鉴别区分。如果躯体疾病的诊断成立，也不能轻率地认定患者的情绪低落完全是躯体疾病所致而不给予积极干预。即使躯体疾病是导致抑郁的直接原因，也要进行抗抑郁治疗，抑郁症状改善后也有利于躯体疾病的预后。

七、治疗

1.治疗原则

（1）全病程治疗：半数以上的抑郁障碍患者在疾病发生后2年内会复发。为改善抑郁障碍患者的预后，降低复燃和复发，提倡全病程治疗，分为急性期、巩固期和维持期治疗。

1）急性期治疗：8~12周。以控制症状为主，尽量达到临床痊愈，同时促进患者社会功能的恢复，提高患者的生活质量。急性期治疗效果在抑郁障碍预后和结局中起关键作用，及时、有效、合理的治疗有助于提高长期预后和促进社会功能康复。

2）巩固期治疗：4~9个月。以防止病情复燃为主。此期间患者病情不稳定，易复燃，应保持与急性期治疗一致的治疗方案，维持原药物种类、剂量和服用方法。

3）维持期治疗：持续、规范的维持期治疗可有效地降低抑郁症的复燃或复发率。一般2~3年，对反复发作或残留症状明显者建议长期维持治疗。维持治疗后，若患者病情稳定且无其他诱发因素可缓慢减药直至停止，一旦发现有复发的早期征象，应迅速恢复治疗。

（2）个体化合理用药：需结合患者的年龄、性别、伴随疾病、既往治疗史等因素，从安全性、有效性、经济性、适当性等角度为患者选择合适的抗抑郁药物及剂量。如患者伴有睡眠问题，则优先考虑可同时改善睡眠的抗抑郁药，对老年患者应避免选择不良反应多的药物。

（3）量化评估：治疗前、治疗中要定期对患者进行评估。不同时期，评估的侧重点不同。治疗前需综合评估患者的病情、躯体情况、社会功能以及社会家庭支持等，在治疗中应重点观察患者症状的变化情况及对药物的反应等。

（4）联合用药：联合用药常用于难治性患者，选择两种作用机制不同的抗抑郁药联合使用以增加疗效，但不主张联用两种以上抗抑郁药。此外，还可根据患者的具体情况考虑联合锂盐、非典型抗精神病药或三碘甲状腺原氨酸治疗，如伴有精神病性症状的抑郁障碍，可考虑采用抗抑郁药和抗精神病药合用的药物治疗方案。

（5）建立治疗联盟：由于目前尚缺乏对抑郁障碍的客观诊断指标，临床诊断在很大程度上依赖完整真实的病史和全面有效的精神检查，而彼此信任、支持性的医患联盟关系有助于患者在治疗过程中配合。同时应与患者家属建立密切的合作关系，最大程度调动患者的人脉支持系统，形成广泛的治疗联盟，提高患者的治疗依从性。

2. 药物治疗

（1）新型抗抑郁药物：循证医学研究表明，这些药物治疗抑郁障碍有效，且不同药物总体有效率不存在显著性差异。凭借在安全性和耐受性方面的优势已经成为一线推荐药物。

1）选择性 5-羟色胺再摄取抑制剂（SSRIs）：临床常用氟西汀（fluoxetine）、帕罗西汀（paroxetine）、氟伏沙明（fluvoxamine）、舍曲林（sertraline）、西酞普兰（citalopram）。急性期治疗中，众多随机对照研究支持 SSRIs 治疗抑郁症的疗效优于安慰剂，不同 SSRIs 药物间的整体疗效无显著性差异。

2）选择性 5-羟色胺和去甲肾上腺素再摄取抑制剂（SNRIs）：具有 5-HT 和 NE 双重再摄取抑制作用，高剂量时还产生对 DA 的再摄取抑制作用，对 M_1、H_1、α_1 受体作用轻微，不良反应相对少。代表药物为文拉法辛（venlafaxine）和度洛西汀（duloxetine）。疗效与剂量有关，低剂量时作用谱和不良反应与 SSRIs 类似，剂量增加后作用谱加宽，不良反应也相应增多。度洛西汀和其他双重作用机制的 SNRIs 治疗共病糖尿病或周围神经痛的抑郁患者优于 SSRIs，另外度洛西汀也能有效治疗纤维肌痛。

3）去甲肾上腺素和特异性 5-羟色胺能抗抑郁药（NaSSAs）：代表药为米氮平（mirtazapine），主要通过阻断中枢突触前 NE 能神经元 α_2 自身受体及异质受体，增强 NE、5-HT 从突触前膜的释放，增强 NE、5-HT 传递及特异阻滞 $5-HT_2$、$5-HT_3$ 受体，此外对 H_1 受体也有一定的亲和力，同时对外周 NE 能神经元突触 α_2 受体也有中等程度的拮抗作用。米氮平对抑郁障碍患者的食欲下降和睡眠紊乱症状改善明显，且较少引起性功能障碍。

4）去甲肾上腺素和多巴胺再摄取抑制剂（NDRIs）：代表药物为安非他酮（amfebutamone），疗效与 SSRs 相当。对伴有焦虑症状的抑郁障碍患者，疗效不如 SSRIs，但对疲乏、困倦症状的改善要优于某些 SSRIs。安非他酮对体重增加影响较小，甚至可减轻体重，可能适用于超重或肥胖的患者。另外，安非他酮还应用于戒烟治疗。但是，在伴有精神病性症状时，不宜使用安非他酮。

5）5-羟色胺受体拮抗剂/再摄取抑制剂（SARIs）：代表药物为曲唑酮（trazodone），抑制突触前膜对 5-HT 的再摄取，并阻断 $5-HT_1$ 受体、突触后 $5-HT_{2A}$ 受体、中枢 α_1 受体，有较好的镇静作用，适用于伴激越或者睡眠障碍的患者。

6）褪黑素 MT_1/MT_2 受体激动剂和 $5-HT_{2C}$ 受体拮抗剂：代表药物为阿戈美拉汀（agomelatine），具有与褪黑素类似的调节睡眠作用，这种改善睡眠作用在用药第 1 周就会显现。用药剂量范围为 25～50 mg，每日 1 次，睡前服用。

7）伏硫西汀（vortioxetine）：为多模式新型抗抑郁药物，不仅有助于改善抑郁症的情感症状，还具有改善抑郁患者认知症状的作用。初始剂量和推荐剂量均为10 mg，每日1次。可根据患者个体反应进行增减调整。

（2）传统抗抑郁药物：包括三环类、单胺氧化酶抑制剂（MAOI）和基于三环类药物开发的四环类药物。由于其耐受性和安全性问题，作为二线推荐药物，目前使用的有阿米替林（amnripoyline）、氯米帕明（clomipramine）、丙米嗪（imipramine）、多塞平（doxepin）。其中阿米替林的疗效略优于其他三环类药物。小剂量多塞平（每日3～6 mg）常用于治疗失眠障碍，四环类药物氯米帕明的抗强迫疗效较为肯定。

（3）中草药：主要用于轻中度抑郁症的治疗。包括①圣约翰草提取物片，是从草药（圣约翰草）中提取的一种天然药物，主要药理成分为贯叶金丝桃素和贯叶连翘。②疏肝解郁胶囊，是由贯叶金丝桃、刺五加复方制成的中成药胶囊制剂。治疗轻中度抑郁症的疗效与氯西汀相当。③巴戟天寡糖胶囊：治疗中医辨证属于肾阳虚证的轻中度抑郁症。

3. 心理治疗

（1）支持性心理治疗（supportive psychotherapy）：由医生或其他专业人员实施，适用于所有抑郁障碍患者，可配合其他治疗方式。治疗措施包括①积极耐心倾听患者诉说，让患者感受到医生对自己的关心和理解。②引导患者觉察自己的情绪，并鼓励患者表达其情绪，以减轻苦恼和心理压抑。③疾病健康教育，使患者客观地认识和了解自身的心理或精神问题，从而积极、乐观地面对疾病。④增强患者的信心，鼓励其通过多种方式进行自我调节，帮助患者找到配合常规治疗和保持良好社会功能之间的平衡点。

（2）认知行为治疗（cognitive behavioral therapy，CBT）：帮助患者认识并矫正自身的错误信念、缓解情感症状、改善应对能力，并可减少抑郁障碍的复发。干预技术包括①识别自动性想法，治疗师可用提问、想象和角色扮演等技术让患者学会识别自动性想法，尤其识别出那些在抑郁情绪之前出现的特殊想法。②识别认知错误和逻辑错误，注意听取和记录患者的自动性想法（automatic thought）和"口头禅"（如我应该、必须等），然后采用苏格拉底式提问，帮助患者归纳和总结出一般规律，建立合理的认知思维方式。③真实性检验，让患者将自己的自动性想法当成一种假设在现实生活中去检验，患者可能发现现实生活中他（她）的这些消极认知或想法在绝大多数情况下是与实际不符合的。

（3）精神动力学心理治疗（psychodynamic psychotherapy）：根据治疗时程可简单分为长程和短程两大类。目前推荐用于治疗抑郁障碍的精神动力学心理治疗主要为短程疗法：在治疗师较少参与的前提下，让患者自由联想和自由畅谈，通过谈话中的某些具体实例去发现线索和问题，从中选择患者认可的某个需重点解决的焦点冲突，通过治疗让患者自我感悟和修通，对该问题和冲突达到新的认识，同时学会新的思考或情感表达方式。

（4）人际心理治疗（interpersonal psychotherapy）：用于识别抑郁的促发因素，处理患者当前面临的人际交往问题，使其学会把情绪与人际交往联系起来，通过适当的人际关系调整和改善来减轻抑郁，提高患者的社会适应能力。该疗法可能起效较慢，需经过数月的治疗甚至治疗结束后数月，患者的社会功能才得以改善。

（5）婚姻家庭治疗（marriage and family therapy）：是以家庭为对象实施的团体心理治疗，旨在改善家庭的应对功能，帮助患者及其家属面对抑郁发作带来的压力，并防止复发，其特点为不着重于家庭成员个人的内在心理分析，将焦点放在家庭成员的互动关系上，从家庭系统角度解释个人的行为与问题，个人的改变有赖于家庭的整体改变。

4. 物理治疗

（1）电抽搐治疗（ECT）：给予中枢神经系统适量的电流刺激，引发大脑皮质的电活动同步化即诱发一次癫痫放电，进而引起患者短暂意识丧失和全身抽搐发作，达到治疗抑郁症状的目的。电刺激前通过静脉麻醉并注射适量肌肉松弛剂，可使抽搐发作不明显，称为改良电抽搐治疗（MECT），是目前临床使用的主要形式。MECT可有效地缓解重性抑郁障碍患者的症状，对伴有自杀观念的患者有较好的疗效，可在较短时间内快速地控制自杀意念，从而降低患者自杀死亡率。治疗抑郁障碍时，MECT一般为8～12次，其近期疗效较为明确，但疗效维持时间较短，因此建议与抗抑郁药联合使用，避免治疗停止后症状复发。

（2）重复经颅磁刺激治疗（rTMS）：是抑郁障碍非药物治疗的无创伤性手段之一。2008年美国FDA批准rTMS用于治疗难治性抑郁障碍，2010年rTMS被纳入美国精神病协会编制的《抑郁障碍治疗实用指南》。rTMS最大的不良反应是诱发癫痫发作，还有头痛、刺激部位皮肤损伤和诱发躁狂等。rTMS治疗后，10%～30%的患者会出现头痛，但持续时间短，无须特殊处理，多可自行缓解。

（3）迷走神经刺激（VNS）：是临床治疗难治性癫痫发作的手段。迷走神经在解剖上与大脑情绪调节的区域存在联系，临床上观察到接受VNS治疗的癫痫患者可有情绪改变，因此VNS被开发应用于抑郁障碍的治疗。鉴于VNS治疗的有效性和安全性，美国FDA已批准VNS作为抑郁障碍的辅助治疗手段。

（4）深部脑刺激（DBS）：是指将脉冲发生器植入脑内，通过释放弱脉冲刺激脑内相关核团，改善抑郁症状，确切机制尚不清楚。对于多种药物、心理和ECT治疗效果均较差的难治性抑郁障碍患者，可以尝试DBS治疗。

八、预后

大部分患者经治疗后抑郁症状可缓解或显著减轻，但仍有约15%的患者无法达到临床治愈。首次抑郁发作缓解后约半数患者不再复发，但对3次发作及以上或是未接受维持治疗的患者，复发风险可达90%以上。影响复发的因素有：①维持治疗的抗抑郁药剂量及使用时间不足；②生活应激事件；③社会适应不良；④慢性躯体疾病；⑤家庭社会支持缺乏；⑥阳性心境障碍家族史等。抑郁症状缓解后，患者的社会功能一般可恢复到病前水平，但有20%～35%的患者会有残留症状，社会功能或职业能力受到不同程度的影响。

抑郁障碍患者的精神康复主要包括：个人生活自理能力的康复、家庭职能的康复、社交技能的康复及职业技能的康复。康复可以在医院和社区中进行，在欧美发达国家，精神残疾康复主要在社区中进行，我国的社区精神残疾康复系统发展还有待完善。因此，结合我国国情来看，精神残疾的院内康复十分重要，应该在患者住院后尽快开展，使其住院期间尽量恢复社会功能，提高治愈率，为社区康复打下良好基础。

第十节　焦虑症

焦虑（anxiety）通常指一种情绪反应，是人们面对环境中一些即将来临、可能发生的灾祸或重大生活事件时，机体适应环境变化而产生的一种复合情绪反应。焦虑症状可以是某些躯体疾病的主要临床表现，在所有进行精神治疗的患者中，有5%～42%患者的焦虑症状是躯体疾病所致。引起焦虑的躯体疾病中，25%是继发于神经系统疾病，25%是内分泌原因，12%是循环系统疾病、慢性感染等，14%是其他科疾病的误诊。老年焦虑症（anxiety disorder）是发生在老年期以表现为与现实处境不相称的，无明确对象和具体内容的担心和恐惧，伴有显著的自主神经症状、肌肉紧张和运动不安为特征的神经症性障碍。

一、病因和发病机制

焦虑的病因尚不清楚，与社会心理因素、遗传因素、发育因素、人格因素、个体神经因素、生化因素、内分泌因素、药物因素有密切关系。焦虑是心因性疾病，存在心身两方面的病理过程，是生物、心理、社会因素综合作用的结果。临床上焦虑症状的医学原因涉及人体多系统、多器官、多病种。许多躯体疾病可以表现有焦虑症状，甚至是首发症状或主要症状。大部分躯体疾病、精神疾病均可引起焦虑，而焦虑也可躯体化。焦虑与躯体疾病、精神疾病存在着相互作用、相互影响的复杂关系。

在生理生化方面，已经观察到愤怒可以诱发和促进去甲肾上腺素分泌，而恐惧时伴随出现肾上腺素增多。目前研究的焦点集中于蓝斑和脑干上部的核团，考虑其可能为焦虑发病的解剖学部位，另有研究则集中在5-羟色胺能中枢。焦虑患者自主神经系统的反应性持续增高，许多刺激如疼痛、寒冷、肌肉运动等可以产生脉搏、呼吸、氧消耗等方面的异常反应。但这些生化紊乱并不一定是造成本病的原因。近期有些研究提出，二氧化碳、γ-氨基丁酸和异丙肾上腺素可以诱发惊恐发作。

二、临床表现

焦虑作为一种复杂的心理过程，包含心理、行为（运动）、生理三个方面的反应。

1. 心理症状　主要是心理体验和感受。觉得自己无能力面对威胁，感到危险马上发生，内心处于警觉状态，或怀疑自己应对行为的有效性。患者表述的症状通常是与处境不相符合的痛苦情绪体验，如担忧、紧张、着急、烦躁、害怕、不安、恐惧、不祥预感等情绪反应。心理方面的焦虑症状又称精神性焦虑（psychic anxiety）。

2. 躯体症状　大多是交感神经系统兴奋的反应性症状，严重反应则称为躯体性焦虑（somatic anxiety）。表现多种多样，缺少阳性体征，以呼吸系统、心血管系统、神经系统、泌尿生殖系统以及皮肤血管反应性症状较常见，如自述胸闷、气短、气促、憋气、窒息感、过度换气；心前区不适、胸痛、局部压痛感、心慌、心悸、血压轻微升高；头昏、头晕、耳鸣、视力模糊、记忆障碍、入睡困难、似睡非睡、多梦、梦境有威胁性或有灾难性主题、时睡时醒、失眠、全身肌肉紧张或僵硬、全身或局部疼痛、抽搐；尿频、尿急、排尿困难、阳痿、早泄、性冷淡、月经紊乱；食欲减退、腹泻、瞳孔扩大、面红、皮肤出汗、寒战、手足发冷或出汗等。

3.行为表现　系心理痛苦、生理反应的外在表现。焦虑反应表现在行为方面，主要是外显情绪和躯体运动症状，如表情紧张、双眉紧锁、眼睑和面部肌肉痉挛、笨手笨脚、姿势僵硬、坐立不安、来回走动、小动作多（抓耳挠腮、搓手、弹指、踢腿）、不自主震颤或发抖、奔跑呼叫、哭泣；说话唐突、语无伦次、言语结巴；注意力不集中、思绪不清，或警觉性增高，情绪易激动等。极度焦虑患者还可出现回避行为（abient behavior）。

三、辅助检查

焦虑情绪反应一般都伴有生理、运动指标的改变，因此生理指标可间接反映焦虑的水平。通常使用的指标包括皮肤电反应（GSR）、皮肤导电性（SC）、皮肤温度（ST）、皮肤血流容积（BVP）、肌电图（EMG）、脑电图（EEG）、心率（HR）、血压（BP）、呼吸频率（RR）和掌心出汗（PS）等。以生理指标测量焦虑的优点是具有一定的准确性，但因缺少常模数据或解释困难，应用仍存在局限性，多用于研究领域，临床应用较少。

通过对焦虑心理感受的表述和外观行为变化的观察，评定焦虑水平的方法称量表评定法（scale assessment）。目前，量表评定积累了较多经验，已有成熟的评定量表。①焦虑自评量表（SAS），主要用于评定焦虑患者的主观感受，在国内被广泛应用。②汉密尔顿焦虑量表（HAMA），为经典的焦虑评定量表，量表分躯体性、精神性两项因子分，可进一步了解患者的焦虑特点，主要用于评定神经症和其他患者的焦虑程度。焦虑状态—特质问卷，前20项评定状态焦虑，后20项评定特质焦虑，具有广泛的适应性。③贝克焦虑量表，适合具有焦虑症状的成年人，主要用于测量受测者主观感受到的焦虑程度。④综合性医院焦虑抑郁量表，主要应用于综合医院患者焦虑和抑郁情绪的筛查。

四、诊断和鉴别诊断

1.诊断　必须在至少6个月内大多数时间存在焦虑的原发症状，这些症状通常应包含以下要素。

（1）过度的焦虑和担忧（为将来的不幸烦恼，感到忐忑不安，注意困难等）。

（2）运动性紧张（坐卧不宁、紧张性头痛、颤抖、无法放松）。

（3）自主神经活动亢进（出汗、心动过速或呼吸急促、上腹不适、头晕、口干等）。

（4）选择合适的量表评定焦虑状况，根据评定结果，参考常模值、焦虑水平的界值，了解患者焦虑的程度或做出辅助性诊断。

2. 鉴别诊断

（1）躯体疾病相关焦虑：甲状腺功能亢进、低血糖、嗜铬细胞瘤、系统性红斑狼疮等均有焦虑症状，针对相关疾病进行相应的临床和实验室检查，可以明确诊断。代谢综合征、高血压、糖尿病等导致全身血管病变的疾病同时也导致心脑血管疾病，如冠心病、心肌梗死、脑梗死、脑白质缺血等，常常是中老年人焦虑的器质性因素。同时，患者对疾病的焦虑反应加重了原有的疾病，此时的治疗应同时针对原发疾病和焦虑障碍。

（2）精神障碍相关焦虑：几乎所有的精神障碍都伴有焦虑症状。

1）抑郁障碍：广泛性焦虑障碍与抑郁障碍有许多症状重叠，目前临床常用的鉴别方法是分别评估抑郁和焦虑的严重程度和病程，且优先考虑抑郁障碍的诊断。

2）其他焦虑障碍：广泛性焦虑障碍常常合并其他焦虑障碍，最常见的是惊恐障碍。如果焦虑是对特定对象和情景的反应，并达到恐惧症的诊断标准，则分别列出。

3）精神分裂症：有时精神分裂症患者也会出现明显的焦虑，只要发现有精神病性症状，就不考虑广泛性焦虑障碍的诊断。

（3）药源性焦虑：许多药物在长期应用、过量或中毒、戒断时可致典型的焦虑症状。如哌甲酯、甲状腺素、类固醇、茶碱、抗精神病药物（过量）使用时，酒精、镇静催眠药戒断时。根据服药史可资鉴别。

五、治疗

药物治疗和心理治疗的综合应用可获得最佳治疗效果。

1. 药物治疗　急性期以缓解或消除症状及伴随症状、提高临床治愈率、恢复社会功能、提高生活质量为目标。神经系统疾病伴发焦虑在治疗原发病的前提下，症状较重者予药物治疗。

（1）有抗焦虑作用的抗抑郁药：SSRIs 和 SNRIs 对广泛性焦虑有效，且药物不良反应少，患者接受性好，如帕罗西汀、文拉法辛、度洛西汀、艾司西酞普兰等。三环类抗抑郁药如丙米嗪、阿米替林等对广泛性焦虑也有较好疗效，但较强的抗胆碱能不良反应和心脏毒性限制了临床应用。根据抗抑郁药起效较慢、无成瘾性，而 BZDs 药物起效快，但长期使用有成瘾性的特点，临床上多在早期将 BZDs 与 SSRIs/SNRIs 或三环类药物合用，维持 2～4 周，然后逐渐停用 BZDs 药物。很少单独应用 BZDs 药物作为一种长期的治疗手段。

（2）其他药物：丁螺环酮（buspirone）、坦度螺酮（tandospirone）是 $5-HT_{1A}$ 受体的部分激动剂，因无依赖性常用于广泛性焦虑障碍的治疗，但起效较慢。β-肾上腺素能受体阻滞剂对于减轻焦虑症患者自主神经功能亢进所致的躯体症状如心悸、心动过速等有较好疗效。此外，氟哌噻吨-美利曲辛（flupentixol-melitracen）对焦虑也有较好的缓解作用，但不宜长期使用，老年人使用可能诱发帕金森综合征。

广泛性焦虑障碍是一种易慢性化和复发的疾病，在急性期治疗后，巩固治疗和维持治疗对于预防复发非常重要，巩固期至少 2～6 个月，维持治疗至少 12 个月。

2. 心理治疗

（1）健康教育：让患者明白疾病的性质以便配合治疗，焦虑发作时对焦虑体验有正确的认知，避免进一步加重焦虑。鼓励患者进行适当的体育锻炼，坚持正常生活工作。

（2）认知行为治疗：广泛性焦虑障碍患者容易出现两类认知错误：一是过高地估计负性事件出现的可能性，尤其是与自己有关的事件；二是过分戏剧化或灾难化地想象事件的结果。焦虑障碍患者对事物的歪曲认知是造成疾病迁延不愈的原因之一。对患者进行全面评估后，治疗者要帮助患者改变不良认知并进行认知重建。松弛训练、呼吸控制训练能部分缓解焦虑。

（刘天蔚　李旭　梁爽）

第四章　内分泌与代谢性疾病

内分泌系统主要由内分泌腺和分布在心血管、胃肠、肾、脂肪组织、脑（尤其下丘脑）的内分泌组织与细胞组成。人体通过摄取营养素，经过新陈代谢（包括物质代谢与能量代谢、合成代谢与分解代谢）以维持机体的生存和健康，保证生长发育和各种生命活动。人体的物质代谢与能量代谢是在神经–内分泌系统（激素）的调节下完成的，因此，通常将内分泌疾病与营养代谢性疾病统称为内分泌代谢性疾病。内分泌疾病通常根据所属内分泌腺体的功能分类，代谢性疾病通常以代谢物所引起的功能紊乱分类。本章主要介绍老年人常见的甲状腺功能障碍、糖尿病、肥胖症、脂代谢紊乱和痛风等内分泌与代谢性疾病。骨质疏松症的发病与内分泌功能障碍有密切关系，也在本章叙述。

第一节　甲状腺功能亢进症

甲状腺毒症（thyrotoxiosis）是血液循环中甲状腺激素（thyroid hormone，TH）过多引起的以神经、循环、消化系统等兴奋性增高和代谢亢进为主要表现的一组临床综合征。根据甲状腺的功能状态可分为甲状腺功能亢进类型和非甲状腺功能亢进类型。

甲状腺功能亢进症（hyperthyroidism）简称甲亢，是甲状腺腺体本身产生 TH 过多而引起的甲状腺毒症，其病因包括弥漫性毒性甲状腺肿（Graves 病）（graves disease，GD）、结节性毒性甲状腺肿和甲状腺自主高功能腺瘤（plummer disease）等。非甲状腺功能亢进类型包括破坏性甲状腺毒症和服用外源性 TH。甲状腺滤泡被炎症（如亚急性甲状腺炎、无痛性甲状腺炎、产后甲状腺炎等）破坏时，滤泡内储存的 TH 进入循环引起的甲状腺毒症被称为破坏性甲状腺毒症，该组疾病甲状腺的功能并不亢进。根据甲状腺功能亢进的程度，分为临床甲亢（clinical hyperthyroidism）和亚临床甲亢（subclinical hyperthyroidism）。

我国临床甲亢的患病率为 0.8%，其中 80% 以上由 Graves 病导致。在内分泌疾病中发病率仅次于糖尿病。女性多见，起病隐袭，进展缓慢，少数人在应激情况下急性起病。老年人高代谢症状不典型，眼征和甲状腺肿均不明显，临床多表现为淡漠型甲亢。

一、病因和发病机制

甲亢的病因和发病机制目前尚未完全阐明。一般认为与下列因素有关。

1.Graves 病（GD）　1825 年英格兰 Parry 首次报道本病，1835 年爱尔兰 Graves 再次报告，1840 年德国 Basedow 再次报告本病。目前，国际上多称本病为 Graves 病，欧洲大陆称为 Basedow 病。GD 占甲亢的 85% 以上，是在遗传基础上，因精神刺激等应激因素而诱发的自身免疫性疾病。多见于中青年女性，也是老年人甲亢的常见原因之一。

GD 是器官特异性自身免疫病，与自身免疫性甲状腺炎、Graves 眼病同属自身免疫性甲状腺病（autoimmune thyroid diseases，AITD），AITD 的共同特征为：①血清中存在针对甲状腺的自身抗体，包括过氧化物酶抗体（thyroid peroxidase antibody，TPOAb）、甲状腺球蛋白抗体（thyroglobulin antibody，TgAb）和促甲状腺素受体抗体（thyrotropin receptor antibody，TRAb）；②甲状腺内有不同程度的淋巴细胞浸润；③血液循环系统和甲状腺内存在针对甲状腺抗原的 T 细胞；④伴发 I 型糖尿病、艾迪森（Addison）病、系统性红斑狼疮等自身免疫病。

GD 的特征性自身抗体是 TRAb，包括甲状腺刺激性抗体（thyroid stimulating antibody，TSAb）和甲状腺刺激阻断性抗体（thyroid stimulating blocking antibody，TSBAb）。TSAb 是 GD 甲亢的致病抗体，存在于 90% 以上的患者，TSAb 与促甲状腺激素（thyroid stimulating hormone，TSH）竞争性地结合于 TSH 受体（TSHR）α 亚单位，激活腺苷酸环化酶信号系统，导致甲状腺滤泡上皮细胞增生，产生过多的 TH。TSH 对 TSHR 的刺激受下丘脑-垂体-甲状腺轴的负反馈调节，保持 TH 产生的平衡。但 TSAb 对 TSHR 的刺激没有这种调节机制，所以出现甲亢。TSBAb 的作用与 TSAb 相反，阻断 TSH 与 TSHR 的结合，引起甲状腺功能减退症。GD 两个抗体的滴度可以相互变化，占优势的抗体决定甲状腺功能状态。

GD 有显著的遗传倾向。发病一致率单卵孪生子为 30%～35%，双卵孪生子为 2%～5%，说明本病受到遗传、环境和表观遗传等多种因素的影响。外部因素包括感染、碘摄入量和环境毒素；内部因素包括 HLA、CD40、IL-2R 和 TSHR 等基因多态性及应激、妊娠、性别、染色体失活偏移等。

GD 患者的甲状腺呈不同程度的弥漫性肿大，甲状腺滤泡上皮细胞增生，呈高柱状或立方状，滤泡腔内的胶质减少或消失，滤泡间可见不同程度与淋巴组织生发中心相关的淋巴细胞浸润，以 T 细胞浸润为主，伴少量 B 细胞和浆细胞。

2.其他因素　结节性甲状腺肿伴甲亢多见于中老年人。自主性高功能腺瘤多见于中年以上妇女，单结节，不受 TSH 调节。垂体性甲亢多伴有肢端肥大症及高催乳素血症。长期大量摄入碘（如胺碘酮）等可诱发甲亢。此外，血循环 TH 过多而甲状腺功能不高者，如亚急性甲状腺炎和慢性淋巴性甲状腺炎，由于滤泡破坏释放 TH 入血，暂时引起甲亢；服用过多 TH 可引起药源性甲亢。

二、临床表现

大多数老年甲亢患者临床表现不典型，也称为隐蔽性甲亢（masker hyperthyroidism）。症状和体征的严重程度与病史长短、激素升高的程度和患者年龄等相关。

1.甲状腺素分泌过多综合征

（1）基础代谢率增高：产热与散热过多，皮肤潮红、多汗、怕热，表现为低热。

（2）糖代谢异常：出现餐后血糖升高，糖耐量降低，但空腹血糖可以正常。

（3）蛋白质代谢：蛋白、脂肪分解，负氮平衡，体重减轻、易疲劳，血脂降低。

（4）神经精神症状：神经过敏、易激动、烦躁多虑，甚至出现幻觉、躁狂等。

（5）心血管系统：窦性心动过速，收缩压升高而舒张压正常或稍低，脉压差增大。

（6）消化系统：食欲亢进。老年人常厌食，肠蠕动快、大便频数，肝脂肪浸润肿大。

（7）造血系统：外周血淋巴和单核细胞增多，白细胞和粒细胞偏低，血小板寿命短。

（8）运动系统：肩胛肌群及骨盆肌群萎缩，软弱无力，出现急性或慢性甲亢性肌病。骨质疏松与脱钙，25%的病例有高钙血症，尿钙磷增多，可引起纤维囊性骨炎。

（9）内分泌系统：女性月经稀少、闭经，男性阳痿偶伴有乳房发育，生育能力低下。由于皮质醇降解增快，促肾上腺皮质激素释放激素（CRH）可代偿性增高，皮肤色素沉着。

2. 甲状腺肿大　GD 为弥漫性对称性甲状腺肿大，质地柔软，随吞咽上、下移动。但老年人甲状腺肿大少见，可有单结节或多结节。

3. 眼征　表现为非浸润性突眼（突眼度 < 18 mm）和浸润性突眼（突眼度 > 19 mm），双眼突出多不对称。老年甲亢患者突眼症状多不明显。

4. 特殊表现

（1）甲状腺毒症心脏病（thyrotoxic heart disease）：中老年多见。心脏病发生在甲亢同时或以后，并具备以下条件之一：心律失常以房颤最多见；心脏扩大；心功能不全；心绞痛或心肌梗死。发生心衰时，30% ~ 50% 与房颤并存。甲亢控制后心脏病能够缓解。

（2）淡漠性甲亢（apathetic hyperthyroidism）：老年多见。神情淡漠、嗜睡、厌食、腹泻、消瘦；可有心律失常、心绞痛等症状。常无突眼，甲状腺不大或轻度肿大伴有结节。

（3）T_3 型甲状腺毒症（T_3 thyrotoxicosis）：有甲亢症状，但 T_4 不高，仅 T_3 增高。可见于结节性甲状腺肿、甲亢早期、甲亢复发或甲亢术后，病情较轻。

（4）甲亢伴周期性瘫痪：并发率 1.9%，以下肢麻痹多见，由低钾引起。低钾原因可能是骨骼肌内的 TH 增加了 $Na^+ - K^+ - ATP$ 酶的活性，使 K^+ 向细胞外转移所致。

（5）胫前黏液性水肿（pretibial myxedema）：也称 GD 皮肤病变，为局限在胫骨前下 1/3、足踝关节或手背、桡骨前等处的黏液性水肿。见于少数 GD 患者，白种人多见。

（6）甲状腺危象（thyroid crisis）：若重症甲亢未及时治疗、术前未准备好、各种应激刺激下或 ^{131}I 治疗早期，可诱发甲状腺危象。血中游离 T_3 和 T_4 高于正常人 5 ~ 10 倍。初期症状表现为：高热 > 39 ℃或过高热；心率 > 140 次/分，常有房颤或房扑；烦躁不安、大汗淋漓；腹泻、剧吐甚至脱水；血压早期升高、晚期降低、休克，甚至昏迷。

三、辅助检查

1. 促甲状腺激素（TSH）　血清 TSH 是反映最敏感的指标。第四代血清 TSH 测定方法——极敏感 TSH（sTSH）的检测极限达 0.005 mU/L。sTSH 系筛查甲亢的第一线指标，甲亢时 TSH 通常 < 0.1 mU/L。由于亚临床甲亢者甲状腺激素水平正常，仅有 TSH 水平改变，所以，sTSH 可以诊断亚临床甲亢。传统 ^{131}I 摄取率和 TRH 刺激试验诊断不典型甲亢的方法已经被 sTSH 测定所取代。

2. 血清总甲状腺素（TT_4） T_4 全部由甲状腺产生，每天 80 ~ 100 μg，血清中 99.96% 的 T_4 以蛋白结合形式存在，其中 80% ~ 90% 与甲状腺结合球蛋白（TBG）结合。TT_4 测定的是结合于蛋白的激素，所以血清 TBG 和蛋白与激素结合力的变化都会影响测定的结果。例如，妊娠、雌激素、急性病毒性肝炎、先天因素等可引起 TBG 升高，导致 T_4 增高；雄激素、糖皮质激素、低蛋白血症、先天因素等能引起 TBG 降低，导致 T_4 减低。伴有其他严重疾病时，外周 T_4 向 T_3 转换被抑制，仅表现为 T_4 增高，临床称为 T_4 型甲状腺毒症（T_4 thyrotoxicosis），服用胺碘酮引起碘过量致甲亢和大剂量普萘洛尔也可以出现类似情况。

3. 血清总三碘甲腺原氨酸（TT_3） 血清中 20% 的 T_3 由甲状腺产生，80% 在外周组织由 T_4 转换而来。大多数患者在甲亢时血清 TT_3 与 TT_4 同时升高，TT_3 增高可先于 TT_4 增高；出现 T_3 型甲状腺毒症时仅有 TT_3 增高，常见于老年患者。

4. 血清游离甲状腺激素（FT_3 和 FT_4） 血清 FT_3、FT_4 是实现该激素生物效应的主要部分，尽管 FT_3 仅占 TT_3 的 0.35%、FT_4 仅占 TT_4 的 0.025%，但其不受 TBG 的影响，更能直接反映甲状腺的功能。缺点是血 FT_3、FT_4 含量甚微，测定的稳定性不如 TT_3、TT_4。

5. 甲状腺 ^{131}I 摄取率 因可受碘物质、抗甲状腺药物等因素的影响，已经被 sTSH 所代替。目前主要用于甲状腺毒症病因的鉴别，甲状腺功能亢进型的甲状腺毒症，血清甲状腺激素水平增高，同时 ^{131}I 摄取率也增高。

6. TSH 受体抗体（TRAb） 已成为筛查 GD 第一线指标，未治疗的 GD 患者的阳性率达到 98%。TRAb 包括 TSAb 和 TSBAb。TRAb 阳性患者有诊断意义，可以判断预后，治疗中由阳性转为阴性者预示可以停药。但实验条件复杂，难以常规开展应用。

7. 甲状腺刺激抗体（TSAb） 与 TRAb 相比，TSAb 反映了这种抗体不仅与 TSH 结合，而且产生了对甲状腺细胞的刺激功能。85% ~ 100% 的 GD 新诊断患者 TSAb 阳性。TSAb 的活性平均在 200% ~ 300%。

8. 彩色多普勒（CFD） 甲状腺血流半定量测定。甲亢引起的甲状腺毒症血流信号增强呈片状分布，可以区别甲状腺炎症破坏引起的甲状腺毒症的影像。

9. CT 和 MRI 眼部 CT 和 MRI 可排除其他原因所致的突眼，评估眼外肌受累情况。

10. 同位素扫描 已被 CFD 所代替，主要用于鉴别诊断。

四、诊断和鉴别诊断

诊断的程序包括：①甲状腺毒症的诊断，测定血清 TSH、TT_4、FT_4、TT_3、FT_3 的水平；②确定甲状腺毒症是否由甲状腺功能亢进导致；③确定甲亢的原因，如 GD、结节性毒性甲状腺肿、甲状腺自主高功能腺瘤等。

1. 诊断

（1）甲亢的诊断 ①高代谢症状和体征；②甲状腺肿大；③血清 TH 水平增高、TSH 降低。具备以上 3 项时诊断即可成立。但应注意：淡漠型甲亢的高代谢症状不明显，仅表现为明显消瘦或心房颤动，尤其是老年患者；少数患者无甲状腺肿大；T_3 型甲亢仅有血清 TT_3

升高，T_4 型甲亢仅有血清 TT_4 升高。老年性甲亢以甲亢性心脏病、淡漠型甲亢多见，甲状腺肿大、突眼不明显，若 TT_3、TT_4 均高可以确诊，若不高可测 FT_3、FT_4、TSH。

（2）GD 的诊断 ①甲亢诊断确立；②甲状腺弥漫性肿大（触诊和 B 超证实），少数病例可无甲状腺肿大；③眼球突出和其他浸润性眼征；④胫前黏液性水肿；⑤ TRAb、TPOAb 阳性。以上标准中，①②项为诊断必备条件，③④⑤项为诊断辅助条件。

2. 鉴别诊断

（1）甲状腺毒症原因的鉴别：主要是甲亢所致的甲状腺毒症与破坏性甲状腺毒症（如亚急性甲状腺炎）的鉴别，两者均有高代谢表现、甲状腺肿和血清 TH 水平升高，而病史、甲状腺体征、彩色多普勒超声和 ^{131}I 摄取率是主要的鉴别手段。

（2）甲亢的原因鉴别：GD、结节性毒性甲状腺肿和甲状腺自主高功能腺瘤分别约占病因的 80%、10% 和 5%。伴浸润性突眼、TRAb 阳性、胫前黏液性水肿等均支持 GD 的诊断。结节性毒性甲状腺肿、甲状腺自主高功能腺瘤的诊断主要依靠同位素扫描和甲状腺 B 超：GD 同位素扫描可见核素均质性分布增强；结节性毒性甲状腺肿者可见核素分布不均，增强和减弱区呈灶状分布；甲状腺自主高功能腺瘤则仅在肿瘤区有核素浓聚，其他区域的核素分布稀疏。甲状腺 B 超可以发现结节和肿瘤。

（3）其他：神经症虽有心率加快，但休息后恢复正常（< 85 次/分），T_3、T_4 正常。慢性消耗性疾病如肿瘤、结核等，均有原发性疾病的特征，T_3、T_4 正常。

五、治疗

目前尚不能针对 GD 进行病因治疗。在一般治疗的基础上，普遍采用抗甲状腺药物（antithyroid drugs，ATD）、放射碘和手术治疗三类基本方法。

1. 一般治疗 解除精神紧张，避免情绪激动等。发病初期注意休息，高热量、高蛋白、高维生素饮食。酌情给予镇静剂、β-拮抗剂，但合并冠心病和传导阻滞时慎用。

2. ATD 治疗 首选 ATD 治疗 GD。ATD 是硫代酰胺类化合物，包括硫脲类和咪唑类两类，硫脲类包括丙硫氧嘧啶（propylthiouracil，PTU）和甲硫氧嘧啶（methylthiouracil，MTU）等；咪唑类包括甲巯咪唑（methimazole，MMI，他巴唑）和卡比马唑（carbimazole，甲亢平）等。主要抑制过氧化物酶使无机碘不能氧化为有机碘、碘化酪氨酸形成减少，阻止 TH 合成；轻度抑制免疫球蛋白的生成，使血中 TRAb 减少。但对已合成的 TH 没有抑制作用。ATD 治疗是甲亢的基础治疗，但单纯 ATD 治疗的治愈率仅在 40% 左右，复发率高达 50%～60%。ATD 也用于手术和 ^{131}I 治疗前的准备阶段。我国普遍使用 MMI 和 PTU。MMI 血浆半衰期为 6 小时，可以每天单次使用；PTU 血浆半衰期为 1.5 小时，具有在外周组织抑制 T_4 转换为 T_3 的独特作用，较 MMI 起效迅速，控制甲亢症状快，但必须保证 6～8 小时给药 1 次。两药比较，倾向于优先选择 MMI，因为 PTU 的肝毒性明显，美国 FDA 推荐为二线药物。有两种情况优先选择 PTU：妊娠 T_1 期（1～3 个月）甲亢和甲状腺危象。

（1）适应证：①轻、中度病情；②甲状腺轻、中度肿大；③孕妇、高龄或由于其他严重疾病不适宜手术者；④手术前和 ^{131}I 治疗前的准备；⑤手术后复发且不宜选择 ^{131}I 治疗者；

中至重度活动的 GD 患者。老年性甲亢大多需要药物治疗。若甲状腺较大、反复发作、伴有甲亢性心脏病、周期性瘫痪等情况，可以考虑手术或同位素治疗。若甲状腺太大，有压迫症状或有结节者，必须手术治疗。

（2）剂量与疗程：①治疗期：MMI 10 ~ 30 mg，每日 1 次口服；或 PTU 50 ~ 150 mg，每日 2 ~ 3 次口服。病情严重者加大剂量。甲状腺内储存的 TH 需要 4 ~ 6 周排空，循环内 T_4 半衰期在 7 天以上，所以甲亢症状控制需要 4 ~ 6 周时间。治疗期每 4 周监测甲状腺功能。②维持期：当血清 TH 达正常后减量。MMI 维持剂量 5 ~ 10 mg，每日 1 次口服，或者 PTU 50 ~ 100 mg，每日 2 ~ 3 次口服，维持 12 ~ 18 个月。维持期每 2 个月监测甲状腺功能一次。ATD 治疗期间不主张联用左甲状腺素（L-T_4）。

（3）疗效：ATD 治疗甲亢缓解的定义为停药 1 年，血清 TSH 和 TH 正常。ATD 的最佳停药指标是甲状腺功能正常和 TRAb 阴性。甲亢复发的因素或证据包括男性、吸烟、甲状腺显著肿大、TRAb 持续高滴度、甲状腺血流丰富等。ATD 治疗的复发率约为 50%，75% 在停药后的 3 个月内复发。可以选择 ^{131}I 或者手术治疗。

（4）不良反应：①粒细胞缺乏症，发生率约为 0.7%。定期检查外周血白细胞计数，中性粒细胞 $< 1.5 \times 10^9$/L 时应停药，也不应换用另一种 ATD，因为它们之间存在交叉反应。由于甲亢也可以引起白细胞减少，所以要区分是甲亢所致还是 ATD 所致。②皮疹，发生率约为 5%。轻度皮疹可以给予抗组胺药，或者换用另一种 ATD。有严重皮疹反应者需要停药，选择 ^{131}I 或者手术治疗。③中毒性肝病，甲亢本身可以引起轻度的肝功能异常，需要与 ATD 的肝毒性不良反应鉴别。PTU 和 MMI 引起的药物性肝炎患病率分别为 2.7% 和 0.4%。约 30% 服用 PTU 的患者转氨酶升高，其中 4% 的患者转氨酶高达正常上限的 3 倍。④血管炎，PTU 可以诱发抗中性粒细胞胞浆抗体（ANCA）阳性的小血管炎，特点是随着用药时间延长，发生率增加，特别是亚洲患者多见。⑤致畸发生率为 2% ~ 4%。

3. 放射碘　通过破坏甲状腺组织，减少 TH 的产生。美国治疗 GD 首选 ^{131}I 治疗，占 59%。该方法简单经济，治愈率高，致畸和致癌的不良反应尚无定论。适用于甲状腺肿大 Ⅱ度以上；对 ATD 过敏；ATD 治疗或手术治疗后复发；甲亢合并心脏病；甲亢伴白细胞减少、血小板减少或全血细胞减少；甲亢合并肝肾功能受损；拒绝手术治疗或有手术禁忌证；浸润性突眼者。^{131}I 治疗甲亢的治愈率达到 85% 以上。

4. 手术治疗　适用于甲状腺肿大显著（> 80 g）并有压迫症状者；中、重度甲亢，长期服药无效，或停药复发，或不能坚持服药者；胸骨后甲状腺肿；细针穿刺细胞学（FNAC）证实甲状腺癌或者怀疑恶变；ATD 治疗无效或过敏的妊娠患者，手术需在妊娠 T_2 期（4 ~ 6 个月）施行。通常采取甲状腺次全切除术，两侧各留 2 ~ 3 g 甲状腺组织，复发率为 8%。合并较重心脏、肝、肾疾病，不能耐受手术，妊娠 T_1 期者，禁忌手术治疗。

5. 甲亢危象　属于危重病例，应及时抢救。经以下处理，可在 36 ~ 72 小时内缓解。

（1）ATD：首选 PTU，首剂 500 ~ 1000 mg，口服或灌胃，以后 250 mg，每 4 小时 1 次口服。或 MMI 首剂 60 mg，以后 20 mg，每 3 ~ 4 小时 1 次。症状减轻后改用一般剂量。

（2）抑制TH释放药：复方碘溶液（SSPI），每次5滴（0.25 mL或250 mg），每6小时1次。服用PTU 1小时后开始服用，一般使用3~7天。症状减轻后逐渐减量至停用。

（3）β–受体拮抗剂：普萘洛尔（propranolol）60~80 mg，每4小时1次口服。根据病情需要可间歇给药5次。

（4）糖皮质激素：氢化可的松300 mg，首次静脉滴注，以后每次100 mg，每8小时1次。

（5）上述常规治疗效果不满意时，可选用腹膜透析、血液透析或血浆置换等。

（6）物理降温，镇静、吸氧。禁用阿司匹林（促进去甲肾上腺素释放，FT_4升高）。

（7）针对病因治疗。

第二节　甲状腺功能减退症

甲状腺功能减退症（hypothyroidism）简称甲减，是由各种原因导致的低甲状腺激素血症（hypothyroxinemia）或甲状腺激素抵抗（thyroid hormone resistance，THR）而引起的全身性低代谢综合征。病理特征是黏多糖在组织和皮肤堆积，表现为黏液性水肿。国外报告的临床甲减患病率为0.8%~1.0%，发病率为3.5‰；国内报告的临床甲减患病率为1.0%，发病率为2.9‰。成人甲减也称黏液性水肿（myxedema）。多见于40~60岁，女性发病率约为男性的5倍。

一、分类和病因

1. 分类

（1）根据病变的部位分类：①原发性甲减（primary hypothyroidism），由甲状腺腺体本身病变引起的甲减，占全部甲减的95%以上，且主要是由自身免疫、甲状腺手术和甲亢^{131}I治疗后导致。②中枢性甲减（central hypothyroidism），由下丘脑和垂体病变引起的促甲状腺激素释放激素（TRH）或者TSH产生和分泌减少导致，垂体外照射、垂体大腺瘤、颅咽管瘤及产后大出血是其较常见的原因，其中由于下丘脑病变引起的甲减称为三发性甲减（tertiray hypothyroidism）。③甲状腺激素抵抗综合征（thyroid hormone resistance syndromes，THRS），由于甲状腺激素在外周组织实现生物效应障碍引起的综合征。

（2）根据病变的原因分类：药物性甲减、手术后甲减、治疗后甲减、特发性甲减、垂体或下丘脑肿瘤手术后甲减。

（3）根据甲状腺功能减低的程度分类：临床甲减（overt hypothyroidism）和亚临床甲减（subclinical hypothyroidism）。

2. 病因　甲减的病因较复杂，成人甲减的主要病因如下。

（1）自身免疫损伤：最常见的原因是自身免疫性甲状腺炎（autoimmune thyroiditis，AIT），包括桥本甲状腺炎（Hashimoto thyroiditis，HT）、萎缩性甲状腺炎（atrophic thyroiditis，AT）、无痛性甲状腺炎（painless thyroiditis，PT）或安静性甲状腺炎（silent thyroiditis）、产后甲状腺炎（postpartum thyroiditis，PPT）等。

（2）甲状腺破坏：包括手术、^{131}I 治疗。甲状腺次全切除、^{131}I 治疗 Graves 病 10 年的甲减累计发生率分别为 40%、40% ~ 70%。

（3）碘过量：碘过量可引起具有潜在性甲状腺疾病者发生甲减，诱发和加重自身免疫性甲状腺炎。含碘药物胺碘酮诱发甲减的发生率是 5% ~ 22%。抗甲状腺药物：如锂盐、硫脲类、咪唑类等也可引起甲减。

二、发病机制

老年人不可逆甲状腺衰竭的最常见原因是慢性 AIT，系甲状腺自身免疫性炎性过程。目前已分离出 TSH 受体抗体（TRAb），取代 TSH 与受体结合，导致甲状腺功能减退；抗微粒体抗体实际上是抗甲状腺过氧化酶抗体（TPOAb），可引起 TH 合成不足。随病情发展，可见到甲状腺滤泡破坏的组织学表现，伴随甲状腺上皮细胞胞浆内大量淋巴细胞浸润和嗜酸细胞出现。部分病例可并发纤维化，腺体最终失去所有的甲状腺上皮。

血清抗甲状腺抗体和慢性淋巴细胞性甲状腺炎的临床或组织学表现频率，随年龄的增长而明显上升，尤其是女性。因此，发展成甲减的可能性，不论是自发的还是甲状腺次全切除术后，都随年龄增长而增加。老年人 DNA 对放射诱发的损伤比较敏感且修复能力较差，因此，^{131}I 治疗后的甲状腺功能减退也随年龄的增长而增多。

人体内 2/3 的碘存在于甲状腺，甲状腺可以控制代谢，而甲状腺又受碘的影响。所以，若碘不足就可能引起心智反应迟钝、身体变胖及活力不足。碘缺乏病是由于自然环境缺碘，机体因摄入碘不足而产生的一系列损害。膳食碘大部分在胃肠道中转变为碘化物，几乎被机体完全吸收，进入血液后分布于全身的细胞外液，通过肾脏排泄。

20 世纪 80 年代以前，人们对于缺碘危害的认知局限于甲状腺肿和克汀病，防治的措施是在病区供应加碘食盐或碘油。目前有专家表示，可以考虑对不同区域内的群众添加适量的碘盐；有专家甚至表示，由于甲亢患者的增多，公众已不再需要加碘盐。

三、临床表现

1. 亚临床甲减　特征是血清 TT_4、FT_4 正常，TSH 轻度升高，但无临床症状，多见于慢性淋巴细胞性甲状腺炎，经药物、手术或放射性碘治疗后的甲亢患者。如病情持续发展，可导致临床甲减，女性多见。除手术切除或放疗毁损腺体者外，多数起病隐袭，发展缓慢，有时长达 10 余年后始有典型表现。

2. 临床甲减　发病隐匿，病程较长，缺乏特异性症状和体征。主要表现有代谢率减低和以交感神经兴奋性下降为主的症状和体征。

（1）一般表现：畏寒、乏力、嗜睡、体温偏低、食欲降低，但体重不减或增加。

（2）黏液性水肿：典型的黏液性水肿表现为表情淡漠，面色苍白，眼睑水肿，唇厚，皮肤干燥发凉、肿胀、增厚、粗糙、多脱屑，毛发稀少、眉毛稀疏（外 1/3 脱落）。少数患者甲厚而脆、多裂纹。由于贫血与胡萝卜素血症，手、脚掌常呈姜黄色。

（3）精神神经系统：记忆力减退，智力低下，反应迟钝，精神抑郁，多虑等神经质表现，严重者发展为猜疑型精神分裂症。重症者伴痴呆、幻想、木僵、昏厥或惊厥，称黏液水肿昏迷。黏蛋白沉积致小脑功能障碍时，出现共济失调、眼球震颤等。

（4）肌肉与关节：主要表现为肌软弱乏力，可有暂时性肌强直、痉挛、疼痛等。咀嚼肌、胸锁乳突肌、股四头肌及手部肌肉可出现进行性肌萎缩。少数有肌肥大，叩击肌肉时引起局部肿胀（"肌肿"或"小丘"现象）。肌肉收缩后弛缓延迟，握拳后松开缓慢。腱反射收缩期正常或延长，但弛缓期呈特征性延长。黏液性水肿患者伴有关节病变或关节腔积液。

（5）心血管系统：心动过缓，常为窦性。心浊音界扩大、心音减弱。超声检查可发现心包积液，一般为高比重浆液性渗出物。同时可有胸腔或腹腔积液。久病者由于血胆固醇增高，易并发冠心病，但因心肌耗氧量减少，心绞痛与心力衰竭者少见。

（6）消化系统：常有厌食、腹胀、便秘，严重者可出现麻痹性肠梗阻或黏液水肿性巨结肠。由于胃酸缺乏或维生素 B_{12} 吸收不良，可致缺铁性贫血或恶性贫血。

（7）内分泌系统：性欲减退，男性阳痿，女性月经过多、经期延长及不育。1/3 患者有溢乳。原发性甲减伴自身免疫性肾上腺皮质功能减退和 1 型糖尿病，称 Schmidt 综合征。

（8）黏液水肿性昏迷：表现为嗜睡、体温 < 35 ℃、呼吸徐缓、心动过缓、血压下降、四肢肌松、反射减弱或消失，甚至昏迷、休克、心肾功能不全而危及生命。

四、实验室检查

1. 一般检查

（1）血红蛋白和红细胞：由于 TH 不足，骨髓造血功能降低，可致轻、中度正常细胞正常色素性贫血；月经量多而致失血及缺铁，可引起小细胞低色素性贫血；少数由于胃酸减少、缺乏内因子和维生素 B_{12} 或叶酸，可致大细胞性贫血。由于同时存在多种自身免疫性疾病，约 2% 的患者可发生症状明显的恶性贫血。

（2）血脂和血氨基酸：病因始于甲状腺者，总胆固醇（TC）常升高。病因始于垂体或下丘脑者 TC 多数正常或偏低，甘油三酯（TG）和低密度脂蛋白（LDL）增高，高密度脂蛋白（HDL）降低，LDL 中的 B 颗粒比例增加或正常。由于 TH 缺乏，氨基酸代谢异常，其中最有意义的是血浆同型半胱氨酸（Hcy）增高，是导致心血管病变的独立危险因素。

（3）跟腱反射恢复时间延长，基础代谢率降低：血中胡萝卜素含量增高，尿 17-酮类固醇、17-羟皮质类固醇降低；糖耐量试验呈扁平曲线，胰岛素反应延迟。老年人血循环抗利尿激素浓度较青年人高，对低钠血症有更大的易感性，甲减可加重水潴留的倾向。

（4）甲减性心肌病变和心电图改变：心电图示低电压、窦性心动过缓、T 波低平或倒置。有时出现房室分离节律、Q-T 间期延长，发生变异型心绞痛、急性心脏压塞等。

2. 血清 TSH、TT_4 和 FT_4　原发性甲减血清 TSH 增高，TT_4 和 FT_4 均降低。TSH 增高，TT_4 和 FT_4 降低的水平与病情程度相关。TT_3、FT_3 早期正常，晚期降低。因为 T_3 主要来源于外周组织 T_4 的转换，所以不作为诊断原发性甲减的必备指标，约 30% 甲减患者 T_3 正常。

血清 TSH 极具敏感性和特异性，是原发性甲减的最早表现，对疑患甲减和需除外该病的患者可作为筛选指标。亚临床甲减仅有 TSH 增高，TT_4 和 FT_4 正常。

3. 甲状腺抗体检测 TPOAb、TgAb 是确定原发性甲减病因和诊断 AIH（包括 HT、AT）的主要指标。一般认为，TPOAb 的意义较为肯定。日本的一项研究经甲状腺细针穿刺细胞学检查证实，TPOAb 阳性者的甲状腺均有淋巴细胞浸润，如果 TPOAb 阳性伴血清 TSH 水平增高，说明甲状腺细胞已经发生损伤。我国的一项研究对甲状腺抗体阳性、甲状腺功能正常的个体随访 5 年发现：初访时 TPOAb > 50 U/mL 和 TgAb > 40 U/mL，临床甲减和亚临床甲减的发生率显著增加。过氯酸钾排泌碘试验阳性，有助于先天性甲状腺素合成酶缺乏的诊断。

4. 病变部位检查 原发性甲减患者血 TSH 增高，下丘脑–垂体性甲减者常降低。促甲状腺激素释放激素（TRH）兴奋试验可进一步判断发病部位：静脉注射 TRH 400 μg 后，血 TSH 不升高提示为垂体性甲减；延迟升高者为下丘脑性甲减；如血 TSH 基值已增高，刺激后更高，提示为原发性甲减。血 T_4 增高，血 TSH（基础值或 TRH 兴奋后）正常或增高，临床无甲亢表现，或甲减患者使用较大剂量 TH 仍无明显疗效者，提示为 TH 不敏感性甲减。影像学检查有助于异位甲状腺及下丘脑–垂体病变等的确定。

五、诊断和鉴别诊断

1. 诊断 老年人甲减起病隐匿，有典型临床表现者不足 33%。除临床表现外，主要依靠激素检测确诊；在确诊基础上，进一步检查鉴定病变部位，做出可能的病因诊断。

（1）实验室检查血清 TSH 增高，FT_4 均降低，原发性甲减即可以成立。进一步寻找甲减的病因，如果 TPOAb 阳性，可考虑甲减的病因为 AIT。

（2）实验室检查血清 TSH 减低或正常，TT_4 和 FT_4 降低，考虑中枢性甲减。可做 TRH 兴奋试验证实，进一步寻找垂体和下丘脑的病变。

2. 鉴别诊断

（1）包括正常老龄、抑郁症、各种原因的痴呆症、特发性肥胖、库欣综合征、肌病、神经病变、各类关节炎性皮疹、肌炎、帕金森病、引起便秘或肠梗阻的各种结肠疾病、心包炎、心力衰竭、肝硬化、肾病及各种皮肤病。

（2）正常甲状腺性病态综合征：老年人应注意将甲减与严重的低 T_3 或低 T_4 综合征或称正常甲状腺性病态综合征（euthyroid sick syndrome，ESS）加以鉴别，或检出在该综合征基础上重叠的甲减。

ESS 的发生机制：① 5–脱碘酶的活性被抑制，在外周组织中 T_4 向 T_3 转换减少，所以 T_3 水平降低；② T_4 的内环脱碘酶被激活，T_4 转换为 rT_3 增加，故血清 rT_3 增高。

引起低 T_3 综合征的病因多为急慢性重症非甲状腺疾病，临床无特异性，易误为甲减。低 T_3 综合征血清 FT_4 一般正常（有时稍下降或稍升高），TSH 正常，在原疾病恢复前很难与继发性及散发性甲减鉴别，但两者的鉴别很重要。因为在甲减基础上合并糖尿病酮症酸中毒、高渗高血糖综合征、急性肾上腺皮质功能减退、垂体卒中、多发性创伤、心肌梗死、急慢性肝肾功能不全等疾病时，若不及时治疗甲减将造成严重后果。另一方面，将低 T_3 综合征误诊为甲减而给予 TH 治疗又会导致疾病恶化甚至死亡。因此，在疾病恢复后应注意检查下丘脑-垂体-甲状腺轴功能，排除下丘脑性和垂体性甲减的可能。低 T_3 综合征不必治疗，FT_3 明显下降伴 rT_3 显著升高提示病情危重，预后不良。低 T_3 综合征亦常见于无急慢性重症疾病并发症的老年人，其原因未明，一般不必治疗。低 T_4 综合征可认为是低 T_3 综合征的一种亚型，除见于重症疾病过程中外，还见于重症肝硬化患者。

六、治疗

1. 一般治疗　贫血者可补充铁剂、叶酸及维生素 B_{12} 等，但须与 TH 合用才有效。

2. 临床甲减　左甲状腺素（L-T_4）替代治疗，商品名"优甲乐"，作用缓慢持久，患者容易耐受。治疗目标是将血清 TSH 和 TH 水平恢复到正常范围，需要终身服药。治疗剂量取决于患者的病情、年龄、体重和个体差异。成年患者 L-T_4 替代剂量平均每日 125 μg，或 1.6 ~ 1.8 μg/（kg·d）。老年人所需剂量为 1.0 μg/（kg·d），60 岁以上者 L-T_4 的平均替代剂量是每日 75 ~ 100 μg。除非患者即将发生或已处于黏液水肿性昏迷状态，替补治疗应谨慎进行。起始剂量为每日 12.5 ~ 25 μg，加量的间隔时间应为 2 周或 2 周以上，一次增加剂量不应超过每日 25 μg。1 ~ 2 个月后 L-T_4 剂量达到每日 75 μg。每 4 ~ 6 周测血清 TSH 水平，根据结果谨慎增减剂量。治疗达标后，需要每 6 ~ 12 个月复查一次激素指标。

3. 亚临床甲减　亚临床甲减引起的血脂异常可以促进动脉粥样硬化的发生发展，部分亚临床甲减会发展为临床甲减。目前认为，以下情况需要给予 L-T_4 替代治疗：高胆固醇血症、血清 TSH > 10 mU/L。

4. 黏液水肿性昏迷　需要紧急抢救，方法如下。

（1）补充甲状腺激素：L-T_4 首次静脉注射 300 ~ 500 μg，以后每日 50 ~ 100 μg，直至患者清醒后，改为口服。如无注射剂可给予片剂鼻饲。如果患者在 24 小时无好转，可给予静脉注射左旋 T_3（levothyroxine），即甲碘安（triiodothyronine），作用快持续时间短，L-T_3 静脉注射 10 μg 每 4 小时 1 次，或 25 μg 每 8 小时 1 次，待患者苏醒后改为口服；如无注射剂，可给予 T_3 片剂 20 ~ 30 μg，每 4 ~ 6 小时 1 次，经胃管灌胃给药，清醒后改为口服。有心脏病者，起始量为一般用量的 1/5 ~ 1/4。

（2）保温，供氧，保持呼吸道通畅。必要时行气管切开、机械通气等。

（3）氢化可的松，每日 200 ~ 300 mg，持续静脉滴注，待患者清醒及血压稳定后减量。

（4）补液，5% ~ 10% 葡萄糖生理盐水每日 500 ~ 1000 mL，缓慢静脉滴注，必要时输血。入水量不宜过多，并随时监测水电解质、血 T_3、T_4、皮质醇、酸碱平衡及尿量和血压等。

（5）控制感染，抢救休克、昏迷，并加强护理。

第三节　甲状旁腺功能亢进症

甲状旁腺功能亢进症（hyperparathyroidism，HPT）简称甲旁亢，可分为原发性、继发性和散发性三类。原发性甲旁亢是由于甲状旁腺本身病变（肿瘤或增生）引起的甲状旁腺激素（parathyroid hormone，PTH）合成与分泌过多，导致血钙增高和血磷降低，临床表现为反复发作的肾结石、消化性溃疡、精神改变与广泛骨吸收。继发性甲旁亢是由于各种原因所致的低钙血症，刺激甲状旁腺代偿性分泌过多 PTH，常见于肾功不全、骨软化症和小肠吸收不良等。散发性甲旁亢是在继发性甲旁亢的基础上，由于腺体受到持久和强烈的刺激，部分增生组织转变为腺瘤，自主地分泌过多 PTH，主要见于肾衰竭患者。

资料显示，原发性甲旁亢的发病率为 $1/1000 \sim 1/500$，发病高峰在 60 岁左右，女性与男性比例约为 3：1。甲旁亢多为散发，但在某些患者则是家族性疾病的一部分，许多遗传性甲旁亢是多发性内分泌腺瘤病（multiple endocrine neoplasia，MEN）的主要特征。

一、病因、病理和病理生理

1. 病因、病理

原发性甲旁亢的甲状旁腺组织病理有甲状旁腺腺瘤、增生或腺癌。大多病因不明。

（1）腺瘤　占总数的 $80\% \sim 85\%$，绝大多数为单个腺瘤，较少有 2 个或以上腺瘤。腺瘤是甲状旁腺主细胞的同源细胞，可能为细胞突变。腺瘤体积一般较小，重 $0.5 \sim 5.0\,g$，但也可大至 $10 \sim 20\,g$，有完整的包膜，有时在组织学上腺瘤与增生不易区分。

（2）增生　约占总数的 15%，常累及所有腺体，但可以某个腺体增大为主。多因慢性肾衰竭所致的低钙血症、高磷血症和血清 $1,25-(OH)_2D_3$ 水平降低，刺激甲状旁腺细胞增生。外形不规则，无包膜，有时增生组织周围形成假包膜，易误认为多发性甲状旁腺腺瘤。

（3）腺癌　约 0.5% 的病例为甲状旁腺癌。典型表现为严重的高钙血症和治疗后易复发。单纯的病理学较难区分甲状旁腺腺瘤和腺癌。

2. 病理生理

主要特点是相对血钙水平有不适当的 PTH 分泌。PTH 对骨髓和肾脏发挥直接作用，对肠道上皮细胞发挥间接作用，总体效应表现为血钙升高。

（1）骨髓：PTH 分泌增多使骨钙溶解释放入血，引起高钙血症。开始可为间歇性，大多数患者血钙仅轻度升高（$2.7 \sim 2.8\,mmol/L$），随后可有较明显的高钙血症。由于肿瘤的自主性，高血钙不能抑制 PTH 的分泌，故血钙持续增高。持续增多的 PTH 引起广泛骨吸收脱钙等改变，严重时可形成纤维囊性骨炎（棕色瘤）。血钙过高还可导致迁徙性钙化，如肺、胸膜、胃肠黏膜下血管内膜、皮肤等，如发生在肌腱与软骨，可引起关节部位疼痛。PTH 还抑制肾小管重吸收碳酸氢盐，使尿液呈碱性，进一步促使肾结石的形成，同时引起高氯血症性酸中毒，后者使游离钙增加，加重高钙血症症状。

（2）肾脏：PTH可促进25-（OH）D_3转化为活性更高的1，25-（OH）$_2D_3$，后者促进肠道钙的吸收，进一步加重高钙血症。从肾小球滤过的钙增多，尿钙排出增加；同时肾小管对无机磷再吸收减少，尿磷排出增多，血磷降低。PTH促进骨基质分解，黏蛋白、羟脯氨酸等代谢产物自尿排泄增多，形成尿路结石（多为草酸钙结石）或导致肾钙盐沉着症（nephrocalcinosis），加重肾脏负荷，影响肾功能，严重时甚至发展为肾功能不全。此外，高浓度钙离子可刺激胃泌素的分泌，胃壁细胞分泌胃酸增加，形成高胃酸性多发性胃、十二指肠溃疡；还可激活胰腺导管内膜蛋白酶原，导致急性胰腺炎。

二、临床表现

1.高钙血症　血钙轻度升高者常无明显临床表现。高钙血症的表现涉及多个系统，症状的出现与血钙升高的程度、升高速度、持续时间及患者的忍耐性有关。①中枢神经系统可出现记忆力减退，情绪不稳，表情淡漠，性格改变等非特异性症状，有时可被误诊为神经症。②神经肌肉系统可出现倦怠，肌无力，以近端肌肉为甚，长期可出现肌萎缩，常伴有肌电图异常。当血清钙＞3 mmol/L时，易出现诸如幻觉、狂躁，甚至昏迷等精神症状。③消化系统可表现为食欲减退、腹胀、消化不良、便秘、恶心、呕吐。约5%的患者伴有急性或慢性胰腺炎发作。临床上慢性胰腺炎为甲旁亢的一个重要诊断线索，一般胰腺炎时血钙降低，如患者血钙正常或增高，应考虑甲旁亢存在的可能性。也可引起顽固性多发性消化性溃疡。④软组织钙化影响肌腱、软骨等处，可引起非特异性关节痛。⑤皮肤钙盐沉积可引起皮肤瘙痒。

2.骨髓系统　患者早期可出现骨痛、局部压痛，主要发生于腰背部、髋部、肋骨与四肢。后期主要表现为典型的纤维囊性骨炎，常发生于远端指（趾）骨和颅骨，表现为骨膜下骨吸收、骨囊肿、长骨棕色瘤、骨质疏松和骨折，可出现骨髓畸形、行走困难，甚至卧床不起。

3.泌尿系统　除高钙血症外，甲旁亢最常见的并发症为肾结石，约为20%。长期高钙影响肾小管的浓缩功能，出现多尿、夜尿、口渴等症状，可出现肾实质钙化及反复发作的肾绞痛与血尿。结石可诱发尿路感染或引起尿路梗阻，或进一步发展成慢性肾盂肾炎，影响肾功能。肾钙质沉着症可导致肾功能逐渐减退，最终引起肾功能不全。

4.其他　甲旁亢患者可有家族史，常为MEN的一部分，为常染色体显性遗传。可与垂体瘤及胰岛细胞瘤同时存在，即MEN1型。也可与嗜铬细胞瘤及甲状腺髓样癌同时存在，即MEN2A型，该型通常甲旁亢较轻，发生率也较低。另外，约1/3患者属无症状型甲旁亢，或仅有一些非本病特有的症状，经检查血钙而发现。

5.高钙危象　严重病例出现重度高钙血症，伴明显脱水，威胁生命，应紧急处理。

三、辅助检查

1.血　血清钙约50%为离子钙，其余与血清蛋白和阴离子结合。如多次总钙超过2.75 mmol/L或血清游离钙超过1.28 mmol/L，应视为疑似病例。如同时伴有维生素D缺乏、肾功能不全或低白蛋白血症，血清总钙可不高，但血清游离钙水平总是增高。血清磷一般降低，但在肾功能不全时血清磷可不低。血清碱性磷酸酶常增高，在骨髓病变比较显著的患者尤为明显。血氯常升高，可出现代谢性酸中毒。

2. 尿　血钙升高时，尿钙常增加。由于 PTH 可增加肾小管钙的重吸收，当血清钙轻度升高时，尿钙无增加。尿磷常增高，因受饮食等因素影响，诊断意义不如尿钙。

3. 血清 PTH　检测血清 PTH 可直接了解甲状旁腺功能。全分子 PTH（1-84）测定是原发性甲旁亢的主要诊断依据。如果血清蛋白存在异常，则需测离子钙以明确甲旁亢。血清 PTH 水平增高结合血清钙水平分析，有利于鉴别原发性和继发性甲旁亢。

4. X 线检查　典型表现为普遍性骨质疏松，弥漫性脱钙；头颅相显示毛玻璃样或颗粒状，少见局限性透亮区。由于骨皮质对 PTH 更加敏感，指（趾）骨有骨膜下骨吸收，骨皮质外缘呈花边样改变；牙周膜下牙槽骨硬板消失；纤维性囊性骨炎在骨的局部形成大小不等的透亮区，长骨骨干多见。腹部平片示肾或输尿管结石、肾钙化。

5. 骨密度测定和骨超声速率检查　显示骨量丢失和骨强度降低。

四、诊断和鉴别诊断

1. 诊断

（1）定性诊断　如反复发作尿路结石、骨痛，骨骼 X 线摄片有骨膜下皮质吸收、囊肿样变化、多发性骨折或畸形等表现；实验室检查有高血钙、低血磷、血清碱性磷酸酶增高、尿钙增高，诊断基本可以确定。明确诊断需做血清 PTH 测定，并结合血清钙测定。特别在早期、对于无症状患者，血清 PTH 增高同时伴有高钙血症是原发性甲旁亢的重要诊断依据。其他原因所致血钙增高时，PTH 分泌被抑制，血清 PTH 常降低。

（2）定位诊断　颈部超声检查、放射性核素检查如 ^{99m}Tc 甲氧基异丁基异腈（MIBI）扫描、颈部和纵隔 CT 扫描等定位诊断，对手术治疗十分重要。

2. 鉴别诊断　甲旁亢应与其他引起高钙血症的疾病相鉴别。

恶性肿瘤性高钙血症常见于肺、肝、乳腺和卵巢等肿瘤的溶骨性转移。继发性甲旁亢患者血清 PTH 可明显增高，但血清钙常降低，多见于慢性肾功能不全及维生素缺乏症。长期制动、应用锂剂和噻嗪类利尿药也可引起轻度高钙血症，但停药后可恢复正常。

五、治疗

1. 探查和治疗　手术切除腺瘤是甲旁亢的最佳治疗方法。若 4 个腺体均增大，提示为增生，则应切除 3 个腺体，第 4 个切除 50%。如手术成功，血清 PTH 及血液和尿液钙、磷水平异常可获得纠正。术后低钙血症者只需给予高钙饮食或口服钙剂。

2. 无症状性甲旁亢　如血清钙 < 3 mmol/L，肾功能正常，可定期随访。有下列情况则需手术治疗：骨吸收病变的 X 线表现或骨密度降低；活动性尿路结石或肾功能减退；血清钙水平 ≥ 3 mmol/L；PTH 较正常增高 2 倍以上；严重精神病、溃疡病、胰腺炎等。

3. 药物治疗　若高钙血症极轻微，或年老、体弱不能手术者，可试用药物治疗。必须保持足够的水化，避免使用利尿剂及长期制动。双膦酸盐（diphosphonates）能预防或有限程度地逆转甲旁亢引起的低骨量作用。西那卡塞（cinacalcet）是钙变构激活剂，可直接抑制PTH分泌而降低血钙，但国内尚未批准用于原发性甲旁亢，是否适合长期应用尚不确定。

4.高钙危象　甲旁亢患者血清钙＞3.75 mmol/L时可严重威胁生命，应予以紧急处理：①补水是治疗高钙危象的第一步，根据失水情况每天静脉滴注生理盐水4～6 L，同时严密监测电解质和心功能情况。②双膦酸盐，如帕米膦酸钠（pamidronate）60 mg，以10 mL注射用水稀释后，加入1000 mL生理盐水或5%葡萄糖液，静脉输注1次。也可用唑来膦酸钠（zoledronate）4 mg，静脉输注15～30分钟，约90%的患者3～5天血钙达到正常，持续32天。③呋塞米（furosemide）40～60 mg静脉注射，但可导致镁与钾丧失，应适当补充。④降钙素（calcitonin）可抑制骨质吸收，2～8 U/（kg·d）皮下或肌内注射，但24～48小时后降钙素会出现快速耐受。⑤血液透析或腹膜透析降低血钙疗效显著，当血清钙降至3.25 mmol/L以下时，则相对安全。⑥糖皮质激素（氢化可的松或地塞米松）静脉滴注或静脉注射。

六、预后

血清钙水平是判断手术成功的指标。手术成功者，高钙血症和高PTH血症被纠正，不再形成新的尿路结石，术后1～2周骨痛开始减轻，6～12个月症状明显改善，骨结构修复需要1～2年或更久。

第四节　糖尿病

糖尿病（diabetes mellitus, DM）是一组由多病因引起以慢性高血糖为特征的代谢性疾病，是由于胰岛素（insulin）分泌和（或）利用缺陷引起。长期碳水化合物及脂肪、蛋白质代谢紊乱可引起多系统损害，导致眼、肾、神经、心脏、血管等组织器官慢性进行性损害、功能减退及衰竭；病情严重或应激时可发生急性严重代谢紊乱，如糖尿病酮症酸中毒（diabetic ketoacidosis, DKA）、高渗高血糖综合征（hyperosmolar hyperglycemic syndrome, HHS）。

糖尿病病因和发病机制仍未完全阐明，一般认为是遗传和环境因素复合作用引起的临床综合征。目前，世界范围内糖尿病患病率、发病率急剧上升。据国际糖尿病联盟（IDF）统计：2015年全球糖尿病患者数已达4.15亿，较2014年的3.78亿增加7.2%；预计到2040年全球糖尿病患病总人数将达到6.42亿；2015全球因糖尿病死亡人数达500万。

我国传统医学中糖尿病属"消渴"证范畴，公元前2世纪《黄帝内经》已有论述。随着经济的发展、人口老龄化和生活方式的改变，肥胖率上升，我国糖尿病患病率也呈快速增长趋势。1980年我国成人糖尿病患病率为0.67%，2007年达9.7%，2013年达10.9%。糖尿病前期的比例更高。更为严重的是约60%的糖尿病患者未被诊断，而已接受治疗者，糖尿病控制状况也不理想。2015年我国成人糖尿病患者数为1.096亿，居世界第一位。

一、分型

糖尿病的分型是依据对糖尿病的病理生理、病因和临床表现的认识而建立的综合分型，随着对糖尿病本质认识的进步和深化而逐渐丰富。现行的分型分类方法是暂时的，今后还会不断修改。目前国际上通用 WHO 糖尿病专家委员会提出的分型标准（1999）。

1. 1 型糖尿病（type 1 diabetes mellitus，T1DM） 胰岛 β 细胞破坏，常导致胰岛素绝对缺乏。免疫介导性为（1A）急性型及缓发型，特发性（1B）无自身免疫证据。

2. 2 型糖尿病（type 2 diabetes mellitus，T2DM） 从以胰岛素抵抗（insulin resistance，IR）为主伴胰岛素进行性分泌不足，到以胰岛素进行性分泌不足为主伴 IR。

3. 其他特殊类型糖尿病 在不同水平上（从环境因素到遗传因素或两者间的相互作用）病因学相对明确的一类高血糖状态。包括：①胰岛 β 细胞功能的基因缺陷，青年人中的成年发病型糖尿病（MODY），线粒体基因突变糖尿病等。②胰岛素作用的基因缺陷，A 型胰岛素抵抗、Leprechaunism 综合征、Rabson Mendenhal 综合征、脂肪萎缩型糖尿病等。③胰岛外分泌疾病，胰腺炎、创伤/胰腺切除术、胰腺肿瘤、胰腺囊性纤维化病、血色病、纤维钙化性胰腺病等。④内分泌疾病，肢端肥大症、库欣综合征、胰高血糖素瘤、嗜铬细胞瘤、甲亢、生长抑素瘤、醛固酮瘤等。⑤药物或化学品所致糖尿病，抗鼠灵 Vacor（N–3 吡啶甲基 N–P 硝基苯尿素）、喷他脒、烟酸、糖皮质激素、甲状腺激素、二氮嗪、β 肾上腺素能激动剂、噻嗪类利尿剂、苯妥英钠、α–干扰素等。⑥感染，先天性风疹、巨细胞病毒感染等。⑦不常见的免疫介导性糖尿病，僵人（stiff–man）综合征、抗胰岛素受体抗体等。⑧其他与糖尿病相关的遗传综合征，Down 综合征、Klinefelter 综合征、Turner 综合征、Wolfram 综合征、Friedreich 共济失调、亨廷顿病、Laurence Moon–beidel 综合征、强直性肌营养不良、卟啉病、Prader–Willi 综合征等。⑨妊娠糖尿病，妊娠期间发生的不同程度的糖代谢异常，不包括孕前已诊断或已患糖尿病的患者，后者称为糖尿病合并妊娠。

60 岁以后患糖尿病或 60 岁以前患病延续到 60 岁以后者，称为老年糖尿病。糖尿病患者中 T2DM 最多，占 90% ~ 95%。T1DM 在亚洲较少见，我国 T1DM 小于 5%。老年人糖尿病大多为 T2DM，仅有极少数属 T1DM。全部 T2DM 患者中年龄超过 60 岁者约占 50%，其中近一半的患者未予以及时诊断。本节主要介绍老年人 T2DM。

二、病因和发病机制

胰岛素由胰岛 β 细胞合成和分泌，经血液循环到达体内各组织器官的靶细胞，与特异受体结合并引发细胞内物质代谢效应，在这个过程中任何一个环节发生异常均可导致糖尿病。目前认为，T2DM 有很强的遗传基础，系多个基因的微效累积作用，发病情况也与环境因素密切相关，老龄化本身即是其发病的危险因素。

糖尿病自然进程中，无论其病因如何，都会经历几个阶段：患者已存在糖尿病相关的病理生理改变（如自身免疫抗体阳性、IR、胰岛 β 细胞功能缺陷）相当长时间，但糖耐量仍正常；随病情进展首先出现糖调节受损（impaired glucose regulation，IGR），包括空腹血糖受损（impaired fastingglucose，IFG）和（或）糖耐量减退（impaired glucose tolerance，IGT），IGR 代表了正常葡萄糖稳态和糖尿病高血糖之间的中间代谢状态；最后进展至糖尿病。现以 T2DM 为例介绍。

目前，对 T2DM 的病因和发病机制仍然认识不足。普遍认为，T2DM 也是由遗传因素及环境因素共同作用而引起的多基因遗传性复杂病，是一组异质性疾病。

1. 遗传因素与环境因素　遗传因素和环境因素共同作用下所引起的肥胖，特别是中心性肥胖，与 IR 和 T2DM 的发生密切相关。

（1）遗传因素：同卵双生子中 T2DM 的同病率接近 100%，但起病和病情进程则受环境因素的影响而变异甚大。遗传特点为①参与发病的基因很多，分别影响糖代谢有关过程中的某个中间环节，而对血糖值无直接影响；②每个基因参与发病的程度不等，大多数为次效基因（minor gene），仅个别为主效基因（major gene）；③每个基因只是赋予个体某种程度的易感性，并不足以致病，也不一定是致病所必需；④多基因异常的总效应形成遗传易感性（genetic susceptibility）。

（2）环境因素：包括年龄增长、现代生活方式、营养过剩、体力活动不足、子宫内环境，以及应激、化学毒物等。

2. 胰岛素抵抗和 β 细胞功能缺陷　β 细胞功能缺陷导致胰岛素缺乏和组织（特别是骨骼肌和肝脏）的 IR 是 T2DM 发病的两个主要环节。在有 IR 的情况下，如果 β 细胞能代偿性增加胰岛素分泌，尚可维持血糖正常；当 β 细胞功能无法代偿 IR 时，就会发生 T2DM。

（1）IR：胰岛素主要通过抑制肝脏葡萄糖产生、刺激内脏组织（如肝脏）对葡萄糖的摄取及促进外周组织（骨骼肌、脂肪）对葡萄糖的利用等而降低血糖。IR 指胰岛素作用的靶器官（主要是肝脏、肌肉和脂肪组织）对胰岛素作用的敏感性降低。目前认为，IR 可能是多数 T2DM 发病的始发因素，且产生 IR 的遗传背景也会影响 β 细胞对 IR 的代偿能力。老年人 IR 较为常见，这种现象本身具有遗传倾向，循环中游离脂肪酸（FFA）、瘦素（leptin）、胰淀素（amylin）、脂源性肿瘤坏死因子 α（TNF-α）等，对 IR 的产生起重要作用。FFA 可在肝脏和肌肉组织内抑制由胰岛素介导的葡萄糖摄取和利用，促进肝糖原异生，还可引起胰岛 β 细胞中脂质堆积而影响胰岛素的分泌。瘦素可促进脂肪分解，产生大量 FFA，并能强烈而特异地削弱胰岛素的代谢作用。胰淀素能抑制胰岛素分泌，与糖负荷后血糖下降的延迟有关。TNF-α 能诱导胰岛素受体底物-1（IRS-1）的丝氨酸磷酸化，并使之成为胰岛素受体酪氨酸激酶（IRTKS）的抑制剂，抑制胰岛素受体活化，对脂肪细胞中葡萄糖运载体 4（GluT4）有下调作用，抑制胰岛素依赖性葡萄糖转运。另外，TNF-α 可促进脂肪分解释放 FFA，并能升高循环中多种升糖激素（如胰高血糖素、儿茶酚胺、皮质醇等）的水平。IR 可能是肥胖型老年糖尿病的主要致病因素。

近年来研究发现，中枢神经系统内的神经细胞也可以像胰岛 β 细胞一样分泌胰岛素，不仅能够帮助脑内神经细胞吸收葡萄糖，同时是神经细胞存活和形成记忆的关键物质。长期的高血糖状态下，神经细胞对胰岛素的敏感性降低或产生耐受性，胰岛素就不能吸附在细胞膜上，导致神经细胞死亡，产生类似阿尔茨海默病（AD）的症状，也称为 3 型糖尿病。此外，脑内神经细胞胰岛素分泌不足时，同样会导致记忆不能形成，神经细胞不能生存。

（2）β细胞功能不全：在T2DM发病中起关键作用，β细胞对IR的失代偿是导致T2DM发病的最后共同机制。从糖耐量正常到IGT到T2DM的进程中，β细胞功能呈进行性减退。主要表现为①胰岛素分泌量的缺陷，T2DM早期空腹胰岛素水平正常或升高，葡萄糖刺激后胰岛素分泌代偿性增多；随着疾病进展，胰岛素最大分泌水平降低。②胰岛素分泌模式异常，高糖钳夹试验（IVGTT）静脉注射葡萄糖后第1时相胰岛素分泌减弱或消失；口服葡萄糖耐量试验中早时相胰岛素分泌延迟、减弱或消失；疾病早期第2时相（或晚时相）胰岛素分泌呈代偿性升高及峰值后移。病情进一步发展则对葡萄糖和非葡萄糖刺激反应均减退。胰岛素脉冲式分泌缺陷：胰岛素快速分泌减弱及昼夜节律紊乱。③胰岛素分泌质的缺陷，胰岛素原/胰岛素的比值的升高是胰岛功能衰竭的早期标志，在糖尿病前期老年患者可见胰岛素原（proinsulin or insulinogen）不适当分泌增高的现象。老年人IR和β细胞功能不全常同时存在，β细胞功能不全在非肥胖型老年糖尿病发病过程中可能起主要作用。

3.胰岛α细胞功能异常和肠促胰素分泌缺陷　在T2DM发病中也起重要作用。胰岛α细胞分泌的胰高血糖素（glucagon）在保持血糖稳态中起重要作用。正常情况下，进餐后血糖升高刺激早时相胰岛素分泌和胰高血糖素样肽-1（GLP-1）分泌，抑制α细胞分泌胰高血糖素，从而使肝糖输出减少，防止出现餐后高血糖。T2DM患者由于胰岛β细胞数量明显减少，α/β细胞比例显著增加；同时α细胞对葡萄糖的敏感性下降，从而导致胰高血糖素分泌增加，肝糖输出增加。肠促胰素GLP-1由肠道L细胞分泌，可刺激β细胞葡萄糖介导的胰岛素合成和分泌、抑制胰高血糖素分泌，延缓胃排空、抑制食欲及摄食、促进β细胞增殖和减少凋亡、改善血管内皮功能和保护心脏功能等。

4.肠道　近年来研究表明，T2DM患者肠道菌群（intestinal flora）结构及功能与健康人不同，肠道菌群可能通过干预宿主营养及能量的吸收利用、影响体质质量和胆汁酸代谢、促进脂肪的合成及储存、影响慢性低度炎症反应等机制参与T2DM的发生发展。

5.T2DM的自然史　T2DM早期存在IR而β细胞可代偿性增加胰岛素分泌时，血糖可维持正常；当β细胞无法分泌足够的胰岛素以代偿胰岛素抵抗时，则会进展为IGR和糖尿病。IGR和糖尿病早期不需胰岛素治疗的阶段较长，部分患者仅通过生活方式干预即可使血糖得到控制，多数患者则需在此基础上使用口服降糖药使血糖达理想控制。β细胞分泌胰岛素功能进行性下降，患者需应用胰岛素控制高血糖，但不依赖外源胰岛素维持生命；但随着病情进展，相当一部分患者需用胰岛素控制血糖及维持生命。

三、临床表现

老年T2DM临床表现可分3种类型。

1.病情隐匿　T2DM是一组异质性疾病，多在40岁以后起病；起病隐匿，半数以上无任何症状；无明显"三多一少"症状，常在体检或其他疾病检查中发现血糖高后确诊。常有家族史，很少自发性发生DKA，但在应激、严重感染、中断治疗等诱因下也可发生。临床上与肥胖症、血脂异常、高血压等疾病常同时或先后发生。由于诊断时患者所处的病程不同，其细胞功能表现差异较大，有些早期患者进食后胰岛素分泌高峰延迟，餐后 3 ~ 5 小时血浆胰岛素水平不适当升高，引起反应性低血糖，可成为首发临床表现。

2. 代谢紊乱症状群　血糖升高后因渗透性利尿引起多尿，继而口渴多饮；外周组织对葡萄糖利用障碍，脂肪分解增加，蛋白质代谢负平衡，渐见乏力、消瘦，患者常有易饥、多食。故糖尿病的临床表现常被描述为"三多一少"，即多尿、多饮、多食和体重减轻。但是，老年人以"三多一少"为首发症状者仅占 17%，且部分人说不清具体起病时间。血糖升高较快时可使眼房水、晶状体渗透压改变而引起屈光改变致视物模糊。

3. 特殊表现　长期、慢性高血糖的毒性作用，引起各种急、慢性并发症如糖尿病非酮症高渗性综合征（DHHS）、心脑血管并发症、糖尿病眼病、神经病变、皮肤及会阴瘙痒或感染等前来就诊时，才被发现有糖尿病，应提高警惕。另外，10% 患者可有肩周关节疼痛伴中、重度关节活动受限。糖尿病性肌病，包括不对称的肌无力、疼痛和骨盆肌、下腹肌萎缩。精神心理改变表现为精神萎靡、悲观。足部皮肤大疱。肾乳头坏死往往无腰痛和发热表现。脑内神经细胞胰岛素分泌不足时，神经细胞发生变性、凋亡，引起细胞功能减退，表现为记忆力减退、焦虑、抑郁等认知功能障碍，类似于 AD 的表现。

四、并发症

1. 急性并发症　主要有糖尿病酮症酸中毒（DKA）、高渗高血糖综合征（HHS）、药物性低血糖或诱发乳酸酸中毒（lactic acidosis，LA）。对已有多种慢性并发症的老年糖尿病患者，这些急性并发症易诱发心、脑、肾等多器官功能衰竭，导致死亡。

（1）DKA：多见于 T2DM 应激状态如感染、应激、酗酒、创伤、手术、心肌梗死、妊娠，以及治疗中断等。以高血糖、酮症和酸中毒为主要表现，是胰岛素不足和拮抗胰岛素激素过多共同作用所致的严重代谢紊乱综合征。

1）发生机制：糖尿病加重时，胰岛素缺乏致三大代谢紊乱，不仅血糖明显升高，而且脂肪分解增加，脂肪酸在肝脏经 β 氧化产生大量乙酰辅酶 A，由于糖代谢紊乱，草酰乙酸不足，乙酰辅酶 A 不能进入三羧酸循环氧化供能而缩合成酮体（β 羟丁酸、乙酰乙酸和丙酮）；同时由于蛋白合成减少，分解增加，血中成糖、成酮氨基酸均增加，使血糖、血酮进一步升高。DKA 分为几个阶段：①早期血酮升高称为酮血症，尿酮排出增多称为酮尿症，统称为酮症。②酮体中 β 羟丁酸和乙酰辅酶 A 为酸性代谢产物，消耗体内储备碱，初期血 pH 正常，属代偿性酮症酸中毒，晚期血 pH 下降 < 7.35 时，为失代偿性酮症酸中毒。③病情进一步发展，出现神志障碍，称糖尿病酮症酸中毒昏迷。目前本症因延误诊断和缺乏合理处理而造成死亡的情况仍较常见。

2）临床表现：DKA 代偿期症状不严重，仅有多尿、口渴、多饮、乏力、头晕、恶心、进食明显减少，如能及时发现并治疗，很快能予以纠正。否则，将发展到酸中毒失代偿期，上述症状加重，并有烦躁不安、呼吸加深，有烂苹果味（丙酮）。后期严重脱水、口干、尿少、皮肤黏膜干燥、血压下降、心率加快、四肢厥冷。进一步发展到意识障碍、反射消失、昏迷。晚期有不同程度的意识障碍，昏迷。少数患者表现为腹痛，酷似急腹症，易误诊。虽然患者常有感染，但其临床表现可被 DKA 的表现所掩盖，且往往因外周血管扩张而体温不高，甚至偏低，是预后不良的表现。

3）诊断与鉴别诊断：临床上对于原因不明的恶心呕吐、酸中毒、失水、休克、昏迷的患者，尤其是呼吸有酮味（烂苹果味）、血压低而尿量多者，不论有无糖尿病病史，均应考虑到本病的可能性。查末梢血糖、血酮、尿糖、尿酮，同时抽血查血糖、血酮、β 羟丁酸、尿素氮、肌酐、电解质、血气分析等，以肯定或排除 DKA。如血糖 > 11 mmol/L，伴酮尿和酮血症，血 pH < 7.3 及（或）血碳酸氢根 < 15 mmol/L 可诊断为 DKA。DKA 确诊后，尚需判断酸中毒严重程度，pH < 7.3 或碳酸氢根 < 15 mmol/L 为轻度；pH < 7.2 或碳酸氢根 < 10 mmol/L 为中度；pH < 7.1 或碳酸氢根 < 5 mmol/L 则为严重酸中毒。

临床上凡出现高血糖、酮症和酸中毒表现之一者都应排除 DKA。鉴别诊断主要包括：①其他类型糖尿病昏迷，低血糖昏迷、HHS、乳酸性酸中毒。②其他疾病所致昏迷，尿毒症、脑血管意外等。部分患者以 DKA 为糖尿病的首发表现，某些患者以其他疾病或诱发因素为主诉，有些患者因 DKA 与尿毒症或脑卒中共存等其病情更为复杂，应注意辨别。

（2）HHS：过去称为糖尿病非酮症高渗性昏迷。以严重的高血糖、高血浆渗透压、脱水为特点，无明显酮症，可伴不同程度的意识障碍或昏迷（< 10%），部分患者可有酮症。主要见于老年 T2DM 患者，超过 2/3 患者原来无糖尿病病史。

1）诱发原因：急性感染、外伤、手术、脑血管意外等应激状态，使用糖皮质激素、利尿剂、甘露醇等药物，水摄入不足或失水，透析治疗，静脉高营养疗法等。有时病程早期因误诊而输入大量葡萄糖液或因口渴而摄入大量含糖饮料可诱发本病或使病情恶化。

2）临床表现：①诱发因素的症状，各种应激疾病的症状如感染、外伤等。②严重脱水的症状，如头晕、无力、纳差、恶心、体重下降、心率加快、心音弱、四肢厥冷、尿少或无尿。③神经系统有不同程度的意识障碍、神智淡漠、迟钝、昏睡、昏迷；运动神经受累的症状，不同程度的偏瘫、全身性或局灶性运动神经症状，包括失语、偏瘫、眼球震颤、斜视，局灶性或全身性癫痫样发作。就诊时呈严重脱水，可有神经系统损伤的定位体征，易误诊为脑卒中。与 DKA 相比，失水更为严重、神经精神症状更为突出。

本症病情危重、并发症多，病死率高于 DKA，强调早期诊断和治疗。临床上凡遇原因不明的脱水休克、意识障碍及昏迷均应考虑到本病的可能性，尤其是血压低而尿量多者，无论有无糖尿病病史，均应进行有关检查以肯定或排除 HHS。

（3）LA：T2DM 虽无缺氧，但乳酸产生过多，老年人肝肾功能常减退使乳酸消除过慢，以及在用降糖药治疗时易引起药物性低血糖，从而诱发 LA。临床表现为疲乏无力，神志模糊、嗜睡、呕吐、呼吸深快而昏迷。剧烈吐泻者可有脱水、休克。有 10% ~ 15% 合并 DKA，50% 合并 HHS。

2.慢性并发症　老年糖尿病患者因年龄大、病程长、治疗延误等原因，慢性并发症较多，可在诊断糖尿病前已存在，有些患者以并发症作为线索而发现糖尿病。在我国，糖尿病是导致成人失明、非创伤性截肢、终末期肾脏病的主要原因。糖尿病使心脏、脑和周围血管疾病风险增加 2 ~ 7 倍；与非糖尿病人群相比，糖尿病人群全因死亡、心血管病死亡、失明和下肢截肢风险均明显增高。其中心血管疾病是糖尿病患者致残致死的主要原因。

慢性并发症发病机制与遗传易感性、胰岛素抵抗、高血糖、慢性低度炎症状态、血管内皮细胞功能紊乱、血凝异常等因素有关。高血糖导致血管损伤与多元醇途径激活、晚期糖基化终末产物形成增加、蛋白激酶 C 途径激活及己糖胺通路激活等有关；高血糖时线粒体电子传递链过氧化物产生过多，引起氧化应激，是以上各条途径的共同机制。

（1）心血管系统并发症：①糖尿病心肌病，微血管是指微小动脉和微小静脉之间、管腔直径在 100 μm 以下的毛细血管及微血管网。微血管病变是糖尿病的特异性并发症，其典型改变是微血管基底膜增厚和微循环障碍，主要危险因素包括长糖尿病病程、血糖控制不良、高血压、血脂异常、吸烟、胰岛素抵抗等；遗传背景在发病中也起重要作用。微血管病变可累及全身各组织器官，心脏微血管病变和心肌代谢紊乱可引起心肌广泛灶性坏死。可诱发心力衰竭、心律失常、心源性休克和猝死。可与其他心脏病共存，预后更差。②动脉粥样硬化性心血管疾病，动脉粥样硬化的易患因素如肥胖、高血压、血脂异常等在 T2DM 人群中的发生率均明显增高，致糖尿病患者动脉粥样硬化的患病率较高，发病更早，病情进展较快。动脉粥样硬化主要侵犯主动脉、冠状动脉、脑动脉、肾动脉和肢体动脉等，引起冠心病、缺血性或出血性脑血管病、肾动脉硬化、肢体动脉硬化等。国内有报道，老年人糖尿病并发冠心病的患病率为 45% ~ 70%，且随增龄而增加。老年糖尿病患者并发无痛性心肌梗死（34%）的比例高于非糖尿病者（24.2%），心肌梗死死亡率（44.2%）远高于非糖尿病患者（27.5%）。参见第二章有关内容。

（2）神经系统并发症：病因复杂，可能涉及动脉粥样硬化血管疾病和微血管病变、代谢因素、自身免疫机制及生长因子不足等。

1）中枢神经系统并发症：包括伴严重 DKA、HHS 或低血糖症出现的神志改变，缺血性脑卒中、脑老化及老年性痴呆等。合并脑血管病的比率是非糖尿病患者的 4 ~ 10 倍，其中 85% 为反复、多发的腔隙性脑梗死，死亡率 2 倍于非糖尿病患者。参见第三章有关内容。

2）周围神经病变：①远端对称性多发性神经病变，是最常见类型。以手足远端感觉运动神经对称性受累最多见，典型者呈手套或袜套式分布；下肢较上肢严重，先出现肢端感觉异常，可伴痛觉过敏、疼痛；后期感觉丧失，伴运动神经受累，手足小肌群萎缩，出现感觉性共济失调及神经性关节病（Charcot 关节）。腱反射早期亢进、后期减弱或消失，音叉震动感减弱或消失；电生理检查可早期发现感觉和运动神经传导速度减慢。②局灶性单神经病变，可累及任何脑神经或脊神经，但以动眼神经、正中神经及胫神经最常见，一般起病急，表现为病变神经分布区域疼痛，常是自限性。③非对称性的多发局灶性神经病变，同时累及多个单神经的神经病变。④多发神经根病变（糖尿病性肌萎缩），最常见为腰段多发神经根病变，典型表现为初起股、髋和臀部疼痛，后骨盆近端肌群软弱、萎缩。

3）自主神经病变：一般认为有症状者预后不良。多影响胃肠、心血管、泌尿生殖系统等。临床表现为胃排空延迟（胃轻瘫）、腹泻（饭后或午夜）、便秘等；休息时心动过速、直立性低血压、寂静性心肌缺血、QT 间期延长等，严重者可发生心脏性猝死；残尿量增加、尿失禁、尿潴留等；其他还有阳痿、瞳孔改变（缩小且不规则、光反射消失、调节反射存在）、排汗异常（无汗、少汗或多汗）等。

（3）糖尿病肾病：微血管病变主要表现在视网膜、肾、神经和心肌组织，其中以糖尿病肾病和视网膜病变尤为重要。糖尿病肾病常与视网膜病变同时存在，也是 T2DM 的主要死亡原因之一，仅次于冠心病和脑血管病变。糖尿病微血管病变主要引起肾小球病变，病理改变有 3 个类型：①结节性肾小球硬化型：有高度特异性。②弥漫性肾小球硬化型：最常见，对肾功能影响最大，但特异性较低，类似病变也可见系膜毛细血管性肾小球肾炎和系统性红斑狼疮等疾病。③渗出性病变：特异性不高，也可见于慢性肾小球肾炎。近些年发现，肾小管间质病变（如肾间质纤维化、肾小管萎缩等）可以早于肾小球病变，且在肾功能损害进展中起重要作用。肾活检所见组织学改变与临床表现和肾功能损害程度间缺乏恒定的相关性。糖尿病肾病包括肾小球硬化、肾小管上皮细胞变性、肾盂肾炎和肾乳头坏死等。参见第七章第五节。

（4）糖尿病视网膜病变：病程超过 10 年的糖尿病患者常合并程度不等的视网膜病变，是失明的主要原因之一。2002 年国际临床分级标准依据散瞳后检眼镜检查，将糖尿病视网膜改变分为两大类、六期。Ⅰ期为微血管瘤、小出血点；Ⅱ期为出现硬性渗出；Ⅲ期为出现棉絮状软性渗出；Ⅳ期为新生血管形成、玻璃体积血；Ⅴ期为纤维血管增殖、玻璃体机化；Ⅵ期为牵拉性视网膜脱离、失明。以上Ⅰ～Ⅲ期为非增殖期视网膜病变（NPDR），Ⅳ～Ⅵ期为增殖期视网膜病变（PDR）。当出现 PDR 时，常伴有糖尿病肾病及神经病变。此外，糖尿病还可引起白内障、青光眼、屈光改变、虹膜睫状体病变等。据报道，老年糖尿病患者并发白内障达 48%，并发视网膜病变达 35.6%。参见第十一章有关内容。

（5）周围血管病变：糖尿病下肢动脉硬化闭塞症（DLASO），是糖尿病的大血管并发症。主要病理改变为动脉粥样硬化、管壁增厚、管腔狭窄及血栓形成，最终导致动脉闭塞，局部组织缺血，主要病变部位为胫前动脉、胫后动脉及腓动脉供血区。DLASO 多发生于 40～70 岁的中老年 T2DM。随病程延长、年龄增加，患病危险性亦加大。DLASO 较非糖尿病患者发病率高 7～10 倍，且占非外伤性截肢的 50% 以上。

1）临床表现：早期为小腿、足部发凉，若影响到神经干的供血，可有麻木、蚁行、刺痛感，小腿乏力，行走不能持久。当动脉管腔狭窄时，可有间歇性跛行、疼痛。下肢疼痛部位可反映 DLASO 病变部位。若为腘动脉远侧小动脉闭塞，仅为足部疼痛；若为腘动脉远侧及近侧均受累则为小腿及足部均有疼痛。早期用热水洗脚，血管扩张，血供增多可减轻疼痛；若血管已闭塞不能扩张，热疗则使疼痛加重。此时可表现有静息痛，即肢体痛夜间休息时加重，疼痛难以入睡，患者常起床行走、局部按摩以减轻疼痛，严重时夜间和白昼均有持续性疼痛与感觉异常（蚁行、麻木、烧灼、刺痛及肢端发凉等感觉）。本病应与糖尿病周围神经病变相鉴别，后者多为双侧、对称性感觉异常，呈手套、袜子式，肢体远端更明显，但很少有痉挛性疼痛，膝反射、跟腱反射减弱或消失，踝部音叉震动阳性。

2）糖尿病足（diabetic foot）指与下肢远端神经异常和不同程度周围血管病变相关的足部溃疡、感染和（或）深层组织破坏，是糖尿病最严重的慢性并发症和糖尿病非外伤性截肢的最主要原因。轻者表现为足部畸形、皮肤干燥和发凉、胼胝（高危足）；重者可出现足部溃疡、坏疽。一般发生在50岁以后，60~70岁多见。糖尿病足的坏疽多为湿性坏疽，坏疽可突然发生，疼痛剧烈，但多数缓慢发病，由于伴有神经损害，可无疼痛。病初由于局部轻微损伤、感染、小水疱而诱发。坏疽的好发部位为足趾及足跟，因足趾易受鞋袜挤压、足跟受重力挤压所致。

3.感染性疾病　糖尿病容易并发各种感染，血糖控制差者更易发生也更严重。肾盂肾炎和膀胱炎多见于女性患者，容易反复发作，严重者可发生肾及肾周脓肿、肾乳头坏死。皮肤化脓性感染（疖、痈）可反复发生，引起脓毒血症。真菌感染（足癣、体癣）也常见。真菌性阴道炎和巴氏腺炎是女性常见并发症，多为白念珠菌感染。肺结核发生率显著增高，病灶多呈渗出干酪性，易扩展播散，且影像学表现不典型，易致漏诊或误诊。

4.其他　口腔疾病也是常见的糖尿病并发症，许多年龄 ≥ 30岁的口腔疾病患者存在糖代谢异常。皮肤病变大多数为非特异性，某些为糖尿病特异性。糖尿病患者肝癌、胰腺癌、膀胱癌等患病率升高。此外，抑郁、焦虑和认知功能损害等也较常见。

五、实验室检查

1.糖代谢异常严重程度或控制程度检查

（1）尿糖测定：尿糖阳性是诊断糖尿病的重要线索。但尿糖阳性只是提示血糖值超过肾糖阈（10 mmol/L），因而尿糖阴性不能排除糖尿病可能。并发肾脏病变时，肾糖阈升高，虽然血糖升高，但尿糖阴性。肾糖阈降低时，虽然血糖正常，尿糖可阳性。

（2）血糖测定和口服葡萄糖耐量试验（oral glucose tolerance test，OGTT）：血糖升高是诊断糖尿病的主要依据，也是判断糖尿病病情和控制情况的主要指标。血糖值反映瞬间血糖状态，常用葡萄糖氧化酶法测定。静脉血或毛细血管血，血浆、血清或全血。如血细胞比容正常，血浆、血清血糖数值比全血血糖升高15%。诊断糖尿病必须用葡萄糖氧化酶法测定静脉血浆血糖，治疗过程随访血糖控制情况可用便携式血糖计测定末梢血糖。

当血糖高于正常范围而又未达到糖尿病诊断标准时，须进行OGTT。OGTT应在无摄入任何热量8小时后，清晨空腹进行，成人口服75 g无水葡萄糖，溶于250~300 mL水中，5~10分钟内饮完，测定空腹血糖及开始饮葡萄糖水后2小时静脉血浆葡萄糖。

（3）糖化血红蛋白（GHbA1或HbA1）和糖化血浆白蛋白测定：GHbA1是葡萄糖或其他糖与Hb的氨基发生非酶催化反应的产物，与血糖浓度呈正相关。正常人HbAlc占血红蛋白总量的3%~6%。血糖控制不良者HbA1c升高，并与血糖升高的程度和持续时间相关。由于血液循环中的红细胞寿命约为120天，因此，HbA1c反映患者近8~12周平均血糖水平。但HbA1c受检测方法、贫血和血红蛋白异常疾病、红细胞转换速度、年龄等因素的影响，不能反映瞬时血糖水平及血糖波动情况，也不能确定是否发生过低血糖。

血浆蛋白（白蛋白）与葡萄糖发生非酶催化糖化反应形成果糖胺（fructosamine，FA），也与血糖浓度和持续时间相关，正常值为1.7~2.8 mmol/L。白蛋白血浆半衰期为19天，故FA反映患者近2~3周内平均血糖水平，为糖尿病患者近期病情监测的指标。

2. 胰岛 β 细胞功能检查

（1）胰岛素释放试验：正常人空腹基础血浆胰岛素为 145 pmol/L（5～20 mU/L），口服 75 g 无水葡萄糖（或 100 g 标准面粉制作的馒头）后，血浆胰岛素在 30～60 分钟上升至高峰，峰值为基础值的 5～10 倍，3～4 小时恢复到基础水平。本试验反映基础和葡萄糖介导的胰岛素释放功能。胰岛素测定受血清中胰岛素抗体和外源性胰岛素干扰。

（2）C 肽释放试验：方法同上，正常人空腹基础值不小于 400 pmol/L，高峰时间同上，峰值为基值的 5～6 倍。也反映基础和葡萄糖介导的胰岛素释放功能。C 肽测定不受血清中的胰岛素抗体和外源性胰岛素影响。

（3）其他：胰岛素释放试验和高糖钳夹试验，可了解胰岛素释放第一时相；胰高血糖素 –C 肽刺激试验和精氨酸刺激试验，可了解非糖介导的胰岛素分泌功能。

3. 并发症检查　包括急性、慢性并发症的相关检查。

（1）DKA：实验室检查尿糖强阳性，尿酮体阳性，可有蛋白尿和管型尿。血糖升高 16.7～33.3 mmol/L，有时达 55.5 mmol/L。血酮体超过 1 mmol/L 为高血酮，> 3.0 mmol/L 提示有酸中毒。血 β 羟丁酸升高。血实际 HCO_3^- 和标准 HCO_3^- 降低，CO_2 结合力降低，酸中毒失代偿后血 pH < 7.35；剩余碱负值增大，阴离子间隙增大，与 HCO_3^- 降低相一致。治疗前血钾可正常、偏低或偏高，若补钾不足可严重降低。血钠、血氯降低，血尿素氮和肌酐常偏高。血浆渗透压轻度上升。部分患者即使无胰腺炎，也可有血清淀粉酶和脂肪酶升高，治疗后数天内降至正常。即使无合并感染，也可出现白细胞数及中性粒细胞比例升高。

（2）HHS：实验室检查血糖 ≥ 33.3 mmol/L（一般为 33.3～66.8 mmol/L），有效血浆渗透压 ≥ 320 mOsm/L（一般为 320～430 mOsm/L）可诊断 HHS。血钠正常或增高。尿酮体阴性或弱阳性，一般无明显酸中毒，借此与 DKA 鉴别，但有时二者可同时存在。有效血浆渗透压（mOsm/L）= 2（钠+钾）mmol/L+血糖（mmol/L）。

（3）LA：实验室检查 pH < 7.3；血乳酸 > 3 mmol/L 为高乳酸血症，> 5 mmol/L 为 LA；丙酮酸 0.2～1.5 mmol/L，乳酸/丙酮酸 ≤ 30/1。

（4）其他：心、肝、肾、脑、眼科、口腔及神经系统等并发症的各项辅助检查。

4. 病因机制的检查　糖尿病抗体谱联合检测；胰岛素敏感性检查；基因分析等。

六、诊断

糖尿病诊断以血糖异常升高为依据，血糖正常值和糖代谢异常的诊断切点，依据血糖值与糖尿病及其特异性并发症发生风险的关系确定。如单纯检查空腹血糖（fasting plasma or blood glucose，FPG or FBG），糖尿病漏诊率高，应加验餐后血糖（postprandial glucose，PPG），必要时进行 OGTT。诊断时应注意是否符合糖尿病诊断标准、分型、有无并发症及严重程度、有无伴发病。

1. 诊断线索　① "三多一少" 症状。②以糖尿病各种急慢性并发症或伴发病首诊的患者。③高危人群：有 IGR 史；年龄 ≥ 45 岁；超重或肥胖；T2DM 患者的一级亲属；GDM 史；多囊卵巢综合征；长期接受抗抑郁症药物治疗。此外，45 岁以上人群在健康体检时或因各种疾病、手术住院时应常规排除糖尿病。

2. 诊断标准　国际上通用 WHO 糖尿病专家委员会（1999 年）提出的诊断和分类标准。

诊断标准：①糖尿病症状加随机血糖（静脉血浆葡萄糖水平，单位 mmol/L）≥ 11.1；或②空腹血糖（FPG）≥ 7.0；或③ OGTT 2 小时血糖（2 hPG）≥ 11.1。注：若无典型"三多一少"症状，需再测一次予以证实，诊断才能成立。随机血糖不能用于诊断 IFG 或 IGT。

分类标准：见表 4-1。

表 4-1　糖代谢状态分类（WHO 糖尿病专家委员会报告，1999 年）
（静脉血浆葡萄糖水平，单位 mmol/L）

糖代谢分类	空腹血糖（FPG）	糖负荷后 2 小时血糖（2hPG）
正常血糖（NGR）	< 6.1	< 7.8
空腹血糖受损（IFG）	6.1 ~ < 7.0	< 7.8
糖耐量减低（IGT）	< 7.0	7.8 ~ < 11.1
糖尿病（DM）	≥ 7.0	≥ 11.1

注：2003 年 11 月，WHO 糖尿病专家委会建议将 IFG 的界限值修订为 5.6 ~ 6.9 mmol/L。

（1）糖尿病诊断是基于 FPG、随机血糖（任意时间点）或 OGTT 2 小时血糖值（2 hours plasma glucose，2hPG）。空腹指至少 8 小时内无任何热量摄入；任意时间指一日内任何时间，无论上一次进食时间及食物摄入量。糖尿病症状指多尿、烦渴、多饮和难以解释的体重减轻。FPG 3.9 ~ 6.0 mmol/L 为正常；6.1 ~ 6.9 mmol/L 为 IFG；≥ 7.0 mmol/L 应考虑糖尿病。OGTT 2 hPG < 7.7 mmol/L 为正常糖耐量；7.8 ~ 11.0 mmol/L 为 IGT；≥ 11.1 mmol/L 应考虑糖尿病。

（2）对无糖尿病症状，仅一次血糖值达到糖尿病诊断标准者，须在另一天复查而确定诊断；如果复查结果未达到糖尿病诊断标准，应定期复查。IFG 和 IGT 的诊断应根据 3 个月内的 2 次 OGTT 结果，用其平均值来判断。

（3）HbA1c 能稳定和可靠地反映患者的预后。美国糖尿病协会（ADA）已经将 HbA1c 作为糖尿病的诊断标准，WHO 也建议在条件成熟的地方采用 HbA1c 作为糖尿病的诊断指标。我国有关 HbA1c 诊断糖尿病切点的相关资料尚不足，缺乏 HbA1c 检测方法的标准化，故目前尚不推荐采用 HbA1c 诊断糖尿病。对采用标准化检测方法并且有严格质量控制的单位，HbA1c ≥ 6.5% 可作为诊断糖尿病的参考。

3. 分型诊断　主要是鉴别 T1DM 和 T2DM。二者缺乏明确的生化或遗传学标志，分型主要根据临床特点和发展过程，从发病年龄、起病急缓、症状轻重、体重、是否有酮症酸中毒倾向、是否依赖外源性胰岛素维持生命等方面，结合胰岛 β 细胞自身抗体和细胞功能检查结果，进行临床综合分析判断。

4.并发症诊断　对糖尿病的各种并发症及经常伴随出现的肥胖、高血压、血脂异常、脂肪肝、阻塞性睡眠呼吸暂停、癌症、认知功能障碍、焦虑症、抑郁症等，也须进行相应检查和诊断，以便及时治疗。

七、鉴别诊断

注意鉴别其他原因所致尿糖阳性。甲亢、胃空肠吻合术后，因碳水化合物在肠道吸收快，可引起进食后 0.5 ~ 1.0 小时血糖过高，出现糖尿，但 FPG 和 2hPG 正常。严重肝病时肝糖原合成受阻、肝糖原贮存减少，进食后 0.5 ~ 1.0 小时血糖过高，出现糖尿，但 FPG 偏低，餐后 2 ~ 3 小时血糖正常或低于正常。

八、治疗

糖尿病治疗的近期目标是控制高血糖和相关代谢紊乱以消除糖尿病症状和防止急性严重代谢紊乱；远期目标是预防和（或）延缓糖尿病慢性并发症的发生和发展，维持良好健康和学习、劳动能力，提高生活质量，降低病死率和延长寿命。糖尿病管理须遵循早期和长期、积极而理性、综合治疗和全面达标、治疗措施个体化等原则。

糖尿病综合控制目标（2017 年中国 2 型糖尿病防治指南）如下。

血糖（mmol/L）：空腹 4.4 ~ 7.0，非空腹 ≤ 10.0

HbA1c（%）：< 7.0

血压（mmHg）：< 130/80

HDL-C（mmol/L）：男性 > 1.0，女性 > 1.3

TG（mmol/L）：< 1.7

LDL-C（mmol/L）：未合并 ASCVD < 2.6，合并 ASCVD < 1.8

体重指数（kg/m²）：< 24

尿白蛋白/肌酐比值［mg/（mmol·L）］：男性 < 2.5（22 mg/g），女性 < 3.5（31 mg/g）

尿白蛋白排泄率：< 20 μg/min（30 mg/24 h）

每周主动有氧活动（分钟）：≥ 150

应对血糖控制的风险与获益、可行性和社会因素等进行综合评估，为患者制定合理的个体化 HbA1c 控制目标。对大多数人，HbA1c 的合理控制目标为 < 7%；对病程短、预期寿命长、无明显心脑血管病的患者，可考虑更严格的 HbA1c 目标；对有严重低血糖病史、预期寿命有限、已有显著微血管或大血管并发症、糖尿病病程长的患者，应采用较为宽松的 HbA1c 目标。

国际糖尿病联盟（IDF）提出糖尿病综合管理五个要点（"五驾马车"）：糖尿病健康教育、医学营养治疗、运动治疗、血糖监测和药物治疗。

1.健康教育　糖尿病健康教育（diabetic health education，DHE）是重要的基础管理措施和决定糖尿病管理成败的关键，包括糖尿病防治专业人员的培训，医务人员的继续医学教育，患者及其家属和公众的卫生保健教育。每位糖尿病患者均应接受全面糖尿病教育，充分认识糖尿病并掌握自我管理技能。

健康教育是糖尿病防治的核心，应贯穿于糖尿病诊治的整个过程。通过教育，应使患者了解到糖尿病的基础知识，正确掌握饮食和运动治疗的原则和方法，认识到代谢控制不佳的严重后果，对自我病情进行初步的观察，学会血糖检测、低血糖的识别和处理等基本技能，以达到提高糖尿病治疗和检测的依从性，使病情得到良好控制的目的。

2. 医学营养　医学营养治疗（medical nutrition therapy，MNT）是基础管理措施。主要目标是帮助患者制订营养计划和形成良好的饮食习惯、纠正代谢紊乱、良好地控制代谢、减少动脉粥样硬化性心血管病的危险因素、提供最佳营养以改善患者健康状况、增加胰岛素敏感性和减缓β细胞功能障碍的进展。总原则是确定合理的总能量摄入，合理、均衡地分配各种营养物质，恢复并维持理想体重。

（1）控制总热量：每天总能量根据年龄、身高、体重、劳动强度而定。理想体重（kg）=身高（cm）−105。成人正常体重完全卧床时，每日每kg理想体重消耗15~20 kcal，休息状态25~30 kcal，轻体力劳动30~35 kcal，中体力劳动35~40 kcal，重体力劳动40 kcal以上。

（2）饮食结构：高碳水化合物、高纤维素、低脂肪。一般碳水化合物占总热量的50%~60%，蛋白质占15%~20%（0.8~1.2 g/kg），脂肪占25%~30%（0.6~1.0 g/kg）。富含膳食纤维的食品可延缓食物吸收，降低餐后血糖高峰，改善糖脂代谢，增加饱腹感。建议我国成人膳食纤维摄入量为每日25~30 g，食盐每日6 g以下。老年人一般不需要增加蛋白质的摄入，除非存在蛋白质需要量明显增加或蛋白质丢失过多的情况。

（3）餐次分配：确定每日饮食总热量和糖类、蛋白质、脂肪比例后，按每克糖类、蛋白质产热4 kcal，每克脂肪产热9 kcal，将热量换算为食品后制订食谱，并根据个体生活习惯、病情和配合药物治疗需要进行安排。可按每日三餐分配为1/5、2/5、2/5或1/3、1/3、1/3等模式。规律饮食、定时定量，注意进餐顺序。

（4）随访：以上仅是原则估算，治疗过程中要随访调整，养成良好的饮食习惯。

3. 运动治疗（exercise）　运动可增加胰岛素敏感性，有助于控制血糖和体重。根据年龄、性别、体力、病情、有无并发症及既往运动情况，在医师指导下有规律地进行适当运动，循序渐进，长期坚持。久坐时应每隔30分钟进行一次短暂的身体活动，建议每周150分钟中等强度运动。运动以进餐后1小时为宜，运动前、后要监测血糖。血糖>6 mmol/L、近期频繁发作低血糖或血糖波动较大、有急性并发症和严重心、脑、肾、眼等慢性并发症者暂不适宜运动。老年人糖尿病空腹血糖<11.1 mmol/L者，首先进行饮食控制及适当运动，1个月后观察疗效，血糖达正常者继续饮食治疗并定期检查，未达正常者加用口服降糖药治疗。

4. 病情监测　包括血糖监测、其他心脑血管病危险因素和并发症的监测。血糖监测基本指标包括空腹血糖、餐后血糖和HbA1c。建议应用便携式血糖仪进行自我血糖监测（SMBG），指导调整治疗方案。持续血糖监测（CGM）可作为无症状低血糖和（或）频发低血糖患者SMBG的补充。HbA1c用于评价长期血糖控制情况，也是临床指导调整治疗方案的重要依据，患者初诊时都应常规检查，开始治疗时每3个月检测一次，血糖达标后每年也应至少监测2次。可用糖化血清白蛋白来评价近2～3周的血糖控制情况。

对糖尿病前期和糖尿患者群评估并治疗其心血管疾病危险因素。每次就诊时均应测量血压，每年至少一次全面了解血脂及心、肾、神经、眼底等情况，尽早给予相应处理。

5.药物治疗 饮食和运动不能有效控制血糖水平时，应使用降糖药物治疗。目前临床中使用的降糖药主要包括口服药物和注射制剂两大类。口服降糖药物主要有促胰岛素分泌剂（磺脲类和格列奈类）、双胍类、噻唑烷二酮类、α-葡萄糖苷酶抑制剂、二肽基肽酶-Ⅳ抑制剂（DPP-Ⅳ抑制剂）和钠-葡萄糖共转运蛋白-2抑制剂（SGLT-2抑制剂）。注射制剂有胰岛素及胰岛素类似物、胰高血糖素样多肽-1（GLP-1）受体激动剂。

老年糖尿病主要是T2DM，临床首选口服降糖药，且需要多种口服降糖药物的联合治疗。对于肥胖且血糖轻度升高（尤其以餐后血糖升高为主）的患者，宜选用α-葡萄糖苷酶抑制剂、双胍类及噻唑烷二酮类药物。非肥胖者及血糖较高者则应选用磺脲类药物，磺脲类可与其他类口服降糖药合用以控制血糖。因为T2DM是一种缓慢进展性疾病，随着时间的推移，残存β细胞功能缓慢下降，许多T2DM患者最终往往必须用胰岛素治疗。

（1）促胰岛素分泌剂：主要刺激β细胞分泌胰岛素，包括磺脲类和格列奈类。

1）磺脲类（sulfonylureas，SUs）：其发挥作用的前提是机体尚保存一定数量有功能的β细胞，作用于β细胞膜上ATP敏感的钾离子通道（K_{ATP}）促进钙离子内流及细胞内钙离子浓度增高，刺激含有胰岛素的颗粒外移和胰岛素释放，且促胰岛素分泌作用不依赖于血糖浓度。目前常用的磺脲类药物主要特点及应用方法见表4-2。

表4-2 目前常用的磺脲类药物主要特点及应用方法

药物名称	片剂量（mg）	范围（mg/d）	每天服药次数	作用时间（h）	肾脏排泄（%）
格列本脲（glibenclamide，优降糖）	2.5	2.5～15.0	1～2	16～24	50
格列吡嗪（glipizide，美吡达）	5	2.5～30.0	1～2	8～12	89
格列吡嗪控释片	5	5～20	1	6～12	
格列齐特（gliclazide，达美康）	80	80～320	1～2	10～20	80
格列齐特缓释片	30	30～120	1	12～20	
格列喹酮（gliquidone，糖适平）	30	30～180	1～2	8	5
格列美脲（glimepiride，万苏平）	1，2	1～8	1	24	60

适应证：SUs作为单药治疗主要选择用于新诊断的T1DM非肥胖患者、用饮食和运动治疗控制不理想时。随着疾病进展，SUs需与其他作用机制不同的口服降糖药或胰岛素联合应用。T1DM晚期β细胞功能衰竭时，SUs不再有效，而须采用外源性胰岛素替代治疗。

禁忌证和不良反应：T1DM有严重并发症或β细胞功能很差的T2DM，大手术的围手术期，全胰腺切除术后，对SUs过敏或有严重不良反应者禁用。不良反应：①最常见且重要的是低血糖反应，尤其是长效制剂，常发生于60岁以上、肝肾功能不全或营养不良者，药物剂量过大、体力活动过度、进食不规则或减少、饮含酒精饮料等为常见诱因；②体重增加，③皮肤过敏，皮疹、皮肤瘙痒等；④消化系统，上腹不适、食欲减退等，偶见肝功能损害、胆汁淤积性黄疸；⑤心血管系统，某些SUs可减弱心肌缺血的预处理能力，对心血管系统带来不利，但目前尚无资料证实会增加T2DM患者心血管疾病的发病率和病死率。

临床应用：从小剂量开始，早餐前半小时一次服用，根据血糖水平逐渐增加剂量，剂量较大时改为早、晚餐前两次服药，直到血糖达到良好控制。一般可降低空腹及餐后血糖3~5 mmol/L，HbA1c降低1%~2%。老年人应选用短效制剂，如格列美脲，起效快，作用时间短，对心血管钾通道、血管及心脏的影响较小。

2）格列奈类（glinides）：系非磺脲类促胰岛素分泌剂。主要通过刺激胰岛素早时相分泌而降低餐后血糖，起效迅速，代谢快，进餐时服用，不进餐则不服，称为"餐时血糖调节剂"，服药方式灵活且减少了由误餐或用餐推迟导致的低血糖，餐前或进餐时口服可使HbA1c降低0.3%~1.5%，尤其适用于老年患者。瑞格列奈（repaglinide）为苯甲酸衍生物，0.5~4 mg，每日3次；那格列奈（nateglinide）为D-苯丙氨酸衍生物，60~120 mg，每日3次；米格列奈（mitiglinidecalcium）10~20 mg，每日3次。

（2）双胍类（biguanides）：目前广泛应用的是二甲双胍（metformin）。二甲双胍是控制T2DM高血糖的一线用药和联合用药中的基础用药。主要通过抑制肝葡萄糖输出，改善外周组织对胰岛素的敏感性、增加对葡萄糖的摄取和利用而降低血糖；单独使用不会导致低血糖，还可降低甘油三酯和低密度脂蛋白并增加高密度脂蛋白水平，增加纤溶系统活性、降低血小板聚集性、使动脉壁平滑肌细胞和成纤维细胞生长受抑制等，减少心血管并发症的危害性。二甲双胍可以使HbA1c下降1%~2%，但不增加体重。二甲双胍每日500~1500 mg，分2~3次口服，最大剂量不超过每日2 g。

二甲双胍的毒不良反应较少，主要是胃肠道反应，一般可耐受，适用于肥胖型患者，但亦有引起乳酸中毒的危险性。对于80岁以上老人、肝肾功能不全（GFR为45~60 mL/min应减量，<45 mL/min应禁用）、合并严重心肺疾病者均不宜使用。

研究发现，二甲双胍还可以使轻中度男性高血压患者血压显著下降，减少高血压患者的微量蛋白尿的产生，降低动脉粥样硬化的危险性，治疗心肌肥厚，治疗或延缓乳腺癌的复发，预防因吸烟引发的肺癌及有效降低罹患肠癌风险。

（3）噻唑烷二酮（格列酮）类（thiazolidinediones，TZDs）：主要通过激活过氧化物酶体增殖物激活受体γ（PPARγ）起作用，增加靶组织对胰岛素作用的敏感性而降低血糖。TZDs促进脂肪重新分布，使脂肪组织从内脏组织转移至皮下组织，可能与其提高胰岛素敏感性的作用有关。TZDs可以使HbA1c下降1.0%~1.5%。可单独或与其他降糖药物合用，尤其适用于肥胖、胰岛素抵抗明显的T2DM。常用药物有罗格列酮（rosiglitazone）4~8 mg，每日1次或分2次口服；吡格列酮（pioglitazone）15~30 mg，每日1次口服。

单独使用时不会导致低血糖，但与胰岛素或促胰岛素分泌剂联合使用时可增加低血糖发生的风险。体重增加和水肿是 TZDs 的常见不良反应，与胰岛素合用时更加明显。TZDs 还与骨折和心力衰竭风险增加相关。

（4）α-葡萄糖苷酶抑制剂（alpha-glucosidase inhibitor，AGI）：通过竞争性抑制肠黏膜的 α-葡萄糖苷酶而降低肠道对糖的吸收，减缓餐后血糖高峰形成而稳定血糖，有益于改善高胰岛素血症和高脂血症。AGI 可使 HbAlc 降 0.5%～0.8%，单独应用不引起低血糖和体重增加，对老年人和肥胖者尤为适用，对 T2DM 单用饮食治疗血糖控制不佳者可作为一线用药，亦可与其他降糖药合用。不良反应主要为腹胀与肛门排气增多或腹泻，从小量开始服用，可逐渐耐受。有胃肠疾病及肝功能不全者慎用。

AGI 分为不吸收型阿卡波糖（acarbose）、伏格列波糖（voglibose）和可吸收型米格列醇（miglitol）两类，可吸收型也不经代谢而从肾脏快速排泄。阿卡波糖主要抑制淀粉酶，50～100 mg，每日 3 次；伏格列波糖主要抑制麦芽糖酶和蔗糖酶，0.2 mg，每日 3 次；米格列醇，50～100 mg，每日 3 次。AGI 应在进食第一口食物后立即服用。

（5）二肽基肽酶Ⅳ（DPP-Ⅳ）抑制剂：系基于肠促胰素的降糖药物，包括 DPP-Ⅳ 抑制剂（口服剂）和 GLP-1 受体激动剂（注射剂）两类。通过抑制 DPP-Ⅳ 活性而减少 GLP-1 的失活，提高内源性 GLP-1 水平，可降低 HbA1c 0.5%～1.0%。单独使用不增加低血糖发生风险，也不增加体重。总体不良反应发生率低，可能出现头痛、超敏反应、肝酶升高、上呼吸道感染、胰腺炎、关节痛等，多可耐受。DPP-Ⅳ抑制剂整体心血管安全性良好，阿格列汀和沙格列汀不增加心血管事件风险，但可能增加心力衰竭住院风险，尤其是已经存在心脏或肾脏疾病的患者。对肾功能不全者，除利格列汀，应注意根据 eGFR 调整药物。

DPP-Ⅳ抑制剂一般单独使用或与其他口服降糖药物或胰岛素联合使用治疗 T2DM。常用制剂有 5 种：沙格列汀（saxagliptin）5 mg，每日 1 次；西格列汀（sitagliptin）100 mg，每日 1 次；维格列汀（vildagliptin）50 mg，每日 1～2 次；利格列汀（linagliptin）5 mg，每日 1 次；阿格列汀（alogliptin）25 mg，每日 1 次。

（6）葡萄糖共转运蛋白2（SGLT-2）抑制剂：通过抑制近段肾小管管腔侧细胞膜上的 SGLT-2 而抑制葡萄糖重吸收，降低肾糖阈、促进尿葡萄糖排泄，从而达到降低血糖、减轻体重和降低血压作用。SGLT-2 抑制剂降低 HbA1c 0.5%～1.0%。另外，可降低尿酸水平，减少尿蛋白排泄，降低 TG，同时升高 HDL-C 和 LDL-C。总体不良反应发生率低，单用不增加低血糖风险，联合胰岛素或磺脲类药物时，可增加低血糖发生风险。

SGLT-2 抑制剂单独使用或与其他口服降糖药及胰岛素联合使用治疗 T2DM。达格列净（dapagliflozin）5～10 mg，每日 1 次；卡格列净（canagliflozin）100～300 mg，每日 1 次；恩格列净（empagliflozin）10～25 mg，每日 1 次。从小剂量开始，根据血糖控制需求和是否耐受调整至最大剂量。达格列净、恩格列净餐前或餐后服用均可，卡格列净需在第一次正餐后服用。

（7）胰岛素（insulin）：是控制高血糖的重要和有效手段。

1）适应证：T1DM；各种严重的糖尿病急性或慢性并发症；手术、妊娠和分娩；新发病且与T1DM鉴别困难的消瘦糖尿病患者；新诊断T2DM伴有明显高血糖或在糖尿病病程中无明显诱因出现体重显著下降者；T2DM β细胞功能明显减退者；特殊类型糖尿病。

2）分类：根据来源和化学结构不同，可分为动物胰岛素、人胰岛素和胰岛素类似物。按作用起效快慢和维持时间，胰岛素（人和动物）可分为短效、中效、长效和预混胰岛素；胰岛素类似物分为速效、长效和预混胰岛素类似物。胰岛素类似物控制血糖的能力与人胰岛素相似，但在模拟生理性胰岛素分泌和减少低血糖发生风险方面优于人胰岛素。

短效胰岛素皮下注射后作用快，持续时间短，可经静脉注射抢救DKA；短效胰岛素和速效胰岛素类似物皮下注射主要控制一餐饭后高血糖。中效胰岛素有低精蛋白胰岛素（neutral protamine Hagedorn，NPH），主要提供基础胰岛素，可控制两餐饭后高血糖。长效制剂有精蛋白锌胰岛素注射液（protamine zinc insulin，PZI）和长效胰岛素类似物，长效胰岛素无明显作用高峰，主要提供基础胰岛素。

速效胰岛素类似物包括赖脯胰岛素（insulin lispro）、门冬胰岛素（insulin aspart）和谷赖胰岛素（insulin glulisine）。皮下注射后吸收加快，通常15分钟起效，30~60分钟达峰，持续2~5小时，更符合进餐时的生理需求。速效胰岛素类似物可于进餐前注射。

长效胰岛素类似物包括甘精胰岛素（insulin glargine）、地特胰岛素（insulin detemir）和德谷胰岛素（insulin degludec）。长效胰岛素类似物提供的基础胰岛素水平较稳定，血糖控制较好，低血糖发生率大大减少。

3）使用注意事项：制剂类型、注射技术、注射部位、患者反应性差异、胰岛素抗体形成等均可影响胰岛素起效时间、作用强度和持续时间。胰岛素不能冷冻保存，应避免温度过高、过低及剧烈晃动。我国常用制剂有每毫升含40 U和100 U胰岛素两种规格。使用时应注意注射器与胰岛素浓度匹配。现有各种比例的预混制剂，常用的是含30%（或50%）短效或速效和70%（或50%）中效的制剂，使用方便，但其比例固定，仅适用于血糖波动性小且容易控制的患者。胰岛素"笔"型注射器使用预装胰岛素（或胰岛素类似物）的笔芯，使用方便且便于携带。胰岛素治疗前，患者应接受健康教育，掌握正确胰岛素注射技术。开始治疗后还需跟踪随访，鼓励和指导患者进行自我血糖监测。

4）使用原则和方法：胰岛素治疗应在综合治疗基础上进行；胰岛素治疗方案应力求模拟生理性胰岛素分泌模式；从小剂量开始，根据血糖水平逐渐调整至合适剂量。

T2DM在以下情况下应考虑起始胰岛素治疗：①经生活方式干预和较大剂量多种口服降糖药联合治疗，血糖仍未达控制目标（HbA1c ≥ 7%）；②出现无明显诱因的体重显著下降；症状显著、血糖明显升高的初诊T2DM，考虑胰岛素治疗，可联用或不联用其他药物。根据患者具体情况，选择基础胰岛素（通常白天继续服用口服降糖药，睡前注射中效胰岛素或长效胰岛素类似物）或预混胰岛素。根据患者血糖水平，选择每天1~2次注射方案；当使用每日2次注射方案时，应停用促胰岛素分泌剂。老年患者、已有严重并发症者不宜采用强化胰岛素治疗，以免低血糖症发生率增加。

胰岛素替代治疗适应证包括 T2DM 的 β 细胞功能明显减退、口服降糖药治疗反应差伴体重减轻或持续性高血糖、难以分型的消瘦糖尿病等。治疗方案可为每天注射 2 次预混胰岛素或预混胰岛素类似物；或采用餐时＋基础的多次皮下注射胰岛素、每天 3 次预混胰岛素类似物或持续皮下胰岛素输注（CSII，俗称胰岛素泵）等胰岛素替代治疗方案。

采用替代胰岛素治疗方案后，有时早晨 FPG 仍然较高。可能原因：①夜间胰岛素应用不足；②黎明现象（dawn phenomenon），即夜间血糖控制良好，也无低血糖发生，仅于黎明短时间出现高血糖，可能由于清晨皮质醇、生长激素等分泌增多所致；③ Somogyi 效应，即夜间曾有低血糖，在睡眠中未被察觉，但导致体内胰岛素拮抗激素分泌增加，继而发生低血糖后的反跳性高血糖。夜间多次（于 0、2、4、6、8 时）测定血糖，有助于鉴别早晨高血糖的原因。

5）抗药性：指在无 DKA 也无拮抗胰岛素因素存在时，每日胰岛素需要量超过 100 U 或 200 U，机制不明，极少发生。可试用静脉注射 20 U 并观察 0.5 ~ 1 小时，如仍无效应给予静脉滴注，有时每日剂量可达 1000 U 以上，必要时联合应用糖皮质激素及口服降糖药治疗。由于胰岛素可从已形成的复合物中分离而使循环中游离胰岛素骤增，引起严重低血糖，故应严密监护、及早发现和处理。胰岛素抗药性经适当治疗后可消失。

6）不良反应：主要是低血糖，与剂量过大和（或）饮食失调有关。胰岛素治疗初期可因钠潴留而发生轻度水肿，能自行缓解；部分患者视物模糊，为晶状体屈光改变，常于数周内自然恢复；过敏反应通常表现为注射部位瘙痒或荨麻疹样皮疹，罕见严重过敏反应。处理措施包括更换胰岛素制剂，使用抗组胺药和糖皮质激素及脱敏疗法等。严重者需停止或暂时中断胰岛素治疗。脂肪营养不良为注射部位皮下脂肪萎缩或增生，停止在该部位注射后可缓慢自然恢复，应经常更换注射部位以防止其发生。胰岛素引起体重增加，可通过合用双胍类、α- 葡萄糖苷酶抑制剂或噻唑烷二酮类药加以改善。

（8）GLP-1 受体激动剂（GLP-1RA）：与胰腺 β 细胞的 GLP-1 受体（GLP-1R）结合后，可葡萄糖依赖性刺激胰岛素合成和分泌；减少胰高血糖素释放；还可作用于中枢神经系统 GLP-1R，进而减少食物摄入；并通过促进棕色脂肪组织的生热作用和白色脂肪组织分解增加能量消耗；延迟胃排空。GLP-1RA 均需皮下注射，可使 HbA1c 降低 1.0% ~ 1.5%，且有显著降体重作用。GLP-1RA 短效制剂有艾塞那肽（exenatide）、利司那肽（lixisenatide）；长效制剂有利拉鲁肽（liraglutide）、阿必鲁肽（albiglutide）、度拉鲁肽（dulaglutide）、他司鲁肽（taspoglutide）、贝那鲁肽（benaglutide）、艾塞那肽缓释混悬液等。

GLP-1RA 可单独或与其他降糖药物合用治疗 T2DM，尤其是肥胖、IR 明显者。①艾塞那肽起始剂量为 5 μg，每日 2 次，于早餐和晚餐前 60 分钟内皮下注射给药。治疗 1 个月后，根据临床反应将剂量增至 10 μg，每日 2 次。长效艾塞那肽缓释混悬液，每周注射 1 次。②利拉鲁肽起始剂量为每天 0.6 mg，至少 1 周后增至每天 1.2 mg，部分患者需增至 1.8 mg。每日注射 1 次，可在任意时间注射，推荐每天同一时间使用，无须根据进餐时间给药。贝那鲁肽起始剂量为每次 0.1 mg（5 μL），每日 3 次，餐前 5 分钟皮下注射。

GLP-1RA 的不良反应：主要有恶心、呕吐、腹泻、消化不良、上呼吸道感染和注射部位结节等，有胰腺炎病史者禁用，T1DM 或 DKA 不用。GFR < 30 mL/min 禁用艾塞

那肽；利拉鲁肽不用于既往有甲状腺髓样癌史或家族史及2型多发性内分泌肿瘤综合征患者。

（9）中医中药：中医将糖尿病称为消渴症。《黄帝内经·素问》及《黄帝内经·灵枢》就记载了消渴症这一病名。汉代名医张仲景《金匮要略》之消渴篇对"三多"症状亦有记载。消渴症的成病机理主要是素体阴虚，五脏柔弱，复因饮食不节，过食肥甘，情志失调，劳欲过度，而导致肾阴亏虚，肺胃燥热；病机重点为阴虚燥热，而以阴虚为本，燥热为标；病延日久，阴损及阳，阴阳俱虚；阴虚燥热，耗津灼液使血液黏滞，血行涩滞而成瘀；阴损及阳，阳虚寒凝，亦可导致瘀血内阳。常用的纯中药有恒济悦泰胶囊等，主要原料由玉竹、山茱萸、葛根、苍术、山药、麦冬、知母等多味中药精炼而成。

6. T2DM高血糖的管理策略和治疗流程　糖尿病是一组异质性疾病，病因和发病机制极为复杂，遗传及环境因素在个体发病中所起的作用差异很大。应依据患者病情特点并结合其经济、文化、对治疗的依从性、医疗条件等多种因素，制订个体化的治疗方案，且强调跟踪随访，根据病情变化调整治疗方案，力求达到安全平稳降糖、长期达标。

生活方式干预是T2DM贯穿始终的治疗措施。如血糖不达标应开始药物治疗，首选二甲双胍（如无禁忌证应一直保留在治疗方案中），不适合者选择其他种类药物。如单独使用二甲双胍治疗血糖仍未达标，可加用其他种类降糖药物。基线HbA1c较高的患者，可直接开始口服两种降糖药联合治疗，两种联合治疗血糖仍不达标者采用三种联合治疗，或加用胰岛素治疗（每日1次基础胰岛素或每日1～2次预混胰岛素）或GLP-1RA。如血糖仍不达标，应调整为多次胰岛素治疗或CSII。基线HbA1c很高的新诊断患者，可直接开始短期胰岛素强化降糖治疗。长期血糖控制不良且已有ASCVD的T2DM患者，应该考虑联合SGLT-2或GLP-1RA治疗，已证实这些药物加入标准治疗中可减少心血管和全因死亡率。

7. 代谢手术　体重管理是糖尿病综合管理的重要内容，超重或肥胖患者减重有助于血糖控制和减少对降糖药物的需求。代谢手术可明显改善肥胖T2DM患者的体重、高血糖、血脂异常。但手术应在有治疗糖尿病和胃肠外科疾病经验的单位进行。严格规范手术适应证，保证治疗效果的同时降低手术长、短期并发症发生的风险。

8. 细胞治疗　重建糖尿病患者体内的功能性胰岛β细胞总量，达到治疗目的。

（1）胰腺移植：1966年，胰腺移植开始用于治疗糖尿病。胰腺移植可有效缓解糖尿病，但移植后免疫排斥反应往往会导致移植失败，故必需长期应用免疫抑制剂。

（2）胰岛移植：1967年，同种异体胰岛移植首次被用于治疗T1DM。但受供体来源免疫排斥，限制了其应用。而且移植后随访5年，患者不依赖胰岛素治疗的比率低于10%。

（3）干细胞移植：造血干细胞或间充质干细胞（MSCs）治疗糖尿病具有潜在的应用价值，但尚处于研究阶段，有待充分的临床证据验证其有效性和可行性。

9. 并发症治疗　在常规治疗的基础上，针对不同并发症进行对症治疗。

（1）DKA：预防为主，去除诱因，纠正脱水，控制血糖。早期酮症患者，仅需给予足量胰岛素及补充液体，酸中毒昏迷患者应积极抢救。

1）补液是治疗的关键环节：基本原则为先快后慢，先盐后糖。轻度脱水不伴酸中毒者口服补液，中度以上 DKA 静脉补液。DKA 失水量可达体重 10% 以上，开始快速输液，1～2 小时内输入 0.9% 氯化钠 1000～2000 mL，前 4 小时输入所计算失水量 1/3 的液体，以便尽快补充血容量，改善周围循环和肾功能。如治疗前已有低血压或休克，经快速输液仍不能有效升高血压，应输入胶体溶液并采用其他抗休克措施。以后根据血压、心率、每小时尿量、末梢循环情况及有无发热、吐泻等决定输液量和速度，老年患者及有心、肾疾病患者必要时根据中心静脉压指导治疗。24 小时输液量应包括已失水量和部分继续失水量。当血糖下降至 13.9 mmol/L 时，根据血钠情况以决定改为 5% 葡萄糖液或葡萄糖生理盐水，并按每 2～4 g 葡萄糖加入 1 U 短效胰岛素。

2）胰岛素治疗：一般采用小剂量短效胰岛素治疗方案，每小时 0.1 U/kg，使血清胰岛素浓度维持在 100～200 μU/mL，有抑制脂肪分解和酮体生成的最大效应及降低血糖效应，但促进钾离子运转的作用较弱。通常将短效胰岛素加入生理盐水持续静脉滴注（另建输液途径）或间歇静脉注射。可加用首次负荷量，静脉注射短效胰岛素 10～20 U。血糖以每小时下降 3.9～6.1 mmol/L 为宜，每 1～2 小时复查血糖。在补足液体量情况下，开始治疗 2 小时后血糖下降不理想或反而升高，胰岛素剂量应加倍。血糖降至 13.9 mmol/L 时改为输入 5% 葡萄糖溶液或葡萄糖生理盐水，并按比例加入胰岛素，此时仍需每 4～6 小时复查血糖，调节输液胰岛素的比例及每 4～6 小时皮下注射一次短效胰岛素 4～6 U，稳定血糖水平在较安全范围。病情稳定后过渡到胰岛素常规皮下注射。

3）纠正电解质及酸碱失衡：经输液和胰岛素治疗后，酸中毒可自行纠正，一般不必补碱。严重酸中毒影响心血管、呼吸和神经系统功能时，给予相应治疗。补碱指征为血 pH < 7.1，HCO_3^- < 5 mmol/L，不宜过多、过快。一般用等渗碳酸氢钠（1.25%～1.4%）溶液，1～2 次。DKA 患者有不同程度失钾，补钾应根据血钾和尿量。治疗前血钾低于正常，胰岛素和补液治疗同时立即开始补钾；血钾正常、尿量 > 40 mL/h，也开始补钾；血钾正常、尿量 < 30 mL/h，暂缓补钾，待尿量增加后补钾；血钾高于正常，暂缓补钾。

4）处理诱发病和防治并发症：注意治疗措施的协调，重视防治重要并发症，包括休克、感染、心衰、心律失常、急性胃扩张，特别是脑水肿和肾衰竭，维持重要脏器功能。

5）护理是抢救 DKA 的重要环节：按时清洁口腔、皮肤，预防压疮和继发性感染。细致观察病情变化，准确记录神志状态、生命体征、出入水量等。

（2）HHS：去除诱因。大量补液纠正脱水（可达体重的 10%～15%），开始以等渗生理盐水为主，24 小时补液量可达 6000～10 000 mL。目前主张治疗开始时用等渗溶液（如 0.9% 氯化钠溶液）。输入等渗液不会引起溶血，有利于恢复血容量，纠正休克，改善肾血流量，恢复肾脏调节功能。休克患者应另予血浆或全血。如无休克或休克已纠正，输入生理盐水后血浆渗透压高于 350 mOm/L，血钠高于 155 mmol/L，可考虑输入适量低渗溶液（如 0.45% 氯化钠）并检测血糖、血钠和血浆渗透压，及时调整输液量和输液速度。视病情可考虑同时给予胃肠道补液。当血糖下降至 16.7 mmol/L 时，开始输入 5% 葡萄糖溶液并按 2～4 g 葡萄糖加入 1 U 胰岛素。使血糖每小时降低 3.9～6.1 mmol/L，降至 13.9 mmol/L 时改为皮下注射（每 3 ~ 5 g 葡萄糖用 1 U 胰岛素），每 4 ~ 6 小时 1 次。及时纠正水电解质和酸碱平衡紊乱。控制感染、心衰、肾衰等。

高血糖是维护患者血容量的重要因素，如血糖迅速降低而补液不足，将导致血容量和血压进一步下降。胰岛素治疗方法与 DKA 相似，一般 HHS 患者对胰岛素较敏感，因而胰岛素用量较小。补钾要更及时，一般不补碱。注意从脑细胞脱水转为脑水肿的可能，患者可一直处于昏迷状态，或稍有好转后又陷入昏迷，应及早发现和处理。

（3）乳酸性酸中毒：去除诱因，吸氧，纠正低血压或循环性休克及心衰。及时纠正水电解质和酸碱平衡紊乱，补充生理盐水和 1.25% 等渗碳酸氢钠，力争在 2 ~ 8 小时内使血 pH 恢复正常。小剂量应用胰岛素，同上。静脉注射亚甲蓝(methylthionine)1 ~ 5 mg/kg 体重，2 ~ 6 小时作用达高峰，并持续 14 小时，具有促进乳酸转变为丙酮酸的作用。

（4）糖尿病慢性并发症：糖尿病慢性并发症是患者致残、致死的主要原因，强调早期防治。参见本书其他有关章节。

九、预防

糖尿病的预防、治疗、教育、保健计划以自身保健管理和社区支持为主要内容；提倡合理膳食，适度运动，防止肥胖。给予 T2DM 高危人群适当生活方式干预，可有效延缓或预防 T2DM 的发生。

第五节　脂质代谢紊乱

血脂异常（dyslipidemia）通常指血清中胆固醇（cholesterol，CH）、甘油三酯（triglyceride，TG）、低密度脂蛋白胆固醇（low density lipoprotein cholesterol，LDL-C）水平升高，高密度脂蛋白胆固醇（high density lipoprotein cholesterol，HDL-C）水平降低。由于血浆中脂质以脂蛋白的形式存在，血脂异常表现为脂蛋白异常血症（dyslipoproteinemia）。目前，中国成人血脂异常总体患病率为40.4%。血脂异常可导致冠状动脉粥样硬化性心血管疾病(atherosclerotic cardiovascular disease，ASCVD)，同时增加肿瘤的发生风险。

一、血脂、载脂蛋白和脂蛋白

1. 血脂　血脂（lipidemia）是血浆中的中性脂肪（neutral fat）（包括 CH 与 TG）和类脂(lipid)[包括磷脂(phospholipid，PL)、糖脂(glycolipid)、固醇(sterol)、类固醇(steroids)] 的总称。人体血浆总胆固醇（TC）主要以游离 CH 和胆固醇酯（cholesterolester）的形式存在，TG 由甘油分子中的 3 个羟基被脂肪酸酯化而形成。

TC 和 TG 来源有 2 个途径。外源性 TC 来自动物脂肪如蛋黄、奶油、脑、内脏（尤其肝、肾等）；内源性 TC 主要在肝及肠黏膜由乙酰辅酶 A（acetyl coenzyme A，AcCoA）合成。外源性 TG 从食物消化吸收的 TG 在乳糜微粒（chylomicron，CM）中以 CM 的形式进入血循环；

内源性 TG 在肝脏内由脂肪酸和 α-磷酸甘油合成，也可由糖类合成。

血脂浓度受年龄、性别、地区、饮食种类等多种因素影响，TC 与 TG 随年龄增长而增高，至 60 岁达到高峰，后稍有下降。女性稍高于男性，尤其在绝经期后较平时高。多进荤食比长期素食高，多吃动物油或动物脏器等食物使血 CH 升高，多吃糖类可使 TG 升高，而体力活动常可使血脂下降，多食不饱和脂肪酸食物（如植物油等）可使血脂水平下降。升糖激素如胰高血糖素、儿茶酚胺、生长激素等均可动员脂肪，因而使游离脂肪酸、TG 等升高。遗传基因、神经精神及某些药物也可影响血脂浓度。

2. 载脂蛋白　血脂不溶于水，与载脂蛋白（apolipoprotein，apoprotein，Apo）结合形成脂蛋白被运输和利用。Apo 是脂质转运的载体，参与脂代谢相关酶活性的调节及细胞膜受体的识别和结合。现已发现 20 种 Apo，按组成分为 ApoA、ApoB、ApoC、ApoD、ApoE。根据氨基酸序列的差异，每型又分为若干亚型，ApoA 分为 A_1、A_2、A_4、A_5；ApoB 分为 B_{48}、B_{100}；ApoC 分为 C_1、C_2、C_3、C_4；ApoE 分为 E_2、E_3、E_4 等。载脂蛋白还包括一种长度多变、可与 LDL 结合的 Apo（a）。Apo 的主要功能有：① 维持脂蛋白的分子结构及理化特性的必需成分。②与脂质结合后，成为水溶性物质才能运输到全身发挥作用。③参与酶活性的调节，如 $ApoA_1$、$ApoC_2$ 是卵磷脂胆固醇转酰酶（LCAT）的激活剂，而 $ApoA_2$ 为 LCAT 的抑制剂。HDL 接受周围组织中的游离胆固醇和脂类，在 LCAT 催化下形成胆固醇酯而储存于 HDL 中心，使盘状新生 HDL 转化为球状成熟的 HDL。另外，$ApoC_2$ 为脂蛋白脂酶（LPL）的激活剂，$ApoC_3$ 为 LPL 的抑制剂，而 LPL 可催化 CM 及 VLDL 中的 TG 的水解作用。④参与脂蛋白与细胞膜受体的识别与结合反应。例如，$ApoB_{100}$ 在肝内合成，在 VLDL、LDL 运转至周围组织及与细胞 LDL 受体的结合中起重要作用。

3. 血浆脂蛋白　脂蛋白（lipoprotein）既是血脂的存在形式又是血脂的运输工具。

血浆脂蛋白是由 Apo 和 CH、TG、PL 等组成的球形大分子复合物。血浆脂蛋白分为乳糜微粒（CM）、极低密度脂蛋白（LVDL）、中间密度脂蛋白（IDL）、低密度脂蛋白（LDL）、高密度脂蛋白（HDL）及脂蛋白（a）[Lp（a）]。各类脂蛋白的组成、理化特性、来源、代谢途径和生理功能各异。

脂蛋白代谢途径：外源性代谢途径，即饮食摄入的 CH 和 TG 在小肠中合成 CM 及其代谢过程；内源性代谢途径，即由肝脏合成的 VLDL 转变为 IDL 和 LDL，及 LDL 被肝脏或其他器官代谢的过程。此外，还存在 CH 逆转运途径，即 HDL 将 CH 从周围组织转运到肝脏进行代谢再循环。目前，脂蛋白分类法有超速离心法和电泳法。

（1）CM：颗粒最大，密度最小，其中 TG 占 90%、蛋白质占 10%。CM 的主要功能是把外源性 TG 运送到肝外组织。正常人空腹 12 小时后血清中无 CM。餐后或某些病理状态下血液中含有大量 CM 时，血液外观呈白色混浊。CM 不能进入动脉壁内，一般不引起动脉粥样硬化，但易诱发急性胰腺炎；CM 残粒可被巨噬细胞表面受体所识别而摄取，与动脉粥样硬化有关。

（2）VLDL：VLDL 颗粒中脂类占 88% ~ 95%，蛋白质占 5% ~ 12%。80% 的 VLDL 在肝细胞内合成，20% 来自小肠。VLDL 中 TG 含量约占 55%，与 CM 统称为富含 TG 的脂蛋白。

VLDL 的主要功能是把内源性 TG 运送到肝外组织，同时向外周组织间接或直接运送 CH。在没有 CM 存在的血清中，TG 浓度能反映 VLDL 的水平。VLDL 水平升高是冠心病的危险因素。IDL 是 VLDL 向 LDL 转化中的中间产物。

（3）LDL：由 VLDL 和 IDL 中的 TG 水解而形成。LDL 颗粒中 CH 约占 50%，是胆固醇含量最多的脂蛋白，故称为富含 CH 的脂蛋白，其载脂蛋白 95% 以上为 $ApoB_{100}$。LDL 是血浆 CH 运输的主要载体，与 LDL 受体结合，介导 CH 的摄取和利用。正常空腹血浆总胆固醇（total cholesterol，TC）的 60% ~ 70% 存在于 LDL 中。单纯性高 CH 血症时，胆固醇浓度的升高与血清 LDL-C 水平呈平行关系。LDL 是导致动脉粥样硬化的主要危险因素。LDL 分为 LDL_2 和 LDL_3；其中 LDL_3 为小而致密的 LDL（sLDL），容易进入动脉壁内。sLDL 和氧化修饰 LDL（ox-LDL）有很强的致动脉粥样硬化作用。

（4）HDL：主要由肝脏和小肠合成，含蛋白质 40% ~ 50%，磷脂 30%，CH 20%，TG 5%。载脂蛋白以 $ApoA_1$ 和 $ApoA_2$ 为主。HDL 的主要功能是将 CH 从周围组织转运到肝脏进行再循环或以胆酸的形式排泄，此过程称为 CH 逆转运。HDL 是一类异质性脂蛋白，包含多种亚组分，其抗动脉粥样硬化特性存在差异。低 HDL-C 是 ASCVD 的独立危险因素。

（5）脂蛋白（a）[Lp（a）]：其脂质成分类似于 LDL，富含 CH；载脂蛋白部分由 $ApoB_{100}$ 和 Apo（a）组成。血清 Lp（a）水平主要由遗传因素决定，与 Apo（a）的大小呈负相关。Lp（a）是 ASCVD 的独立危险因素，Lp（a）> 300 mg/L 时，冠心病的风险显著升高。

电泳法根据脂蛋白表面电荷的不同将脂蛋白主要分为 CM、前 β 脂蛋白（VLDL）和 Lp（a）、β 脂蛋白（IDL 和 LDL）和 α 脂蛋白（HDL）。

二、分类和发病机制

1. 分类

血浆脂质有一种或以上成分浓度超过正常高限时称高脂血症（hyperlipidemia）。有一种或以上血浆脂蛋白浓度超过正常高限时称高脂蛋白血症（hyperlipoproteinemia）。血浆中脂类除游离脂肪酸与白蛋白结合外，其他脂类均与球蛋白结合。血脂为脂溶性，必须与蛋白质结合形成水溶性复合物才能运转到全身，故高脂血症常表现有高脂蛋白血症。血脂异常的分类方法有病因分类、表型分类和临床分类，其中临床分类较为实用。

（1）病因分类　分为原发性与继发性血脂异常。

（2）表型分类　世界卫生组织（WHO）根据脂蛋白的种类和严重程度将血脂异常分为 5 型，其中 II 型又分为 2 个亚型。II a、II b 和 IV 型较常见。I 型为家族性高 CM 血症或家族性高 TG 血症；II a 型为家族性高 TC 血症；II b 型为家族性高 β 脂蛋白血症；III 型为家族性异常 β 脂蛋白血症；IV 型为高前 β 脂蛋白血症；V 型为混合性高 TG 血症。

（3）临床分类　临床上根据化验结果将血脂异常分为高 CH 血症（hypercholesterolemia，HCH）、高 TG 血症（hypertriglyceridemia，HTG）、混合型高脂血症（mixed hyperlipidemia，MHL）和低 HDL-C 血症（hypo-HDL-C）（表 4-3）。

表 4-3　血脂异常的临床分类

类型	TC	TG	HDL-C	对应 WHO 分类
高 CH 血症	↑↑	→	→	Ⅱa
高 TG 血症	→	↑↑	→	Ⅳ、Ⅰ
混合型高脂血症	↑↑	↑↑	→	Ⅱb、Ⅲ、Ⅳ、Ⅴ
低 HDL-C 血症	→	→	↓	

注：↑浓度升高，→浓度正常，↓浓度降低。

2.发病机制　脂质来源、蛋白合成、代谢过程关键酶异常等，均可导致血脂异常。

（1）原发性血脂异常：原因不明，是遗传与环境因素相互作用的结果。大部分原发性血脂异常存在单一或多个基因突变，环境因素包括不良饮食习惯、运动不足、肥胖、年龄、吸烟和酗酒等。血脂异常多与肥胖症、高血压、冠心病、糖耐量异常或糖尿病等相伴发生，与胰岛素抵抗有关，是代谢综合征的重要组分。血脂异常参与上述疾病的发病，与上述疾病有共同的遗传或环境发病基础。原因不明的称为散发性或多基因性脂蛋白异常血症。

家族性脂蛋白异常血症由基因缺陷所致。家族性脂蛋白脂酶（LPL）缺乏症和家族性 ApoC$_2$ 缺乏症可造成 CM、VLDL 降解障碍，引起Ⅰ型、Ⅴ型脂蛋白异常血症。引起家族性高 CH 血症的基因突变包括编码 LDL 受体基因的功能缺失型突变、编码与 LDL 受体结合的 ApoB 基因突变、分解 LDL 受体的前蛋白转化酶枯草溶菌素 9（PCSK9）基因的功能获得型突变、转运 LDL 受体到细胞膜表面 LDL 受体调整蛋白基因突变等，主要表现为Ⅱ型脂蛋白异常血症。80% 以上家族性高 CH 血症是单一基因突变所致。LDL 受体基因的功能缺失型突变是家族性高 CH 血症的最常见病因。纯合子型家族性高 CH 血症（HoFH）发病率为 1/30 万~1/16 万，杂合子型家族性高 CH 血症（HeFH）发病率为 1/500~1/200。

家族性高 TG 血症由单一基因突变所致，通常是参与 TG 代谢的 LPL、ApoC$_2$、ApoA$_5$ 基因突变所致，表现为重度高 TG 血症（TG > 10 mmol/L），发病率为 1/100 万。

（2）继发性血脂异常：甲状腺功能减退症、库欣综合征、肝肾疾病、系统性红斑狼疮、骨髓瘤、多囊卵巢综合征、过量饮酒等，可引起继发性血脂异常，上述疾病通过不同机制影响脂质或脂蛋白的合成、转运或代谢等环节。某些药物长期应用可引起继发性血脂异常，如噻嗪类利尿剂可引起血清 TC、TG、VLDL 及 LDL 升高，HDL 降低；非选择性 β 受体拮抗剂可引起血清 TG、LDL-C 升高，HDL-C 降低。长期大量使用糖皮质激素可促进脂肪分解，引起血浆 TC、TG 水平升高。

老年人高 VLDL 血症属Ⅳ型，亦称为高 TG 血症。可能与肝合成 TG 亢进有关，多有家族史。也见于尿毒症、酒精中毒、肝炎、糖尿病、甲减、高尿酸血症等疾病。

老年人高 LDL 血症又称为高 CH 血症，与 LDL 受体数量减少或受体缺陷有关。多与遗传因素有关。亦可继发于甲减、肾病综合征，属于Ⅱ型高脂蛋白血症。

老年人低 HDL 血症多同时患有动脉粥样硬化、冠心病、脑梗死。肥胖、糖尿病、肝硬化、肾病综合征，药物如噻嗪类、摄入过多碳水化合物或多价不饱和脂肪酸也可使 HDL 下降。高 HDL 血症的寿命较非高 HDL 者长，心肌梗死死亡率低。

三、临床表现

血脂异常可见于不同年龄、性别的人群，明显血脂异常患者常有家族史。血脂水平随年龄增长而升高，至 50～60 岁达到高峰，其后趋于稳定或有所下降。青年女性血脂水平低于男性，但绝经期后显著升高，常高于同龄男性。

1. 黄色瘤、早发性角膜环和眼底改变　黄色瘤（xanthoma）是一种异常的局限性皮肤隆起，由脂质局部沉积引起，颜色可为黄色、橘黄色或棕红色，多呈结节、斑块或丘疹状，质地柔软，最常见于眼睑周围。血脂异常患者可出现角膜环（corneal ring），位于角膜外缘呈灰白色或白色，由角膜脂质沉积所致，常发生于 40 岁以前。严重的高 TG 血症可出现脂血症眼底改变。

2. 动脉粥样硬化　脂质在血管内皮下沉积引起动脉粥样硬化，导致心脑血管和周围血管病变。某些家族性血脂异常患者可于青春期前发生冠心病，甚至心肌梗死。严重的高 CH 血症可出现游走性多关节炎，严重的高 TG 血症（＞ 10 mmol/L）可诱发急性胰腺炎。

血脂检测：

进行实验室检查以做出诊断及明确分型。基本项目为空腹血浆或血清 TC、TG、LDL、HDL-C、ApoA、ApoB 对预测冠心病有一定意义。必要时做血生化全套分析。

四、诊断、筛查和鉴别诊断

1. 诊断　根据饮食和生活习惯、引起继发性血脂异常的相关病史、引起血脂异常的用药史及家族史，结合体格检查可做出初步判断。目前，血脂异常诊断采用《中国成人血脂异常防治指南（2016 年修订版）》关于我国血脂合适水平及异常分层标准（表 4-4）。

表 4-4　血脂异常诊断及分层标准（mmol/L）

分层	TC	LDL-C	HDL-C	非-HDL-C	TG
理想水平		＜ 2.6		＜ 3.4	
合适水平	＜ 5.2	＜ 3.4		＜ 4.1	＜ 1.7
边缘升高	5.2～6.19	3.4～4.09		4.1～4.89	1.7～2.29
升高	≥ 6.2	≥ 4.1		≥ 4.9	≥ 2.3
降低			＜ 0.1		

2. 筛查 早期检出血脂异常并动态监测血脂是防治 ASCVD 的必要措施。建议 40 岁以上男性和绝经后女性至少每年 1 次。ASCVD 及其高危人群，每 3 ~ 6 个月检测 1 次。首次发现血脂异常时应在 2 ~ 4 周内复查，若仍异常即可确诊。

3. 鉴别诊断 根据 WHO 系统进行表型分类，并鉴别原发性血脂异常和继发性血脂异常。继发性血脂异常多存在原发病的临床表现和病理特征。对家族性脂蛋白异常血症可进行基因诊断，尤其要对下列疾病引起的继发性血脂异常进行鉴别。

（1）甲减：甲减常伴发血脂异常，多表现为 Ⅱ a 型（单纯高 CH 血症）或 Ⅱ b 型（混合型高脂血症）。甲减对 TC 和 LDL-C 影响最大，对 TG、HDL-C 和 VLDL 影响较小。甲减由于甲状腺激素分泌减少导致 LDL-C 摄取减少、CH 合成增加和转化减少。TSH 可以直接促进 CH、TG 合成，抑制 CH 转化。甲减血清 TSH 水平升高，T_3 和 T_4 水平降低。

（2）库欣综合征：所致血脂异常多为 Ⅱ b 型（混合型高脂血症）。肾上腺糖皮质激素可以动员脂肪、促进 TG 分解；同时刺激胰岛 β 细胞分泌胰岛素，促进脂肪合成。典型症状和体征为向心性肥胖、紫纹、毛发增多、性功能障碍等，血皮质类固醇升高并失去昼夜变化节律、尿 17-OH 皮质类固醇排出量显著增高、小剂量地塞米松抑制试验不能被抑制。

（3）肾病综合征：其高脂血症特点是 TC、LDL-C、sLDL、ApoB、$ApoC_2$、ApoE、Lp（a）等均不同程度升高，TG 和 VLDL 可升高，HDL 正常或稍下降。主要是因低白蛋白血症导致脂蛋白合成增加、分解减少，表现为大量蛋白尿（> 3.5 g/d）和低白蛋白血症（< 30 g/L）。

（4）系统性红斑狼疮（SLE）：SLE 引起的血脂异常与免疫炎症有关，自身抗体与肝素结合，抑制脂蛋白酶活性，减慢 VLDL 清除。临床表现为皮肤、心、肝、肾等损害。血抗核抗体（ANA）、抗双链脱氧核糖核酸（dsDNA）抗体、抗可溶性抗原（ENA）抗体等可阳性。皮肤狼疮带试验阳性，肾组织病理检查呈"满堂亮"肾小球。

五、防治

血脂异常的防治措施主要包括普及健康教育，提倡均衡饮食，增加体力活动，避免不良生活习惯，预防肥胖，并与肥胖症、糖尿病、心血管疾病等慢性病防治工作的宣教相结合。经积极的综合治疗，本病预后良好。

1. 治疗原则

（1）干预策略：根据 ASCVD 危险程度确定干预策略是防治血脂异常的核心策略。ASCVD 总体风险是多种危险因素复杂交互作用的结果。全面评价 ASCVD 总体风险是制定血脂异常个体化干预策略的基础。

已诊断 ASCVD 者为极高危人群；符合以下条件之一者为高危人群：① LDL-C ≥ 4.9 mmol/L；② 1.8 mmol/L ≤ LDL-C < 4.9 mmol/L，且年龄 > 40 岁的糖尿病患者。不具有上述情况的个体，在决定是否需要调脂治疗前，应根据 LDL-C 或 TC 水平、有无高血压及其他 ASCVD 危险因素进行未来 10 年间 ASCVD 总体发病危险评估，并按照 ASCVD 10 年发病平均危险进行危险分层，将 < 5%、5% ~ 9% 和 > 10% 分别定义为低危、中危和高危。

此外，对 ASCVD 10 年发病危险分层为中危且年龄 < 55 岁的人群，建议进行 ASCVD 余生危险评估，以便对高危个体早期干预。上述人群中，如存在以下危险因素 ≥ 2 项者，其 ASCVD 余生危险分层为高危：①收缩压 ≥ 160 mmHg 或舒张压 ≥ 100 mmHg；②非 HDL－C ≥ 5.2 mmol/L；③HDL－C < 1.0 mmol/L；④体重指数（BMI）> 28 kg/m^2；⑤吸烟。

（2）干预靶点：LDL－C 升高是导致 ASCVD 发病的关键因素。因此，降低 LDL－C 水平是防控 ASCVD 的首要干预靶点。由于高 TG 血症时残粒脂蛋白水平升高，增高动脉粥样硬化风险，因而非 HDL－C 可作为次要干预靶点。

根据 ASCVD 总体危险分层，设定调脂治疗干预靶点的达标值。不同 ASCVD 危险人群 LDL－C、非 HDL－C 治疗达标值（mmol/L）：低危、中危人群 LDL－C < 3.4、非 HDL－C < 4.1；高危人群 LDL－C < 2.6、非 HDL－C < 3.4；极高危人群 LDL－C < 1.8、非 HDL－C < 2.6。

针对 LDL－C 基线值较高不能达标者，LDL－C 至少应降低 50%。极高危人群即使 LDL－C 基线水平在达标值以内，仍应进一步使 LDL－C 降低 30%。

（3）首选药物：他汀类（statins）药物能显著降低心血管事件风险，作为调脂达标的首选药物。研究显示，高强度他汀治疗会大幅升高肌病风险，而未增加 LDL－C 达标率。因此，建议根据患者血脂基线水平使用中等强度他汀类药作为起始剂量，根据个体疗效和耐受情况调整剂量；若 TC 水平不达标，可考虑联用其他药物，以获得安全、有效的调脂效果。

除积极干预 CH 外，也应干预其他血脂异常。他汀治疗后，如非 HDL－C 不达标，可考虑与贝特类药物或高纯度鱼油制剂联合使用。当血清 TG ≥ 1.7 mmol/L 时，首先非药物干预。严重高 TG 血症（空腹 TG ≥ 5.7 mmol/L）患者，首先考虑使用降 TG、VLDL－C 药物（如贝特类、鱼油或烟酸）。HDL－C < 1.0 mmol/L 的患者，主张生活方式干预。

2.生活方式干预　血脂异常明显受饮食和生活方式影响，饮食和改善生活方式是治疗血脂异常的基础措施。无论是否选择药物治疗，都必须始终坚持生活方式干预。

（1）饮食治疗：根据患者血脂异常的程度、分型及性别、年龄和劳动强度等制订食谱。减少总能量摄入量（每日减少 300 ~ 500 kcal）。在满足必需营养和总能量的基础上，限制 CH 摄入量（< 300 mg/d），补充植物固醇（3 g/d）。限制饱和脂肪酸摄入量（占总能量比例一般人群 < 10%，高 CH 症患者 < 7%），脂肪优选富含 n-3（ω-3）多不饱和脂肪酸的食物。碳水化合物占总能量的 50% ~ 60%，补充可溶性膳食纤维（10 ~ 25 g/d）。

Ⅰ、Ⅱ型高乳糜血症需低脂肪饮食，每日摄取脂肪 20 ~ 40 g，Ⅱ型应低脂肪、低糖、高蛋白饮食，适当限制胆固醇（< 300 mg/d），使体重降至正常范围。内源性高 TG 血症（Ⅳ、Ⅱ、Ⅲ型），应该低热量、低糖、低脂肪和高蛋白饮食。忌食果汁、蔗糖、饮酒、奶油等，降低体重。高 CH 血症（Ⅱa、Ⅱb、Ⅲ）应摄入低胆固醇（< 300 mg/d）、低动物脂肪，加用多链不饱和脂肪酸，因多链不饱和脂肪酸可促进肝内胆固醇氧化为胆酸而排出，并与胆固醇结合成酯向血管外转移，又可形成磷脂稳定脂蛋白分子，防止胆固醇及其酯化物沉积。

（2）有氧运动：有氧运动是指人体在氧气充分供应的情况下进行体育锻炼，消耗体内过多的热量。运动时间较长（约 15 min 或以上），运动强度在中等或中上程度（最大心率值的 75% ~ 80%）。有氧运动包括的项目很多，如爬山、跑步、游泳、跳绳等。每天 30 分钟中等强度代谢运动，每周 5 ~ 7 天，保持合适的体重指数（BMI 20.0 ~ 23.9 kg/m²）。对 ASCVD 患者应通过运动负荷试验充分评估其安全性。

（3）其他：戒烟、限盐、限制饮酒、合理睡眠、生活规律。

3. 药物治疗 饮食不能控制时，必须用降脂药。

（1）他汀类（statins）：通过竞争性抑制体内 CH 合成限速酶羟甲戊二酰辅酶 A 还原酶（HMG-CoA 还原酶）活性，减少 CH 合成，上调细胞表面 LDL 受体，加速 LDL 分解，并抑制 VLDL 合成，可显著降低血清 TC、LDL-C、ApoB 的水平，在一定程度上降低 TG 水平，并轻度升高 HDL 水平。适用于高 CH 血症、混合型高脂血症和 ASCVD。他汀类治疗后，LDL-C 每降低 1 mmol/L，心血管事件相对危险降低 20%。基线 CH 不高的高危人群，他汀类治疗也能受益。

常用药物和剂量范围：洛伐他汀（lovastatin）10 ~ 80 mg，辛伐他汀（simvastatin）5 ~ 40 mg，普伐他汀（pravastatin）10 ~ 40 mg，氟伐他汀（fluvastatin）10 ~ 40 mg，阿托伐他汀（atorvastatin）10 ~ 80 mg，瑞舒伐他汀（rosuvastatin）10 ~ 20 mg。建议每日服用 1 次，可在任何时间，但晚上服用 LDL-C 降幅稍有增加。取得预期疗效后长期服用。如出现不良反应，可更换他汀种类、减少剂量、隔日服用或更换非他汀类药物。

不良反应：大多数患者对他汀类耐受性良好，少数接受大剂量治疗的患者可出现恶心呕吐、食欲不振、转氨酶升高、肌痛、肌炎、肌酸激酶升高，极少数可发生横纹肌溶解而致急性肾衰竭。长期应用他汀类药物有增加新发糖尿病的风险。他汀类药物不宜与环孢素、雷公藤、环磷酰胺、大环内酯类抗生素和吡咯类抗真菌药（如酮康唑）等合用。

（2）肠道 CH 吸收抑制剂：依折麦布（ezetirnibe）口服后迅速吸收，结合成依折麦布葡萄糖醛酸苷，作用于小肠细胞刷状缘，抑制胆固醇和植物固醇吸收。适用于高 CH 血症和以 TC 升高为主的混合型高脂血症，单药或与他汀类联合使用。与他汀类联合使用可进一步降低急性冠状动脉综合征（ACS）患者的心血管事件风险。推荐剂量为 10 mg，每日 1 次。该药耐受性良好，常见不良反应为一过性头痛和消化道症状。妊娠期和哺乳期妇女禁用。

（3）普罗布考：普罗布考（probucol）渗入到 LDL 颗粒核心中影响脂蛋白代谢，促进 LDL 通过非受体途径清除，降低 TC、LDL-C 水平。普罗布考能明显降低 HDL-C，但可能改变 HDL 的结构和代谢，提高其逆向转运 CH 的能力，适用于高 CH 血症，尤其是 HoFH 和黄色素瘤患者。常用剂量 0.5 g，每日 2 次口服。常见不良反应为恶心，偶见 QT 间期延长。室性心律失常、QT 间期延长、低血钾者禁用。

（4）胆酸螯合剂：胆固醇酰胺（考来烯胺）属碱性阴离子交换树脂，在肠道内与胆汁酸不可逆结合，阻断胆酸的肠肝循环，促使胆汁酸随粪便排出，减少 CH 重吸收。适用于高 CH 血症和以 TC 升高为主的混合型高脂血症。主要制剂及剂量范围为考来烯胺（cholestyramine）4 ~ 16 g，考来替泊（colestipol）5 ~ 20 g，考来维仑（colesevelam）1.875 ~ 4.75 g。与他汀类联用可提高疗效。常见不良反应为恶心呕吐、腹胀便秘，可干扰其他药物的吸收，如叶酸、地高辛、抗生素等。异常 β 脂蛋白血症和血清 TG > 4.5 mmol/L 为绝对禁忌证。

（5）贝特类：能够激活过氧化物酶体增殖物激活受体 α（PPARα）和 LPL，降低血清 TG、升高 HDL-C 水平，促进 VLDL 和 TG 分解和 CH 的逆向转运。适用于高 TG 血症和以 TG 升高为主的混合型高脂血症。常用制剂：非诺贝特（fenofibrate，力平脂）0.1 g，每日 3 次或微粒型 0.2 g，每日 1 次口服；苯扎贝特（bezafibrate，必降脂）0.2 g，每日 3 次或缓释型 0.4 g，每晚 1 次。不良反应与他汀类药物类似，贝特类能增强抗凝药物作用，联合使用时需调整抗凝药物剂量。肝肾功能不良者及儿童、孕妇和哺乳期妇女禁用。

（6）烟酸类：烟酸（nicotinic acid）也称维生素 B_3。可抑制脂肪组织中酯酶活性、减少游离脂肪酸进入肝脏、减少 VLDL 的分泌。大剂量可抑制 VLDL 及 LDL 合成，提高 HDL 水平。适用于高 TG 血症和以 TG 升高为主的混合型高脂血症。烟酸缓释型推荐剂量为 1 ~ 2 g，每晚睡前 1 次。从小剂量（0.375 ~ 0.5 g/d）开始，每 4 天加 100 mg，4 周后增至推荐剂量。不良反应有皮肤潮红、消化性溃疡加重、糖尿病加重、谷丙转氨酶增高，偶有黄疸、痛风加重等，孕妇禁用。

（7）高纯度鱼油制剂：鱼油主要成分为 n-3 长链多不饱和脂肪酸，包括二十碳五烯酸（EPA）和二十二碳六烯酸（DHA）等，可降低 TG 和轻度升高 HDL-C 水平。适用于高 TG 血症和以 TG 升高为主的混合型高脂血症。常用剂量 0.5 ~ 1.0 g，每日 3 次口服。不良反应少见，有出血倾向者禁用。β 谷固醇（β-sitosterol）为玉米油等提炼后剩料制备，可抑制肠吸收胆固醇，3 ~ 6 g，每日 3 次。其他制剂还有益寿宁、脉通、血脂平等。

（8）新型调脂药物：$ApoB_{100}$ 合成抑制剂米泊美生（mipomersen）、前蛋白转化酶枯草溶菌素 9（PCSK9）抑制剂、微粒体 TG 转移蛋白抑制剂洛美他派（lomitapide）等，美国 FDA 和欧盟医管局 EMA 已批准上市，但国内尚未推广应用。

（9）中药：中医认为高脂血症主要是脾、肾、肝等功能紊乱，致气滞生痰、瘀阻脉络。治则是理气化痰、活血通络。泽泻、山楂、苦丁、绞股蓝、石菖蒲、桑寄生、毛冬青等均有调脂作用，中成药有血脂康、脂必妥、蒲参胶囊等。中药可与其他调脂药物联用。

（10）联合用药：联合应用的优势在于提高血脂达标率和降低不良反应发生率。联合方案须依据患者血脂异常的分型、药物调脂作用机制及药物的其他作用特点等制定，多由他汀类与多种作用机制不同的调脂药物组成。

4. 其他治疗措施　脂蛋白血浆置换是 FH（尤其是 HoFH）的重要辅助治疗措施，可使 LDL-C 降低 55% ~ 70%。最佳治疗频率为每周 1 次。也可用于极个别对他汀类药物过敏或不能耐受的严重难治性高 CH 血症者，但价格昂贵、有感染风险。极严重的高 CH 血症（如 HoFH）或不能耐受药物的严重高 CH 血症患者可考虑手术治疗，包括部分回肠末段切除术、门腔静脉分流和肝脏移植术。

5. 治疗过程监测　调脂治疗是长期的，甚至是终身的。不同个体对同一治疗措施或药物的疗效和不良反应差异很大，应严密监测血脂水平及其他相关指标。

6.特殊人群血脂异常管理 糖尿病、肥胖症、高血压、代谢综合征、慢性肾病等特殊人群往往伴有血脂异常。请参考有关章节。

第六节 肥胖症与代谢综合征

一、肥胖症

肥胖症（obesity）是一种以体内脂肪过度蓄积和体重超常为特征的慢性代谢性疾病，由遗传和环境等多种因素相互作用引起。肥胖是引起高血压、糖尿病、心脑血管病、肿瘤等慢性非传染性疾病的危险因素和病理基础。

WHO明确认定，肥胖症已是全球最大的慢性疾病。全球疾病负担研究显示，截至2015年，全球范围内共有约6.037亿成人（≥20岁）为肥胖，总体患病率为12%。针对20～69岁人群的流行病学调查显示，截至2014年，我国超重率和肥胖率分别为34.26%和10.98%，而在体重正常者中，中心性肥胖检出率为22.46%～33.53%。近30年，我国居民超重和肥胖均有明显上升趋势，呈现出城市高于农村，东、西部地区依次降低的特征。

（一）病因和发病机制

肥胖可由许多疾病引起，故肥胖症是一种症候群。肥胖发生的机制是能量摄入超过能量消耗。根据病因肥胖症可分为原发性与继发性肥胖两类。原发性肥胖的病因和发病机制尚不完全清楚，可能与下列因素有关。

1.能量平衡和体重调节 能量平衡和体重调节受神经系统和内分泌系统双重调节。下丘脑弓状核（arcuate nucleus，ARC）分泌的神经肽Y（neuropeptide Y，NPY）和刺鼠相关蛋白（agouti-related protein，AgRP）可增加食欲，阿片-促黑素细胞皮质素原（简称阿黑皮素原，pro-opiomelanocortin，POMC）和可卡因-苯丙胺调节转录肽（cocaine-amphetamine-regulated transcript peptides，CART）则抑制食欲。影响下丘脑食欲中枢的信号包括传入神经信号（以迷走神经为主，传入来自内脏的信息）、激素信号（如瘦素、胰岛素、各种肠肽等）及代谢产物（如葡萄糖）等。上述信号经过整合后通过神经-体液途径传出信号到靶器官，调控胃酸分泌量、胃肠排空速率、产热等。

体内调节能量摄入的因素包括：①减少摄食的因子，β肾上腺素能受体（adrenergic receptor-β，β-AR）、多巴胺（dopamine）、血清素（serotonin）、胰高血糖素样多肽（glucagon-like peptide 1，GLP-1）和瘦素（leptin）等。②增加摄食的因子，α去甲肾上腺素能受体（noradrenergic receptor-α，α-NR）、NPY、胃生长激素释放肽（ghrelin）、增食因子（orexin）、甘丙肽（galanin）、内源性大麻素（endocannabinoid，CB）等。③代谢产物，如血糖（glucose，Glu）、脂肪酸（fatty acid，FA）等。

人体脂肪组织分为两种，白色脂肪主要功能是贮存热量，棕色脂肪的主要功能是能量消耗。交感神经兴奋作用于棕色脂肪，通过兴奋β肾上腺素能受体引起脂肪分解产生热量。

2. 遗传因素 肥胖症有家族聚集倾向，遗传因素的影响占40%~70%。大部分原发性肥胖症为多基因遗传，是多种微效基因作用叠加的结果。肥胖父母所生的子女中肥胖患病率较正常体重父母所生的子女高5~8倍。

1962年，美国James V.Neel提出节俭基因学说（thrifty gene hypothesis）。节俭基因在食物短缺时能有效利用能源生存下来，在食物丰富时可引起（腹型）肥胖和胰岛素抵抗（IR）。节俭基因（腹型肥胖易感基因）包括肾上腺素能受体（adrenergic receptor，*AR*）、激素敏感性脂酶（hormone-sensitive lipase，*HSL*）、过氧化物酶体增殖物激活受体γ（*PPARG*）、激素原转换酶-1（prohormone convertase-1，*PC-1*）、胰岛素受体底物-1（insulin receptor substrate-1，*IRS-1*）和糖原合成酶（glycogen synthase，*GS*）等。

部分肥胖症由单基因突变引起，如Laurence-Moon-Bied综合征和Prader-Willi综合征等经典的遗传综合征。新近发现了数种单基因突变引起肥胖，如瘦素（obese，*OB*）、瘦素受体（leptin receptor，*LEPR*）、阿黑皮素原（*POMC*）、黑皮质素-4受体（melanocortin-4 receptor，*MC4R*）和过氧化物酶体增殖物激活受体γ（*PPARG*）等基因。目前，在欧裔人群中已定位了50余个与肥胖有关的遗传位点，部分位点在亚裔人群中得到验证，如脂肪量和肥胖相关基因（fat mass and obesity associated gene，*FTO*）、*MC4R*。

3. 神经内分泌因素 下丘脑弓状核有各种食欲调节神经元。刺激下丘脑的腹内侧核可使动物拒食，而完全破坏该神经核则引起多食。进食后的"饱感"通过周围神经将感受到的信号传送到中枢神经，因而停止继续进食。悲伤或过于兴奋的情况下进食减少，下丘脑发生病变可引起肥胖或消瘦。外周循环中参与能量代谢调节的重要激素包括瘦素、脂联素、胰岛素、胃生长素、胰高血糖素、生长激素、甲状腺素、肾上腺素等。神经内分泌调节中任何环节的异常均可导致肥胖。胰岛素分泌增多可刺激摄食增多，同时抑制脂肪分解，因此引起体内脂肪堆积。

4. 环境因素和生活方式 主要是热量摄入增多和体力活动减少。饮食结构也有一定的影响，脂肪比糖类更易引起脂肪积聚。运动员在停止运动后、经常摄入高热量饮食或食量大、吸烟者在戒烟后、有睡前进食习惯、喜欢吃油腻食物、每天进餐次数少而每餐进食量大等，都与肥胖的发生有关。此外，多种环境内分泌干扰物对肥胖有促进作用，包括双酚A（bisphenol A，BPA）、邻苯二甲酸（phthalic acid）、二噁英（dioxin）类似物及多氯联苯（polychlorinated biphenyl，PCB）等，其机制与类雌激素样作用有关。

5. 肠道菌群 人体肠道细菌大致分为有益菌、有害菌和中性菌3类。有益菌（益生菌）主要是各种双歧杆菌、乳酸杆菌等，抑制致病菌群的生长，分解有害、有毒物质。有害菌数量一旦失控会引起多种疾病。中性菌如大肠埃希菌、肠球菌等，正常情况下对健康有益，一旦增殖失控或从肠道转移到身体其他部位，可能引发多种疾病。肠道菌群对肠-脑轴（gut-brain axis，GBA）有调节作用。肥胖症患者常发生肠道菌群失调，引起肠壁通透性增加，细菌的脂多糖（LPS）吸收入血可引起内毒素血症，促进炎症反应。

6.炎症　肥胖是一种低度炎症反应。肥胖症患者血清炎症因子升高，如 C 反应蛋白（CRP）、肿瘤坏死因子-α（TNF-α）和白细胞介素-6（IL-6）等；脂肪组织中炎症因子也升高，尤其是单核细胞趋化蛋白-1（MCP-1）和 TNF-α 等，促进炎症细胞在脂肪中的浸润，导致胰岛素抵抗，继而引起糖脂代谢紊乱。

（二）病理生理

1.脂肪细胞和脂肪组织　脂肪细胞是一种高度分化的细胞，可以贮存和释放能量，分泌多种脂肪细胞因子、激素或其他调节物，包括瘦素、抵抗素（resistin）、脂联素（adiponectin）、TNF-α、血浆纤溶酶原激活物抑制因子-1（PAI-1）、血管紧张素原和游离脂肪酸等。肥胖患者脂肪细胞数量增多（增生型）、体积增大（肥大型）或数量增多体积增大（增生肥大型），伴脂肪组织炎症反应如吞噬细胞和其他免疫细胞浸润，脂肪因子分泌增多，出现胰岛素抵抗和低度系统炎症（CRP、IL-6、TNF-α 等轻度升高）。

2.脂肪的分布　肥胖患者脂肪分布有性别差异。男性型脂肪主要分布在内脏和上腹部皮下，称为"腹型"或"中心性"肥胖。女性型脂肪主要分布于下腹部、臀部和股部皮下，称为"外周性"肥胖，更年期后则脂肪分布与男性相似。中心性肥胖患者发生代谢综合征的危险性较大，而外周性肥胖患者减肥更为困难。

3."调定点"上调　长期高热量、高脂肪饮食，体重增加后，即使恢复正常饮食，也不能恢复到原体重。超重可引起体重"调定点"不可逆升高，即"调定点"上调。可逆性体重增加是脂肪细胞增大的结果，当引起体重增加的原因去除后，脂肪细胞缩小，体重恢复。不可逆性体重增加是脂肪细胞数目增加与体积增大的结果，体重恢复困难。

（三）临床表现

肥胖症可见于任何年龄、性别。患者多有进食过多和（或）运动不足、肥胖家族史。轻度肥胖症多无症状，中至重度肥胖症可引起气急、关节痛、肌肉酸痛、体力活动减少及焦虑、抑郁等。肥胖症是多种疾病的基础疾病，常与血脂异常、脂肪肝、高血压、冠心病、糖尿病等疾病同时发生，引起代谢综合征。肥胖症还可伴随或并发胆囊疾病、高尿酸血症、痛风、骨关节病、静脉血栓、生育功能受损，以及某些肿瘤（女性乳腺癌、子宫内膜癌，男性前列腺癌、结肠和直肠癌等）发病率增高，且麻醉或手术并发症增多。呼吸系统可发生肺通气减低综合征、心肺功能不全和睡眠呼吸暂停综合征，导致缺氧、发绀和高碳酸血症。严重肥胖症患者可出现自卑、抑郁等精神问题，社会适应不良。

（四）诊断和鉴别诊断

1.诊断　肥胖症的诊断应包括病因诊断、肥胖诊断和并发症诊断。肥胖症主要靠详细询问病史，体格检查，了解肥胖发病的可能因素，并发症诊断则多依赖于实验室检查。肥胖程度评估最常采用人体测量学指标。目前尚无关于肥胖症的统一诊断标准。

迄今为止尚无直接测定体内脂肪总量的方法，都是通过间接方法来测量。大多数人体测量的方法所得结果只算出体重，并不真正反映体内脂肪量，因此，根据人体测量结果来评定肥胖，必须结合肉眼观察是否肥胖做出判断。

（1）体重指数（body mass index，BMI）：BMI（kg/m²）=体重（kg）/［身高²（m²）］。BMI 18.5～23.9 为正常，24.0～27.9 为超重，≥28.0 为肥胖。BMI 不能准确地描述体内脂肪的分布情况，不能区分脂肪和肌肉的含量，肌肉发达的人往往容易被误判。

（2）理想体重（ideal body weight，IBW）：IBW（kg）=身高（cm）−105 或 IBW（kg）=［身高（cm）−100］×0.9（男性）或×0.85（女性）。IBW±10% 为正常，超过 IBW 10.0%～19.9% 为超重，超过 IBW 20% 以上为肥胖。

（3）腰围（waist circumference）：受试者站立位，双足分开 25～30 cm，使体重均匀分配。腰围测量髂前上棘和第 12 肋下缘连线的中点水平。男性腰围≥85 cm，女性腰围≥80 cm 作为中心性肥胖的切点。腰围是衡量脂肪在腹部蓄积（中心性肥胖）程度的简单、常用指标，WHO 推荐为评价中心性肥胖的首选指标，与 CT 测量的内脏脂肪含量显著相关。

（4）腰臀比值（waist/hip ratio，WHR）：臀围测量环绕臀部的骨盆最突出点的周径。WHO 建议 WHR 男性＞0.9，女性＞0.85 诊断为中心性肥胖。但 WHR 相近的个体体重可以相差很大，该指标和腹部内脏脂肪堆积的相关性低于腰围。

（5）CT 或 MR：CT 或 MR 计算皮下脂肪厚度或内脏脂肪量，是评估体内脂肪分布最准确的方法，但不作为常规检查。

（6）其他：身体密度测量法、生物电阻抗测定法、双能 X 线吸收法（dual-energy X-ray absorptiometry，DEXA）测定体脂总量等。

2. 鉴别诊断　根据原发疾病的典型临床特征，辅以相关实验室检查，不难鉴别。

（1）库欣综合征：向心性肥胖，常有满月脸、水牛背，内脏脂肪明显增加而四肢相对较瘦，血皮质醇增高。

（2）丘脑性肥胖：脂肪分布以面、颈部及躯干部显著，皮肤细嫩，手指尖细，常伴有智力减退、性腺发育不良、尿崩症、甲状腺及肾上腺皮质功能不全等，头颅 CT、MRI 及内分泌功能测定有助于明确诊断。

（3）原发性甲减：常伴基础代谢率明显降低，体重增加多为中度，多有黏液性水肿。甲状腺功能测定可鉴别。

（五）防治

肥胖是由于摄入热能总量超过机体消耗能量总量，剩余热能以脂肪形式贮存于体内。治疗的主要环节是减少热量摄取和增加热量消耗。制定个体化减肥目标，重视以饮食、运动等行为治疗为主的综合治疗，必要时辅以药物或手术治疗。继发性肥胖症针对病因进行治疗，各种并发症及伴发病给予相应处理。

1. 合理的生活方式　是治疗肥胖症的重要基础、是最基本的治疗方法。由内科医师、心理学家、营养医师和护士组成指导小组，需要家庭配合，指导患者制订计划。

（1）医学营养治疗：确保患者热量摄入小于消耗。关键是限制糖和脂肪的摄入量，同时供给充足的营养素，如必需氨基酸、维生素、矿物质等。尤其注意供给足量蛋白质，以减少减重造成的蛋白质丢失。轻度和中度肥胖经营养治疗可以取得较好疗效。

首先确定合适的热量摄入，每日所需总热量=理想体重（kg）× 每千克体重所需热量（kcal/kg）。其次确定适当的营养素比例，原则上蛋白质占总热量15%～20%，脂肪＜30%，碳水化合物占50%～55%。蛋白质以优质蛋白为主（≥50%），如蛋、奶、肉、鱼及大豆蛋白质；摄入足够新鲜蔬菜（400～500 g/d）和水果（10～200 g/d）；避免油煎食品、快餐、零食。适当增加膳食纤维、非吸收食物及无热量液体以满足饱腹感（表4-5）。

表4-5　成人每日热量供给表（kcal/kg）

体型	卧床	轻体力劳动	中体力劳动	重体力劳动
消瘦	20～25	35	40	40～45
正常	15～20	30	35	40
超重或肥胖	15	20～25	30	35

饮食疗法最简单的就是饭前喝汤，原理是通过胃黏膜迷走神经末梢向脑干食欲中枢发出冲动，可抑制食欲中枢兴奋性，使食欲自动减少1/3，进食速度也变慢。常用的减重膳食主要包括以下几种。

1）限制热量，平衡膳食（calorie restrict diet，CRD）：主要有：①在目标摄入量基础上按一定比例递减（减少30%～50%）；②在目标摄入量基础上每日减少500 kcal；③每日热量供给1000～1500 kcal。适用于所有需要体重控制者。

2）低热量膳食（low calorie diet，LCD）：也称限制热量饮食，在满足蛋白质、维生素、矿物质、膳食纤维和水的基础上，适当减少脂肪和碳水化合物的摄取，成人每日摄入热量不低于1000 kcal。

3）极低热量膳食（very low calorie diet，VLC）：指每日摄入热量为400～800 kcal，主要来自蛋白质，严格限制脂肪和碳水化合物摄入量。

4）高蛋白质膳食（high protein diet，HPD）：每日蛋白质摄入量占总热量的20%～30%或1.5～2.0 g/kg。有助于改善单纯性肥胖伴血脂异常，适用于单纯性肥胖患者。

5）轻断食膳食（intermittent fasting，IMF）：指每周内5天正常饮食，其他2天（非连续）摄取平日热量的1/4（女500 kcal/d，男600 kcal/d）的饮食模式，也称间歇式断食5+2模式，适用于伴有糖尿病、高脂血症、高血压的肥胖患者，不适用于存在低血糖风险、低血压和体质弱的患者，长期使用可能导致营养不良或酮症。

（2）适度运动治疗：医学营养治疗相结合，进行教育并给予指导，心理调适等。根据自己的情况和爱好制定个体化运动处方，并长期坚持。进行有氧运动，循序渐进。运动程度可用最大心率来估计：最大心率=220-年龄，运动疗法要达到有效减肥效果，需保证每周至少 3 次以上，每次 30 分钟以上。

2. 药物治疗　适应于食欲旺盛，餐前饥饿难忍，每餐进食量较多；合并高血糖、高血压、血脂异常和脂肪肝；合并负重关节疼痛；肥胖引起呼吸困难或有阻塞性睡眠呼吸暂停综合征；BMI ≥ 24 有上述并发症情况，或 BMI ≥ 28 不论是否有并发症，经 3 ~ 6 个月单纯控制饮食和增加活动量处理仍不能减重 5%，甚至体重仍有上升趋势者，可考虑用药物辅助治疗。对该类药物有不良反应者、正在服用其他选择性血清素再摄取抑制剂者不宜应用。

理想的减肥药应同时能减少能量摄取，增加能量消耗，并改善与肥胖症相关情况的危险因素。目前常用的有以下几种。

（1）肠道脂肪酶抑制剂：四氢脂酶抑制素（tetrahydrolipstatin），又称奥利司他（orlistat），能抑制胃肠道胰脂肪酶和胃脂肪酶，减少脂肪吸收，体重减轻与剂量相关。治疗早期有轻度肠胃胀气、便频和脂肪便等消化系统的不良反应，可影响脂溶性维生素吸收，有报道可引起严重肝损害，应引起警惕。剂量为 120 mg，每日 3 次，餐前服用。

（2）兼有减重作用的降糖药物：二甲双胍促进组织摄取葡萄糖和增加胰岛素的敏感性，有一定的减重作用，但尚未获批用于肥胖症的治疗，对伴有糖尿病和多囊卵巢综合征的患者有效。剂量 0.5 g，每日 3 次，不良反应主要是胃肠道反应，乳酸性酸中毒较少见。GLP-1 受体激动剂利拉鲁肽可抑制食欲、减少胃排空、促进白色脂肪棕色化，发挥减重作用，剂量 3.0 mg 皮下注射，每日 1 次。

（3）儿茶酚胺刺激剂：主要通过调节下丘脑摄食中枢的神经递质而发挥抑制食欲作用，包括拟儿茶酚胺类制剂如苯丁胺（芬特明，phentermine）和拟血清素制剂如氟西汀（fluoxetine）。但由于其成瘾性，现已禁用作减肥药。

（4）中医中药：肥胖病中医辨证分为脾虚湿阻型，胃热湿阻型，肝瘀气滞型，脾肾两虚型，阴虚内热型等五型，并以此为基础辨证施治。常用减肥中药有决明子，荷叶，泽泻，番泻叶，汉防己，黄芪，山楂，海藻，大黄等。

3. 外科治疗　主要有吸脂术、切脂术和减少食物吸收的手术，后者包括胃转流术、空肠回肠分流术、垂直袖状胃切除术、胃束带术与胃囊术等，仅用于重度肥胖、减重失败而又有严重并发症患者。外科治疗能显著降低严重肥胖患者的心血管死亡和全因死亡率，但能引起营养不良、贫血、消化道狭窄等，需严格把握适应证。

4. 干细胞治疗　在一定条件下，成体肌肉干细胞可以转变为棕色脂肪。棕色脂肪是一种在对抗肥胖症中有关键作用的有益脂肪，对于机体保持温暖和调节温度很重要。目前，这一技术处于初步研究阶段，还有许多问题有待研究。

5. 预防　宣传教育，采取健康的生活方式，维持体重在正常范围。早期发现有肥胖趋势的个体，对个别高危个体进行个体化指导。

二、代谢综合征

代谢综合征（metabolic syndrome，MS）指人体的蛋白质、脂肪、碳水化合物等物质发生的一组复杂的代谢紊乱症候群。其中心环节是肥胖和胰岛素抵抗（IR）。MS 是糖尿病、心脑血管疾病的危险因素，心血管事件的发生率及死亡风险是正常人群的 2 ~ 5 倍，无糖尿病的 MS 患者发生 T2DM 的风险是正常人群的 5 倍。我国 MS 发病率逐年升高，2010 年中国慢病监测数据分析发现，MS 总体患病率已达 33.9%。

（一）病因和发病机制

MS 是遗传与环境因素相互作用的结果。IR 是 MS 的中心环节，IR 的发生与肥胖及 MS 的病理变化密切相关，互为因果。IR 指胰岛素作用的靶器官（肝脏、肌肉、脂肪组织、血管内皮细胞等）对胰岛素敏感性降低，在病程早期，机体为了克服 IR，代偿性分泌过多胰岛素，引起高胰岛素血症，IR 和高胰岛素血症是 MS 的重要致病机制。

肥胖引起 IR 的机制与脂肪细胞来源的激素/细胞因子水平异常有关，如 FFA、TNF-α、瘦素、抵抗素、PAI-1 等的增多及脂联素的不足。IR 通过多种直接或间接机制参与 MS 相关疾病的发生，如 T2DM、高血压、血脂异常、血管内皮细胞功能异常、血液凝溶异常、慢性低度炎症状态。但 IR 并非 MS 发生的唯一机制，MS 人群并不一定都有 IR，而有 IR 的人群也不一定都发生 MS，提示这种心血管病多种代谢危险因素集结在个体的现象，可能具有更为复杂或多元的病理基础。

（二）临床表现

为 MS 所包含各疾病及并发症、伴发病的临床表现，这些疾病可同时或先后显现出各自的临床表现，如肥胖症、血脂异常、糖尿病、高血压、冠心病和脑卒中等。

（三）诊断标准

具备以下 3 项或更多项：①中心性肥胖和（或）腹型肥胖：腰围男 ≥ 90 cm，女 ≥ 85 cm；②高血糖，FPG ≥ 6.1 mmol/L（110 mg/dL）或 2hPG ≥ 7.8 mmol/L（140 mg/dL）和（或）已确诊为糖尿病并治疗者；③高血压，血压 ≥ 130/85 mmHg 和（或）已确诊为高血压并治疗者；④空腹 TG ≥ 1.7 mmol/L（150 mg/dL）；⑤空腹 HDL-C < 1.04 mmol/L（40 mg/dL）。

（四）防治

主要目标是预防心血管病和 T2DM，对已有心血管病者需预防心血管事件再发。原则上先采用生活方式干预，然后对各种危险因素进行药物治疗。治疗目标：①体重在 1 年内减轻7% ~ 10%，争取 BMI 和腰围正常化；②血压，糖尿病患者 < 130/80 mmHg，非糖尿病患者 < 140/90 mmHg；③LDL-C < 2.6 mmol/L、TG < 1.7 mmol/L、HDL-C > 1.04 mmol/L（男）或 1.3 mmol/L（女）；④FPG < 6.1 mmol/L、2 hPG < 8 mmol/L 及 HbA1c < 7%。

第七节　高尿酸血症与痛风

尿酸（uric acid）为嘌呤（purine）代谢的最终产物。内源性尿酸系体内细胞代谢分解的核酸（nucleic acids）和其他嘌呤类化合物经酶作用分解而来。外源性尿酸系从富含核蛋白的食物中嘌呤核苷酸氧化分解而来。尿酸 2/3 经肾排泄，1/3 经肠道排泄或被肠道细菌分解。当尿酸生成增多或排泄减少或二者同时存在时可发生高尿酸血症（hyperuricemia，HUA）。在 37 ℃时血浆尿酸的饱和度为 420 μmol/L（7 mg/dL），超过此浓度时尿酸盐可沉积在多种组织（如肾、关节滑膜）造成组织损伤。少数患者可以发展为痛风（gout），表现为急性关节炎、痛风肾和痛风石等临床症状与阳性体征。受地域、民族、饮食习惯的影响，HUA 发病率差异较大。流行病学研究显示，我国不同地区 HUA 患病率为 5.46% ~ 19.30%，其中男性为 9.2% ~ 26.2%，女性为 0.7% ~ 10.5%。

痛风是嘌呤核苷酸代谢紊乱和（或）尿酸排泄障碍而导致的一组异质性疾病。临床特征为血清尿酸水平升高、反复发作性急性关节炎、痛风石与关节畸形、尿酸性肾结石，以及肾小球、肾小管、肾间质和血管性肾脏病变等。由于受地域、民族、饮食习惯的影响，痛风患病率差异较大，并随年龄及血清尿酸浓度升高和持续时间而增加。据估计，我国痛风的患病率为 1% ~ 3%。好发年龄 > 40 岁，高峰年龄 40 ~ 50 岁，50 岁以后发病者占 63%，其中男性占 95%，女性多在更年期以后发病。

一、病因和发病机制

HUA 分为原发性和继发性 2 类。原发性 HUA 多由先天性嘌呤代谢异常所致，常与肥胖、糖脂代谢紊乱、高血压、动脉硬化和冠心病等聚集发生有关。继发性 HUA 系由其他疾病、药物、膳食产品或毒素引起的尿酸盐生成过量或肾脏清除减少所致。临床上 5% ~ 15% 的 HUA 患者会发展为痛风。表现为急性关节炎、痛风性肾病和痛风石等临床症状与体征。

痛风的病因和发病机制尚不十分清楚，与 HUA 有密切关系。通常分为原发性、继发性和特发性 3 类，原发性痛风占绝大多数。原发性痛风是先天性的，由遗传因素和环境因素共同致病，绝大多数患者尿酸生成正常，主要由于肾小管分泌尿酸减少、排泄障碍，具有一定的家族易感性。继发性痛风主要由肾脏疾病、药物、肿瘤化疗或放疗等导致。特发性痛风是原因未知的痛风。急性关节炎是由于尿酸盐结晶沉积引起的炎症反应。长期尿酸盐结晶沉积导致单核细胞、上皮细胞和巨噬细胞浸润，形成异物结节即痛风石。

1. 尿酸生成增多　食物引起的尿酸生成与食物中的嘌呤含量成比例，富含嘌呤的食物主要包括动物肝脏、肾及凤尾鱼等。机体内源性嘌呤的产生同样引起尿酸的升高。

（1）嘌呤核苷酸的合成：从头合成途径以 5-磷酸核糖（ribose-5-phosphate，R-5-P）为原料，在磷酸核糖焦磷酸（phosphoribosyl pyrophosphate，PRPP）合成酶（PRPP synthetase，PRS）催化下合成 PRPP，然后经酰胺磷酸核糖转移酶（amido phosphoribosyl transferase，amidoPRT，APRT）催化，PRPP 的焦磷酸被谷氨酰胺（glutamine，Gln）的酰胺基取代，生成 5-磷酸核糖胺（5-phosphoribosylamine，5-PRA），形成中间产物次黄嘌呤核苷酸或肌苷酸（hypoxanthine nucleotide，interface message processor，IMP），然后 IMP 再转变成腺嘌呤单磷酸核苷（AMP）与鸟嘌呤单磷酸核苷（GMP）。这是决定嘌呤合成和尿酸产生速率的主要途径。补救合成途径通过次黄嘌呤磷酸核糖转移酶（hypoxanthine phosphoribosyl transferase，HPRT），与 PRPP 共同催化腺嘌呤和鸟嘌呤分别形成 AMP 和 GMP。

（2）酶缺陷：血尿酸水平与重新合成嘌呤的速率密切相关，PRPP 起重要作用。PRS 活性增强和 HPRT 活性降低是两个伴性遗传的嘌呤代谢缺陷，引起嘌呤产生过多、HUA、高尿酸尿症。酶缺陷部位有①PRS（E_3）活性增强使 PRPP 量增多。②PPAT（E_1）活性增强，对 PRPP 的亲和力增强，降低对嘌呤核苷酸负反馈作用的敏感性。③HPRT（E_2）部分缺乏，使鸟嘌呤转变为鸟嘌呤核苷酸及次黄嘌呤转变为次黄嘌呤核苷酸减少，因而对嘌呤代谢的负反馈作用减弱；Lesch-Nyhan 综合征完全缺乏 HPRT 导致尿酸生成增多。④黄嘌呤氧化酶（E_6）活性增加，加速次黄嘌呤转变为黄嘌呤、黄嘌呤转变为尿酸。已证实以上前三酶缺陷可引起临床痛风，为性连锁遗传。继发于 I 型糖原贮积病，因缺乏 6-磷酸葡萄糖（G-6-P），可伴有嘌呤合成增加、尿酸生成过多和排泄减少导致 HUA。

（3）嘌呤核苷的分解加速也可以引起 HUA。当细胞转换减速、骨髓增生性疾病和淋巴增生性疾病、细胞死亡状态下嘌呤代谢增强，包括白血病、多发性骨髓瘤、淋巴瘤、恶性肿瘤细胞毒性药物化疗或放疗后、慢性溶血性贫血、横纹肌溶解，由于核酸转换增加致尿酸生成增多。HUA 还可以来自骨骼肌 ATP 分解，见于剧烈运动后、严重的癫痫持续状态发作后、Ⅲ型、Ⅴ型和Ⅶ型糖原贮积症。另外，心肌梗死、急性呼吸衰竭均可引起 ATP 分解加速产生大量嘌呤，引起 HUA。

2. 尿酸排泄减少　尿酸约 2/3 通过肾脏排泄，其余 1/3 通过肠道、胆道等肾外途径排泄。约 90% 的持续 HUA 患者存在肾脏处理尿酸的缺陷，表现为尿酸排泄减少。痛风患者较非痛风患者尿酸排泄降低 40%，而且痛风患者尿酸排泄的血尿酸阈值高于非痛风患者。进食肉类食品、果糖均可增加痛风的风险。

（1）肾小球滤过率（GFR）降低是慢性肾功能不全时引起 HUA 的原因，但不是大多数引起 HUA 的原因。某些药物或物质可引起尿酸经肾小管重吸收增加。尿酸通过肾小管近端上皮细胞刷状缘的钠偶联单羧酸转运体 1 和 2［SMCT-1 和 SMCT-2（SLC5A8 和 SLC5A12）］重吸收。一些羧化物通过这些转运体促进尿酸的再吸收增加，如机体存在吡嗪-2-羧酸甲酯（吡嗪酰胺代谢产物）、烟酸、乳酸、β 羟丁酸、乙酰乙酸情况下，对肾小管分泌尿酸起竞争性抑制作用，使尿酸排出减少，血尿酸水平升高。

（2）尿酸转运体 1（UT1）和有机阴离子转运体 4（OAT4）负责远曲小管尿酸的重吸收，当机体阴离子增高时引起远曲肾小管尿酸盐吸收增加。水杨酸（阿司匹林）即通过这一机制引起血尿酸增高。肾小管细胞葡萄糖转运体 9（GLUT9）介导葡萄糖/果糖与尿酸的共转运，可以解释摄入富含果糖和葡萄糖饮料增加 HUA 诱发痛风的机制。

（3）酒精既可增加尿酸的产生，又可降低尿酸的排泄。过量饮酒可以通过增加肝脏 ATP 分解，促进尿酸形成并阻断尿酸从肾小管的分泌，因此，大量饮酒可以引起 HUA。某些酒精饮料中嘌呤含量增高（如啤酒）也是引起 HUA 的因素之一。慢性肾病、铅中毒肾病、糖尿病酮症酸中毒、乳酸性酸中毒、药物（噻嗪类利尿剂、呋塞米、小剂量阿司匹林、乙胺丁醇、烟酸、乙醇等）可使尿酸排出减少。

二、病理生理

当血尿酸超过饱和浓度时，尿酸盐晶体析出可直接沉积于关节及周围软组织、肾小管和血管等部位，趋化中性粒细胞、巨噬细胞与晶体相互作用后释放致炎症因子及金属蛋白酶-9、水解酶等，引起关节、软骨、骨质、肾脏和血管内膜等急慢性炎性损伤。有3种主要的结晶沉积相关疾病与HUA有关：痛风、尿石症和尿酸性肾病。传统观点认为，无症状性高尿酸血症痛风进展中的初始状态，出现于急性痛风性关节炎、痛风发作间歇期和慢性痛风石性痛风之前。但流行病学研究证实，即使是在长期HUA的患者中，急性痛风性关节炎、尿酸性尿石症、痛风石形成和慢性尿酸性肾病都相对不常出现。

三、临床表现

临床多见于40岁以上男性，女性多在更年期后发病，近年发病有年轻化趋势。常有家族遗传史。表现为高尿酸血症、反复发作的急性关节炎、痛风石及慢性关节炎、尿酸性肾结石、痛风性肾病、急性肾衰竭。常伴有肥胖、高脂血症、高血压、糖耐量异常或T2DM、动脉硬化和冠心病。大多数原发性高尿酸血症患者没有临床症状，常有代谢综合征的临床表现。痛风自然病程分为以下3个阶段。

1. 无症状高尿酸血症期　仅有波动性或持续性HUA，从血尿酸增高至症状出现的时间可长达数年至数十年，有些可终身不出现症状，但随着年龄增长痛风的患病率增加，并与高尿酸血症的水平和持续时间有关。

2. 急性关节炎期及间歇期　中年男性多见。①多在午夜或清晨突然起病，常因关节剧痛而疼醒。数小时内受累关节出现红、肿、热、痛和功能障碍，24小时内达到高峰；②单侧第1跖趾关节最常见，也可见于踝关节或膝关节；③发作呈自限性，多于2周内自行缓解；④可伴高尿酸血症，但部分急性发作时血尿酸水平正常；⑤关节液或痛风石中发现尿酸盐结晶；⑥秋水仙碱可迅速缓解症状；⑦可伴有发热等。间歇期是指两次痛风发作之间的无症状期，反复发作则受累关节逐渐增多，症状持续时间延长，关节炎发作间歇期缩短。

体液 pH=7.4 时，尿酸盐最高溶解度为 0.38 mmol/L（6.4 mg/dL），当血尿酸长期在超饱和浓度以上时，尿酸盐与血浆白蛋白及 α_1、α_2 球蛋白结合减少，在局部 pH 降低、温度降低等条件下，可沉淀为无定形尿酸钠结晶沉积在滑膜上，被多形核白细胞吞噬。当白细胞受损时，细胞内的尿酸盐逸出到关节滑液中引起炎症反应。

痛风间歇期无症状，可持续数月至数年再复发。多次发作者大多为多关节型。有些患者急性期症状轻微未被发现，出现关节畸形后才被发现。急性期缓解后进入缓解期。常见诱因有受寒、劳累、饮酒、进食富含嘌呤食物或对食物过敏、感染、创伤与手术等因素。

3. 痛风石及慢性关节炎期　痛风石是痛风的特征性临床表现。首发症状出现未经治疗的患者，多年后约70%出现痛风石。典型部位在耳郭，也常见于第1跖趾关节、指间关节、掌指关节，以及关节周围的鹰嘴、跟腱、髌骨滑囊等处。外观为大小不一的、隆起的黄白色赘生物，小如芝麻、大如鸡蛋，表面菲薄，破溃后排出白色豆腐渣样粉状或糊状物，内含细针状结晶甚至形成瘘管。

慢性关节炎多见于未规范治疗的患者，受累关节非对称性不规则肿胀、疼痛，关节内大量沉积的痛风石可造成关节骨质破坏。由于痛风石增大，关节结构及软组织被破坏，纤维组织及骨质增生致畸形和活动受限。可累及多个关节，发作频繁，间歇期缩短，疼痛加剧不能缓解。累及肩、胸锁、下颌、髋、脊柱、骶髂等关节和肋软骨，表现为肩背疼、胸痛（似心绞痛）、肋间神经痛及坐骨神经痛。

4. 肾脏　主要表现在以下几方面。

（1）痛风性肾病：起病隐匿，早期仅有间歇性蛋白尿，随着病情的发展而呈持续性，伴有肾浓缩功能受损时夜尿增多、低比重尿、低分子蛋白尿、白细胞尿、轻度血尿及管型等。晚期可发生肾功能不全，表现为水肿、高血压、贫血、血尿素氮和肌酐升高。少数患者表现为急性肾衰竭，出现少尿或无尿，最初 24 小时尿酸排出增加。

（2）尿酸性肾石病：24 h 尿尿酸 > 1100 mg 或血尿酸 ≥ 0.77 mmol/L（≥ 13 mg/dL）时尿酸结石发生率达 50%。由于肾排泄尿酸过多，10% ~ 25% 的痛风患者肾有尿酸结石，呈泥沙样，常无症状，结石较大者可发生肾绞痛、血尿、排尿困难。当结石引起梗阻时导致肾积水、肾盂肾炎、肾积脓或肾周围炎，严重者可致急性肾衰，感染可加速结石的增长和肾实质的损害。纯尿酸结石能被 X 线透过而不显影，需要肾盂造影证实。

（3）急性肾衰竭：尿酸盐沉淀在肾间质组织，若在集合管、肾盂、输尿管形成尿酸盐结晶阻断尿流，则导致梗阻性肾病。大量尿酸盐结晶堵塞肾小管、肾盂甚至输尿管，患者突然出现少尿甚至无尿，可发展为急性肾衰竭。

5. 眼部病变　肥胖痛风患者常反复发生睑缘炎，在眼睑皮下组织中发生痛风石，有的逐渐长大、破溃形成溃疡而使白色尿酸盐向外排出。部分患者可出现反复发作性结膜炎、角膜炎与巩膜炎。在急性关节炎发作时，常伴发虹膜睫状体炎。眼底视盘往往轻度充血，视网膜可发生渗出、水肿或渗出性视网膜脱离。

四、辅助检查

1. 血尿酸测定　血尿酸采用尿酸氧化酶法测定。成年男性血尿酸值为 208 ~ 416 μmol/L（3.5 ~ 7.0 mg/dL）、女性为 149 ~ 358 μmol/L（2.5 ~ 6.0 mg/dL），绝经后接近于男性。血尿酸存在较大波动，应反复监测。血尿酸浓度超过 420 μmol/L（7 mg/dL）定义为高尿酸血症。

2. 尿尿酸测定　为区别尿酸生成增多还是尿酸排泄减少，可以测定尿酸排泄。对有痛风家族史、年龄较轻、血尿酸水平明显升高、伴肾结石的患者更为必要。通过检测，可初步判定高尿酸血症的生化分型，有助于选择降尿酸药及判断尿路结石性质。

每日尿液收集应在患者正接受标准膳食（不包括酒精和已知将会影响尿酸代谢的药物）期间进行。正常限制嘌呤饮食 5 天后，每日尿酸排出量超过 3.57 mmol（600 mg）时，可认为尿酸生成增多。也可测定尿酸的排泄分数（fractional excretion of uric acid，FEua），FEua > 12% 为尿酸生成过多，< 7% 为排泄减少，7% ~ 12% 为混合型。尿酸清除分数 = 尿

酸排泄分数＝（尿尿酸浓度 × 血肌酐浓度/尿肌酐浓度 × 血尿酸浓度）× 100%。

3. 滑囊液或痛风石内容物检查　偏振光显微镜下表现为负性双折光的针状或杆状的单钠尿酸盐晶体。急性发作期可见于关节滑液或痛风石的抽吸物中；发作间歇期也可见于曾受累关节的滑液中。

4. 超声检查　关节超声检查可见双轨征或不均匀低回声与高回声混杂团块影，是痛风比较特异的表现。受累关节的超声检查可发现关节积液、滑膜增生、关节软骨及骨质破坏、关节内或周围软组织的痛风石及钙质沉积等。超声下出现肾髓质特别是锥体乳头部散在强回声光点，则提示尿酸盐肾病，也可发现 X 线下不显影的尿酸性尿路结石。

5. X 线检查　急性发作期仅见受累关节周围非对称性软组织肿胀；反复发作的间歇期可出现一些不典型的放射学改变；慢性痛风石病变期可见单钠尿酸盐晶体沉积造成关节软骨下骨质破坏，出现偏心性圆形或卵圆形囊性变，甚至呈虫蚀样、穿凿样缺损，边界较清，相邻的骨皮质可膨起或出现骨刺样翘起。重者可使关节面破坏，造成关节半脱位或脱位，甚至病理性骨折；也可破坏软骨，出现关节间隙狭窄及继发退行性改变和局部骨质疏松等。

6. CT 与 MRI 检查　CT 在受累部位可见不均匀斑点状高密度痛风石影像；双能 CT 能特异性地识别尿酸盐结晶，可作为影像学筛查手段之一，可辅助诊断痛风。但应注意假阳性。MRI 的 T_1 和 T_2 加权图像呈斑点状低信号。

7. 其他检查　尿酸盐肾病可有尿蛋白浓缩功能不良，尿比重在 1.008 以下，最终可进展为氮质血症和尿毒症等。

五、诊断和鉴别诊断

1. 诊断　日常饮食下，非同日两次空腹血尿酸水平大于 420 μmol/L 即可诊断为 HUA。2015 年美国风湿病学会（ACR）和欧洲抗风湿病联盟（EULAR）共同制定的痛风分类标准，较为复杂。临床上中老年男性肥胖者，出现突然反复发作的单个跖趾、跗跖、踝等关节红肿剧痛等关节炎表现、尿路结石或肾绞痛发作，伴有 HUA 应考虑痛风。关节液穿刺或痛风石活检证实为尿酸盐结晶可做出诊断。X 线检查、CT、MRI 扫描对明确诊断具有一定的价值。急性关节炎期诊断有困难者，秋水仙碱试验性治疗有诊断意义。

急性高尿酸肾病通常发生在放、化疗后 1 ~ 2 天，常伴溶瘤综合征和低钙血症。尿酸盐结晶导致肾内梗阻，引起腰痛、腹痛、少尿甚至无尿。伴严重 HUA，> 893 μmol/L（其他急性肾损伤致 HUA < 714 μmol/L）。尿液酸性，尿沉渣无有形成分，尿蛋白阴性。

慢性高尿酸肾病通常存在长期的 HUA，反复发作痛风。肾损害早期表现隐匿，多为尿浓缩功能下降，尿沉渣无有形成分，尿蛋白阴性或微量，逐渐出现慢性肾脏病。早期肾小球滤过功能尚正常时，尿酸的排泄分数增加，与其他原因引起肾脏病继发 HUA 不同。

尿酸性肾结石常见的症状是肾绞痛和血尿，部分患者为体检时发现结石。尿酸结石 X 线片不显影，称阴性结石。

2. 鉴别诊断　主要与以下疾病鉴别。

（1）继发性 HUA：首先排除继发性 HUA，详细询问病史以排除各种药物导致的血尿酸增高。继发性 HUA 或痛风有以下特点：老年人更多见；HUA 程度较重；40% 的患者 24 小时尿尿酸排出增多；肾脏受累多见，痛风肾、尿酸结石发生率较高，甚至发生急性肾衰竭；痛风性关节炎症状往往较轻或不典型；有明确的相关用药史。

（2）关节炎：急性期需要与风湿性关节炎、类风湿关节炎发作期、化脓性关节炎、创伤性关节炎、反应性关节炎等相鉴别；慢性关节炎期需要与类风湿关节炎、假性痛风相鉴别。类风湿关节炎好发于女性，四肢近端小关节、多关节受累，关节对称性梭形肿胀、晨僵，类风湿因子阳性，血尿酸不高，X 线检查骨侵蚀较痛风小。化脓性关节炎关节腔液可培养出细菌，创伤性关节炎有外伤史，两者血尿酸水平不高，关节腔液无尿酸盐结晶。假性痛风多见于老年人膝关节，血尿酸正常，关节腔液含焦磷酸结晶或磷灰石，X 线检查可见软骨呈线状钙化或关节旁钙化。

（3）肾石病：HUA 或不典型痛风可以肾结石为最先表现，继发性 HUA 尿路结石的发生率更高。纯尿酸结石能被 X 线透过而不显影，对尿路平片阴性而 B 超阳性的肾结石患者，应常规检查血尿酸并分析结石的性质，必要时行肾盂造影检查证实。

六、防治

原发性 HUA 与痛风的防治目的：控制 HUA，预防尿酸盐沉积；迅速终止急性关节炎的发作；防止尿酸结石形成和肾功能损害。

1. 一般措施 控制饮食总热量，规律饮食，控制体重；禁烟，限制饮酒和高嘌呤食物（如心、肝、肾等）摄入量，增加新鲜蔬菜摄入量；每天饮水 2000 mL 以上，以增加尿酸的排泄；减少富含果糖饮料摄入；规律运动，防止剧烈运动或突然受凉；慎用抑制尿酸排泄的药物（如噻嗪类利尿药等）；避免诱发因素，积极治疗相关疾病。在放疗或化疗时要严密监测血尿酸水平。

2. HUA 治疗 目的是使血尿酸维持正常水平。

（1）促进尿酸排泄药物：抑制近端肾小管对尿酸盐的重吸收，从而增加尿酸排泄，降低血尿酸水平，适用于肾功能良好者；当内生肌酐清除率 < 30 mL/min 时无效；已有尿酸盐结石形成，或每日尿排出尿酸盐 > 3.57 mmol（600 mg）时不宜使用；用药期间应多饮水，并服碳酸氢钠每日 6 g；剂量应从小剂量开始，逐步递增。常用药物：苯溴马隆（苯溴香豆酮，benzbromarone），起始剂量每日 25 ~ 50 mg，2 ~ 5 周后根据血尿酸水平调量至每日 75 ~ 100 mg，eGFR 20 ~ 60 mL/（min·1.73 m^2）的患者推荐每日 50 mg，eGFR < 20 mL/（min·1.73 m^2）或尿酸性肾病患者禁用。服用时须将尿液 pH 调整至 6.2 ~ 6.9，心、肾功能正常者维持尿量 2000 mL 以上。不良反应可有胃肠不适、腹泻、皮疹。

（2）抑制尿酸生成药物：别嘌醇（allopurinol）通过抑制黄嘌呤氧化酶，抑制尿酸生成，适用于尿酸生成过多或不适合使用排尿酸药物者。初始剂量每日 50 ~ 100 mg，尿酸未达标者每次递增 50 ~ 100 mg，最大剂量每日 600 mg，血尿酸降至 360 μmol/L 以下时减至最小剂量。肾功能不全者适当减量，肾功能不全 G5 期患者禁用。别嘌醇可引起皮肤过敏反应及肝肾功能损伤，严重者发生致死性剥脱性皮炎。HLA-B*5801 基因阳性、应用噻嗪类利尿剂和肾功能不全是别嘌醇发生不良反应的危险因素，服用前应筛查该基因，阳性者禁用。

非布司他（febuxostat）为新型选择性黄嘌呤氧化酶抑制剂，初始剂量每日 20 ~ 40 mg，2 ~ 5 周后尿酸不达标者，逐渐加量，最大剂量每日 80 mg。因其主要通过肝脏清除，肾功能不全和肾移植患者有较高的安全性，轻中度肾功能不全（G1 ~ G3 期）患者无须调整剂量。重度肾功能不全（G4 ~ G5 期）患者慎用。不良反应包括肝功能损害、恶心、皮疹等。

（3）碱性药物：碳酸氢钠可碱化尿液，使尿酸不易在尿中积聚形成结晶，成人剂量为每日 6 g 口服，长期大量服用可致代谢性碱中毒，并且因钠负荷过高引起水肿。

（4）新型降尿酸药物：尿酸氧化酶将尿酸分解为可溶性产物排出，包括拉布立酶（rasburicase）和普瑞凯希（pegloticase）。选择性尿酸重吸收抑制剂 RDEA594（lesinurad）通过抑制新型尿酸转运蛋白（URAT1）和有机酸转运体 4（OAT4）发挥疗效。

3. 急性痛风关节炎的治疗　目的是消除关节疼痛和炎症。秋水仙碱（colchicine）、非甾体类抗炎药（NSAIDs）和糖皮质激素是一线药物。急性发作期不进行降尿酸治疗，已服用降尿酸药物者不需停用，以免引起血尿酸波动，导致发作时间延长或再次发作。

（1）NSAIDs：可有效缓解急性痛风关节炎症状。常用药物：吲哚美辛（indomethacin，消炎痛）、双氯芬酸（diclofenac）、依托考昔（etoricoxib）等。吲哚美辛初始剂量每次 50 mg，每 6 小时 1 次，症状缓解后以此剂量维持 24 小时，以后逐渐减量至每次 25 mg，每日 2 ~ 3 次。常见不良反应有胃肠道溃疡及出血，应警惕心血管系统不良反应。活动性消化性溃疡禁用，伴肾功能不全者慎用。

（2）秋水仙碱：是急性发作期的特效药，秋水仙碱小剂量（1.5 mg/d）有效，发病 48 小时内使用效果更好。治疗 6 ~ 12 小时后症状减轻，24 ~ 48 小时内约 90% 以上的患者可缓解。口服 0.5 mg/h 或 1 mg/2 h，直至症状缓解或出现腹泻等不良反应，或总量用至 6 mg 病情无改善时停用。静脉注射疗效迅速且胃肠道不良反应小，2 mg 加 5 ~ 10 mL 的生理盐水稀释后缓慢注射，注射时间不少于 5 分钟，隔 6 小时后可再给药 1 mg，共 2 次，总剂量不超过 4 mg。不良反应主要是抑制骨髓、肝损害、脱发、精神抑郁、呼吸抑制等。

（3）糖皮质激素：用于 NSAIDs、秋水仙碱治疗无效或肾功能不全者。口服中等剂量糖皮质激素或关节腔注射有效可行。泼尼松 10 mg，每日 3 ~ 4 次，有停药反跳现象。

4. 发作间歇期和慢性期的治疗　急性痛风关节炎频繁发作（每年＞2 次），有痛风关节炎的患者，应降尿酸治疗。治疗目标是血尿酸＜6 mg/dL 并终身保持。有痛风石、慢性关节炎、痛风频繁发作者，治疗目标是血尿酸＜5 mg/dL，但不应低于 3 mg/dL。

目前降尿酸药物主要有抑制尿酸生成、促进尿酸排泄药物两类。单一药物疗效不佳、血尿酸明显升高、痛风石大量形成时可合用两类降尿酸药物。治疗初期预防性使用小剂量秋水仙碱（0.1 mg/d）3 个月，可减少降尿酸过程中出现的痛风急性发作。

（1）抑制尿酸生成药物：别嘌醇 100 mg，每日 2 ~ 4 次，最大剂量每日 600 mg。用药期间可引起痛风发作，加秋水仙碱 0.5 mg，每日 3 次，症状可缓解。非布司他：从每日 20 ~ 40 mg 开始，最大剂量每日 80 mg。

（2）促进尿酸排泄药物：苯溴马隆每日 25 ~ 50 mg。丙磺舒（probenicid）抑制近端肾小管对尿酸的重吸收，初始剂量每日 0.5 g，最大剂量每日 2 g，分 2～4 次口服。不良反应有过敏、胃肠道反应，偶可引起急性痛风发作。对磺胺过敏者禁用。

（3）其他药物：有碱性药物和尿酸氧化酶等。服药时要多饮水，加碳酸氢钠以碱化尿液。不宜与水杨酸类、噻嗪类利尿剂、呋塞米等合用。

（4）中医中药：治疗原则是清热利湿、活血通络。急性期辨证为湿热内蕴，治宜清热利湿为主；缓解期辨证为瘀血阻络，治宜活血通络为主。中草药治疗痛风性关节炎（尤其是急性发作期）有一定疗效，如鲜毛茛、威灵仙根、虎杖根、半支莲、生地、青皮、五加皮、益母草等。

5. 伴发疾病的治疗　痛风常伴发代谢综合征中的一种或数种，如高血压、高脂血症、肥胖症、糖尿病等，应积极降压、降脂、减重及改善胰岛素抵抗等综合治疗。急性高尿酸肾病以预防为主，肿瘤放化疗前 3～5 天即可应用别嘌醇，发生 HUA 时仍可使用别嘌醇或尿酸氧化酶以降低血尿酸，严重者可进行血液透析。慢性高尿酸肾病同时发生痛风参照痛风治疗原则；无症状 HUA 是否需要降尿酸治疗仍有争议。尿酸肾结石应降低尿酸水平和提高尿酸在尿中的溶解度。必要时可选择剔除痛风石，对残毁关节进行矫形等手术治疗。

七、预后

HUA 与痛风是一种终身性疾病，无肾功能损害及关节畸形者，经有效治疗可维持正常生活和工作。急性关节炎和关节畸形会严重影响患者生活质量。慢性 HUA 肾病与高血压、心脑血管病密切相关，如不及时防治可进展至终末期肾脏病，预后不良。

第八节　骨质疏松症

骨质疏松症（osteoporosis，OP）是一种以骨量（bone mass）降低和骨组织微结构破坏为特征，导致骨脆性增加和易于骨折的代谢性骨病。按病因可分为原发性和继发性两类。原发性 OP 通常分为 2 个亚型。Ⅰ型即绝经后骨质疏松症（postmenopausal osteoporosis，PMOP），发生于绝经后女性；Ⅱ型即老年性骨质疏松症（senile osteoporosis），是随着年龄的增长，骨骼逐渐出现的一种退行性改变。本节主要介绍原发性 OP。

一、病因和发病机制

骨质疏松的病理生理过程复杂，病因包括骨组织本身因素和骨外其他因素。前者主要是骨代谢机制异常，后者主要受生物力学方面变化的影响，与生活习惯和质量等也有关。

1. 原发性 OP　正常人体性成熟后骨的代谢主要以骨重建（bone remodeling）形式进行。骨组织的骨质量一般从 35 岁开始逐渐减少。这种非病理性骨组织量减少称为"骨质贫乏（osteopenia）"。更年期后，男性骨密度（bone mineral density，BMD）下降速率慢于女性，因为后者除增龄外，还有雌激素（estrogen）缺乏因素的参与。凡使骨吸收增加和（或）骨形成减少的因素都会导致骨丢失和骨质量下降，脆性增加，直至发生病理性骨折。

（1）骨吸收因素：①雌激素缺乏使破骨细胞功能增强：发生于绝经后女性，病因较为单纯，可因性别而异，是因骨吸收增加伴停经的结果；骨丢失加速是Ⅰ型OP即PMOP的主要病因。男性发病可能与睾丸素和（或）肾上腺雄性激素（androgen）生成减少有关。②活性维生素D缺乏和甲状旁腺素（PTH）增高：高龄和肾功能减退等原因致肠钙吸收和1，25－（OH）$_2$D$_3$生成减少，PTH呈代偿性分泌增多，导致骨转换率加速和骨丢失。③细胞因子表达紊乱：骨组织的白细胞介素－1、白细胞介素－6（IL－1、IL－6）和肿瘤坏死因子（TNF）增高，而护骨素（osteoprolegerin）减少，导致破骨细胞活性增强和骨吸收增加。

（2）骨形成因素：①峰值骨量降低：青春发育期人体骨量快速增加，30岁达到峰值骨量（peak bone mass，PBM）。PBM主要由遗传因素决定，并与种族、骨折家族史、瘦高身材，以及发育、营养和生活方式等相关联。性成熟障碍致PBM降低，成年后OP的发生率增加，发病年龄提前。人体达PBM以后，OP的发生主要取决于骨丢失的量和速度。②重建功能衰退：是老年性OP的重要发病原因。成骨细胞的功能与活性缺陷导致骨形成不足和骨丢失。长期饮酒及原发性胆汁性肝硬化可加速Ⅱ型OP发生。

（3）骨质量下降：骨质量主要与遗传因素有关，包括骨的几何形态、矿化程度、微损伤累积、骨盐与骨基质的理化和生物学特性等。骨质量下降导致骨脆性和骨折风险增高。

（4）不良的生活方式和生活环境：OP和OP性骨折的危险因素很多，如高龄、吸烟、酗酒、制动、体力活动过少、跌倒、长期卧床、长期服用糖皮质激素、光照减少、钙和维生素D摄入不足。蛋白质摄入不足、营养不良和肌肉功能减退是老年性OP的重要原因，危险因素越多，发生OP和OP性骨折的概率越大。

2. 继发性OP　类型繁多，分类亦较杂乱重复。目前多倾向于分为2类。

（1）激素代谢紊乱性OP：性腺功能减退、肾上腺皮质功能亢进、甲状腺功能亢进及甲状旁腺功能亢进、库欣综合征、T1DM的患者常发生本症。

（2）失用性OP：由于肢体长期制动和失用使骨吸收明显增加，新骨形成相应减少，小梁骨亦迅速丢失。

二、临床表现

原发性OP早期可无明显症状和体征，仅在病理变化已达到相当严重的程度，特别是发生病理性骨折时才被发现，或在体格检查时偶然发现。常见的症状和体征如下。

1. 骨痛和肌无力　老年人逐渐出现驼背、腰背痛及肢体痛，疼痛症状多系长期存在，也可急性发作，常在用力或活动时出现。轻者无症状，仅在X线摄片或BMD测量时被发现。较重患者常诉腰背疼痛乏力或全身骨痛。骨痛通常为弥漫性，无固定部位，检查无固定压痛区（点）。疼痛的性质及程度差异很大，轻者仅有酸胀或轻痛不适感，重者可剧痛难忍。乏力常于劳累或活动后加重，负重能力下降或不能负重。四肢骨折或髋部骨折时肢体活动明显受限，局部疼痛加剧，有畸形或骨折阳性体征。

2. 骨折　常因轻微活动、创伤、弯腰、负重、挤压或摔倒后发生骨折。多发部位为脊柱、髋部和前臂，即所谓的骨质疏松症三大骨折。其他部位亦可发生，如肋骨、盆骨、股骨，甚至锁骨和胸骨等。脊柱压缩性骨折多见于PMOP患者，可单发或多发，有或无诱因，突出表现为身材缩短；有时出现突发性腰痛，卧床而取被动体位。髋部骨折多在股骨颈部（股骨颈骨折），以老年性OP患者多见，通常于摔倒或挤压后发生。第一次骨折后，患者发生再次或反复骨折的概率明显增加。

3. 并发症 驼背和胸廓畸形者常伴胸闷、气短、呼吸困难，甚至发绀等表现。肺活量、肺最大换气量和心排血量下降，极易并发上呼吸道和肺部感染。髋部骨折者常因感染、心血管病或慢性衰竭而死亡；幸存者生活自理能力下降或丧失，长期卧床加重骨丢失，使骨折极难愈合。

三、诊断和鉴别诊断

1. 诊断 骨质疏松的诊断以骨量减少为标准。

（1）诊断线索：①绝经后或双侧卵巢切除后女性；②不明原因的慢性腰背疼痛；③身材变矮或脊椎畸形；④有脆性骨折史或脆性骨折家族史；⑤存在多种OP危险因素，如高龄、吸烟、制动、低体重、长期卧床、服用糖皮质激素等。

（2）诊断标准：详细的病史和体检是临床诊断的基本依据，但确诊有赖于X线检查或BMD测定，并确定是低骨量[低于同性PBM的1个标准差（SD）以上但小于2.5 SD]、OP（低于PBM的2.5 SD以上）或严重OP（OP伴一处或多处骨折）。

OP性骨折的诊断主要根据年龄、外伤骨折史、临床表现及影像学检查确立。正、侧位X线片（必要时可加特殊位置片）确定骨折的部位、类型、移位方向和程度；CT和MRI对椎体骨折和微细骨折有较大诊断价值；CT三维成像能清晰显示关节内或关节周围骨折；MRI对鉴别新鲜和陈旧性椎体骨折有较大意义。

单光子吸收仪、双光子吸收仪、定量计算机断层、双能X线吸收仪能更准确地测定骨密度和骨矿含量。必要时还可以进行骨形态计量学检查。双能X线吸收法（DXA）的测定值是目前全世界公认的诊断骨质疏松症的金标准。临床上推荐的测量部位是$L_1 \sim L_4$、总髋部和股骨颈。T值=（测定值–同性别同种族正常成人骨峰值）/正常成人骨密度标准差。

正常：T值≥–1，骨量低下：–2.5＜T值＜–1，骨质疏松：T值≤–2.5。

（3）病因诊断：查找病因，并预测骨折概率。危险因素包括：年龄超过45～50岁；女性长期停经或绝经；营养差；饮食习惯不良；长期坐、卧、缺少活动者；嗜烟酗酒；性功能低下；长期使用激素类药物者；曾行卵巢和子宫手术切除者；患有糖尿病、库欣综合征、甲状旁腺功能亢进等疾病者。相应的实验室检查有助于了解有无其他疾病和用于鉴别诊断。

（4）骨代谢转换率评价：一般根据骨代谢生化指标测定结果来判断骨转换状况。骨代谢生化指标分为骨形成指标和骨吸收指标两类，前者主要有血清骨源性碱性磷酸酶、骨钙素和Ⅰ型胶原羧基前肽等；后者包括尿钙/尿肌酐比值、吡啶啉、脱氧吡啶啉和血抗酒石酸酸性磷酸酶（TRAP）等。

2. 鉴别诊断

（1）老年性 OP 与 PMOP：排除继发性 OP 后，老年女性患者要考虑 PMOP、老年性 OP 或合并存在等可能。根据既往病史、BMD 和骨代谢生化指标测定结果予以鉴别。

（2）内分泌性 OP：根据需要选择必要的生化或特殊检查逐一排除。甲旁亢者的骨骼改变主要为纤维囊性骨炎，早期仅表现为低骨量或 OP，测定血 PTH、血钙和血磷一般可予鉴别，如仍有困难可行特殊影像学检查或动态试验。其他内分泌疾病均因本身的原发病表现有较明显的不同，鉴别不难。

（3）血液系统疾病：血液系统肿瘤的骨损害有时可酷似原发性 OP 或甲旁亢，需依赖血 PTH、PTH 相关蛋白（PTHrP）和肿瘤特异性标志物测定等进行鉴别。

（4）原发性或转移性骨肿瘤：转移性骨肿瘤（如肺癌、前列腺癌、胃肠癌等）或原发性骨肿瘤（如多发性骨髓瘤、骨肉瘤和软骨肉瘤等）的早期表现，酷似 OP。临床高度怀疑为骨肿瘤时，可借助骨扫描或 MRI 明确诊断。

（5）结缔组织疾病：成骨不全的骨损害特征是骨脆性增加，多数是由于 I 型胶原基因突变导致。临床表现依缺陷的类型和程度而异，轻者可仅表现为 OP 而无明显骨折，必要时可借助特殊影像学检查或 I 型胶原基因突变分析予以鉴别。

（6）其他继发性 OP：有时原发性与继发性 OP 可同时或先后存在。根据原发病的临床表现和特殊检查予以鉴别。

四、预防

加强宣教，预防为主，早期发现，早期治疗，合理饮食，适度锻炼。

（1）加强卫生宣教，早期发现 OP 易感人群，以提高 PBM 值，降低 OP 风险。妇女围绝经期和绝经后 5 年内是治疗 PMOP 的关键时段。

（2）合理饮食、适当补钙：养成自幼合理饮食的良好习惯，多食含钙食物，对骨的发育和骨峰值十分重要。对于低钙饮食者，应给予补钙。

（3）适度活动、适当锻炼：自幼加强身体锻炼，多参加体育活动。老年要根据自身情况和具体条件，合理活动和适当锻炼，降低骨丢失速率与预防骨折的发生。

五、治疗

目前尚无理想和有效治疗方法。按我国 OP 诊疗指南确定治疗原则。强调综合治疗、早期治疗和个体化治疗；治疗方案和疗程应根据疗效、费用和不良反应等因素确定。合适的治疗可减轻症状，改善预后，降低骨折发生率。

1. 一般治疗

（1）改善营养状况，培养生活习惯：提倡低钠、高钾、高钙和高不饱和脂肪酸饮食，戒烟忌酒。充足的蛋白质有助于 OP 和 OP 性骨折的治疗，肾衰竭者适当限制摄入优质蛋白，多进食富含异黄酮（isoflavone）类食物对保存骨量有一定作用。

（2）补充钙剂和 VitD：各种 OP 均应补钙，每日元素钙总摄入量为 800～1200 mg。增加饮食钙含量，补充碳酸钙、葡萄糖酸钙、枸橼酸钙等制剂，同时补充 VitD 每日 40～600 U。非活性 VitD 主要预防 OP，活性 VitD 可促进肠钙吸收、增加肾小管对钙重吸收、抑制 PTH 分泌，故可用于各种 OP 的治疗。骨化三醇或钙三醇 [1，25－（OH）$_2$D$_3$] 或阿法骨化醇的常用量为每日 0.25 μg，应用期间定期监测血钙、血磷变化，防止发生高钙血症和高磷血症。

（3）加强运动：加强负重锻炼，增强应变能力，减少骨折意外的发生。运动的类型、方式和量应根据患者具体情况而定。需氧运动和负重锻炼重点是提高耐受力和平衡能力，降低跌倒和骨折风险。避免肢体制动，增强抵抗力，加强个人护理。

（4）避免使用致 OP 药物：如抗癫痫药、苯妥英钠、苯巴比妥、扑米酮、丙戊酸、拉莫三嗪、氯硝西泮、加巴喷丁和乙琥胺等。

（5）对症治疗：有疼痛者给予适量非甾体抗炎药，如阿司匹林 0.3～0.6 g，每日不超过 3 次；或吲哚美辛 25 mg，每日 3 次。发生骨折或遇顽固性疼痛时，可应用降钙素制剂。畸形者局部固定或采用其他矫形措施防止畸形。骨折者给予牵引、固定、复位或手术治疗，同时辅以物理康复治疗，尽早恢复运动功能。

2. 性激素补充治疗

（1）雌激素补充治疗：主要用于预防 PMOP，也可作为治疗方案之一。

治疗原则：① 确认患者有雌激素缺乏的证据；② 优先选用天然雌激素制剂（尤其是长期用药时）；③ 青春期及育龄期妇女的雌激素用量应使血雌二醇的目标浓度达到中、晚卵泡期水平（150～300 pg/mL 或 410～820 pmol/L），绝经后 5 年内的生理性补充治疗目标浓度为早卵泡期水平（40～60 pg/mL）；④ 65 岁以上绝经后妇女使用时选择更低的剂量。

禁忌证：① 子宫内膜癌和乳腺癌；② 子宫肌瘤或子宫内膜异位；③ 不明原因阴道出血；④ 活动性肝炎或其他肝病伴肝功能明显异常；⑤ 系统性红斑狼疮；⑥ 活动性血栓栓塞性病变；⑦ 其他情况，如黑色素瘤、血栓栓塞史、冠心病、耳硬化症、血卟啉症和镰状细胞贫血等。伴有严重高血压、糖尿病、胆囊疾病、偏头痛、癫痫、哮喘、催乳素瘤、母系乳腺癌家族史和乳腺增生者慎用雌激素制剂。

常用制剂和用量：① 微粒化 17β-雌二醇或戊酸雌二醇（estradiol valerate）每日 1～2 mg；② 炔雌醇（ethinyl estradiol）每日 10～20 μg；③ 替勃龙（tibolone）每日 1.25～2.5 mg；④ 尼尔雌醇（nilestriol）每周 1～2 mg；⑤ 雌二醇皮贴（estradiol patches）每日 0.05～0.10 mg。雌、孕激素合剂（dienogest）或雌、孕、雄激素合剂的用量小；皮肤贴剂可避免药物首经肝及胃肠道；鼻喷雌激素制剂（aerodiol）药物用量低、疗效确切。

注意事项：① 雌激素补充治疗的疗程一般不超过 5 年，治疗期间要定期进行妇科和乳腺检查；如子宫内膜厚度 > 5 mm，必须加用适当剂量和疗程的孕激素；反复阴道出血者宜减少用量或停药。② 一般口服给药，有胃肠、肝胆、胰腺疾病，以及轻度高血压、糖尿病、血甘油三酯升高者应选用经皮给药；以泌尿生殖道萎缩症状为主者，宜选用经阴道给药。③ 绝经后妇女可选用周期或连续序贯方案、周期或连续联合方案。

（2）雄激素补充治疗：用于治疗男性OP。天然雄激素主要有睾酮、雄烯二酮及二氢睾酮，但一般宜选用雄酮类似物19-去甲-17-苯丙酸睾酮（苯丙酸诺龙，nandrolone phenylpropion）或司坦唑醇（吡唑甲睾酮，stanozolol）。雄激素对肝有损害，并常导致水钠潴留和前列腺增生，因此长期治疗宜选用经皮制剂。

3. 激素受体调节剂　选择性雌激素受体调节剂（SERM）主要适应于治疗PMOP，可增加BMD，降低骨折发生率，偶可导致血栓栓塞性病变。选择性雄激素受体调节剂（SARM）具有较强的促合成代谢作用，有望成为治疗老年男性OP的较理想药物。

4. 双膦酸盐　双膦酸盐抑制破骨细胞生成和骨吸收，主要用于骨吸收明显增强的代谢性骨病（如变形性骨炎、多发性骨髓瘤、甲旁亢等），亦可用于高转换型原发性和继发性OP、高钙血症危象和骨肿瘤的治疗，对类固醇性OP也有良效。但老年性OP不宜长期使用该类药物，必要时与PTH等促进骨形成类药物合用。

常用双膦酸盐类药物：① 依替膦酸二钠（1-羟基乙膦酸钠，etidronate）：每日清晨空腹时口服400 mg，服药1小时后方可进餐或饮含钙饮料，一般连服2~3周，需隔月1个疗程。② 帕米膦酸钠（3-氨基-1-羟基乙膦酸钠，pamidronate）：用注射用水稀释成3 mg/mL浓度后加入生理盐水中，缓慢静脉滴注（不短于6小时），每次15~60 mg，每个月1次，连用3次，此后每3个月1次或改为口服制剂。用药量要根据血钙和病情而定，两次给药间隔时间不少于1周。③ 阿仑膦酸钠（4-氨基-1-羟丁基乙膦酸钠，alendronate）常用量为每日10 mg，服药期间无须间歇；或每周口服1次，每次70 mg。其他新型双膦酸盐制剂有唑来膦酸二钠（zoledronate disodium）、氯屈膦酸二钠（clodronate disodium）、因卡膦酸二钠（incadronate disodium）等，可酌情选用。

用药期间补充钙剂，偶可发生浅表性消化性溃疡；静脉注射可导致双膦酸盐钙螯合物沉积，有血栓栓塞性疾病、肾功能不全者禁用。治疗期间追踪疗效，并监测血钙、血磷和骨吸收生化标志物等。

5. 降钙素　为骨吸收的抑制剂，主要适用于：① 高转换型OP；② OP伴或不伴骨折；变形性骨炎；急性高钙血症或高钙血症危象。主要制剂：① 蛙鱼降钙素（miacalcic）：为人工合成鲑鱼降钙素，每日50~100 U，皮下或肌内注射；有效后减为每周2~3次，每次50~100 U；② 鳗鱼降钙素（elcatonin）：为半人工合成的鳗鱼降钙素，每周肌内注射2次，每次20 U，或根据病情酌情增减；③降钙素鼻喷剂，每日100 U，疗效与注射剂相同。孕妇和过敏反应者禁用。应用降钙素制剂前需补充数日钙剂和维生素D。

6. PTH　小剂量PTH可促进骨形成，增加骨量。对老年性OP、PMOP、雌激素缺乏的年轻妇女和糖皮质激素所致的OP均有治疗作用。可单用（400~800 U），疗程为6~24个月，或与雌激素、降钙素、双膦酸盐或活性维生素D联合应用。

7. 其他药物　包括小剂量氟化钠、生长激素、胰岛素样生长因子-1等。

8. 骨折治疗　治疗原则包括复位、固定、功能锻炼和抗OP治疗。

（王粤　王洪萍　王美芝）

第五章　呼吸系统疾病

根据呼吸系统结构功能和病理生理学特点，呼吸系统疾病主要分为气流受限性肺疾病、限制性通气功能障碍性肺疾病和肺血管疾病三大类。呼吸系统疾病是老年人发病率较高的疾病，尤其是慢性支气管炎、慢性阻塞性肺疾病、肺部感染性疾病、特发性肺纤维化、肺动脉高压与肺源性心脏病等，是导致老年人慢性呼吸衰竭常见的原因。近年来，结核病的发病率有上升趋势，也是危害老年人健康的主要疾病之一。

第一节　慢性支气管炎

慢性支气管炎（chronic bronchitis），简称慢支，是指气管、支气管黏膜及其周围组织的慢性非特异性炎症。临床表现为以咳嗽、咳痰为主要症状，或有喘息，每年发病持续3个月或更长时间，连续2年或2年以上，并排除具有咳嗽、咳痰和喘息症状的其他疾病。久病可导致气流阻塞、肺气肿、肺动脉高压、肺源性心脏病，最终导致呼吸衰竭。

一、病因

目前尚未清楚，系机体自身因素与外部环境因素长期相互作用的结果。

1. 自身因素　主要是因老年人呼吸系统器官结构和机能的退行性变化，支气管黏膜退变，免疫功能下降，易于病情的发展。全身功能减退，如自主神经功能失调、肾上腺皮质功能减退、细胞免疫功能下降、溶菌酶活性降低，防御功能的降低，也易于诱发疾病。

2. 环境因素　主要与以下因素有关。

（1）吸烟：吸烟是最重要的环境发病因素，吸烟时间和致病呈正相关，吸烟者的患病率比不吸烟者高2~8倍。烟草中的焦油、尼古丁和氢氰酸等化学物质具有多种损伤效应，刺激副交感神经兴奋性增加，支气管收缩痉挛，气道阻力增加，呼吸道黏膜上皮纤毛运动发生障碍；促使支气管黏液腺和杯状细胞增生肥大，黏液分泌增加，减弱气管黏膜的净化能力；使气管黏膜充血水肿，黏液积聚，肺泡中巨噬细胞功能减弱易引起感染；使氧自由基产生增多，诱导中性粒细胞释放蛋白酶，破坏肺弹力纤维，诱发肺气肿形成等。

（2）感染因素：感染是慢支发生发展的重要因素。病毒（流感病毒、鼻病毒、腺病毒、合胞病毒等）、支原体、细菌等感染是慢性支气管炎发生发展的重要原因。细菌感染常继发于病毒感染，常见病原体为肺炎链球菌、流感嗜血杆菌、卡他莫拉菌和葡萄球菌等，老年人细菌感染多为革兰阴性杆菌，如流感嗜血杆菌、克雷伯杆菌、大肠杆菌、绿脓杆菌等。

（3）理化因素：接触职业粉尘及化学物质，如烟雾、变应原、工业废气及室内空气污染，浓度过高或接触时间过长，均可能促进慢性支气管炎发病。大量有害气体如二氧化硫、二氧化碳、氯气等可损伤气道黏膜上皮，使纤毛清除功能下降，黏液分泌增加，为细菌感染增加条件。空气动力学当量直径 ≤ 2.5 μm 的颗粒物（particulate matter，PM2.5）虽然含量很少，但其粒径小，面积大，活性强，易附带有毒、有害物质（例如，重金属、微生物等），且在大气中的停留时间长、输送距离远，因而对人体健康和大气环境质量的影响更大。直径 10 μm 的颗粒物通常沉积在上呼吸道，直径 2 μm 以下的颗粒物可深入到细支气管和肺泡。细颗粒物进入人体到肺泡后，直接影响肺的通气功能，使机体容易处在缺氧状态。

（4）气候：寒冷常为慢支发作的因素。寒冷刺激除能减弱气道黏膜防御功能外，还反射性引起平滑肌收缩，黏膜血液循环障碍，黏膜易受外界不良因素损害，有利于感染。

二、病理

发病初期，支气管黏膜上皮细胞纤毛粘连、倒伏、脱失等致上皮细胞空泡变性、坏死、脱落，后期鳞状上皮化生。各级支气管均有炎性细胞浸润，以中性粒细胞和淋巴细胞为主，严重者黏膜充血、水肿；杯状细胞和黏液腺增生肥大、分泌旺盛，大量黏液潴留；合并细菌感染后局灶性化脓，形成多个小脓肿。随着时间的推移，炎症向支气管的黏膜深层蔓延，破坏了黏膜下的神经和血管，导致平滑肌断裂，软骨片受损，管腔陷闭，支气管外周的纤维组织增生。由于损伤–修复反复发生，进而导致支气管结构重塑，胶原增生，形成瘢痕。炎症由大气道延及小气道（内径 < 2 mm）、呼吸性支气管、肺泡管、肺泡囊至肺泡，使其弹性组织受损，最后造成小气道内径狭窄而导致气流受阻，肺泡腔扩大，引起肺气肿。

三、临床表现

缓慢起病，反复发作，进行性加重。主要症状为咳嗽、咳痰或伴有喘息。急性加重系指咳嗽、咳痰、喘息等症状突然加重，主要因呼吸道感染而诱发加重。

1. 咳嗽　病初早晚咳嗽，病久时气道受损严重，特别是黏膜下神经损伤导致咳嗽反射减弱，咳嗽轻，甚至不咳，这标志着病变加重。

2. 咳痰　初为白色黏液泡沫样痰，合并细菌感染时可咳黄痰。很少见咯血。如经常咳脓性血痰多系合并了支气管扩张。

3. 喘息　有气道高反应现象，喘息明显者可能合并有支气管哮喘。并发肺气肿时表现为活动后气促。

4. 体征　早期无特异性体征，如反复发作，可闻及双肺散在干湿啰音，有喘息时可闻及两肺有哮鸣音和喘鸣音。晚期由于气流阻塞，通气量下降，可致缺氧而发绀、气急等。

5. 分期　根据病情可分为：急性加重期，患者在短期内咳嗽，痰呈脓性，喘息加重，可伴有发热等炎性表现。稳定期，患者咳嗽、咳痰、气短等症状稳定或症状减轻。

四、辅助检查

1. X 线检查 早期可无异常。反复发作引起支气管壁增厚，细支气管或肺泡间质炎性浸润或纤维化，表现为肺纹理增粗、紊乱，呈网状或条索状、斑点状阴影，双下肺野明显。

2. 呼吸功能检查 早期无异常。如有小气道阻塞时，最大呼气流速 – 容量曲线在 75% 和 50% 肺容量时，流量明显降低。当使用支气管扩张剂后，第一秒用力呼气容积（FEV_1）与用力肺活量（FVC）的比值（FEV1/FVC）< 0.70 提示已发展为慢性阻塞性肺疾病。

3. 血液检查 细菌感染时可出现白细胞总数和（或）中性粒细胞计数增高。

4. 痰液检查 可培养出致病菌。涂片可见革兰阳性菌或革兰阴性菌，或破坏的白细胞和杯状细胞。

五、诊断和鉴别诊断

根据咳嗽、咳痰或伴喘息，每年发病 3 个月以上，且连续 2 年或 2 年以上，并排除其他心肺疾病者可做出诊断。不足 3 个月而有明显客观的检查依据亦可诊断。鉴别诊断如下。

1. 支气管哮喘 幼年发病，20% 有遗传史，有诱发因素的发作史，缓解期如常人。老年人临床表现多为慢支并喘息。对抗生素无效，支气管激发试验阳性。

2. 嗜酸性粒细胞性支气管炎 临床症状类似，X 线检查无明显改变或肺纹理增加，支气管激发试验多阴性，临床上容易误诊。诱导痰检查嗜酸性粒细胞比例增加（≥3%）可以诊断。

3. 肺结核 长期咳痰、咯血、乏力及消瘦等。痰查抗酸杆菌和胸部 X 线检查可以鉴别。

4. 支气管肺癌 多数有数年吸烟史，有顽固性刺激性咳嗽或咳嗽史，近期咳嗽性质发生改变，常有痰中带血。痰脱落细胞学、胸部 CT 及支气管镜等检查可明确诊断。

5. 特发性肺纤维化 临床经过多缓慢，开始仅有咳嗽、咳痰，偶有气短。仔细听诊在胸部下后侧可闻及爆裂音（Velcro 啰音）。高分辨率螺旋 CT 检查有助诊断。

6. 支气管扩张 典型者表现为反复咳脓痰或反复咯血。X 线胸部检查常见肺野纹理粗乱或呈卷发状。高分辨率螺旋 CT 检查可确定诊断。

7. 其他引起慢性咳嗽的疾病 慢性咽炎、上呼吸道咳嗽综合征、胃食管反流、某些心血管疾病（如二尖瓣狭窄）等，均有其各自的特点。

六、治疗

1. 急性发作期治疗

（1）控制感染：依据患者所在地常见病原菌经验性（或按细菌培养和药敏试验）选用抗生素，一般口服，病情严重时静脉给药。左氧氟沙星（levofloxacin）0.4 g，每日 1 次；罗红霉素（roxithromycin）0.3 g，每日 2 次；阿莫西林（amoxicillin）每日 2 ~ 4 g，分 2 ~ 4 次；头孢呋辛（cefuroxime）1 g，每日分 2 次；复方磺胺甲噁唑片（SMZ–TMP）2 片，每日 2 次。

（2）镇咳祛痰：复方甘草合剂（brown mixture）10 mL，每日 3 次；或复方氯化铵（ammonium chloride）合剂 10 mL，每日 3 次；或溴己新（bromhexine）8 ~ 16 mg，每日 3 次；或盐酸氨

溴索（ambroxol hydrochloride）30 mg，每日3次；或桃金娘油（myrtle oil）0.3 g，每日3次。干咳为主者可用镇咳药物，如右美沙芬（dextromethorphan）或其合剂等。

（3）解痉平喘：①常用氨茶碱（aminophylline）0.1 g，每日3次口服，二羟丙茶碱（diprophylline）0.1 g，每日3次口服；或氨茶碱0.25 g加25%葡萄糖40 mL，缓慢静脉注射。用药时注意老年人的肝肾功能，有否存在酸碱失衡、心力衰竭、呼吸衰竭等，这些因素会影响茶碱的代谢半衰期，要测量血药浓度以免中毒。联用西咪替丁、大环内酯类、喹诺酮类药物时，应适当减量以免中毒。② β_2 受体激动剂，富马酸福莫特罗片40 μg，每日1~2次口服；特布他林（terbutaline）定量吸入，每日2~3次喷服，每次2喷，每日不能多于1200 μg（每次喷200 μg）。抗胆碱能药物吸入，如异丙托溴铵（ipratropium）可减少腺体分泌并扩张支气管，其吸入量为每日3~4次，每次2喷（25~75 mg）。

（4）气雾疗法：可稀释气道内黏稠分泌物，有利于排痰。可用超声雾化。

2. 稳定期治疗　避免接触和吸入有害烟雾和粉尘刺激性气体；加强营养，增强体质，提高免疫功能；反复呼吸道感染者可试用免疫调节剂或中医中药扶正固本疗法。

七、预防

部分患者可控制，不影响工作、学习；部分患者发展成慢阻肺、肺心病，预后不良。应监测慢性支气管炎的肺功能变化，以便及时选择有效治疗方案，控制病情发展。

第二节　慢性阻塞性肺疾病

慢性阻塞性肺疾病（chronic obstructive pulmonary disease，COPD）简称慢阻肺，是一种常见的、可以预防和治疗的疾病，其特征是持续存在的呼吸系统症状和气流受限，通常与显著暴露于有害颗粒或气体引起的气道和（或）肺泡异常有关。肺功能检查对确定气流受限有重要意义，在吸入支气管扩张剂后，第一秒用力呼气容积（FEV_1）占用力肺活量（FVC）之比值（FEV_1/FVC）< 70% 表明存在持续气流受限。肺气肿是指终末细支气管和远端的气道、肺泡弹性减退、过度膨胀、充气和肺容积增大或同时伴有气道壁破坏的病理状态。根据病因和病理分为原发性肺气肿（primary pulmonary emphysema）和阻塞性肺气肿（obstructive pulmonary emphysema），简称肺气肿。

一、病因和发病机制

慢阻肺的发病机制至今尚未完全阐明，一般认为是多种因素协同作用引起的。慢性支气管炎的各种病因均可引起慢阻肺。

1. 炎症　气道、肺实质和肺血管的慢性炎症是慢阻肺的特征性改变，中性粒细胞、巨噬细胞、T淋巴细胞等炎症细胞参与了慢阻肺的发病过程。中性粒细胞的活化和聚集是慢阻肺炎症过程的一个重要环节，通过释放中性粒细胞弹性蛋白酶等多种生物活性物质，引起慢性黏液高分泌状态并破坏肺实质。

2. 蛋白酶-抗蛋白酶失衡　蛋白水解酶对组织有损伤、破坏作用；抗蛋白酶对弹性蛋白酶等多种蛋白酶具有抑制功能，其中 α_1-抗胰蛋白酶（α_1-AT）是活性最强的一种。蛋白酶增多或抗蛋白酶不足均可导致组织结构破坏，产生肺气肿。吸入有害气体和有害物质可以导致蛋白酶产生增多或活性增强，抗蛋白酶产生减少或灭活加快；同时氧化应激、吸烟等危险因素也可以降低抗蛋白酶的活性。

3. 氧化应激　慢阻肺患者的氧化应激增加。氧化物主要有 O_2^-、OH^-、OCl^-、H_2O_2 和 NO 等，可直接作用并破坏许多生化大分子，如蛋白质、脂质、核酸等，导致细胞功能障碍或细胞死亡，还可以破坏细胞外基质；引起蛋白酶-抗蛋白酶失衡；促进炎症反应，如激活转录因子（NF-κB），参与多种炎症介质如白细胞介素-8（IL-8）、肿瘤坏死因子-α（TNF-α）及诱导型一氧化氮合酶（iNOS）和环氧合酶（COX）等的转录。

4. 其他　如自主神经功能失调、营养不良、气温变化等均可参与慢阻肺的发生发展。

上述机制共同作用，最终产生两种重要病变：①小气道病变，包括小气道炎症、小气道纤维组织形成小气道管腔黏液栓等，使小气道阻力明显升高。②肺气肿病变，使肺泡对小气道的正常拉力减小，小气道较易塌陷；同时肺气肿使肺泡弹性回缩力明显降低。这种小气道病变与肺气肿病变共同作用，造成慢阻肺特征性的持续性气流受限。

二、病理和病理生理

慢阻肺的病理改变主要表现为慢性支气管炎及肺气肿的病理变化。慢性支气管炎的病理改变见本章第一节。肺气肿的病理改变主要是肺过度膨胀、失去弹性，剖胸时气肿部分不能回缩，外观呈灰白色或苍白色，表面有大小不一的大泡。镜检见肺泡壁薄、胀大、破裂成大泡，血供减少，弹力纤维断裂。由慢支引起的阻塞性肺气肿，镜下可见慢支的改变。按累及肺小叶的部位，可将阻塞性肺气肿分为小叶中央型、全小叶型及介于两者之间的混合型，以小叶中央型多见。小叶中央型是由于终末细支气管或一级呼吸性细支气管炎症而致管腔狭窄，其远端的二级呼吸性细支气管呈囊状扩张，特点是囊状扩张的呼吸细支气管位于二级小叶的中央区。全小叶型是呼吸细支气管狭窄，引起所属的终末肺组织，即肺泡管-肺泡囊及肺泡扩张。有时两型同时出现，称混合型肺气肿。

慢阻肺的特征性病理生理变化是持续气流受限致肺通气功能障碍。慢支并发肺气肿时，早期病变局限于细小气道，仅闭合气量增加。肺动态顺应性降低。肺通气功能明显障碍，最大通气量降低。随病情发展，肺组织弹性日益减退，肺泡持续扩大，回缩障碍，残气积聚，残气量占肺总量比例增大。随着肺气肿的日益加重，大量肺泡外的毛细血管受膨胀的肺泡挤压而退化，管腔狭窄，导致肺毛细血管床面积锐减，肺泡间的血流减少。此时肺区虽有通气，但肺泡壁无血流灌注，导致生理无效腔增大；虽有部分血流灌注，但肺泡通气不良，不能参与气体交换。故肺泡及毛细血管大量丧失，弥散面积减少，通气血流比例失调，换气障碍，发生不同程度的低氧血症和高碳酸血症，最后出现呼吸衰竭。

三、临床表现

1.症状　起病缓慢，病程较长，早期可以没有自觉症状。主要症状如下。

（1）慢性咳嗽：随病程发展可终身不愈。常晨间咳嗽明显，夜间阵咳或排痰。

（2）咳痰：一般为白色黏液或浆液泡沫性痰，偶带血丝，清晨排痰较多。急性发作期痰量增多，可有脓性痰。

（3）气短或呼吸困难：早期在较剧烈活动时出现，后逐渐加重，以致在日常活动甚至休息时也感到气短，是慢阻肺的标志性症状。

（4）喘息和胸闷：部分患者特别是重度患者或急性加重时出现喘息。

（5）其他：晚期患者有体重下降，食欲减退等。

2.体征　原有的老年桶状胸加剧，胸廓前后径增大，肋间隙增宽。呼吸运动减弱，触觉语颤减弱或消失，叩诊呈过清音，肺下界和肝浊音界下降；叩诊心界不清、听诊心音遥远。两肺呼吸音减弱，呼气期延长，部分患者可闻及湿啰音和（或）干啰音。严重时可出现口唇发绀，因肺气肿胸腹腔内压增高可见颈静脉充盈。

（1）气肿型或红喘型（pink puffer，PP型）：主要病理改变为全小叶型或伴小叶中央型，临床起病隐袭，病程漫长，由于常发生过度通气，可维持PaO_2正常，呈喘息外貌。

（2）支气管炎型或紫肿型（blue bloater，BB型）：主要是严重慢支伴小叶中央型肺气肿，易反复发生呼吸道感染导致呼吸衰竭和右心衰竭。

（3）混合型：以上两型兼并存在。

四、辅助检查

1.肺功能检查　肺功能检查是判断持续气流受限的主要客观指标。肺总量（TLC）增加、功能残气（FRC）和残气（RV）增加，肺活量下降（VC），表明肺过度充气。因肺总量增加不及残气量增加程度大，故RV/TLC值增大，老年人可＞40%。由于肺泡毛细血管床丧失，弥散面积减少，故一氧化碳肺弥散量（DLco）减低，并与肺气肿严重程度成比例。正常老年人第一秒用力呼气量（FEV_1）每年减少80 mL，当患慢性肺气肿时减少的更多。吸入支气管扩张剂后，$FEV_1/FVC < 70\%$可确定为持续气流受限。

2.胸部X线检查　早期无改变，病变发展可见肺容量增大，肋间隙增宽，肋骨平行，膈肌低位，双肺透亮度增高，心脏呈垂悬位，心影狭长。X线胸片改变对慢阻肺诊断的特异性不高，但对与其他肺疾病进行鉴别具有重要价值。

3.胸部CT检查　可见慢阻肺小气道病变的表现、肺气肿的表现及并发症的表现。高分辨率薄层CT对辨别小叶中央型或全小叶型肺气肿及确定肺大疱的大小和数量，有较高的敏感性和特异性，对预估肺大疱切除或外科减容手术等效果有一定价值。

4.血气分析　对确定发生低氧血症、高碳酸血症、酸碱平衡失调及判断呼吸衰竭的类型有重要价值。

5.其他　慢阻肺合并细菌感染时，外周血白细胞计数增高，核左移。痰培养可能查出病原菌。心电图检查可有低电压。

五、诊断和鉴别诊断

根据病史、症状和体征等，临床可以怀疑慢阻肺。肺功能检查确定持续气流受限是慢阻肺诊断的必备条件，吸入支气管扩张剂后，$FEV_1/ FVC < 70\%$ 为确定存在持续气流受限的界限，若能同时排除其他已知病因或具有特征病理表现的气流受限疾病，可明确诊断为慢阻肺。根据基础疾病、肺气肿体征、X线和肺功能检查可做出诊断，需与下列疾病鉴别。

1.巨大肺大疱　发病缓慢，呼吸困难，叩诊时肺局部为鼓音，X线检查肺野内可见壁薄的巨大透光区，在大疱的边缘看不到发丝状气胸线。

2.其他引起慢性咳嗽、咳痰症状的疾病　如支气管扩张、肺结核、肺癌、特发性肺纤维化、弥漫性泛细支气管炎等。

3.其他引起劳力性气促的疾病　如冠心病、高血压、心脏病、心脏瓣膜疾病等。

4.其他原因导致的呼吸气腔扩大　呼吸气腔均匀规则扩大而不伴有肺泡壁破坏时，虽不符合肺气肿的严格定义，但临床上也常习惯称为肺气肿，如代偿性肺气肿、老年性肺气肿。临床表现可以出现劳力性呼吸困难和肺气肿体征。需要综合分析临床资料进行鉴别。

六、并发症

1.慢性呼吸衰竭　慢阻肺急性加重时发生，其症状明显加重，发生低氧血症和（或）高碳酸血症，出现缺氧和二氧化碳潴留的临床表现。

2.自发性气胸　如有突然加重的呼吸困难，并伴有明显发绀，患侧肺部叩诊为鼓音，听诊呼吸音减弱或消失，应考虑并发自发性气胸，X线检查有肺压缩影。

3.慢性肺源性心脏病　由于慢阻肺引起肺血管床减少及缺氧致肺动脉收缩和血管重塑，导致肺动脉高压，右心室肥厚扩大，最终发生右心功能不全。

七、治疗

1.稳定期的治疗

（1）教育与管理：劝导患者戒烟，这是最有效，也是最难落实的措施。因职业或环境粉尘、刺激性气体所致者，应脱离污染环境。

（2）支气管扩张剂：依据患者病情和用药后的反应，联合应用不同药理机制的支气管扩张剂，以增加效果。①β_2肾上腺素受体激动剂，短效制剂如沙丁胺醇（salbutamol）气雾剂，每次 100 ~ 200 μg（1 ~ 2 喷），雾化吸入，疗效持续 4 ~ 5 小时，每 24 小时不超过 8 ~ 12 喷。长效制剂如沙美特罗（salmeterol）、福莫特罗（formoterol），每日吸入 2 次；茚达特罗（indacaterol）每日吸入 1 次。②抗胆碱药，短效制剂如异丙托溴铵（ipratropiurn）气雾剂，雾化吸入，持续 6 ~ 8 小时，每次 40 ~ 80 μg（每喷 20 μg），每天 3 ~ 4 次。长效制剂有噻托溴铵（tiotropium bromide）粉吸入剂，剂量 18 μg，每天吸入 1 次；喷雾剂，剂量 5 μg，每天吸入 1 次。③茶碱类药：茶碱缓释或控释片，0.2 g，每 12 小时 1 次；氨茶碱，0.1 g，每天 3 次。

（3）糖皮质激素：对高风险患者，长期吸入糖皮质激素与长效 β_2 肾上腺素受体激动剂的联合制剂可增加运动耐量、减少急性加重频率、提高生活质量。目前常用剂型有沙美特罗加氟替卡松（salmeterol/fluticasone）、布地奈德加福莫特罗（budesonide/formoterol）。

（4）祛痰药：用于痰不易咳出者，常用药物有盐酸氨溴索 30 mg，每日 3 次。N-乙酰半胱氨酸（N-Acetyl-L-cysteine）0.6 g，每日 2 次；或羧甲司坦（carbocisteine）0.5 g，每日 3 次。

（5）其他药物：磷酸二酯酶-4 抑制剂罗氟司特对有频繁急性加重病史的患者，可以降低急性加重风险。大环内酯类药物（红霉素或阿奇霉素）也有一定的效果。

（6）长期家庭氧疗（LTOT）：氧疗指征① $PaO_2 \leq 55$ mmHg 或 $SaO_2 \leq 88\%$，有或没有高碳酸血症。PaO_2 55 ~ 60 mmHg，或 $SaO_2 < 89\%$，并有肺动脉高压、右心衰竭或红细胞增多症（血细胞比容 > 0.55）。一般用鼻导管吸氧，氧流量为 1 ~ 2 L/min，吸氧时间 > 15 h/d。

（7）康复治疗：改善活动能力，提高生活质量。具体包括呼吸生理治疗、肌肉训练、营养支持、精神治疗与教育等多方面措施。

2.急性加重期治疗

（1）确定急性加重的原因及病情严重程度，根据病情严重程度决定门诊或住院治疗。

（2）支气管扩张剂：药物同稳定期。严重喘息者可给予较大剂量雾化吸入，如沙丁胺醇 500 μg，或沙丁胺醇 1000 μg 加异丙托溴铵 250 ~ 500 μg，通过雾化器吸入治疗缓解症状。

（3）低流量吸氧：发生低氧血症者可用鼻导管吸氧，或通过文丘里（Venturi）面罩吸氧。用鼻导管吸氧时，氧浓度为 28% ~ 30%，应避免吸入氧浓度过高引起二氧化碳潴留。

（4）抗生素：呼吸困难加重，咳嗽伴痰量增加、有脓性痰时，应依据患者所在地常见病原菌及其药物敏感情况积极选用抗生素治疗。

（5）糖皮质激素：需要住院治疗的急性加重期患者，泼尼松龙（prednisolone）每日 30 ~ 40 mg，或静脉给予甲泼尼龙（meprednisone）40 ~ 80 mg，每日 1 次，连续 5 ~ 7 天。

（6）机械通气：对于并发较严重呼吸衰竭的患者，可使用机械通气治疗。

（7）其他措施：合理补充液体和电解质以保持身体水电解质平衡。注意补充营养，保证热量和蛋白质、维生素等的摄入。积极排痰治疗，处理伴随疾病及并发症。

3.外科治疗　外科方法仅适用于少数有特殊指征的患者，术前必须全面评估呼吸功能。手术方式包括肺大疱切除手术和肺减容手术。肺移植术为终末期慢阻肺患者提供了一种新的治疗选择，但存在技术要求高、供体资源有限、手术费用昂贵等问题。

八、预防

戒烟是预防慢阻肺最重要的措施。控制环境污染，积极防治呼吸系统感染。流感疫苗、肺炎链球菌疫苗、细菌溶解物、卡介苗多糖核酸等，对防止慢阻肺反复感染有益。加强锻炼，增强体质，提高机体免疫力。对慢阻肺高危人群定期进行肺功能监测，早期发现、及时干预。

第三节 肺部感染性疾病

肺炎（pneumonia）是指包括终末气道、肺泡和肺间质的炎症，可由病原微生物、理化因素、免疫损伤、过敏及药物所致。细菌性肺炎是最常见的肺炎，也是最常见的感染性疾病之一。据报道，老年人肺炎占内科住院患者的 2%，占同期肺炎患者（包括青壮年）住院人数的 10.3% ~ 18.6%，病死率高达 5.6% ~ 23.0%。

社区获得性肺炎（community acquired pneumonia，CAP）和医院获得性肺炎（hospital acquired pneumonia，HAP）年发病率分别为（5 ~ 11）/ 1000 人口和（5 ~ 10）/ 1000 住院患者。CAP 门诊治疗者病死率＜5%，住院治疗者平均为 12%，入住重症监护病房者约为 40%。由 HAP 引起的相关病死率为 15.5% ~ 38.2%。发病率和病死率高的原因与社会人口老龄化、吸烟、伴有基础疾病和免疫功能低下有关。此外，亦与病原体变迁、新病原体出现、HAP 发病率增加、病原学诊断困难、滥用抗菌药物导致细菌耐药性增加，尤其是多耐药（multidrug - resistant，MDR）病原体增加等有关。

健康老年人院外感染的病原体以肺炎链球菌、混合菌为多见。上呼吸道感染（流感）后肺炎病原体以肺炎链球菌、流感嗜血杆菌、葡萄球菌为多见。患慢性阻塞性肺病或严重吸烟者，以流感嗜血杆菌、革兰阴性杆菌为多见。糖尿病、心力衰竭、肝肾功能不全者，以革兰阴性杆菌为多见。医院内获得性肺炎以革兰阴性杆菌、金黄色葡萄球菌、厌氧菌为多见。

按解剖分类，肺炎可分为大叶性（肺泡性）肺炎、小叶性（支气管性）肺炎和间质性肺炎。按病因分类，可分为细菌性肺炎、非典型病原体所致肺炎、病毒性肺炎、肺真菌病、其他病原体所致肺炎、理化因素所致的肺炎。以下主要介绍几种老年人常见的肺炎。

一、肺炎链球菌肺炎

肺炎链球菌肺炎（pneumococcal pneumonia）是由肺炎链球菌（*Streptococcus pneumoniae*，SP）或称肺炎球菌（*Pneumococcal pneumoniae*）所引起的肺炎，约占 CAP 的半数。通常急骤起病，以高热、寒战、咳嗽、血痰及胸痛为特征。胸部影像学检查呈肺段或肺叶急性炎症实变。因抗菌药物的广泛使用，使本病的起病方式、症状及 X 线影像改变均不典型。

（一）病因和发病机制

SP 为革兰阳性球菌，多成双排列或短链排列，有荚膜。根据荚膜多糖的抗原特性，SP 可分为 86 个血清型。成人致病菌多属 1 ~ 9 型和 12 型，第 3 型毒力最强。机体免疫功能正常时，SP 是寄居在口腔及鼻咽部的一种正常菌群，带菌率随年龄、季节及免疫状态的变化而有差异。机体免疫功能受损时，有毒力的 SP 侵入机体而致病。SP 除引起肺炎外，少数可发生菌血症或感染性休克，老年人病情严重。SP不产生毒素，不引起组织坏死或形成空洞。其致病力是高分子多糖体的荚膜对组织的侵袭作用，首先引起肺泡壁水肿，出现白细胞与红细胞渗出，之后含菌渗出液经肺泡间孔（Cohn孔）向肺的中央部分扩展，甚至累及几个肺段或整个肺叶。因病变开始于肺的外周，故肺叶间分界清楚，易累及胸膜引起渗出性胸膜炎。

病理改变有充血期、红肝变期、灰肝变期及消散期，表现为肺组织充血水肿，肺泡内浆液渗出及红、白细胞浸润，白细胞吞噬细菌，继而纤维蛋白渗出物溶解、吸收、肺泡重新充气。肝变期病理阶段实际无明确分界，经早期应用抗菌药物治疗，典型病理的分期已经很少见。病变消散后肺组织结构多无损坏，不留纤维瘢痕。极个别患者肺泡内纤维蛋白吸收不完全，甚至有成纤维细胞形成，形成机化性肺炎。老年人感染可沿支气管分布（支气管肺炎）。若未及时治疗，5%～10%的患者并发脓胸，10%～20%的患者因细菌经淋巴管、胸导管进入血液循环，可引起脑膜炎、心包炎、心内膜炎、关节炎和中耳炎等肺外感染。

（二）临床表现

冬季与初春多见，常与呼吸道病毒感染相伴行。患者多为原来健康的青壮年或老年与婴幼儿，男性较多见。吸烟、痴呆、慢性支气管炎、支气管扩张、充血性心力衰竭、慢性病和使用免疫抑制剂者，均易受SP感染。

1.症状　发病前常有受凉、淋雨、疲劳、醉酒、病毒感染史，多有上呼吸道感染前驱症状。起病急骤，高热、寒战，全身肌肉酸痛，体温在数小时内升至39～40℃，高峰在下午或傍晚，或呈稽留热，脉数。患侧胸痛，放射到肩或腹部，咳嗽或深呼吸时加剧。痰少，可带血或呈铁锈色。胃纳锐减，偶有恶心、呕吐、腹痛或腹泻，易被误诊为急腹症。

2.体征　急性热病容，面颊绯红，鼻翼扇动，皮肤灼热、干燥，口角及鼻周有单纯疱疹；病变广泛时可出现发绀。有脓毒症者，可出现皮肤、黏膜出血点，巩膜黄染。早期肺部体征无明显异常，仅有胸廓呼吸运动幅度减小，叩诊稍浊，听诊可有呼吸音减低及胸膜摩擦音。肺实变时叩诊浊音，触觉语颤增强并可闻及支气管呼吸音。消散期可闻及湿啰音。心率增快，有时心律不齐。重症患者有肠胀气，上腹部压痛多与炎症累及膈胸膜有关。重症感染时可伴休克、急性呼吸窘迫综合征及神经精神症状。

3.病程　自然病程1～2周。发病5～10天，体温可自行骤降或逐渐消退；使用有效的抗菌药物后可使体温在1～3天恢复正常，其他症状与体征亦随之逐渐消失。

4.并发症　近年SP肺炎的并发症已少见。严重脓毒症或毒血症者易发生感染性休克，尤其是老年人。表现为血压降低、四肢厥冷、多汗、发绀、心动过速、心律失常等，而高热、胸痛、咳嗽等并不突出。并发症有胸膜炎、脓胸、心包炎、脑膜炎和关节炎等。

（三）辅助检查

血白细胞计数升高，中性粒细胞多在80%以上，并有核左移。年老体弱、酗酒、免疫功能低下者，白细胞计数可不增高，但中性粒细胞百分比仍增高。痰直接涂片做革兰染色及荚膜染色镜检，如发现典型的革兰染色阳性、带荚膜的双球菌或链球菌，即可初步做出病原学诊断。痰培养 24 ~ 48 小时可以确定病原体。痰标本要及时送检，在抗菌药物应用之前漱口后采集，取深部咳出的脓性或铁锈色痰。聚合酶链反应（PCR）及荧光标记抗体检测，可提高病原学诊断率。尿 SP 抗原可阳性。10% ~ 20% 的患者合并菌血症，故重症肺炎应做血培养。如合并胸腔积液，应积极抽取积液进行细菌培养。

胸部影像学检查早期仅见肺纹理增粗，或受累的肺段、肺叶稍模糊。随病情进展，表现为大片炎症浸润阴影或实变影，在实变阴影中可见支气管充气征，肋膈角可有少量胸腔积液。在消散期，炎症浸润逐渐吸收，可有片状区域吸收较快而呈现"假空洞"征，多数病例在起病 3 ~ 4 周后完全消散。老年肺炎病灶消散较慢，容易吸收不完全而成为机化性肺炎。

（四）诊断和治疗

根据典型症状与体征，结合胸部 X 线检查，容易做出初步诊断。年老体衰、继发其他疾病或灶性肺炎表现者，临床常不典型，需认真加以鉴别，病原菌检测是确诊的主要依据。

1. 抗菌药物治疗　首选青霉素（penicillin）。轻症患者，每日 240 万 U，分 3 次肌内注射，或用普鲁卡因青霉素每 12 小时肌内注射 60 万 U。病情稍重者，宜用青霉素每日 240 万 ~ 480 万 U，分次静脉滴注，每 6 ~ 8 小时 1 次；重症及并发脑膜炎者，可增至每日 1000 万 ~ 3000 万 U，分 4 次静脉滴注。对青霉素过敏或感染耐青霉素菌株者，用氟喹诺酮类（fluoroquinolone）、头孢噻肟（cefotaxime）或头孢曲松（ceftriaxone）等药物，感染 MDR 菌株者可用万古霉素（vancomycin）、替考拉宁（teicoplanin）或利奈唑胺（linezolid）。

2. 支持疗法　卧床休息，补充蛋白质、热量及维生素。密切监测病情变化，防止休克。剧烈胸痛者，可酌情应用少量镇痛药。不用阿司匹林或其他解热药，以免过度出汗、脱水及干扰真实热型，导致临床判断错误。鼓励饮水，每日 1 ~ 2 L，失水者可输液。中等或重症患者（$PaO_2 < 60$ mmHg 或有发绀）应给氧。有明显麻痹性肠梗阻或胃扩张者，暂时禁食、禁饮和胃肠减压，直至肠蠕动恢复。烦躁、谵妄、失眠者酌用镇静药，禁用抑制呼吸的镇静药。

3. 并发症处理　经抗菌药物治疗后，高热常在 24 小时内消退，或数日内逐渐下降。若体温降而复升或 3 天后仍不降者，应考虑 SP 的肺外感染，如脓胸、心包炎或关节炎等；若持续发热应寻找其他原因。10% ~ 20% SP 肺炎伴发胸腔积液，应酌情取胸腔积液检查及培养以确定其性质。若治疗不当，约 5% 并发脓胸，应积极引流排脓。

二、革兰阴性杆菌肺炎

革兰阴性杆菌肺炎（gram negative bacillus pneumonia）的病原菌有肺炎杆菌、流感嗜血杆菌、大肠杆菌、绿脓杆菌、沙雷杆菌、枸橼酸杆菌等。因免疫功能低下，其肺实质病变易融合，组织坏死后容易形成多发性脓肿。一般双侧肺下叶多受累，若波及胸膜可引起胸膜渗出形成脓胸（pyothorax）。

（一）临床表现

多见于衰老、体弱、慢阻肺、心力衰竭、肾功能不全、冠心病、糖尿病、肿瘤化疗和放疗后、应用广谱抗生素及激素的患者。起病可急可缓，有冷热感或无发烧，食欲缺乏、恶心。咳嗽较轻，咳白黏痰、脓痰或绿色痰，克雷伯菌感染咳棕红（砖红色）脓痰，发绀、呼吸困难、胸痛等。重症患者可出现意识不清、嗜睡、谵语等。听诊有肺干湿啰音，或有胸腔积液体征。重症患者可并发休克、心力衰竭、酸碱失衡、电解质紊乱、呼吸衰竭、败血症等。

（二）辅助检查

1. 血常规　白细胞总数增高或不高，但分叶核比例增高、核左移多见。

2. 痰检　晨起漱口3次，采深部位痰，须在10分钟内接种培养。多次培养出一种细菌有诊断意义。如有可能，经环甲膜从气管内吸痰或经纤维支气管镜用防污染毛刷取样，做细菌定量培养。血清抗体测定，如绿脓杆菌血清凝集试验。

3. X线　肺实变影，支气管肺炎影像多见两肺下呈斑片阴影。除流感嗜血杆菌肺炎外，多形成脓胸。

（三）诊断和鉴别诊断

根据临床症状、体征、痰菌培养、实验室检查及X线影像可确诊。鉴别诊断如下。

1. 肺结核　咳嗽、咯血、体弱，痰可查出结核菌，X线影像检查以助鉴别。

2. 肺癌　多年吸烟史、刺激性咳嗽、痰中带血、体重减轻。痰检出癌细胞。做胸平片或肺CT检查，必要时做MRI检查。纤维支气管镜肺灌洗液查癌细胞，或通过纤维支气管镜肺活检，或经皮肺活检，或开胸肺活检以助鉴别诊断。

3. 胸腔积液　干咳气短、气管向健侧移位等胸腔积液体征。X线、B超可证实胸腔有积液，胸穿后抽液检查可以定性。

（四）治疗

1. 抗菌药物治疗　根据细菌培养和药敏试验选择抗菌药物。哌拉西林（piperacillin）4 g加生理盐水100 mL，每日2次静脉滴注。头孢哌酮（cefoperazone）2 g加生理盐水100 mL，每日2次静脉滴注。如绿脓杆菌感染可用头孢他啶（ceftazidime）2 g加生理盐水100 mL，每日2次静脉滴注。如β-内酰类抗生素过敏可用左氧氟沙星（levofloxacin）200 mg，每日2次静脉滴注，或培氟沙星（pefloxacin）400 mg，每日2次或1次静脉滴注。如为绿脓杆菌可用氟罗沙星（fleroxacin）加用阿奇霉素（azithromycin）治疗。在治疗时要用量适宜，疗程不少于2周。同时要注意防止菌群失调、应用支持疗法、调节水盐代谢、纠正酸碱失衡。

2. 对症支持治疗　参见肺炎链球菌肺炎。

三、病毒性肺炎

病毒性肺炎（viral pneumonia）是由病毒侵入呼吸道上皮及肺泡上皮细胞引起的肺间质及实质性炎症。病毒是成人 CAP 除细菌外的第二大常见病原体。病毒性肺炎大多可以自愈，但近年新变异病毒（如 SARS 冠状病毒，H5N1、H1N1、H7N9 病毒，2019-nCoV 等）不断出现，暴发流行，死亡率较高，已成为公共卫生防御（尤其对老人和儿童）的重要疾病之一。

（一）病因和发病机制

常见病毒为甲、乙型流感病毒，腺病毒，副流感病毒，呼吸道合胞病毒和冠状病毒等。免疫抑制宿主为疱疹病毒和麻疹病毒的易感者；骨髓移植和器官移植受者易患疱疹病毒和巨细胞病毒性肺炎。患者可同时受一种以上的病毒感染，并且常继发细菌感染如金黄色葡萄球菌感染，免疫抑制宿主还常继发真菌感染。病毒性肺炎主要为吸入性感染，通过人与人的飞沫传染，主要是由上呼吸道病毒感染向下蔓延所致，常伴气管-支气管炎。偶见黏膜接触传染，呼吸道合胞病毒通过尘埃传染。器官移植的患者可通过多次输血，甚至供者的器官引起病毒血行播散感染，通常不伴气管-支气管炎。

病毒侵入细支气管上皮引起细支气管炎，可波及肺间质与肺泡而致肺炎。气道上皮广泛受损，黏膜发生溃疡，其上覆盖纤维蛋白被膜。单纯病毒性肺炎多为间质性肺炎，肺泡间隔有大量单核细胞浸润。肺泡水肿，被覆含蛋白及纤维蛋白的透明膜，使肺泡弥散距离增加。肺炎可为局灶性或弥漫性，也可呈实变。部分肺泡细胞及巨噬细胞内可见病毒包涵体。炎症介质释出，直接作用于支气管平滑肌致支气管痉挛。病变吸收后可留有肺纤维化。

（二）临床表现

好发于病毒性疾病流行季节，症状通常较轻，与支原体肺炎的症状相似。但起病较急，发热、头痛、全身酸痛、倦怠等全身症状较为突出，常在急性流感症状尚未消退时即出现咳嗽、少痰或白色黏液痰、咽痛等。老年人或儿童易发生重症肺炎，表现为呼吸困难、发绀、嗜睡、精神萎靡，甚至休克、心衰和呼衰或急性呼吸窘迫综合征（ARDS）等。本病通常无显著的胸部体征，病情严重者有呼吸浅速、心率增快、发绀、肺部干湿性啰音等症状。

（三）辅助检查

白细胞计数正常、稍高或偏低，血沉通常在正常范围。病毒培养较困难，不易常规开展，肺炎患者的痰涂片仅发现散在细菌及大量有核细胞，找不到致病菌时，应怀疑病毒性肺炎的可能。血清监测病毒的特异性 IgM 抗体，有助于早期诊断。急性期和恢复期的双份血清抗体滴度增高 4 倍或以上有确诊意义。聚合酶链式反应（PCR）检测病毒核酸，对新发变异病毒或少见病毒有确诊价值。

胸部 X 线检查可见肺纹理增多，磨玻璃状阴影，小片状浸润或广泛浸润、实变，病情严重者显示双肺弥漫性结节性浸润，但大叶实变及胸腔积液者均不多见。病毒性肺炎的致病源不同，其 X 线征象亦有不同的特征。胸部 CT 表现多样，常见小叶分布的毛玻璃影、小结节病灶，也可表现为网织索条影，支气管、血管束增粗，叶、段实变影，可伴有纵隔淋巴结肿大，单侧或双侧少量胸腔积液。病毒性肺炎吸收慢，病程长。

（四）诊断

诊断依据为临床症状及 X 线或 CT 影像改变，并排除由其他病原体引起的肺炎。确诊有赖于病原学检查，包括病毒分离、血清学检查，以及病毒抗原或病毒核酸的检测。呼吸道分泌物中细胞核内的包涵体可提示病毒感染，但并非一定来自肺部，需要进一步收集下呼吸道分泌物或肺活检标本做培养分离病毒。血清学检查常用的方法是检测特异性 IgG 抗体，如补体结合试验、血凝抑制试验、中和试验，作为回顾性诊断。

（五）治疗

1. 一般治疗　对症治疗，注意隔离消毒，预防交叉感染。必要时氧疗。

2. 抗病毒治疗　病毒抑制药物：①利巴韦林（ribavirin）为广谱抗病毒药物，包括呼吸道合胞病毒、腺病毒、副流感和流感病毒，每日 0.8～1.0 g，分 3～4 次服用；或每日 10～15 mg/kg，分 2 次静脉滴注或肌内注射；亦可雾化吸入，10～30 mg 加蒸馏水 30 mL，每日 2 次，连续 5～7 天。②阿昔洛韦（acyclovir）具有广谱、强效和速效特点，用于疱疹病毒、水痘病毒感染，尤其对免疫缺陷或应用免疫抑制剂者应尽早使用，静脉滴注 5 mg/kg，每日 3 次，连续给药 5～7 天。③更昔洛韦（ganciclovir）可抑制 DNA 合成，用于巨细胞病毒感染，每日 7.5～15 mg/kg，连用 10～15 天。④奥司他韦（oseltamivir）为神经氨酸酶抑制剂，对甲、乙型流感病毒均有效，耐药发生率低，每日 150 mg，分 2 次，连用 5 天。⑤阿糖腺苷（vidarabine）具有广谱抗病毒作用，多用于治疗免疫缺陷患者疱疹病毒与水痘病毒感染，每日 5～15 mg/kg，静脉滴注，10～14 天为 1 个疗程。⑥金刚烷胺（amantadine）有阻止某些病毒进入人体细胞和退热作用，用于流感病毒感染。成人每次 100 mg，早晚各 1 次，连用 3 天。

3. 抗生素和激素　病毒性肺炎原则上不宜应用抗生素预防继发性细菌感染，一旦明确合并细菌感染，应及时选用敏感的抗生素。糖皮质激素的疗效仍有争论，不同类型的病毒性肺炎应酌情使用。

4. 中医辨证论治　清热解毒、扶正祛邪。中药对病毒性肺炎有一定疗效。中药复方合理配伍、增效减毒，不仅能直接对抗病毒毒性，而且能提高机体免疫力，间接发挥抗病毒作用。

四、肺真菌病

肺真菌病（pulmonary mycosis）是最常见的深部真菌病。由于广谱抗生素、糖皮质激素、细胞毒性药物及免疫抑制剂的广泛使用，器官移植的开展，以及免疫缺陷病如艾滋病患者的增多等，肺真菌病有增多的趋势。真菌（fungus）多在土壤中生长，孢子（spore）飞扬于空气中，被吸入肺部可引起肺真菌病（外源性）。有些真菌为寄生菌，当机体免疫力下降时可引起感染，体内其他部位真菌感染亦可经淋巴或血液到肺部，为继发性肺真菌病。

肺真菌病主要有肺念珠菌病（pulmonary candidiasis）、肺曲霉病（pulmonary aspergillosis）、肺隐球菌病（pulmonary eryptococcosis）和肺孢子菌肺炎（pneumocystis pneumonia）。现以肺念珠菌病为例介绍。

（一）病理

肺念珠菌病又称支气管肺念珠菌病（broncho-pulmonary candidiasis），是由白念珠菌或其他念珠菌所引起的急性、亚急性或慢性下呼吸道真菌病。念珠菌有黏附黏膜组织的特性，其中白念珠菌对组织的黏附力尤强，故其致病力较其他念珠菌更强。念珠菌被吞噬后，在巨噬细胞内仍可长出芽管，穿破细胞膜并损伤巨噬细胞。念珠菌尚可产生致病性强的水溶性毒素引起休克。近年来非白念珠菌（如热带念珠菌、光滑念珠菌、克柔念珠菌等）感染有升高的趋势，可能与抗真菌药广泛应用有关。

肺真菌病的病理改变有过敏、化脓性炎症或形成慢性肉芽肿。X线影像表现无特征性，可为支气管肺炎、大叶性肺炎、单发或多发结节，乃至肿块状阴影和空洞。由于肺真菌病临床表现无特异性，诊断时必须综合考虑宿主因素、临床特征、微生物学检查和组织病理学资料。目前，病理学诊断仍是肺真菌病的金标准。

（二）临床表现

肺念珠菌病临床可分为两种类型，亦是病程发展中的两个阶段。

1. 支气管炎型　类似慢性支气管炎，表现为阵发性激性咳嗽，咳多量似白泡沫塑料状稀痰，偶带血丝，随病情进展，痰稠如糨糊状。憋喘、气短，尤以夜间为甚。乏力、盗汗，多无发热。X线影像仅示两肺中下野纹理增粗。

2. 肺炎型　类似急性细菌性肺炎，表现为畏寒、高热，咳白色泡沫黏痰，或呈胶冻状，有酵臭味，有时咯血、气急。胸部X线检查显示双下肺纹理增多，有纤维条索影，伴散在的大小不等、形状不一的结节状阴影，呈支气管肺炎表现；或融合的均匀大片浸润，自肺门向周边扩展，可形成空洞。多为双肺或多肺叶病变，但肺尖较少受累，偶可并发胸膜炎。

（三）诊断和治疗

1. 诊断　肺念珠菌病诊断，要求合格的痰或支气管分泌物标本2次显微镜检酵母假菌丝或菌丝阳性及真菌培养有念珠菌生长且两次培养为同一菌种（血行播散者除外）。念珠菌败血症时，血、尿和脑脊液培养可阳性。另外，血1，3-β-D葡聚糖抗原检测（G试验）连续2次阳性。但确诊仍需组织病理学的依据。

2. 治疗　轻症患者在消除诱因后，病情常能逐渐好转。病情严重者应及时应用抗真菌药物。常用制剂：氟康唑（fluconazole）、伊曲康唑（itraconazole）、伏立康唑（voriconazole）和泊沙康唑（posaconazole）等。氟康唑每日200mg，首剂加倍，病情重者可用每日400mg，甚或更高剂量每日 6 ~ 12 mg/kg。两性霉素 B（amphotericin B）亦可用于重症病例，每日 0.5 ~ 1.0 mg/kg，但毒性反应较大。棘白菌素类（echinocandins）抗真菌药如卡泊芬净（caspofungin）、米卡芬净（micafungin）等对念珠菌也有效。临床上应根据患者的状态和真菌药敏结果选用。

五、肺脓肿

肺脓肿（lung abscess）是由多种病原体引起的肺组织化脓性病变，早期为化脓性肺炎，继而坏死、液化，形成脓肿。临床特征为高热、咳嗽和咳大量脓臭痰。胸部 X 线或 CT 示肺实质内厚壁空洞或伴液平，如多个直径 < 2 cm 的空洞也称为坏死性肺炎。根据感染途径分为原发吸入性、继发性和血源性肺脓肿。原发性肺脓肿多见于易于误吸的无基础疾病者，继发性肺脓肿多继发于肺部新生物引起的气道堵塞或免疫抑制（如 AIDS、器官移植）患者。血源性肺脓肿主要因皮肤外伤感染、疖、痈、中耳炎或骨髓炎等所致的脓毒症，菌栓经血行播散到肺，引起小血管栓塞、炎症和坏死而形成肺脓肿。

老年人机体（呼吸系统）器官结构功能退化，免疫防御能力减弱，气道阻塞疾病的发病率增高，肺脓肿发病率也逐渐升高。病原体主要是厌氧菌和兼性厌氧菌，近些年需氧菌感染比例增高。急性肺脓肿治疗不彻底或支气管引流不畅，导致大量坏死组织残留脓腔，炎症迁延 3 个月以上则称为慢性肺脓肿。脓腔壁成纤维细胞增生，肉芽组织使脓腔壁增厚，并可累及周围细支气管，导致其变形或扩张。

肺脓肿的治疗主要依据病原体的感染来源和病原体的种类（细菌培养和药敏试验）选择有效的抗生素。青霉素对绝大多数厌氧菌都敏感，疗效较佳，常用剂量为每日 1200 万 ~ 1800 万 U，分 4 ~ 6 次静脉滴注，或延长青霉素给药时间，以使其 T > MIC% 达到 50% 以上。脆弱拟杆菌对青霉素不敏感，而对林可霉素（lincomycin）、克林霉素（clindamycin）和甲硝唑（metronidazole）敏感，故常与甲硝唑每日 2 g 联合应用。

支气管脓液引流或经胸壁置管引流，是提高疗效的有效措施。如果肺脓肿病程超过 3 个月，经内科治疗脓腔不缩小，或脓腔过大（3 cm 以上）估计不易闭合者；大咯血经内科治疗无效或危及生命；伴有支气管胸膜瘘或脓胸经抽吸、引流和冲洗疗效不佳者；支气管阻塞限制了气道引流（如肺癌）者，可选择外科手术治疗。

第四节　肺结核

结核病（tuberculosis，TB）是结核杆菌感染所引起的一种慢性传染病。可侵犯肺、肠道、肾、骨关节等全身各器官。肺是结核杆菌最易侵犯的器官，肺部结核称为肺结核病（pulmonary tuberculosis）。当前结核病疫情虽出现缓慢减弱趋势，但由于耐多药结核病（multidrug-resistant tuberculosis，MDR-TB）的增多，人类免疫缺陷病毒与结核分枝杆菌的双重感染（HIV/TB）和移民及流动人口中结核病难以控制，结核病仍然是危害人类健康的公共卫生问题。老年肺结核增多的原因，比较公认的看法是，当一个国家和地区结核病疫情下降较明显时，儿童及青年中自然感染的机会大大减少，而40年前或更久前已感染结核菌的老年人群发生内源性复燃而发病。此外，结核菌素反应已转阴的老年人也可重新感染而发病。

一、病因和发病机制

1.病原体　结核病的病原菌为结核分枝杆菌（M.tuberculosis，MTB）复合群，包括结核分枝杆菌、牛分枝杆菌、非洲分枝杆菌和田鼠分枝杆菌。人肺结核的致病菌90%以上为结核分枝杆菌。典型的结核分枝杆菌是细长、稍弯曲、两端圆形的杆菌，痰标本中的结核分枝杆菌可呈现为T、V、Y字形及丝状、球状、棒状等多种形态。结核分枝杆菌抗酸染色呈红色，可抵抗盐酸酒精的脱色作用，故称抗酸杆菌（acid-fast bacillus）。结核分枝杆菌对干燥、冷、酸、碱等抵抗力强，在干燥的环境中可存活数个月或数年，在室内阴暗潮湿处能数个月不死，但对紫外线比较敏感，太阳光直射下痰中结核分枝杆菌经2~7小时可被杀死，实验室或病房常用100 W紫外线灯距照射物0.5~1 m，照射30分钟具有明显杀菌作用。

2.原发感染　首次吸入含结核分枝杆菌的气溶胶后，是否感染取决于结核分枝杆菌的毒力和肺泡内巨噬细胞固有的吞噬杀菌能力。结核分枝杆菌的类脂质等成分能抵抗溶酶体酶类的破坏作用，如果结核分枝杆菌能够存活下来，并在肺泡巨噬细胞内、外生长繁殖，这部分肺组织即出现炎症病变，称为原发病灶（primary lesion），其中的结核分枝杆菌沿着肺内引流淋巴管到达肺门淋巴结，引起淋巴结肿大。原发病灶和肿大的气管支气管淋巴结合称为原发复合征。原发病灶继续扩大，可直接或经血流播散到邻近组织器官，发生结核病。机体通过细胞介导的免疫系统对结核分枝杆菌产生特异性免疫，使原发病灶的结核分枝杆菌停止繁殖，原发病灶炎症迅速吸收或留下少量钙化灶，肿大的肺门淋巴结逐渐缩小、纤维化或钙化，播散到全身各器官的结核分枝杆菌大部分被消灭，这是原发感染最常见的良性过程。但仍然有少量结核分枝杆菌没有被消灭，长期处于休眠期，成为继发性结核病的来源之一。

3.免疫反应　结核病主要依赖细胞免疫机制控制结核分枝杆菌感染。人体受结核分枝杆菌感染后，首先是巨噬细胞做出反应，肺泡中的巨噬细胞大量分泌白细胞介素-1（IL-1）、白细胞介素-6（IL-6）和肿瘤坏死因子-α（TNF-α）等细胞因子，使淋巴细胞和单核细胞聚集到结核分枝杆菌入侵部位，逐渐形成结核肉芽肿（tuberculous granuloma），限制结核分枝杆菌扩散并杀灭结核分枝杆菌。淋巴细胞具有独特作用，其与巨噬细胞相互作用和协调，对完善免疫保护作用非常重要。T淋巴细胞有识别特异性抗原的受体，CD4$^+$T细胞促进免疫反应，在淋巴因子作用下分化为第一、二类辅助T细胞（Th1、Th2）。细胞免疫保护作用以Th1为主，Th1促进巨噬细胞的功能和免疫保护力。白细胞介素-12可诱导Th1的免疫作用，刺激T细胞分化为Th1，增加γ-干扰素的分泌，激活巨噬细胞抑制或杀灭结核分枝杆菌的能力。

4.继发感染　继发性结核与原发性结核有明显的差异，继发性结核有明显的临床症状，容易出现空洞和排菌，有传染性。继发性肺结核的发病有两种类型，一种类型发病慢，临床症状少而轻，多发生在肺尖或锁骨下，痰涂片检查阴性，一般预后良好；另一类型发病较快，几周前肺部检查还是正常，发现时已出现广泛的病变、空洞和播散，痰涂片检查阳性。这类继发性肺结核多发生在青春期女性、营养不良、抵抗力弱的群体及免疫功能受损的患者。

目前认为，继发性结核病的发病有两种方式：一是原发性结核感染遗留的潜在病灶中的结核分枝杆菌重新活动而发病，为内源性复发；据统计约10%的结核分枝杆菌感染者，会在一生的某个时期发生继发性结核。二是由于受到结核分枝杆菌的再感染而发病，称为外源性重染。两种不同发病方式主要取决于当地的结核病流行病学特点与严重程度。

二、病理

1. 病理变化　结核病的基本病理变化是炎性渗出、增生和干酪样坏死。病理过程特点是破坏与修复常同时进行，故三种病理变化多共存，也可以某一种变化为主，而且可相互转化。渗出为主的病变主要出现在结核性炎症初期阶段或病变恶化复发时，表现为局部中性粒细胞浸润，继而由巨噬细胞及淋巴细胞取代。增生为主的病变发生在机体抵抗力较强、病变恢复阶段，为典型的结核结节（tubercle），直径约0.1 mm，数个结核结节融合后肉眼能见到，由淋巴细胞、上皮样细胞、朗格汉斯细胞及成纤维细胞组成；结核结节的中间可出现干酪样坏死（caseous necrosis），大量上皮样细胞互相聚集融合形成的多核巨细胞称为朗格汉斯（Langhans）巨细胞。以干酪样坏死为主的病变多发生在结核分枝杆菌毒力强、感染菌量多、机体超敏反应增强、抵抗力低下的情况下，镜检为红染、无结构的颗粒状物，含脂质多，肉眼观察呈淡黄色，状似奶酪，故称干酪样坏死。

2. 病理转归　抗结核化学治疗问世前，结核病的病理转归特点为吸收愈合十分缓慢、多反复恶化和播散。采用化学治疗后，早期渗出性病变可完全吸收消失或仅留下少许纤维条索。一些增生病变或较小的干酪样病变在化学治疗下也可吸收缩小逐渐纤维化，或纤维组织增生将病变包围，形成散在的小硬结灶。未经化学治疗的干酪样坏死病变常发生液化或形成空洞，含有大量结核分枝杆菌的液化物，可经支气管播散到对侧肺或同侧肺其他部位引起新病灶。化疗后，干酪样病灶中的大量结核分枝杆菌被杀死，病变逐渐吸收缩小或形成钙化。

根据肺结核病的发展过程及表现，肺结核分为原发复合征、血行播散型结核（包括急性粟粒型结核、亚急性或慢性血行播散型结核及结核性脑膜炎）、渗出型肺结核、慢性纤维空洞型肺结核等四型。老年肺结核以血行播散型和纤维空洞型多见，前者由于不同数量的结核菌进入血循环、细菌播散引起发病；后者因病变发现不及时或治疗不彻底，以致病变发展、组织破坏和机体抵抗，是组织修补交织进行的结果。

三、临床表现

1. 早期肺结核　可没有症状或仅有倦怠、精神萎靡、体重下降和食欲缺乏等。轻微咳嗽，多为干咳或伴有少量黏痰；痰中带血丝常是促使患者就诊的重要症状。体检多无阳性发现。病灶在肺上部时，轻咳时在肩胛间区可闻及细湿性啰音，表明病变可能有活动性。

2.活动期 可有发热、盗汗及消瘦症状。体温多在午后或傍晚上升，翌晨消退。一部分患者有不同程度咯血。痰中带血常为炎症病灶，由毛细血管通透性增高引起，小血管损伤可发生中等量咯血，空洞壁动脉瘤破裂则有大咯血。

3.慢性肺结核 病变广泛，纤维组织广泛增生，引起肺叶实变和收缩，体检表现为病变侧胸廓塌陷，触觉语颤减弱，叩诊浊音，听诊呼吸音减低或有支气管呼吸音，湿性啰音。

4.其他 部分患者有胸部隐痛、肺部病变广泛者出现呼吸困难。急性粟粒性肺结核起病可比较急骤，发生寒战及不规则发热。

5.老年肺结核 临床表现除有上述共同特点外，应注意以下几点。

（1）首发症状：起病隐袭、病程缓慢，症状常不典型。老年肺结核以咳嗽、咯血、发热、呼吸困难和食欲缺乏五项症状之一作为首发症状者占81.8%，其中咳嗽为第1位，占39.1%。

（2）常见症状：症状顺序为咳嗽、咯血、胸痛、气急与发热，即呼吸道症状较明显。

（3）合并非结核性疾病比例高：老年肺结核往往合并有慢性阻塞性肺病、糖尿病等，这些疾病的临床表现往往掩盖了肺结核的临床症状，值得注意。

（4）血行播散型肺结核发生率高：发病隐袭，因累及各系统而发生各种非特异的症状和体征，误诊率较高。胸片有典型改变者为1/3～2/3，结核菌素试验可为阴性。

四、辅助检查

1.痰结核分枝杆菌检查 是确诊肺结核病的主要方法，也是制定化疗方案和考核治疗效果的主要依据。痰结核菌阳性表明患者结核病变活动，具有传染性，必须积极治疗。

（1）涂片检查：是简单、快速、易行和可靠的方法，但欠敏感。每毫升痰中至少含5000～10 000个细菌时可呈阳性结果。除常采用的齐-内（Ziehl-Neelsen）染色法外，WHO推荐使用LED荧光显微镜检测抗酸杆菌，省时、方便，适用于痰检数量较大的实验室。痰涂片检查阳性仅说明痰中含有抗酸杆菌，不能区分是结核分枝杆菌还是非结核分枝杆菌，由于非结核分枝杆菌致病的机会非常少，故痰检抗酸杆菌对诊断肺结核有极重要的意义。

（2）培养法：为痰结核分枝杆菌检查提供准确、可靠的结果，灵敏度高于涂片法，常作为结核病诊断的"金标准"。同时也为药物敏感性测定和菌种鉴定提供菌株。BACTEC-TB 960法采用液体培养基和测定细菌代谢产物，10日可获得结果，并提高10%分离率。

（3）其他检测技术：如PCR、核酸探针检测特异性DNA片段、色谱技术检测结核硬脂酸和分枝菌酸等菌体特异成分、免疫学方法检测特异性抗原和抗体、基因芯片法等，使结核病快速诊断取得进展，但这些方法仍在研究阶段，尚需改进和完善。

2.结核菌素试验 广泛应用于检出结核分枝杆菌的感染，而非检出结核病。由于卡介苗的普遍接种，旧结核菌素（old tuberculin test，OT）试验使结核分枝杆菌感染的检出受到很大限制。目前，WHO推荐使用的结核菌素为纯蛋白衍化物（purified protein derivative，PPD）和PPD-RT23。结核分枝杆菌感染后需4～8周才能建立充分的变态反应，在此之前，

OT 试验可呈阴性；营养不良、HIV 感染、麻疹、水痘、癌症、严重的细菌感染包括重症结核病如粟粒型结核和结核性脑膜炎等，OT 试验结果多为阴性或弱阳性。

3. γ-干扰素释放试验（interferon-gamma release assays，IGRAs） 通过特异性抗原 ESAT-6 和 GFP-10 与全血细胞共同孵育，然后检测 γ-干扰素水平或采用酶联免疫斑点试验（ELISPOT）测量计数分泌 γ-干扰素的特异性 T 淋巴细胞，可以区分结核分枝杆菌自然感染与卡介苗接种和大部分非结核分枝杆菌感染，因此诊断结核感染的特异性明显高于 PPD 试验，但由于成本较高，目前多用于研究评价工作，尚未广泛推行。

4. 血清结核菌抗体测定 血清中抗结核菌（或具某一菌体成分如 PPD）的 IgG 等抗体测定对诊断具有辅助价值。常用方法为酶联免疫吸附试验（ELISA）。

5. 血液检查 通常结核病患者血红蛋白、白细胞都无明显改变。少数急性血行播散性结核，白细胞数可上升，个别病例甚至发生类白血病反应。血沉可增快，病变好转后血沉趋于正常，有助于了解病变发展的趋势，但血沉加快不能作为诊断依据。

6. 影像学检查 胸部 X 线检查是诊断肺结核的常规首选方法。计算机 X 线摄影（CR）和数字 X 线摄影（DR）等可增加层次感和清晰度。胸部 X 线检查可发现早期轻微的结核病变，确定病变范围、部位、形态、密度、与周围组织的关系、病变阴影的伴随影像；判断病变性质、有无活动性、有无空洞、空洞大小和洞壁特点等。肺结核病影像特点是病变多发生在上叶的尖后段、下叶的背段和后基底段，呈多态性，即浸润、增殖、干酪、纤维钙化病变可同时存在，密度不均匀、边缘较清楚和病变变化较慢，易形成空洞和播散病灶。CT 能提高分辨率，易发现隐匿的胸部和气管、支气管内病变，早期发现肺内粟粒阴影和微小病变；清晰显示各型肺结核病变特点和性质、与支气管关系、有无空洞及进展恶化和吸收好转的变化；准确显示纵隔淋巴结有无肿大。常用于对肺结核的诊断及与其他胸部疾病的鉴别诊断，也可用于引导穿刺、引流和介入性治疗等。

7. 纤维支气管镜检查 常用于支气管结核和淋巴结支气管瘘的诊断，支气管结核表现为黏膜充血、溃疡、糜烂、组织增生、形成瘢痕和支气管狭窄。可在病灶部位钳取活体组织进行病理学检查和结核分枝杆菌培养。对肺内结核病灶可采集分泌物或冲洗液标本做病原体检查。经支气管肺活检获取标本检查，对老年人鉴别结核病和肺癌具有重要价值。

五、诊断和鉴别诊断

根据患者临床表现、影像学检查、痰结核菌检查与培养等，诊断并不困难。多数患者，根据临床症状及 X 线胸片表现即可做出初步诊断。然而，细菌学检查是肺结核诊断最可靠的依据，老年人肺结核诊断，要注意症状可能不典型，经综合判断，排除其他疾病。

肺结核的鉴别诊断是比较复杂的问题，老年肺结核更突出。主要与以下疾病鉴别。

1. 肺炎 主要与继发型肺结核鉴别。各种肺炎因病原体不同而临床特点各异，但大都起病急伴有发热、咳嗽、咳痰明显，血白细胞和中性粒细胞数增高。胸片表现密度较小且较均匀的片状或斑片状阴影，抗菌治疗后体温迅速下降，1～2 周阴影有明显吸收。

2. 慢阻肺 多表现为慢性咳嗽、咳痰，少有咯血。冬季多发，急性加重期可有发热。肺功能检查为阻塞性通气功能障碍，胸部影像学检查有助于鉴别诊断。

3. 支气管扩张 慢性反复咳嗽、咳痰，多有大量脓痰，常反复咯血。轻者 X 线胸片无异常或仅见肺纹理增粗，典型者可见卷发样改变，高分辨 CT 示支气管腔扩大可确诊。

4. 肺癌 肺癌可表现为肺门或纵隔淋巴结肿大，需与支气管淋巴结结核鉴别；细支气管肺癌可表现为两肺弥漫性结节状阴影，需与粟粒性肺结核鉴别；癌性空洞病变及周围型肺癌需与浸润型肺结核空洞及肺结核瘤鉴别。

5. 肺脓肿 多有高热，咳大量脓臭痰。胸片表现为带有液平面的空洞伴周围浓密的炎性阴影。血白细胞和中性粒细胞数增高。

6. 结节病 结节病患者常有双侧肺门淋巴结肿大，肺部出现弥漫性阴影，要与支气管淋巴结结核、粟粒性肺结核鉴别。

六、治疗

1. 抗结核治疗 原则是早期、规律、全程、适量、联合用药。整个治疗方案分强化和巩固两个阶段。化学治疗可以迅速地杀死病灶中大量繁殖的结核分枝杆菌，使患者由传染性转为非传染性，减轻组织破坏，缩短治疗时间，临床表现为痰菌迅速转阴。

（1）常用抗结核药物：包括异烟肼（isoniazid，INH，H）、利福平（rifampicin，RFP，R）、链霉素（streptomycin，SM，S）、吡嗪酰胺（pyrezinamide，PZA，Z）、乙胺丁醇（ethambutol，EMB，E）、对氨基水杨酸、氨硫脲、卷曲霉素、卡那霉素、乙硫异烟胺、丙硫异烟胺、紫霉素、环丝氨酸等。其中异烟肼、利福平、链霉素、吡嗪酰胺和乙胺丁醇具有杀菌作用，杀菌活力与药物浓度成正比，为临床首选药物，其他属于二线药物。

（2）联合用药：异烟肼对快速增长菌有显著杀灭作用。利福平除对快速增长菌有一定杀灭作用外，还对半潜伏的顽固菌群有根除作用。链霉素及吡嗪酰胺除有弱的杀菌作用外，前者对细胞外碱性环境内细菌，后者对巨噬细胞内和空洞壁酸性环境内的细菌有根除作用。联合用药可增强治疗能力。由于天然耐药结核菌的存在，为防止单药先天耐药菌的繁殖造成治疗失败，更需强调两种及两种以上药物的联合应用，以获得协同作用及相互交叉杀灭耐药变异菌株的作用。联合用药是肺结核治疗的重要原则，老年肺结核同样要遵从这一原则。

抗结核药品固定剂量复合制剂（fixed-dose combination，FDC）由多种抗结核药品按照一定的剂量比例合理组成，由于 FDC 能够有效防止患者服某一药品，而且每次服药片数明显减少，对提高患者治疗依从性，充分发挥联合用药的优势具有重要意义，成为预防耐药结核病发生的重要手段。目前，FDC 的主要使用对象为初治活动性肺结核患者，复治肺结核患者、结核性胸膜炎及其他肺外结核也可以用 FDC 组成治疗方案。

（3）长程治疗，计划用药：除联合用药外，肺结核治疗要有适当的疗程。

1）长程治疗：异烟肼、链霉素、对氨水杨酸三药足量治疗，2～3 个月后改为异烟肼与对氨水杨酸治疗，共 12～24 个月。

2）短程治疗：异烟肼、利福平或再加乙胺丁醇治疗 9 个月；或异烟肼、利福平、乙胺丁醇、吡嗪酰胺四药治疗6个月。短程治疗可减少服药总量、及早消除传染源、减少复发率等，因而被广泛采用，代表当前结核病化疗的方向。具体方法是异烟肼每日300 mg，利福平每日450～600 mg，吡嗪酰胺每日1.5 mg，乙胺丁醇每日750 mg。

3）预防不良反应：肺结核化疗要在医师监督下进行，保证患者按计划用药，防止药物不良反应。链霉素对前庭蜗神经及肾脏有损害，应尽可能避免使用；利福平、异烟肼对肝脏的损害作用也要注意监督，有肝炎病史及长期饮酒者使用利福平更易发生肝毒性反应。

2. 糖皮质激素　主要是利用其抗炎、抗毒作用，仅用于结核毒性症状严重者，必须确保在有效抗结核药物治疗的情况下使用，使用剂量依病情而定，一般用泼尼松口服每日20 mg，顿服，1～2周，以后每周递减5 mg，用药时间为4～8周。

3. 对症支持治疗　咯血是肺结核的常见症状，一般少量咯血，多以安慰患者、消除紧张、卧床休息为主，可用氨基己酸等止血药物。由于老年肺结核患者常合并糖尿病、慢性支气管炎等疾患，在治疗肺结核的同时，必须重视并发症的治疗。

4. 其他　外科手术治疗适用于经合理化学治疗后无效、多重耐药的厚壁空洞、大块干酪灶、结核性脓胸、支气管胸膜瘘和大咯血保守治疗无效者。随着抗结核化疗的发展，外科手术适应证明显减少；老年人重要脏器并发症多，也限制了手术疗法的应用。

七、控制策略与措施

由于肺结核具有病程较长、易复发和具有传染性等特点，抗结核治疗必须坚持全程督导化学治疗，病例报告和转诊，病例登记和管理，卡介苗接种，预防性化学治疗的基本策略。

第五节　特发性肺纤维化

间质性肺疾病（interstitial lung diseases，ILD）亦称作弥漫性实质性肺疾病（diffuse parenchymal lung disease，DPLD），是一组主要累及肺间质和肺泡腔，导致肺泡-毛细血管功能单位丧失的弥漫性肺疾病。临床主要表现为进行性加重的呼吸困难、限制性通气功能障碍伴弥散功能降低、低氧血症及影像学的双肺弥漫性病变，最终发展为弥漫性肺纤维化和蜂窝肺，导致呼吸衰竭而死亡。

ILD包括200多种急、慢性肺部疾病，大多数病因不明。2002年，美国胸科学会（ATS）和欧洲呼吸学会（ERS）根据病因、临床和病理特点分为4类：①已知原因的ILD；②特发性间质性肺炎（idiopathic interstitial pneumonia，IIP）；③肉芽肿性ILD；④其他罕见ILD。其中IIP是一组病因不明的间质性肺炎，2013年ATS/ERS将IIP分为3类：①主要的特发性间质性肺炎；②少见的特发性间质性肺炎；③未能分类的特发性间质性肺炎。

特发性肺纤维化（idiopathic pulmonary fibrosis，IPF）是一种慢性、进行性、纤维化性间质性肺炎，是临床最常见的一种IIP，病因不清，好发于老年人，发病率呈上升趋势。美国IPF的患病率和年发病率分别是（14～42.7）/10万人口和（6.8～16.3）/10万人口。我国尚缺乏相应的流行病学资料，但近年来在临床实践中发现，IPF 病例呈明显增多趋势。

一、病因和发病机制

迄今为止，IPF 的病因尚不清楚。危险因素包括吸烟和环境暴露（如金属粉尘、木尘等），吸烟指数超过 20 包年，患 IPF 的危险性明显增加。有研究提示 IPF 与病毒感染（如 EB 病毒）有关，但确切作用不明。IPF 常合并胃食管反流（gastro-esophageal reflux，GER），提示胃食管反流致微小吸入可能与 IPF 发病有关，但因果关系还不十分清楚。家族性 IPF 病例的报道提示，IPF 存在一定的遗传易感性，但没有特定的遗传异常被证实。

目前认为，IPF 起源于肺泡上皮反复发生微小损伤后的异常修复。在遗传/环境因素的多重持续损伤下，受损肺上皮细胞启动"重编程"，导致细胞自噬降低，凋亡增加，上皮再生修复不足，残存细胞发生间充质样转化，呈现促纤维化表型，大量分泌促纤维化因子，形成促纤维化微环境，使成纤维细胞（fibroblasts）活化转变为肌成纤维细胞（myofibroblasts），产生过量的细胞外基质沉积，导致纤维瘢痕与蜂窝囊形成、肺结构破坏和功能丧失。

普通型间质性肺炎（usual interstitial pneumonia，UIP）是 IPF 的特征性病理改变类型。UIP 组织学特征是病变呈斑片状分布，主要累及胸膜下外周肺腺泡或小叶。低倍镜下病变呈时相不一，表现纤维化、蜂窝状改变，间质性炎症和正常肺组织并存，致密的纤维瘢痕区伴散的成纤维细胞灶。

二、临床表现

IPF 多于 50 岁以后发病，隐匿起病，主要表现为活动性呼吸困难，渐进性加重，常伴干咳。全身症状不明显，可以有不适、乏力和体重减轻等，但很少发热。75% 有吸烟史。

约半数患者可见杵状指，90% 的患者双肺基底部可闻及吸气末细小的 Velcro 啰音。疾病晚期可出现明显发绀、肺动脉高压和右心功能不全的临床表现。

三、辅助检查

1. 胸部 X 线　通常显示双肺外带、胸膜下和基底部分布明显的网状或网结节模糊影，伴有蜂窝样变和下叶肺容积减低。

2. 胸部 HRCT　呈 UIP 特征性改变，诊断 UIP 准确性 > 90%。典型 UIP 表现：①病变呈网格改变，蜂窝改变伴或不伴牵拉支气管扩张；②病变以胸膜下、基底部分布为主。

3. 肺功能　主要表现为限制性通气功能障碍、弥散量降低伴低氧血症或 I 型呼吸衰竭。早期静息肺功能可以正常或接近正常，但运动肺功能表现 $P_{(A-a)}O_2$ 增加和氧分压降低。

4. 血液化验　血液涎液化糖链抗原（KL-6）增高，血沉、抗核抗体和类风湿因子可以轻度增高，但没有特异性。结缔组织疾病相关自身抗体检查有助于 IPF 鉴别。

5. 支气管肺泡灌洗液/纤维支气管镜下肺活检（BALF/TBLB）　BALF 细胞分析多表现为中性粒细胞和（或）嗜酸性粒细胞增加。BALF 或 TBLB 对于 IPF 无诊断意义。

6. 外科肺活检　IPF 组织病理类型是 UIP，UIP 的病理诊断标准为：①明显纤维化/结构变形伴或不伴蜂窝肺，胸膜下、间质分布；②斑片肺实质纤维化；③成纤维细胞灶。

四、诊断和鉴别诊断

1. 诊断

（1）IPF诊断遵循如下标准　①ILD，但排除其他原因（如环境、药物和结缔组织疾病等）；②HRCT表现为UIP型；③联合HRCT和外科活检病理表现诊断UIP。

（2）IPF急性加重（acute exacerbation of IPF，AE-IPF）：IPF患者出现新的弥漫性肺泡损伤导致急性或显著的呼吸困难恶化即为AE-IPF。诊断标准为①过去或现在诊断IPF；②1个月内发生显著的呼吸困难加重；③HRCT表现为UIP背景下出现新的双侧磨玻璃影伴或不伴实变；④不能完全用心衰或液体过载解释。

2. 鉴别诊断　IPF的诊断需要排除其他原因的ILD。

五、治疗

治疗目的是延缓疾病进展，改善生活质量，延长生存期。包括抗纤维化药物治疗、非药物治疗、合并症治疗、姑息治疗、疾病的监测、患者教育和自我管理。

1. 抗纤维化药物治疗　吡非尼酮（pirfenidone）是一种多效性的吡啶化合物，具有抗炎、抗氧化和抗纤维化特性。尼达尼布（nintedanib）是一种多靶点酪氨酸激酶抑制剂，可抑制血小板衍化生长因子受体（PDGFR）、内皮生长因子受体（VEGFR）及成纤维细胞生长因子受体（FGFR）。两种药物作为抗纤维化药物已用于临床治疗IPF。祛痰药N-乙酰半胱氨酸高剂量（1800 mg/d）时具有抗氧化、抗纤维化作用，部分IPF患者可能有效。

2. 非药物治疗　肺康复训练，静息状态下存在明显的低氧血症（$PaO_2 < 55$ mmHg）患者应长程氧疗，但一般不推荐使用机械通气治疗IPF所致的呼吸衰竭。

3. 肺移植　是目前IPF最有效的治疗方法，合适的患者应该积极推荐肺移植。

4. 合并症治疗　积极治疗胃-食管反流及其他合并症。但是，对IPF合并的肺动脉高压多不推荐给予波生坦（bosentan）等进行针对性治疗。

5. IPF急性加重的治疗　虽然缺乏随机对照研究，临床上仍然推荐高剂量激素治疗。氧疗、防控感染、对症支持治疗是IPF急性加重患者的主要治疗手段。

六、预防和预后

1. 预防　加强患者教育与自我管理，建议吸烟者戒烟，预防流感和肺炎。

2. 预后　IPF诊断后中位生存期为2～3年，大多数患者表现为缓慢逐步可预见的肺功能下降；少数患者反复出现急性加重；极少数患者呈快速进行性发展。

第六节　肺源性心脏病

　　肺源性心脏病（cor pulmonale）简称肺心病，是由支气管－肺组织、胸廓或肺血管病变致肺血管阻力增加，产生肺动脉高压（pulmonary hypertension），继而右心室结构和（或）功能改变的疾病。根据起病缓急和病程长短，可分为急性和慢性肺心病两类。急性肺心病常见于急性大面积肺栓塞，本节重点论述慢性肺心病（chronic pulmonary heart disease）。

　　20世纪70年代，我国普查结果表明，14岁以上人群慢性肺心病的患病率为4.8‰。北方地区患病率高于南方地区，农村高于城市。吸烟者患病率是非吸烟者的5.4倍，男女无明显差异。冬春季节和气候骤然变化时易出现急性发作。老年人患病率约为1.6%，并随年龄增长而增加，并发心衰、呼衰和肺性脑病时，死亡率高达35%。

一、病因

　　1.支气管、肺疾病　以慢阻肺最多见，占80%～90%。其次为支气管哮喘、支气管扩张症、肺结核、间质性肺疾病等。

　　2.胸廓运动障碍性疾病　较少见，严重胸廓或脊椎畸形及神经肌肉疾病均可引起胸廓活动受限、肺受压、支气管扭曲变形。气道引流不畅，反复感染，并发肺气肿或纤维化。

　　3.肺血管疾病　较少见，特发性肺动脉高压、慢性栓塞性肺动脉高压和肺小动脉炎均可引起肺血管阻力增加、肺动脉压升高和右心室负荷加重，发展成慢性肺心病。

　　4.其他　原发性肺泡通气不足及先天性口咽畸形、睡眠呼吸暂停低通气综合征等，均可产生低氧血症，引起肺血管收缩，导致肺动脉高压，发展成慢性肺心病。

二、发病机制和病理生理

　　1.肺动脉高压的形成

　　（1）肺血管阻力增加的解剖因素：肺血管解剖结构的变化，形成肺循环血流动力学障碍。主要原因：①慢阻肺及支气管周围炎长期反复发作，累及邻近肺小动脉引起血管炎，管壁增厚或纤维化，管腔狭窄甚至闭塞，肺血管阻力增加，产生肺动脉高压。②肺气肿导致肺泡内压增高，压迫肺泡毛细血管，造成管腔狭窄或闭塞。肺泡壁破裂造成毛细血管网的毁损，当毛细血管床减损超过70%时肺循环阻力增大。③肺血管重构：慢性缺氧使肺血管收缩，管壁张力增高，同时缺氧时肺内产生多种生长因子（如多肽生长因子），刺激管壁平滑肌细胞、内膜弹力纤维及胶原纤维增生。④血栓形成：尸检发现，部分慢性肺心病急性发作期患者存在多发性肺微小动脉原位血栓，引起肺血管阻力增加，加重肺动脉高压。

　　（2）肺血管阻力增加的功能因素：缺氧、高碳酸血症和呼吸性酸中毒使肺血管收缩、痉挛，其中缺氧是肺动脉高压形成最重要的因素。缺氧时缩血管活性物质增多，如白三烯（LT）、5-羟色胺（5-HT）、血管紧张素Ⅱ（Ang Ⅱ）、血小板活化因子（PAF）等使肺血管收缩，血管阻力增加。内皮源性舒张因子（EDRF）和内皮源性收缩因子（EDCF）平衡失调，在缺氧性肺血管收缩中也起一定作用。缺氧使平滑肌细胞膜对 Ca^{2+} 的通透性增加，细胞 Ca^{2+} 含量增高，肌肉兴奋-收缩偶联效应增强，直接使肺血管平滑肌收缩。高碳酸血症时，H^+ 产生过多，使血管对缺氧的收缩敏感性增强，致肺动脉压增高。

（3）血容量增多和血液黏稠度增加：慢阻肺缺氧引起继发性红细胞增多，红细胞压积超过 55%～60% 时血黏度明显增加，血流阻力增加。缺氧使肾小动脉痉挛，肾血流减少，肾素-血管紧张素-醛固酮系统分泌增多，水钠潴留，血容量增加，可加重肺动脉高压。

2. 心脏病变和心力衰竭　肺动脉高压、右室负荷增大导致右心室扩张肥厚。肺动脉高压持续发展，超过右心负荷，右心排血量下降，右室收缩末期残留血量增加，舒张末压升高，促使右心室扩大直至右心功能衰竭。缺氧、高碳酸血症、肺内反复细菌感染产生的毒素对心肌的损害也促进了心衰的发生。

3. 其他重要器官的损害　老年人各器官功能本身有退行性改变，缺氧、高碳酸血症均可加重损害脑、肝、肾、胃肠、血液、内分泌等系统的重要器官。

三、临床表现

本病发展缓慢，除原发病的症状和体征外，主要是心肺功能不全和其他脏器受损的症状和体征。可分为两期。

1. 肺、心功能代偿期（缓解期）主要以慢支肺气肿为临床表现。咳嗽、咳痰、气促，活动后可有心悸、呼吸困难、乏力和劳动耐力下降。可有不同程度的发绀，肺动脉瓣听诊区第二心音亢进，三尖瓣听诊区可出现收缩期吹风样3级以下杂音，因肺气肿胸腔压力升高而出现颈静脉充盈、肝脏浊音界下移。

2. 肺、心功能失代偿期（急性期）

（1）呼吸衰竭：呼吸困难加重，夜间为甚，头痛、失眠、食欲下降，白天嗜睡，甚至表情淡漠、神志恍惚、语妄等肺性脑病的表现。发绀明显，球结膜充血、水肿，严重时有视网膜血管扩张、视盘水肿等颅内压升高的表现。腱反射减弱或消失，出现病理反射。因高碳酸血症可出现周围血管扩张的表现，皮肤潮红、多汗。

（2）心力衰竭：以右心功能不全为主的全心功能不全的症状和体征。明显气促，心悸、食欲缺乏、腹胀、恶心等。发绀明显，颈静脉怒张，心率增快，可出现心律失常，剑突下可闻及收缩期杂音，甚至出现舒张期杂音。肝大且有压痛，肝颈静脉回流征阳性，下肢水肿，重者有腹腔积液。少数患者可出现肺水肿及全心衰竭的体征。

四、并发症

1. 肺性脑病　缺氧、二氧化碳潴留使脑组织酸中毒，血管通透性增加，脑细胞水肿，颅内压升高，出现头痛、嗜睡、意识不清、谵妄、昏迷，甚至搐搦等神经精神症状。

2. 酸碱失衡及水电解质紊乱　因缺氧、高碳酸血症、病久食量减少、肾功能障碍、用药等，导致酸碱失衡、水电解质紊乱。

3.心律失常　常见有窦速、房早、房扑、房颤，甚至心肌梗死、室颤或心搏骤停。

4.休克　一般为感染性休克、失血性休克（消化道出血）、心源性休克等。

5.消化道出血　由于缺氧致胃黏膜糜烂、DIC 和应激性溃疡等。

6.其他　弥散性血管内凝血（DIC）、能量代谢障碍热量不足、营养障碍。

五、辅助检查

1. X 线检查　除有原发病影像改变外，还有肺动脉高压的表现。如右下肺动脉干横径 ≥ 15 mm；其内径与气管横径比值 ≥ 1.07，肺动脉段突度 ≥ 3 mm，右室增大。

2.心电图　主要为右室大，电轴右偏 ≥ 90°。重度顺钟向转位，$R_{V1}+S_{V5} ≥ 1.05$，肺性 P 波，也可见右束支传导阻滞及低电压等，以上均可作为肺心病诊断参考条件。在 V_1、V_2，甚至延至 V_3 可出现酷似陈旧性心肌梗死图形的 QS 波，应注意鉴别。

3.超声心动图检查　右心室流出道内径 ≥ 30 mm，右心室内径 ≥ 20 mm，右心室前壁增厚。左右心室内径比值 < 2。右肺动脉内径或肺动脉干及右心房增大等，可用以诊断肺心病。

4.血气分析　肺心病失代偿期可出现低氧血症和高碳酸血症。当动脉氧分压（PaO_2）< 60 mmHg（1 mmHg =0.133 kPa）、动脉二氧化碳分压（$PaCO_2$）> 50 mmHg，提示呼吸衰竭。H^+ 浓度可正常或升高，碱中毒时可降低，老年人呼衰常见碱中毒。

5.血液和痰检　缺氧可致红细胞增多，血液黏度增大。合并感染时白细胞数可增高，以中性粒细胞数增高为主，核左移。重症可有离子紊乱、酸碱失衡，肝、肾功能均可有改变。

6.其他　痰病原学检查可以指导抗生素的选用，痰培养出致病菌主要为革兰阴性杆菌。早期或缓解期慢性肺心病，可行肺功能检查评价。

六、诊断和鉴别诊断

依据 1977 年我国修订的"慢性肺心病诊断标准"，患者有慢阻肺或慢性支气管炎、肺气肿病史，或其他胸肺疾病病史，并出现肺动脉压增高、右心室增大或右心功能不全的征象，如颈静脉怒张、P2 > A2、剑突下心脏搏动增强、肝大压痛、肝颈静脉反流征阳性、下肢水肿等，心电图、X 线胸片、超声心动图有肺动脉增宽和右心增大、肥厚的征象，可以做出诊断。但需要与下列疾病鉴别。

1.冠心病　冠心病患者可有典型心绞痛和心肌梗死病史。左心衰、高血压、高血脂、糖尿病病史等有助于诊断。体检、心电图、超声心动图检查呈左心室肥厚为主的征象，冠状动脉造影提示冠状动脉狭窄可资鉴别。冠心病合并肺心病时，临床症状常被肺心病症状掩盖，若详细询问病史，参考心电图，如电轴左偏、左前分支阻滞、ST–T 改变等有助于诊断。

2.风湿性心瓣膜病　青少年时有风湿性关节炎病史，可听到二尖瓣狭窄和关闭不全的杂音，X 线检查、心电图，特别是超声心动图的检查更有助于诊断。

3.原发性心肌病　本病无慢性支气管、肺疾病史，无肺动脉高压的表现等。表现为全心扩大，严重心律失常，超声心动图可见全心扩大或肥厚型心肌病表现。

七、治疗

因疾病多年慢性发展，导致大小气道的重构，造成组织不可逆的改变，但通过治疗可以阻止症状发展和反复发作，保持最佳的肺功能、改善活动能力、提高生活质量。

1.肺、心功能失代偿期（急性期）治疗原则为积极控制感染，通畅呼吸道，改善呼吸功能，纠正缺氧和二氧化碳潴留，控制呼吸衰竭和心力衰竭，防治并发症。

（1）控制感染：肺心病急性发作期主要与感染有关，特别是细菌感染。有资料显示，老年人的感染80%～90%为革兰阴性杆菌感染。青霉素和大环内酯类药物对革兰阴性杆菌不敏感，因此不能首选用药。氨基糖苷类药物对革兰阴性杆菌敏感，但由于对肾和耳的不良反应较大亦不适合选用。可选用合成青霉素或加酶抑制剂类药物，如苯唑西林（oxacillin）、美洛西林（mezlocillin）。对绿脓杆菌感染者可用哌拉西林、头孢菌素类（头孢噻肟钠、头孢曲松、头孢哌酮）。重感染可用头孢地嗪，该药不但对革兰阴性杆菌敏感，对革兰阳性球菌亦较敏感。在用上述药物时，应注意监测真菌感染。对β-内酰胺类抗生素过敏者亦可用新喹诺酮类药物，如环丙沙星、氧氟沙星、氟罗沙星、左氧氟沙星等。司帕沙星、克林沙星为超广谱抗菌药，对革兰阳性、革兰阴性菌均敏感，对严重感染的危重患者可选用，在严重感染得到控制后可口服用药维持。参见本章第三节。

（2）控制呼衰：给予扩张支气管、祛痰等治疗，通畅呼吸道，改善通气功能。合理氧疗纠正缺氧状态，需要时给予无创正压通气或气管插管有创正压通气治疗。氨茶碱可解除平滑肌痉挛、改善每搏输出量、扩张全身和肺血管、增加水盐排出，兴奋呼吸中枢，改善呼吸肌功能及具有某些抗炎作用。祛痰药有黏痰溶解剂，如乙酰半胱氨酸具有祛痰和抗氧化作用。氧疗是治疗肺心病的关键。具体参见本章第二节慢阻肺的治疗和第七节呼吸衰竭的治疗。

（3）控制心衰：一般在积极控制感染、改善呼吸功能后心衰即能得以缓解。对治疗后无效或较重的患者可适当选用利尿剂，如氢氯噻嗪、氨苯蝶啶和呋塞米等；正性肌力药，如毒毛花苷K、毛花苷丙（西地兰）等；血管扩张药，如硝酸甘油、硝酸山梨酯等。具体请参考第二章第八节心力衰竭的治疗。

（4）防治并发症：积极防治肺性脑病、酸碱失衡及电解质紊乱、心律失常、消化道出血、弥散性血管内凝血、休克等各种并发症。

（5）支持疗法：老年人免疫功能下降，久病、咳嗽反射减弱，故应协助翻身拍背，加强口腔护理，防治压疮。营养不良、热量不足，可加重通气障碍，故每日或隔日补充白蛋白10 mg、脂肪乳250 mL静脉滴注。亦可给予复合氨基酸静脉滴注。补充多种维生素、微量元素等。

2.肺、心功能代偿期（缓解期）　缓解期的治疗原则为扶正固本。戒烟、离开有害粉尘和刺激气体污染的环境。采用综合治疗措施，延缓基础支气管、肺疾病的进展，增强患者的免疫功能，预防感染，减少或避免急性加重，加强康复锻炼和营养。祛痰药物、茶碱缓释片、异丙托品吸入，可改善呼吸困难。家庭长期氧疗，每日 2～2.5 L/min，持续吸15～17 小时可减轻症状，减少急性发作，以改善患者的生活质量。

八、预防和预后

主要是防治支气管、肺和肺血管等基础疾病，预防肺动脉高压、慢性肺心病的发生发展。无危重合并症的肺心病经积极合理治疗，愈后较好；反复急性加重，肺功能损害严重者预后不良；合并有肺脑、消化道出血、DIC、多器官衰竭者愈后较差，病死率在10%～15%。

第七节　呼吸衰竭

呼吸衰竭（respiratory failure）简称呼衰，是指各种原因引起的肺通气和（或）换气功能严重障碍，使静息状态下亦不能维持足够的气体交换，导致低氧血症伴或不伴有高碳酸血症，进而引起一系列病理生理改变和相应临床表现的综合征。临床表现缺乏特异性，明确诊断有赖于动脉血气分析：在海平面大气压、静息状态、呼吸室内空气条件下，动脉血氧分压（PaO_2）低于 60 mmHg（8.0 kPa），伴或不伴有动脉二氧化碳分压（$PaCO_2$）高于50 mmHg（6.7 kPa），可诊断为呼吸衰竭。

一、病因和分类

完整的呼吸过程由相互衔接且同时进行的外呼吸、气体运输和内呼吸三个环节组成，参与外呼吸（即肺通气和肺换气）任何一个环节的严重病变都可导致呼吸衰竭。

1. 病因　主要包括：①气道阻塞性病变，气管–支气管的炎症、痉挛、肿瘤、异物、纤维化瘢痕等，如慢性支气管炎、上呼吸道肿物、吸入异物等，阻塞气道而致通气功能障碍。②肺组织病变，各种累及肺泡和（或）肺间质的病变，如肺炎、肺气肿、严重肺结核、弥漫性肺纤维化、肺水肿、沉着病等，均可使有效弥散面积减少、肺顺应性降低、通气/血流比例失调，导致缺氧或合并 CO_2 潴留。③肺血管疾病，肺栓塞、肺血管炎等可引起通气/血流比例失调，或部分静脉血未经氧合直接流入肺静脉，导致呼吸衰竭。④心脏疾病，各种缺血性心脏疾病、严重心瓣膜疾病、心肌病、心包疾病、严重心律失常等均可导致通气和换气功能障碍，从而导致缺氧和（或）CO_2 潴留。⑤胸部外伤所致的连枷胸、严重自发性或外伤性气胸、严重的脊柱畸形、大量胸腔积液、胸膜肥厚与粘连、强直性脊柱炎等，均可限制胸廓活动和肺扩张，导致通气不足及吸入气体分布不均，从而发生呼吸衰竭。⑥中枢神经疾病，脑出血、脑梗死、外伤、中毒等，抑制呼吸中枢致缺氧和 CO_2 潴留。

2. 分类　临床实践中，通常按动脉血气、发病机制及发病急缓进行分类。

（1）按照动脉血气分类：①Ⅰ型，即低氧性呼吸衰竭，血气分析特点是 $PaO_2 < 60\,mmHg$，$PaCO_2$ 降低或正常。主要见于肺换气功能障碍（通气/血流比例失调、弥散功能损害、肺动-静脉分流等），如严重肺部感染性疾病、间质性肺疾病、急性肺栓塞等。②Ⅱ型，即高碳酸血症性呼吸衰竭，特点是 $PaO_2 < 60\,mmHg$，同时伴有 $PaCO_2 > 50\,mmHg$。系肺泡通气不足所致。单纯通气不足时，低氧血症与高碳酸血症的程度平行，若伴有换气功能障碍，则低氧血症更为严重，如慢阻肺。

（2）按照发病机制分类：①通气性呼吸衰竭或泵衰竭（pump failure）。②换气性呼吸衰竭或肺衰竭（lung failure）。驱动或调控呼吸运动的中枢神经系统、外周神经系统、神经肌肉组织（包括神经-肌肉接头和呼吸肌）和胸廓统称为呼吸泵，这些部位的功能障碍引起的呼吸衰竭称为泵衰竭，通常主要引起通气功能障碍，表现为Ⅱ型呼吸衰竭。气道阻塞、肺组织和肺血管病变造成的呼吸衰竭称为肺衰竭，常引起换气功能障碍，表现为Ⅰ型呼吸衰竭。严重的气道阻塞性疾病（如慢阻肺）影响通气功能，造成Ⅱ型呼吸衰竭。

（3）按照发病急缓分类：①急性呼衰，呼吸功能原来正常，由于突发原因，如严重肺疾病、创伤、休克、电击、急性气道阻塞等，引起通气、换气功能严重损害，突然发生呼吸衰竭。因机体不能及时代偿，如不及时抢救，会危及患者生命。②慢性呼衰，各种原因引起的慢性肺通气功能严重障碍，不能进行有效的气体交换导致缺氧伴或不伴二氧化碳潴留，从而引起一系列生理功能和代谢紊乱。多见于慢性呼吸系统疾病，如慢阻肺、重度肺结核、广泛支气管扩张、弥漫性间质肺病等。由于肺功能损害逐渐加重，虽有缺氧伴 CO_2 潴留，但动脉血气分析 pH 在正常范围（7.35 ~ 7.45），通过机体代偿适应，仍能从事个人生活活动，称为代偿性慢性呼吸衰竭。本节重点介绍老年人慢性呼吸衰竭。

二、发病机制和对机体的影响

1.低氧血症和高碳酸血症的发病机制

（1）通气不足（hypoventilation）：正常成人静息状态下，肺泡有效通气量约为 4 L/min 才能维持正常的肺泡 PaO_2 和 $PaCO_2$。肺泡通气量减少，则肺泡 PaO_2 下降、$PaCO_2$ 上升，而发生缺氧和 CO_2 潴留。呼吸空气（O_2 浓度为 20.93%，CO_2 接近零）条件下，$PaCO_2$ 与肺泡通气量（V_A）和 CO_2 产生量（VCO_2）的关系：$PaCO_2 = 0.863 \times VCO_2 / V_A$。若 VCO_2 是常数，V_A 与 $PaCO_2$ 成反比关系。

（2）弥散障碍（diffusion abnormality）：指 O_2、CO_2 等气体通过肺泡膜进行交换的物理弥散过程发生障碍。静息状态时，流经肺泡壁毛细血管的血液与肺泡的接触时间约为 0.72 秒，而 O_2 完成气体交换的时间为 0.25 ~ 0.3 秒，CO_2 只需 0.13 秒，并且 O_2 的弥散能力仅为 CO_2 的 1/20，故弥散障碍时常以低氧血症为主。

（3）通气/血流比例失调（ventilation-perfusion mismatch）：正常成人静息状态下，通气/血流比例约为 0.8。肺泡通气/血流比例失调有两种主要形式：①肺部病变：如肺泡萎陷、肺炎、肺不张、肺水肿等引起病变部位的肺泡通气不足，通气/血流比例变小，部分未经氧合或未经充分氧合的静脉血（肺动脉血）通过肺泡的毛细血管或短路流入动脉血（肺静脉）中，又称肺动-静脉样分流或功能性分流（functional shunt）。②部分肺泡血流不足：肺血管病变如肺栓塞引起栓塞部位血流减少，通气/血流比例增大，肺泡通气不能被充分利用，又称为无效腔样通气（dead space-like ventilation）。通气/血流比例失调通常仅导致低氧血症，而无 CO_2 潴留。主要因为：①动脉与混合静脉血的氧分压差为 59 mmHg，较 CO_2 分压差 5.9 mmg 大 10 倍。②氧解离曲线呈 S 形，而 CO_2 解离曲线在生理范围内呈直线，有利于通气良好区对通气不足区的代偿，排出足够的 CO_2。但严重通气/血流比例失调亦可导致 CO_2 潴留。

（4）肺内动-静脉解剖分流增加：肺动脉内的静脉血未经氧合直接流入肺静脉，导致 PaO_2 降低，是通气/血流比例失调的特例，常见于肺动-静脉瘘。这种情况下，提高吸氧浓度并不能提高分流静脉血的血氧分压。分流量越大，吸氧后提高 PaO_2 的效果越差，若分流量超过 30%，吸氧并不能明显提高 PaO_2。

（5）氧耗量增加：发热、寒战、呼吸困难、抽搐等，均增加氧耗量。寒战时氧耗量可达 500 mL/min；严重哮喘时，呼吸肌做功增加，氧耗量可达正常的十几倍。氧耗量增加导致肺泡氧分压下降时，正常人可通过增加通气量来防止缺氧的发生。所以，若氧耗量增加的患者同时伴有通气功能障碍，则会出现严重的低氧血症。

2. 低氧血症和高碳酸血症对机体的影响

（1）中枢神经系统：脑耗氧量占全身的 1/5 ~ 1/4，大脑皮质神经元细胞对缺氧最为敏感，老年人对缺氧更为敏感。机体内氧贮备量和肺泡内功能残气含氧贮备量很少。肺泡内功能残气约含氧 400 mL、血液中血红蛋白含氧量约 850 mL，总 1250 mL。按基础代谢氧耗 250 mL/min 计算，体内贮氧仅够 5 分钟之用。事实上，$PaO_2 < 20$ mmHg（2.7 kPa）时难以维持生命主要组织的正常代谢功能，大脑皮层可发生不可逆的损伤。老年人耐受急性缺氧的极限时间更短，缺氧引起的神经症状出现更早、更凶险。急性缺氧 2 分钟内即出现深度昏迷，全身抽搐。PaO_2 在 40 mmHg（5.3 kPa）时出现躁动、谵妄；PaO_2 在 35 mmHg（4.7 kPa）时陷于昏迷；PaO_2 低于 20 mmHg（2.7 kPa）数分钟，即可造成脑细胞不可逆损伤。

CO_2 潴留使脑脊液 H^+ 浓度增高，影响脑细胞代谢，降低脑细胞的兴奋性，抑制皮质活动；但轻度 CO_2 增加，对皮质下层刺激加强，可间接引起皮质兴奋。重度 CO_2 潴留可引起头痛、头晕、烦躁不安、言语不清、精神错乱、扑翼样震颤、嗜睡、昏迷、抽搐和呼吸抑制等表现，称为肺性脑病（pulmonary encephalopathy）或 CO_2 麻醉（carbon dioxide narcosis）。肺性脑病早期，患者往往有失眠、兴奋、烦躁不安等症状。除上述神经精神症状外，还可表现为木僵、视力障碍、球结膜水肿及发绀等。

缺氧和 CO_2 潴留均会引起脑血管扩张，血流阻力减少，血流量增加，以代偿脑缺氧。缺氧和酸中毒还能损伤血管内皮细胞使其通透性增高，导致脑间质水肿；缺氧使红细胞 ATP 生成减少，造成 Na^+-K^+ 泵功能障碍，引起细胞内 Na^+ 及水分增多，形成脑细胞水肿。以上情况均可引起脑组织充血、水肿和颅内压增高，压迫脑血管，进一步加重脑缺血、缺氧，形成恶性循环，严重时出现脑疝。另外，神经细胞内酸中毒可引起抑制性神经递质 γ-氨基丁酸生成增多，加重中枢神经系统的代谢和功能障碍，这也成为肺性脑病及缺氧、休克等病理生理改变难以恢复的原因。

（2）循环系统：心肌对缺氧十分敏感，早期轻度缺氧可导致心电图改变。缺氧和 CO_2 潴留时，交感神经兴奋使皮肤和腹腔脏器血管收缩，而冠脉血管由于主要受局部代谢产物的影响发生扩张，其血流量增加，心率加快，每搏输出量增加，血压升高。急性缺氧可导致心室颤动或心搏骤停，长期慢性缺氧可导致心肌纤维化、心肌硬化。缺氧时肺小动脉痉挛导致肺动脉高压，右心负荷增加。严重的缺氧和 CO_2 潴留可直接抑制心血管中枢，造成心脏活动抑制和血管扩张、血压下降、心律失常等严重后果。持续缺氧可造成肺血管收缩，加之每搏输出量增加，故血压和肺动脉压升高，最终导致肺心病。

（3）呼吸系统：低氧血症对呼吸的影响远小于 CO_2 潴留。低 PaO_2（< 60 mmHg）作用于颈动脉体和主动脉体的化学感受器，反射性兴奋呼吸中枢，呼吸频率增快甚至出现呼吸窘迫。当缺氧程度缓慢加重时，这种反射性兴奋呼吸中枢作用将变得迟钝。缺氧对呼吸中枢有直接抑制作用，PaO_2 < 30 mmHg 时，此作用可大于反射性兴奋作用而使呼吸抑制。CO_2 是强有力的呼吸中枢兴奋剂，当 $PaCO_2$ 急骤升高时，呼吸加深加快；长期严重的 CO_2 潴留会造成中枢化学感受器对 CO_2 刺激作用的适应；$PaCO_2$ > 80 mmHg，会产生呼吸抑制和麻醉效应，此时呼吸运动主要靠低 PaO_2 对外周化学感受器的刺激作用来维持。

（4）对肝、肾和造血系统的影响：缺氧可损害肝细胞，谷丙转氨酶升高，纠正缺氧后肝功能逐渐恢复。缺氧时肾血流量、肾小球滤过量、尿和钠排泌量均有增加；但动脉血氧饱和度（SaO_2）< 40 mmHg 时，肾血流量减少，肾功能受抑制。低氧血症可增加红细胞生成素，促使红细胞增生，有利于增加血液携 O_2 量，但也增加了血黏度，加重了肺动脉高压和右心负荷。轻度 CO_2 潴留可增加肾血流量，尿量增加；当 $PaCO_2$ 超过 65 mmHg 时，肾血流量、尿量、钠排出量则明显减少。

（5）对酸碱平衡和电解质的影响：严重缺氧可抑制细胞能量代谢过程，能量产生减少，乳酸和无机磷产生增多致代谢性酸中毒。能量不足，钠泵受损，故细胞内 K^+ 转移至血液，Na^+ 和 H^+ 进入细胞内，造成细胞内酸中毒，出现高钾血症。代谢性酸中毒产生的固定酸与缓冲系统中碳酸氢盐起作用，使碳酸增多，pH 值取决于碳酸氢盐与碳酸的比值，前者靠肾调节，碳酸靠肺调节。健康人每天呼出碳酸达 1500 mmol/L 之多，故急性呼衰 CO_2 潴留对pH 影响十分迅速，往往与代谢性酸中毒同时存在。严重酸中毒引起血压下降、心律失常乃至心脏停搏。慢性呼衰 CO_2 产生缓慢，肾减少碳酸氢盐排出，pH 下降不明显。血液中主要的阴离子 HCO_3^- 和 Cl^- 之间为一常数，当 HCO_3^- 增加时，相应 Cl^- 降低，则产生低氯血症。

三、临床表现

除引起慢性呼衰的原发疾病症状外，主要是缺氧和 CO_2 潴留所致的多器官功能紊乱。

1.呼吸困难　慢性阻塞性肺病较轻时表现为呼吸费力伴呼气时间延长（呼吸深慢），严重时发展成浅快呼吸。若并发 CO_2 潴留，$PaCO_2$ 升高过快或显著升高以致发生 CO_2 麻醉时，患者可由呼吸过速转为浅慢呼吸或潮式呼吸。

2.发绀　是缺氧的典型症状，当动脉血氧饱和度低于 85% 时，在血流量较大的部位，如口唇、指甲可出现发绀。舌质观察发绀较灵敏。贫血者则不明显。

3. 神经精神症状　慢性缺氧患者有智力或定向功能障碍。CO_2 潴留出现中枢先被兴奋后受抑制，此时切忌用镇静或安眠药，以免加重 CO_2 的潴留致发生肺性脑病。

4. 循环系统症状　严重缺氧和 CO_2 潴留引起肺动脉高压，右心衰竭。晚期由于严重缺氧，酸中毒引起心肌损害、血压下降、心律失常、心跳停搏。

5. 消化和泌尿系统症状　严重呼衰者，转氨酶升高，有蛋白尿、细胞管型。胃肠道黏膜充血水肿，糜烂渗出，常因应激性溃疡而引起上消化道出血。

四、诊断

根据原发病造成的缺氧和 CO_2 潴留的病史，结合体征诊断并不困难。动脉血气分析能客观反映呼衰的性质和程度。对诊断、指导氧疗、各种机械通气参与的调节，以及纠正酸碱平衡失调和水电解质紊乱均有重要价值。临床上 Ⅱ 型呼吸衰竭患者还常见于另一种情况，即吸氧治疗后，$PaO_2 > 60$ mmHg，但 $PaCO_2$ 仍高于正常水平。

1. 动脉血气分析

（1）动脉血氧分压（PaO_2）：指物理溶解于血中氧分子所产生的压力。健康人 PaO_2 随年龄增长逐渐降低，并受体位的影响。60 岁老年人 PaO_2 正常为 80 mmHg（10.7 kPa），每增加 1 岁 PaO_2 可下降 1 mmHg（0.1 kPa）。根据 PaO_2 和 SaO_2 的关系，氧合血红蛋白解离曲线呈 S 形，当 $PaO_2 > 60$ mmHg（8.0 kPa）时，曲线处平坦段，SaO_2 在 90% 以上，PaO_2 变动 40 mmHg（5.0 kPa）而 SaO_2 变动很少，说明 PaO_2 远较 O_2 敏感；但当 $PaO_2 < 60$ mmHg 时，曲线处于陡直段，PaO_2 稍下降，SaO_2 即急剧下降，故将 $PaO_2 < 60$ mmHg 作为呼衰的诊断指标。

（2）动脉血二氧化碳分压（$PaCO_2$）：指血液中物理溶解的 CO_2 所产生的压力。正常为 35 ~ 45 mmHg，> 45 mmHg 为通气不足，< 35 mmHg 为通气过度。急性通气不足，$PaO_2 > 5$ mmHg 时，按 Henders Qn - Hassellbalch 公式计算，pH 已低于 7.20，会影响循环和细胞代谢。慢性呼衰由于机体的代偿机制尚可不受大的影响，故 $PaCO_2 > 50$ mmHg 作为 Ⅱ 型呼衰的诊断指标。

（3）pH 值：正常为 7.35 ~ 7.45，平均为 7.40。低于 7.35 为失代偿性酸中毒，高于 7.45 为失代偿性碱中毒，但不能说明是何种性质的酸碱中毒。临床症状和 pH 偏移密切相关。

（4）二氧化碳结合力（CO_2CP）：静脉血中 HCO_3^- 的 CO_2 含量。正常值 22 ~ 29 mmol/L，反应体内的主要碱贮备。代酸和呼碱时 CO_2CP 降低，代碱和呼酸时 CO_2CP 升高。故 CO_2CP 有其片面性，必须结合临床和电解质全面考虑。

2. 肺功能检测　判断通气功能障碍的性质及是否合并换气功能障碍，并评估通气和换气功能障碍的严重程度。呼吸肌功能测试能够提示呼吸无力的原因和严重程度。

3. 胸部影像学检查　包括普通 X 线胸片、胸部 CT 和放射性核素肺通气/灌注扫描、肺血管造影及超声检查等。

4. 纤维支气管镜检查　可以明确气道疾病、获取病理学证据。

五、治疗

呼吸衰竭的总体治疗原则：呼吸支持，包括保持呼吸道通畅、纠正缺氧和改善通气等；呼吸衰竭病因和诱因的治疗；一般支持治疗及对其他重要脏器功能的监测与支持。

1.保持呼吸道通畅　是最基本、最重要的治疗措施。祛痰可服乙酰半胱氨酸、盐酸溴环己胺等。氨茶碱 0.25 g 加 25% 葡萄糖 40 mL，每日 2 次静脉滴注；喘康素每日 3 次喷雾，每次 2 喷；普米克每日 2 次喷雾，每次 2 喷。必要时用纤维支气管镜吸出分泌物。如经上处理效果不佳，可经鼻插管建立人工气道或气管切开，应用呼吸机。

2.氧疗　通过不同吸氧装置增加肺泡内氧分压以纠正机体低氧血症。

（1）吸氧浓度：确定吸氧浓度的原则是在保证 PaO_2 迅速提高到 60 mmHg 或脉搏容积血氧饱和度（SpO_2）达 90% 以上的前提下，尽量降低吸氧浓度。

（2）I 型呼吸衰竭：主要是氧合功能障碍而通气功能基本正常，较高浓度（35% ~ 45%）给氧可迅速缓解低氧血症，而不会引起 CO_2 潴留。

（3）II 型呼吸衰竭：慢阻肺是导致慢性呼吸衰竭的常见呼吸系统疾病，缺氧伴有 CO_2 潴留，需将给氧浓度设定为达到上述氧合目标的最低值。原则应给予低浓度（< 30%）吸氧，防止血氧含量过高。慢性呼衰缺氧伴 CO_2 潴留是通气不足的结果。由于高碳酸血症，患者呼吸中枢化学感受器对 CO_2 反应性差，维持呼吸主要靠低 O_2 血症对颈动脉、主动脉体化学感受器的驱动作用。若吸入高浓度氧，PaO_2 迅速上升，使化学感受器失去低氧的刺激，呼吸变慢而浅，$PaCO_2$ 随之上升，严重者陷入 CO_2 麻醉状态。

（4）吸氧装置：①鼻导管或鼻塞，简单、方便，不影响患者咳痰、进食；但氧浓度不恒定，易受患者呼吸的影响。高流量时刺激局部鼻黏膜，氧流量不能大于 7 L/min。吸入氧浓度（F_iO_2）与吸入氧流量大致关系为 F_iO_2（%）=21+4 × 氧流量（L/min）。②面罩吸氧，包括简单面罩、带储气囊无重复呼吸面罩和文丘里面罩，面罩内氧浓度稳定，可按需调节，且对鼻黏膜刺激小，不受呼吸频率和潮气量的影响，使 PaO_2 保持在 60 mmHg。缺点是进食咳嗽受阻碍。③经鼻主流量氧疗（HFNC），一种新型的呼吸支持技术。

3.正压机械通气　当机体出现严重的通气和（或）换气功能障碍时，以人工辅助通气装置改善通气和（或）换气功能，即为正压机械通气。机械通气能维持必要的肺泡通气量，降低 $PaCO_2$；改善肺的气体交换效能；使呼吸肌得以休息，有利于恢复呼吸肌功能。正压机械通气可分为经气管插管进行的有创正压通气及经鼻/面罩进行的无创正压通气（NIPPY）。根据病情选用无创机械通气或有创机械通气。

应用呼吸兴奋剂无效，缺氧、CO_2 潴留，pH < 7.2 时可鼻插管应用呼吸机，首先选用间歇正压通气（IPPV）、呼气末正压通气（PEEP）、同步间歇强制通气（SIMV）、压力支持通气（PSV），还可将不同通气形式结合，如 PEEP 改善换气功能，SIMV 和 PSV 而有利脱离呼吸机，以达到避免过度通气或通气不足，减少对心脏循环的影响。在应用呼吸机时，应做好气道湿化，吸出分泌物，做好呼吸机的消毒和维修。严防肺内感染。

4.病因治疗 引起呼吸衰竭的原发疾病多种多样，在解决呼吸衰竭本身所致危害的前提下，明确并针对不同病因采取适当的治疗措施，是治疗呼吸衰竭的根本所在。

5.纠正酸碱失衡和离子紊乱

（1）呼吸性酸中毒：呼衰失代偿性酸中毒 pH < 7.2 时，可用 5%NaHCO$_3$ 100 mL 暂时纠正 pH 值。只有增加肺泡通气量才能从根本上纠正呼吸性酸中毒。

（2）呼吸性酸中毒合并代谢性酸中毒：由于低 O$_2$ 血症、血容量不足，心排血量减少和周围循环障碍，体内固定酸如乳酸等增加，肾功能损害影响代谢产物的排出。因此，在呼吸性酸中毒的基础上可合并代谢性酸中毒。阴离子中的固定酸增多，HCO$_3^-$ 相应减少、pH 下降，酸中毒使钾离子从细胞内向细胞外移，血 K$^+$ 增高，HCO$_3^-$ 减少，血氯出现扩张性升高，Na$^+$ 向细胞内移。除酸中毒严重影响血压或 pH < 7.25 时，才给予 5%NaHCO$_3$ 100 mL 静脉给药，每隔 15 ~ 20 分钟进行血气分析以监测效果，再适当调节用量等，其余情况不予 NaHCO$_3$。因 NaHCO$_3$ 会加重 CO$_2$ 潴留，此时应提高通气量以纠正 CO$_2$ 潴留，并治疗代谢性酸中毒的病因。

（3）呼吸性酸中毒合并代谢性碱中毒：慢性呼吸性酸中毒时常因应用呼吸机通气，致 CO$_2$ 排出太快；因补充碱性药物过量和用糖皮质激素、利尿剂，以致排钾过多；或因纠正酸中毒，钾离子向细胞内转移，产生低钾血症等医源性因素导致碱中毒。呕吐或利尿剂使血氯降低，亦可产生代谢性碱中毒，pH 偏高，碱剩余（BE）为正值。治疗时应防止以上发生碱中毒的医源性因素和避免 CO$_2$ 排出过快，给予氯化钾（钾不低可每日静脉滴注精氨酸），以缓解碱中毒，一旦发生碱中毒应及时处理。

（4）呼吸性碱中毒：多因应用呼吸机潮气量过大所致，故治疗时应降低通气量。

（5）呼吸性碱中毒合并代谢性碱中毒：系慢性呼衰患者机械通气时，在短期内排出过多 CO$_2$，且低于正常值；又因肾代偿，机体碳酸盐绝对量增多所致。治疗时应降低机械通气量，给予精氨酸 10 ~ 15 g，加生理盐水 150 ~ 250 mL 静脉滴注，用血气分析监测、调节用量。

此外，若处理不当，呼衰患者在呼吸性和代谢性酸中毒基础上，可因低钾、低氯而发生三重酸碱失调，治疗时要加大通气量、纠正碱中毒和酸中毒。

6.合理使用利尿剂 呼衰时，因肺泡间质、肺泡及细支气管黏膜水肿，引起肺泡萎陷、肺不张而影响换气功能，又因呼衰时醛固酮增加和机械通气的使用增加，抗利尿激素增多所致水钠潴留。当心衰时，试用呋塞米 10 ~ 29 mg 后，如有 SaO$_2$ 上升，证实有使用利尿剂的指征。但一定要注意纠正水电解质紊乱或补充 KCl、NaCl，以防发生碱中毒。

7.对症支持治疗

（1）补充营养：呼衰时患者多因营养和热量不足致使疾病不易缓解，应隔日补充白蛋白 10 mg 静脉滴注，间插给予脂肪乳 250 ~ 500 mL。亦可鼻饲营养，保持每日热量 14.6 kJ/kg。

（2）控制感染：根据痰培养及药敏试验，选用有效药物。紧急抢救时可给予头孢噻肟钠 4 g 加生理盐水 150 ~ 250 mL，分 2 次静脉滴注，或头孢哌酮 4 g 加入生理盐水分 2 次静脉滴注。绿脓杆菌感染可给予头孢他啶 2 g 加入生理盐水 150 ~ 250 mL 静脉滴注，每日 2 次。

（3）呼吸兴奋剂：呼吸兴奋剂的应用尚存在争论。应用时要减小胸和气道阻力，如应用祛痰、解痉剂，消除间质水肿和其他影响胸肺顺应性的因素，同时需增加吸氧浓度。常用生理盐水500 mL加尼可刹米（nikethmid）1.875 g、氨茶碱0.5 g静脉滴注。

（4）消化道出血：对于严重缺氧和CO_2潴留者，应常规给予西咪替丁20 mg或雷尼替丁20 mg，每日3次口服。出现大呕血或便血者，应静脉滴注奥美拉唑20 mg。

（5）休克：主要是酸中毒、电解质紊乱、严重感染、消化道出血、血容量不足、心力衰竭及机械通气压力过高等原因所致。治疗方法主要是针对病因采取相应的措施。

（曲延钕　王传雷　谷传凯8）

第六章　消化系统疾病

消化系统有消化管和消化腺组成，这些脏器的疾病各有特点，且相互关联。老年人由于消化系统器官生理功能的衰退，消化系统疾病的发病率较高，尤其是消化系统功能紊乱引起的消化不良和便秘明显高于青年人。急性阑尾炎、胆管炎、肠梗阻等，由于起病急、进展快、并发症多，死亡率高，属于外科急症，本章不做赘述。另外，食管癌、胃癌、结肠癌、肝癌、胰腺癌等均为老年人常见的恶性肿瘤，本章不作介绍。

第一节　胃食管反流病

胃食管反流病（gastro-esophageal reflux disease，GERD）是一种由胃十二指肠内容物反流入食管引起不适症状和（或）并发症的疾病。反流和胃灼热是最常见的症状。根据是否导致食管黏膜糜烂、溃疡，分为反流性食管炎（reflux esophagitis，RE）和非糜烂性反流病（nonerosive reflux disease，NERD）。GERD 也可引起咽喉、气道等食管邻近组织的损害，出现食管外症状。GERD 是一种常见病，患病率随年龄增长而增加，男女患病率无明显差异。欧美国家的患病率为 10% ~ 20%，而亚洲地区患病率约为 5%，以 NERD 较多见。

一、病因和发病机制

食管下端括约肌（lower esophageal sphincter，LES）是食管与胃交界之上 3 ~ 5 cm 内的高压区。该处静息压为 15 ~ 50 mmHg，构成一个压力屏障，防止胃内食物反流入食管。通过 24 小时食管 pH 检测发现，正常人均有胃食管反流（GER）现象，但无任何症状，故称为生理性 GER。特点是常发生在白天，夜间罕见，餐时或餐后较多，反流总时间每天少于 1 小时。GERD 是以 LES 功能障碍为主的胃食管动力障碍性疾病，直接损伤因素为胃酸、胃蛋白酶、非结合胆盐和胰酶等反流物。

1.抗反流屏障结构与功能异常　老年人 LES 的退行性变化随增龄而加重，GERD 发病率随之升高。贲门失弛缓症术后、食管裂孔疝、腹内压增高（如妊娠、肥胖、腹腔积液、便秘、呕吐、负重等）及长期胃内压增高（如胃排空延迟、胃扩张等），均可使 LES 结构受损。上述原因、某些激素（如缩胆囊素、胰高血糖素、血管活性肠肽等）、食物（如高脂肪、巧克力等）、药物（如钙通道阻滞剂、地西泮）等，均可引起 LES 功能障碍或一过性松弛延长，使胃液（主要是胃酸和胃蛋白酶）反流入食管而损害食管下端的黏膜。当伴有幽门功能紊乱时，可有胆汁、胰液等反流入食管，也可造成食管的炎症。

2.食管清除作用降低　常见于导致食管蠕动异常和唾液分泌减少的疾病，如干燥综合征等。研究表明，老年人食管裂孔功能不全是造成胃液反流的常见原因。食管裂孔疝时，部分胃经膈食管裂孔进入胸腔，不仅改变 LES 结构，还降低食管对反流物的清除作用，从而导致 GERD。食管炎症的发展常从黏膜至黏膜下层甚至达肌层，引起纤维组织的增生和挛缩，造成食管狭窄和短缩，而短缩的食管又可以引起食管型裂孔疝。所以，裂孔疝与 GERD 互为因果。另外肥胖、腹腔积液、胃压增加，胃排空迟缓等也与发病相关。

3.食管黏膜屏障功能降低　长期饮酒、吸烟、进食刺激性食物或药物，可使食管黏膜抵御反流物损害的屏障功能降低。

二、病理

RE 的病理改变最多见的是在食管下端10 cm 左右的范围有食管黏膜上皮坏死、炎症细胞浸润、黏膜糜烂及溃疡形成。重症者出现全部上皮剥脱和形成溃疡。早期的组织学改变在黏膜固有层，后期炎症可深达肌层，引起黏膜下层纤维组织增生。纤维组织的收缩可造成管腔狭窄和食管短缩。NERD组织病理学改变为：① 基底细胞增生；② 固有层乳头延长，血管增殖；③ 炎症细胞浸润；④ 鳞状上皮细胞间隙增大。当食管远端黏膜的鳞状上皮被化生的柱状上皮替代时，称为 Barrett 食管。

三、临床表现

1.食管症状

（1）典型症状：反流和胃灼热是本病最常见和典型的症状。反流是指胃十二指肠内容物在无恶心和不用力的情况下涌入咽部或口腔的感觉，含酸味时称为反酸。胃灼热是指胸骨后或剑突下烧灼感，常由胸骨下段向上延伸。反流和胃灼热常发生于餐后1小时、卧位、屈曲、咳嗽、弯腰或腹内压增高时可加重，也可因饱餐或饮酒、喝咖啡及果汁、服用非甾体类抗炎药而诱发。部分患者也可发生于夜间睡眠时。

（2）非典型症状：① 胸骨后胸痛由反流物刺激食管引起，严重时表现为剧烈刺痛，可放射至心前区、后背、肩部、颈部、耳后，有时酷似心绞痛，伴或不伴反流和胃灼热。GERD 是非心源性胸痛的常见病因之一，对不伴典型反流和胃灼热的胸痛患者，应先排除心脏疾病后再进行 GERD 的评估。有报道，非心源性胸痛受检者中 16.9% 由反流性食管炎引起。② 吞咽困难或胸骨后异物感可能是食管痉挛或功能紊乱所致，呈间歇性，进食固体或液体食物均可发生，少数患者吞咽困难是由食管狭窄引起，呈持续或进行性加重。后期由于纤维瘢痕导致食管狭窄，可出现持续性吞咽困难和呕吐。但反流和烧灼感常有所减轻。该病食管狭窄发生率为 10% 左右，也有少数患者以此为首发症状，应与食管癌仔细鉴别。

2.食管外症状　由反流物刺激或损伤食管以外的组织或器官引起，如慢性咽喉炎、慢性咳嗽、哮喘和牙蚀症，称为 Delahunty 综合征。对病因不明、反复发作的上述疾病患者，特别是伴有反流和胃灼热时，应考虑是否存在 GERD。少部分患者以咽喉炎、慢性咳嗽或哮喘为首发或主要表现。严重者可发生吸入性肺炎，甚至出现肺间质纤维化。部分患者诉咽部不适，有异物感或堵塞感，但无吞咽困难，称为癔球症，目前也认为与 GERD 有关。

3. 并发症

（1）上消化道出血 食管黏膜糜烂及溃疡，可导致呕血和（或）黑便。

（2）食管狭窄 食管炎反复发作引起纤维组织增生，最终导致瘢痕狭窄。

（3）Barrett 食管 亚太地区患病率为 0.06% ~ 0.62%，有恶变为腺癌的倾向。

四、辅助检查

1. 胃镜 是诊断 RE 最准确的方法，并能判断 RE 的严重程度和有无并发症，结合活检可与其他原因引起的食管炎和其他食管病变相鉴别。胃镜下 RE 分级（洛杉矶分级法，LA）：正常为食管黏膜无破损；A 级为一个及以上食管黏膜破损，长径 < 5 mm；B 级为一个及以上食管黏膜破损，长径 > 5 mm，但无融合性病变；C 级为食管黏膜破损有融合，但小于 75% 的食管周径；D 级为食管黏膜破损融合，至少累及 75% 的食管周径。正常食管黏膜为复层鳞状上皮，胃镜下呈均匀粉红色，被化生的柱状上皮替代后呈橘红色，多位于胃食管连接处的齿状线近端，当环形、舌形或岛状病变 ≥ 1 cm 时，应考虑为 Barrett 食管。

2. 24 小时食管 pH 监测 应用便携式 pH 记录仪监测患者 24 小时食管 pH，明确食管是否存在过度酸、碱反流。

3. 食管钡剂造影 对诊断 GERD 的敏感性不高，有助于排除食管癌等其他食管疾病。

4. 食管测压 可了解食管动力状态，用于抗反流手术术前评估。

五、诊断和鉴别诊断

对有典型反流和胃灼热症状的患者，可拟诊为 GERD，用质子泵抑制剂试验性治疗（如奥美拉唑 20 mg，每天 2 次，连用 7 ~ 14 天），症状明显缓解，初步诊断为 GERD。RE 诊断：①有反流和（或）胃灼热症状；②胃镜下发现 RE。NERD 诊断：①有反流和（或）胃灼热症状；②胃镜检查阴性；③24 小时食管 pH 监测表明食管存在过度酸、碱反流；④PPI 治疗有效。

GERD 需与其他食管病变（如感染性食管炎、嗜酸性粒细胞性食管炎、药物性食管炎、贲门失弛缓症和食管癌等）、消化性溃疡、胆道疾病等相鉴别。GERD 引起的胸痛应与心源性胸痛及其他原因引起的非心源性胸痛进行鉴别。GERD 还应注意与功能性疾病如功能性胃灼热、功能性消化不良等相鉴别。上消化道出血是由于炎症造成的黏膜糜烂甚至出现溃疡所致，少量出血时有黑便，大便潜血呈阳性。当呕吐较为剧烈时，可因呕吐时的强烈机械性作用而造成较多的出血，可呈呕血，应与 Mallary–Weiss 综合征鉴别。

六、治疗

治疗目的在于控制症状、治愈食管炎、减少复发和防治并发症。

1. 一般治疗 健康教育，综合治疗。餐后少许饮水冲洗食管，保持直立体位或散步，借助重力促进胃排空，以减少餐后胃容量增加时的食管反流。平卧位或睡眠时抬高床头 15 ~ 20 cm，睡前 2 小时内不宜进食。注意减少引起腹内压增高的因素，如便秘、肥胖、束腰等；避免食用降低 LES 压力的食物，如高脂肪食物、巧克力、咖啡、浓茶等；慎用降低 LES 压力的药物及引起胃排空延迟的药物，如硝酸甘油、钙通道阻滞剂和抗胆碱能药物等。禁酒及戒烟。

2. 药物治疗　GERD 药物治疗近期疗效好，必须长期坚持用药方可维持疗效，但难以痊愈。5% ~ 10% 的患者症状顽固或出现器质性狭窄时需采取手术或器械扩张治疗。

（1）抑酸药：抑制胃酸成为基础治疗。常用药有：①质子泵抑制剂（PPI）：抑酸作用强，疗效确切，是治疗 GERD 的首选药物，如奥美拉唑 20 mg，每天 2 次，疗程 4 ~ 8 周。重度食管炎（LA - C、LA - D 级）及合并食管裂孔疝者，可适当延长疗程或增加 PPI 剂量。②组胺受体 2 拮抗剂（H2RA）：抑酸能力较 PPI 弱，适用于轻中症患者。可按治疗消化性溃疡常规用量，分次服用，疗程 8 ~ 12 周。增加剂量可提高疗效，但同时也增加了不良反应。如雷尼替丁 300 mg、法莫替丁 40 mg，每晚睡前 1 次服用，均可达到抑制夜间胃酸分泌的效果，但对餐后诱发的胃酸分泌的抑制作用差。参见本章第三节。

（2）促胃肠动力药：多潘立酮、西沙比利、莫沙必利等，通过增加 LES 压力、改善食管蠕动功能、促进胃排空，从而减少胃肠内容物反流并缩短其在食管的暴露时间。适用于轻症患者，或作为与抑酸药联用的辅助用药。多潘立酮 10 ~ 20 mg，在餐前 15 分钟服用，可使食管肌肉对乙酰胆碱敏感性增加，刺激壁内神经，加强食管肌收缩力。参见本章第三节。

（3）抗酸药：仅用于症状轻、间歇发作的患者临时缓解症状。

（4）难治性 GERD：指采用标准剂量 PPI 治疗 8 周，反流和（或）胃灼热等症状无明显改善。多种原因可引起难治性 GERD，其中与反流相关的原因有抑酸不足、弱酸或碱反流、食管高敏感性、肥胖及食管裂孔疝等；与非反流相关的原因有食管运动障碍、其他食管炎、功能性胃灼热等。应根据患者具体原因调整治疗方案。

（5）维持治疗：可分为按需治疗和长期治疗。NERD 和轻度食管炎可采用按需治疗，即有症状时用药，症状消失时停药。对于停药后症状很快复发且持续、重度食管炎、食管狭窄、Barrett 食管的患者，需长期治疗。PPI 和 H2RA 均可用于维持治疗，PPI 为首选药物。维持治疗的剂量因人而异，以调整至患者无症状的最低剂量为宜。

3. 抗反流手术治疗　手术方式有 Nissen 胃底折叠术、Belsey 手术、Hill 胃后固定术等，目前最常用的是腹腔镜胃底折叠术，手术疗效与 PPI 相当，但术后会出现并发症。因此，对 PPI 治疗有效但需长期维持治疗的患者，可根据患者意愿而决定是否进行手术。对持续存在与反流相关的慢性咳嗽、咽喉炎及哮喘，且 PPI 疗效欠佳的患者，可考虑行抗反流手术。

4. 并发症治疗

（1）上消化道出血：详见本章第六节。

（2）食管狭窄：极少数严重瘢痕狭窄需手术治疗，绝大部分狭窄可行内镜下食管扩张术。为防止扩张术后狭窄复发，应以 PPI 长期维持治疗，部分年轻患者可考虑行抗反流手术。

（3）Barrett 食管：可用 PPI 维持治疗，定期随访有助于早期发现异型增生和癌变。胃镜随访间期为 3～5 年，如发现重度异型增生或早期食管癌，应及时行内镜或手术治疗。

第二节　慢性胃炎

胃炎（gastritis）是胃黏膜对胃内各种刺激因素的炎症反应，显微镜下表现为组织学炎症。胃炎大致包括常见的急性胃炎与慢性胃炎和少见的特殊类型胃炎。有些胃炎仅伴轻微甚至不伴有炎症细胞浸润，而以上皮和微血管的异常改变为主，称为胃病（gastropathy），如克罗恩病（Crohn's disease）、Menetrier 病。急性胃炎一般指各种病因引起的胃黏膜急性炎症，胃黏膜有充血、水肿、糜烂、出血等改变，甚至有一过性溃疡形成，组织学上通常可见中性粒细胞浸润。主要包括急性糜烂出血性胃炎（acute erosive–hemorrhagicgastritis）、急性幽门螺杆菌（*Helicobacter pylori*，*H.pylori* 或 Hp）胃炎和除 Hp 以外的其他急性感染性胃炎。慢性胃炎（chronicgastritis）指由多种病因引起的慢性胃黏膜炎症病变，临床常见，男性多于女性。患病率一般随年龄增长而增加，特别是中年以上更为常见。特殊类型胃炎主要包括腐蚀性胃炎、嗜酸性粒细胞胃炎、淋巴细胞性胃炎等。本节主要介绍慢性胃炎。

一、病因和发病机制

1.Hp 感染　是最常见的病因。Hp 经口进入胃内，部分被胃酸杀灭，部分则附着于胃窦部黏液层，Hp 有鞭毛，可穿过黏液层定居于黏液层与胃窦黏膜上皮细胞表面，一般不侵入胃腺和固有层内，避免了胃酸的杀菌作用，难以被机体的免疫系统清除。①Hp 产生尿素酶（urease），分解尿素产生氨，以中和反渗入黏液内的胃酸，形成有利于 Hp 定居和繁殖的局部中性微环境，并损害上皮细胞膜，造成感染慢性化。②Hp 产生的氨及空泡毒素导致细胞损伤；促进上皮细胞释放炎症介质；菌体细胞壁 Lewis X、Lewis Y 抗原引起自身免疫反应；多种机制使炎症反应迁延或加重。③胃黏膜炎症发展的转归取决于 Hp 毒株及毒力、宿主个体差异和胃内微生态环境等多因素的综合结果。

2. 十二指肠–胃反流　与各种原因引起的胃肠道动力异常、肝胆道疾病及远端消化道梗阻有关。长期反流可导致胃黏膜慢性炎症。幽门括约肌松弛等因素造成十二指肠反流，其中的胆汁和胰液会削弱胃黏膜功能，称为胆汁反流性胃炎，发生于胃窦部。

3. 药物和毒物　服用非甾体类抗炎药（NSAIDs）/ 阿司匹林（aspirin）或环氧合酶–2（COX–2）选择性抑制剂，是反应性胃病的常见病因。许多毒素也可能损伤胃，以酒精（alcohol）最为常见。迅速摄入酒精后，内镜下常表现为黏膜下出血，活检不伴明显黏膜炎症。酒精和 NSAIDs 联合作用将加强对胃黏膜的损伤。

4. 自身免疫　胃体腺壁细胞除分泌盐酸外还分泌一种黏蛋白（内因子），能与食物中的维生素 B_{12}（外因子）结合形成复合物，使维生素 B_{12} 不被酶消化，到达回肠得以吸收。壁细胞损伤后，作为自身抗原刺激机体免疫系统产生相应的壁细胞抗体和内因子抗体，导致壁细胞数减少、泌酸腺萎缩、内因子减少，引起维生素 B_{12} 吸收不良，出现巨幼细胞贫血，称为恶性贫血。本病在北欧发病率较高。

5.其他因素　老年人胃黏膜出现退行性改变，Hp 感染率较高，胃黏膜修复再生功能降低，炎症慢性化，上皮增殖异常及胃腺体萎缩，因而易发生慢性萎缩性胃炎。胃黏膜的营养因子如促胃液素、表皮生长因子等减少，也是慢性胃炎发病因素之一。残胃易发生炎症，可能与胃腺体细胞数量减少、促胃液素营养作用缺乏有关。患慢性右心衰竭、肝硬化门脉高压及尿毒症等疾病时，胃黏膜也易于受损。

二、胃镜及组织学病理表现

胃镜下，慢性非萎缩性胃炎的黏膜可充血水肿或黏膜皱襞肿胀变粗；萎缩性胃炎的黏膜色泽变淡，皱襞变细而平坦，黏液减少，黏膜变薄，有时可透见黏膜血管纹。悉尼胃炎新分类和近年慢性胃炎 OLGA（operative link for gastritis assessment）分级诊断，均要求胃镜检查至少应取 5 块活检组织：$A_1 \sim A_2$：胃窦小弯及大弯，黏液分泌腺；IA：胃角小弯，早期萎缩及肠上皮化生好发部位；$B_1 \sim B_2$：胃体前后壁，泌酸腺。

不同病因所致胃黏膜损伤和修复过程中产生的慢性胃炎组织学变化主要如下。

1.炎症（inflammation）　以淋巴细胞、浆细胞为主的慢性炎症细胞浸润，根据炎症细胞浸润的深度分为轻、中、重度。由于 Hp 感染常呈簇状分布，胃窦黏膜炎症的特点呈多灶性分布，也有淋巴滤泡出现。炎症的活动性是指中性粒细胞出现，存在于固有膜、小凹上皮和腺管上皮之间，严重者可形成小凹脓肿。

2.萎缩（atrophy）　病变扩展至腺体深部，腺体破坏、数量减少，固有层纤维化。根据是否伴有化生而分为非化生性萎缩和化生性萎缩。以胃角为中心，波及胃窦及胃体的多灶萎缩发展为胃癌的风险增加。

3.化生（metaplasia）　长期慢性炎症刺激使胃黏膜表层上皮和腺体被杯状细胞和幽门腺细胞所取代，分布范围越广，发生胃癌的危险性越高。胃腺化生分为：①肠上皮化生（intestinal metaplasia），以杯状细胞为特征的肠腺替代了胃固有腺体。判断肠上皮化生的危害大小，要分析其范围、程度，必要时参考肠上皮化生分型。②假幽门腺化生（pseudopyloric metaplasia），泌酸腺的颈黏液细胞增生，形成幽门腺样腺体，与幽门腺在组织学上一般难以区别，需根据活检部位判断。

4.异型增生（dysplasia）　又称不典型增生，是细胞在再生过程中过度增生和分化缺失，增生的上皮细胞拥挤、有分层现象，核增大失去极性，有丝分裂象增多，腺体结构紊乱。WHO 国际癌症研究协会推荐使用的术语是上皮内瘤变（intraepithelial neoplasia）；低级别上皮内瘤变包括轻度和中度异型增生，高级别上皮内瘤变包括重度异型增生和原位癌。异型增生是胃癌的癌前病变，轻度者常可逆转为正常；重度者有时与高分化腺癌不易区别，应密切观察。

慢性炎症向胃癌发展进程中，胃癌前情况（premalignant conditions）包括萎缩性肠上皮化生和异型增生等。国内临床上通常将其分为胃癌前状态（胃癌前疾病，伴或不伴有肠上皮化生的慢性萎缩性胃炎、胃息肉、胃溃疡和残胃及 Menetrier 病等）和癌前病变（异型增生）。

三、临床表现

病程迁延，大多数患者无明显症状，即使有症状也多为非特异性。可表现为中上腹不适、饱胀、钝痛、烧灼痛等，也可呈食欲缺乏、嗳气、泛酸、恶心等消化不良症状。症状的轻重与胃镜和病理组织学所见不成比例。体征多不明显，有时上腹轻压痛。恶性贫血者常有全身衰弱、疲软，可出现明显的厌食、体重减轻、贫血，一般消化道症状较少。NSAIDs/阿司匹林所致者多数症状不明显，或仅有轻微上腹不适或隐痛。危重症应激者症状被原发疾病所掩盖，可致上消化道出血，患者可以以突然呕血和（或）黑便为首发症状。

四、诊断和鉴别诊断

慢性胃炎的分类方法众多，基于病因可将慢性胃炎分成 Hp 胃炎和非 Hp 胃炎两大类；基于内镜和病理诊断可将慢性胃炎分为萎缩性和非萎缩性两大类；基于胃炎分布情况可将慢性胃炎分为胃窦为主胃炎、胃体为主胃炎和全胃炎三大类。目前临床诊断多采用复合分类。胃镜及活检组织病理学检查是诊断和鉴别诊断慢性胃炎的关键，仅依靠临床表现不能确诊。病因诊断除通过了解病史外，可进行下列实验室检测。

1. Hp 检测　对于胃癌前疾病及病变、消化性溃疡、胃肠黏膜相关淋巴瘤等疾病的诊疗具有重要作用。目前常用方法如下。

（1）非侵入性方法：常用 ^{13}C 或 ^{14}C 尿素呼气试验（Hp-urea breath test，Hp-UBT），不依赖内镜，患者依从性好，准确性较高，是目前被广泛应用的方法之一，但仍然存在一定缺陷，其结果判定受抗生素、铋剂、抑酸剂的干扰。单克隆抗体酶联免疫分析（ELISA）检测大便中的 Hp 抗原，简单、方便，敏感性和准确性堪比 Hp-UBT。

（2）侵入性方法：包括快速尿素酶试验、胃黏膜切片染色镜检（如银染、Warthin-Starry 染色）和细菌培养等。采集胃黏膜进行细菌培养多用于科研，一般不用于临床常规诊断。

2. 血清学检测　血清抗壁细胞抗体、内因子抗体及维生素 B_{12} 水平测定，有助于诊断自身免疫性胃炎，正常人空腹血清维生素 B_{12} 的浓度为 300～900 ng/L。

五、治疗

大多数成人胃黏膜均有轻度非萎缩性胃炎（浅表性胃炎），如 Hp 阴性且无糜烂、无症状，可不予药物治疗。如慢性胃炎波及黏膜全层或呈活动性，出现癌前情况如肠上皮化生、假幽门腺化生、萎缩及异型增生，可予短期或长期间歇治疗。

1. 对因治疗

（1）Hp 相关胃炎：具有杀灭和抑制 Hp 作用的药物有①质子泵抑制剂（PPI），埃索美拉唑、奥美拉唑、兰索拉唑等。②抗生素（antibiotics），克拉霉素、阿莫西林、甲硝唑等。

③铋剂（bismuth），枸橼酸铋钾、果胶铋等。但是，单独应用一类药物不能有效根除 Hp。目前提倡含有铋剂的四联方案，即 PPI+2 种抗生素+铋剂，疗程 10～14 天。由于各地抗生素耐药情况不同，抗生素及疗程的选择应视当地耐药情况而定。

（2）十二指肠–胃反流：可用保护胃黏膜、改善胃肠动力的药物。

（3）胃黏膜营养因子缺乏：补充复合维生素，恶性贫血者需终身注射维生素 B_{12}。

2.对症治疗　可用药物适度抑制或中和胃酸、促动力剂或酶制剂缓解动力不足或消化酶不足引起的腹胀等症状，黏膜保护剂有助于缓解腹痛与反酸等症状。

3.癌前情况处理　在根除 Hp 的前提下，适量补充复合维生素和含硒药物及某些中药等，对药物不能逆转的局灶高级别上皮内瘤变（含重度异型增生和原位癌），可在胃镜下行黏膜下剥离术，并应视病情定期随访。

4.中药治疗　半夏泻心汤：半夏 12 g、干姜 9 g、黄连 3 g、黄芩 9 g、人参（党参）9 g、大枣 15 g、炙甘草 9 g。具有抗菌消炎与调节胃肠功能紊乱的作用。

六、预防和预后

Hp 主要在家庭内传播。应避免导致母–婴传播的不良喂食习惯，提倡分餐制，减少感染 Hp 的机会。同时食物应多样化，避免偏食，注意补充多种营养物质；不吃霉变食物，少吃熏制、腌制、富含硝酸盐和亚硝酸盐的食物，多吃新鲜食品；避免过于粗糙、浓烈、辛辣食物及大量长期饮酒、吸烟；忌服浓茶、浓咖啡等有刺激性的饮料。避免长期滥用损伤胃黏膜的药物。保持良好心理状态及充足睡眠。

慢性非萎缩性胃炎预后良好；肠上皮化生通常难以逆转；部分患者萎缩可以改善或逆转；轻度异型增生可逆转，但重度者易转变为癌。对有胃癌家族史、食物营养单一、常食熏制或腌制食品的患者，需警惕肠上皮化生、萎缩及异型增生向胃癌的进展。

第三节　消化性溃疡

消化性溃疡（peptic ulcer，PU）指胃肠黏膜发生的炎性缺损，通常与胃液的胃酸和消化作用有关，病变穿透黏膜肌层或达更深层次。PU 常发生于胃、十二指肠，或食管–胃吻合口、胃–空肠吻合口或附近，含有胃黏膜的 Meckel 憩室等。PU 可发生于任何年龄段，男性多于女性，约 10% 的人一生中患过本病。十二指肠溃疡（duodenal ulcer，DU）多于胃溃疡（gastric ulcer，GU），两者之比约为 3∶1。DU 多见于青壮年，GU 多见于中老年人。过去 30 多年，随着 H_2 受体拮抗剂、质子泵抑制剂等药物的应用，PU 及其并发症发生率明显下降。但近年来阿司匹林等 NSAIDs 药物应用增多，老年消化性溃疡的发病率有所增高。

一、病因病理和发病机制

PU 的病因和发病机制是多因素的，损伤与防御修复不足是发病机制的两方面。

1.胃酸和胃蛋白酶　正常人胃黏膜约有 10 亿壁细胞，每小时泌酸约 22 mmol。DU 患者壁细胞总数平均为 19 亿，每小时泌酸约 42 mmol，但是个体差异很大。胃蛋白酶的活性依赖于胃液的 pH，pH 在 2 ~ 3 时胃蛋白酶原易被激活，pH > 4 时胃蛋白酶失活。PU 发生的机制是致病因素引起胃酸、胃蛋白酶对胃黏膜的侵袭作用与黏膜屏障的防御能力之间失衡。侵袭作用增强和（或）防御能力减弱均可导致 PU。GU 以黏膜屏障防御能力降低为主要机制，DU 则以高胃酸分泌起主导作用。

2.幽门螺杆菌（Hp）　是 PU 的重要致病因素。DU 患者 Hp 感染率高达 90% 以上，但有的 DU 人群 Hp 阳性率约为 50%，GU 人群 Hp 阳性率为 60% ~ 90%。Hp 阳性率高的人群，PU 的患病率也较高，根除 Hp 有助于 PU 的愈合，并显著降低溃疡复发。

3.药物　长期服用非甾体抗炎药（NSAIDs）、糖皮质激素、氯吡格雷、双膦酸盐、西罗莫司等药物的患者易发生 PU。其中，NSAIDs 是导致 PU 最常见的药物，包括布洛芬、吲哚美辛、阿司匹林等，有 5% ~ 30% 的患者可发生内镜下溃疡。

4.黏膜防御与修复异常　胃黏膜的防御和修复功能对维持黏膜的完整性、促进溃疡愈合非常重要。防御功能受损和修复能力下降，均对溃疡的发生和转归产生影响。

5.遗传易感性　部分 PU 患者有明显的家族史，存在遗传易感性。

6.其他　饮酒、吸烟、应激等是 PU 的常见诱因。胃石症患者因胃石长期机械摩擦刺激而产生 GU；放疗可引起 PU。PU 也可与其他疾病合并发生，如促胃液素瘤、克罗恩病、肝硬化、慢阻肺、休克、严重感染、急性心肌梗死、脑卒中等。

7.病理　典型的 GU 多见于胃角附近及胃窦小弯侧，活动期 GU 一般为单个或多个，呈圆形或卵圆形，多数活动性溃疡直径 < 10 mm，边缘较规整，周围黏膜常有充血水肿，表面覆渗出物形成的白苔或黄苔，底部为肉芽组织。溃疡深者可累及胃、十二指肠壁肌层或浆膜层，累及血管时可引起大出血，侵及浆膜层时易引起穿孔；溃疡愈合后产生瘢痕。DU 的形态与 GU 相似，多发生在球部，以紧邻幽门的前壁或后壁多见。

二、临床表现

1.症状　典型症状为上腹痛：钝痛、灼痛、胀痛、剧痛、饥饿样不适。特点：①慢性过程可达数年或 10 余年；②反复或周期性发作，发作期为数周或数个月，典型者多在季节变化时发生，如秋冬和冬春之交发病；③部分患者有与进餐相关的节律性上腹痛，餐后痛多见于 GU，饥饿痛或夜间痛、进餐缓解多见于 DU；④腹痛可被抑酸或抗酸剂缓解；⑤部分病例仅表现上腹部胀满、不适、厌食、嗳气、反酸等症状；⑥无症状性溃疡，无腹痛或消化不良症状，而以消化道出血、穿孔等并发症为首发症状，多见于老年人和长期服用 NSAIDs 患者。

2.体征　发作时剑突下、上腹部或右上腹部可有局限性压痛，缓解后可无明显体征。

3.特殊溃疡

（1）复合溃疡：胃十二指肠均有活动性溃疡，男性多见，幽门狭窄、梗阻发生率高。

（2）巨大溃疡：直径 > 2 cm，常见于服用 NSAIDs 者和老年患者。巨大十二指肠球部溃疡常在后壁，易发展为穿透性溃疡，周围有大的炎性团块，疼痛剧烈而顽固、放射至背部，老年人也可没有症状。巨大 GU 不一定都是恶性。

（3）老年人溃疡：老年人溃疡临床表现多不典型，疼痛多无规律，易出现体重减轻和贫血。GU 多位于胃体上部，溃疡面较大，易被误认为胃癌。

（4）幽门管溃疡：餐后很快发生疼痛，易出现幽门梗阻、出血和穿孔等并发症。胃镜检查时应注意活检排除癌变。

（5）球后溃疡：多位于十二指肠降段的初始部及乳头附近，溃疡多在后内侧壁。疼痛向右上腹及背部放射，严重的炎症反应可导致胆总管引流障碍，出现梗阻性黄疸等。

（6）难治性溃疡：可能因素：①病因尚未去除，如仍有 Hp 感染，继续服用 NSAIDs 等致溃疡药物；②穿透性溃疡；③特殊病因，如克罗恩病、促胃液素瘤、放疗术后等；④某些疾病或药物影响抗溃疡药物吸收或效价降低；⑤误诊，如胃或十二指肠恶性肿瘤；⑥不良诱因，包括吸烟、酗酒及精神应激等。

三、并发症

1.穿孔　1/3 ~ 1/2 的穿孔与服用 NSAIDs 有关，多数是老年患者。穿孔前可无症状，穿透、穿孔临床常有三种后果：①溃破入腹腔引起弥漫性腹膜炎，突发剧烈腹痛，持续加剧，先出现于上腹，继之波及全腹。体检有腹壁板样僵直，压痛、反跳痛，肝浊音界消失，部分患者出现休克。②穿透于周围实质性脏器，如肝、胰、脾等（穿透性溃疡），慢性病史，腹痛规律改变，变为顽固或持续性腹痛。如穿透至胰腺，腹痛放射至背部，血淀粉酶可升高。③穿破入空腔器官形成瘘管，DU 可穿破胆总管形成胆瘘，GU 可穿破入十二指肠或横结肠，形成肠瘘。穿孔可通过内镜、钡剂或 CT 等检查发现。

2.出血　PU 是上消化道出血中最常见的病因。在我国占非静脉曲张破裂出血病因的 50% ~ 70%，DU 较 GU 多见。PU 侵蚀周围或深处的血管可产生不同程度的出血，轻者表现为大便隐血阳性、黑便，重者表现为呕血或暗红血便。慢性腹痛在出血后常减轻。

3.幽门梗阻　上腹胀痛，餐后加重，呕吐后腹痛稍缓解，呕吐物可为宿食；严重呕吐致失水，低氯、低钾性碱中毒；体重下降、营养不良。体检见胃蠕动波，闻及振水声等。

4.癌变　反复发作、病程持续时间长的 GU 癌变风险高，DU 一般不发生癌变。胃镜结合活检，有助于明确良恶性溃疡及是否发生癌变。

四、辅助检查

1.胃镜检查及活检　胃镜检查是 PU 诊断的首选方法和金标准，具有如下功能：①确定有无病变、部位及分期；②鉴别良恶性溃疡；③评价治疗效果；④对合并出血者给予止血治疗；⑤对合并狭窄梗阻患者给予扩张或支架治疗；⑥超声内镜检查还可评估胃或十二指肠壁、溃疡深度、病变与周围器官的关系、淋巴结数目和大小等。GU 应常规在溃疡边缘取活检，一般溃疡周边 4 个部位活检多能达到诊断需要。部分 GU 胃镜下难以区别良恶性，需多次活检和病理检查，甚至超声内镜评估或穿刺活检。对 GU 迁延不愈，需要排除恶性病变的，应多点活检，正规治疗 8 周后应复查胃镜，必要时再次活检和病理检查，直到溃疡完全愈合。

2. X 线钡剂造影　钡剂（包括造影剂）造影适宜用于如下情况：①了解胃的运动情况；②胃镜禁忌者；③不愿接受胃镜检查者和无胃镜检查条件。气钡双重造影能较好显示胃肠黏膜形态，但总体效果逊于内镜检查，且无法进行活检病理诊断。溃疡的钡剂直接征象为龛影、黏膜聚集，间接征象为局部压痛、胃大弯侧痉挛性切迹、狭窄、十二指肠球部激惹及球部畸形。

3. CT 检查　对于穿透性溃疡或穿孔，CT 值有价值，可以发现穿孔周围组织炎症、包块、积液，对于游离气体的显示甚至优于立位胸片。对幽门梗阻也有鉴别诊断意义。口服造影剂，CT 可能显示出胃壁中断、穿孔周围组织渗出、增厚等。

4. 实验室检查　有 PU 病史者，无论溃疡处于活动期还是瘢痕期，均应考虑 Hp 检测。血常规、粪便隐血有助于了解溃疡有无活动性出血。

五、诊断和鉴别诊断

慢性病程，周期性发作，节律性上腹痛，NSAIDs 服药史等是疑诊 PU 的重要病史。钡剂、胃镜检查基本可以确诊。需要与以下疾病鉴别。

1. 其他引起慢性上腹痛的疾病　PU 诊断确立，但 PU 愈合后仍有症状或症状不缓解，应注意诱因是否解除，是否同时合并有慢性肝胆胰疾病、功能性消化不良等。

2. 胃癌　胃镜发现胃溃疡时，应注意与恶性溃疡相鉴别，典型的胃癌溃疡直径 > 2 cm，形态不规则、边缘呈结节状、底部凹凸不平、覆污秽状苔膜。

3. 促胃液素瘤　即卓艾综合征（Zollinger-Ellison syndrome），系一种胃肠胰神经内分泌肿瘤。胃、上段小肠黏膜的 G 细胞分泌促胃液素，促进胃酸分泌、细胞增殖、胃肠运动等。促胃液素瘤的特点是多发性溃疡、部位不典型、易出现溃疡并发症、对正规抗溃疡药物疗效差，可出现腹泻、高胃酸分泌，血促胃液素水平升高等。促胃液素瘤通常较小，约 80% 位于"促胃液素瘤"三角区（胆囊与胆总管汇合点、十二指肠第二部分与第三部分交界处、胰腺颈部与体部交界处组成三角区）内，其他少见的部位包括胃、肝、骨、心、卵巢、淋巴结等；50% 以上的促胃液素瘤为恶性，部分患者发现时已有转移。临床疑诊时应检测血促胃液素水平；增强 CT 或 MR 扫描有助于发现肿瘤部位。

六、治疗

PU 的治疗目标是去除病因，控制症状，促进溃疡愈合、预防复发和避免并发症。有效的药物治疗可使 PU 愈合率达到 95% 以上，青壮年患者 PU 死亡率接近于零，老年患者主要死于严重的并发症，尤其是大出血和急性穿孔，病死率 < 1%。

1. 药物治疗

（1）抑酸药：抑制胃酸分泌的药物主要如下。

1）组胺受体2拮抗剂（histamine 2 receptor antagonist，H₂RA）：是治疗PU的主要药物。疗效较好，用药方便，价格适中，长期使用不良反应少。常用药物有法莫替丁、尼扎替丁、雷尼替丁（表6-1），治疗GU和DU的6周愈合率分别为80%~95%和90%~95%。

表6-1 组胺受体2拮抗剂（H₂RA）

中文名称	英文名称	规格（mg/片）	治疗剂量（mg）	维持剂量（mg）
法莫替丁	famotidine	20	20，每日2次	20，每晚1次
尼扎替丁	nizatidine	150	150，每日2次	150，每晚1次
雷尼替丁	ranitidine	150	150，每日3次	150，每晚1次

2）质子泵抑制剂（proton pump inhibitor，PPI）：是治疗PU的首选药物（表6-2）。PPI在酸性胃液中不稳定，PPI的肠衣保护膜在小肠pH≥6的情况下被溶解释放，吸收入血后进入到胃黏膜壁细胞酸分泌小管中，在酸性环境下转化为活性结构，与质子泵即H⁺-K⁺-ATP酶结合并抑制其活性，从而抑制胃酸分泌。PPI可在2~3天内控制溃疡症状，对难治性溃疡疗效优于H₂RA，治疗典型GU和DU，4周的愈合率分别为80%~96%和90%~100%。但在治疗GU时，应首先排除溃疡型胃癌的可能，因PPI治疗可减轻其症状，掩盖病情。

表6-2 常用质子泵抑制剂（PPI）

中文名称	英文名称	规格（mg/片）	治疗剂量（mg）	维持剂量（mg）
奥美拉唑	omeprazole	10，20	20，每日1次	20，每日1次
兰索拉唑	lansoprazole	30	30，每日1次	30，每日1次
泮托拉唑	pantoprazole	20	40，每日1次	20，每日1次
雷贝拉唑	rabeprazole	10	20，每日1次	10，每日1次
埃索美拉唑	rsomeprazole	20，40	40，每日1次	20，每日1次
艾普拉唑	ilaprazole	10	10，每日1次	10，每日1次

（2）根除Hp：PU不论活动与否，Hp阳性患者均应根除Hp，药物选用及疗程见本章第二节。根除Hp可显著降低溃疡复发率。由于耐药菌株的出现、抗菌药物不良反应、患者依从性差等因素，部分患者胃内的Hp难以根除，应因人而异制定多种根除Hp方案。对有并发症和经常复发的PU患者，应追踪抗Hp的疗效，一般应在治疗至少4周后复检Hp，避免

在应用 PPI 或抗生素期间复检 Hp 出现假阴性结果。

（3）保护胃黏膜：

1）铋剂：铋剂如果胶铋（colloidal bismuth pectin）分子量较大，在酸性溶液中呈胶体状，与溃疡基底面的蛋白形成蛋白–铋复合物覆于溃疡表面，阻隔胃酸、胃蛋白酶对黏膜的侵袭。由于性价比高的 PPI 被广泛应用，铋剂已不作为 PU 的单独治疗药物。但是，铋剂可通过包裹 Hp 菌体，干扰 Hp 代谢，发挥杀菌作用，被推荐为根除 Hp 的四联药物治疗方案的主要组成之一。服药后常见舌苔和粪便变黑。短期应用本药后血铋浓度（5 ~ 14 μg/L）在安全域值内（50 μg/L）。铋主要从肾脏排泄，故肾功能不良者应忌用铋剂。

2）弱碱性抗酸剂：可中和胃酸，起效较快，短暂缓解疼痛，但很难治愈溃疡，临床已少用。由于能促进前列腺素合成，增加黏膜血流量、刺激胃黏膜分泌 HCO_3^- 和黏液，目前更多被视为黏膜保护剂。常用铝碳酸镁、磷酸铝、硫糖铝、氢氧化铝凝胶等。

（4）PU 的治疗方案及疗程：为达到溃疡愈合，抑酸药物的疗程通常为 4 ~ 6 周，一般推荐 PPI 疗程 DU 为 4 周，GU 为 6 ~ 8 周。根除 Hp 所需的 1 ~ 2 周疗程可重叠在 4 ~ 8 周的抑酸药物疗程内，也可在抑酸疗程结束后进行。

（5）维持治疗：GU 愈合后，大多数患者可停药。但对溃疡多次复发，在去除常见诱因的同时，要进一步查找是否存在其他病因，并给予维持治疗，即较长时间服用维持剂量 H_2RA 或 PPI（表 6–1、表 6–2）；疗程因人而异，短者 3 ~ 6 个月，长者 1 ~ 2 年，或视病情而定。

2.患者教育 适当休息，心理放松；进食规律、戒烟酒，少饮浓茶、浓咖啡等。停服不必要的 NSAIDs、其他对胃有刺激的药物，如确有必要服用，建议和食物同时或餐后服用。

3.内镜治疗及外科手术

（1）内镜治疗：根据溃疡出血病灶的内镜下特点选择治疗策略（表 6–3）。PU 出血的内镜下治疗包括溃疡表面喷洒蛋白胶、出血部位注射 1：10 000 肾上腺素、出血点钳夹和热凝固术等，有时联合应用 2 种以上内镜治疗方法。结合 PPI 连续静脉滴注对 PU 活动性出血的止血成功率达 95% 以上。PU 合并幽门变形或狭窄引起梗阻，可首先选择内镜下可变气囊扩张术，有的患者需反复多次扩张，才能解除梗阻。

表 6–3 PU 出血的内镜特点与治疗策略

内镜下特点	再出血率（%）	治疗策略
活动性动脉出血	90	PPI 胃镜下治疗，必要时血管介入治疗或手术
裸露血管	50	PPI 胃镜下治疗
血凝块	25 ~ 30	PPI，必要时胃镜下治疗
溃疡不伴血迹	< 5	PPI

（2）外科治疗：随着 PPI 的广泛应用及内镜治疗技术的不断发展，大多数 PU 及其并发症的治疗已不需外科手术。但有下列情况时，要考虑手术治疗。①并发消化道大出血，经药物、胃镜及血管介入治疗无效时；②急性穿孔、慢性穿透溃疡；③瘢痕性幽门梗阻，内镜治疗无效；④ GU 疑有癌变。外科手术不只是单纯切除溃疡病灶，而是通过手术永久地减少胃酸和胃蛋白酶分泌的能力。胃大部切除术和迷走神经切断术曾是治疗 PU 最常用的两种手术方式，目前已很少应用。手术治疗并发症可有：术后胃出血、十二指肠残端破裂、胃肠吻合口破裂或瘘、术后梗阻、倾倒综合征、胆汁反流性胃炎、吻合口溃疡、缺铁性贫血等。

第四节　功能性消化不良

功能性胃肠病（functional gastrointestinal disorders，FGIDs）是一组慢性、反复发作的胃肠道症状、而无器质性改变的胃肠道功能性疾病，临床表现主要是胃肠道（包括咽、食管、胃、胆道、小肠、大肠、肛门）的相关症状，因症状特征而有不同命名。FGIDs 与消化道动力紊乱、内脏高敏感性、黏膜和免疫功能改变、肠道菌群变化及中枢神经系统处理功能异常有关，近年更重视肠 – 脑互动异常的机制。临床上以功能性消化不良（functional dyspepsia，FD）和肠易激综合征（irritable bowel syndrome，JBS）多见。其中，JBS 以腹痛伴排便习惯改变为特征，无器质性病变，主要见于中青年人。本节主要介绍 FD。

FD 是指由胃和十二指肠功能紊乱引起的餐后饱胀感、早饱、中上腹痛及中上腹烧灼感等症状，经检查排除引起这些症状的器质性疾病的一组临床综合征，可持续或反复发作。FD 是临床最常见的一种 FGIDs，欧美国家普通人群中有消化不良症状者占 19% ~ 41%，国内调查资料显示 FD 占胃肠病专科门诊患者的 50% 左右。FD 不仅影响患者的生活质量，而且产出了相当高的医疗费用，已逐渐成为现代社会中一个重要的医疗保健问题。

一、病因和发病机制

FD 的病因和发病机制非常复杂，可能与下列多种因素有关。

1. 胃肠动力障碍　是 FD 的主要病理生理学基础。研究发现，半数以上 FD 患者有胃固体排空延缓、近端胃及胃窦运动异常、幽门十二指肠运动协调失常、消化间期Ⅲ相胃肠运动异常等胃肠动力障碍的表现。研究还发现，胃肠动力障碍常与胃电活动异常并存；应用促胃肠动力药治疗，可使大部分患者取得不同程度的症状改善。

2. 内脏感觉过敏　FD 患者胃的感觉容量明显低于正常人，表明患者存在胃感觉过敏。这种感觉过敏可能与外周感受器、传入神经、中枢神经系统的调制异常有关，即脑 – 肠轴（brain – gut axis）功能异常，正常的内脏传入信号在脊髓、脑水平被放大，产生过强反应。

3. 胃容受性舒张（gastric receptive relaxation）功能下降　胃容受性由进餐诱发的迷走 – 迷走反射调控，并由胃壁的氮能神经的活动介导。胃容受性受损主要表现在胃内食物分布异常、近端胃储存能力下降、胃窦部存留食糜。这一改变常见于有早饱症状的患者。

4.理化因素 胃酸分泌增加和胃十二指肠对扩张、酸和其他腔内刺激的高敏感性。部分FD患者的临床症状酷似消化道溃疡，应用抑酸药物可取得较好的疗效。

5.Hp感染 胃镜检查发现，约半数FD患者有Hp感染及由此而引起的慢性胃炎，但至今未发现Hp感染及慢性胃炎与FD症状有明确的相关性。长期随访证明，经治疗Hp被根除且伴慢性胃炎病理学改善之后，大多数患者FD症状并未得到改善。

6.精神因素和应激因素 调查表明，FD患者存在个性异常，焦虑、抑郁积分显著高于正常人和十二指肠溃疡组。在FD患者生活中，特别是童年期应激事件的发生频率高于正常人和十二指肠溃疡组。但精神因素的确切致病机制尚未阐明。

二、临床表现

1.非特征性症状 主要包括餐后饱胀、早饱感、中上腹胀痛、中上腹灼热感、嗳气、食欲缺乏、恶心等。常以某一个或某一组症状为主，在病程中症状也可发生变化。起病多缓慢，呈持续性或反复发作，许多患者有饮食、精神等诱发因素。

2.溃疡样消化不良 中上腹痛为常见症状，常与进食有关，表现为餐后痛，亦可无规律性，部分患者表现为中上腹灼热感。伴或不伴有其他上腹部症状。部分患者上腹痛与进食有关，表现为饥饿痛、进食后缓解，或表现为餐后0.5～3小时腹痛持续存在。

3.反流样消化不良 餐后饱胀和早饱常与进食密切相关，伴或不伴有上腹痛。餐后饱胀是指正常餐量即出现饱胀感；早饱是指有饥饿感但进食后不久即有饱感。上腹胀多发生于餐后，或呈持续性进餐后加重。早饱和上腹胀常伴有嗳气。恶心、呕吐少见。

4.运动障碍样消化不良 可伴有肠易激综合征，上腹饱胀和不适、重压感，餐后加重、早饱、恶心、嗳气等。可能与胃十二指肠运动有关。

5.精神症状 失眠、焦虑、抑郁、头痛、注意力分散，部分患者与"恐癌"心理有关。

三、诊断和鉴别诊断

1.诊断

（1）诊断程序 在全面病史采集和体格检查的基础上，首先判断患者有无下列提示器质性疾病的"报警症状和体征"（alarming symptoms and signs）：45岁以上，近期出现消化不良症状；有消瘦、贫血、呕血、黑便、吞咽困难、腹部肿块、黄疸等；消化不良症状进行性加重。有"报警症状和体征"者，必须进行全面检查直至找到病因。年龄在45岁以下且无"报警症状和体征"者，可选择基本的实验室检查和胃镜检查，亦可先予经验性治疗观察疗效，对诊断可疑或治疗无效者有针对性地选择进一步检查。

（2）诊断标准 根据罗马Ⅳ型标准，符合以下标准可诊断为FD：①存在以下1项或多项：餐后饱胀不适、早饱、中上腹痛、中上腹烧灼感症状；②呈持续或反复发作的慢性过程（症状出现至少6个月，近3个月症状符合以上诊断标准）；③排除可解释症状的器质性疾病（包括胃镜检查）。

2. 鉴别诊断　包括：食管、胃和十二指肠的各种器质性疾病如消化性溃疡、胃癌等；各种肝胆胰疾病；由全身性或其他系统疾病引起的上消化道症状，如糖尿病、肾脏病、风湿免疫性疾病和精神神经性疾病等；药物性上消化道症状，如服用非甾体类抗炎药；其他功能性胃肠病和动力障碍性疾病，如胃食管反流病、肠易激综合征等。注意：不少 FD 患者常同时有胃食管反流病、肠易激综合征及其他功能性胃肠病并存，临床上称为症状重叠。

四、防治

FD 的症状可以反复、间断性发作，社会心理负担越重、疑病者，症状越不容易消失。目前尚无特效药物，主要是经验性治疗，旨在缓解症状、提高患者的生活质量。

1. 一般治疗　主要是对症治疗，遵循综合治疗和个体化治疗的原则。帮助患者认识和理解病情，建立良好的生活习惯，避免烟、酒及服用非甾体抗炎药。避免个人生活经历中会诱发症状的食物。根据患者不同的特点进行心理治疗。保持生活规律和良好的心态，保证充足的睡眠，适当参加运动和力所能及的体力活动。失眠、焦虑者可适当予镇静药。

2. 药物治疗

（1）适度抑制胃酸：适用于以上腹痛、灼热感为主要症状的患者，可选择 H_2RA 或 PPI。起效快，对酸相关的症状如反酸、恶心、易饥饿等有一定缓解作用。可根据患者症状按需治疗，不宜长期使用消化性溃疡治疗的标准剂量。参见本章第三节。

（2）促进胃肠动力：适用于以餐后饱胀、早饱为主要症状的患者，疗效显著优于安慰剂，不良反应低。常用制剂：多潘立酮（domperidone）10 mg，每日 3 次；或莫沙必利（mosapride）5 mg，每日 3 次；或依托必利（itopride）50 mg，每日 3 次。餐前 30 分钟服用，疗程 2～8 周。如疗效不佳，可联合使用抑酸药和促胃肠动力药。

（3）助消化药：消化酶制剂可作为治疗消化不良的辅助用药，改善与进餐相关的上腹胀、食欲差等症状。多酶片：餐前半小时服药，但不可嚼碎药片。

（4）抗抑郁药：上述治疗疗效欠佳而伴随精神症状明显者可试用。常用药物如阿米替林、帕罗西汀等，宜从小剂量开始，注意药物的不良反应。该类药物起效慢，应向患者耐心解释，提高患者依从性，以免患者对药物产生怀疑而影响效果。

（5）辨证论治：中医将 FD 归属为胃脘痛、痞证、反胃、腹胀、嘈杂、呕吐等范畴。肝郁气滞证参考方：柴胡疏肝散加减；肝郁脾虚证参考方：枳术丸加减；脾虚痰湿证参考方：陈夏六君子汤加减；饮食积滞证参考方：枳实导滞丸加减。

第五节　便　秘

便秘（constipation）是指排便次数减少、粪便干硬和排便困难。排便次数减少指每周排便少于 3 次；排便困难包括排便费力、排出困难、排便不尽感、排便费时，需要手法辅助排便。便秘是老年人常见的症状，我国老年人有便秘症状者高达 15% ~ 20%，女性多于男性，而且随着年龄的增长，患病率明显增加，严重影响老年人的生活质量。

一、病因和发病机制

正常排便包括产生便意和排便动作两个过程。进餐后通过胃结肠反射，结肠运动增强，粪便向结肠远段推进。直肠被充盈时，肛门内括约肌松弛，同时肛门外括约肌收缩，使直肠腔内压升高，压力刺激超过阈值时即引起便意。这种便意的冲动沿盆神经、腹下神经传至腰骶部脊髓的排便中枢，再上行经丘脑到达大脑皮质。如环境允许，耻骨直肠肌和肛门内、外括约肌均松弛，两侧提肛肌收缩，腹肌和膈肌也协调收缩，腹压增高，促使粪便排出。便秘的发生是由于神经系统异常或肠道平滑肌病变所致。老年人结肠运动缓慢，肛门周围的感受器的敏感性和反应性均有下降，脑血管硬化容易产生大脑皮质抑制，胃结肠反射减弱，以及药物等其他因素的影响，故容易发生便秘。

根据病因可分为器质性和功能性便秘。便秘持续 12 周以上为慢性便秘。慢性便秘按照病理生理机制分为慢传输型、排便障碍型（排便不协调）、混合型。

1. 结肠肛门疾病　主要包括：①先天性疾病，如先天性巨结肠；②肠腔狭窄，如炎症性肠病、外伤后期及肠吻合术后的狭窄、肿瘤及其转移所致肠腔狭窄；③出口性梗阻，如盆底失弛缓症、直肠内折叠、会阴下降、直肠前突等；④肛管及肛周疾病，如肛裂、痔疮等；⑤其他：如肠易激综合征。

2. 肠外疾病　主要包括：①神经与精神疾病，如脑梗死、脑萎缩、截瘫、抑郁症、厌食症等；②内分泌与代谢病，如甲状腺功能减退、糖尿病、铅中毒、维生素 B_1 缺乏；③盆腔疾病，如子宫内膜异位症、前列腺癌等；④药源性疾病，如刺激性泻药（酚酞、大黄、番泻叶）长期大量服用可引起继发性便秘，麻醉药（吗啡类）、抗胆碱药、钙通道阻滞剂、抗抑郁药等可引起肠应激下降；⑤肌病，如皮肌炎、硬皮病等。

3. 不良生活习惯　主要包括：①食量过少、食物精细、食物热量过高、蔬菜水果少、饮水少，对肠道刺激不足；②运动少、久坐、卧床，使肠动力减弱；③由不良的排便习惯引起。

4. 社会与心理因素　①人际关系紧张、家庭不和睦、心情长期处于压抑状态，都可使自主神经紊乱，引起肠蠕动抑制或亢进；②生活规律改变，如外出旅游、住院、突发事件影响，都可导致排便规律改变。

二、临床表现和并发症

每周排便少于 3 次，排便困难，每次排便时间长 > 30 分钟，排出粪便干结如羊粪且数量少，排便后仍有粪便未排尽的感觉，可有下腹胀痛、食欲减退、疲乏无力、头晕、烦躁、焦虑、失眠等症状。部分患者可因用力排坚硬粪块而伴肛门疼痛、肛裂、痔疮和肛乳头炎。体检在左下腹乙状结肠部位触及条索状物（存粪的肠襻），肛诊有粪块。患者可能存在腹痛和（或）腹胀症状。

过分用力排便会诱发短暂性脑缺血发作或排便晕厥，甚至于在动脉粥样硬化的基础上并发心肌梗死及脑卒中等。便秘能引起或加重痔疮及其他肛周疾病，粪便嵌塞后会产生肠梗阻、粪性溃疡、尿潴留及大便失禁。还有结肠自发性穿孔和乙状结肠扭转的报道。

三、辅助检查

根据临床需要进行必要的辅助检查，有助于便秘的诊断和鉴别诊断。

1.结肠镜　可直接观察结肠、直肠黏膜是否存在病变，对于体重下降、直肠出血或贫血的便秘患者应做结肠镜检查。

2.胃肠道X线　胃肠钡剂造影对了解胃肠运动功能有参考价值。正常情况下，钡剂在12～18小时内达结肠脾区，24～72小时内全部从结肠排出，便秘时可排空延迟。钡剂灌肠造影检查能发现结肠扩张、乙状结肠冗长和肠腔狭窄等，有助于病因诊断。

3.结肠传输试验　利用不透X线的标记物，口服后定时拍摄腹平片，追踪观察标记物在结肠内运行的时间、部位，判断结肠内容物运行的速度及受阻部位，有助于评估便秘是慢传输型还是出口梗阻型。核素法测定结肠通过时间（采用一种含有放射性核素小丸的缓释胶囊进行结肠闪烁扫描），受检者所受射线照射较少，但设备昂贵。

4.排粪造影　在模拟排便过程中，通过钡剂灌肠了解肛门、直肠、盆底在排便时的动静态变化，用于诊断出口性梗阻便秘，如直肠前突、盆底失弛缓症等。

5.肛管直肠压力测定　利用压力测定装置置入直肠内，令肛门收缩和放松，检查肛门内外括约肌、盆底、直肠功能及协调情况，有助于鉴别出口梗阻型便秘的类型。

6.肛门肌电图检查　检查盆底肌中耻骨直肠肌、外括约肌的功能，能帮助明确便秘是否为肌源性。可用于盆底痉挛综合征、耻骨直肠肌综合征、直肠脱垂和会阴下降综合征等的诊断和治疗，是盆底异常的一种常规检查技术。

四、诊断和鉴别诊断

便秘诊断旨在寻找病因，在排除器质性便秘的基础上诊断功能性便秘。饮食、生活习惯及工作情况，既往患病史、手术史，特别是痔疮史、肛瘘及肛裂史，近来服药史，尤其是长期服用泻剂史，通过相应的辅助检查尽可能明确导致便秘的原因。对于伴有便血、粪便隐血试验阳性、发热、贫血和乏力、消瘦、腹痛、腹部包块、血癌胚抗原（CEA）升高、有结直肠腺瘤史及结直肠肿瘤家族史的患者，应进行充分检查，排除器质性便秘，做出正确诊断。

五、防治

根据不同类型的便秘选择不同的治疗方法。对器质性便秘，在针对原发病治疗的基础上，可临时选用泻药，缓解便秘症状。功能性便秘的防治方法如下。

1. 健康教育　首先，帮助患者建立正常的排便行为；防止或避免使用引起便秘的药物，严禁滥用泻药；增加膳食纤维，每日至少饮水 1500 mL。补充膳食纤维是治疗功能性便秘的首选方法，富含膳食纤维的食物有麦麸、蔬菜、水果等。其次，在仔细排除引起便秘的病理性因素后，向患者充分解释，消除患者疑虑，使其树立治疗信心，增强患者治疗依从性。对于在应激或情绪障碍情况下加重便秘的患者，进行心理治疗。

2. 药物治疗　经上述处理无效者，可酌情选用药物治疗。

（1）泻药：通过刺激肠道分泌和减少吸收、增加肠腔内渗透压和流体静力压而发挥导泻作用。一般分为刺激性泻剂（如大黄、番泻叶、酚酞、蓖麻油），盐性泻剂（如硫酸镁），渗透性泻剂（如甘露醇、乳果糖），膨胀性泻剂（如麸皮、甲基纤维素、聚乙二醇、琼脂等），润滑性泻剂（如液体石蜡、甘油）。急性便秘可选择盐类、刺激性和润滑性泻剂，用药时间不超过 1 周，以免引起水电解质紊乱。慢性便秘以膨胀性泻剂为宜。对粪便嵌塞者可予盐水或肥皂水灌肠排除粪便。肾功能不全者不宜使用含镁制剂。

（2）促动力药：常用药物有莫沙必利和伊托必利，通过刺激肠肌间神经元，促进胃肠平滑肌蠕动，促进小肠和大肠的运转，对慢传输型便秘有效，可长期间歇使用。

（3）调节肠道菌群：部分便秘患者，其结肠菌群会消化更多的纤维，使粪便量减少。微生态制剂可防止有害菌的定植和入侵，补充有效菌群发酵糖产生大量有机酸，使肠腔内的 pH 下降，调节肠道正常蠕动，改变肠道微生态，对缓解便秘和腹胀有一定作用。常用的微生态制剂有双歧三联活菌、乳酸菌素片、酪酸菌片等。

（4）中药治疗：便通胶囊系纯中药制剂，具有"健脾益肾、润肠通便"的功能。本品用量小，通便作用可靠，具有"通而不泻，补不滞塞"的特色。剂量 2～4 粒，每日 2～3 次，1～2 天即可通便；通便后改为 1～2 粒，每日 1 次。

3. 生物反馈治疗　生物反馈治疗法是将特制的肛门直肠测压器插入肛门内，该仪器还安置一个可观察的显示器，可获得许多信息，包括肛门括约肌的压力，直肠顺应性，肛直肠处的感觉敏感性，使患者自己感到何时可有排便反应，然后再次尝试这种反应，启发排便感觉，达到排出粪便的目的。对部分有直肠、肛门盆底肌功能紊乱的便秘患者有效。

4. 清洁灌肠　对于粪便嵌塞可采用栓剂（甘油栓）或清洁灌肠。

5. 综合序贯疗法　对于习惯性便秘，在训练定时排便前，宜先清肠，即用生理盐水灌肠清洁肠道，每日 2 次，共 3 天。清肠后检查腹部，并摄腹部平片，确定肠内已无粪便嵌塞。清肠后口服石蜡油每日 5～15 mL/kg，或乳果糖每日 15～30 mL，使便次至少达到每日 1 次。同时鼓励患者早餐后解便，如仍不排便，还可鼓励晚餐后再次解便，使患者渐渐恢复正常排便习惯。一旦餐后排便有规律地发生，且达到 2～3 个月以上，可逐渐停用石蜡油或乳果糖。在以上过程中，如有 2～3 天不解便，仍要清肠，以免再次发生粪便嵌塞。这种通过清肠、服用轻泻剂并训练排便习惯的方法，治疗习惯性便秘成功率可达 70%～80%，但不少会复发。

第六节　肝硬化

肝硬化（liver cirrhosis or hepatic Cirrhosis）是各种慢性肝病发展至以肝组织慢性炎症、弥漫性纤维化、假小叶、再生结节和肝内外血管增殖为特征的病理阶段。肝硬化代偿期无明显症状，失代偿期以门静脉高压和肝功能减退为临床特征。患者常因并发食管胃底静脉曲张出血、肝性脑病、感染、肝肾综合征、门静脉血栓等多器官功能慢性衰竭而死亡。

一、病因

1. 病毒性肝炎　由嗜肝病毒所引起的病毒性肝炎是导致肝硬化的主要原因。嗜肝病毒感染患者肝细胞并引起患者机体免疫应答，从而导致肝细胞损伤。肝炎病毒进入肝细胞后激活机体的免疫反应，细胞毒性T淋巴细胞（CTL）可直接作用于肝细胞，也可分泌多种细胞因子如肿瘤坏死因子-α（TNF-α）和γ干扰素（IFN-γ）等，引起肝细胞死亡；病毒感染后，肝组织局部的炎症细胞（中性粒细胞、巨噬细胞等）浸润可导致组织损害。我国以乙型肝炎病毒（hepatitis B virus，HBV）为主，欧美国家以丙型肝炎病毒（hepatitis C virus，HCV）多见。目前已知，乙型、丙型或乙型加丁型肝炎病毒重叠感染，经过慢性肝炎，尤其是慢性活动性肝炎阶段，可发展为肝硬化。甲型和戊型病毒性肝炎一般不发展为肝硬化。

2. 脂肪性肝病　肥胖、饮酒、糖尿病、营养不良、药物、妊娠及感染等是引起脂肪性肝病（fatty liver disease，FLD）的危险因素，以肝细胞脂肪过度贮积和脂肪变性为病理特征。根据有无长期过量饮酒分为酒精性脂肪性肝病（alcoholic fatty liver disease，AFLD）和非酒精性脂肪性肝病（nonalcoholic fatty liver disease，NAFLD）。长期大量饮酒（每日80g，5年以上），乙醇及其中间代谢产物乙醛可直接损害肝脏，首先引起肝脂肪变性、酒精性肝炎，逐渐发展为酒精性肝硬化。NAFLD以肝脏脂肪变性为病理特征，包括非酒精性脂肪肝或称单纯性脂肪肝，及由其演变的非酒精性脂肪性肝炎（non-alcoholic steatohepatitis，NASH）、脂肪性肝纤维化（steatohepatic fibrosis），最终发展为肝硬化。

3. 自身免疫性肝病　主要包括自身免疫性肝炎（autoimmune hepatitis，AIH）、原发性胆汁性胆管炎（primary biliary cholangitis，PBC）、原发性硬化性胆管炎（primary sclerosing cholangitis，PSC）及这三种疾病任何两者兼有的重叠综合征；近年来，IgG4相关性肝胆疾病也被归为此类。其共同特点是在肝脏出现病理性炎症损伤的同时，血清中可发现与肝脏有关的自身抗体。遗传易感性是自身免疫性肝病的主要因素，在此基础上病毒感染、药物和环境因素可能是促发因素，调节型T细胞（T regulation cell，Tr）数量及功能的失衡是患者免疫紊乱的主要机制之一。

4. 药物性肝病　药物性肝损伤（drug induced liver injury，DILI）指由各类处方或非处方的化学药物、生物制剂、传统中药、天然药物、保健品、膳食补充剂及其代谢物乃至辅料等，通过直接肝毒性和特异质性肝毒性作用所诱发的肝损伤。随着新药种类的增多，药物性肝病的发病率呈逐年上升趋势，年发病率为（1 ~ 10）/ 10 万人。临床表现为急性或慢性肝损伤，可进展为肝硬化，严重者可致急性肝衰竭甚至死亡。

5.胆汁性肝硬化　根据胆汁淤积的原因分为原发性和继发性胆汁性肝硬化。原发性胆汁性肝硬化（primary biliary cirrhosis，PBC）较少见，原因未明，因肝内细小胆管慢性非化脓性破坏性炎症引起持续性肝内胆汁淤积，演变为再生结节不明显性肝硬化。继发性胆汁性肝硬化指任何原因（包括胆石、肿瘤、外在压迫或先天或后天胆道狭窄）所致的肝外肝管梗阻，超过 3 个月甚或 1 年可出现继发性胆汁性肝硬化。胆管完全性梗阻较不完全梗阻者易于发生硬化。

6.心源性肝硬化　肝静脉和（或）下腔静脉阻塞（budd-chiari syndrome）、慢性心力衰竭及缩窄性心包炎（心源性）等，可致肝细胞长期淤血、缺血、变性、坏死及纤维化，最终导致肝硬化。临床常无黄疸或肝功能异常表现，主要为肝大及腹腔积液。

7.寄生虫性肝硬化　长期或反复感染血吸虫病者，成熟虫卵被肝内巨噬细胞吞噬后演变为成纤维细胞，形成纤维性结节样不完全分隔性肝硬化。虫卵主要沉积于汇管区、门静脉分支附近，造成门静脉灌注障碍，所致肝硬化常以门静脉高压为突出特征。

8.遗传和代谢性疾病　由于遗传或先天性酶缺陷，某些代谢产物沉积于肝脏，引起肝细胞坏死和纤维增生形成肝硬化，包括 Wilson 病即肝豆状核变性（铜离子沉积）、血色病（铁离子沉积）、α_1-抗胰蛋白酶缺乏症（α_1-AT 积聚）。半乳糖血症、血友病、酪氨酸代谢紊乱症、遗传性出血性毛细血管扩张症等亦可导致肝硬化。

9.隐源性肝硬化　难以用目前认识的疾病解释的肝硬化。在尚未充分甄别上述各种病因前，得出原因不明肝硬化的结论应谨慎，以免影响肝硬化的对因治疗。

二、病理和发病机制

1.病理　各种病因导致的肝硬化病理变化和演变发展过程基本相同：肝脏经历慢性炎症、脂肪样变性、肝细胞减少、弥漫性纤维化、肝内外血管增殖，逐渐发展为肝硬化。

（1）大体形态：肝脏变形，早期肿大，晚期缩小，质地变硬，重量减轻，外观呈棕黄色或灰褐色，表面结节感，边缘薄而硬。

（2）微观形态：肝细胞以三种方式消亡，变性（degeneration）、坏死（necrosis）；变性、凋亡（apoptosis）；逐渐丧失其上皮特征，转化为间质细胞（interstitial cell），即上皮-间质转化。正常成年人肝细胞平均生命周期为 200 ~ 300 天，缓慢更新，但肝叶部分切除后肝细胞再生能力显著增强。在慢性炎症和药物损伤等条件下，成年人受损肝细胞难以再生。

2.发病机制　肝星形细胞（hepatic stellate cell，HSC）被炎症等致病因素激活而增殖和移行，胶原合成增加、降解减少，沉积于狄氏间隙（Disse space），间隙增宽。汇管区和肝包膜的纤维束向肝小叶中央静脉延伸扩展，间隔包绕再生结节或将残留肝小叶重新分割，改建成为假小叶（pseuolobule），形成典型的肝硬化组织病理特点。假小叶内的肝细胞没有正常肝小叶的血液循环供应系统，造成肝内外血流动力学障碍，是形成门静脉高压症的病理基础。

肝纤维化发展的同时，伴显著的肝内外血管异常增殖。肝内血管增殖使肝窦内皮细胞窗孔变小，数量减少，肝窦内皮细胞间的缝隙消失，基底膜形成，称为肝窦毛细血管化。从而导致：①肝窦狭窄、血流受阻，肝窦内物质穿过肝窦壁到肝细胞的转运受阻，肝细胞缺氧、缺血，肝细胞表面绒毛消失，肝细胞功能减退、变性、转化为间质细胞、凋亡增加甚或死亡；②肝内血管阻力增加，门静脉压力升高，在血管内皮生长因子（VEGF）及血小板衍化生长因子B（PDGF-B）的正反馈作用下，进一步促进肝内外血管增殖，门静脉高压持续进展。肝内门静脉、肝静脉和肝动脉三个血管系之间失去正常关系，出现交通吻合支等。肝外血管增殖，门静脉属支血容量增加，加重门静脉高压，导致食管胃底静脉曲张、脾大、门静脉高压性胃肠病等并发症。

三、临床表现

起病隐匿，进展缓慢，隐伏3~5年或10年以上，少数患者因短期大片肝坏死，3~6个月可发展成肝硬化。临床上通常将肝硬化分为肝功能代偿和失代偿期。

1.肝功能代偿期　大部分患者无症状或症状轻微，常见症状有乏力、腹部不适、食欲不振、恶心、厌油、腹胀等，严重时出现呕吐、腹痛、腹泻等。症状多呈间歇性，因劳累、精神紧张或伴发其他疾病而诱发，经休息或治疗可缓解。营养状况一般无异常，肝脏轻度增大，表面光滑、质地偏硬、无或有压痛，脾脏可呈轻或中度增大。肝功能正常或轻度异常。

2.肝功能失代偿期　主要出现肝功能减退和门静脉高压两类临床表现。

（1）肝功能减退：主要表现如下。

1）全身症状：一般情况与营养状况较差，可有不同程度的疲倦乏力、消瘦，严重时患者形体憔悴，皮肤干枯粗糙，皮下脂肪消失，皮肤、巩膜黄染，呈现恶病质样表现。肝脏对致热因子等灭活降低，还可因继发性感染而出现不规则低热、口角炎、多发性神经根炎等。肝细胞进行性或广泛坏死及肝衰竭时，黄疸持续加重，多系肝细胞性黄疸。低清蛋白血症患者有下肢水肿及腹腔积液。神经精神症状表现为肝性脑病。

2）消化系统：食欲减退，恶心，厌食，腹胀，餐后加重，荤食后易腹泻，多与门静脉高压时胃肠道淤血水肿、消化吸收障碍和肠道菌群失调等有关。

3）血液系统：由于凝血因子合成减少及血小板减少，常出现鼻腔、牙龈出血，皮肤黏膜瘀点、瘀斑和消化道出血等，重者可出现弥漫性血管内凝血（DIC）。脾功能亢进或免疫因素可导致溶血性贫血、白细胞或血小板减少等。

4）内分泌系统：①雌激素分泌增多、雄激素分泌减少。男性肝硬化患者常有性欲减退、睾丸萎缩、毛发脱落、乳房肿大、精液减少等。女性肝硬化患者则有月经不调、闭经、痛经、不孕等。患者面、颈、上胸、肩背和上肢等上腔静脉引流区域，出现蜘蛛痣（spider angioma）和（或）毛细血管扩张，在手掌大鱼际、小鱼际和指端腹侧部有红斑，称为肝掌（liver palms）。②肝功能减退时，肾上腺皮质激素分泌减少，促皮质激素释放因子受抑，肾上腺皮质功能减退，促黑色生成激素增多，使面部、颈部等暴露部位出现皮肤黏膜色素沉着、面色黑黄，晦暗无光，称为肝病面容。③肝对醛固酮及抗利尿激素灭活功能作用减弱，继发性醛固酮和抗利尿激素增多，导致水钠潴留，加之低蛋白血症，形成腹腔积液。④血清总 T_3、游离 T_3 降低，游离 T_4 正常或偏高，严重者 T_4 也降低，代谢紊乱。

（2）门静脉高压（portal hypertension）：门静脉系统阻力增加和门静脉血流量增多导致门静脉高压。门静脉高压多属肝内型，常导致食管胃底静脉曲张出血、腹腔积液、脾大、脾功能亢进、肝肾综合征、肝肺综合征等。门腔侧支循环（portosystemic collateral circulation）建立和开放、脾大（hypersplen）、腹腔积液（ascites）是典型的三大临床表现，尤其侧支循环的开放，对诊断有特征性意义。

1）门腔侧支循环形成：肝内分流是纤维隔中的门静脉与肝静脉之间形成的交通支，使门静脉血流绕过肝小叶，通过交通支进入肝静脉；肝外分流形成的常见侧支循环。①食管胃底静脉曲张（esophageal-gastric varicosis，EGV），门静脉系统的胃冠状静脉在食管下段和胃底处与腔静脉系统的食管静脉、奇静脉相吻合，形成 EGV。其破裂出血是肝硬化门静脉高压最常见的并发症，曲张静脉管壁薄弱、缺乏弹性收缩，难以止血，死亡率高。常因食管黏膜炎症，进食粗糙、刺激性食物或腹内压力突然增高而破裂出血，发生呕血、黑便，严重时出现休克等症状。②腹壁静脉曲张（abdominal wall varicosis），出生后闭合的脐静脉与脐旁静脉在门静脉高压时重新开放及增生，分别进入上、下腔静脉；脐周腹壁迂曲的浅静脉血流方向呈放射状，以脐周为中心向上、下腹壁延伸，重者脐周呈水母头状。③痔静脉曲张（hemorrhoid varicosis），直肠上静脉经肠系膜下静脉汇入门静脉，其在直肠下段与腔静脉系统髂内静脉的直肠中、下静脉相吻合，形成痔静脉曲张，破裂时可引起便血。部分患者因痔出血而发现肝硬化。④腹膜后吻合支曲张，腹膜后门静脉与下腔静脉之间有许多细小分支，称为 Retzius 静脉。门静脉高压时，Retzius 静脉增多和曲张，以缓解门静脉高压。⑤脾肾分流，门静脉的属支脾静脉、胃静脉等可与左肾静脉沟通，形成脾肾分流（splenorenal shunts）。

这些侧支循环除导致食管胃底静脉曲张出血等致命性事件，大量异常分流还影响肝细胞对各种物质的摄取、代谢及库普弗细胞（Kupffer's cell）的吞噬、降解作用，从肠道进入门静脉血流的毒素等直接进入体循环，引发一系列病理生理改变，如肝性脑病、肝肾综合征、自发性腹膜炎及药物半衰期延长等。此外，这些异常分流导致的门静脉血流缓慢，也是门静脉血栓形成的原因之一。

2）脾大与脾功能亢进：脾大是肝硬化门静脉高压较早出现的体征，多为轻、中度增大，重者可达脐下，有上消化道出血时脾可暂时缩小。脾静脉回流阻力增加及门静脉压力逆传到脾，使脾被动淤血性增大，脾组织和脾内纤维组织增生。此外，肠道抗原物质经门体侧支循环进入体循环（脾）刺激脾单核-巨噬细胞增生，脾功能亢进（hypersplenism），外周血呈不同程度血小板及白细胞减少，增生性贫血，易并发感染及出血。并发脾周围炎及脾梗塞时可引起左上腹疼痛。血吸虫性肝硬化脾大常较突出。

3）腹腔积液：腹腔积液是肝硬化失代偿期最突出的临床表现，约 75% 的患者有腹腔积液。患者常诉腹胀，大量腹腔积液使腹部膨隆、状如蛙腹，甚至导致脐疝；膈因此上移，运动受限，致呼吸困难和心悸。腹腔积液与下列因素有关，①门静脉压力增高超过300 mmH$_2$O时，组织液回吸收减少而漏入腹腔，是腹腔积液形成的决定性因素；②低白蛋白血症（白蛋白低于30 g/L），血浆胶体渗透压降低，毛细血管内液体漏入腹腔或组织间隙；③有效循环血容量不足，肾血流减少而激活肾素-血管紧张素系统，肾小球滤过率降低，排钠和排尿量减少；④肝脏对醛固酮和抗利尿激素灭能作用减弱，肾小管水重吸收增加，水钠潴留，尿量减少；⑤肝淋巴液量超过了淋巴循环引流的能力，肝窦内压升高，肝淋巴液生成增多（正常每日1～3 L，此时7～11 L），自肝包膜表面漏入腹腔，参与腹腔积液形成。

4）胸腔积液：部分肝硬化患者（5%）可出现胸腔积液，多数与腹腔积液同时或在其后出现，一般来说腹腔积液伴有胸腔积液时，腹腔积液常呈难治性。少数患者仅有胸腔积液而无腹腔积液。

四、并发症

1.上消化道出血　为最常见的并发症，表现为大量呕血或黑便，严重者致出血性休克。多因EGV破裂出血，部分出血原因为消化性溃疡，门静脉高压性胃病所致。一旦出现消化道出血，无腹腔积液的患者可在短期内出现腹腔积液，甚至诱发肝性脑病和肝肾综合征。

2.胆石症　患病率约为30%，胆囊及肝外胆管结石较常见。胆汁中的胆固醇、卵磷脂和胆盐共同维系着胆汁的稳定，肝硬化时，胆固醇呈过饱和状态时，易于析出结晶而形成结石。

3.感染　肝硬化患者因门静脉高压使肠黏膜屏障功能降低，肠腔内细菌易经淋巴或门静脉进入血液循环，细胞免疫严重受损；糖代谢紊乱使机体抵抗力降低，易并发多种细菌感染，如革兰阴性杆菌败血症和自发性细菌性腹膜炎（spontaneous bacterial peritonitis，SBP）、胆道感染、肺部、肠道、尿路感染等。有4%～12%的肝硬化可发生自发性腹膜炎，如有腹腔积液则发生率高达21.5%，致病菌主要是革兰阴性杆菌，大多数为大肠杆菌、副大肠杆菌等肠道细菌，绝大多数为单细菌感染，提示细菌自肠腔迁移至腹腔仅是自发性腹膜炎的可能原因之一，更多的患者是血源性感染。

4.肝性脑病　肝性脑病（hepatic encephalopathy，HE）指在肝硬化基础上因肝功能不全和（或）门体分流引起的、以代谢紊乱为基础、中枢神经系统功能失调的综合征。约50%肝硬化患者有脑水肿，病程长者大脑皮质变薄，神经元及神经纤维减少。肝硬化失代偿期，肝功能严重破坏，如上消化道出血、放腹腔积液、大量使用排钾利尿药和镇静催眠药、进食高蛋白食物、便秘、尿毒症、并发感染等，可使血氨（NH$_3$）和代谢产物、假性神经递质（β-羟酪胺和苯乙醇胺）、抑制性神经递质5-羟色胺和5-羟吲哚乙酸，以及锰离子等浓度急剧增高而诱发肝性脑病。突出表现为慢性复发性木僵和昏迷，并逐渐加剧，最终死亡。

5.门静脉血栓或海绵样变　因门静脉血流淤滞，门静脉主干、肠系膜上静脉、肠系膜下静脉或脾静脉血栓形成。脾脏手术术后、门静脉系统手术术后、腹腔感染等，急性门静脉血栓（portal vein thrombosis）发生率达 25%。门静脉海绵样变（cavernous transformation of the portal vein，CTPV）是指肝门部或肝内门静脉分支部分或完全慢性阻塞后，门静脉主干狭窄、萎缩甚至消失，在门静脉周围形成细小迂曲的网状血管，其形成与脾切除、食管静脉结扎术（EVL）、门静脉炎、门静脉血栓形成、红细胞增多、肿瘤侵犯等有关。

6. 电解质和酸碱平衡紊乱　长期钠摄入不足及利尿、大量放腹腔积液、腹泻和继发性醛固酮增多均可导致电解质紊乱。低钾低氯血症与代谢性碱中毒容易诱发 HE。持续重度低钠血症（< 125 mmol）易引起肝肾综合征，预后差。

7. 肝肾综合征　失代偿期由于严重门静脉高压，出现大量腹腔积液时，有效血容量不足及肾内血液重新分布等因素，导致肾皮质血流量和肾小球滤过率持续降低而发生功能性肾衰竭，称为肝肾综合征（hepatorenal syndrome）。临床特征是自发性少尿或无尿、氮质血症、稀释性低钠血症和低尿钠，但肾无实质性病理改变。

8. 肝肺综合征　肝肺综合征（hepatopulmonary syndrome）是在肝硬化基础上，排除原发心肺疾病后，出现呼吸困难及缺氧体征如发绀和杵状指/趾，这与肺内血管扩张和动脉血氧合功能障碍有关，预后较差。

9. 原发性肝癌　除胆汁性及心源性肝硬化外，其他类型的肝硬化易导致原发性肝癌，多在大结节性或大小混合性肝硬化基础上发生。如患者短期内出现肝迅速增大、持续性肝区疼痛、肝表面发现肿块或腹腔积液呈血性等，应怀疑并发原发性肝癌。

五、辅助检查

1. 血常规　代偿期多正常，失代偿期常有贫血，脾功能亢进时白细胞和血小板减少。

2. 尿常规　代偿期多正常，失代偿期有黄疸时，尿胆原增加。

3. 肝功能实验　代偿期轻度异常，失代偿期血清蛋白降低，球蛋白升高，A/G 倒置。凝血酶原时间延长，凝血酶原活动下降。转氨酶、胆红素升高。总胆固醇及胆固醇脂下降，血氨可升高。氨基酸代谢紊乱。尿素氮、肌酐升高。电解质紊乱：低钠、低钾。

4. 免疫功能检查　细胞免疫功能低下，体液免疫功能增强。

5. 腹腔积液检查　一般为漏出液；并发腹膜炎时为渗出液；血性腹腔积液应怀疑癌变。血清腹腔积液白蛋白梯度（serum ascites albumingradient，SAAG）≥ 11 g 时，提示门静脉高压所致腹腔积液；而 SAAG < 11 g 时，则提示结核、肿瘤等非门静脉高压所致腹腔积液。

6. 影像学检查　CT、MRI、超声显像示门脉内径 > 13 mm，脾静脉内径 > 8 mm。

7. 内镜检查　有食管胃底静脉曲张，门脉高压性胃病。

8. 肝穿刺活组织检查　见有假小叶，可确诊。

9. 腹腔镜检查　鉴别肝硬化、肝癌，以及明确肝硬化的病因。

六、诊断与鉴别诊断

诊断内容包括确定有无肝硬化、寻找肝硬化原因、肝功能评估及并发症诊断。

1. 确定有无肝硬化

临床诊断肝硬化通常依据肝功能减退和门静脉高压两大同时存在的证据群。影像学所见肝硬化的征象有助于诊断。当肝功能减退和门静脉高压证据不充分、肝硬化的影像学征象不明确时，肝活检若查见假小叶形成，可建立诊断。

（1）肝功能减退：包括前述临床表现及反映肝细胞受损、胆红素代谢障碍、肝脏合成功能降低等方面的实验室检查。

（2）门静脉高压：门腔侧支循环形成、脾大及腹腔积液是确定门静脉高压的要点。

2.寻找肝硬化原因　病毒性肝炎，长期酗酒、药物、接触毒物或化学物质史等。

3.肝功能评估　主要包括肝脏合成功能、肝细胞损伤、胆红素代谢、凝血酶原时间（prothrombin time，PT）等指标。但是，肝功能指标与肝脏健康并不完全平行，因此对肝功能的评估，应该结合患者的症状、体征、影像资料及病理综合判断，当确定有肝脏损伤及肝功能减退时，应注意寻找各种致病原因，并采用Child-Pugh评分（表6-4），进行肝功能分级评估，指导临床诊治决策。

表6-4　肝功能 Child-Pugh 评分

观察指标	1分	2分	3分	分级	评分	1～2年存活率（%）
肝性脑病（期）	无	Ⅰ～Ⅱ	Ⅲ～Ⅴ	A	5～6	85～100
腹腔积液	无	少	多	B	7～9	60～80
胆红素（μmol/L）	<34	34～51	>51	C	10～15	35～45
白蛋白（g/L）	>35	28～35	<28			
PT（>对照秒）	<4	4～6	>6			

4.并发症诊断　上消化道出血、胆石症、自发性细菌性腹膜炎、肝性脑病、门静脉血栓或海绵样变、肝肾综合征、肝肺综合征等。

5.鉴别诊断

（1）早期肝硬化应与慢性肝炎相鉴别。

（2）失代偿期与结核性腹膜炎、慢性下腔静脉阻塞、慢性肝静脉阻塞综合征相鉴别。

（3）脾大应与血吸虫病、慢性白血病、恶性淋巴病、血液病及骨髓纤维化相鉴别。

（4）硬化性肝大应与肝癌、肝囊肿、肝血管瘤、结缔组织病及血液病等相鉴别。

七、治疗

本病无特效治疗方法，关键在于早期诊断，对于代偿期患者，主要针对病因和加强一般治疗，延缓肝功能失代偿、预防肝细胞肝癌，争取逆转病变；对失代偿期患者主要是对症治疗，以改善肝功能、治疗并发症、延缓或减少对肝移植的需求为目标。

1.一般治疗

（1）病因治疗：如抗肝炎病毒治疗及针对其他病因治疗。

（2）休息：代偿期患者可适当参加工作，不宜疲劳。失代偿期应卧床休息。

（3）饮食：以高热量、高蛋白质和维生素丰富而易消化的食物为宜，有肝性脑病先兆时，应限制或禁食蛋白质；有腹腔积液时应少盐或无盐饮食，禁用损害肝脏的药物。

（4）维护肠内营养：肝硬化患者恶心、呕吐不能进食时，可静脉输注葡萄糖，并可加入极化液，维生素 C 及维生素 B，根据病情可应用复方氨基酸或血液制品。

（5）药物治疗：无特效药，可用维生素和多酶片。熊去氧胆酸（ursodeoxycholic acid，UDCA）、腺苷蛋氨酸（ademetionine）、水飞蓟素（silymarin）可保护肝细胞膜；秋水仙素（colchicine）抗炎和抗纤维化。多烯磷脂酰胆碱（phosphatidylcholine）、还原型谷胱甘肽（glutathione，GSH）和甘草酸二铵（diammonium glycyrrhizinate）等有保肝作用。

（6）中医中药：如丹参、桃仁、冬虫夏草、柴胡等。丹参可改善微循环障碍、改变血液流变状况、抗凝、抗炎、耐缺氧、提高免疫功能等。

2.门静脉高压症状及其并发症治疗

（1）腹腔积液：按临床特征、肾脏排钠及对症治疗的反应可将腹腔积液分为三种类型。Ⅰ型部分患者对排钠、限钠措施有效；Ⅱ型腹腔积液需辅以利尿剂治疗；Ⅲ型为难治性腹腔积液，对利尿剂反应差，需采用特殊治疗。腹腔积液和周围水肿同时存在时，每日体重下降不能起过 1.0 kg，仅有腹腔积液而无周围水肿者，每日以不超过 0.5 kg 为宜。因腹腔积液处于"分隔腔"内，最大吸收率为每日 700～950 mL，因此，过度的消退腹腔积液会使循环血容量降低，从而引起肾血流量不足和肾小球滤过率减少，严重者可致少尿、氮质血症和肾衰竭。

1）钠和水的限制：限制钠的摄入是治疗腹腔积液最重要的基础治疗。每日氯化钠摄入量 < 2 g、入水量 < 1000 mL，如有低钠血症，则应限制在 500 mL 以内。

2）利尿剂：拮抗醛固酮药物是利尿剂中的首选药物。常联合使用保钾及排钾利尿剂，即螺内酯联合呋塞米，剂量比例为 100 mg∶40 mg。开始用螺内酯 60 mg/d +呋塞米 20 mg/d，逐渐增加至螺内酯 100 mg/d +呋塞米 40 mg/d。利尿效果不满意时，酌情配合静脉输注白蛋白。利尿速度不宜过快，以免诱发肝性脑病、肝肾综合征等。当限钠饮食和大剂量应用利尿剂时，腹腔积液仍不能缓解，治疗性腹腔穿刺术后迅速再发，即为顽固性腹腔积液。

3）经颈静脉肝内门腔分流术（transjugular intrahepatic portosystemic shunt，TIPS）：在肝内门静脉属支与肝静脉间置入特殊覆膜的金属支架，建立肝内门体分流，降低门静脉压力，减少或消除由于门静脉高压所致的腹腔积液和 EGVB。与其他治疗门静脉高压的方法比较，TIPS 可有效缓解门静脉高压，增加肾脏血液灌注，显著减少甚至消除腹腔积液。如果能对因治疗，使肝功能稳定或有所改善，可较长期维持疗效，多数 TIPS 术后患者可不需限盐、限水及长期使用利尿剂，减少对肝移植的需求。

4）排放腹腔积液加输注清蛋白：用于不具备 TIPS 技术、对 TIPS 禁忌及失去 TIPS 机会的顽固性腹腔积液的姑息治疗，一般每放腹腔积液 1000 mL，输注清蛋白 8 g。该方法缓解症状时间短，易于诱发肝肾综合征、肝性脑病等并发症。

5）自发性细菌性腹膜炎：选用肝毒性小、主要针对革兰阴性杆菌并兼顾革兰阳性球菌的抗生素，如头孢哌酮或喹诺酮类等，疗效不满意时，根据治疗反应和药敏结果进行调整。由于自发性腹膜炎容易复发，用药时间不得少于2周。自发性腹膜炎多系肠源性感染，除抗生素治疗外，应注意保持大便通畅、维护肠道菌群。

（2）EGVB的治疗及预防

1）一般急救措施和积极补充血容量：卧位，保持呼吸道通畅，避免呕血时吸入引起窒息，必要时吸氧，活动性出血期间禁食。严密监测患者生命体征；观察呕血与黑粪、血便情况；定期复查血红蛋白浓度、红细胞计数、血细胞比容与血尿素氮；必要时行中心静脉压测定；对老年患者根据情况进行心电监护。立即查血型和配血，可先输平衡液或葡萄糖盐水甚至胶体扩容剂保证有效循环血容量，防止失血性休克。血容量不宜补足，达到基本满足组织灌注、循环稳定即可。输液量以维持组织灌注为目标，尿量是有价值的参考指标。

2）止血措施：①药物，尽早给予收缩内脏血管药物如生长抑素（somatostatin）、奥曲肽（octreotide）、特利加压素（terlipressin）或垂体加压素（pitressin），减少门静脉血流量，降低门静脉压，从而止血。生长抑素及奥曲肽因对全身血流动力学影响较小，不良反应少，是治疗EGVB最常用的药物。生长抑素用法为首次250 μg静脉缓注，继以250 μg/h持续静脉泵入，本品半衰期极短，滴注过程中不能中断，若中断超过5分钟，应重新注射首剂。生长抑素类似物奥曲肽半衰期较长，首剂100 μg静脉缓注，继以25～50 μg/h持续静脉滴注。特利加压素起始剂量2 mg/4 h，出血停止后可改为每次1 mg，每日2次，维持5天。垂体加压素不良反应大，对老年患者不宜使用。②内镜治疗，当出血量为中等以下，应紧急采用内镜结扎治疗（endoscopic variceal ligation，EVL），这是一种局部断流术，即经内镜用橡皮圈结扎曲张的食管静脉，使其局部缺血坏死、肉芽组织增生后形成瘢痕，封闭曲张静脉。该术式不能降低门静脉高压，适用于单纯食管静脉曲张不伴胃底静脉曲张者。③TIPS，对急性大出血的止血率达到95%。④气囊压迫止血，在药物治疗无效且不具备内镜和TIPS操作的大出血时暂时使用，为后续有效止血措施起"桥梁"作用。

3）预防：①一级预防，主要针对已有食管胃底静脉曲张，但尚未出血者，包括对因治疗；非选择性受体阻滞剂通过收缩内脏血管，减少内脏高动力循环，常用普萘洛尔或卡地洛尔；EVL也可用于中度食管静脉曲张。②二级预防，预防已发生过EGVB患者再出血。首次出血后的再出血率可达60%，死亡率为33%。因此，应重视EGVB的二级预防，开始的时间应早至出血后的第6天。

（3）肝性脑病（HE）：去除诱因、维护肝功、促进氨代谢清除及调节神经递质。

1）去除诱因：①纠正电解质和酸碱平衡紊乱。低钾性碱中毒是肝硬化患者在进食量减少、利尿过度及大量排放腹腔积液后，常出现的内环境紊乱。②预防和控制感染。应用针对革兰阴性杆菌并兼顾革兰阳性球菌的抗生素。③改善肠内微生态，减少肠内氮源性毒物的生成与吸收。止血后清除肠道积血可用乳果糖口服导泻；生理盐水或弱酸液（如稀醋酸溶液）清洁灌肠，减少肠内毒素的吸收；防治便秘可给予乳果糖，以保证每日排软便1～2次，乳果糖是一种合成的双糖，口服后在小肠不被分解，到达结肠后可被乳酸杆菌、粪肠球菌等细菌分解为乳酸、乙酸而降低肠道的 pH。肠道酸化后对产尿素酶的细菌生长不利，但有利于不产尿素酶的乳酸杆菌生长，使肠道细菌产氨减少；此外，酸性的肠道环境可减少氨的吸收，并促进血液中的氨渗入肠道排出体外。乳果糖可用于各期 HE 及轻微 HE 的治疗，亦可用乳果糖稀释至 33.3% 保留灌肠。口服抗生素可抑制肠道产尿素酶的细菌，减少氨的生成，常用的抗生素有利福昔明、甲硝唑、新霉素等。口服新霉素每日 2～4 g 抑制肠道细菌，利福昔明具有广谱、强效的抑制肠道细菌生长作用，口服不吸收，只在胃肠道局部起作用，每日 0.8～1.2 g，分 2 次口服。④慎用镇静药及损伤肝功能的药物。镇静、催眠、镇痛药及麻醉剂可诱发 HE，在肝硬化特别是有严重肝功能减退时应尽量避免使用。当患者出现烦躁、抽搐时禁用阿片类、巴比妥类、苯二氮䓬类镇静剂，可试用异丙嗪、氯苯那敏（扑尔敏）等抗组胺药。

2）营养支持：保证热能供应，避免低血糖；补充各种维生素，酌情输注血浆或白蛋白。急性起病数日内禁食蛋白质，神志清楚后，蛋白质从每天 20 g 开始逐渐增加至每日 1 g/kg。门体分流对蛋白不能耐受者应避免大量蛋白质饮食，但仍应保持小量蛋白的持续补充。

3）促进体内氨的代谢：常用 L-鸟氨酸-L-天冬氨酸。鸟氨酸能增加氨基甲酰磷酸合成酶和鸟氨酸氨基甲酰转移酶的活性，其本身也可通过鸟氨酸循环合成尿素而降低血氨水平；天冬氨酸可促进谷氨酰胺合成酶活性，促进脑、肾利用和消耗氨以合成谷氨酸和谷氨酰胺而降低血氨水平，减轻脑水肿。谷氨酸钠或钾、精氨酸等药物理论上有降血氨作用，盐酸精氨酸（arginine）每日 10～20 g 静脉滴注，临床应用广泛，但尚无证据肯定其疗效。

4）调节神经递质：氟马西尼（flumazenil）拮抗内源性苯二氮䓬所致的神经抑制，对部分 3～4 期患者具有促醒作用，静脉注射氟马西尼 0.5～1.0 g，可在数分钟内起效，但维持时间通常仅有 4 小时。支链氨基酸制剂是一种以亮氨酸、异亮氨酸、缬氨酸等为主的复合氨基酸，能竞争性抑制芳香族氨基酸进入大脑，减少假性神经递质的形成，其疗效尚有争议，但对于不能耐受蛋白质的营养不良者，补充支链氨基酸有助于改善其氮平衡。

5）TIPS 术后引起的 HE 多是暂时的，随着术后肝功能改善、尿量增加及肠道淤血减轻，HE 多呈自限性，很少需要行减小分流道直径的介入术。对肝硬化门静脉高压所致严重的侧支循环开放，可通过 TIPS 术联合曲张静脉的介入断流术，阻断异常的门体分流。

（4）肝肾综合征：无特效治疗方法。在积极改善肝功能前提下可采取以下措施：迅速控制上消化道大量出血、感染等诱发因素；严格控制输液量，量出为入，纠正水、电解质紊乱和酸碱失衡；输注右旋糖酐、白蛋白或浓缩腹腔积液回输，以提高循环血容量，改善肾血流，在扩容基础上应用利尿剂；血管活性药如多巴胺，可改善肾血流量，增加肾小球滤过率；避免强烈利尿、单纯大量放腹腔积液及服用损害肾功能的药物等。

（5）其他并发症：在积极改善肝功能和治疗诱发因素的基础上，积极防治胆石症、感染、门静脉血栓、低钠血症、肺肾综合征、脾功能亢进。

3. 手术治疗　治疗门静脉高压的各种分流、断流和限流术随着内镜及介入微创技术的应用，现已少用。由于 TIPS 综合技术具有微创、精准、可重复和有效等优点，在细致的药物治疗配合下，已从以往肝移植前的过渡性治疗方式逐渐成为有效延长生存期的治疗方法。肝移植（liver transplantation）是对终末期肝硬化治疗的最佳选择。

4.干细胞治疗　将培育好的干细胞输入到肝总动脉后可以让其修复已纤维化的肝脏，恢复功能。目前，治疗肝硬化的细胞来源主要是髂骨骨髓干细胞和粒细胞集落刺激因子（G-CSF）动员周围造血干细胞。2017年，印度 Vaishnav Kumar 报道，治疗肝硬化最合适的干细胞是从自体脂肪诱导的具有多分化潜能的间充质细胞。

八、预后

肝硬化的预后因病因、病变类型、肝功能代偿程度及有无并发症而有所不同。肝实质损害为主者预后较间质损害为主者差，坏死后肝硬化比血吸虫性肝硬化及酒精性肝硬化差。男性较女性预后差。出现腹腔积液后，肝硬化预后明显变坏，如出现并发症预后更差。存活率随肝功能损害程度的加重而下降，死亡的主要原因为肝性脑病、上消化道出血和继发性感染等。

第七节　胰腺炎

胰腺炎（pancreatitis）是指由多种病因导致胰腺组织的炎性损伤。临床上通常分为急性胰腺炎（acute pancreatitis，AP）和慢性胰腺炎（chronic pancreatitis，CP）。AP 是多种病因导致胰腺组织自身消化所致的以胰腺水肿、出血及坏死等炎性损伤，临床上以急性上腹痛及血淀粉酶或脂肪酶升高为特点。AP 多见于青壮年，多数患者病情轻、预后好，少数患者可伴发多器官功能障碍及胰腺局部并发症，死亡率高。CP 是由于各种原因导致的胰腺局部或弥漫性的慢性进展性炎症，伴随胰腺内、外分泌功能的不可逆损害。临床上表现为反复发作性或持续性腹痛、腹泻或脂肪泻、消瘦、黄疸、腹部包块和糖尿病等。CP 多见于中老年人，高峰年龄为 50～54 岁和 65～69 岁，男女比例为（2.3～3.9）：1。

一、病因和发病机制

CP 病因复杂，涉及多种因素，通常需要一个 AP 的先期事件来启动炎症过程。此后，多种病因或危险因素维持炎症反应，引起进行性纤维化。一些遗传变异、自身免疫因素可不需要 AP 的启动，而直接促进特发性 CP 隐匿起病。

1.各种胆胰管疾病　感染、炎症或结石引起胆总管下段或胰管与胆管交界处狭窄或梗阻，胰液流出受阻而引起急性复发性胰腺炎（recurrent acute pancreatitis，RAP），在此基础上逐渐发展为 CP。在我国，胆道系统疾病很常见，是 CP 常见病原因之一。

2.酒精　以往认为饮酒是 CP 的首要病因。但 CP 的病理及影像学特征显示，只有不到 10% 的酗酒者最终发展为 CP。临床观察证明，多数长期大量饮酒者并无 CP 的客观证据，仅表现为消化不良。实验研究表明，酒精并非直接导致 CP，但在胰管梗阻等因素的协同下，可致酒精性 RAP，逐渐进展为 CP。酒精及其代谢产物的细胞毒性也可在其他因素的作用下，使部分患者的胰腺发生慢性进行性损伤和纤维化。

3. B组柯萨奇病毒　可引起 AP，病毒滴度越高引起 AP 的可能性越大，若此时缺乏组织修复，可能进展为 CP。B组柯萨奇病毒感染期间，饮酒可加重病毒诱导的胰腺炎，阻碍胰腺受损后的再生，饮酒剂量越大，持续时间越长，胰腺再生就越困难。因此，酒精通过增强组织内病毒感染或复制，影响组织愈合，使胰腺炎症慢性化。

4. 特发性胰腺炎（idiopathic pancreatitis，IP）　可能与两种基因突变有关：囊性纤维化跨膜转导调节因子（cystic fibrosis transmembrane conductance regulator，CFTR）基因和胰腺内的丝氨酸蛋白酶抑制剂（serine protease inhibitor）基因。患者无家族史，临床以 RAP 为特点，发病年龄较晚，并发症和需外科手术的机会较少。

5. 自身免疫性胰腺炎（auto-immune pancreatitis，AIP）　患者血清中有多种免疫抗体，如 IgG4、抗碳酸酐酶抗体 Ⅱ 和Ⅳ、抗乳铁蛋白抗体、抗核抗体、抗胰蛋白酶抗体及抗分泌型胰蛋白酶抑制物抗体等，体液免疫、细胞免疫、补体系统、淋巴毒素参与致病。

6. 遗传性胰腺炎（hereditary pancreatitis，HP）　是一种罕见的、外显率较高的常染色体显性遗传性胰腺疾病。主要发生在欧美地区，多有家族史，临床以 RAP 为特点，多在幼年发病，常进展为 CP，并伴有高胰腺癌发病率。

7. 高钙血症（hypercalcemia）　血液、胰腺实质中钙浓度升高易激活胰酶，持续高钙血症（> 2.75 mmol/L）者，RAP 风险增加。高钙血症可降低胰管和组织间隙间的屏障作用，大量钙离子进入胰液，在碱性胰液中易形成沉积，促进胰管结石形成。

8. 营养因素　食物中饱和脂肪酸及低蛋白饮食可促进 CP 或胰腺退行性病变的发生。部分热带胰腺炎与此有关。

二、病理

CP 病变程度轻重不一，呈进行性和不可逆性病变的特点。炎症可局限于胰腺小叶或累及整个胰腺。胰腺腺泡萎缩，弥漫性纤维化或钙化；胰管有多发性狭窄和囊状扩张，管内有结石、钙化和蛋白栓子。胰管阻塞区可见局灶性水肿、炎症和坏死，或合并假性囊肿。后期胰腺变硬，表面苍白，呈不规则结节状，胰腺萎缩、体积缩小。纤维化病变也常累及脾静脉和门静脉，造成狭窄、梗阻或血栓形成，导致左侧门静脉高压。

AIP 组织学表现为非钙化性胰腺腺管破坏和腺泡组织萎缩。Ⅰ型 AIP（IgG4-AIP）组织病理学特点为胰管周围广泛的淋巴细胞及浆细胞浸润、胰腺实质斑片状或席纹状纤维化、免疫组化见胰腺内大量 IgG4 阳性细胞浸润，上述病理改变也可出现在胆管、胆囊、肾、肺、腮腺等器官。Ⅱ型 AIP 组织学特征为导管中心性胰腺炎，大量中性粒细胞浸润致胰腺导管内微脓肿形成，导管上皮细胞破坏、管腔狭窄。

三、临床表现

1. 腹痛　反复发作的上腹痛，初为间歇性，以后转为持续性，平卧位时加重，前倾坐位、弯腰、卧蜷曲时疼痛减轻。有时腹痛部位不固定，累及全腹，或放射至背部或前胸。腹痛程度轻重不一，重者需用麻醉剂方可缓解。腹痛常因饮酒、饱食或高脂食物诱发，急性发作时常伴有血淀粉酶、脂肪酶升高。腹痛的发病机制可能主要与胰管梗阻和狭窄等原因所致的胰管高压有关，其次是胰管本身炎症、胰腺缺血、假性囊肿及合并神经炎等。

2. 胰腺外分泌功能不全症状　CP后期，由于胰腺外分泌功能障碍可引起食欲减退，食后上腹饱胀，消瘦，营养不良，水肿及维生素 A、维生素 D、维生素 E、维生素 K 缺乏等症状。部分患者由于胰腺外分泌功能明显不足而出现腹泻，大便每日 3~4 次，色淡、量多、有气泡、恶臭、大便内脂肪量增多并有不消化的肌肉纤维。

3. 胰腺内分泌功能不全症状　因 CP 引起胰岛 β 细胞破坏，半数患者可发生糖尿病。

4. 体征　多数患者仅有腹部轻微压痛，并发胰腺假性囊肿时腹部可扪及包块；胰头肿大、胰管结石及胰腺囊肿压迫胆总管时可出现黄疸；AIP 常呈进行性加重的无痛性黄疸，易被误诊为胰腺癌或胆管癌。

四、辅助检查

1. 腹部平片　部分患者可见胰腺区域有钙化灶、结石影。

2. 腹部超声和超声内镜（EUS）　胰腺实质回声增强、主胰管狭窄或不规则扩张及分支胰管扩张、胰管结石、假性囊肿等。EUS 探头更接近胰腺组织，可提供更为准确的信息。

3. 腹部 CT 和 MRI　胰腺增大或缩小、轮廓不规则、胰腺钙化、胰管不规则扩张或胰腺假性囊肿等。IgG4-AIP 胰腺呈"腊肠样"肿胀或胰头局部结节样占位，主胰管局部狭窄。

4. 内镜逆行胰胆管造影（ERCP）　和磁共振胰胆管成像（MRCP）　ERCP 是 CP 形态学诊断和分期的重要依据。胰管侧支扩张是 CP 最早期特征。其他表现有主胰管和侧支胰管的多灶性扩张、狭窄和形态不规则、结石造成充盈缺损及黏液栓等。MRCP 可显示胰管扩张的程度和结石位置，并能明确部分 CP 的病因，已逐渐取代诊断性 ERCP 在 CP 中的作用。

5. 胰腺内、外分泌功能测定　血糖测定、糖耐量试验及血胰岛素水平可反映胰腺内分泌功能。目前尚无准确的、临床实用的胰腺外分泌功能检测方法。

6. 免疫学检测　IgG4-AIP 患者血清 IgG4 水平＞1350 mg/L，其他 AIP 抗核抗体及类风湿因子可呈阳性。

五、诊断和鉴别诊断

诊断思路：首先确定有无 CP，然后寻找病因。临床表现提示 CP 时，可通过影像技术获得形态学资料，收集 CP 的证据，进一步了解胰腺内、外分泌功能，排除胰腺肿瘤。

鉴别诊断：常见疾病包括胆道疾病、小肠性吸收功能不良、慢性肝病等；胰腺炎性包块与胰腺癌鉴别有一定难度，需 EUS 引导下细针穿刺活检，甚至开腹手术探查。

六、防治

治疗目标：消除病因，控制症状，改善胰腺功能，治疗并发症和提高生活质量。

1.腹痛

（1）药物：口服胰酶制剂、皮下注射奥曲肽和非阿片类止痛药可缓解部分腹痛。顽固性、非梗阻性疼痛可行 CT、EUS 引导下腹腔神经阻滞术。

（2）内镜：解除胰管梗阻，缓解胰管内高压引发的症状。ERCP 下胰管括约肌切开、胰管取石术及胰管支架置入术，使许多患者避免或延缓了手术干预，成为一线治疗。内镜不能取出的胰管结石患者，可以考虑体外冲击波碎石和液电碎石治疗。

（3）手术：内镜治疗失败或疼痛复发时可考虑手术治疗。

2.胰腺外分泌功能不全　采用高活性、肠溶胰酶（pancreatin）替代治疗并辅助饮食疗法，胰酶于餐中服用，同时应用 PPI 或 H_2RA 抑制胃酸分泌，可减少胃酸对胰酶的破坏，提高药物疗效。胰酶剂量根据患者腹泻、腹胀的程度进行调节。

3.糖尿病　给予糖尿病饮食，尽量口服降糖药替代胰岛素，由于 CP 常同时存在胰高血糖素缺乏，小剂量的胰岛素也可诱发低血糖，胰岛素治疗剂量需个体化调节。

4.AIP　常用泼尼松（prednisone）口服，初始剂量每日 30～40 mg，症状缓解后逐渐减量至每日 5～10 mg。大多数患者病情能得以控制，但不能完全逆转胰腺的形态学改变。

5.外科治疗　指征：内科或内镜处理不能缓解的疼痛；胰管结石、胰管狭窄伴胰管梗阻；发生胆道梗阻、十二指肠梗阻、门静脉高压和胰性腹腔积液或囊肿等并发症。

6.中药治疗　对水肿型患者效果较好。清胰汤：生大黄 10 g、芒硝 10 g、木香 9 g、白芍 12 g、生甘草 9 g、炒灵脂 9 g、生蒲黄 9 g，对症加减，水煎服，大黄后下。

七、预防和预后

1.预防　禁酒、戒烟，避免过量高脂、高蛋白饮食。长期脂肪泻患者，应注意补充脂溶性维生素及维生素 B_{12}、叶酸，适当补充各种微量元素。

2.预后　积极治疗可缓解症状，但不易根治。晚期患者多死于并发症。

（张国军　陈小雪　吕敬雷）

第七章　泌尿系统疾病

肾脏（kidney）是最易受衰老影响的器官之一，同时，其他系统疾病如动脉硬化、高血压、糖尿病、心力衰竭等，也严重影响肾脏的功能。因此，当机体内环境变化、水电解质紊乱、手术、感染和服用肾毒性药物时，可引起肾功能迅速恶化而衰竭。此外，老年人尿路感染的发病率很高，严重影响老年人生活质量。

第一节　原发性肾小球疾病

肾小球疾病（glomerular disease）是一组以血尿、蛋白尿、水肿、高血压、肾功能损害等为主要临床表现，病变通常累及双侧肾小球的疾病。病因、发病机制、病理改变、病程和预后不尽相同。根据病因可分为原发性、继发性和遗传性三大类。原发性肾小球疾病系指病因不明者；继发性肾小球疾病系指继发于全身性疾病的肾小球损害，如狼疮肾炎、糖尿病肾病等；遗传性肾小球疾病为遗传基因突变所致的肾小球疾病，如 Alport 综合征等。

原发性肾小球疾病（primary glomerular disease）目前仍是我国终末期肾病最主要的病因。临床分型是根据临床表现分为相应的临床综合征，一种综合征常包括多种不同类型的疾病或病理改变。一般认为，免疫反应是肾小球疾病的始动机制，在此基础上炎症介质（如补体、细胞因子、活性氧等）参与，最后导致肾小球损伤并产生临床症状。

一、急性肾小球肾炎

肾小球肾炎（glomerulonephritis）分为急性肾小球肾炎（acuteglomerulonephritis，AGN）和慢性肾小球肾炎。AGN 多见于儿童期，但近年研究报道，老年人 AGN 日益增多。

（一）病因和发病机制

AGN 简称急性肾炎，绝大多数与细菌或病毒感染有关，尤其是溶血性链球菌感染后，故又称感染后肾小球肾炎。如 β–溶血链球菌常引起扁桃体炎、中耳炎和皮肤感染，老年人皮肤感染率更高。老年人 AGN 确切的发病率尚不清楚，但一般认为其发病率较青年人低。

AGN 是免疫介导性疾病，机体针对链球菌致病抗原如蛋白酶外毒素 B 等产生相应的抗体，可能与肾小球内成分发生交叉反应、循环或原位免疫复合物沉积诱发补体异常活化等有关，导致肾小球内炎症细胞浸润。在炎症介导系统（如补体，凝血和纤溶系统，激肽，前列腺素，单核细胞等）的参与下，最后造成肾小球损伤并产生临床表现。此外，老年患者肾脏肾小球滤过率降低，或因患高血压、动脉硬化、糖尿病或是长期进食高蛋白食物等，均可导致肾单位血流动力学变化，从而加重肾小球的损伤。发病初期，以肾小球毛细血管内皮细胞增生为主，在消退期以系膜细胞增生为主。

病理改变：肾脏体积可增大，光镜下见弥漫性肾小球毛细血管内皮细胞及系膜细胞增生，急性期可伴有中性粒细胞和单核细胞浸润。病变严重时，毛细血管袢管腔狭窄或闭塞。肾间质水肿及灶状炎症细胞。免疫病理 IgG 和 C3 呈粗颗粒状沿肾小球毛细血管壁和（或）系膜区沉积。电镜见球上皮细胞下有驼峰状电子致密物沉积。

（二）临床表现和诊断

急性起病，血尿、蛋白尿、水肿和高血压，可伴有一过性肾功能不全。典型的病例在肾脏症状出现 1～2 周前，常有上呼吸道或皮肤等部位的急性感染。急性感染的症状减轻或消退后，肾脏症状便明显出现。但大部分老年人起病隐袭，常缺乏明确的前驱感染病史，常以明显的水肿和氮质血症来就医。多数老年患者肾功能迅速减退，氮质血症和贫血的出现率明显高于青年组，表现为急性肾衰竭者达 72%，明显高于其他年龄组。由于少尿和血压突然升高，容易诱发脑水肿、肺水肿和心功能衰竭。

尿检可见血尿、蛋白尿、红细胞管型、白细胞及颗粒管型。肾活检病理检查，光镜下可见肾小球扩大，细胞增多，系膜细胞和内皮细胞增生使毛细血管腔闭塞。在毛细血管腔内和系膜区有不同程度的中性粒细胞、单核细胞和嗜酸性粒细胞浸润。电镜检查可见电子致密物沿基底膜上皮侧呈驼峰样沉积，免疫荧光检查表明，为 IgG、IgM 和补体 C3 沉积。

根据链球菌感染后 1～3 周发生蛋白尿，血尿，少尿，水肿，高血压等表现，典型病例不难诊断。临床表现不明显者，必须连续多次做尿常规检查，必要时需肾活检诊断。老年人易与存在的其他疾病，如高血压、尿路梗阻、慢性肾盂肾炎等混淆，故诊断率不高。

（三）治疗和预后

主要是对症支持疗法，预防和治疗水钠潴留，控制高血压，防止心衰和脑水肿等严重合并症，如出现急性肾衰竭，必要时可以采用透析治疗。年轻急性肾炎患者的病程较短、预后较好，老年人由于肾功能储备能力的限制及肾外疾病的存在，预后欠佳。如不能及时诊断和治疗，病情迁延转为慢性，甚至出现肾衰竭。

二、急进性肾小球肾炎

急进性肾小球肾炎（rapidly progressive glomerulonephritis，RPGN）即急进性肾炎，是在急性肾炎综合征基础上，通常在几天或几个月（6 个月）内，肾功能进行性减退终至少尿。肾小球病变的特征是鲍曼囊（Bowman's capsule）内细胞高度增生，形成特征性的新月体（crescent）。RPGN 是导致老年人急性肾衰竭的最常见类型。

（一）病因和发病机制

根据免疫荧光表现将 RPGN 分为 Ⅰ、Ⅱ、Ⅲ 三型。① Ⅰ 型，即抗肾小球基底膜（glomerular basement membrane，GBM）型肾炎，因抗 GBM 抗体与 GBM 抗原结合诱发补体活化而致病。肾小球基底膜上有弥漫性线条状沉积物，肾小球基底膜变性及断裂突出，但肾小球毛细血管袢增生不明显。② Ⅱ 型，即免疫复合物型肾炎，是由循环免疫复合物（circulating immune complex，CIC）致病，肾小球基底膜上有弥漫性颗粒状沉积物，常伴显著的毛细血管内皮细胞增生，血清免疫复合物可呈阳性。③ Ⅲ 型，为少免疫沉积型，肾小球内无或仅有微量免疫球蛋白沉积，多与抗中性粒细胞胞浆抗体（ANCA）相关。但常见肾小球血管袢节段性坏死。

约半数 RPGN 患者有前驱上呼吸道感染病史，接触某些有机化学溶剂、碳氢化合物如汽油，可能与Ⅰ型密切相关；丙硫氧嘧啶（PTU）和肼屈嗪等可引起Ⅲ型。老年人 RPGN 大多为Ⅲ型，血清 ANCA 常呈阳性，提示可能与小血管炎损害有关。

肾脏体积常增大。病理类型为新月体肾炎。光镜下多数（＞50%）肾小球大新月体形成（占肾球囊腔 50% 以上），病变早期为细胞新月体，后期为纤维新月体。Ⅱ型常伴有肾小球毛细血管内皮细胞和系膜细胞增生，Ⅰ型和Ⅲ型可见肾小球节段性纤维素样坏死。免疫检查是分型的主要依据，Ⅰ型 IgG 即 C3 呈线条状沿肾小球毛细血管壁分布；Ⅱ型 IgG 及 C3 呈颗粒状或团块状沉积于系膜区及毛细血管壁；Ⅲ型肾小球内无或仅有微量免疫沉积物。电镜下Ⅱ型可见电子致密物在系膜区和内皮下沉积，Ⅰ型和Ⅲ无电子致密物。

（二）临床表现和诊断

我国以Ⅱ型为多见，Ⅰ型好发于中青年，Ⅲ型常见于中老年患者，男性略多。多数患者起病急，进展快，但老年人起病隐袭，有较多的新月体形成，病程进展急剧。所有患者都具备血尿，多数患者有蛋白尿、水肿及高血压等急性肾炎综合征的表现。由于细胞新月体很快发展到纤维新月体，所以肾功能在短期内进行性减退，常在数周或数月内发展成尿毒症。患者常于疾病早期呈现顽固性贫血。常有发热、乏力、体重下降等系统性血管炎的表现。

患者出现少尿、无尿、血尿、蛋白尿、水肿及高血压且伴有肾功能迅速减退时应高度怀疑此病。如果肾炎综合征引起的肾功能损害发生在老年人，大多数患者的病因都可能是急进性肾炎，有时也有上述临床表现，需要病理鉴别，所以，RPGN 确诊需要肾活检。肾组织病理学显示，50% 以上的肾小球有大于球周 50% 的新月体，并能除外继发性肾小球疾病时，便可诊断 RPGN。老年人功能肾单位随着年龄的增加进行性丢失，肾小球数目减少，系膜增宽，肾小球和小管基底膜增厚，血管壁硬化。

（三）治疗和预后

1. 治疗

应及时明确病因诊断和免疫病理分型，尽早开始强化免疫抑制治疗。

（1）血浆置换 每日或隔日1次，每次置换血浆2~4L，直到血清自身抗体（如抗GBM抗体、ANCA）转阴，一般需7次以上。适用于Ⅰ型和Ⅲ型。对肺出血的患者首选血浆置换。

（2）激素冲击 甲泼尼龙（meprednisone）0.5~1.0g静脉滴注，每日或隔日1次，3次为1个疗程，一般1~3个疗程，主要适用Ⅱ型和Ⅲ型。

强化疗法需配合糖皮质激素和细胞毒药物。每日口服泼尼松（prednison）1mg/kg，6~8周后渐减；每日口服环磷酰胺（cyclophosphamide）2~3mg/kg，或静脉滴注每个月0.6~0.8g，累积量一般不超过8g。

（3）对症治疗 免疫抑制剂及抗凝、抗血小板聚集治疗。对强化治疗无效的晚期病例或肾功能已无法逆转者，则有赖于长期维持透析。有条件者可选择肾移植。

2.预后

RPGN如未尽早积极治疗，预后极差，死于急性肾衰者高达50%~60%。老年人在衰老过程中表现出的肾炎应早做肾活检，因为某些病变严重的细胞新月体在几周内就发展为纤维新月体，从而丧失治疗时机，而导致不良预后。

三、肾病综合征

肾病综合征（nephrotic syndrome，NS）是指临床上具有大量蛋白尿（>3.5g/24h），血浆白蛋白低于30g/L，伴或不伴有水肿及高脂血症的一组症状。临床上分为两大类，第一类是原发性肾病综合征，是原发性肾小球疾病最常见的表现之一。第二类是由系统性疾病引起的，称为继发性肾病综合征。

（一）病因和病理生理

1.病因 凡能引起肾小球病变的疾病均能引起NS，表现为不同类型的病理改变。

老年人原发性NS最常见的类型是膜性肾病（membranous nephropathy，MN），其次是微小病变型肾病（minimal change disease，MCD），也可见于系膜增生性肾小球肾炎（mesangial proliferative glomerulonephritis，MPGN）、系膜毛细血管性肾小球肾炎（mesangiocapillary glomerulonephritis，MCGN）和局灶节段性肾小球硬化（focal segmental glomerulosclerosis，FSGS）等。老年人继发性NS比年轻人多见，由淀粉样变性引起的NS占13%~15%，其他常见的疾病有糖尿病肾病、骨髓性肾病、肿瘤、系统性红斑狼疮、血管炎、过敏性紫癜及各种病毒、细菌的急慢性感染性疾病。

2.病理生理 老年人NS的表现具有如下特点。

（1）大量蛋白尿（proteinuria）：生理情况下，肾小球滤过膜有分子屏障及电荷屏障作用，这些屏障作用受损致肾小球滤过膜对血浆蛋白的通透性增加，使原尿中蛋白含量增多，当其增多明显超过近端肾小管回吸收量时，形成大量蛋白尿。在此基础上，凡是增加肾小球内压力及导致高灌注、高滤过的因素（如高血压、高蛋白饮食或大量输注血浆蛋白）均可加重尿蛋白的排出。尿液中主要含白蛋白和与白蛋白近似分子量的蛋白。大分子蛋白如纤维蛋白原、α_1和α_2巨球蛋白等，因其无法通过肾小球滤过膜，从而在血浆中的浓度保持不变。

（2）低白蛋白血症（hypoalbumineamia）：NS 时大量白蛋白从尿中丢失，促进肝脏代偿性合成白蛋白增加，同时由于近端肾小管摄取滤过蛋白增多，也使肾小管分解蛋白增加。当肝脏白蛋白合成增加不足以克服丢失和分解时，则出现低白蛋白血症。此外，NS 患者（尤其是老年人）因胃肠道黏膜水肿导致食欲减退、蛋白质摄入不足、吸收不良或丢失，进一步加重低蛋白血症，长期大量的蛋白丢失会导致患者营养不良。

除血浆白蛋白减少外，某些免疫球蛋白（如 IgG）和补体成分、抗凝及纤溶因子、金属结合蛋白及内分泌激素结合蛋白也可减少，尤其是肾小球病变严重、大量蛋白尿和非选择性蛋白尿时更为显著。少数患者临床表现为甲状腺功能减退，但会随 NS 的缓解而恢复。患者易发生感染、高凝状态、微量元素缺乏、内分泌紊乱和免疫功能低下等并发症。

（3）水肿（edema）：低白蛋白血症引起血浆胶体渗透压下降，使水分从血管腔内进入组织间隙，是造成肾病综合征水肿的主要原因。此外，部分患者有效循环血容量不足，激活肾素-血管紧张素-醛固酮（RAS）系统，促进水钠潴留。而在静水压正常、渗透压减低的末梢毛细血管，发生跨毛细血管性液体渗漏和水肿。有研究发现，部分 NS 患者血容量并不减少甚或增加，血浆肾素水平正常或下降，提示 NS 患者的水钠潴留并不依赖于 RAS 系统的激活，而是肾脏原发水钠潴留的结果。老年人肾脏水钠排泄能力下降，也在水肿中起重要作用。

（4）高脂血症（hyperlipidemia）：老年人原本可能有脂代谢紊乱易出现高脂血症，患NS 时由于肝代偿性合成白蛋白和脂蛋白增加，加之存在脂质转运障碍，更易出现高脂血症。表现为高胆固醇血症和（或）高甘油三酯血症，并可伴有低密度脂蛋白（LDL）、极低密度脂蛋白（VLDL）及脂蛋白（a）[Lp（a）] 升高，高密度脂蛋白（HDL）正常或降低。高脂血症发生的主要原因是肝脏脂蛋白合成的增加和外周组织利用及分解减少。高胆固醇血症的发生与肝脏合成过多富含胆固醇和载脂蛋白 B 的 LDL 和 LDL 受体缺陷致 LDL 清除减少有关。高甘油三酯血症在 NS 中也很常见，更多是由于分解减少而非合成增多。

（5）其他：老年人心脏的储备能力低，水肿严重时常合并心衰。此外，合并各种感染，营养不良，急性肾衰的机会增多。NS 患者多处于高凝状态，有血栓形成的倾向。患膜性肾病、肾淀粉样变性和膜增殖性肾炎的老年患者，肾静脉血栓的形成明显增多；冠状动脉易形成血栓，肺栓塞也较年轻人多见。继发性 NS 除以上表现外，还有不同原发病的临床特点。

（二）病理类型和临床特征

1.MN　光镜下见肾小球弥漫性病变，早期仅于肾小球基底膜上皮侧见少量散在分布的嗜复红小颗粒（Masson 染色），继而有钉突形成（嗜银染色），基底膜逐渐增厚。免疫荧光检查显示 IgG 和 C3 细颗粒状沿肾小球毛细血管壁沉积。电镜下早期见 GBM 上皮侧有排列整齐的电子致密物，常伴有广泛足突融合（foot process fusion）。

在我国，MN 型占原发性 NS 的 20%，男性多见，好发于中老年，高峰年龄为 50~60 岁。通常起病隐匿，70%~80% 患者表现为 NS，约 30% 有镜下血尿，一般无肉眼血尿。常在发病 5~10 年后逐渐出现肾功能受损。MN 易发生血栓栓塞并发症，肾静脉血栓发生率达 40% ~ 50%。因此，MN 患者如有突发性腰痛或肋腹痛，伴血尿、蛋白尿加重，肾功能损害，应注意肾静脉血栓形成。如有突发性胸痛、呼吸困难，应注意肺栓塞。

MN 患者有 20% ~ 35% 的临床表现可自行缓解，60% ~ 70% 的早期患者（尚未出现钉突）经糖皮质激素和细胞毒药物治疗后可达临床缓解。但随疾病逐渐进展，病理变化加重，疗效则较差。本病多呈缓慢进展，研究显示 10 年肾脏存活率为 80% ~ 90%。

2. MCD 光镜下肾小球无明显病变，近端肾小管上皮细胞可见脂肪变性。免疫病理检查阴性。电镜特征性改变是广泛肾小球脏层上皮细胞足突融合。

MCD 占儿童原发性 NS 的 80%，占成人原发性 NS 的 5% ~ 10%。男性多于女性，部分药物性肾损害和肿瘤也可有类似改变。儿童发病率高于成人，但 60 岁后发病率又呈现一小高峰，而且高血压和肾功能损害常见。典型的临床表现为 NS，约 15% 的患者有镜下血尿。

30% ~ 40% 的患者可在发病后数月内自行缓解。90% 的患者对糖皮质激素治疗敏感，治疗 2 周左右开始利尿，尿蛋白可在数周内迅速减少至阴性，血清白蛋白逐渐恢复正常水平，最终达临床完全缓解，但复发率高达 60%。若反复发作或长期大量蛋白尿未得到控制，可发生病理类型的转变，预后欠佳。老年人的治疗缓解率和缓解后复发率均低于儿童。

3. MPGN 光镜下见肾小球系膜细胞和系膜基质弥漫轻、中、重度增生。免疫病理检查分为 IgA 肾病及非 IgA 性 MPGN。电镜显示系膜增生，系膜区见电子致密物。本病在我国发病率高，约占原发性 NS 的 30%，男性多于女性，好发于青少年。50% 患者有前驱感染，可于上呼吸道感染后急性起病，甚至表现为急性肾炎综合征。多数患者对激素和细胞毒性药物有良好的反应，50% 以上的患者经激素治疗后可获完全缓解。

4. MCGN 光镜下较常见的病理改变为系膜细胞和系膜基质弥漫重度增生，并可插入肾小球基底膜（GBM）和内皮细胞之间，使毛细血管祥呈"双轨征"。免疫病理常见 IgG 和 C3 呈颗粒状沉积于系膜区及毛细血管壁。电镜下系膜区和内皮下可见电子致密物沉积。该型占原发性 NS 的 10% ~ 20%，好发于青少年，男女比例大致相等。1/4 ~ 1/3 的患者常在上呼吸道感染后发病；50% ~ 60% 的患者表现为 NS，几乎所有患者均有血尿。

5. FSGS 光镜下可见病变呈局灶、节段分布，受累节段硬化，相应的肾小管萎缩、肾间质纤维化。免疫荧光显示，IgM 和 C3 在肾小球受累节段呈团块状沉积。电镜下见肾小球上皮细胞足突广泛融合、基底膜塌陷，系膜基质增多，电子致密物沉积。该型占原发性 NS 的 20% ~ 25%，以青少年多见，男性多于女性，多为隐匿起病，部分病例可由 MCD 转变而来。蛋白尿及 NS 发生率达 50% ~ 75%，约 3/4 的患者有血尿。

（三）并发症

NS 的并发症是影响患者长期预后的重要因素，应积极防治。

1. 感染 感染是 NS 的常见并发症，与蛋白质营养不良、免疫功能紊乱及应用糖皮质激素治疗有关。常见感染部位为呼吸道、尿路及皮肤等。由于使用糖皮质激素，感染的临床症状常不明显；感染是导致 NS 复发和疗效不佳的主要原因。

2.血栓和栓塞 由于血液浓缩（有效血容量减少）及高脂血症造成血液黏度升高；白蛋白从尿中丢失，肝代偿性合成蛋白增加，引起机体凝血、抗凝和纤溶系统失衡；加之 NS 时血小板过度激活，应用利尿剂和糖皮质激素等进一步加重高凝状态。因此，NS 容易发生血栓、栓塞并发症，以肾静脉血栓最为常见，发生率为 10% ~ 50%，其中 3/4 的病例因慢性形成，临床并无症状。此外，肺静脉、下肢静脉、下腔静脉、心脑血管血栓或栓塞并不少见。

3.急性肾衰竭 因有效血容量不足而致肾血流量下降可诱发肾前性氮质血症，经扩容利尿后可得到恢复。少数病例可出现急性肾损伤，尤以 MCD 居多，无明显诱因，表现为少尿甚或无尿，扩容利尿无效。肾活检病理检查显示肾小球病变轻微，肾间质弥漫重度水肿，肾小管为正常或部分细胞变性、坏死，肾小管腔内有大量蛋白管型。该急性肾损伤的机制不明，推测与肾间质高度水肿压迫肾小管和大量管型堵塞肾小管有关。

4.蛋白质及脂肪代谢紊乱 长期低蛋白血症导致营养不良；免疫球蛋白减少造成机体免疫力低下易致感染；金属结合蛋白丢失使微量元素（铁、铜、锌等）缺乏；内分泌激素结合蛋白不足诱发内分泌紊乱（如低 T_3 综合征等）；药物结合蛋白减少可能影响某些药物的药代动力学而影响药物疗效。高脂血症增加血液黏度，促进血栓、栓塞、心血管系统并发症，并可促进肾小球硬化和肾小管–间质病变的发生，使肾脏病变慢性进展。

（四）诊断和鉴别诊断

1.诊断 包括 3 方面：①明确是否为 NS；②确认病因，首先除外继发性病因和遗传性疾病，才能诊断为原发性 NS；最好能进行肾活检，做出病理诊断；③判定有无并发症。

根据 24 h 尿蛋白 > 3.5 g、血清白蛋白 < 30 g/L，参考水肿和高脂血症，可以做出 NS 诊断。如果排除了继发性病因，便可诊断为原发性 NS。如有糖尿病、肾淀粉样变性、狼疮、多发性骨髓瘤等疾病存在时，应首先考虑继发性 NS。确诊和明确病理分型有赖于肾活检。老年人肾活检应慎重选择适应证：原发性 NS Ⅱ 型、经治疗无效的 NS、肾功能迅速减退、尿沉渣有活动性异常同时伴有肾功能减退、怀疑淀粉样变性和狼疮等，均为肾穿刺活检的适应证。

2.鉴别诊断 主要与以下疾病进行鉴别。

（1）肾淀粉样变性病 好发于中老年。原发性淀粉样变性主要累及心、肾、消化道、皮肤和神经；继发性淀粉样变性常继发于慢性化脓性感染、结核、恶性肿瘤等，主要累及肾脏、肝和脾等器官。肾受累时体积增大，常呈 NS 表现。肾淀粉样变性常需肾活检确诊。

（2）糖尿病肾病 好发于病程在 10 年以上的中老年糖尿病患者。早期可见尿微量白蛋白排出增加，以后逐渐发展成大量蛋白尿、NS。糖尿病病史及特征性眼底改变有助于鉴别诊断。

（3）骨髓瘤性肾病 好发于中老年，男性多见，患者有多发性骨髓瘤的特征性表现，如骨痛、血清单株球蛋白增高、蛋白电泳 M 带及尿本周蛋白阳性，骨髓象显示浆细胞异常增生（占有核细胞的 15% 以上），并伴有质的改变。多发性骨髓瘤累及肾小球时出现 NS。

（4）乙型肝炎病毒相关性肾炎　多见于青少年，主要表现为蛋白尿或 NS。鉴别要点为血清 HBV 抗原阳性；排除继发性肾小球肾炎；肾活检切片找到 HBV 抗原。

（5）过敏性紫癜肾炎　好发于青少年，有典型皮肤紫癜，常于四肢远端对称分布，多在出皮疹后 1～4 周出现血尿和（或）蛋白尿。

（6）狼疮肾炎　好发于中年女性及青少年，免疫学检查可见多种自身抗体，以及多系统的损伤，可明确诊断。肾穿刺活检可以确诊。

（五）治疗

1.一般治疗　注意休息，劳逸适度，保证热量，调节饮食，预防并发症。

优质蛋白饮食，每日 0.8～1.0 g/kg；保证充足热量，每日 126～147 kJ/kg（30～35 kcal/kg）。水肿时应低盐（＜3 g/d）饮食。减少富含饱和脂肪酸（动物油脂）的饮食，增加富含多聚不饱和脂肪酸（如植物油）及可溶性纤维（如燕麦、米糠及豆类）的饮食。

2.对症治疗　适当限制钠水摄入，减少尿蛋白，提高胶体渗透压和利尿。利尿不宜过快过猛，以免造成血容量不足、加重血液高黏滞倾向而诱发血栓、栓塞并发症。

（1）噻嗪类利尿剂：主要作用于髓袢升支厚壁段和远曲小管前段，抑制钠和氯重吸收，排钾利尿。氢氯噻嗪 25 mg，每日 3 次口服。长期服用应防止低钾、低钠血症。

（2）袢利尿剂：主要作用于髓袢升支，强力抑制对钠、氯和钾的重吸收。呋塞米（速尿）每天 20～120 mg，分次口服或静脉注射。需谨防低钠血症及低钾低氯性碱中毒。

（3）潴钾利尿剂：主要作用于远曲小管后段，排钠、排氯、潴钾，适于低钾血症患者，可与噻嗪类利尿剂合用。醛固酮拮抗剂螺内酯 20 mg，每日 3 次口服。肾功能不全者慎用。

（4）渗透性利尿剂：提高血浆胶体渗透压，使组织中水重吸收入血，在肾小管腔内形成高渗状态，减少水钠重吸收而利尿。低分子右旋糖酐等。尿量低于每日 400 mL 时慎用。

（5）提高血浆胶体渗透压：静脉输注血浆或白蛋白等以提高血浆胶体渗透压，促进组织水分回吸收并利尿，如继而用呋塞米 60～120 mg 加入葡萄糖溶液静脉滴注，可提高疗效。

（6）减少尿蛋白：减少尿蛋白可以有效延缓肾功能的恶化。血管紧张素转换酶抑制剂（ACEI）或血管紧张素Ⅱ受体阻滞剂（ARB）有不依赖于降低全身血压而减少尿蛋白的作用。需大于常规降压剂量才能获得减少蛋白尿的疗效。

3.免疫抑制治疗　糖皮质激素（简称激素）和细胞毒药物仍然是治疗 NS 的主要药物，原则上应根据肾活检病理结果选择治疗药物及确定疗程。

（1）糖皮质激素：能减轻肾小球的炎症反应，降低肾小球基底膜的通透性，消除尿蛋白和利尿。用药原则：起始足量（口服泼尼松每日 1 mg/kg，8～12 周）；缓慢减量（足量治疗后每 2～3 周减有用量的 10%，当减至每日 20 mg 时病情易复发，应缓慢减量）；长期维持（以最小有效剂量每日 10 mg，维持半年）。激素采取全日量顿服，维持用药期间两日量隔日一次顿服，以减轻激素的不良反应。水肿严重、有肝功能损害或泼尼松疗效不佳时，应更换为甲泼尼龙（等剂量）口服或静脉滴注。根据患者对激素的治疗反应，分为"激素敏感型"（用药 8～12 周 NS 缓解）、"激素依赖型"（激素减量到一定程度即复发）和"激素抵抗型"（常规激素治疗无效）。长期应用激素的患者可出现感染、药物性糖尿病、骨质疏松等不良反应，少数病例还可能发生股骨头无菌性缺血性坏死，需加强监测，及时处理。

（2）细胞毒药物：用于"激素依赖型"或"激素抵抗型"的患者，协同激素治疗。若无激素治疗的禁忌，一般不作为首选或单独治疗用药。目前常用环磷酰胺，每日 2 mg/kg，分 1 ~ 2 次口服；或 200 mg，隔日静脉注射。累积量达 6 ~ 8 g 后停药。主要不良反应为骨髓抑制、肝损害、性腺抑制（尤其男性）、脱发、胃肠道反应及血性膀胱炎。氮芥毒不良反应大，现已少用。

（3）钙调神经蛋白抑制剂：环孢素（cyclosporin A，CsA）能选择性抑制 T 辅助细胞及 T 细胞毒效应细胞，已作为二线药物用于治疗激素及细胞毒药物无效的难治性 NS。常用量为每日 3 ~ 5 mg/kg，分 2 次空腹口服。服药期间需监测并维持其血浓度谷值为 100 ~ 200 ng/mL，2 ~ 3 个月后缓慢减量，疗程至少 1 年。他克莫司（tacrolimus，FK506）肾毒性不良反应较小，成人起始剂量为每日 0.05 mg/kg，血药浓度保持 8 ng/mL，疗程为 6 ~ 12 个月。

（4）免疫抑制剂：吗替麦考酚酯（mycophenolate mofetil，MMF）在体内代谢为霉酚酸，后者为次黄嘌呤单核苷酸脱氢酶抑制剂，抑制鸟嘌呤核苷酸的经典合成途径，选择性抑制 T 淋巴细胞增殖及抗体形成达到治疗目的。常用量为每日 1.5 ~ 2 g，分 2 次口服，疗程 3 ~ 6 个月，减量维持半年。已广泛用于肾移植后的排斥反应治疗，不良反应相对较小。

（5）优化方案：应用激素及细胞毒药物治疗 NS 可有多种方案，原则上应以增强疗效的同时最大限度地减少不良反应为宜。是否应用激素治疗、疗程长短及是否使用细胞毒药物等，应结合患者肾小球病理类型、年龄、肾功能和相对禁忌证等，制定个体化治疗方案。

4.并发症防治

（1）感染：通常在激素治疗时无须应用抗生素预防感染，以免诱发真菌二重感染。免疫增强剂（如胸腺素、转移因子及左旋咪唑等）预防感染作用尚不肯定。一旦发现感染，应及时选用对致病菌敏感、强效且无肾毒性的抗生素积极治疗，去除明确感染灶。严重感染难控制时应考虑减少或停用激素，但需视患者具体情况决定。

（2）血栓和栓塞：一般血浆白蛋白低于 20 g/L（特发性膜性肾病低于 25 g/L）时，应开始预防性抗凝治疗。皮下注射低分子量肝素 4000 ~ 5000 U，每日 1 ~ 2 次，辅以抗血小板药。已发生血栓、栓塞者尽早全身或局部溶栓。参见第二章第三、第四节。

（3）急性肾损伤：NS 并发急性肾衰竭及时给予正确处理。对襻利尿剂仍有效者应予以较大剂量，以冲刷阻塞的肾小管管型；利尿无效并已达到透析指征者，应给血液透析以维持生命；口服碳酸氢钠碱化尿液，以减少管型形成。参见本章第六节。

（4）蛋白质和脂肪代谢紊乱：在 NS 缓解前常难以完全纠正代谢紊乱，力争将代谢紊乱的影响降至最低限度。目前常用药物：ACEI 及 ARB 均可减少尿蛋白；降脂药物可选择降胆固醇为主的他汀类药物；或降甘油三酯为主的贝特类药物等。参见第四章第五节。

（六）预后

MCD 和轻度 MPGN 预后较好，MCGN、FSGS 及重度 MPGN 预后较差。早期 MN 可自行缓解，晚期则难以缓解。大量蛋白尿、严重高血压及肾功能损害者预后较差；激素敏感者预后相对较好，激素抵抗者预后差；反复感染导致 NS 经常复发者预后差。

四、慢性肾小球肾炎

慢性肾小球肾炎（chronic glomerulonephritis，CGN）简称慢性肾炎，以蛋白尿、血尿、高血压和水肿为基本临床表现，起病方式各有不同，病情迁延并呈缓慢进展，可有不同程度的肾功能损害，部分患者最终将发展至终末期肾衰竭。

（一）病因、病理和发病机制

绝大多数慢性肾炎由不同病因的原发性肾小球疾病发展而来，仅有少数慢性肾炎是由急性肾炎发展所致（直接迁延或临床痊愈多年后再现）。慢性肾炎的病因、发病机制和病理类型不尽相同，但起始因素多为免疫介导炎症。此外，高血压、大量蛋白尿、高血脂等非免疫非炎症因素也起到重要作用。

慢性肾炎可见于多种肾脏病理类型，主要为系膜增生性肾小球肾炎、系膜毛细血管性肾小球肾炎、膜性肾病和局灶节段性肾小球硬化等。病变至晚期，肾脏体积缩小、肾皮质变薄，所有类型均可进展为程度不等的肾小球硬化，相应肾单位的肾小管萎缩、肾间质纤维化。

（二）临床表现和辅助检查

慢性肾炎好发于中青年，老年患者也不少，男性多见。起病缓慢、隐匿。早期无特殊症状，可有乏力、疲倦、腰部疼痛和食欲缺乏；水肿可有可无，一般不严重。

实验室检查多为轻度尿异常，尿蛋白每日 1 ~ 3 g，尿沉渣镜检红细胞增多，可见管型。血压可正常或轻度升高。肾功能正常或轻度受损（肌酐清除率下降），这种情况可持续数年甚至数十年，肾功能逐渐恶化并出现相应的临床表现，最后进入终末期肾衰竭。

慢性肾炎临床表现呈多样性，要特别注意因某一表现突出而易造成误诊。慢性肾炎高血压突出而易误诊为原发性高血压，增生性肾炎感染后急性发作时误诊为急性肾炎。

B 超检查早期肾脏大小正常，晚期可出现双肾对称性缩小、皮质变薄。肾脏活体组织检查可表现为原发病的病理改变，对于指导治疗和估计预后具有重要价值。

（三）诊断和鉴别诊断

1. 诊断　尿检异常（蛋白尿、血尿）、伴或不伴水肿及高血压病史 3 个月以上，无论无肾功能损害均应考虑此病，在排除继发性和遗传性肾小球肾炎后，临床可诊断为 CGN。

2. 鉴别诊断　主要与以下疾病相鉴别。

（1）继发性肾小球疾病：如狼疮肾炎、过敏性紫癜肾炎、糖尿病肾病等。依据相应的病史、临床表现及特异性实验室检查，一般不难鉴别。

（2）Alport 综合征：青少年起病，常有家族史（多为 X 连锁显性遗传），可有眼（球形晶状体等）、耳（神经性耳聋）、肾（血尿，轻至中度蛋白尿及进行性肾功能损害）异常。

（3）其他原发性肾小球疾病：无症状性血尿和（或）蛋白尿；感染后急性肾炎。

（4）原发性高血压肾损害：原发性高血压引起的继发性肾损害（即良性小动脉性肾硬化症）先有较长期高血压病史，其后出现肾损害，临床上远曲小管功能损伤较肾小球功能损伤早，尿改变轻微，常有高血压的其他靶器官并发症和眼底改变。参见本章第五节。

（5）慢性肾盂肾炎和梗阻性肾病：慢性肾盂肾炎多有反复发作的尿路感染病史，影像学及肾功能异常，尿沉渣有白细胞，尿细菌学检查阳性。梗阻性肾病多有尿路梗阻的病史，慢性者影像学常有多发性肾结石、肾盂扩张并积水、肾脏萎缩等征象。

（四）治疗和预后

慢性肾炎的治疗应以防止或延缓肾功能进行性恶化、改善或缓解临床症状及防治心脑血管并发症为主要目的。积极控制高血压和减少蛋白尿是两个重要的环节，限制食物中蛋白及磷的摄入量，合理应用糖皮质激素和细胞毒药物，避免加重肾脏损害的因素。

慢性肾炎病情迁延，进展缓慢，最终进展为慢性肾衰竭。进展速度主要取决于肾脏病理类型和严重程度、是否采取有效的治疗及是否避免各种危险因素等。

第二节　继发性肾小球疾病

继发性肾小球疾病（secondary glomerular disease）指肾外疾病，特别是系统性疾病导致的肾损害。近年来由于生活方式改变、人口老龄化及环境因素等，继发性肾病患病率有增加趋势。本节主要介绍糖尿病肾病和血管炎肾损害。

一、糖尿病肾病

糖尿病肾病（diabetic nephropathy，DN）是糖尿病最常见的微血管并发症。无论 T1DM 还是 T2DM，30% ~ 40% 的患者均可出现肾脏损害，且约有 5% 的 T2DM 患者在确诊时就已存在 DN。

（一）病因病理和发病机制

1. 糖代谢异常　糖尿病状态下，全身脏器出现糖代谢障碍，其中肾脏、神经、眼等组织器官代谢明显增强，此时约 50% 的葡萄糖在肾脏代谢，一方面降低了机体发生酮症酸中毒、高渗性昏迷的风险；另一方面也加重了肾脏的糖负荷。

2. 血流动力学改变　肾小球高灌注、高跨膜压和高滤过对 DN 起关键作用。肾小球体积增大、毛细血管表面积增加，导致肾小球血流量增加、毛细血管压力升高而形成蛋白尿。

3. 氧化应激　糖尿病患者的葡萄糖自身氧化超过线粒体负荷，活性氧产生过多；机体细胞内抗氧化能力不足。自由基诱导损伤介质促进肾小球细胞外基质合成增多、降解减少，导致小球纤维化；肾小管上皮细胞黏附性消失，基底膜破坏和间质细胞浸润，肾小管间质纤维化。

4. 免疫炎症　天然免疫中补体系统和模式识别受体之间存在复杂的交互作用网络，单核–巨噬细胞和肥大细胞，各种转录因子、趋化分子、黏附分子、炎症因子及糖基化代谢终产物等，均可能参与了致病机制。巨噬细胞和肿瘤坏死因子 α 可能成为重要的干预靶点。

5. 遗传因素　DN 是一种多基因病，遗传因素在决定 DN 易感性方面起着重要作用。

6. 病理变化

光镜下早期肾小球肥大，肾小球基底膜轻度增厚，系膜区轻度增宽。随病情进展基底膜弥漫增厚，基质增生，形成典型的 Kimmelstiel–Wilson（K–W）结节，称为结节性肾小球硬化症。部分患者无明显结节，称为弥漫性肾小球硬化症。常见内皮下纤维蛋白帽、球囊滴、小动脉透明样变，伴随肾小管萎缩、近端肾小管上皮细胞空泡变性、肾乳头坏死和间质炎症细胞浸润等。免疫荧光检查见 IgG 沿肾小球毛细血管祥和肾小管基底膜呈弥漫线状沉积，伴有 IgM、补体 C3 等沉积。电镜下早期肾小球基底膜不规则增厚，系膜区扩大，基质增多，晚期形成结节状，与光镜 K–W 结节吻合。渗出性病灶显示为微细颗粒状电子致密物，以及足突融合等。

（二）临床表现和分期

主要表现为不同程度蛋白尿及肾功能进行性减退。1 型糖尿病发病起始较明确，高血压、动脉粥样硬化等并发症较少，目前根据 1 型糖尿病的临床过程予以分期。2 型糖尿病肾损害的过程与 1 型糖尿病基本相似，但高血压出现早、发生率更高，其他并发症更多。

Ⅰ期：临床无肾病表现，仅有血流动力学改变，此时肾小球滤过率（GFR）升高，肾脏体积增大，小球和小管肥大。在运动、应急、血糖控制不良时可有一过性微量蛋白尿。

Ⅱ期：持续性微量白蛋白尿，GFR 正常或升高，临床无症状。肾脏病理出现肾小球/肾小管基底膜增厚、系膜区增宽等。

Ⅲ：蛋白尿/白蛋白尿明显增加（尿白蛋白排泄率 > 200 mg/24 h，蛋白尿 > 0.5 g/24 h），可有轻度高血压，GFR 下降，但血肌酐正常。肾脏病理出现局灶/弥漫性硬化，K–W 结节，入球小动脉和出球小动脉透明样变等。

Ⅳ期：大量蛋白尿，可达肾病综合征程度。

Ⅴ期：肾功能持续减退直至终末期肾脏病。

DN 其他临床表现：可有Ⅳ型肾小管酸中毒，特别是在 RAS 抑制的情况下更要谨慎；易发生尿路感染；单侧/双侧肾动脉狭窄；梗阻性肾病（神经源性膀胱）；肾乳头坏死等。

（三）诊断和鉴别诊断

1型糖尿病发病后5年和2型糖尿病确诊时，出现持续微量白蛋白尿，就应怀疑DN。如病程更长，临床逐渐出现蛋白尿，甚至出现大量蛋白尿或肾病综合征，同时合并有糖尿病的其他并发症，如糖尿病眼底病变，就应考虑DN。

如果出现下列情况时：应考虑糖尿病合并其他肾脏病，建议肾活检确诊：①无糖尿病视网膜病变；②急性肾损伤；③短期内蛋白尿明显增加；④无高血压；⑤肾小球源性血尿。

（四）治疗

治疗措施：包括早期干预各种危险因素和终末期肾脏病的肾脏替代治疗。

1. 饮食治疗　早期应限制蛋白质摄入量，保证足够的热量。肾功能正常者给予优质蛋白每日0.8 g/kg，肾功能不全者给予优质蛋白每日0.6 g/kg，透析者不宜过度限制蛋白质摄入。

2. 控制血糖　糖化血红蛋白应控制在7%左右。临床常用的口服降糖药物包括六大类，中晚期患者建议停用所有口服降糖药，使用胰岛素。参见第四章第四节。

3. 控制血压　血压控制在130/80 mmHg。首选ACEI/ARB药物，血压控制不佳者，加用钙通道阻滞剂、利尿剂、β-受体拮抗剂等。参见第二章第七节。

4. 调脂治疗　目标：TC < 4.5 mmol/L，LDL < 2.5 mmol/L，TG < 1.5 mmol/L，HDL > 1.1 mmol/L。TC增高为主者首选他汀类降脂药物；TG增高为主者选用纤维酸衍生物类药物治疗；同时配合饮食治疗。参见第四章第五节。

5. 并发症治疗　对并发高血压、动脉粥样硬化、脑血管病及其他微血管病等的患者，应给予相应处理，保护肾功能。尽量避免使用肾毒性药物。

6. 透析和移植　GFR < 1.5 mL/min，或伴有不易控制的心力衰竭、严重胃肠道症状、高血压等，应根据条件选用透析、肾移植或胰肾联合移植。

（五）预后

糖尿病肾病预后不佳。影响预后的因素主要包括糖尿病类型、蛋白尿程度、肾功能和肾外心脑血管并发症等病变的严重性。

二、血管炎肾损害

血管炎是以血管壁炎症和纤维素样坏死为病理特征的一组疾病。本节主要介绍抗中性粒细胞胞浆抗体（ANCA）阳性的系统性小血管炎，包括肉芽肿性多血管炎（granulomatosis with polyangiitis，GPA）、显微镜下多血管炎（microscopic polyangiitis，MPA）和嗜酸性肉芽肿性多血管炎（eosinophilic granulomatosis with polyangiitis，EGPA）。ANCA的主要靶抗原为蛋白酶3（PR3）和髓过氧化物酶（MPO），我国以MPO-ANCA阳性的MPA为主。

（一）病因病理和发病机制

目前认为，该类疾病的发生是多因素的，涉及ANCA、中性粒细胞和补体等。

1. ANCA 与中性粒细胞　动物模型发现，MPO–ANCA 可引起新月体肾炎和肺泡小血管炎，清除中性粒细胞则不发病。体外研究发现，ANCA 介导中性粒细胞与内皮细胞黏附，ANCA 激活中性粒细胞呼吸爆发和脱颗粒，释放的活性氧和各种蛋白酶可引起血管炎。

2. 补体　动物实验及临床研究均证实，补体旁路途径活化参与了该病的发病机制。其中，补体活化产物 C5a 可通过 C5a 受体发挥致炎效应而参与血管炎的发病过程。

3. 病理　免疫荧光和电镜检查，一般无免疫复合物或电子致密物，或仅呈微量沉着。光镜检查多表现为局灶节段性肾小球毛细血管袢坏死和新月体形成，且病变新旧不一。

（二）诊断和鉴别诊断

该病可见于各年龄段，在我国多见于老年人。常有发热、疲乏、关节肌肉疼痛和体重下降等非特异性全身症状。实验室检查 ANCA 阳性，CRP 升高，ESR 加快。肾受累时，活动期有镜下血尿，可见红细胞管型，多伴蛋白尿；肾功能损害常见，约半数表现为 RPGN。

本病多系统受累，常见肾外表现包括肺、头颈部和内脏损伤。其中肺受累主要表现为咳嗽、痰中带血甚至咯血，严重者因肺泡广泛出血发生呼吸衰竭而危及生命。胸片可表现为阴影、空洞和肺间质纤维化。

国际上尚无统一公认的临床诊断标准。目前应用最为广泛的是 2012 年修订的 Chapel Hill 系统性血管炎命名国际会议所制定的分类诊断标准。

中老年患者表现为发热、乏力和体重下降等炎症表现，加之血清 ANCA 阳性应考虑本病。本病需要与过敏性紫癜肾损害和狼疮肾炎鉴别，血清 IgA 水平、特异性血清学指标如抗核抗体（ANA）、抗 dsDNA 抗体等可资鉴别。肾活检可协助确诊和分型。

（三）治疗

1. 诱导治疗　糖皮质激素联合环磷酰胺是最常用的治疗方案。糖皮质激素联合利妥昔单抗（rituximab）可用于非重症患者或应用环磷酰胺有禁忌的患者。

2. 维持治疗　在小剂量糖皮质激素的基础上，常用免疫抑制剂硫巯嘌呤（sulfomercaprine）2 mg/（kg·d）和吗替麦考酚酯每日 1.0 g ~ 1.5 g，分为 2 次。

（四）预后

糖皮质激素和环磷酰胺治疗 5 年生存率达 80%。影响患者预后的独立危险因素包括高龄、继发感染及肾功能不全。肺存在基础病变特别是肺间质纤维化是继发肺部感染的独立危险因素。超过 15% 的患者在诱导治疗成功后 2 年内复发，是造成器官损害和进展到终末期肾衰竭的独立危险因素。

第三节　间质性肾炎

间质性肾炎（interstitial nephritis，IN）又称肾小管间质性肾炎（tubulo interstitial nephritis，TIN）。肾小管间质实际是指肾间质，但特别强调肾小管在间质性肾炎中经常会受累。TIN可原发于肾小管间质（原发TIN），也可继发于原发性肾小球或肾血管疾病（继发性TIN）。约15%的急性肾损伤由原发性TIN所致；25%的终末期肾病（end stage renal disease，ESRD）由慢性TIN引起。各种进展性肾脏疾病最终均可发展为间质性肾炎，是最常见的肾损伤形式。

急性间质性肾炎（acute interstitial nephritis，AIN）又称急性肾小管间质性肾炎（acute tubulo interstitial nephritis，ATIN）是由多种病因引起；急骤起病；以肾间质水肿和炎症细胞浸润为主要病理表现，肾小球及肾血管多无受累或病变较轻；以肾小管功能障碍，伴或不伴肾小球滤过功能下降为主要临床特点的一组临床病理综合征。

慢性间质性肾炎（chronic interstitial nephritis，CIN）又称慢性肾小管间质性肾炎（chronic tubulo interstitial nephritis，CTIN），与AIN类似，也是由多种病因引起，以肾小管功能障碍为主要表现的一组疾病或临床综合征。与AIN不同之处是其病程长，起病隐匿，常缓慢进展至慢性肾衰竭，病理也以慢性病变为主要表现，肾小管萎缩、肾间质纤维化突出。

一、病因和发病机制

1.药物　病因多种多样，其中药物和感染是最常见原因。

（1）抗生素：青霉素和头孢菌素类；大环内酯类如阿奇霉素和红霉素；抗结核药物如利福平、乙胺丁醇和异烟肼等；其他如林可霉素、氯霉素、多黏菌素、万古霉素和磺胺类等。

（2）非甾体抗炎药（NSAIDs）和解热镇痛药：如阿司匹林、布洛芬、萘普生、柳氮磺胺吡啶、吲哚美辛、双氯芬酸、美洛昔康等，解热镇痛药如氨基比林、安乃近和安曲非宁等。

（3）治疗消化性溃疡药物：H_2受体阻断剂如西咪替丁、法莫替丁和雷尼替丁等；质子泵抑制剂如奥美拉唑、兰索拉唑和泮托拉唑等；铋剂等。

（4）利尿剂：呋塞米、氢氯噻嗪、吲哚帕胺和氨苯蝶啶等。

（5）其他药物：别嘌醇、硫唑嘌呤、青霉胺、丙硫氧嘧啶、环孢素、卡托普利、金制剂、甲基多巴、苯茚二酮、去甲基麻黄素、丙磺舒、磺吡酮和华法林等。

（6）中草药：如含马兜铃酸的中药，主要见于CIN。

2.全身性感染　包括布鲁菌病、白喉、军团菌感染、链球菌感染、支原体肺炎、传染性单核细胞增多症、巨细胞病毒病、钩端螺旋体病、梅毒和弓形虫病等。

3.其他肾病　原发肾脏感染包括肾盂肾炎、肾结核和肾真菌感染等主要见于AIN。尿路梗阻包括梗阻性肾病和反流性肾病主要见于CIN。

4. 免疫性疾病 包括继发结缔组织病（如系统性红斑狼疮、原发性干燥综合征、坏死性血管炎和 IgG4 相关疾病）和移植肾急性排异病等。

5. 特发性疾病 免疫机制在启动和维持小管间质病的损害中起到重要作用，细胞免疫和体液免疫均参与其中。诱发免疫介导损伤的抗原有内源性（Tamm－Horsfall 蛋白、Megalin 和肾小管基底膜成分）或外源性（如药物和化学品），可为半抗原与肾小管抗原结合，或模拟正常肾小管或间质抗原，继而诱发内源或外源性抗体，经抗原提呈淋巴细胞诱导 T 细胞活化、分化和增殖，导致延迟性超敏反应和细胞毒性 T 淋巴细胞损伤。

二、病理

1. AIN 肾间质灶状或弥漫分布的单个核细胞（淋巴及单核细胞）浸润，尤其是皮质，可见嗜酸性粒细胞（尤其药物引起者）和少量中性粒细胞；有时见肾间质的上皮细胞性肉芽肿。炎症细胞可侵入小管壁引起小管炎，重症者有局灶性肾小管坏死，范围与肾功能损害程度相关。间质常有水肿，急性期并无纤维化；除少数有系膜增多外，肾小球及血管正常。免疫荧光检查多为阴性。NSAIDs 导致的 AIN 肾小球在光镜下无明显改变，电镜下见肾小球上皮细胞足突融合，与肾小球微小病变病理相似。军团菌、血吸虫、疟原虫及汉坦病毒感染者，光镜下见系膜增生改变，免疫荧光见 IgG、IgM 或 C3 在肾小球系膜区团块样沉积。

2. CIN 主要表现为肾间质纤维化、可有斑片状的慢性炎症细胞为主的间质浸润，肾小管萎缩。肾小球早期可正常或改变不明显，晚期则为纤维组织包绕，进而发生肾小球硬化。不同病因的慢性间质性肾炎病理表现也不尽相同。

三、临床表现

1. AIN 临床表现轻重不一，无特异性。药物相关性 AIN 可在用药后 2～3 周发病，常有发热、皮疹、关节酸痛和腰背痛，但血压多正常、无水肿。20%～50% 的患者可出现少尿或无尿，伴程度不一的氮质血症，约 1/3 的患者出现严重尿毒症症状、发展为急性肾衰竭。

辅助检查：药物相关性 AIN 患者 80% 有外周血嗜酸性粒细胞增高，但历时短暂。95% 的患者有血尿，少数为肉眼血尿；部分患者可有无菌性脓尿，少数患者可见嗜酸性粒细胞尿。蛋白尿量常为轻度至中度，一般小于 2 g，少数 NSAIDs 或干扰素导致的 AIN 可伴大量蛋白尿，与肾小球微小病变有关。肾小管功能损害突出，常见肾性糖尿、小分子蛋白尿，尿 β_2－微球蛋白（β_2－MG）、N－乙酰－β－D－氨基葡萄糖苷酶（NAG）等排出增多，尿比重及渗透压降低。可见 I 型肾小管酸中毒，偶见 Fanconi 综合征、电解质紊乱。影像学检查显示双肾大小正常或轻度增大。

系统性疾病导致以间质性肾炎为主要表现时，还可见相应的基础疾病的临床和实验室证据。系统性红斑狼疮继发 AIN，伴随 ANA、dsDNA 阳性，原发性干燥综合征时抗 SSA、SSB 抗体阳性，IgG4 相关疾病者血清 IgG4 亚型升高。

2. CIN　主要为肾小管功能不全的症状和体征，缓慢隐袭进展。近端肾小管重吸收功能障碍导致肾性糖尿病。远端肾小管浓缩功能受损导致低比重尿、尿渗透压下降及夜尿增多。此后逐渐出现肾小管性蛋白尿，很少超过每日2g。常见无菌性脓尿，合并肾小管酸中毒。晚期出现进行性肾小球功能减退，最终出现尿毒症症状。

四、诊断和鉴别诊断

1. AIN　典型病例根据用药史、感染史或全身疾病史，结合实验室检查结果可以诊断，确诊依靠肾活检。造成急性肾衰竭的AIN主要需与其他可导致急性肾衰竭的病因鉴别，包括急性肾小管坏死（ATN）、急进性肾小球肾炎（RPGN）。此外，符合AIN的临床表现者，还需鉴别AIN是否原发于肾间质，或继发于肾小球疾病。

2. CIN　诊断要点：有滥用镇痛药史、重金属等接触史或慢性肾盂肾炎史，或相应免疫系统疾病基础；起病隐袭，多尿、夜尿突出，酸中毒及贫血程度与肾功能不平行；尿比重低于1.15；尿蛋白 ≤ 1.5 g/24 h，低分子蛋白尿；尿溶菌酶及 $\beta_2 - MG$ 增多。确诊主要依靠病理检查。高血压及动脉粥样硬化所致的肾损害、不完全梗阻性肾病也以肾小管间质损害为主要特征，主要应从病史、服药史等进行鉴别。

五、治疗

1. AIN　停用可疑药物；合理应用抗生素治疗感染性AIN；对于急性肾衰竭，合并高钾血症、肺水肿等患者给予对症支持疗法；非感染性AIN，泼尼松每日30～40 mg，用药后1～2周内肾功能改善，4～6周后缓慢减量。用药6周无效时，提示病变已慢性化，应停用激素。

2. CIN　去除致病因素，如停用相关药物，清除感染因素，由于CIN起病隐袭，发现时已呈现肾纤维化为主的慢性不可逆损伤，去除致病因素已难以奏效，此时多以对症支持为主：纠正电解质紊乱和酸碱平衡失调；纠正肾性贫血，控制血压。

第四节　尿路感染

尿路感染（urinary tract infection，UTI）简称尿感，是指病原体在尿路中生长繁殖而引起的感染性疾病。病原体包括细菌、真菌、支原体、衣原体、病毒等。

根据感染发生部位，尿感可分为上尿路感染（主要为肾盂肾炎）和下尿路感染（主要为膀胱炎）；根据患者的基础疾病，可分为复杂性和非复杂性（单纯性）尿感。复杂性尿感指患者同时伴有尿路功能性或结构性异常或免疫低下，非复杂性尿感主要发生在无生殖系统异常的女性，多数为膀胱炎，偶可为急性肾盂肾炎，男性很少发生非复杂性尿感，如发生尿感应检查是否为复杂性尿感；根据发作频次，分为初发或孤立发作尿感和反复发作性尿感。

反复发作性尿感指一年发作至少 3 次以上或 6 个月发作 2 次以上。反复发作可为复发或再感染。复发指病原体一致，多发生于停药 2 周内，再感染指病原体不一致，多发生在停药 2 周后；如仅有尿病原体检查阳性，但无临床症状，则称为无症状性菌尿（asymptomatic bacteriuria）。

一、流行病学

尿路感染是致病菌侵入尿路而引起的炎症，也是老年人的常见病之一，在老年人感染性疾病中，仅次于呼吸道感染而居第二位。

尿路感染的患病率随增龄而明显增加，尤其以女性及住院患者最为多见。据文献报道，一般成年女性尿路感染的患病率为 3%～4.5%，65 岁以上时则增至 15%～20%。男性 50 岁以前很少发生尿路感染，65～70 岁人群患病率为 3%～4%，70 岁以后患病率可达 20% 以上。当处于慢性衰竭状态或者长期住院卧床时，患者尿路感染的患病率可达 25%～50%。有报道，约 2/3 的老年人在住院过程中会发生尿路感染，尿路插管 10 天的患者，尿路感染发生率可达 50%。

尿路感染是最常见的细菌感染性疾病之一。半数以上的女性一生中至少有过一次症状性尿路感染，每年 2%～10% 的女性至少发生一次尿路感染，其中 20%～30% 的患者尿路感染反复发作。成年男性极少发生尿路感染，但 65 岁以上男性尿路感染发病率与女性相近，主要与前列腺肥大或前列腺炎有关。膀胱功能异常、尿流受阻时，尿路感染的危险进一步增加。

二、病因和发病机制

1. 病因　革兰阴性杆菌为尿路感染最常见的致病菌，以大肠埃希菌最为常见，占非复杂尿路感染的 75%～90%；其次为克雷伯菌、变形杆菌、柠檬酸杆菌等。5%～15% 尿路感染由革兰阳性细菌引起，主要是肠球菌和凝固酶阴性的葡萄球菌。大肠埃希菌最常见于无症状性细菌尿、非复杂性尿路感染或首次发生的尿感。医院内感染、复杂性或复发性尿感、尿路器械检查后发生的尿感，则多为肠球菌、变形杆菌、克雷伯菌和铜绿假单胞菌所致。其中，变形杆菌常见于伴有尿路结石者，铜绿假单胞菌见于尿路器械检查后，金黄色葡萄球则常见于血源性尿感。此外，结核分枝杆菌、衣原体、真菌也可引起尿感。由于抗生素和免疫抑制剂的广泛应用，革兰阳性菌和真菌性尿感增多，耐药甚至耐多药现象呈增加趋势。

在泌尿系统结构或功能异常的老年人中，真菌（白色念珠菌为主）的感染明显增加。体质衰弱或长期卧床的老年患者，还可由各种非尿路致病菌或条件致病菌导致严重的尿路感染。此外，老年女性的畸形尿道综合征部分感染可由衣原体引起。

2. 发病机制　老年人易患尿路感染的确切机制尚不完全清楚，可能与以下因素有关。

（1）感染途径：包括上行、血行、直接和淋巴道感染。

1）上行感染：病原菌经由尿道上行至膀胱甚至输尿管、肾盂引起的感染，约占尿路感染的95%。正常情况下阴道前庭和尿道口周围定居着少量肠道菌群，但不致病。某些因素如性生活、尿路梗阻、医源性操作、生殖器感染等，可导致病原菌上行感染。

2）血行感染：是病原菌经血运到达肾脏和尿路其他部位引起的感染。此种感染途径少见，不足2%。多发生于患有慢性疾病或接受免疫抑制剂治疗的患者，常见病原菌有金黄色葡萄球菌、沙门菌属、假单胞菌属和白色念珠菌属等。

3）直接感染：泌尿系统周围器官组织发生感染，病原菌直接侵入泌尿系统导致感染。

4）淋巴道感染：盆腔和下腹部器官感染，病原菌从淋巴道感染泌尿系统，但罕见。

（2）机体防御功能：正常情况下，进入膀胱的细菌很快被清除，是否发生尿路感染与细菌的数量、毒力及机体防御功能有关。①排尿的冲刷作用；老年人饮水减少，肾小管浓缩、稀释功能改变均对易患尿路感染有一定影响；②尿道和膀胱黏膜的抗菌能力；③尿液高浓度尿素、高渗透压和低 pH 等；④前列腺分泌物含抗菌成分；⑤感染后白细胞很快进入膀胱上皮组织和尿液，起清除细菌作用；⑥输尿管膀胱连接处的活瓣有防止尿液、细菌进入输尿管的功能；⑦女性阴道的乳酸杆菌菌群能限制致病菌繁殖。

（3）易感因素：包括以下易感因素。

1）尿路梗阻：任何妨碍尿液自由流出的因素，如结石、前列腺增生、狭窄、肿瘤等均可导致尿液积聚，细菌不易被冲洗清除，而在局部大量繁殖引起感染。老年人常因前列腺增生或膀胱颈梗阻及尿路结石、肿瘤等原因，发生尿路不全或完全梗阻，导致尿流不畅、膀胱内残余尿增多、尿路上皮细胞局部抗菌力减退，从而易发感染。

2）膀胱输尿管反流：输尿管壁内段及膀胱开口处的黏膜形成阻止尿液从膀胱输尿管口反流至输尿管的屏障，其功能或结构异常时可使尿液从膀胱逆流到输尿管甚至肾盂，导致细菌在局部定居繁殖，发生感染，甚至导致慢性间质性肾炎或慢性肾盂肾炎。泌尿系统结构异常如肾发育不良、肾盂及输尿管畸形、移植肾、多囊肾等，也是尿路感染的易感因素。

3）机体免疫力低下：老年人常伴高血压、糖尿病等全身性疾病，营养不良及长期卧床的概率增高，加之常因病滥用止痛药、非类固醇消炎药和长期使用免疫抑制剂等，因而易招致尿路感染。女性糖尿病患者尿路感染、无症状性细菌尿的发病率较无糖尿病者增加2～3倍。老年人肾脏及膀胱均处于相对的缺血状态，骨盆肌肉松弛、习惯性便秘等，进一步加剧了局部尿路黏膜的血循环不良，男性前列腺分泌减少，这些都使其局部抵抗力减退。

4）神经源性膀胱：支配膀胱的神经功能障碍，如脊髓损伤、糖尿病、多发性硬化等疾病，因长时间的尿液潴留和（或）应用导尿管引流尿液而诱发感染。老年人发生神经源性膀胱或无力性膀胱的概率也明显增多，因而易发生尿路感染。

5）医源性因素：导尿或留置导尿管、膀胱镜和输尿管镜检查、逆行性尿路造影等容易损伤尿路黏膜，如将细菌带入尿路则易引发尿感。据报道，即使严格消毒，单次导尿后尿感发生率仍为1%～2%，留置导尿管1天感染率约为50%，超过1天者感染发生率可达90%以上。

6）性别和性活动：女性尿道较短（约4 cm）而宽，距离肛门较近，开口于阴唇下方，是女性容易发生尿路感染的重要因素。性生活时可将尿道口周围的细菌挤压入膀胱引起尿路感染。前列腺增生导致的尿路梗阻是中老年男性尿路感染的一个重要原因。

7）遗传因素：宿主的基因影响尿路感染的易感性。反复发作尿感的妇女中，有尿感家族史的显著多于对照组，这类患者由于阴道和尿道黏膜细胞具有特异的、更多的受体，因而其结合大肠埃希菌的数量是非反复发作尿感妇女的3倍。另外，编码 Toll 样受体、IL-8 受体等宿主应答基因的突变也与尿路感染反复发作有关。

（4）细菌致病力：细胞的致病力是决定能否引起尿感、导致症状性尿感还是无症状性尿感、膀胱炎还是肾盂肾炎的重要因素。能引起侵入性、有症状尿感的大肠埃希菌通常表达高水平的表面培基，后者与尿道上皮细胞上的相应受体结合。病原体附着于膀胱或肾脏后激活机体固有免疫反应，释放细胞因子，如 IL-6 和 IL-8，并募集白细胞，导致脓尿及局部或全身症状。致病性大肠埃希菌还可产生溶血素、铁载体等物质，对人体中的杀菌物质具有抵抗能力。

三、病理

急性膀胱炎的病理变化主要表现为膀胱黏膜血管扩张、充血，上皮细胞肿胀，黏膜下组织充血、水肿及炎症细胞浸润，重者可有点状或片状出血，甚至黏膜溃疡。

急性肾盂肾炎可单侧或双侧肾脏受累，表现为局限或广泛的肾盂、肾盏黏膜充血、水肿，表面有脓性分泌物，黏膜下可有细小脓肿。在一个或几个肾乳头可见到大小不一、尖端指向肾乳头、基底伸向肾皮质的楔形炎症病灶。病灶内可见不同程度的肾小管上皮细胞肿胀、坏死、脱落，肾小管腔中有脓性分泌物。肾间质水肿，内有白细胞浸润和小脓肿形成。炎症剧烈时可有广泛性出血，较大的炎症病灶愈合后局部形成瘢痕。有尿路梗阻者，肾盂炎症范围广泛。肾小球一般无形态学改变。

慢性肾盂肾炎双侧肾脏病变常不一致，肾脏体积缩小，表面粗糙，有肾盂、肾盏粘连、变形，肾乳头瘢痕形成，肾小管萎缩及肾间质淋巴-单核细胞浸润等慢性炎症表现。

四、临床表现

老年人尿路感染的临床表现不典型，大部分患者表现为肾外的非特异性症状，如发热、下腹不适、腰骶部酸痛、食欲减退等，有些老年人仅表现为乏力、头晕或意识恍惚。因此，仅根据临床表现判断有无尿路感染，很容易误诊或漏诊。此外，老年人尿路感染极易并发菌血症、败血症及感染中毒性休克，是导致老年人败血症的主要原因（约占1/3）。老年人尿路感染多数为慢性顽固性感染，复发率及重新感染率较高。

1. 尿道炎　全身症状轻微，常有不典型的尿急、尿频、尿痛等尿路刺激症状及尿失禁，部分患者有乏力感，尿中可见大量脓细胞，偶有血尿。

2. 膀胱炎　占尿路感染的60%以上，分为急性单纯性膀胱炎和反复发作性膀胱炎。一般无全身感染症状。主要表现为尿频、尿急、尿痛（尿路刺激征）。可有耻骨上方疼痛或压痛，部分患者出现排尿困难。尿液常混浊，约30%的患者出现血尿。致病菌75%以上为大肠埃希菌。

3. 肾盂肾炎　包括急性和慢性肾盂肾炎。

（1）急性肾盂肾炎：可发生于各年龄段，育龄女性最多，发热、寒战、头痛、全身酸痛、腰痛、恶心、呕吐，体温38.0℃以上，多为弛张热；尿频、尿急、尿痛、排尿困难等。老年人症状不典型，全身症状轻微，表现为嗜睡、虚弱、食欲减退，可有尿频和排尿困难，也可出现高热、腹痛、细菌尿，严重者可以引起败血性休克和急性肾衰。

（2）慢性肾盂肾炎：全身及泌尿系统局部表现不典型，仅表现为无症状性菌尿，半数以上患者有急性肾盂肾炎病史。老年人最常见的症状是低热、排尿不适、间歇性尿频、腰部酸痛及肾小管功能受损表现，如夜尿增多、低比重尿等，病情持续可发展为慢性肾衰竭。也可无症状，而是由于一次尿液分析异常或尿素氮升高而被发现。

4. 无症状细菌尿　患者有真性菌尿，而无尿路感染症状，可由症状性尿感演变而来或无急性尿路感染病史。中青年女性发病率低于5%，老年女性及男性发病率为40%~50%。致病菌多为大肠埃希菌，患者可长期无症状，尿常规无明显异常，但尿培养有真性菌尿。

5. 复杂性尿路感染　一般发生在伴有泌尿系统结构/功能异常（包括异物）或免疫低下的患者，增加了治疗失败的风险和疾病的严重性。临床表现可为多样，从轻度的泌尿系统症状，到膀胱炎、肾盂肾炎，严重者可导致菌血症、败血症。

6. 导管相关性尿路感染　指留置导尿管或先前48小时内留置导尿管发生的感染。导管上生物被膜的形成为细菌定植和繁殖提供了条件，全身应用抗生素、膀胱冲洗、局部应用消毒剂等均不能将其清除，最有效的方式是避免不必要的导尿管留置，并尽早拔出。

五、并发症

尿路感染如能及时治疗，并发症很少，但伴有糖尿病和（或）存在复杂因素的肾盂肾炎未及时治疗或治疗不当可出现下列并发症。

1. 肾乳头坏死　系肾乳头及其邻近肾髓质缺血性坏死，常发生于伴有糖尿病或尿路梗阻的肾盂肾炎。主要表现为寒战、高热、剧烈腰痛或腹痛和血尿等，可同时伴发革兰阴性杆菌败血症和（或）急性肾衰竭。当有坏死组织脱落随尿液排出而阻塞输尿管时可发生肾绞痛。静脉肾盂造影可见肾乳头区有特征性环形征。宜积极治疗原发病，加强抗生素应用等。

2. 肾周围脓肿　为严重肾盂肾炎直接扩展而致。致病菌常为革兰阴性杆菌，尤其是大肠埃希菌。除原有症状加剧外，常有明显的单侧腰痛，且在向健侧弯腰时疼痛加剧。超声波、X线腹部平片、CT、MRI检查有助于诊断。治疗主要是抗感染治疗和（或）局部切开引流。

六、辅助检查

1. 尿液检查

（1）常规检查：患者可有白细胞尿、血尿、蛋白尿。尿沉渣镜检白细胞>5/HP称为白细胞尿；部分患者有镜下血尿，少数急性膀胱炎患者为肉眼血尿；蛋白尿多为阴性或微量。尿中发现白细胞管型提示肾盂肾炎。老年人白细胞尿与临床表现不平行，部分患者可无白细胞尿，部分患者可因前列腺病变或生殖道黏膜病变出现白细胞尿，而并无尿路感染存在，故尿沉渣镜检仅可作为辅助诊断条件。

（2）白细胞排泄率：准确留取 3 小时尿液，立即测尿白细胞计数，按每小时折算。正常人白细胞计数 $< 2 \times 10^5/h$，介于（2～3）$\times 10^5/h$ 为可疑，$> 3 \times 10^5/h$ 为阳性。

（3）涂片细菌检查：未离心的新鲜中段尿沉渣涂片，平均每个高倍视野下见 1 个以上细菌，提示尿路感染。本法简便易行，检出率达 80%～90%，可初步确定是杆菌或球菌、是革兰阴性还是革兰阳性细菌，对及时选择抗生素有重要参考价值。

（4）细菌培养：老年人多数表现为无症状菌尿。可采用清洁中段尿、导尿及膀胱穿刺尿做细菌培养。细菌培养菌落数 $\geq 10^5$ CFU/mL（菌落形成单位/毫升）为有意义菌尿。如临床无尿感症状，则要求做两次中段尿培养，细菌菌落数均 $\geq 10^5$ CFU/mL，且为同一菌种，可诊断为尿路感染；对于有典型膀胱炎症状的妇女，中段尿培养大肠埃希菌、腐生葡萄球菌 $\geq 10^2$ CFU/mL 也支持尿路感染。耻骨上膀胱穿刺尿细菌定性培养有细菌生长即为真性菌尿。

尿细菌定量培养可出现假阳性或假阴性结果。假阳性主要见于：①中段尿收集不规范，标本被污染；②尿标本在室温下存放超过 1 小时才进行细菌接种；③检验技术错误等。假阴性主要原因为：①近 7 天内使用过抗生素；②尿液在膀胱内停留时间不足；③收集中段尿时，消毒药混入尿标本内；④饮水过多，尿液被稀释；⑤感染灶排菌呈间歇性等。

（5）硝酸盐还原试验：大肠埃希菌等革兰阴性细菌含硝酸盐还原酶，可使尿中的硝酸盐还原为亚硝酸盐，对诊断尿路感染特异性强，但敏感性差。革兰阳性菌不含硝酸还原酶，所以为阴性。该方法可作为尿感的过筛试验。

（6）中性粒细胞酯酶试验：检测尿是否存在中性粒细胞，包括已被破坏的中性粒细胞。

2. 血液检查　急性肾盂肾炎时血白细胞计数常升高，中性粒细胞增多，核左移，血沉增快。慢性肾盂肾炎肾功能受损可出现肾小球滤过率下降，血肌酐升高等。

3. 特殊检查　如 B 超、X 线腹平片、CT、静脉肾盂造影，排尿期膀胱输尿管反流造影、逆行性肾盂造影等。尿路感染急性期不宜做静脉肾盂造影，可做 B 超检查。对反复发作的尿路感染或急性尿路感染治疗 7～10 天无效的女性，应行影像学检查。男性患者在排除前列腺炎和前列腺肥大后，均应行尿路影像学检查，以排除尿路解剖和功能上的异常。

七、诊断与鉴别诊断

有尿路感染的症状和体征，如尿路刺激征，耻骨上方疼痛和压痛，发热，腰部疼痛或叩击痛等，尿细菌培养菌落数均 $\geq 10^5$ CFU/mL 时，即可诊断尿路感染。如尿培养菌落数达不到上述指标，但满足下列指标之一也可帮助诊断：①硝酸盐还原试验和（或）中性粒细胞酯酶试验阳性；②白细胞尿（脓尿）；③未离心的新鲜尿液经革兰染色后发现病原体，且一次尿培养菌落数均 $\geq 10^3$ CFU/mL。留置导尿管的患者出现典型的尿路感染症状、体征，且无其他原因可以解释，尿标本细菌培养菌落计数 $\geq 10^3$ CFU/mL 时，应考虑导管相关性尿路感染的诊断。

1.定位诊断

（1）根据临床表现定位：下尿路感染（膀胱炎）常以尿路刺激征为突出表现，少有发热、腰痛等。上尿路感染（肾盂肾炎）常有发热、寒战，甚至出现毒血症症状，伴明显腰痛，输尿管点和（或）肋脊点压痛、肾区叩击痛等，伴或不伴尿路刺激征。

（2）根据实验室检查定位：出现下列情况提示上尿路感染：膀胱冲洗后尿培养阳性；尿沉渣镜检有白细胞管型，并排除间质性肾炎、狼疮肾炎等；肾小管功能不全的表现。

2.复杂性尿路感染　伴有尿路结构/功能异常（包括异物）或免疫功能低下的患者发生尿路感染。对治疗反应差或反复发作的尿感，应检查是否为复杂性尿路感染。

3.无症状性细菌尿　无尿感症状，两次尿细菌培养菌落数均 $\geqslant 10^3$ CFU/mL，均为同一菌种。

4.慢性肾盂肾炎　除有反复发作的尿路感染病史外，需结合影像学及肾功能检查。具备下列第①、第②条的任何一项再加第③条可诊断慢性肾盂肾炎：①肾外形凹凸不平，且双肾大小不等；②静脉肾盂造影可见肾盂、肾盏变形，缩窄；③持续性肾小管功能受损。

5.鉴别诊断　不典型尿路感染应与以下疾病鉴别。

（1）尿道综合征：常见于女性患者，有尿频、尿急、尿痛及排尿不适等尿路刺激症状，但多次检查均无真性细菌尿。部分可能由于逼尿肌与膀胱括约肌功能不协调、妇科或肛周疾病、神经焦虑等引起，或因衣原体等非细菌感染造成。

（2）肾结核：本病膀胱刺激症状明显，一般抗生素治疗无效，尿沉渣可找到抗酸杆菌，尿培养结核分枝杆菌阳性，而普通细菌培养阴性。尿结核分枝杆菌 DNA 的 PCR 检测、尿结核菌素 IgG 测定、静脉肾盂造影、抗结核治疗有效等，有助于鉴别。

（3）慢性肾小球肾炎：慢性肾盂肾炎出现肾功能减退、高血压时，应与慢性肾小球肾炎鉴别。前者常有尿路刺激征，细菌学检查阳性，影像学检查为双肾不对称性缩小；后者多累及双侧肾且肾小球功能损害大于肾小管功能受损，常有明确的蛋白尿、血尿和水肿病史。

八、治疗与评定

1.一般治疗　首先应注意治疗基础病，去除梗阻因素，鼓励患者多饮水。充分水化可使局部细菌稀释、冲洗黏膜，减轻肾髓质的高张状态。老年女性尿道炎患者，可试行局部使用少量雌激素，对恢复下尿路的生理状态可能有益。

2.药物治疗　用药原则：①根据尿路感染的位置，有无复杂尿感的因素选择抗生素的种类、剂量及疗程。②选用致病菌敏感的抗生素。无病原学结果时，一般首选对革兰阴性杆菌有效的抗生素，尤其是首发尿路感染。治疗 3 天如症状无改善，应按药敏结果调整用药。③选择在尿和肾内浓度高的抗生素。④选用肾毒不良反应小的抗生素。⑤单一治疗失败、严重感染、混合感染、耐药菌株出现时应联合用药。

（1）急性膀胱炎：对女性非复杂性膀胱炎，推荐一线药物。复方磺胺甲噁唑-甲氧苄啶（SMZ-TMP）800 mg/160 mg，每日 2 次，3 天；呋喃妥因（nitrofurantoin）50 mg，每 8 小时 1 次，5～7 天；磷霉素（fosfomycin）3 g，单剂，效果较好，对正常菌群的影响相对小。由于细菌耐药不断出现且存在地区差别，应根据具体情况选择药物。也可选用阿莫西林、头孢菌素类、喹诺酮类（莫西沙星除外），疗程 3 ~ 7 天。停服抗生素 7 天后尿细菌定量培养，如结果阴性表示已治愈；如仍有真性细菌尿，继续抗生素治疗 2 周。

（2）肾盂肾炎：首发急性肾盂肾炎的致病菌 80% 为大肠埃希菌，留取尿细菌检查标本后立即开始治疗，首选抗革兰阴性杆菌药物，72 小时显效者无须换药，否则应按药敏结果更换抗生素。①病情较轻者门诊口服药物治疗，疗程 10 ~ 14 天。常用药物有喹诺酮类如氧氟沙星（ofloxacin）0.2 g、每日 2 次，环丙沙星（ciprofloxacin）0.25 g、每日 2 次；半合成青霉素类如阿莫西林（amoxicillin）0.5 g、每日 3 次，头孢菌素类如头孢呋辛（cefuroxime）0.25 g、每日 2 次；治疗 14 天后，通常 90% 可治愈。如尿菌仍阳性，应参考药敏试验选用有效抗生素继续治疗 4 ~ 6 周。②严重感染者需住院治疗，静脉给药。常用药物有氨苄西林（ampicillin）1.0 ~ 2.0 g、每 4 小时 1 次，头孢噻肟钠（ceftiazine sodium）2.0 g、每 8 小时 1 次，头孢曲松钠（ceftriaxone sodium）1.0 ~ 2.0 g、每 12 小时 1 次；左氧氟沙星（levofloxacin）2 g、每 12 小时 1 次。必要时联合用药。经上述治疗若好转，于热退后继续用药 3 天后改为口服抗生素，完成 2 周疗程。若治疗 72 小时无好转，应按药敏试验结果更换抗生素，疗程不少于 2 周。经此治疗仍持续发热者，应注意并发症。

（3）反复发作尿感：①再感染，多数病例有尿感症状，治疗方法同首次发作。对半年内发生 2 次以上者，可用长疗程低剂量抑菌治疗，即每晚临睡前排尿后服用小剂量抗生素 1 次，如 SMZ - TMP 1 ~ 2 片或呋喃妥因 50 ~ 100 mg 或氧氟沙星 200 mg，每 7 ~ 10 天更换药物，连用半年。②复发，复发且为肾盂肾炎者，特别是复杂性肾盂肾炎，在去除诱因基础上，按药敏试验结果选择有效杀菌性抗生素，疗程不少于 6 周；反复发作者给予长疗程低剂量抑菌疗法。

（4）复杂性尿感：根据情况个体化治疗，尽量根据尿培养结果选择用药。经验治疗 48 ~ 72 小时进行疗效评估，根据尿培养结果调整用药，同时积极治疗基础疾病。

（5）无症状性菌尿：是否治疗有争议，一般认为不需治疗，但对有症状者、肾移植、尿路梗阻及其他尿路有复杂情况时，根据药敏结果选择有效抗生素，主张短疗程用药。

3. 疗效评定

（1）治愈：症状消失，尿菌阴性，疗程结束后 2 周、6 周复查尿菌仍阴性。

（2）治疗失败：治疗后尿菌仍阳性，或治疗后尿菌阴性，但 2 周或 6 周复查尿菌转为阳性，且为同一种菌株。

九、预防和预后

多饮水、勤排尿是最有效的预防方法。注意会阴部清洁。避免尿路器械的使用，必须应用时严格无菌操作。如必须留置导尿管，前 3 天给予抗生素可延迟尿感的发生。与性生活有关的尿感，应于性交后立即排尿，并口服 1 次常用量抗生素。

老年人尿路感染的复发率高，主要发生在前次感染的 6 个月内。预后不良的因素主要有上尿路结石、局灶性肾萎缩、肾功能损害、混合感染和肠球菌感染等。

第五节　肾血管疾病

肾血管疾病（renovascular disease）是肾动脉或肾静脉病变而引起的疾病。肾动脉病变包括肾动脉狭窄、栓塞、血栓形成和小动脉性肾硬化症。肾静脉病变主要见于肾静脉血栓形成。

肾动脉狭窄（renal artery stenosis）常由动脉粥样硬化、纤维肌性发育不良、大动脉炎引起。动脉粥样硬化是最常见的病因，约占肾动脉狭窄病例的80%，主要见于老年人，而后两种病因则主要见于青年人，女性居多。动脉粥样硬化可以双侧发生，通常一侧较重，狭窄常位于肾动脉开口处或近端1/3处。纤维肌性发育不良性狭窄常位于肾动脉中段或其分支处，偶可累及颈动脉、肠系膜动脉。大动脉炎常累及双侧肾动脉，肾动脉各处均可波及但开口处更重，常伴有全身多处动脉受累。

肾动脉硬化后肾质地变硬，故也称肾硬化（renal nephrosclerosis，RAS）。肾动脉硬化包括肾动脉粥样硬化、良性小动脉性肾硬化和恶性小动脉性肾硬化。小动脉性肾硬化症又称高血压肾硬化症（hypertensive nephrosclerosis），系导致终末期肾病的第2位病因（约占25%）。本病可分为良性小动脉性肾硬化症（benign arteriolar nephrosclerosis，BANS）及恶性小动脉性肾硬化症（malignant arteriolar nephrosclerosis，MANS）两种。此外，高蛋白、高脂及高盐饮食、雄激素疗法和各种类型的肾脏疾病也可以引起或加重、加速肾硬化。

一、肾动脉粥样硬化症

肾动脉及叶间动脉的粥样硬化称为肾动脉性肾硬化症（RAS），是全身动脉粥样硬化的一部分，其发病机制与全身动脉硬化基本相同。

（一）病理生理

病理改变取决于肾动脉及其主要分支血管狭窄或闭塞的数目和位置。血管损害轻微者，肾脏可以无明显改变，不影响肾功能。肾动脉受累严重时影响肾脏血供，导致慢性缺血性改变，肾脏缩小，表面有瘢痕，皮质变薄。镜检为肾动脉粥样硬化性内膜增生，在阻塞血管的远端肾实质呈楔状纤维化区，其中的肾小球硬化，肾小管被纤维组织代替。

肾动脉狭窄常引起肾血管性高血压（renal vascular hypertension，RVH），这是由于肾缺血刺激肾素分泌，体内肾素–血管紧张素–醛固酮系统（RAAS）活化，外周血管收缩，水钠潴留而形成。动脉粥样硬化及大动脉炎所致肾动脉狭窄还能引起缺血性肾病（ischemic nephropathy），患侧肾脏缺血导致肾小球硬化、肾血管萎缩及肾间质纤维化。

（二）临床表现

肾动脉粥样硬化多见于 60 岁以上的老年人，发病率为 25% ~ 80%。一般不影响肾功能。自觉症状不明显。有些人仅出现微量蛋白尿，有些病例可有肾贮备力下降，在应激情况下易发生氮质血症，使用肾毒性药物时易发生肾损害。动脉粥样硬化严重到使肾动脉闭塞或栓塞时，可发展成肾血管性高血压，急性和慢性肾衰竭。此外，临床上常有其他器官动脉粥样硬化表现，如冠心病、眼底改变等。

RVH 的特点：血压正常者（特别是年轻女性）出现高血压后即迅速进展；原有高血压的中老年患者血压近期迅速恶化，舒张压明显升高。重症患者可出现恶性高血压（舒张压＞130 mmHg，眼底呈高血压 3 ~ 4 期改变），常需要多种降压药物控制。部分患者出现反复发作急性肺水肿（flash pulmonary edema），能瞬间发生并迅速消退。如应用 ACEI 或 ARB 类药物后出现血肌酐升高（超过用药前 30%），甚至发生急性肾衰竭，常提示双侧肾动脉狭窄或功能性孤立肾的肾动脉狭窄。这与药物阻断血管紧张素 II 作用，使出球小动脉扩张、肾小球滤过压迅速下降相关，如及时停用 ACEI 或 ARB 类药物可使升高的肌酐恢复至基线水平。此外，约 15% 的患者因血浆醛固酮增多可出现低钾血症。单侧肾动脉狭窄所致的 RVH，若长期不能予以良好控制，还能引起对侧肾损害（高血压肾硬化症）。

（三）诊断和鉴别诊断

根据临床表现，结合血胆固醇、甘油三酯、β-脂蛋白增高，X 线发现主动脉粥样硬化，严重者尿素氮、肌酐、肾素值升高，B 超、螺旋 CT 血管成像（CTA）、磁共振血管成像（MRA）和肾动脉造影可明确诊断。新型微气泡超声造影剂可增加诊断的准确性，主要通过肝脏代谢，无诱发造影剂肾病的风险。CTA 和 MRA 能清楚显示肾动脉及肾实质影像，空间分辨率高，并可三维成像，对诊断肾动脉狭窄有较高的敏感性及特异性。经皮插管做主动脉-肾动脉造影（以免遗漏肾动脉开口处粥样硬化病变）及选择性肾动脉造影，能准确显示肾动脉狭窄部位、范围、程度及侧支循环形成情况，是诊断肾动脉狭窄的金标准。

1.肾血管性高血压 表现为高血压，多见于青年（以往血压正常）；上腹部闻及血管杂音；静脉尿路造影示两肾长轴长度差＞1.5 cm；肾动脉造影示肾动脉主干狭窄及狭窄后扩张。

2.慢性肾盂肾炎 表现为慢性进行性高血压及双肾缩小，但以往有尿路感染病史，泌尿系统症状和尿液改变出现在高血压前，尿中脓细胞数量较多，普通细菌培养有致病菌。

（四）防治

肾动脉粥样硬化的防治与全身其他部位动脉粥样硬化的防治相同，如低盐、低脂饮食，降脂、降压和身体锻炼等。降压首选 ACEI 或 ARB，亦可选择钙通道阻滞剂。当肾动脉闭塞仅发生在主干引起肾血管性高血压时，可采用肾血管重建手术治疗。目前常用的有经皮肾血管成形术（PTRA）、经皮经腔肾动脉支架植入术。

二、良性小动脉性肾硬化症（BANS）

亦称良性肾硬化。多发生于 50 岁以上的老年人及糖尿病患者，是由于长期的高血压损伤，或由于年老而导致血管老化缓慢发展而成。

（一）病理生理

高血压持续 5 ~ 10 年即可出现 BANS 的病理改变，结果导致肾脏缺血，使肾小球和肾小管功能受损害。一旦小动脉性肾硬化形成，可进一步使血压持续升高加剧，即使去除病因，高血压仍持续存在。肾脏仅是高血压的受累器，非血压升高的原因。

本病主要侵犯肾小球前小动脉，导致入球小动脉玻璃样变，小叶间动脉及弓状动脉肌内膜增厚，造成动脉管腔狭窄，肾实质继发缺血，导致肾小球硬化、肾小管萎缩及肾间质纤维化。

早期肾脏大小正常，晚期肾脏缩小。血管病变广泛时，肾脏表面呈细小颗粒状。镜下见叶间动脉、弓形动脉和入球动脉内膜增厚，管腔狭窄，肾小球、肾小管及间质出现缺血性病变，造成某些肾小球硬化，肾小管和间质纤维化。

（二）临床表现

早期除高血压表现外，肾脏方面的表现不明显。随病程进展，血压升高，出现轻度蛋白尿，或肾功能障碍，先轻后重，1% 左右的患者最后发展成严重肾衰竭。

肾小管对缺血敏感，故临床首先出现肾小管浓缩功能障碍表现（当肾小球缺血病变发生后，尿常规检查出现轻度异常）。肾小球功能渐进受损（肌酐清除率下降，血清肌酐增高），并逐渐进展至终末期肾病。同时常伴随高血压眼底病变及心、脑并发症。

（三）诊断和鉴别诊断

老年患者尤其是有长期（15 年左右）高血压病史者，出现尿检查和肾功能异常时，应考虑肾小动脉硬化。本病要与慢性肾炎高血压鉴别。慢性肾炎发病年龄常较轻，先有肾脏病，后有高血压，尿蛋白较严重，肾功能损害以肾小球功能损害为主。诊断困难者，肾活检有助于确诊，肾小动脉硬化以血管病变为主，慢性肾炎以肾小球病变为主。

（四）防治

BANS 重在预防，积极治疗高血压是关键。血压要控制达标（140/90 mmHg 以下）才能预防高血压肾损害发生。肾硬化症发生后，控制高血压仍然是延缓肾损害进展的关键。如果肾功能已减退，则按慢性肾衰竭处理，应避免降压过快、过低，以免进一步减少肾脏血流灌注，使肾功能恶化和诱发心肌梗死、脑动脉血栓形成。

三、恶性小动脉性肾硬化症（MANS）

MANS 是恶性高血压引起的肾损害，亦称恶性肾硬化。有报道，63% ~ 90% 的恶性高血压患者发生 MANS。肾脏既是高血压的受累器官，同时肾脏过度分泌肾素也是促进血压进一步增高的原因。

（一）病因和病理

由恶性高血压引起，以肾功能急性进行性衰退为特征，伴有眼底视盘水肿、中枢神经系统和心力衰竭症状。恶性高血压的发生有 2 种情况，一是先有高血压病史多年（包括原发性高血压和继发性高血压），病程一直缓慢发展，突然在短短几周到几个月内血压明显升高转变成急进型。二是以往无明显高血压病史，起病即为恶性高血压。

病理变化主要侵犯肾小球前小动脉，但病变性质及程度与良性小动脉性肾硬化症不同，可见入球小动脉、小叶间动脉及弓状动脉纤维素样坏死，小叶间动脉和弓状动脉内膜增厚，故动脉管腔高度狭窄乃至闭塞。肾小球有两种病变：一种为缺血性病变，与良性小动脉性肾硬化症相似；另一种为节段坏死增生性病变（节段性纤维素样坏死、微血栓形成、系膜细胞增生，乃至出现新月体），而此病变不出现在良性小动脉性肾硬化症。恶性高血压的肾实质病变进展十分迅速，很快导致肾小球硬化、肾小管萎缩及肾间质纤维化。肾脏大小可正常或呈中度萎缩，取决于原发病及病程长短。肾脏表面有许多小动脉破裂所致的出血点，具有特征性。

（二）临床表现

全身症状有头痛、食欲差、呕吐、体重减轻、虚弱等。突出表现为重度高血压（舒张压＞ 130 mmHg）、视盘水肿和肾衰竭，三者称为恶性肾硬化的三联征。

患者尿检明显异常，出现肉眼或镜下血尿、大量蛋白尿、管型尿及无菌性白细胞尿，肾功能进行性恶化，常于发病数周至数个月后出现少尿，进入终末期肾病。眼底检查可出现视盘水肿、视网膜出血及渗出。伴有中枢神经系统受损表现（头痛、惊厥发作甚至昏迷等）和心脏病变（充血性心力衰竭）。血液系统表现为贫血、血沉快、血小板下降、白细胞增多、纤维蛋白及纤维蛋白降解产物含量增加，甚至见弥散性血管内凝血（DIC）表现。

（三）诊断

血压显著升高和肾功能急剧下降是诊断的必需点。根据典型的恶性肾硬化三联征，诊断不困难。症状不典型时要与慢性肾炎相鉴别。慢性肾炎患者血压逐渐升高，舒张压很少＞ 130 mmHg，起病即有尿液改变，病程长，充血性心衰少见。必要时进行肾活检确诊。

（四）治疗

控制高血压，防止并发症是救治关键。为有效降低血压，初期静脉使用降压药，而后口服降压药巩固疗效。随着降压有效效应出现，心血管功能改善，视网膜病变好转，肾功能逐渐恢复，甚至接近正常水平。对终末期肾衰患者可用透析或肾移植疗法。未控制的恶性高血压预后极差，85%～90% 患者在 1～2 年内死亡，经有效治疗死亡率可降至 10%～20%。

四、肾静脉血栓形成（RVT）

（一）病因

常发生在下列情况：①血液高凝状态，如肾病综合征、妊娠、激素治疗、血液浓缩等；②肾静脉受压，血流淤滞，如肿瘤、血肿、主动脉瘤压迫及腹膜后纤维化等；③肾静脉血管壁受损，如肿瘤侵袭等。临床上以肾病综合征并发RVT最常见，20%～50%的肾病综合征，尤其是膜性肾病容易并发RVT。

（二）临床表现

临床表现取决于被阻塞静脉大小、血栓形成快慢、血流阻断程度及侧支循环形成等，约3/4肾病综合征患者并发的RVT无临床症状。急性RVT的典型临床表现：①患侧腰肋痛或腹痛，伴恶心呕吐；②尿检出现镜下或肉眼血尿及蛋白尿；双侧肾静脉主干大血栓可致急性肾损伤；影像学检查证实病肾增大。慢性RVT起病相对隐匿，可引起肾小管功能异常，呈现肾性糖尿、氨基酸尿、尿液酸化功能障碍等，肾病综合征出现尿蛋白水平明显上升。

（三）诊断

选择性肾静脉造影若发现肾静脉腔内充盈缺损或静脉分支不显影即可确诊RVT。非创伤性影像检查（如MR、CT及TCD）对发现RVT欠敏感，仅对肾静脉主干大血栓诊断有帮助。静脉肾盂造影能发现肾实质水肿、肾盂牵张、输尿管压迹等征象，但诊断特异性不高。

（四）治疗

RVT确诊后应尽早抗凝治疗，通常采取静脉肝素抗凝5～7天，然后口服华法林或吲哚布芬维持1年，高危者应维持更长。急性RVT伴有急性肾损伤的患者，应立即纤溶治疗。肾静脉主干大血栓溶栓无效且反复导致肺栓塞时，可考虑手术取栓。此外，应积极治疗原发病，解除高凝状态，对因容量丢失而导致RVT的患者要注意维持水电解质平衡。

第六节　急性肾损伤

任何原因导致肾功能丧失，不能维持水电解质平衡，发生高血钾、代谢性酸中毒及尿毒症综合征等，称为肾衰竭或肾衰（renal failure）。根据起病急缓和病情进展情况可分为急性肾衰竭和慢性肾衰竭（chronic failure）。临床研究证实，轻度肾功能急性减退即可导致患者病死率明显增加，故目前趋向将急性肾衰竭改称为急性肾损伤（acute kidney injury，AKI），期望尽量在病程早期识别，并进行有效干预。

急性肾损伤（AKI）是由各种病因引起短时间内肾功能快速减退而导致的临床综合征，表现为肾小球滤过率（glomerular filtration rate，GFR）下降，伴有氮质产物如肌酐、尿素氮等潴留，水、电解质和酸碱平衡紊乱，重者出现多系统并发症。AKI是常见危重病症，涉及临床各科，发病率在综合性医院为 3%～10%，重症监护病房为 30%～60%，危重 AKI 患者死亡率高达 30%～80%，存活患者约 50% 遗留永久性肾功能减退，部分需终身透析。

老年人由于结构和机能的退化，对致病因子的耐受性下降，且患者常有多种疾病和用药等因素，易发生 AKI。Tuner 等报道，老年人 AKI 占全部 AKI 的 35%～78%。Pascual 等报道，36% 的 AKI 患者年龄 > 70 岁。老年 AKI 恢复慢，治愈率低，病死率高达 70%～80%。

一、病因病理和发病机制

根据病因发生的解剖部位可将 AKI 分为肾前性、肾性和肾后性三大类。肾后 AKI 系急性尿路梗阻所致，梗阻可发生在从肾盂到尿道的任何部位，约占 AKI 的 5%。老年人 AKI 最常见的病因是未能纠正的肾前因素、肾脏疾病和肾毒物质，肾后梗阻引起的急性肾衰少见。

1. 肾前性 AKI　肾前性 AKI 指各种原因引起肾实质血流灌注减少，导致肾小球滤过减少和 GFR 降低，约占 AKI 的 55%。常见病因如下。

（1）有效血容量减少：大量失血，外科手术，败血症及剧烈呕吐，腹泻，大量利尿，严重烧伤皮肤黏膜导致体液丢失和向细胞外液转移等，造成的严重脱水和电解质紊乱。

（2）心源性休克：充血性心力衰竭，心肌梗死，心包积液或心包填塞，严重的心律失常所引起的血循环不良、肺动脉高压、肺栓塞、正压机械通气等。

（3）全身血管扩张，多由药物、脓毒血症、肝硬化失代偿期、变态反应等引起。

（4）肾动脉收缩，常由药物、高钙血症、脓毒血症等引起。

（5）肾血流自主调节反应受损，由 ACEI、ARB、NSAIDs、钙调磷酸酶抑制等引起。

肾前性 AKI 早期，肾血流通过自我调节机制维持 GFR 和肾血流量，尚无肾器质性病变，属功能性少尿。恢复肾血流后，病情可迅速好转，尿量增加。如果不早期干预，肾实质缺血加重超过 1～2 h，会引起 ATN，进而发展为肾性 AKI。

2. 肾性 AKI　约占 AKI 的 40%。以肾缺血和肾毒性药物或毒素导致的急性肾小管坏死（ATN）最为常见，其他还包括急性间质性肾炎（AIN）、肾小球疾病、肾血管疾病和肾移植排斥反应等五大类。肾毒性物质包括汞、砷、铬、铋和铅等重金属，磺胺类，氨基苷类，头孢类等抗生素，以及四氯化碳、甲醇、酒石酸、DDT、蛇毒和马兜铃酸等。

ATN 常由缺血所致，也可由肾毒性药物引起，常发生在多因素综合作用基础上，如老年、合并糖尿病等。不同病因、不同病理损害类型的 ATN 可有不同始动机制和持续发展机制，但均涉及 GFR 下降及肾小管上皮细胞损伤两方面。从肾前性 AKI 进展至缺血性 ATN，一般经历 4 个阶段：起始期、进展期、持续期和恢复期。

3. 肾后性　尿路功能性梗阻主要指神经源性膀胱。双侧肾结石、肾乳头坏死、血凝块、膀胱癌等可引起尿路腔内梗阻，腹膜后纤维化、结肠癌、淋巴瘤等可引起尿路腔外梗阻。尿酸盐、草酸盐、磺胺、甲氨蝶呤和骨髓瘤轻链蛋白等在肾小管内形成结晶致肾小管梗阻。

4. 病理　病因和病变程度不同，病理改变差异显著。肾脏增大、质软，剖面髓质呈暗红色，皮质肿胀，因缺血而苍白。典型缺血性 ATN 光镜下肾小管上皮细胞片状和灶性坏死，从基底膜脱落，堵塞腔管。近端小管 S3 段坏死最严重，其次为髓袢升支粗段髓质部分。如基底膜尚完整，则肾小管上皮细胞可迅速再生，否则肾小管上皮不能完全再生。肾毒性 AKI 形态学变化最明显的部位在近端肾小管曲部和直部，肾小管细胞坏死不如缺血性 ATN 明显。AIN 病理特征是间质炎症细胞浸润，药物致 AIN 的重要病理学特征是嗜酸性粒细胞浸润。

二、临床表现

AKI 临床表现差异大，与病因和所处临床分期有关。明显症状出现于肾功能严重减退时，常见症状包括乏力、食欲缺乏、恶心、呕吐、尿量减少和尿色加深，容量过多时可出现急性左心衰。AKI 首次诊断常基于实验室检查异常，特别是血清肌酐（serum creatinine，Scr）绝对或相对升高，而不是基于临床症状与体征。ATN 少尿性 AKI 临床经过分 4 期。

1. 起始期　此期患者常遭受一些已知或未知 TN 病因的打击，如低血压、缺血、脓毒症和肾毒素等，但尚未发生明显肾实质损伤。如能及时采取有效措施，AKI 常可逆转。但随着肾小管上皮损伤加重，GFR 逐渐下降，进入进展期。

2. 进展期和维持期　一般为 5~14 d，但也可缩短至数天或延长达 4~6 周。

（1）GFR 进行性下降：少尿 < 400 mL/24 h 或无尿 < 100 mL/24 h。非少尿型 AKI 占 20%~40%。较常见的病因是肾毒性物质，造成的肾实质损害较轻，肾小球滤过率也较高，每日尿量一般 > 600 mL，约 80% 的患者 > 1000 mL。血尿素氮和肌酐逐渐增加，尿毒症症状较轻，持续时间较短，严重并发症较少，预后也较好。本症往往没有明显的多尿期，当血尿素氮和肌酐不再继续上升时，即表示已经开始恢复。

（2）水钠潴留：排尿减少，水钠潴留。临床表现为全身水肿、肺水肿、脑水肿、高血压和充血性心衰等。患者可有头疼、恶心、呕吐、抽搐、嗜睡，甚至昏迷。常危及生命。

（3）高钾血症：正常 90% 的 K^+ 由肾排出，少尿或无尿时 K^+ 排出减少，加之创伤、感染、酸中毒等高分解代谢状态，K^+ 产生增加，血 K^+ 迅速升高 > 5.5 mmol/L。临床表现烦躁，反应迟钝，软弱无力，四肢麻痹，心率缓慢，心律不齐，ECG 出现高而尖的 T 波，P 波消失。是急性肾衰最严重的并发症，也是主要死因之一。

（4）氮质血症和酸中毒：急性肾衰时血尿素氮、肌酐与日俱增，CO_2 结合力则逐日下降，进展越快，病情越重。表现为呼吸深快，疲倦，嗜睡，食欲不振，恶心，呕吐，昏迷等。

（5）出血倾向：常有皮下，口腔黏膜，牙龈及胃肠道出血。

尿量超过 400 mL/24 h 即进入多尿期，持续 2 周至数月，每日尿量 2500~3000 mL。多尿期开始肾小球滤过率仍很低，尿毒症的症状仍在高峰。随肾功能改善，尿量增多，临床症状逐渐好转。由于肾浓缩功能不佳，大量水和电解质丢失，如处理不当，即可出现脱水，低钠、低钾血症，表现为乏力，腹胀，心律失常，血压下降，甚至心搏骤停。多尿期患者多经长期消耗，机体抵抗力低下，因此，常并发严重感染，这是多尿期患者的主要死因。

3. 恢复期　多尿期与恢复期之间无明显界限，一般进入多尿期时，肾功能已大为改善，尿量逐渐恢复正常。肾小管上皮细胞功能较 GFR 恢复相对延迟，常需 3~6 个月。老年人肾功能的恢复较年轻者差，有的发展成为慢性肾衰竭。

三、诊断和鉴别诊断

诊断和鉴别诊断步骤包括：判断是否存在肾功能减退及严重程度；是否存在需要紧急处理的严重并发症；评估肾损伤发生时间，是否为急性发生及有无基础疾病；明确和甄别每种可能的 AKI 病因。先筛查肾前性和肾后性因素，再评估肾性 AKI 病因，确定为肾性 AKI 后，尚应鉴别是肾小管–间质病变抑或是肾小球、肾血管病变。系统筛查 AKI 肾前性、肾性、肾后性病因有助于尽早准确诊断，及时针对性治疗。注意识别慢性肾功能减退基础上的 AKI。

1. 诊断 根据原发病因，肾小球滤过功能急性进行性减退，结合相应临床表现、实验室和影像学检查，一般不难做出诊断。按照最新国际 AKI 临床实践指南，符合以下情况之一者即可临床诊断 AKI：①48 小时内 Scr 升高 ≥ 0.3 g/dL（≥ 26.5 μmol/L）；②确认或推测 7 天内 Scr 较基础值升高 ≥ 50%；③尿量减少（< 0.5 mL/（kg·h），持续 ≥ 6 小时）。急性肾损伤的分期标准见表 7–1。

需要注意：单独用尿量改变作为诊断与分期标准时，必须考虑其他影响尿量的因素，如尿路梗阻、血容量状态、使用利尿剂等。此外，由于 Scr 影响因素众多且敏感性较差，故并非肾损伤最佳标志物。某些反映肾小管上皮细胞损伤的新型生物标志物如中性粒细胞明胶酶相关脂质运载蛋白（NGAL）、金属蛋白酶组织抑制因子–2（TIMP–2）和胰岛素样生长因子结合蛋白 7（IGFBP7）等，可能有助于早期诊断及预测 AKI 患者预后，值得深入研究。

表 7–1 急性肾损伤的分期标准

分期	血清肌酐标准	尿量标准
I 期	绝对值升高 ≥ 0.3 mg/dL（26.5 μmol/L）或较基础值相对升高 ≥ 50%，但 < 1 倍	< 0.5 mL/（kg·h）（≥ 6 h，但 < 12 h）
II 期	相对升高 ≥ 1 倍，但 < 2 倍	< 0.5 mL/（kg·h）（≥ 12 h，但 < 24 h）
III 期	升高至 ≥ 4.0 mg/dL（≥ 353.6 μmol/L）或相对升高 ≥ 2 倍 或开始时肾脏替代治疗 或 < 18 岁患者估算肾小球滤过率下降至 < 35 mL/（min·1.73 m²）	< 0.3 mL/（kg·h）（≥ 24 h）或无尿 ≥ 12 h

2. 鉴别诊断 应鉴别肾前性、肾性和肾后少尿，因为三者的治疗原则不同。

（1）肾前性功能性少尿：肾前性氮质血症是 AKI 最常见的原因，应明确有无引起容量绝对或相对不足的原因，还要注意近期有无 NSAIDs、ACEI、ARB 等用药史。体检有无容量不足的常见体征，包括心动过速、全身性或体位性低血压、黏膜干燥、皮肤弹性差等。

肾前性 AKI 实验室检查血清尿素氮肌酐比值 > 20∶1（需排除胃肠道出血所致尿素增多、消瘦所致肌酐生成减少等），尿沉渣常无异常改变，尿液浓缩伴尿钠下降，肾衰竭指数常＜1，尿钠排泄分数（FE_{Na}）常＜1%。肾衰竭指数计算公式为：肾衰竭指数＝尿钠/（尿肌酐/血清肌酐）。肾前性 AKI 患者 FE_{Na} 常＜1%，但服用呋塞米等利尿剂者 FE_{Na} 可＞1%。此时可改用尿尿素排泄分数（FE_{urea}），计算方法与尿钠排泄分数类似，FE_{urea}＝（尿尿素/血尿素氮）/（尿肌酐/血清肌酐）×100%，FE_{urea}＜35% 提示肾前性 AKI。急性肾损伤时尿液诊断指标见表7-2。

表7-2　急性肾损伤时尿液诊断指标

尿液检查	肾前性氮质血症	缺血性急性肾损伤
尿比重	＞1.018	＜1.012
尿渗透压［mOsm/（kg·H_2O）］	＞500	＜250
尿钠（mmol/L）	＜10	＞20
尿肌酐/血清肌酐	＞40	＜20
尿素氮（mg/dL）/血清肌酐（mg/dL）	＞20	＜10～15
钠排泄分数	＜1%	＞1%
肾衰指数	＜1	＞1
尿沉渣	透明管型	棕色颗粒管型

（2）肾后梗阻性少尿：既往有泌尿系统结石、盆腔脏器肿瘤或手术史患者，无肾缺血、肾中毒和肾脏病的病史，突然完全性无尿、间歇性无尿或伴肾绞痛，24 h 尿量＜50 mL，应警惕肾后性 AKI。膀胱导尿兼有诊断和治疗意义。超声显像等影像学检查可资鉴别，必要时逆行肾盂输尿管造影，可确定梗阻部位和原因。解除梗阻后尿量增多、氮质血症缓解。

（3）肾小球或肾微血管疾病：重症 AGN、RPGN，继发性肾病和肾病综合征大量蛋白尿期可引起特发性 AKI，小血管炎、溶血尿毒症综合征和恶性高血压也可致 AKI。蛋白尿常较严重，血尿及管型尿显著，肾功能减退相对缓慢，常需数周，很少完全无尿。根据病史、实验室检查和肾活检可鉴别。

（4）急性间质性肾炎（AIN）：根据近期药物过敏史或感染史，临床出现发热、皮疹、肾区疼痛及关节酸痛、血嗜酸性粒细胞增多等，尿化验异常并有肾小管及肾小球功能损伤等可以鉴别。肾活检有助于确诊。

（5）肾血管阻塞：双侧肾或孤立肾肾动脉栓塞或静脉血栓形成均可引起急性肾损伤，临床上较罕见，可表现为严重腰痛、血尿和无尿等。肾血管造影能明确诊断。

四、治疗

AKI 并非单一病，是很多疾病的并发症。因此，总体治疗原则是尽早识别并纠正可逆病因，同时采取干预措施避免肾脏受到进一步损伤。

1. 病因治疗 根据病因处理，如扩容纠正肾前因素，解除肾后性梗阻因素，重症急进性或其他肾小球肾炎用激素冲击治疗，过敏性间质性肾炎应立即停用药进行抗过敏治疗。

2. 营养支持 优质蛋白饮食，不能口服者给予静脉营养，保证充足热量。营养支持总量与成分应根据临床情况增减。危重病患者血糖靶目标应低于 8.3 mmol/L。

3. 纠正水电解质紊乱 少尿期液体入量以量出为入原则，每日进液量可按前一日尿量增加 500 mL。多尿期严格监测水、电解质平衡，以防脱水及电解质紊乱。

4. 保持酸碱平衡 急性期主要是纠正高钾血症及酸中毒。用离子交换树脂清除钾、用袢利尿剂促进钾离子排泄，5% 碳酸氢钠 125 ~ 250 mL 静脉滴注，纠正酸中毒。

5. 并发症防治 AKI 心衰患者对利尿剂、洋地黄制剂疗效差，多以扩血管药减轻心脏前负荷。并发感染后根据细菌培养和药物敏感试验选用有效且无肾毒性或低毒性药物。

6. 肾替代治疗（RRT） 包括腹膜透析、间歇性血液透析和连续性肾替代治疗（CRRT）。主要用于危及生命的严重内环境紊乱，纠正严重的水、电解质、酸碱失衡和氮质血症。

7. 恢复期治疗 AKI 恢复期早期，治疗重点仍为维持水电解质和酸碱平衡，控制氮质血症，治疗原发病和防止并发症。存活患者需按照 CKD 诊治相关要求长期随访治疗。

五、预防

AKI 发病率及死亡率居高不下，预防极为重要。积极治疗原发病，及时去除 AKI 发病诱因，纠正发病危险因素，是预防 AKI 的关键措施。

第七节 慢性肾衰竭

慢性肾衰竭（chronic renal failure，CRF）是各种慢性肾脏病（chronic kidney disease，CKD）持续进展至后期的共同结局。是以机体代谢产物潴留，水电解质紊乱，酸碱平衡失调和全身各系统症状为表现的临床综合征。

一、定义和分期

1. CKD 各种原因引起的肾脏结构或功能异常 ≥ 3 个月，包括出现肾脏损伤标志（白蛋白尿、尿沉渣异常、肾小管相关病变、组织学检查异常及影像学检查异常）或有肾移植病史，伴或不伴肾小球滤过率（GFR）下降；或不明原因的 GFR 下降（< 60 mL/min）≥ 3 个月。

目前国际公认的肾脏病分期依据肾脏病预后质量倡议（K/DOQI）制定的指南分为 1 ~ 5 期（表 7-3）。该分期方法根据 GFR 将 CKD 分为 5 期。但单纯 GFR 轻度下降（60 ~ 89 mL/min）而无肾损害表现者，不能认为存在 CKD，只有当 GFR < 6 mL/min 时才可按 CKD 3 期对待。另外，改善全球肾脏病预后组织（KDIGO）建议对 eGFRcre 处于 45 ~ 59 mL/（min·1.73 m²）、无肾损伤标志物的人群进一步以胱抑素为基础估算的 eGFR（eGFRcys）

来判断是否为 CKD。

表 7-3　K/DOQI 对慢性肾脏病的分期建议

分期	特征	GFR [mL/ (min·1.73 m²)]	防治目标-措施
1	GFR 正常或升高	≥ 90	CKD 病因诊断，缓解症状；保护肾功能，延缓 CKD 进展
2	GFR 轻度降低	60 ~ 89	评估、延缓 CKD 进展；降低 CVD（心血管病）风险
3a	GFR 轻度到中度降低	45 ~ 59	延缓 CKD 进展
3b	GFR 中度到重度降低	30 ~ 44	评估、治疗并发症
4	GFR 重度降低	15 ~ 29	综合治疗；肾脏替代治疗准备
5	终末期肾脏病（ESRD）	< 15 或透析	适时肾脏替代治疗

2. CRF　是 CKD 引起的 GFR 下降及与此相关的代谢紊乱和临床症状组成的综合征。CKD 包括了疾病 1 ~ 5 期整个过程，部分 CKD 在疾病进展过程中 GFR 可逐渐下降，进展至 CRF。CRF 则代表 CKD 中 GFR 下降至失代偿期的那部分群体，主要为 CKD 4 ~ 5 期。

二、患病率与病因

流行病学调查数据显示，2011 年美国成人 CKD 患病率已达 15.1% 终末期肾脏病（ESRD）患病率为 1738 / 1 000 000。2012 年的数据表明，我国目前 CKD 患病率为 10.8%。

CKD 病因主要包括：糖尿病肾病、高血压肾小动脉硬化、原发性与继发性肾小球肾炎、肾小管间质疾病、肾血管疾病、遗传性肾病等。发达国家以糖尿病肾病、高血压肾小动脉硬化为 CRF 的主要病因；在发展中国家，CRF 最常见病因仍是原发性肾小球肾炎，近年来糖尿病肾病导致的 CRF 明显增加，有可能将成为导致我国 CRF 的首要病因。

三、危险因素

CRF 进展缓慢，逐渐发展，但在某些诱因下短期内可急剧加重、恶化。

1. CRF 渐进发展的危险因素　包括高血糖、高血压、蛋白尿。贫血、高脂血症、高同型半胱氨酸血症、老年、营养不良、尿毒症毒素蓄积等，在 CRF 病程进展中也起一定作用。

2. CRF 急性加重恶化的危险因素　①累及肾脏的疾病复发或加重；②有效血容量不足；③肾脏局部血供急剧减少；④严重高血压未能控制；⑤肾毒性药物；⑥尿路梗阻；⑦其他：严重感染、高钙血症、肝衰竭、心力衰竭等。其中，因②或③致残余肾单位低灌注、低滤过状态，是导致肾功能急剧恶化的主要原因；肾毒性药物特别是 NSAIDs、氨基苷类抗生素、造影剂、马兜铃酸等的不当使用，也是导致肾功能恶化的常见原因。

四、发病机制

1.CRF 的发病机制 目前认为 CRF 进展的机制包括：肾单位高灌注、高滤过导致肾小球硬化和残余肾单位功能进行性丧失；肾单位高代谢诱发肾小管萎缩、间质纤维化和肾单位进行性损伤。某些生长因子（如 TGF–β1）或炎症因子诱导肾小管上皮细胞、肾小球上皮细胞、肾间质成纤维细胞等转化为肌成纤维细胞（myofibroblast，MyoF），导致肾硬化；肾组织内一些细胞因子和生长因子（如 TGF–β1、白细胞介素、血管紧张素、内皮素等）在肾小球硬化和肾间质纤维化过程中也起重要作用；肾脏固有细胞凋亡增多与肾小球硬化、肾小管萎缩、间质纤维化有密切关系；醛固酮增多也参与肾小球硬化和间质纤维化的过程。

2.尿毒症症状的发病机制 尿毒症（uremia）症状及体内各器官系统损害的原因主要有：①肾脏排泄和代谢功能下降，导致水电解质和酸碱平衡失调，如水钠潴留，高血压，代谢性酸中毒等。②尿毒症毒素（uremic toxins）分为小分子物质（分子量 < 500 Da，如钾、磷、H^+、氨基酸和氮代谢产物等，以尿素氮最多，其他如胍类、胺类、酚类等），可在体内蓄积引起中毒；中分子物质（分子量 500 ~ 5000 Da，如多肽类、蛋白质类物质）的蓄积诱发远期并发症如尿毒症脑病、内分泌紊乱、细胞免疫功能低下、肾性骨营养不良等；大分子物质（分子量 > 5000 Da），如核糖核酸酶、$β_2$–微球蛋白、维生素 A 等也具有某些毒性；晚期糖基化终产物、终末氧化蛋白产物和氨甲酰化蛋白质等，也是潜在的尿毒症毒素。③肾脏的内分泌功能障碍，如促红细胞生成素（EPO）分泌减少可引起肾性贫血、骨化三醇产生不足致肾性骨病。④持续炎症状态、营养素的缺乏也可引起或加重尿毒症的症状。

五、临床表现

CKD 1 ~ 3a 期患者可以无任何症状，或仅有乏力、腰酸、夜尿增多、食欲减退等轻度不适。进入 CKD 3b 期以后，上述症状更趋明显。到 CKD 5 期时，可出现急性左心衰竭、严重高钾血症、消化道出血、中枢神经系统障碍等，甚至有生命危险。

老年人 CRF 的临床表现很复杂而不典型，易被忽视。除原发病的症状外，早期可出现夜尿增多，食欲不振，恶心，呕吐，腹胀，大便稀薄，贫血，高血压，头疼，乏力，失眠，嗜睡等。随着病情进展还可出现鼻出血，口腔黏膜及肠道出血，充血性心力衰竭，尿毒症性间质性肺炎。中枢神经系统症状为表情淡漠，精神错乱，惊厥，昏迷。实验室检查示尿比重低而固定，血尿素氮和肌酐升高，二氧化碳结合力降低，血钾和血钠降低。肾衰后期出现少尿或无尿时，血钾可升高。

六、诊断和鉴别诊断

1.诊断 根据病史、临床表现和实验室检查，CRF 诊断并不困难。但在确诊 CRF 后，应做进一步检查明确其病因，详细地进行相关系统的检查，如 B 超、CT、MR、肾血管造影、同位素肾扫描，疑难病例可做肾活检。

2. 鉴别诊断　CRF与肾前性氮质血症不难鉴别，有效血容量补足48～72小时后，肾前性氮质症患者肾功能即可恢复，而CRF肾功能难以恢复。鉴别CRF与AKI在多数情况下并不困难，根据患者病史即可做出鉴别。但CKD有时可发生急性加重或伴发AKI，如CRF本身已相对较重，或其病程加重过程未能反映AKI的演变特点，则称为慢性肾衰竭急性加重（acute progression of CRF）。如果CRF较轻，而AKI相对突出，且其病程发展符合AKI演变过程，则可称为慢性肾衰竭基础上急性肾损伤（acute on chronic renal failure），处理原则基本与AKI相同。

七、防治

早期诊断，积极有效治疗原发疾病，避免和纠正造成肾功能减退、恶化的危险因素，是CRF防治的基础，也是保护肾功能和延缓慢性肾脏病进展的关键。老年人CRF多属晚期，如处理适当仍能使症状减轻，延长患者生命，改善生活质量，尤其是尿路梗阻引起的CRF，解除梗阻后，肾功能可有好转，症状缓解。

CKD的防治是系统性、综合性的，同时也需要个体化的对策。对慢性肾脏病患者开展长期随访和管理，有针对性地对患者进行治疗、延缓CKD进展，防止进展至终末期肾病。

1. 治疗基础疾病　应用抗生素控制感染，尽量避免使用肾毒性抗生素，并根据肾功能减退的程度决定抗生素的用量。有尿路梗阻者，首先解除梗阻。如下尿路梗阻，可置保留尿管或膀胱造瘘；如输尿管梗阻，可做穿刺肾造瘘。病情好转后再考虑梗阻原因的治疗。

2. 饮食治疗　是治疗老年慢性肾衰的重要措施之一，根据患者情况确定每日蛋白质和热能的摄入量。为减少分解代谢，维持正常氮平衡，应采用低蛋白，高热量饮食，并补以必要的氨基酸。摄入富含必需氨基酸的高生理价值的蛋白质类食物，如鸡蛋，牛奶等。

3. 纠正水电解质紊乱　根据患者病情确定每日给予的水电解质的量。每日尿量＜1000 mL者，可用呋塞米40～80 mg增加尿量，减少肾小管对尿素的重吸收。CO_2CP低于15 mmol/L且有酸中毒症状时，用碳酸氢钠200～400 mL静脉滴注，或口服碳酸氢钠1～2 g，每日3～4次。

4. 并发症防治　CRF心衰患者对利尿剂、洋地黄制剂疗效差，多以扩血管药减轻心脏前负荷。并发感染后根据细菌培养和药物敏感试验选用有效且无肾毒性或低毒性药物。

5. 透析治疗　包括腹膜透析、间歇性血液透析和CRRT。由于老年人血管壁硬化，心脏顺应性差，所以常首选腹膜透析，尤其是持续非卧床腹膜透析。老年终末期肾脏病经透析治疗2年生存率可以达到56%～61%以上，甚至有存活10年以上者。

6. 中药治疗　中药如冬虫夏草、大黄及一些活血化瘀药物对CRF有治疗作用。临床实践证明，中成药物如保肾片、尿毒清颗粒、海昆肾喜等有良好的治疗作用。

7. 肾移植　随着肾移植技术改进和新型免疫抑制剂的应用，肾移植成功率越来越高。受者术后1年、5年和10年存活率已分别达到95%、80%和60%以上。

8.注意事项 尽量避免使用对肾脏有毒性的药物,根据肾功能不全的程度适当减少用药剂量。避免使用保钾利尿剂。输血时不要使用库存血液,以新鲜血液为佳,因库存血液中的红细胞被破坏,细胞内钾溢到血浆中,会使患者血钾增高。

(于仁斌 刘震超 任宇倩)

第八章　生殖系统疾病

生殖系统疾病包括男性和女性生殖系统疾病。男性生殖系统疾病按照部位分为外生殖器阴茎疾病和内生殖器睾丸疾病、附睾疾病、输精管疾病、前列腺疾病，以及生殖系统发育异常和性功能障碍等。女性生殖系统疾病按照部位分为外阴疾病、阴道疾病、子宫疾病、输卵管疾病、卵巢疾病、盆腔疾病等，以及妇科内分泌疾病、生殖系统发育异常和性功能障碍等。随着增龄老化，老年人对内外环境适应能力逐渐减弱，生殖系统器官的功能逐渐退化，相对更容易生病。本章主要介绍几种常见的老年人生殖系统疾病。

第一节　慢性前列腺炎

男性生殖系统炎性疾病种类比较多，常见有睾丸炎、附睾炎、尿道炎、前列腺炎，以及男性生殖系统结核、淋病、梅毒等，大多数发生于中青年，老年人相对少见。

慢性前列腺炎（chronic prostatitis，CP）是指病原微生物感染或虽无感染，但前列腺长期慢性充血所引起的慢性炎症，是一种常见的男性泌尿生殖系统疾病。本病起病缓慢，临床症状复杂，且无特异性。患者可有骨盆区域疼痛及尿急、尿频、尿痛、夜尿增多等排尿异常症状。目前国内报道，其发病率为 6.0% ~ 32.9%，发病年龄有 30 ~ 40 岁和 61 ~ 70 岁两个高峰期。在寒冷的季节发病率会增高。

一、病因

慢性前列腺炎发病机制未明，病因学十分复杂，可能是多种病因同时起作用。目前能够确定的有病原微生物感染、前列腺长期充血、尿液刺激、遗传因素等。

1.感染　前列腺是男性生殖系统中最易受细菌等病原微生物感染的器官之一。毒力较强的细菌等病原体感染前列腺后，能在前列腺内迅速大量生长繁殖而引起急性细菌性前列腺炎，如果治疗不当往往转变成为慢性前列腺炎。引起前列腺炎的常见病原体包括细菌、真菌、支原体、衣原体、放线菌、寄生虫和病毒等。

2.尿液反流　前列腺周围的腺管较粗，可以直角进入尿道，容易引起尿液反流，刺激前列腺发生炎症，长此以往便形成慢性前列腺炎。

3.遗传因素　前列腺炎可能与遗传易感性有关。若家族中有慢性前列腺炎患者，其一级男性亲属（父亲、兄弟、儿子等）的慢性前列腺炎发病率相对增高。

4.危险因素　慢性前列腺炎可能与下列因素有关。

（1）免疫因素：全身免疫功能低下者易发生感染，炎症多不明显，但易形成慢性损伤。

（2）损伤刺激：强力性骑跨伤等导致患者尿路、前列腺等局部受损，可增加患病风险。

（3）精神心理因素：紧张、焦虑、恐惧等不良精神心理刺激会增加慢性前列腺炎的风险。

（4）盆腔其他疾病：部分前列腺炎，尤其是无明确病因存在时，可能与盆腔静脉性疾病相关，包括精索静脉曲张、痔、前列腺静脉丛扩张等，而且彼此之间会有一定的相互影响。

（5）不良生活习惯：有长距离骑车、骑马、久坐等习惯的男性；频繁性交、手淫、性兴奋的男性；长时间憋尿的男性患慢性前列腺炎的风险增高。

二、临床表现

慢性前列腺炎的患者临床表现多样，排尿异常和局部疼痛不适是主要和常见症状。

1. 全身症状　大多数患者没有明显的全身症状。但是慢性细菌性前列腺炎可表现为反复发作的尿路感染，部分患者感染时可能会有发热的表现。

2. 泌尿系统症状　出现尿频、尿急、尿痛，排尿时尿道不适或灼热等临床表现，排尿后和便后常有白色分泌物自尿道口流出，俗称尿道口"滴白"。合并精囊炎时，可有血精。

3. 局部疼痛　会阴部、下腹隐痛不适，有时腰骶部、耻骨上、腹股沟区等有酸胀感。

4. 性功能障碍　患者可有勃起功能障碍、早泄、遗精、射精痛等不适症状。

5. 精神神经症状　出现头晕、头胀、乏力、疲惫、失眠、情绪低落、焦虑等症状。

6. 体格检查异常　患者下腹部、腰骶部、会阴部、阴茎、阴囊、尿道外口、睾丸、附睾、精索等有炎症症状或疼痛。直肠指诊发现前列腺饱满、增大、质软、轻度压痛。病程长者，前列腺缩小、变硬、不均匀，有小硬结。

三、辅助检查

1. 血常规　血常规检查可判断患者是否有感染发生。

2. 尿液、前列腺液、精液检查　"四杯法"检查，即嘱患者充分饮水，取初尿 10 mL，再排尿 200 mL 后取中段尿 10 mL。而后，做前列腺按摩收集前列腺液，完毕后排尿 10 mL。以上采集到的尿液和前列腺液进行细菌培养及菌落计数，该检查可帮助医生诊断该病。可以通过分析精液中某些成分的变化来诊断和鉴别诊断前列腺疾病。炎症型患者的前列腺按摩液、精液和前列腺按摩后尿液标本中的白细胞数量升高。非炎症型患者的前列腺按摩液、精液和前列腺按摩后尿液标本中的白细胞在正常范围。

3. 尿动力学测定　有助于前列腺炎与膀胱尿道功能障碍相关疾病的鉴别。

4. 影像学检查　必要时进行 B 超、CT 和 MRI 等影像学检查有助于鉴别诊断。

5. 其他检查　根据情况慎重选择其他检查，可能会用到前列腺穿刺活检、前列腺内组织压力测定、尿道探子探查、膀胱尿道镜检查、腹腔镜检查等检查项目。

四、诊断和鉴别诊断

根据病史、临床表现、直肠指检等辅助检查进行初步诊断。结合局部疼痛的特点、尿液改变等，必要时采取一些其他的辅助检查，综合得出诊断。需要与下列疾病鉴别。

1. 慢性附睾炎　阴囊、腹股沟部隐痛不适，附睾部可触及结节，并伴轻度压痛。

2. 良性前列腺增生症　排尿困难，尿线变细，残余尿增多；B超、直肠指检可鉴别。

3. 精囊炎　精囊炎和慢性前列腺炎多同时发生，常有血精及射精疼痛的特点。

4. 尿道炎　尿频、尿急、尿痛等，但无会阴部不适和坠胀等，直肠指检可鉴别。

5. 其他　前列腺脓肿、前列腺结石、前列腺结核、前列腺癌、精索静脉曲张等。

五、治疗

目前尚无统一治疗方案。可根据病情及个体化原则进行综合治疗。主要以改善相关症状、促进功能恢复和提高生活质量为目的。

1. 一般治疗　戒烟酒，避免进食辛辣刺激性食物，生活规律，避免憋尿、久坐。适当锻炼。病程长、反复发作有情绪低落、抑郁焦虑等患者，应积极进行心理咨询，缓解精神压力。

2. 药物治疗　根据患者的实际情况采取相应的药物治疗。

（1）抗菌药：细菌感染导致慢性前列腺炎，根据细菌培养结果和药敏试验结果，选择敏感抗菌药控制炎症。常用抗菌药包括左氧氟沙星、阿奇霉素、多西环素等。

（2）非甾体抗炎药：塞来昔布（celecoxib）等药物对于缓解患者局部疼痛有一定的疗效。

（3）α–受体阻滞剂：盐酸坦索罗辛（tamsulosin）等药物可松弛前列腺的肌肉，对改善疼痛或梗阻性排尿症状有一定疗效。但用药期间需要注意是否出现眩晕、低血压等不良反应。

（4）植物制剂：植物制剂主要指花粉类制剂与植物提取物，其药理作用较为广泛，如非特异性抗炎、抗水肿、促进膀胱逼尿肌收缩与尿道平滑肌松弛等作用。常用制剂有沙芭特（shabat）、沙巴棕（sabal）及其浸膏等，不良反应较小。

（5）M–受体阻滞剂：适用于伴有膀胱过度活动症（OAB）表现如尿急、尿频和夜尿，但无尿路梗阻的前列腺炎患者。常用药物有索利那新（olifenacin）、托特罗定（tolterodine）。

（6）抗抑郁药：出现抑郁、焦虑等症状，可使用氟西汀、地西泮等药物治疗。

（7）中药：中药内服，中药灌肠、坐浴、熏洗、贴敷、脐疗可取得一定疗效。

3. 物理治疗　微波、射频、激光等所产生的热效应，可加速前列腺组织血液循环，促进新陈代谢，有利于消炎和消除组织水肿，缓解盆底肌肉痉挛等，可缓解不适症状。

4. 手术治疗　以下情况宜行手术治疗：合并尿道梗阻，药物等治疗无效；前列腺并发脓肿，药物等保守治疗无效，需要切开引流；合并有其他前列腺的病变，如合并前列腺增生。

六、预后

药物治疗后患者临床症状的完全缓解率在 30% ~ 40%，其余将有不同程度的前列腺炎症状，甚至有治疗超过 1 年以上仍然没有任何效果的患者。时间变化对疾病转归的影响也比较明显，多数患者症状的自然转归被认为会随着时间的推移而逐渐减轻。

第二节　良性前列腺增生症

良性前列腺增生症（benign prostatic hyperplasia，BPH）简称前列腺增生症（hyperplasia of prostate）或前列腺肥大（prostatauxe）。以前列腺上皮和间质增生为特征，增生的前列腺可压迫前列腺部尿道或膀胱尿道口而致梗阻，从而引起尿频、夜尿多、排尿困难等一系列症状。多发生于老年男性，发病率随增龄而增长。我国城市居民 BPH 的发病率在 50 ~ 59 岁为 17.8%，60 ~ 69 岁为 30.5%，70 岁以上为 50%。但前列腺有增生病变时不一定有临床症状，出现临床症状时一般在 50 岁以后。

一、病因和发病机制

BPH 的发病原因尚未十分清楚，目前一致认为老龄和有功能的睾丸是前列腺增生发病的两个重要因素，二者缺一不可。随着年龄的增加，BPH 有进行性发展的趋势。男性在 45 岁以后，前列腺可有不同程度的增生；50 岁以后，大多患者可出现临床症状；60 岁左右症状更加明显。前列腺的正常发育有赖于男性激素，青少年时期切除睾丸者，前列腺即不发育。受性激素的调控，前列腺间质细胞和腺上皮细胞相互影响，各种生长因子的作用，随着年龄增大，体内雄激素如睾酮（testosterone）和双氢睾酮（dihydrotestosterone，DHT）及雌激素的改变和失衡，可能是导致前列腺增生的重要原因。目前有以下学说。

1.胚胎再唤醒学说　1983 年，McNeal 提出胚胎再唤醒学说（embryonic re-awakening theory），认为前列腺增生是再唤醒尿生殖窦的遗传能力间质增殖。成熟前列腺内局部某一克隆基质细胞发生逆转使之具有胚胎期细胞的特征后，可重新激活基质细胞诱导上皮细胞增生，这些细胞形成诱导中心，重新激活邻近腺导管分支，诱导新分支向诱导中心生长。已发生逆转的基质细胞可增生包绕新生导管，上皮细胞促使基质细胞成熟，形成前列腺增生结节。前列腺移行区和括约肌相互交织最密集的区域是结节最易发生区，推测括约肌基质对结节形成有诱导作用；前列腺增生组织基质部分 5α-还原酶活性增强，说明基质部分有异常代谢。在基质-上皮间反应起枢纽作用的是各类肽生长因子。

2.干细胞学说　1987 年，拉萨克斯提出了干细胞学说（stem cell theory），认为前列腺增生是由于细胞增殖和凋亡失衡的结果。前列腺结构存在严格的等级方式：干细胞→放大细胞→过渡细胞，其中干细胞处于基底层，是前列腺细胞正常生长的稳定因素。正常前列腺中干细胞处于相对静止状态，细胞数目保持恒定。在增生的前列腺中，细胞 DNA 合成速度并不增加，说明前列腺增生不是细胞复制加快而是细胞凋亡（apoptosis）减慢的结果。同时发现，雌激素和雄激素联合作用可以明显降低前列腺细胞凋亡而导致前列腺增生。

二、病理和病理生理

前列腺腺体分为外周区、中央区、移行区、尿道周围区，前两区占 90%～95%，移行区约占 5%，尿道周围区小于 1%。移行区由不连续的两叶组成，位于前列腺括约肌的外侧面，尿道周围区位于尿道周围，二者的导管进入精阜近侧前列腺部尿道。前列腺增生时主要是围绕尿道的移行区和尿道周围区的腺体增生，包括腺体细胞、平滑肌细胞、成纤维细胞及纤维细胞等。两侧叶增生起自移行区，中叶增生起自尿道周围区，其他腺体被增生的腺体压迫形成假包膜，称为前列腺外科包膜。前列腺增生使前列腺段尿道拉长、弯曲、狭窄；膀胱排尿出口受阻，膀胱逼尿肌为增强其收缩能力，平滑肌纤维体积和收缩力量增加，成为粗糙的网状结构即形成小梁和憩室。尿路梗阻长期不能解除，逼尿肌排尿功能减退甚至丧失，导致膀胱残余尿液或尿潴留。病情继续发展，可导致肾积水，最终可发展成肾衰竭。前列腺炎、腺包膜张力增加和血管梗死等因素，也可引起前列腺增大的临床症状。膀胱出口梗阻是 BPH 病理生理变化的根本原因。

三、临床表现

BPH 的症状取决于病变发展的速度、引起梗阻的程度及是否合并感染等因素，而与前列腺体积大小之间并无直接关联。临床常见症状包括尿频、排尿困难、尿潴留等。

1. 尿频　是最初症状，早期是因增大的前列腺充血刺激所引起，夜间尿频明显；梗阻加重、膀胱残余尿量增多时，尿频也逐渐加重，严重者可每半小时甚至十几分钟排尿一次，每次尿量很少，这是由于膀胱经常在部分充盈状态，而有效容量减少所致。

2. 排尿困难　是最重要的症状，发展较缓慢。典型表现为排尿迟缓、排尿中断、尿流细而无力、射程短、尿后滴沥不尽、排尿时间延长等。轻度梗阻时，排尿迟缓、断续、尿后滴沥；严重时排尿费力、尿线细而无力、射程短，最终尿流不能成线而完全成滴沥状。

3. 尿潴留　排尿梗阻达到一定程度，出现膀胱残余尿液，并随着梗阻的加重，膀胱残余尿液逐渐增加，称为慢性尿潴留；若因为某些诱发因素，突然一点尿液排不出，尿液均存留在膀胱内，膀胱处于充盈状态，称为急性尿潴留。

4. 充溢性尿失禁　前列腺增生症后期，膀胱残余尿液多，膀胱始终处于过度膨胀状态，而使少量尿液不自主地从尿道口溢出，称为充溢性尿失禁。

5. 其他症状　合并感染时可有尿频、尿急、尿痛等膀胱炎表现；如有结石可伴有血尿；前列腺增生因局部充血可有无痛性肉眼血尿；晚期可出现肾积水和肾功能不全征象。

6. 前列腺症状评分　BPH 国际协调委员会推荐将美国泌尿学会衡量委员会指定的 BPH 症状评估作为国际前列腺症状评分（IPSS）：评分范围从无症状到严重症状是 0～35 分，书写符号为 $S_{0～35}$。按照评分将症状分为：0～7 分为轻度，8～19 分为中度，20～35 分为重度（表8-1）。国际协调委员会同时将患者现在对排尿情况的感受，作为生活质量的评估，评分范围为非常好、好、满意、半数满意、多数不满意、不满意、很痛苦，分别是0、1、2、3、4、5、6分，书写符号为 $L_{0\sim6}$。因此，患者的症状可表达为 $S_{0\sim35}$，$L_{0\sim6}$。治疗前后对患者的前列腺症状评分，有利于对治疗效果的评估。

表8-1　国际前列腺症状评分（IPSS）

过去1个月有无以下症状	无	1/5	< 1/2	约 1/2	> 1/2	几乎总是
尿不净感	0	1	2	3	4	5
排尿间隔 ≥ 2 h	0	1	2	3	4	5
间断性排尿	0	1	2	3	4	5
憋尿困难	0	1	2	3	4	5
尿线变细	0	1	2	3	4	5
排尿费力	0	1	2	3	4	5
夜尿次数	0	1	2	3	4	5

四、诊断

1. 病史和体检　男性50岁以上有进行性排尿困难，夜间尿频，无尿道外伤及腰脊髓损伤病史，均应考虑到有前列腺增生的可能。排尿后，直肠指诊（DRE）可触及增大的前列腺表面光滑、质地韧、有弹性、中央沟消失或隆起。

2. 尿流动力学检查　尿流动力学检查可较完整地客观评价排尿功能。检查时可先测得四项主要数据：最大尿流率（MFR）、平均尿流率、排尿时间及尿量。其中 MFR 为最重要的诊断指标。MFR < 15 mL/s 则说明排尿不畅；若 MFR < 10 mL/s 说明梗阻严重，必须治疗；评估最大尿流率时，排尿量必须超过 150 mL。同步进行膀胱测压，有助于判断膀胱逼尿肌的功能及损害程度。

3. 膀胱残余尿量测定　患者在完全放松的条件下，尽最大努力自行排尿后，膀胱残存的尿量称为膀胱残余尿量。定期了解膀胱残余尿量，可动态观察下尿路梗阻的进展和膀胱逼尿肌功能。经腹部超声测定膀胱残余尿量，方法简便、患者无痛苦、可反复进行；导尿法测定结果较超声测定法准确，但有一定的痛苦。膀胱残余尿量 > 50 mL，提示膀胱功能失代偿。

4. 超声检查　可以直接测定前列腺大小、计算体积、内部结构、是否突入膀胱。经直肠超声扫描更为准确；经腹部超声还可测定膀胱残余尿量。

5. 血清前列腺特异抗原（PSA）测定　DSA 是目前鉴别前列腺增生和前列腺癌的重要生化指标。在前列腺体积较大、有结节或质地较硬时，应测定血清 PSA 指标，若 PSA 大于

4 ng/mL，应进一步检查以排除前列腺癌。

6. 尿道膀胱镜检查　对前列腺增生症并发血尿、疑有膀胱内占位或继发膀胱结石的患者，可行尿道膀胱镜检查，以了解前列腺体积增大是否导致尿道或膀胱颈梗阻，并明确有无膀胱结石、膀胱肿瘤或尿道狭窄等。

五、鉴别诊断

1. 膀胱颈硬化症　一般由膀胱或前列腺炎症引起，发病年龄较轻，40～50岁出现症状，临床表现与前列腺增生症相似，但前列腺不大，甚至缩小，膀胱镜检查可以确诊。

2. 前列腺癌　临床症状与前列腺增生症相似，直肠指诊前列腺触及质硬结节，血清 PSA 明显升高。MRI 和前列腺穿刺活检等检查有助于二者的鉴别。

3. 神经源性膀胱功能障碍　临床症状与前列腺增生症相似，但神经源性膀胱功能障碍常有明显的神经系统损害的病史和体征，往往同时存在有下肢感觉和运动障碍，有时有肛管括约肌松弛和反射消失。静脉尿路造影常显示上尿路有扩张积水，膀胱常呈"圣诞树"形改变。应用尿流动力学检查可明确诊断。

4. 尿道狭窄　也可有排尿困难的表现，但尿道狭窄患者多有尿道损伤及感染病史，行尿道膀胱造影与尿道镜检查，不难确诊。

六、治疗

前列腺增生患者多数年老体弱，治疗时必须同时考虑梗阻程度和全身情况，尤其是心、肺、肾功能能否耐受手术。梗阻较轻或难以耐受手术的患者可采取非手术疗法或姑息性手术。膀胱残余尿量超过 50 mL 或曾经出现过急性尿潴留者，应争取早日手术治疗。

1. 等待观察　本病症状可长时间内变化不大，甚至改善，因而症状比较轻，IPSS ≤ 7 分的患者，可以等待观察，不予治疗，但必须密切随访。在随访观察期间，如症状加重或有并发症者，再选择适宜的治疗方法。

2. 药物治疗　尿路梗阻症状较轻者，可应用药物治疗。治疗药物主要有两大类。

（1）α 受体阻滞剂：常用药物有坦索罗辛、特拉唑嗪、哌唑嗪等，对症状较轻、前列腺增生体积较小的患者有良好的效果。坦索罗辛（tamsulosin）是长效高选择性 α_{1A} 受体阻滞剂，不良反应轻，0.2 mg，每日 1 次。特拉唑嗪（terazosin）是长效选择性 α_1 受体阻滞剂，不影响 α_2 受体，不良反应轻，2 mg，每日 1 次。此类药物只能较快缓解排尿梗阻症状，但不能阻止前列腺继续增生。哌唑嗪（prazosin）1～2 mg，每日 1 次。

（2）5α 还原酶抑制剂：如非那甾胺（finasteride），能有效抑制前列腺内 5α 还原酶，从而抑制睾酮向双氢睾酮转化，而抑制前列腺增生，一般在应用 3 个月以后，可将前列腺体积缩小大约25%，从而改善症状，患者必须坚持服药至少一年。用法为每次 5 mg，每日 1 次。主要不良反应有阳痿（约 3.7%）、性欲减退（约 3.3%）。

3. 手术治疗　适应证：有下尿路梗阻症状，尿流动力学检查已有明显改变，或残余尿在 50 mL 以上；不稳定膀胱症状严重，已引起上尿路梗阻及肾功能损害；多次发作急性尿潴留、尿路感染、肉眼血尿、并发膀胱结石。

（1）经尿道前列腺电切术（TURP）：是目前最常用的手术方式，适用于大多数前列腺增生患者。前列腺增生体积较小时选择 TURP 效果较好。

（2）开放手术：仅适用于巨大前列腺或有合并巨大膀胱结石患者。手术方式包括耻骨上经膀胱或耻骨后前列腺切除术。手术疗效肯定，但创伤较大且易出现并发症。若患者存在尿路感染、肾积水、肾功能不全或残余尿量较多时，宜先留置导尿管或进行膀胱造瘘，引流尿液，同时进行抗感染治疗，待上述情况明显改善后，再择期进行手术。

4.其他疗法　药物治疗效果不满意，身体状况又不允许手术治疗者，可接受微侵袭治疗，包括经尿道球囊扩张术、前列腺尿道记忆合金支架、经直肠高强度聚焦超声、射频、离子透入等治疗方法，对缓解前列腺增生引起的梗阻症状也有一定的疗效，但治疗效果不确定。

5.急性尿潴留的处理　先行插导尿管保留导尿，如失败改行耻骨上膀胱穿刺造瘘引流尿液，待一般情况好转后，再行前列腺切除手术。

七、预后

前列腺增生经过积极治疗，一般预后良好。但若延误治疗，则预后不良，可能出现慢性下尿路梗阻，从而引起肾衰竭，甚至危及生命。

第三节　男性性功能障碍

男性性功能障碍（male sexual dysfunction）是指因心理、身体疾病等多种原因所引起的性功能或性感受的不全或丧失，根据临床表现可分为性欲改变、勃起功能障碍（erectile dysfunction，ED）、射精障碍（包括早泄、不射精和逆行射精等）。临床上最常见的是 ED 和早泄（premature ejaculation，PE）。性欲（sexual desire）是指在一定刺激下产生性交的渴望，性欲达到一定程度就会引起阴茎勃起，这是一个复杂的神经反射过程。

性功能障碍可发生在各个年龄段的成年人，最常见的发病者群是老年人。我国中年男性半数以上患有不同程度的勃起功能障碍，原发性和继发性早泄的患病率分别为 2% ~ 5% 和 20% ~ 30%。ED 是中老年人的常见病，目前公认的定义是不能达到和维持足以进行满意性交的阴茎勃起。ED 发生率：50 岁 6.7%，60 岁 18.4%，70 岁 27%，80 岁 75%，尽管随着年龄增长 ED 的发生率逐渐升高，但 ED 并不是老龄化过程中不可避免的事件。老年人 ED 与多种因素有关，如合并多种慢性疾病，服用多种药物等。

一、病因

男性性功能障碍发生的过程中，心理因素、人际关系、躯体疾病因素、不良生活习惯等多种因素，均可导致患者出现性功能异常。

1.一般情况　年龄、工作紧张与疲劳程度、人际关系、婚姻状况、夫妻关系、对性的认识与受教育程度、有无忧虑、恐惧、罪恶感及焦虑、沮丧等状况，以及害怕性交失败等心理状态、担心性传播疾病及患者对此严重性的看法，均可影响性生活和阴茎勃起。

2.性腺功能减退　睾酮的主要作用是调节下丘脑－垂体－性腺轴，维持副性腺器官发育和分泌功能，使第二性征发育，维持性欲等，是维持性功能中不可缺少的激素。男性50岁以后，性腺功能开始下降，从而可引起阴茎勃起功能减退。

3.血压及心脑血管疾病　有资料报告，经治疗的心脏病患者，矫正年龄因素后，完全ED的患病率为39%；高血压患者ED患病率为15%。从主动脉到阴茎动脉均可发生粥样硬化，性兴奋时阴茎海绵体充血不足，阴茎勃起硬度不够或根本不能勃起。

4.糖尿病、慢性酒精中毒、维生素缺乏　三者引起的神经病变可影响海绵体神经末梢，导致阴茎勃起感觉迟钝，引起ED。据统计，糖尿病患者的ED患病率为23%～75%。

5.慢性肾功能不全　慢性肾功能不全者ED患病率约为40%。慢性肾衰可引起贫血、低蛋白血症等，全身功能下降，长期血液透析导致对性生活的厌倦，可引起ED。

6.手术创伤及并发症　老年男性常患前列腺疾病，前列腺尿道手术后，因为对射精管及精液的影响，常引起患者逆行射精和阴茎勃起功能障碍。

7.其他　垂体增生、甲状腺疾病、肾上腺病变、帕金森病等与性功能发生异常有关。降压药、利尿剂、抗焦虑药、抗精神病药物、毒品和烟草等也与该病的发生有关。

二、临床表现

正常男性性功能包括性欲、性兴奋、阴茎勃起、性交、射精和性高潮等过程。临床上最常见ED和PE。根据临床表现可分为性欲改变、勃起功能障碍、射精障碍。

1.性欲减退　是指成年人持续存在性兴趣和性活动的降低甚至丧失，性活动不易启动，对配偶或异性缺乏性的要求，缺乏性思考、性幻想。

2.性欲亢进　指患者整日沉溺于性欲冲动之中，无休止地要求进行性交，如所求不能满足，则情绪不稳定、焦虑、烦躁，常伴有性关系紊乱，性交频率过高，甚至卖淫、嫖娼、强奸、乱伦等，患者为此深感苦恼。

3.心理性ED　ED表现为持续或反复不能达到或维持足够阴茎勃起以完成满意性生活。心理性ED起病比较突然，往往在特定的情景及场合下发生，而在另外的场合或情景下却能正常勃起，有明显夫妻关系、情绪和社会等精神心理诱发因素，患者仍保持有良好的晨间和夜间勃起。

4.器质性ED　勃起功能障碍在不知不觉中发生，且逐渐加重，或在手术、外伤和服用药物后发生，在任何情况和场合均不能达到满意勃起和维持足够时间，患者无晨间和夜间勃起，或虽有勃起但明显减弱，患者的性欲及夫妻关系正常，亦无明确的社会、精神心理等致病因素。主要分为动脉性、静脉性、神经性和内分泌性ED。

5.射精障碍　2014年，性医学会将早泄分为原发性早泄和继发性早泄。原发性早泄是指从初次性交开始，常常在插入阴道1分钟左右射精；继发性早泄是指射精潜伏时间显著缩短，通常在 3 分钟内射精。两者均表现为控制射精的能力差，总是或几乎总是不能延迟射精，并对身心造成消极的影响，如苦恼、忧虑、沮丧和（或）躲避性生活等。

三、辅助检查

1. 相关激素水平 雄激素、雌激素、催乳素、卵泡刺激素和黄体生成素含量的全面检测，有助于诊断和鉴别诊断。雄激素水平检测，一般要求患者在检测前 1~2 天不要有剧烈的情绪波动，比如生气或焦虑、劳累、失眠，也不要饮酒或在运动以后做这项检查，禁食水 8 小时左右，抽空腹血检测，以保证检测结果的准确性。

2. 夜间阴茎涨大实验 健康男性自幼儿时期至年迈老人，夜间做梦时经常伴快速眼球运动而出现夜间阴茎勃起，每晚平均勃起 3 次以上，总时间约 100 分钟，这是由于中枢神经系统传导冲动至骶神经丛引起勃起所致。应用阴茎硬度测试仪，夜间入睡前，将两个测试环分别安置于阴茎前端和根部，分别同步检测阴茎粗细和硬度并记录于捆绑在患者大腿的小型记录仪上，次日可经电子计算机打印出实测结果。该方法是目前国际上公认的、唯一可测定阴茎夜间膨胀度，同时又能反映阴茎硬度的无创性检查。

3. 其他 阴茎海绵体造影和彩色多普勒检查，了解阴茎海绵体血流灌注和静脉回流。超声测量骨盆内血流情况，确定阴茎内是否有足够的血流和压力，从而使阴茎能够充分勃起。此外，应根据患者的具体情况选做阴茎生物感觉阈值测定法、阴茎背神经体感觉诱发电位测定法、球海绵体反射潜伏期测定法、阴茎海绵体内血气分析、海绵体注射药物诱发勃起试验、阴茎海绵体动脉造影等检查。

四、诊断和鉴别诊断

根据病史，结合临床表现、激素测定、辅助检查和心理评估等一般不难诊断。一般无须与其他疾病进行鉴别。但是应注意鉴别引起该病的病因，如生殖器局部病变、血管疾病、神经系统疾病、内分泌失调、系统性疾病和心理因素等。

1. 病史 包括现病史和系统回顾。

（1）系统回顾：系统回顾精神心理、神经、心血管、消化、内分泌和泌尿生殖系统病史，对发现 ED 的高危因素至关重要。心血管系统和糖尿病最重要，药物史、前列腺电切手术（TURP）史、吸烟史也应该全面了解。

（2）性生活史：除 ED 外有无合并早泄、性欲减退、射精异常、无性高潮等性功能障碍。

（3）ED 程度：轻度指既往 3~6 个月间性生活中有少数几次发生 ED；中度指既往 3~6 个月间性生活中有一半时间发生 ED；重度指多数性生活时不能勃起或不能维持勃起。

2. 体格检查

（1）全面体检：进行全身一般情况检查，重点进行心血管、神经、泌尿、生殖系统和腹部检查。

（2）外生殖器检查：阴茎大小、外形及包皮有无异常，应仔细触摸阴茎海绵体，若有纤维斑块，提示有阴茎海绵体硬结症，包茎、包皮龟头炎、包皮粘连或包皮系带过短，均可影响正常勃起功能。检查睾丸大小、质地、鞘膜积液和疝等。

（3）肛诊：检查前列腺大小、质地、有无结节和触痛，肛门括约肌张力等。

3. 心理评估　应用明尼苏达多项人格测验（MMPI）精神心理学分析法，分析心理性性功能障碍。但此法专业性很强，需要精神科专业医师来分析其结果。

4. 鉴别诊断　一般性功能障碍的诊断明确，无须与其他疾病鉴别。但应注意病因鉴别，如生殖器局部病变，心血管、神经、内分泌、泌尿系统性疾病，心理因素等。

五、治疗

治疗的目的主要是恢复正常的性功能。根据患者的病因、具体表现、个人需求等选择合适的治疗方法。主要包括营养、心理、行为、药物等治疗措施。

1. 膳食调理

（1）优质蛋白质：动物性食品本身就含有一些性激素，能够促进性欲及精子的形成。

（2）适当摄入脂肪：摄入脂肪的量减少，就会使精子的生成受到限制，甚至性欲下降。

（3）补充维生素和微量元素：维生素C对性功能的恢复有着积极的作用。维生素A和E在促进睾丸的发育，促进精子的生成和提高精子活力等方面有着决定性作用。

2. 心理治疗　通过与患者双方的心理沟通和情感联系，相互理解，相互体贴，消除顾虑和误会。帮助其认识病情，认真分析性功能障碍的发病原因，有针对性地进行治疗。

3. 行为治疗　由 Masters 和 Johnson 倡导的性功能障碍行为治疗，以指导和练习为主。

（1）学习技术：常用治疗方法是性感集中训练、系统脱敏疗法、放松及催眠疗法等。性感集中训练时间一般为30分钟，双方轮流进行。性感集中训练是性治疗的核心，适应于所有的性功能障碍。松弛训练可帮助双方消除紧张情绪，使性活动在自然、和谐、愉快的气氛中进行。

（2）家庭练习：练习内容应循序渐进，目的是增加夫妻感情和掌握必要的性知识和技术。

4. 药物治疗　对控制阴茎平滑肌收缩和由此引起阴茎勃起的细胞内机制的进一步认识，为 ED 的药物干预提供了许多机会，同时对中枢神经内分泌机制的认识，促进了针对这一通路、作用于中枢药物的研发。ED 的药物治疗包括口服药物、局部用药、海绵体内注射用药，口服药物是当前首选的治疗方法。

（1）万艾可（viagra）：即西地那非（sildenafil），是高度选择性磷酸二酯酶Ⅴ型（PDE_5）的抑制剂。通过抑制 PDE_5 水解活性使勃起组织细胞中 cGMP 增加，而不影响 cAMP，从而增加性刺激引起的 NO/cGMP 的瀑布作用，引起阴茎海绵体平滑肌和阴茎小动脉平滑肌松弛，血液流入海绵窦，产生勃起。临床研究证实，本品对非器质性和器质性 ED 均有效。心因性 ED，一般在性交前1小时服用 50 mg 即可。根据临床反应调整剂量。对器质性 ED 宜用 100 mg。口服后1小时内血液内有效浓度达到最高峰。需在性刺激后起作用，其有效率达 86%。主要不良反应：血管扩张（潮红）、头晕、视觉异常、鼻炎（鼻塞）、头痛，绝大多数不良反应是轻度和短暂的，且不需任何处理即可恢复，表明该药有良好的安全性和依从性，无异常勃起发生。但服用任何硝酸酯类药物者，绝对禁忌使用西地那非。同类药物还有他达拉非（tadalafil）、伐地那非（vardenafil）等。

（2）海绵体内注射血管活性药物：系口服药物治疗无效或有并发症时的二线治疗。常用药物有：罂粟碱、酚妥拉明、前列腺素 E1（PGE1）和血管活性肠肽。不同药物的作用机制不同，但最终导致阴茎海绵体动脉及海绵窦平滑肌松弛，血流阻力降低，使海绵体动脉灌注增加，海绵体膨大，压迫回流静脉，使海绵体静脉回流降低，导致阴茎勃起。主要不良反应是阴茎持续勃起和海绵体纤维化，注射部位疼痛和一过性低血压。PGE1 是一种阴茎海绵体注射血管活性药物，疗效可达 80% 以上，但因有创伤、疼痛，异常勃起及长期使用后阴茎局部形成瘢痕而少用。比法尔（bifar）是一种局部外用 PGE1 乳膏，经尿道给药，疗效可达 75%，不良反应有局部疼痛和低血压。目前不主张普遍应用。

（3）选择性 5–羟色胺再摄取抑制剂：常用药物有达泊西汀（dapoxetine）、帕罗西汀（paroxetine）等。该类药物属抗抑郁药，有延迟射精的作用。有时可出现轻度的疲乏、嗜睡、恶心、呕吐、口干和腹泻等，甚至可能出现性欲减退、性快感缺失、不射精症和阳痿等。

（4）其他药物：对非垂体功能紊乱引起低血清睾酮而致的 ED，可用庚酸睾酮（testosterone enanthate）；对高催乳素血症引起的 ED 可选用溴隐亭（bromocriptine）；某些器质性勃起功能障碍可选用异克舒令（isoxsuprine）或育亨宾碱（yohimbine）。多沙唑嗪（doxazosin）等药物具有降低精道交感紧张，进而延迟射精的作用，对早泄具有一定疗效。曲马多（tramadol）是一种中枢性镇痛药，也具有改善早泄的作用。

（5）局部外用药：局部应用麻醉剂也可缓解早泄症状。性交前 20 ～ 30 分钟时，在阴茎头等敏感部位局部应用利多卡因等药物可降低阴茎头敏感性，延迟射精潜伏期，同时对射精快感不会产生不良影响。但需要注意有时可导致少数患者因阴茎麻木而无法正常勃起。

（6）中医治疗：根据病因辨证施治，可采用中药、针灸、穴位注射等方法，如六味地黄丸、金锁固精丸等药物对于部分患者可能有效果。

5. 手术治疗　对于药物等保守治疗无效的阴茎勃起功能障碍的患者，可进行血管手术、阴茎假体植入术等。早泄患者可进行包皮成形术、阴茎系带内羊肠线植入术、阴茎头填充增粗术、阴茎背神经切断术等。

6. 干细胞治疗　干细胞治疗 ED，一方面可以完全取代受损或死亡的阴茎组织细胞，另一方面可以分泌一些因子修复功能受损的阴茎组织细胞。

第四节　老年性阴道炎

女性生殖系统炎性疾病主要包括外阴炎、阴道炎、宫颈炎、子宫内膜炎、宫体炎、盆腔炎、附件炎等，多好发于育龄期妇女，尤其是性活跃期妇女。老年性阴道炎（senile vaginitis）是老年妇女绝经后的常见病之一。临床表现为阴道分泌物增多、外阴瘙痒及灼热感。老年性阴道炎的发病率为 26.3% ~ 31.0%，约 97.2% 的患者阴道分泌物培养有细菌生长，其中单纯需氧菌占 30.6%，多为金黄色葡萄球菌和白色葡萄球菌；单纯厌氧菌占 8.3%，多为类杆菌和消化球菌；二者兼有的占 58.3%。

一、病因和发病机制

老年性阴道炎患者发病的主要原因是由于卵巢功能减退，雌激素水平降低，从而使得阴道壁萎缩，黏膜变薄，也称为萎缩性阴道炎（atrophic vaginitis）。阴道上皮内糖原含量减少，阴道 pH 上升，局部抵抗力薄弱，杀灭病原体的能力降低，致病菌容易侵入，从而导致老年性阴道炎症的发生。同时，由于阴道黏膜萎缩，上皮菲薄，血运不足，使阴道抵抗力降低，便于细菌侵入繁殖引起炎症病变。另外，个人卫生习惯不良，营养缺乏，尤其是 B 族维生素缺乏，可能与发病有关。此外，手术切除双侧卵巢、卵巢功能早衰、盆腔放疗后、长期闭经和长期哺乳等，均可引起本病发生。

老年期卵巢功能衰竭，雌二醇分泌量减少 90% 以上，雌激素水平明显降低，生殖器官开始萎缩。外阴皮肤变薄，弹性消失，腺体减少，在白带和尿液的刺激下易发生老年性外阴炎；阴道黏膜变薄，皱襞及穹隆消失，上皮细胞内糖原含量减少，阴道内 pH 值由生育期的 4 ~ 5 上升到 7.2 ~ 7.5，失去了自净和防御能力，使局部抵抗力减弱，易发生老年性阴道炎。老年性外阴炎和阴道炎常同时存在，称为老年性外阴阴道炎（senile vulvovaginitis）。

二、临床表现

老年性阴道炎主要的临床表现为阴道分泌物增多，分泌物较稀薄。由于感染的病原体不同，分泌物的形状不同，可呈泡沫状，或呈脓状，或为血性。由于分泌物的刺激，表现外阴瘙痒、疼痛、灼热感，排尿时症状加重。白带增多，呈黄水状或脓性，有臭味。如黏膜有表面溃疡，白带可为血性，或点滴出血。有些患者可有盆腔坠胀不适感。炎症常波及前庭及尿道口周围膜，引起尿频、尿痛或尿失禁等症状。

体格检查时，严重者表现为外阴肿胀、充血、糜烂，甚至形成溃疡，表面附有脓性分泌物。阴道壁发红，可见点状出血及表面溃疡，病变多发生在阴道上段及穹隆部。宫颈黏膜常有出血。如阴道病变经久不愈，黏膜下结缔组织纤维化后，则阴道弹性消失、阴道壁粘连，甚至瘢痕挛缩导致阴道狭窄或阴道闭锁和积脓。

三、诊断和鉴别诊断

绝经后发生的阴道炎绝大多数为老年性阴道炎，根据患者的年龄及临床表现不难诊断。但老年性外阴阴道炎的症状和体征无特异性，因而需与滴虫性、真菌性和淋菌性阴道炎相鉴别，必要时取阴道分泌物镜检或细菌培养，以明确诊断。

1.血常规　观察患者的红细胞、白细胞等指标，判断患者有无严重感染。

2.阴道 pH 测定　使用 pH 测试棒或 pH 纸测定患者阴道 pH 值有助于诊断。

3.激素水平测定　检测血清中雌二醇水平有助于辅助诊断。

4.阴道分泌物检测　阴道分泌物检查有无致病源，有助于确诊和后续的治疗。

（1）真菌性阴道炎：非糖尿病妇女较少见。真菌感染时白带呈豆腐渣或凝乳状，白带涂片找到真菌的菌丝及芽孢方可确诊。

（2）滴虫性阴道炎：因老年人阴道内 pH 值升高，不利于滴虫生长，故老年妇女滴虫性阴道炎较少。但因其与老年性阴道炎症状相似，应借助白带涂片找到毛滴虫来鉴别。

（3）淋菌性阴道炎：因性病的蔓延，绝经后妇女也可患此病。可疑者取宫颈分泌物涂片行革兰染色检查，还可做分泌物淋菌培养。目前聚合酶链反应是较敏感的检测方法。

5.外阴及阴道癌　对久治不愈的外阴、阴道溃疡应及时活检，以排除此病。

6.宫颈癌、子宫内膜癌　老年性阴道炎伴血性白带时，应常规行宫颈刮片进行阴道细胞学检查，必要时做宫颈活检及分段诊刮，进行病理学检查加以鉴别。

四、防治

老年性阴道炎的治疗原则为增强阴道抵抗力及抑制细菌生长。使用抗菌药物及为患者补充雌激素，根据患者具体情况可选用局部用药或全身用药。渗出性阴道炎首选局部用药。患者经及时且正规的治疗，病情可缓解，一般预后良好。

1.局部治疗

（1）抗生素治疗，首选抗厌氧菌药物，甲硝唑（metronidazole，MNZ）凝胶，外用，每日早晚各 1 次；克林霉素（clindamycin）磷酸酯外用溶液，外用，每日早晚各 1 次；克林霉素甲硝唑搽剂，外用，每日 3 次。此外，呋喃西林片（nitrofurazone）50 mg，阴道内用药，每日 1 次，10 天为 1 疗程。

（2）雌激素治疗，外阴可涂 0.05% 的己烯雌酚冷霜，倍美力（premarine）软膏，每克内含倍美力 0.625 mg，其特点为非液化基质，可持久的留在阴道内，使阴道上皮增厚，缓解阴道干涩。用法为每日 1 g，用特制的推进器注入阴道即可。

（3）1% 的乳酸或醋酸（lactic or acetic acid）或其他外阴洗剂洗涤或坐浴，以提高阴道酸度。保持阴道干燥，避免用肥皂擦洗和热水烫洗，勿搔抓。

（4）中药熏洗或中药坐浴。

2.全身治疗

（1）雌激素治疗：己烯雌酚（stilboestrol/diethylstilbestrol），每日 0.25 ~ 0.5 mg，或炔

雌醇（ethinyloestradiol），每日 0.01 mg，连服 10 ~ 15 天为 1 疗程。也可采用激素替代疗法（参见本章第六节，更年期综合征）。

（2）抗生素：常用药物有甲硝唑、克林霉素等。甲硝唑抑制厌氧菌生长，对乳酸杆菌生长影响较小。甲硝唑 0.2 ~ 0.4 g，每日 3 次，7 ~ 10 天为 1 疗程。

3.预防措施　老年性阴道炎患者应当注意日常的饮食习惯，避免食用辛辣、刺激类食物，如辣椒、生姜等，对于患者症状的控制及疾病恢复有较大帮助。不要长时间久坐，如果经常久坐就会导致私处透风不畅，血液循环受到阻碍，从而引发阴道炎。注意个人卫生，保持外阴清洁、干燥。不要过度清洗阴道，过度清洁阴道，可导致内部环境紊乱，反而更容易滋生细菌。避免乱用抗生素，经常乱用一些抗生素会导致阴道内的菌群失调，使病菌大量繁殖，从而增加阴道炎的发病率。

第五节　老年性外阴萎缩

老年性外阴病变主要有外阴萎缩症、外阴部白色病变、外阴白塞病、真菌性外阴炎、外阴瘙痒症等。老年性外阴萎缩（senile vulva atrophy）又称外阴干皱症（kraurosis vulvae）或老年性外阴炎（senile vaginitis），是一组发生于老年女性的外阴皮肤、黏膜组织减少的功能性疾病，属外阴慢性萎缩性病变。主要是随着年龄的增长，卵巢萎缩，雌激素水平降低，外阴皮肤神经营养障碍所致外阴皮肤黏膜全部或部分出现不同程度的皮肤组织减少和功能障碍而发生的萎缩性变化。也可能与长期机械性压迫、牵引或物理性因素如放射性损伤或化学性刺激有关。老年性外阴萎缩多发生于绝经期或绝经后妇女，亚裔女性中的发病率约为 49%。

一、病因和发病机制

老年性外阴萎缩最主要的病因是各种原因引起的体内雌激素水平逐渐降低。吸烟、无性生活、未经阴道分娩、阴道手术等是其发病的危险因素。根据病因和病理变化，可分为原发性和继发性外阴萎缩，后者也称为萎缩型外阴皮肤病，主要包括外阴白斑和外阴苔藓。

1.原发性外阴萎缩　原发性外阴萎缩（primary vulva atrophy）系绝经后老年妇女的常见疾病，其卵巢功能衰退，雌激素水平降低，靶器官出现营养代谢障碍，也随之发生萎缩病变。外阴表皮变薄，角质层亦变薄，真皮层有玻璃样变，皮下组织弹力纤维减少。

2.外阴白色病变　外阴白色病变（white lesions of vulva）系发生在女性外阴皮肤、黏膜的营养不良性病变，也称为慢性外阴营养不良症（chronic vulva dystropty），好发于 50 岁以上的老年妇女。主要包括外阴慢性单纯性苔藓（chronic simple lichen vulvae）和硬化性萎缩性苔藓（sclerosing atrophic lichen vulvae）等。慢性单纯性苔藓也称为神经性皮炎，可继发于硬化性苔藓、扁平苔藓或其他外阴疾病。硬化性萎缩性苔藓主要与内分泌功能和自身免疫功能失调有关。病理特征为表皮层过度角化甚至出现角化栓，表皮萎缩变薄伴基底细胞液化变性，黑色素细胞减少。真皮浅层水肿，胶原纤维结构丧失而出现均质化，真皮中层有淋巴细胞浸润带。镜下见棘细胞层萎缩，角化过度、角化栓形成、表面变薄、真皮浅层水肿和胶原纤维均质化，有时基层细胞液化、深层呈慢性炎症细胞浸润。

3. 扁平苔藓　扁平苔藓（lichen planus）是 T 细胞介导的自身免疫炎症性疾病，自身抗原是基底层角质形成细胞表面的变异抗原。目前认为，免疫、遗传、感染、神经精神因素、部分疾病、吸烟及某些药物均可成为扁平苔藓的病因。扁平苔藓由白带、搔抓等慢性刺激引起，常并发严重的萎缩性变化。好发于阴唇、阴蒂（男性龟头和阴茎）、腋窝和腹股沟。扁平苔藓的表皮颗粒层增生，有过度角化和棘层肥厚。真皮浅层有带状炎性浸润，并侵入表皮，基底膜常有液化变性，上皮细胞退化可形成胶状体。

4. 外阴白斑　外阴白斑（leukoplakia vulvae）是外阴黏膜的增殖性变，有 10% ~ 20% 发生恶性变。可能因创伤、炎症、过敏、感染等长期刺激而形成，最后亦可致外阴萎缩。外阴白斑症在肥厚期，上皮层增厚、角化，乳头肥大并常陷入结缔组织中；在萎缩期，慢性炎症变化显著，有程度不同的水肿，上皮层下的弹力纤维几乎完全消失。肥厚期与萎缩期之间无明确界限，上皮层在一处可能显著增厚，而在另一处则很薄。

二、临床表现

皮肤变薄干燥，弹性减低而松弛，表面出现皱褶，汗腺萎缩，汗液减少、皮脂腺分泌减少，毛发脱落变细。此外，出现色素沉着和色素减退斑点，毛细血管扩张，细薄鳞屑及瘀斑，常伴有脂溢性角化、老年性角化病、老年性血管瘤、紫癜、皮赘、老年性弹力纤维病等。

1. 原发性外阴萎缩　初起外阴皮下脂肪消失，皮肤和黏膜变薄变白，大阴唇扁平；阴毛脱落，表皮枯萎，表面光滑。呈蜡样光泽，有时出现红色小斑点。主要侵犯阴蒂及其包皮、小阴唇及后联合、大阴唇和阴道。阴蒂萎缩，阴蒂包皮内侧灰白粗糙，有时与阴蒂粘连，小阴唇萎缩或消失、阴唇后联合变紧，干薄易裂，外阴有瘙痒、烧灼或刺痛感。大阴唇扁平与周围皮肤融合在一起，阴道口逐渐变窄，以致性交困难。如有继发感染，排尿也感疼痛。轻度损伤即可造成裂伤或出血。阴道口因萎缩而狭窄，萎缩范围可伸展至会阴体、肛门周围，并致肛门括约肌张力降低，发生轻度大便失禁；萎缩亦可造成肛裂。

2. 外阴白色病变　慢性单纯性苔藓局部呈苔藓样外观，累及大阴唇、阴唇间沟、阴蒂包皮及阴唇后联合等处，病变可孤立，也可多发，呈对称性。硬化性萎缩性苔藓的主要症状为病损区发痒，程度较慢性单纯性苔藓患者轻。病损多位于大阴唇、小阴唇、阴蒂包皮、阴唇后联合（肛门前方约 3 cm）及肛门周围，一般不累及阴道黏膜，多呈对称性。外观皮肤黏膜变白、薄、干燥而易皲裂，失去弹性，阴蒂多萎缩、小阴唇平坦。晚期皮肤局部出现扁平白色丘疹，皮肤发亮，菲薄似卷烟纸，阴道口狭窄，以致性交困难。严重者似外阴切除术后状，即"外阴干枯"。少数病例仅有萎缩，阴道口狭窄。有时身体其他部位出现同样病灶，多见于绝经期妇女；可能与内分泌紊乱有关。

3.扁平苔藓　表现为局部剧烈发痒。典型损害为红色到紫色、有时为正常肤色的扁平多角形发亮的丘疹，自针尖大小到直径 1 cm 或更大，边界清楚，表面有一层光滑发亮的蜡样薄膜。在棕色潮湿的区域内出现脐窝状区，表面粗糙、湿润，并可见抓痕，前庭及小阴唇内侧面可见淡红色网状斑。除侵犯大小阴唇、阴蒂和会阴外，也常累及阴道黏膜，扁平丘疹可以互相聚合而排列呈环状，环的直径一般小于 3 cm，有时相邻的数环互相连合而成多环形。发生于阴唇或肛门等处的环状皮损往往是由一个丘疹逐渐扩大而中央略微消退而成。常并发严重的萎缩性变化，但阴道口及阴道无萎缩狭窄。

4.外阴白斑　多见于更年期。病变部位多在大阴唇内侧、小阴唇及阴蒂等处，可波及整个大阴唇、会阴或肛门周围。局部发痒、发干，有刺痛和烧灼感。黏膜上可见小片高出于表面的增厚组织，呈白色或灰色，有时出现皲裂或溃疡。

三、诊断和鉴别诊断

针对老年性外阴炎诊断方法，主要根据发病年龄、病史、结合局部检查可见外阴潮红，湿润，阴道壁充血，有散在的出血点，以后穹隆及宫颈最明显。阴道黏膜剥脱后可形成溃疡。一般不难诊断。当形成慢性炎症后，可发生两种结果：一是阴道黏膜下结缔组织纤维化，阴道失去弹性，最后形成阴道狭窄和瘢痕；另一种情况为阴道壁粘连形成阴道闭锁，甚至在闭锁以上形成阴道积脓。此种情况虽属少见，但病情严重。

激素水平检测、阴道分泌物检查、组织病理学检查、阴道镜检查有助于诊断和鉴别诊断。

1.原发性外阴萎缩　根据临床表现诊断并不困难，皮肤和黏膜变薄变白，大阴唇扁平；阴毛脱落，表皮枯萎，外阴有瘙痒、烧灼或刺痛感。如局部有增生突起或溃疡疑有恶变时，应做病理检查。

2.外阴白色病损　慢性单纯性苔藓开始时仅有皮肤瘙痒，经搔抓后皮肤越来越厚，痒感越来越重，呈典型的苔藓病变。硬化性萎缩性苔藓发生于皮肤者无自觉症状，发生于外阴者有剧烈瘙痒，经常被抓破，呈极慢性经过。临床上有典型皮损，组织病理学有特征性改变时，诊断不难，应注意与局限性硬皮病，扁平苔藓，外阴白斑和白癜风相鉴别。

3.扁平苔藓　根据典型的皮肤损害、好发部位及特征性组织病理改变即可确诊。原发性皮肤淀粉样变、银屑病、黏膜白斑、慢性盘状红斑狼疮、线状苔藓、慢性单纯性苔藓、结节性痒疹等可与本病部分症状相似，多需鉴别诊断。

4.外阴白斑　典型病例依据症状和体征即可诊断，但需依靠活体组织检查确诊，并多点取材，以排除恶变。先用 1% 甲苯胺蓝染色，再用 1% 醋酸溶液脱色，在不脱色区活检，可提高诊断阳性率。根据上皮层细胞增生间变程度分为三级。Ⅰ级：上皮棘细胞增厚，乳头陷入结缔组织中，但细胞未见不典型改变；Ⅱ级：出现不典型细胞，有散在的核分裂，并有上皮珠形成；Ⅲ级：细胞有间变，大小不一致，有核分裂，具有与原位癌相似之改变。

四、治疗

老年外阴炎的治疗其根本就是合理地补充雌激素或雌激素样物质，促进阴道上皮的增生，增加分泌物和抵抗力，阴道局部适当用药，外阴炎就自然消去。近年来多采用中西医结合标本兼治的方法，止痒消炎润肤可消除症状以治标，改善全身情况以固本。

1. 内服药物　补充多种维生素，调节机体功能，改善局部营养。精神紧张、瘙痒症状明显以致失眠者，可内服镇静、催眠和脱敏药物，必要时服用谷维素等调节神经药。改善营养状况，补充维生素；也可服用小量雌激素，如己烯雌酚 0.5 mg，每日 1～2 次。严重的外阴硬化性苔藓，可口服阿维 A 以缓解皮肤瘙痒。中性扁平苔藓可同时口服沙利度胺、糖皮质激素、雷公藤总甙和氨苯砜，称四联疗法。

2. 局部用药　局部应用止痒杀菌剂，改善阴道酸碱度。防止搔抓，切断恶性循环至关重要。每晚局部撒布涂抹粉剂或软膏，0.1% 己烯雌酚霜及醋酸氢化可的松软膏涂擦。单纯性苔藓可选用 0.025% 氟轻松软膏、0.01% 曲安奈德软膏，症状减轻后改用作用较轻的 1%～2% 氢化可的松软膏。硬化性苔藓也可外用雌激素霜或软膏，2.5% 丙酸睾酮软膏，0.03% 维甲酸软膏；但要防止对周围皮肤的刺激。传统中药熏洗、中药局部注射红花当归注射液等有一定疗效，但是需要进一步研究证实。

3. 物理治疗　去除局部异常上皮组织和破坏真皮层神经末梢，从而阻断瘙痒和搔抓所引起的恶性循环。二氧化碳激光或氦氖激光治疗硬化苔藓型有较好止痒、减少分泌物的效果，并使皮肤角化减轻，血流灌注改善，组织恢复正常，缺点是容易复发。聚焦超声的长期疗效及优化参数有待于进一步观察。

4. 手术治疗　如外阴萎缩严重而药物治疗又未能收效者，可考虑手术治疗，外阴白斑症病变属于 Ⅱ～Ⅲ 级，为了安全起见，可以考虑手术治疗，行单纯外阴切除术，标本送病理检查，术后随访。若已有恶变，应按外阴癌治疗。

5. 中医食疗　宜多吃具有抗外阴肿瘤和白斑作用的食物。淮萸苡仁粥：山萸肉 10 g，山药、薏苡仁各 50 g，三味共煮粥食用，连服 2 周，有补肾、健脾燥湿的作用，宜于兼见腰痛头眩、大便溏稀者。韭菜炒淡菜：淡菜 60 g，韭菜 120 g，黄酒适量，适用于带下色白、腰膝酸软的患者。莲苡煮蚌肉：莲子（去皮、核）、薏苡仁各 60 g，蚌肉 120 g（切成薄片），共入砂锅，加水 750 mL，文火煮 1 小时即可食用，燥湿止带，宜于脾虚夹湿、外阴瘙痒患者。

五、预防

增强阴道黏膜的抵抗力和抑制细菌生长繁殖是防治老年性外阴炎的常用方法。要经常保持外阴皮肤清洁干燥，清洗外阴。参见本章第四节。

第六节　更年期综合征

更年期综合征（climacteric syndrome）系指在妇女从生育期向老年期过渡的生理转化期间，由于卵巢功能衰退引起的下丘脑-垂体-卵巢轴功能障碍而出现一系列躯体症状的综合症候群。更年期综合征也称为围绝经期综合征（perimenopausal syndrome），指妇女绝经前后出现性激素波动或减少所致的一系列躯体及精神症状。绝经前期（premenopause）是指绝经发生前更年期过程的一个阶段，此期月经周期不规律，可有更年期的症状或主诉。围绝经期是妇女自生育期的规律月经过渡到绝经的阶段，包括从出现与卵巢功能下降有关的内分泌、生物学和临床特征起，至末次月经后一年。流行病学研究显示，我国妇女自然绝经年龄平均为 50 岁，围绝经期综合征的好发年龄为 46～55 岁，发病率为 40%～80%。

男性在 50～60 岁或 60 岁以上才出现更年期综合征，一般无明显自觉症状，多被忽略。

一、病因和发病机制

围绝经期综合征发生的原因主要在于卵巢功能衰退，性激素水平逐步下降，体内神经内分泌随之发生系列变化，从而引发一系列临床症状。

1.卵巢功能衰退　初潮时双卵巢的卵细胞总数为 40 万～50 万个，发育期排卵 400～500 个，余者闭锁，30 岁时卵泡数开始减少，35 岁时急剧减少，同时促性腺激素敏感性下降，40 岁时只剩余 1 万～2 万个。

（1）生理性或自然绝经（physiological or natural menopause）：由于卵泡数逐年减少和排卵停止所致。随着年龄的增长，卵巢逐渐出现生理性衰退甚至衰竭。进入更年期，当卵泡消耗殆尽或残留卵泡对促性腺激素不发生反应时，卵泡停止发育，不再合成激素而发生绝经。卵巢体积随上述变化而逐渐缩小，下丘脑-垂体-卵巢轴出现相应的变化。

（2）病理性绝经（pathological menopause）：由于下丘脑-垂体-卵巢轴病变（性染色体异常和基因缺陷、卵巢发育不全、肿瘤、免疫、炎症等）和全身性疾病（甲状腺疾病、肾上腺疾病、贫血、营养不良、免疫缺陷等），以及药物、吸烟、酗酒等因素所致。

（3）人工绝经（induced menopause）：基于某些疾病治疗的需要，手术切除或放（化）疗致卵巢功能永久性损害。还有少部分人 40 岁前就出现围绝经期综合征的表现，即卵巢功能早衰（premature ovarian failure）。

2.危险因素　包括社会、环境、心理等因素。

（1）社会、环境因素：家庭和社会环境发生较大的变化，可加重妇女身体与精神的负担，一些人会感到力不从心，从而使疾病易于发生，或本来已有的某些症状加重。

（2）精神因素：围绝经期以前曾有精神状态不稳定者，围绝经期后易发生心悸、头晕、头痛和易激动等。性格开朗、神经类型稳定、经常体力劳动者发生围绝经期综合征的较少。

（3）其他：如个人对健康的认知水平较低。

3.男性更年期综合征 男性60岁以后睾丸功能退化，睾酮水平下降，但通常类固醇激素并不像女性那样明显减少，故多被忽略。由于游离的激素能直接为组织所摄取或利用，血浆中游离睾酮明显减少。60岁以后，血浆类固醇结合球蛋白的浓度逐渐升高。促性腺激素在50岁以后呈逐渐增高趋势。但也有少数男性出现较为严重的临床症状。

二、临床表现

临床症状存在显著的个体差异，可能与生活环境、文化修养、精神状态及性格有关。人工绝经者症状常比自然绝经者更重。症状可以是短暂的，也可以持续很长时间。绝经早期主要表现为血管舒缩综合征；晚期（＞5年）相继出现各器官系统衰老性疾病。

1.月经改变 月经改变情况多有不同，月经量变少，时间缩短，经期间隔时间变长直至完全绝经；也有经期间隔时间缩短，月经量增加，不规则流血至绝经；也有少数患者突然绝经。

2.雌激素缺乏相关的症状 主要为血管舒缩综合征和各器官系统衰老性表现。

（1）血管舒缩综合征系因雌激素匮乏、自主神经功能障碍所引起以阵发性发作的轰热、潮红、自汗和心悸为特征的症候群。主要表现为潮热，为血管舒缩功能不稳定所致，是雌激素降低的特征性症状。绝经后1～5年间发生率为75%～85%。＜25岁行双卵巢切除后1～6周的发生率为76%。潮红先始于面、颈、前胸部，后波及下腹、躯干和四肢，皮肤血管扩张，片状红润充血，温度升高，伴头痛、头晕、心悸、烦躁、口干。为散热，患者多脱衣、袒臂、开窗、打扇或走向户外以驱热。潮红持续3～4分钟后继以出汗、血管收缩、体温恢复正常而结束，发作周期为（54±10）分钟。夜间发作时，多突然从梦中惊醒，大汗淋漓，濡湿衣被，伴失眠焦虑。次日神志恍惚、健忘，伴恶心、呕吐、眩晕等不适。症状轻者每日发作数次，严重者十余次或更多。症状可持续1～2年，个别长达5年或更长。

（2）性征退化和性器官萎缩、外阴干枯、阴毛脱落、外阴瘙痒、继发感染、性功能减退、膀胱、直肠膨出、子宫脱垂等。部分妇女出现多毛、脂溢、痤疮等男性化征象。

（3）乳房萎缩、下垂，乳头乳晕色素减退，乳房坚挺性减弱，组织软塌。

（4）皮肤黏膜干枯、多皱、毛发脱落、色素沉着和出现老年斑。可出现口干、咽炎和声嘶。

（5）高血压、动脉硬化、冠心病及栓塞性疾病发生率随绝经后年龄增长而增高。

3.精神、神经系统 更年期妇女易患精神抑郁症，健忘、强迫观念、偏执、情感倒错、情绪不稳、迫害妄想、焦虑、多疑、感觉异常、自觉无能和厌世感。部分呈躁狂、思维错乱和精神分裂症。阿尔茨海默病（AD）患病风险显著高于同年龄段的老年男性。

4.肿瘤易发倾向 与免疫监视功能减退和衰老有关。据统计，妇科肿瘤发生率随年龄增长而升高，宫颈癌、宫体癌、卵巢癌发病高峰均为40～60岁。宫颈浸润癌发病高峰为41.8～48.7岁。

5.泌尿系统 尿频、尿急，张力性或尿急性尿失禁。尿道黏膜脱垂、尿道肉阜、肾下垂、肾盂-输尿管积水、易发生尿潴留和感染等。

6. 骨骼肌肉系统　骨关节、韧带、肌肉萎缩、酸痛等。由于雌激素缺乏和 T_3、T_4、降钙素的变化，骨质丢失、骨密度降低，表现为身材变矮，驼背，易发生骨折、骨关节痛。

7. 内分泌代谢变化

（1）高脂血症：表现为胆固醇、LDL、TG、VLDL 增高，而 HDL 和 HDL_2 降低。

（2）糖尿病倾向：因 β 细胞胰岛素分泌减少和外周组织胰岛素抵抗作用增强所致。

（3）水肿：甲减引起黏液性水肿、血管神经性水肿，或低蛋白血症、营养不良性水肿。

三、诊断

根据病史、结合相关临床表现，经全身和妇科检查，排除心血管、精神、神经和内分泌腺等器质性病变，即可诊断为围绝经期综合征。激素测定、超声等相关辅助检查有助于诊断。

1. 病史　仔细询问月经史、婚育史、绝经年龄、卵巢和子宫切除时间。有无绝经后流血，既往史、家族史（心血管疾病、糖尿病、肿瘤）和诊疗史（激素和药物）。

2. 查体　全身查体。注意有无心血管疾病、肝肾疾病、肥胖、水肿、营养不良和精神、神经系统功能状态。妇科查体应常规做宫颈细胞学检查，并注意有无性器官炎症、肿瘤。有绝经后流血者，应做分段诊刮和内膜病检。细胞学异常者，应做宫颈多点活检和颈管搔刮。卵巢增大者，应注意排除肿瘤。常规检查乳房。

3. 辅助检查　有指征时实行。

（1）血液检查：包括血常规、血生化、血钙、磷、血糖、血脂、肝肾功能等。

（2）激素测定：包括下丘脑-垂体-卵巢、肾上腺、甲状腺、胰腺功能的激素测定。

1）血清卵泡刺激素（FSH）及雌二醇（E_2）值测定：绝经过渡期血清 FSH > 10 U/L，提示卵巢储备功能下降。闭经、FSH > 40 U/L，且 E_2 < （10 ~ 20）pg/mL，提示卵巢功能衰竭。

2）抗米勒管激素（AMH）：AMH 低至 1.1 ng/mL 预示卵巢储备功能下降；低至 0.2 ng/mL 提示即将绝经；绝经后此值一般测不出。

（3）影像学检查：重点是确诊骨质疏松症。包括骨密度、骨皮质厚度单/多束光吸收测量、中子活性测定、CT 和 MRI 检查。超声检查可观察卵巢和子宫的相关情况。基础状态卵巢的窦卵泡数减少、卵巢体积缩小、子宫内膜变薄。还可协助排除妇科的器质性病变。

四、鉴别诊断

（1）非卵巢性闭经：包括神经性厌食症、高泌乳素血症、多囊卵巢综合征等。这些疾病均有其固有的临床表现，虽然也存在雌激素水平降低，但血管舒缩性症状少见。

（2）血管运动性潮红：甲状腺功能亢进、嗜铬细胞瘤、类癌综合征、结核和慢性感染等，亦可产生皮肤潮红，但一般不具备发作性的特点，必要时应完善检查鉴别。

（3）异常阴道出血：如出现月经频发、经量增多、间期出血或绝经后阴道出血，常与器质性病变有关。均应引起重视，认真对待。

（4）高血压、冠心病　当头痛、血压波动幅度大或持续高血压时应考虑。以心悸、心律不齐及胸闷症状为主时，首先考虑冠状动脉粥样硬化性心脏病。

（5）精神疾病：以精神症状为主要表现时，需与精神疾病进行鉴别。

五、治疗

围绝经期妇女因为精神状态、生活环境等各不相同，临床表现差异很大。有些妇女不需要治疗，有些需要医疗干预才能控制症状。治疗目标是缓解近期症状，提高患者生活质量，早期发现并降低骨质疏松和心血管疾病等发生的风险。

1.一般治疗　建立健康的生活方式，包括坚持身体锻炼，健康饮食，增加日晒时间，摄入足量蛋白质及含钙丰富食物，预防骨质疏松。积极防治更年期易患的全身性疾病，早期诊治心血管疾病、骨质疏松症、内分泌代谢疾病和肿瘤。

2.心理保健　更年期妇女心身保健是全社会的任务。应加强社会卫生宣教和保健措施，开设心理保健咨询门诊，定期进行心理疏导，使患者了解这是一个生理过程，并以乐观的心态适应这一变化。更年期妇女还应学会自我保健，以降低更年期综合征发生率。必要时选用适量镇静药以助睡眠，如睡前服用艾司唑仑，谷维素有助于调节自主神经功能。

3.性激素疗法（雌/孕激素替代治疗）

（1）适应证：绝经相关症状，如潮热、多汗、焦虑、易怒、失眠等；泌尿生殖道萎缩，如阴道干涩、疼痛、性交困难、复发或顽固性尿道–膀胱炎等；低骨量及骨质疏松症。

（2）禁忌证：栓塞病史、慢性肝肾功能不全、性激素依赖性肿瘤、吡咯紫质沉着症、严重高血压、糖尿病、严重静脉曲张、嗜烟、不能坚持长期随诊者。

（3）慎用情况：并非禁忌证，包括子宫肌瘤、子宫内膜异位症、尚未控制的糖尿病及严重高血压、有血栓形成倾向、胆囊疾病、癫痫、偏头痛、哮喘、高催乳素血症、系统性红斑狼疮、乳腺良性疾病、乳腺癌家族史。

（4）用药类型：推荐口服用药，摒弃皮下埋植和肌内注射。局部用药仅限于老年性阴道炎者。

1）雌激素：推荐应用天然口服雌激素，如结合雌激素或共轭雌激素（conjugated estrogens）、戊酸雌二醇（estradiol valerate）、尼尔雌醇（nilestriol）片；经皮吸收的雌激素，如雌二醇皮贴（estradiol patches）；雌二醇凝胶（estradiol gel）。

2）孕激素：如醋酸甲羟孕酮（medroxyprogesterone acetate）、微粒化孕酮等。

3）雌激素孕激素复方制剂：如雌二醇屈螺酮（estradiol drospirenone）片。

4）组织选择性雌激素活性调节剂：如7–甲基异炔诺酮/替勃龙（7–methylnorethindrone/tibolone），具有雌激素、孕激素、雄激素三种活性作用。

（5）治疗方案：可采用单纯雌激素、单纯孕激素及雌–孕激素联合应用的治疗方案。雌、孕激素合用，主要目的是防止子宫内膜增生及内膜腺癌，具体方案如下。

1）单纯雌激素周期疗法：即以替代剂量雌激素每月服用 25 天。仅限于已行子宫切除而更年期症状明显者。未行子宫切除而孕酮抽血阴性者，虽也可试用单纯雌激素疗法，但每隔2~3个月必行孕酮抽血1次。凡抽血阳性者，应改为雌-孕激素周期疗法。若连续3次孕酮抽血阴性者，可继续单纯雌激素周期疗法，但原则不超过3~6周期。

2）连续序贯法：为规范的替代治疗。连续应用雌激素不停，每月加孕激素10~14天。结合雌激素0.625 mg/d×25天（或相当于该剂量其他雌激素），于第16~25天辅加分泌化剂量孕激素共10天。3~6周期为1疗程。凡有周期性抽血者，应继续辅加孕激素，对控制症状更有利。若连续3个周期无抽血者，可停用孕激素。

3）连续联合法：连续应用雌、孕激素而不间断，激素剂量可减少，更适用于绝经年限较长不愿意再有月经来潮的妇女，方法简便，阴道出血率低，依从性好。

4）周期序贯法：雌激素21~28天，后期加孕激素10~14天，停药后有撤退性流血，主要应用于绝经过渡期及围绝经期雌激素水平降低妇女。

5）周期联合法：连续应用雌、孕激素21~25天，停药撤退后再重复，有预期的撤退性出血，经量可减少。

6）雌-雄激素疗法：适用于伴乳痛、性功能减退的妇女，且有遏制雌激素促内膜增生过长之作用。雌激素配伍甲基酮每日5~10 mg，含化。

（6）疗效评价：

1）雌激素治疗可明显改善骨质疏松症：使骨折率从50%~70%降至3%。雄激素或同化类固醇治疗骨折率仍为40%。然而停用雌激素治疗后，骨折率复升至25%。

2）连续序贯法：可显著地改善精神-躯体症状。总有效率达84%~97%。遏制潮红的有效率如下：单-雌激素为96%，雌-孕激素为95%，雌-雄激素为91%，单-孕激素≥56%。头痛缓解率：雌激素或雌-雄激素为93%。

3）周期序贯法：97%妇女出现周期性抽血并可持续至60岁。60~65岁接受治疗者，仍有60%出现抽血，但经量日趋减少。也有坚持17年治疗抽血仍为正常者。

（7）不良反应：胃肠道反应与雌激素剂量和剂型有关，但妇女耐受性良好。为减少不良反应，应遵循个体化原则，采用最小有效剂量，待症状体征缓解后减量或停药。

1）子宫出血：用药期间的异常出血，多为突破性出血，应了解有无服药错误，超声检查内膜，必要时做诊断性刮宫排除子宫内膜病变。

2）雌激素不良反应：雌激素剂量过大可引起乳房胀痛、白带多、头痛、水肿、色素沉着等，酌情减量可减少其不良反应。患子宫内膜癌、乳腺癌的风险增大。

3）孕激素不良反应：包括抑郁、易怒、乳房痛和水肿，极少数患者甚至不耐受孕激素。改变孕激素种类可能减少其不良反应。少数妇女可因为水肿造成短期内体重增加明显。

（8）监测和随诊：重点是防止子宫内膜过度增生和癌变、乳腺增生反应和全身代谢异常变化。接受性激素替代治疗者，每3个月门诊复查或信访1次。6个月进行1次妇科检查，必要时做超声和子宫内膜活检。注意有无乳房小叶增生或肿块，监测心、肝、胆、血液功能。

4.非激素类药物治疗

（1）α₂受体激动剂：可乐定（clonidine），系咪唑啉衍生物、α₂受体激动剂、中枢性抗高血压药，能较好地遏制潮红发作，尤对夜间发作、褥汗失眠为佳。最初剂量 0.075 mg，每日 3 次，可逐渐增大剂量至每日 0.45 ~ 0.9 mg。不良反应为头晕、嗜睡和口干。

（2）β肾上腺素能阻断剂：柳胺苄心定（labetalol hydrochloride）可缓解心悸。

（3）镇静-抗焦虑剂和抗抑郁剂：仅在精神、神经症状明显时应用。参见第三章第九节。

（4）其他：钙剂、维生素 D、降钙素配伍性激素，可有效遏制骨质疏松症并降低骨折率。

5. 中医治疗 中医认为，更年期综合征属肾阴肾阳不足，以肾阴虚为主，兼有心火上炎、肝气郁滞等。治疗当以调整肾阴阳，滋补肾阴，疏肝理气，宁心泻火。常用方剂为六味地黄丸、左归饮、二仙汤、天王补心丹等加减。针刺对神经内分泌系统有调节作用，可恢复自主神经系统的功能。临床治疗以针刺和耳穴贴压为主，具有很好的镇静安神、止痛等效果。

六、预后

长期使用性激素治疗的患者会出现阴道出血、乳房胀痛、水肿等药物不良反应，增加子宫内膜癌、乳腺癌、卵巢癌的患病风险。绝经数年后，女性会逐渐出现泌尿生殖道症状、心血管疾病、骨质疏松和认知障碍等退行性疾病。但经过及时、积极的综合干预治疗，绝大多数患者可以缓解围绝经期的相关症状，平稳度过更年期。

第七节　尿失禁

根据 1977 年国际排尿控制研究协会（ISO）的定义，尿失禁（uroclepsia or incontinence of urine）是一种由各种原因引起的、可经客观证实的、非自主性漏尿现象。即由于膀胱括约肌损伤或神经功能障碍导致排尿自控能力下降或丧失，膀胱贮尿和排尿功能失常，患者的尿液间断或持续性不自主地经尿道流出现象。据统计，尿失禁可发生于任何年龄及性别的患者，一般人群中尿失禁的发病率约为 2%，老年人可高达 25%，且女性高于男性。严格地讲，尿失禁并非一个独立疾病，而是多种疾病引起膀胱逼尿肌、括约肌功能障碍的外在表现。

一、病因和发病机制

尿失禁不是一种疾病，而是一种症状。可能由日常习惯、身体素质或潜在的身体问题引起。除部分药物外，怀孕、分娩、绝经、子宫切除术、前列腺肿大、尿道梗阻、神经系统疾病等，均有可能造成尿失禁。

暂时性尿失禁（temporary incontinence）是由于某些饮料、食物和药物可能有利尿作用、刺激膀胱并增加尿量引起。持续性尿失禁（persistent incontinence）可能是由潜在的身体问题或变化引起的持续性疾病，影响排尿的自控能力降低而致。老年尿失禁（urinary incontinence in the elderly）主要是随着年龄的增长，膀胱和尿道中的肌肉会失去一些力量，膀胱的容纳量减少，尿液非自愿释放的可能性增加而致。

1.老年男性尿失禁　常见原因有前列腺增生症及前列腺切除术中远端括约肌损伤，外伤或炎症引起的尿道狭窄；神经系统疾患或损伤等。前列腺增生及前列腺术后尿失禁最常见。

（1）前列腺增生尿失禁：一种与后尿道梗阻引起的不稳定性膀胱有关，逼尿肌频繁性无抑制收缩导致尿频，严重时因膀胱内压高于尿道内压而出现尿失禁，即急迫性尿失禁（urgency incontinence）。另一种则与梗阻引起的慢性尿潴留有关，随着残余尿量增加，膀胱内压逐渐增高，超过尿道内压时则出现自动溢尿，称为充溢性尿失禁（overflow incontinence）。

（2）前列腺术后尿失禁：常见于前列腺根治术后。国外报道，耻骨后前列腺根治术后尿失禁发生率可达5%～50%。国内报道，经尿道前列腺电切术后尿失禁发生率达10%。其发生机制主要在于术中损伤了尿道远侧括约肌。尿失禁的程度与括约肌损伤程度有关，由于多数患者术中仅伤及部分尿道远侧括约肌，因此大多数这类患者的尿失禁在术后数周至数月后可以得到控制，只有少数患者因损伤严重，尿失禁难以恢复，需进一步处理。

2.老年女性尿失禁　女性尿失禁的发病率远高于男性，主要类型为压力性尿失禁（stress incontinence）及急迫性尿失禁，其中尤以中老年妇女的压力性尿失禁更常见。与男性相比，女性尿道短（平均3.5～4.5 cm），尿道黏膜下肌肉组织（平滑肌和横纹肌成分）较薄弱，且女性尿道平滑肌中的纵行纤维与环行纤维之比为8：1，环行肌明显薄弱。这是女性尿失禁发病率高于男性的解剖学基础。女性压力性尿失禁的常见原因有妊娠分娩引起的产伤，老年妇女体内雌性激素水平低下，盆腔或膀胱尿道手术、膀胱尿道支持组织薄弱和膀胱尿道膨出及子宫脱垂等。这些因素单独或综合作用，影响到膀胱及近侧尿道的位置或尿道"黏膜括约肌"（mucous sphincter），引起尿失禁。

女性压力性尿失禁的发病机理有三种观点：尿道长度不足；膀胱尿道角缺陷；腹内压力向膀胱和近侧尿道传递不同步。有报告证实，女性尿道长度不足并非女性压力性尿失禁的主要原因，而各种原因所致的膀胱尿道向下位移与旋转，既可造成膀胱尿道角缺陷，又可直接引起女性尿道括约肌功能不全或导致腹内压向膀胱及尿道传递障碍（即腹内压突然升高，传至膀胱使膀胱内压力骤升，而同一压力却未能同步地传至近侧尿道，导致膀胱内压高于尿道压）引起所谓压力性尿失禁。

二、临床表现

典型症状为尿液不受主观控制而自尿道漏出、点滴溢出或流出。

1.失禁程度　轻度仅在咳嗽、打喷嚏、拾重物时出现尿溢出；中度在走路、站立、轻度用力时出现尿失禁；重度则直立或卧位均可发生尿失禁。

2.持续时间　根据症状表现形式和持续时间可分为以下两种。

（1）持续性溢尿（persistent urination）：见于完全性尿失禁，尿道阻力完全丧失，膀胱内不能贮存尿液而连续从膀胱中流出，膀胱呈空虚状态。常见于外伤、手术或先天性疾病引起的膀胱颈和尿道括约肌的损伤。还可见于尿道口异位和女性膀胱阴道瘘。

（2）间歇性溢尿（stuttering urination）：膀胱过度充盈而造成尿不断溢出，即充溢性尿失禁。是由于下尿路有较严重的机械性（如前列腺增生）或功能性梗阻引起慢性尿潴留，当膀胱内压上升到一定程度并超过尿道阻力时，尿液不断地自尿道中滴出。该类患者的膀胱呈膨胀状态。因排尿依靠脊髓反射，上运动神经元发生病变时，患者也会出现不自主的间歇溢尿，患者排尿时无感觉。

3. 常见类型 尿失禁可分为以下类型。

（1）压力性尿失禁：当腹压增加时（如咳嗽、打喷嚏、上楼梯或跑步时）即有尿液自尿道流出。主要见于女性，特别是年青时期多次分娩或产伤者，偶见于尚未生育的女性。

（2）急迫性尿失禁：患者尿意感强烈，有迫不及待排尿感，尿液自动留出。流出的尿量较多。有的可完全排空；多伴有尿频、尿急等膀胱刺激症状和下腹部胀痛；因部分性上运动神经元病变或急性膀胱炎等强烈的局部刺激引起，由于逼尿肌强烈的收缩而发生尿失禁。

（3）充盈性尿失禁：由于膀胱未完全排空，经常或不断滴尿。

（4）功能性尿失禁：身体或精神因素，不能及时解开裤子的纽扣而致的尿失禁。

（5）真性尿失禁：尿道存在梗阻因素，导致膀胱内大量尿液充盈。当充盈的压力超过尿道梗阻的压力时，即可发生不由自主的尿失禁，多见于尿道结石梗阻或者前列腺增生引起后尿道梗阻、尿潴留或者神经源性膀胱等疾病。

（6）混合性尿失禁：同时经历一种及以上的尿失禁。

三、并发症

不断潮湿的皮肤会引起皮疹、皮肤感染和疮；尿失禁会增加反复尿路感染的风险；尿失禁会影响生活、工作、社交关系而发生心理障碍。

四、辅助检查

1. 尿液检测 尿常规和尿培养以确定有无感染。

2. 血生化检查 检查肝肾功能。

3. 影像学检查 X线检查膀胱尿道造影是常见的影像学检查，在侧位片上，测量尿道后角，正常为90°~100°，排尿时消失；而压力性尿失禁患者不排尿时，尿道缩短，尿道宽畅，膀胱尿道后角消失，不排尿时膀胱颈部呈漏斗状，腹压增加时更明显。X线平片了解尿路有无结石。B超观察前列腺结构、膀胱充盈、残余尿量等。

4. 尿道膀胱镜检 了解外括约肌的功能状态，膀胱颈口是否纤维化。前列腺术后患者，应注意是否有组织残留。了解尿道有无松弛，膀胱有无病变。

5. 尿流动力学检查

（1）膀胱内压测定：压力性尿失禁患者膀胱内压下降。根据膀胱内压高低分为：轻度（膀胱内压为 $60~80\,cmH_2O$）；中度（膀胱内压为 $24~60\,cmH_2O$）；重度（膀胱内压低于 $20\,cmH_2O$）。膀胱内压若 $>150\,cmH_2O$ 时仍无漏尿，说明尿失禁原因不在尿道。

（2）尿道压力和膀胱内括约肌压力测定：正常人最大尿道压，男性为 85 ~ 126 cmH$_2$O，女性为 35 ~ 115 cmH$_2$O。压力性尿失禁患者尿道压力普遍降低，近端尿道内压、最大尿道压下降更为明显；最大尿道关闭压降低；诱发试验时尿道压不升高。膀胱内括约肌压力波消失。

（3）漏尿点压力测定：能准确反映患者在排尿过程中逼尿肌及括约肌的功能情况。

五、诊断和鉴别诊断

结合病史、实验室检查及专科检查，尿失禁确诊不难。但应注意鉴别诊断。

1. 诊断

（1）老年男性尿失禁：根据病史判定尿失禁可能与前列腺肥大或尿道狭窄有关时，常规进行泌尿系统检查，如 B 超可显示前列腺肥大及残余尿，下腹部可能扪及明显充盈的膀胱，肛门指诊前列腺增大。患者的最大尿流率降低（其降低程度与梗阻严重程度相一致）。尿路造影可见尿道狭窄表现等。当神经系统疾患与前列腺肥大共存时，尿失禁的诊断较为困难。

（2）老年女性尿失禁：根据患者咳嗽用力等引起腹内压力骤升时尿液不自主地从尿道漏出症状，女性压力性尿失禁的诊断多无困难。临床上，常按漏尿严重程度，粗略地将其分为三度。Ⅰ度压力性尿失禁仅在咳嗽、大笑、持重用力时出现漏尿。Ⅱ度则在前述症状基础上于走路跑步时亦发生漏尿。Ⅲ度在静息情况下亦有漏尿。

2. 鉴别诊断　尿瘘、输尿管开口异位、膀胱膨出可有相似症状，需鉴别诊断。

（1）尿瘘：输尿管阴道瘘、膀胱或尿道阴道瘘、脐尿管瘘及膀胱外翻等疾病，尿液经阴道漏出时，常易被误认为尿失禁。静脉尿路造影、经膀胱镜检查、经阴道检查可确定瘘孔位置。

（2）输尿管开口异位：输尿管开口异位于尿道，有尿液从尿道口溢出。排泄性尿路造影、B 型超声检查、尿道镜检查，可以看到异位的输尿管开口而明确诊断。

（3）膀胱膨出：有尿失禁的病史，但有下腹及会阴部坠感，测膀胱残余尿量多，用力时阴道前壁膨出。膀胱尿道造影、膀胱造影可显示部分膀胱壁膨出。

六、治疗

消除病因是尿失禁最理想的治疗结果。多数尿失禁患者初期可采用非手术治疗方式控制症状，对于病情较重或非手术治疗方式无效者可通过手术方式处理。

1. 药物治疗　根据治疗药物的特性可分为以下几个方面。

（1）抑制逼尿肌收缩的药物：抗胆碱能药物如阿托品（atropine）、普鲁苯辛（probathine）、托特罗定（tolterodine）等。用于治疗逼尿肌反射亢进或过度活跃引起的急迫性尿失禁。

（2）增加尿道阻力的药物：如 α 肾上腺素能受体兴奋剂麻黄碱（ephedrine）、丙米嗪等；β 肾上腺素能抑制剂普萘洛尔（propranolol）。

（3）降低尿道阻力的药物：α-受体阻滞剂如坦索罗辛、哌唑嗪、特拉唑嗪等，可降低尿道平滑肌的张力；多突触抑制剂如巴氯芬（baclofen）、地西泮等，可解除外括约肌痉挛。

（4）激素：雌激素可增强α肾上腺素能受体的密度和敏感性，营养尿道黏膜、黏膜下组织及盆底和尿道周围的胶原组织以增加尿道阻力，对女性尿失禁患者具有治疗作用。

老年妇女可试用女性激素治疗，具体方法为局部使用雌性激素栓剂或油膏。每次应用一个或几个栓剂塞入阴道。一般可在每个月的前三周每天使用，第四周停用。下一个月重新开始。此方法有增强患者尿道"黏膜括约肌"功能的作用。

2.盆底锻炼和生物反馈技术　有意识地做盆底肌肉收缩和放松，具体动作包括提肛、中断排尿等。应包括快速和维持盆底肌肉的收缩以增强快、慢两种肌纤维的张力，主要为了重建软弱的盆底支撑功能。治愈或改善率达50%~80%。盆底锻炼可辅以生物反馈技术，通过正反馈以增强治疗效果，如会阴收缩测压计，或通过声音或肌电图控制器等生物反馈装置等，让患者听到或看到收缩的强度和持续时间，从而产生听觉和视觉增强效应。目前已有用膀胱内压测定作为治疗逼尿肌过度活跃的生物反馈技术。

3.膀胱训练　又称行为矫正。主要用于尿频、尿急和急迫性尿失禁患者。让患者仔细做排尿记录，并学会盆底锻炼，根据上周的日记固定排尿间期，在排尿间期内通过收缩括约肌延迟排尿，排尿间期每周增加15分钟，直至3~4小时为止。原理是约半数患者在膀胱逼尿肌不自主收缩时能感到尿急，并能通过收缩括约肌、放弃排尿而消除逼尿肌的不自主收缩。

4.电刺激疗法　刺激括约肌和（或）盆底肌收缩和反射性抑制逼尿肌收缩，达到治疗尿失禁的目的，主要用于压力性尿失禁和急迫性或反射性尿失禁。电刺激包括感应电刺激、干扰电刺激和经皮神经电刺激。电刺激部位有阴道、会阴、直肠胫后神经和骶孔神经根处。

5.阴道托及尿道夹　阴道托用于有盆底器官脱垂伴有尿失禁的患者，可以暂时地缓解症状，是一种有效的非侵入性的治疗方法。尿道夹主要用于男性括约肌功能不全的尿失禁患者，易引起尿道憩室等。

6.尿道填充剂治疗　主要用于治疗女性压力性尿失禁，治愈率可达25%。尿道填充剂可以扩张尿道黏膜下层，从而增加对尿道腔内的压力。常用填充剂：牛戊二醛交联样胶原、聚四氟乙烯、透明质酸、自身组织（脂肪、软骨）等。填充剂用于男性前列腺切除术后尿失禁疗效不佳，泰弗隆（teflon）注射法增加尿道阻力，有效率可达76%，但远期效果不理想。

7.膀胱内灌注和逼尿肌注射治疗　膀胱内灌注辣椒辣素和辣椒辣素类似物（RTX），可阻断膀胱壁辣椒碱受体，用于治疗逼尿肌亢进引起的尿失禁。经尿道内镜引导下逼尿肌注射肉毒杆菌毒素，抑制乙酰胆碱的释放，可治疗逼尿肌亢进引起的尿失禁。

8.手术疗法　外科手术治疗尿失禁是为了抑制逼尿肌反射亢进或过度活跃、增加或降低尿道阻力、加强盆底的支撑。

（1）抑制逼尿肌反射亢进或过度活跃：主要有神经阻滞或切断术；膀胱周围神经剥脱术；严重患者考虑尿流改道；膀胱扩大术治疗膀胱顺应性低和小容量的患者。

（2）增加或降低尿道阻力：增加尿道阻力的手术包括尿道延长或折叠术、人工尿道括约肌置入术。降低尿道阻力的手术包括膀胱颈部切开术、前列腺手术、尿道狭窄行尿道内切开术。

（3）加强盆底支撑：①针悬挂术：用特殊的带线针在耻骨上区通过皮肤进入阴道，复位或提起膀胱颈和尿道，如耻骨后膀胱颈部悬吊术（Raz）等。②悬吊手术：将各种材料（如自体筋膜、合成物等）经手术置于膀胱颈后作为支撑或腹压升高时作为尿道的压迫物。可经阴道切口或开放手术及腹腔镜进行，如经阴道无张力尿道中段悬吊术（TVT-O）。③开放手术或阴道悬吊术：如 Burch 手术、Marshall-Marchetti-Krantz 术。④经腹腔镜手术：基本手术方式与上述相同，只是利用腹腔镜对上述三种手术进行改进。

9.中医针灸疗法　针刺中极、关元、足三里、三阴交等穴位，也可提升盆底肌的张力，从而改善膀胱功能。

10.不同方法的性别选择　保留导尿或间歇自身导尿主要用于充盈性尿失禁的患者。

（1）老年男性尿失禁：前列腺肥大患者，充溢性尿失禁意味着下尿道功能处于失代偿状态，手术切除增生的腺体解除下尿路梗阻是治疗的根本途径。术后做盆底肌训练等方法，上述方法无效时可选择括约肌成型手术或人工尿道括约肌置入术，成功率可达90%。对于神经系统疾患引起的各型尿失禁，主要采用药物治疗（急迫性尿失禁）或间歇自家导尿术（充盈性尿失禁），对药物治疗反应不佳者，可根据患者情况选用相应手术进行治疗。

（2）老年女性尿失禁：轻型压力性尿失禁或年龄过高或有其他严重疾患者，首先考虑保守治疗。无明显手术、产伤及神经疾患者，经系统盆底肌训练法治愈率高达80%，仅有少数复发。具体方法是嘱患者反复做提肛动作（即类似中断排尿或阻止大便的动作），每天数遍（尤其坚持睡前、起床前、每次排尿时做此训练更为有效），每遍约半小时，其间做收缩放松动作各 15～30 次，每次维持收缩在 3 秒以上，然后放松约 3 分钟，多数患者坚持 6 周即可见效，数月可达到最大效果。此时仍应坚持训练，巩固疗效。

（李金存　倪钦帅　于曦）

第九章 血液系统疾病

人出生后主要靠骨髓造血，但随着年龄增长，骨髓的造血功能逐渐衰退，所以老年人贫血的发病率远远高于青年人。同时，由于自身免疫监视功能的减退和各种不良因素的长期刺激，骨髓造血细胞发生异常增生和紊乱，血液病的发病率也明显升高。

第一节 贫 血

贫血（anemia）是指人体外周血红细胞容量减少，低于正常范围下限，不能运输足够的氧至组织而产生的综合征。由于红细胞容量测定较复杂，临床上常以血红蛋白（hemoglobin，Hb）浓度来代替。国际上以 1972 年 WHO 制定的诊断标准为基础，在海平面地区，Hb 低于下述水平者诊断为贫血：6 个月到 6 岁以下儿童 110 g/L，6 ~ 14 岁儿童 120 g/L，成年男性 130 g/L，成年女性 120 g/L，孕妇 110 g/L。国内一般认为，在我国海平面地区，成年男性 Hb < 120 g/L，成年女性（非妊娠）Hb < 110 g/L，孕妇 Hb < 100 g/L 即为贫血。但应注意，婴儿、儿童和妊娠妇女的 Hb 浓度较成人低，久居高原地区居民的 Hb 正常值较海平面居民高。

贫血的分类：按贫血进展速度分为急性贫血和慢性贫血；按红细胞形态分为大细胞性贫血、正常细胞性贫血和小细胞低色素性贫血；按 Hb 浓度分为轻度（> 90 g/L）、中度（60 ~ 90 g/L）、重度（30 ~ 59 g/L）和极重度（< 30 g/L）贫血；按骨髓红系增生情况分为增生不良性贫血（如再生障碍性贫血，简称再障）和增生性贫血（除再生障碍性贫血以外的贫血）。

老年人随着增龄贫血的发病率逐渐增高，约占门诊老年人血液病的 33%，占住院血液病的 32.3%。老年人以营养性贫血多见，其中主要是巨幼细胞贫血，其次为巨幼细胞贫血合并缺铁性贫血、单纯缺铁性贫血、溶血性贫血和再生障碍性贫血较少见。

一、缺铁性贫血

缺铁性贫血（iron deficient anemia， IDA）是由于体内（包括骨髓、肝、脾及其他组织内）贮存铁消耗殆尽，不能满足正常红细胞生成的需要而发生的贫血，属小细胞低色素性贫血，是最常见的贫血，也是老年人贫血常见的类型，占贫血的 20% ~ 50%。

（一）病因

正常情况下，机体对铁的吸收和排泄维持动态平衡。体内的铁呈封闭式循环，人体一般不会缺铁。造成缺铁的病因可分为铁摄入不足、吸收障碍和丢失过多3大类。

1. 铁摄入不足　成年人每天铁需要量为1～2 mg，育龄妇女、婴儿和生长发育时期（儿童、青少年）需要量增加。食物中铁含量不足或吸收不良，容易发生缺铁。肉类和蛋类食物中的血红素铁易被吸收，蔬菜、谷类、茶叶中的磷酸盐、植酸、丹宁酸等可能影响铁的吸收，故老年人可因嗜茶或营养不良等影响铁的吸收而导致IDA。

2. 铁吸收障碍　常见于胃大部切除术后，胃酸分泌不足且食物快速进入空肠，绕过铁的主要吸收部位（十二指肠），使铁吸收减少。此外，各种原因造成的胃肠道功能紊乱，如长期不明原因腹泻、慢性肠炎、Crohn病等，均可因铁吸收障碍而发生IDA。

3. 铁丢失过多　慢性失血也是IDA的常见原因。尤其以消化道慢性失血或妇女阴道出血过多更为多见。如消化性溃疡、消化道肿瘤、钩虫病、食管静脉曲张出血、痔出血、慢性肾衰竭行血液透析及服用阿司匹林后出血等。子宫肌瘤或功能性子宫内膜出血会导致月经过多（每月出血量＞40 mL）。老年妇女也可因妇科肿瘤而失血，反复发作的阵发性睡眠性血红蛋白尿亦可因血红蛋白由尿中排出而导致缺铁。

（二）发病机制

机体对铁的供需失衡导致体内贮存铁耗尽（iron depletion，ID），继而发生细胞内铁缺乏（iron deficient erythropoiesis，IDE），最终引起IDA，表现为小细胞低色素性贫血及其他异常。因缺铁和铁利用障碍影响血红素合成，故称为血红素合成异常性贫血。

1. 缺铁对铁代谢的影响　当体内贮存铁减少到不足以补偿功能状态的铁时，铁代谢指标发生异常，贮铁指标（铁蛋白、含铁血黄素）减低、血清铁和转铁蛋白（transferrin）饱和度减低、总铁结合力和未结合铁的转铁蛋白升高、组织缺铁、红细胞内缺铁。红系造血细胞膜表面转铁蛋白受体的表达量与红细胞内Hb合成所需要的铁代谢密切相关，当红细胞内铁缺乏时，转铁蛋白受体脱落进入血液，成为血清可溶性转铁蛋白受体（sTfR）。

2. 缺铁对造血系统的影响　红细胞内缺铁，大量原卟啉（protoporphyrin）不能与铁结合成为血红素（heme），以游离原卟啉（FEP）的形式积累在红细胞内或与锌原子结合成为锌原卟啉（ZPP），Hb生成减少、红细胞胞质少、体积小，发生小细胞低色素性贫血；严重时粒细胞、血小板的生成也受影响。

3. 缺铁对组织细胞代谢的影响　组织缺铁，细胞中含铁酶和铁依赖酶的活性降低，进而影响患者的精神、行为、体力、免疫功能及患儿的生长发育和智力；缺铁可引起黏膜组织病和外胚层组织营养障碍。

（三）临床表现

IDA的临床表现由贫血、组织缺铁和缺铁原发病表现所组成。

1.贫血表现　贫血的发生较为缓慢，患者常能较好适应，早期没有症状或症状很轻。常见症状为头晕、头痛、面色苍白、乏力、易倦、活动后气短、眼花及耳鸣等。老年人可因心、脑、神经系统等疾病就诊，而忽略贫血的症状及存在。

2.组织缺铁表现　体力下降、容易兴奋、注意力不集中、烦躁、易怒或淡漠、嗜异癖、口腔炎、舌炎、舌乳头萎缩和吞咽困难（Plummer-Vinson 综合征）。除皮肤黏膜苍白外，可见毛发干燥、脱落，皮肤干燥、皱缩，指（趾）甲扁平、失去光泽、脆薄易裂，甚至凹陷呈勺状（匙状甲或反甲），部分患者脾脏可轻度偏大。

3.缺铁原发病表现　如消化性溃疡、肿瘤或痔疮导致的黑便、血便或腹部不适，慢性肠炎、Crohn 病、肠道寄生虫感染导致的腹痛或大便性状改变，妇女月经过多；肿瘤性疾病的消瘦；血管内溶血的血红蛋白尿等。

（四）实验室检查

1.血象　呈现典型小细胞低色素性贫血，平均红细胞体积（MVC）< 80 fL，平均红细胞血红蛋白浓度（MCHC）< 32%，平均红细胞血红蛋白量（MCH）< 27 pg。血片见红细胞体积小、中心淡染区扩大。网织红细胞大多数正常或有轻度增多。白细胞计数正常或轻度减少。血小板计数高低不一。

2.骨髓象　骨髓涂片呈现增生活跃或明显活跃；以红系增生为主，粒系、巨核系无明显异常；红系中以中、晚幼红细胞为主，体积小、核染色质致密、胞浆少、边缘不整齐，有血红蛋白形成不良的表现，即所谓的"核老浆幼"现象。

3.铁代谢　血清铁降低，< 8.95 μmol/L（50 μg/dL），总转铁蛋白结合力增高，> 64.44 μmol/L（360 μg/dL）；转铁蛋白饱和度< 15%。血清铁蛋白降低（< 12 μg/L），如遇炎症、肿瘤或肝病时，铁蛋白可增高。骨髓涂片亚铁氰化钾（普鲁士蓝反应）染色，骨髓小粒中无深蓝色含铁血黄素颗粒；幼红细胞内铁小粒减少或消失，铁粒幼细胞< 15%。

4.红细胞内卟啉代谢　FEP > 0.9 μmol/L（全血），ZPP > 0.96 μmol/L（全血），FEP/Hb > 4.5 μg/g Hb。FEP 增高表示血红素的合成有障碍。缺铁或铁利用有障碍（如慢性疾病）时，FEP 都会增高（> 4.5 μg/g Hb），应结合其他生化检查鉴别。

5.血清转铁蛋白受体测定　sTfR 测定是迄今反映缺铁性红细胞生成的最佳指标，一般 sTfR 浓度> 26.5 nmol/L（2.25 μg/mL）时可诊断缺铁。

（五）诊断和鉴别诊断

1.诊断　应包括 IDA 的诊断和明确 IDA 的病因或原发病。临床上将缺铁及缺铁性贫血分为缺铁（ID）、缺铁性红细胞生成（IDE）及缺铁性贫血（IDA）阶段。诊断标准如下。

（1）ID：此阶段仅有体内贮存铁消耗，称潜在性缺铁期。①血清铁蛋白< 12 μg/L；②骨髓铁染色显示骨髓小粒可染铁消失，铁粒幼细胞< 15%；③ Hb 及血清铁等指标正常。

（2）IDE：此阶段红细胞摄入铁较正常时减少。① ID 的①+②；②转铁蛋白饱和度< 15%；③ FEP > 4.5 μg/g Hb；④ Hb 尚正常。

（3）IDA：小细胞低色素性贫血阶段。① IDE 的①+②+③；②小细胞低色素性贫血：男 Hb < 120 g/L，女 Hb < 110 g/L，孕妇 Hb < 100 g/L；MCV < 80 fL，MCH < 27 pg，MCHC < 32%。

（4）病因诊断：为明确及查明引起 IDA 的原因或原发病，需根据病史、体检寻找线索，针对性检查，如大便隐血实验，尿常规检查，肝、肾功能，胃肠 X 线或胃镜、结肠镜检查，以及相应的生化、免疫学检查等，老年 IDA 应特别注意胃肠道肿瘤的可能，老年女性有持续性阴道流血时需做妇科检查，以除外妇科肿瘤。

2. 鉴别诊断　主要与其他小细胞性贫血鉴别。

（1）铁粒幼细胞贫血：遗传或不明原因的红细胞铁利用障碍性贫血。好发于老年人，表现为小细胞性贫血，但血清铁蛋白浓度增高、骨髓小粒含铁血黄素颗粒增多、铁粒幼细胞增多，并出现环形铁粒幼细胞。血清铁和铁饱和度增高，总铁结合力不低。

（2）珠蛋白生成障碍性贫血：即地中海贫血，常有家族史、溶血表现。血片中可见多数靶形红细胞，并有珠蛋白肽链合成数量异常的证据，如胎儿 Hb 或 HbA_2 增高，出现血红蛋白 H 包涵体等。血清铁蛋白、骨髓可染铁、血清铁和转铁蛋白饱和度不降低。

（3）慢性病性贫血：慢性炎症、感染或肿瘤等引起的铁代谢异常性贫血，为小细胞性贫血，由体内铁代谢异常、骨髓对贫血的代偿不足、红细胞寿命缩短等导致。贮铁（血清铁蛋白和骨髓小粒含铁血黄素）增多，血清铁、血清铁饱和度、总铁结合力降低。

（4）转铁蛋白缺乏症：系先天性常染色体隐性遗传所致或继发严重肝病、肿瘤等所致。表现为小细胞低色素性贫血。血清铁、总铁结合力、血清铁蛋白及骨髓含铁血黄素均明显降低。先天性者幼儿时发病，伴发育不良和多脏器功能受累，获得性者有原发病的表现。

（六）治疗

IDA 的治疗原则是根除病因，补足贮铁。

1. 病因治疗　应尽可能地去除导致缺铁的病因。否则单纯补充铁剂可能使血常规暂时恢复，但不能使贫血得到彻底的治疗，而且可能延误原发病的诊断及治疗。

2. 补铁治疗　治疗性铁剂有无机铁和有机铁两类。无机铁以硫酸亚铁为代表，有机铁包括右旋糖酐铁、葡萄糖酸亚铁、山梨醇铁、富马酸亚铁、琥珀酸亚铁和多糖铁复合物等。无机铁剂的不良反应较有机铁剂明显。

首选口服制剂。每天服元素铁 150 ~ 200 mg。硫酸亚铁（$FeSO_4$）0.3 g，每日 3 次，或右旋糖酐铁（iron-dextran）50 mg，每日 2 ~ 3 次。餐后服用，以减少药物对胃肠道的刺激。忌与茶同时服用，否则铁不宜被吸收。患者服用铁剂后，自觉症状可以很快地缓解。网织红细胞于服药后逐渐上升，7 天左右达到高峰。Hb 于 2 周后应该上升，1 ~ 2 个月后可恢复正常。在 Hb 完全正常后，仍需继续补充铁剂 4 ~ 6 个月，或待血清铁 > 50 μg/L 后再停药。

对口服铁剂不能耐受者可改用胃肠外给药，常用右旋糖酐铁或山梨醇铁肌肉注射。首次注射量为 50 mg，1 小时后无过敏反应可给足量治疗，以后每周注射 2 ~ 3 次，直到总量注射完。用药总量的计算方法：所需补充铁（mg）=［150 - 患者 Hb（g/L）］× 0.33 ×

体重（kg）。

（七）预后

IDA 的预后取决于原发病是否能彻底治疗。老年患者在补充铁剂的同时，应注意有无叶酸及维生素 B_{12} 的缺乏，必要时，应联合补充更为合理。

二、巨幼细胞贫血

巨幼细胞贫血（megaloblastic anemia，MA）是由于叶酸（folic acid）和（或）维生素 B_{12}（Vit B_{12}）缺乏或某些影响核苷酸代谢的药物导致细胞核脱氧核糖核酸（DNA）合成障碍所致的贫血。其特点是大红细胞性贫血，骨髓内出现巨幼红细胞、粒细胞和巨核细胞系列。因贫血的幼红细胞 DNA 合成障碍，故又称为幼红细胞增殖异常性贫血。

根据缺乏物质的种类，分为单纯叶酸缺乏性贫血、单纯 Vit B_{12} 缺乏性贫血、叶酸和 Vit B_{12} 同时缺乏性贫血。我国因叶酸缺乏所致的 MA 较为多见，以山西、陕西、河南等地多发；维生素 B_{12} 缺乏者较少；恶性贫血较为罕见。欧美因维生素 B_{12} 缺乏和体内产生内因子抗体所致的恶性贫血多见。老年人 MA 近年有增多趋势，约占老年人血液病的 4%、老年人贫血的 9%。老年人 MA 多以维生素 B_{12} 减少为主。

（一）病因

根据病因可分为：①食物营养不够，叶酸或 Vit B_{12} 摄入不足；②吸收不良，胃肠道疾病、药物干扰和内因子抗体形成（恶性贫血）；③代谢异常，肝病、某些抗肿瘤药物的影响；④需要增加，哺乳期、孕妇；⑤利用障碍，嘌呤、嘧啶自身合成异常或化疗药物影响等。

1. 叶酸代谢及缺乏

（1）叶酸代谢和生理作用：叶酸由蝶啶、对氨基苯甲酸及 L-谷氨酸组成，属维生素 B 族，新鲜水果、蔬菜、肉类食品富含叶酸。食物中的叶酸经长时间烹煮，可损失 50% ~ 90%。叶酸主要在十二指肠及近端空肠吸收，每日需从食物中摄入 200 μg。食物中多聚谷氨酸型叶酸经肠黏膜细胞产生的解聚酶作用，转变为单谷氨酸或双谷氨酸型叶酸后进入小肠黏膜上皮细胞，再经叶酸还原酶催化及还原型烟酰胺腺嘌呤二核苷酸磷酸（NADPH）作用还原为二氢叶酸（FH_2）和四氢叶酸（FH_4），后者再转变为有生理活性的 N^5-甲基四氢叶酸（N^5-FH_4），经门静脉入肝，其中一部分 N^5-FH_4 经胆汁排泄到小肠后重新吸收，即叶酸的肠肝循环。血浆中 N^5-FH_4 与白蛋白结合后转运到组织细胞（经叶酸受体）。在细胞内，经 Vit B_{12} 依赖性甲硫氨酸合成酶的作用，N^5-FH_4 转变为 FH_4，一方面为 DNA 合成提供一碳基团如甲基（-CH3）、甲烯基（-CH_2-）和甲酰基（-CHO）等；另一方面，FH_4 经多聚谷氨酸叶酸合成酶的作用再转变为多聚谷氨酸型叶酸，并成为细胞内辅酶。人体内叶酸储存量为 5 ~ 20 mg，近 1/2 在肝内储存。叶酸主要经尿和粪便排出体外，每日排出 2 ~ 5 μg。

（2）叶酸缺乏的原因：①摄入量不足：缺少新鲜蔬菜，过度烹煮或腌制食物使叶酸丢失。②需要量增加：慢性反复溶血、慢性炎症、感染、甲亢、白血病和恶性肿瘤等，叶酸需要量增加，如补充不足会发生叶酸缺乏。③吸收障碍：小肠（尤其是空肠）炎症、肿瘤、手术切除后，热带口炎性腹泻均可导致叶酸吸收不足。不良饮食习惯、牙齿疾病、食物烹饪方法不当，消化道细胞萎缩，多种消化酶分泌减少，肠蠕动功能减弱，影响叶酸的吸收。④利用障碍：药物如甲氨蝶呤、乙胺嘧啶、苯妥英钠、苯巴比妥及柳氮磺吡啶等，均可影响叶酸利用。⑤排出增加：血液透析、乙醇干扰叶酸代谢，增加叶酸排出，酗酒者常有叶酸缺乏。

2. Vit B$_{12}$ 代谢和缺乏

（1）Vit B$_{12}$ 代谢和生理作用：人体内 Vit B$_{12}$ 以甲基钴胺素（methyl cobalamine）形式存在于血浆，以5-脱氧腺苷钴胺素形式存于肝及其他组织。正常人每日需 Vit B$_{12}$ 约 1 μg，主要来源于动物肝、肉、鱼、蛋及乳品类等食品。食物中的 Vit B$_{12}$ 与蛋白结合，经胃酸和胃蛋白酶消化，与蛋白分离后再与胃黏膜细胞合成的 R 蛋白结合成 R-Vit B$_{12}$ 复合物（R-B$_{12}$），进入十二指肠后经胰蛋白酶作用，R 蛋白被降解。两分子 Vit B$_{12}$ 又与胃黏膜上皮细胞分泌的内因子（intrinsic factor，IF）结合形成 IF-B$_{12}$ 复合物。IF 保护 Vit B$_{12}$ 不被胃肠道分泌液破坏，到达回肠末端与该处肠黏膜上皮细胞刷状缘的 IF-B$_{12}$ 受体结合并进入肠上皮细胞，继而经门静脉入肝。人体内 Vit B$_{12}$ 储存量为 5 mg，其中 50%～90% 在肝脏。Vit B$_{12}$ 主要经粪、尿排泄。

（2）Vit B$_{12}$ 缺乏的原因：①摄入减少：完全素食者因摄入减少导致 Vit B$_{12}$ 缺乏，正常时每天有 5～10 μg Vit B$_{12}$ 随胆汁进入肠腔，胃壁分泌的内因子可足够帮助重吸收胆汁中的 Vit B$_{12}$，故素食者一般经 10～15 年才会发展为 Vit B$_{12}$ 缺乏。②吸收障碍：是 Vit B$_{12}$ 缺乏最常见的原因，可见于内因子缺乏（如恶性贫血、胃切除、胃黏膜萎缩等），胃酸和胃蛋白酶缺乏，胰蛋白酶缺乏，肠道疾病，先天性内因子缺乏或 Vit B$_{12}$ 吸收障碍，药物（对氨基水杨酸、新霉素、秋水仙碱等）影响，肠道寄生虫或细菌大量繁殖消耗 Vit B$_{12}$。③利用障碍：先天性转钴蛋白 Ⅱ（TC Ⅱ）缺乏引起 Vit B$_{12}$ 输送障碍，麻醉药氧化亚氮可将钴胺氧化而抑制甲硫氨酸合成酶。大剂量维生素 C 具有抗氧化物作用，可破坏维生素 B$_{12}$。

（二）发病机制

叶酸和 Vit B$_{12}$ 缺乏，以及某些药物均可干扰 DNA 合成而引起 MA。

1. FH$_4$　活性叶酸包括 N^5-FH$_4$ 和 N^5，N^{10}-FH$_4$ 作为辅酶为 DNA 合成提供一碳基团。其中最重要的是胸苷酸合成酶催化 dUMP 甲基化形成 dTMP 继而形成 dTTP，这一生化反应需要活性 FH$_4$ 提供一个亚 CH$_3$ 和两个 H 原子。由于叶酸缺乏，dTTP 形成减少，DNA 合成障碍、复制延迟。但对 RNA 合成影响不大，细胞内 RNA/DNA 比值增大，造成细胞体积增大，胞核发育滞后于胞质，胞体积大而核发育较幼稚，形成巨幼变。骨髓中红系、粒系和巨核系细胞发生巨幼变，分化成熟异常，在骨髓中过早死亡，导致全血细胞减少，称为无效造血（ineffective hematopoiesis）。DNA 合成障碍也累及黏膜上皮组织，影响口腔和胃肠道功能。

2. Vit B$_{12}$　Vit B$_{12}$ 缺乏导致甲硫氨酸合成酶催化高半胱氨酸转变为甲硫氨酸障碍，这一反应由 N^5-FH$_4$ 提供甲基。因此，N^5-FH$_4$ 转化为甲基 FH$_4$ 障碍，继而引起 N^5，N^{10}-FH$_4$ 合成减少，后者是 dUMP 形成 dTTP 的甲基供体，故 dTTP 和 DNA 合成障碍。Vit B_{12} 缺乏还可引起神经精神异常，其机制与两个 Vit B_{12} 依赖性酶（L-甲基丙二酰-CoA 变位酶和甲硫氨酸合成酶）的催化反应发生障碍有关。前者催化反应障碍导致神经髓鞘合成障碍，并有奇数碳链脂肪酸或支链脂肪酸掺入髓鞘中；后者催化反应障碍引起神经细胞甲基化反应受损伤。

（三）临床表现

老年人 MA 多伴有心脑血管等疾病，加上老年人反应较差，起病隐匿，症状不典型，出现贫血时仅表现为乏力、头昏、食欲不振等非特异症状，易于漏诊。

1. 血液系统表现　起病缓慢，常有面色苍白、乏力、耐力下降、头晕、心悸等贫血症状，重者全细胞减少，反复感染和出血。少数患者可出现轻度黄疸。

2. 消化系统表现　口腔黏膜、舌乳头萎缩，舌面呈"牛肉样舌"，可伴舌痛。胃肠道黏膜萎缩可引起食欲缺乏、恶心、腹胀、腹泻或便秘。

3. 神经精神症状　表现为手足对称性麻木、深感觉障碍，共济失调，味嗅觉减退，肌张力增高、腱反射亢进及锥体束征阳性，视力下降、黑蒙症，重者有大、小便失禁。叶酸缺乏者有易怒、妄想等。Vit B_{12} 缺乏者有抑郁、失眠、健忘、谵妄、幻觉、妄想，甚至精神错乱、人格变态等。特别是老年患者，可首先出现精神异常、无欲、嗜睡等症状。

（四）实验室检查

1. 血象　呈大细胞性贫血，MCV、MCH 均增高，MCHC 正常。网织红细胞计数可正常或轻度增高。重者全血细胞减少，三系减少酷似再障。血涂片红细胞大小不等、中央淡染区消失，有大卵圆形红细胞、点彩红细胞等；中性粒细胞核分叶过多，5 叶核占 5% 以上或出现 6 叶以上核，也亦可见巨型杆状核粒细胞。

2. 骨髓象　增生活跃或明显活跃，红系增生显著、巨幼变（胞体大，胞质较胞核成熟，核幼浆老）；粒系也有巨幼变，成熟粒细胞多分叶；巨核细胞体积增大，分叶过多。粒红比例降低，骨髓铁染色常增多。

3. 生化检测　血清叶酸和维生素 B_{12} 水平下降，分别低于 6.8 nmol/L（3 ng/mL）和 74 pmol/L（100 ng/mL）；叶酸缺乏者，红细胞叶酸水平低于 227 nmol/L（100 ng/mL）。

4. 其他　①恶性贫血，胃酸降低、内因子抗体（IF Ⅱ型）及 Schilling 试验（测定放射性核素标记的 Vit B_{12} 吸收情况）阳性；② Vit B_{12} 缺乏，尿高半胱氨酸 24 小时排泄量增加；③血清间接胆红素可稍增高。血清铁及转铁蛋白饱和度正常或高于正常。

（五）诊断和鉴别诊断

1. 诊断　根据病史、临床表现、血象、骨髓象等即可确诊：①有叶酸、Vit B_{12} 缺乏的病因及临床表现；②外周血呈大细胞性贫血，中性粒细胞核分叶过多；③骨髓呈典型的巨幼样改变，无其他病态造血表现；④血清叶酸和（或）Vit B_{12} 水平降低；⑤试验性治疗有效，叶酸或 Vit B_{12} 治疗一周左右网织红细胞上升者，应考虑叶酸或 Vit B_{12} 缺乏。

2.鉴别诊断　主要与以下疾病鉴别。

（1）造血系统肿瘤性疾病：如急性髓系细胞白血病 M_6 型、红血病、骨髓增生异常综合征，骨髓可有巨幼样改变等病态造血现象，叶酸、Vit B_{12} 水平不低且补之无效。

（2）有红细胞自身抗体的疾病：如温抗体型自身免疫性溶血性贫血、Evans 综合征、免疫相关性全血细胞减少，不同阶段的红细胞可因抗体附着"变大"，又有间接胆红素增高，少数患者尚合并内因子抗体，故极易与单纯叶酸、Vit B_{12} 缺乏引起的 MA 混淆。

（3）合并高黏滞血症的贫血：如多发性骨髓瘤，因 M 蛋白成分黏附红细胞而使之呈"缗钱状"（成串状），血细胞自动计数仪测出的 MCV 偏大，但有骨髓瘤的特异表现。

（4）非造血系统疾病：甲状腺功能减退症、肿瘤化疗后等。

（六）治疗

1.治疗基础疾病　有原发病（如胃肠道疾病、自身免疫病等）的 MA，应积极治疗原发病；用药后继发的 MA，应酌情停药。避免遗漏潜在的相关疾病。

2.补充叶酸或维生素 B_{12}

（1）补充叶酸。口服叶酸5～10 mg，每日3次。用至贫血表现完全消失，若无原发病，不需维持治疗；如同时有 Vit B_{12} 缺乏，需同时注射 Vit B_{12}，否则可加重神经系统损伤。

（2）补充 Vit B_{12}。Vit B_{12} 肌肉注射，500 μg，每周2次；无 Vit B_{12} 吸收障碍者可口服 Vit B_{12} 片剂 500 μg，每日1次，直至血常规恢复正常；若有神经系统表现，治疗维持0.5～1年；恶性贫血病和胃大部切除的患者，终身维持治疗。

叶酸及 Vit B_{12} 补充治疗后，应注意钾盐及铁剂的补充。部分合并有心脏疾病的老年患者对 Hb 恢复后血清钾降低不能耐受，特别是进食较差者，应注意及时补充。

（七）预防和预后

营养性巨幼细胞贫血的预后良好，补充治疗及改善营养后均能恢复。对高危人群应根据病因及时针对性干预治疗。恶性贫血患者无法根治，需终身维持治疗。

第二节　白细胞减少症

外周血白细胞总数持续低于 4.0×10^9/L 称为白细胞减少（leukopenia）。中性粒细胞减少（nutrolpenia）指中性粒细胞绝对计数成人低于 2.0×10^9/L，儿童 ≥ 10 岁低于 1.8×10^9/L 或 < 10 岁低于 1.5×10^9/L；中性粒细胞绝对计数低于 0.5×10^9/L 时，称为粒细胞缺乏症（agranulocytosis）。

一、病因和发病机制

骨髓是产生中性粒细胞的唯一场所。骨髓中性粒细胞的生成分为增殖池和贮存池，成人

每天产生 $1 \times 10^9/kg$ 中性粒细胞，其中约 90% 贮存于骨髓，约 10% 释放入外周血液，后者约一半存在于循环池，另一半存在于边缘池，两者之间可以自由交换，维持动态平衡。中性粒细胞在血液循环中消失的时间约为 6.7 小时，然后进入组织或炎症部位，通过程序性细胞死亡（program cell death，PCD）和巨噬细胞的吞噬（phagocytosis）作用被清除。

中性粒细胞减少的病因可为先天性和获得性，以后者多见。根据细胞动力学，中性粒细胞减少的病因和发病机制分为 3 大类：生成减少，破坏或消耗过多，分布异常。成人中性粒细胞减少主要原因为生成减少和自身免疫性破坏，分布异常很少见。

1. 生成减少 ①骨髓损伤，电离辐射、化学毒物、细胞毒类药物（如抗肿瘤药、解热镇痛药、抗生素类等）是最常见的继发性原因，可直接损伤或抑制造血干/祖细胞和早期分裂细胞；某些药物可引起剂量依赖性骨髓抑制或特异性免疫反应。②骨髓浸润，骨髓造血组织被白血病、骨髓瘤及转移瘤细胞等浸润，影响正常造血细胞增殖。③成熟障碍，维生素 B_{12}、叶酸缺乏者，大量幼稚粒细胞未能正常成熟，在骨髓内迅速死亡；骨髓增生异常综合征、阵发性睡眠性血红蛋白尿、急性髓系白血病、某些先天性中性粒细胞减少等疾病，前体细胞群中造血活跃，但终末细胞未能释放入血，出现无效造血。④病毒、细菌感染，中性粒细胞消耗增加和感染时产生负性造血调控因子等综合作用。⑤先天性中性粒细胞减少。

2. 破坏或消耗过多 ①免疫性因素，药物引起的免疫破坏与药物的种类有关，与剂量无关，停药后多可逐渐恢复。自身免疫如系统性红斑狼疮、类风湿关节炎等。②非免疫性因素，重症感染时，中性粒细胞在血液或炎症部位消耗增多；脾功能亢进时大量中性粒细胞在脾内滞留、破坏增多。

3. 分布异常 ①假性粒细胞减少，中性粒细胞转移至边缘池导致循环池的粒细胞相对减少，但粒细胞总数并不减少。见于遗传性良性假性中性粒细胞减少症、严重的细菌感染、恶性营养不良病等。②粒细胞滞留循环池其他部位，如脾大时，滞留于脾脏。

二、临床表现

中性粒细胞减少的临床表现随其减少程度及原发病而异。根据中性粒细胞减少的程度分为轻度（$\geqslant 1.10^9/L$）、中度 [（0.5～1.0）$\times 10^9/L$] 和重度（$< 0.5 \times 10^9/L$）。轻度减少者，机体的粒细胞吞噬防御功能基本不受影响，临床无特殊症状，多表现为原发病症状。中度和重度减少者易出现疲乏、无力、头晕、食欲减退等非特异性症状。中度减少者，除存在其他合并因素，感染风险仅轻度增加。粒细胞缺乏者，感染风险极大，常见呼吸道、消化道及泌尿生殖道感染，重者可出现高热、感染性休克。粒细胞严重缺乏时，感染部位不能形成有效的炎症反应，常无脓液或仅有少量脓液，如肺部感染X线检查可无炎症浸润阴影。

三、辅助检查

1. 常规检查 血常规检查发现白细胞减少，中性粒细胞减少，淋巴细胞百分比增加。骨髓涂片因粒细胞减少原因不同，骨髓象各异。

2.特殊检查　中性粒细胞特异性抗体测定：包括白细胞聚集反应、免疫荧光粒细胞抗体测定法，以判断是否存在抗粒细胞自身抗体。肾上腺素试验：肾上腺素促使边缘池中性粒细胞进入循环池，从而鉴别假性粒细胞减少。

四、诊断和鉴别诊断

根据血常规检查结果可做出白细胞减少、中性粒细胞减少或粒细胞缺乏的诊断。为排除检查方法的误差及正常生理因素（运动、妊娠、季节等）、年龄和种族、采血部位等影响，必要时要反复检查，包括人工白细胞分类，才能确诊白细胞减少或中性粒细胞减少。

鉴别诊断时应注意了解有无药物、化学物质、放射线接触史或放化疗史，感染性疾病、自身免疫性疾病、肿瘤性疾病史等。注意中性粒细胞减少发病的年龄、程度、发作的速度、持续时间及周期性，是否有基础疾病及家族史等。若有脾大，注意脾功能亢进的可能。

五、治疗

1.病因治疗　对可疑的药物或其他致病因素，应立即停止接触。继发性减少者应积极治疗原发病，病情缓解或控制后，粒细胞可恢复正常。

2.防治感染　轻度减少者无须特殊预防。中度减少者注意预防感染，减少出入公共场所，保持卫生，去除感染灶。粒细胞缺乏者易发生严重感染，应采取无菌隔离措施。感染者检测病原体，明确感染类型和部位。在致病菌尚未明确前，应用覆盖革兰阴性菌和革兰阳性菌的广谱抗生素治疗，待病原和药敏结果确定后再调整用药。若治疗3~5天无效，可加用抗真菌药物治疗。病毒感染可加用抗病毒药。静脉用免疫球蛋白有助于重症感染的治疗。

3.促进粒细胞生成　集落刺激因子可促进中性粒细胞增殖和释放，并增强其吞噬杀菌及趋化功能。目前常用的有重组人粒细胞集落刺激因子（rhG-CSF）和重组人粒细胞-巨噬细胞集落刺激因子（rhGM-CSF）。rhG-CSF较rhGM-CSF作用强而快，常用剂量为每日2~10μg/kg。常见副作用有发热、肌肉骨骼酸痛、皮疹等。根据中性粒细胞减少的病因不同，rhG-CSF应用的指征和剂量应作相应调整。其他可应用B族维生素（维生素B_4、B_6）、鲨肝醇（batilol）、利血生（利可君，leucogen）等药物，但疗效尚不确切。1α，25-二羟胆钙化醇有诱导分化作用，可使血中性粒细胞和血小板增加，口服，每日2μg，疗程12周。

4.免疫抑制剂　自身免疫性粒细胞减少和免疫机制所致的粒细胞缺乏，可用糖皮质激素等免疫抑制剂治疗。

六、预后

与中性粒细胞减少的程度、持续时间、进展情况、病因及治疗措施有关。轻、中度者，若不进展则预后较好。粒细胞缺乏症者病死率较高。

第三节 骨髓增生异常综合征

骨髓增生异常综合征（myelodysplastic syndrome，MDS）过去称为白血病前期综合征（preleukemic syndrome），是一组起源于造血干细胞（hematopoietic stem cell，HSC），以血细胞病态造血，高风险向急性髓系白血病（AML）转化为特征的异质性髓系肿瘤性疾病。任何年龄男、女均可发病，多发生在 60 岁以上的老年人，约 80% 的患者大于 60 岁。

一、病因和发病机制

MDS 的发病是多方面因素综合影响的结果。原发性 MDS 的确切病因尚不明确，继发性 MDS 可能与密切接触烷化剂、拓扑异构酶抑制剂、放射线、有机毒物等有关。其他如 DNA 病毒感染因素、体细胞突变、遗传因素、电离辐射和环境污染等可能也有一定的关系。

MDS 是起源于造血干细胞的克隆性疾病，异常克隆细胞在骨髓中分化、成熟障碍，出现病态、无效造血，并呈现高风险向 AML 转化趋势。部分 MDS 患者可发现造血细胞有基因突变，或表观遗传学改变，或染色体异常，或骨髓造血微环境异常，这些异常改变可能参与 MDS 的多因素、多步骤、连续动态的发生发展过程。

MDS 一般在出现症状后 1~2 年演变为急性白血病，但是某些类型如难治性贫血或难治性贫血伴环状铁粒幼细胞，发生白血病前可以相隔一段很长的时间。转化急性白血病的类型主要是粒细胞性，仅少数演变为粒单细胞性、单核细胞性、红白血病、淋巴细胞性或其他类型。由于 MDS 病变可发生在干细胞不同的分化水平，因而骨髓中可有一系或多系血细胞发生变化，在不同的类型中出现不同的表现。干细胞发育成熟障碍引起本病无效造血，周围血象中发生一系或多系的血细胞减少。无效造血的发生可能是由于异常克隆的生化功能异常，使细胞不能分化成熟，也可能由于异常克隆细胞对正常造血生长因子和抑制因子的敏感性发生变异的结果。也有人认为，MDS 的造血细胞增生异常与骨髓基质的变化也有关，基质的变化引起造血细胞支持功能的改变，使幼稚细胞成熟障碍，不能释放进入血液，直至在骨髓中退化死亡。骨髓活检可发现造血细胞分布异常，前体细胞的位置分布异常。

二、分型和临床表现

1. 分型 目前临床 MDS 分型中平行使用着 FAB 和 WHO 标准。

（1）1982 年，法美英（FAB）协作组根据 MDS 患者外周血、骨髓中原始细胞比例、形态学改变及单核细胞数，将 MDS 分为 5 型：难治性贫血（refractory anemia，RA）、环形铁粒幼细胞性难治性贫血（RA with ringed sideroblasts，RAS/RARS）、难治性贫血伴原始细胞增多（RA with excess blasts，RAEB）、难治性贫血伴原始细胞增多转变型（RAEB in transformation，RAEB-t）、慢性粒-单核细胞性白血病（chronic myelomonocytic leukemia，

CMML）。以 RAEB 和 RAEB-t 最多，其次为 RA，RAS 及 CMML 少见（表9-1）。

表9-1 MDS 的 FAB 分型

FAB 类型	外周血	骨髓
RA	原始细胞 < 1%	原始细胞 < 5%
RAS	原始细胞 < 1%	原始细胞 < 5%，环形铁幼粒细胞 > 有核红细胞 15%
RAEB	原始细胞 < 5%	原始细胞 5% ~ 20%
RAEB-t	原始细胞 ≥ 5%	原始细胞 > 20% 而 < 30%；或幼粒细胞出现 Aeur 小体
CMML	原始细胞 < 5%，单核细胞绝对值 > 1 × 10^9/L	原始细胞 5% ~ 20%

（2）WHO 分型标准：认为骨髓原始细胞达 20% 即为急性白血病，将 RAEB-t 归为 AML，并将 CMML 归为 MDS/MPN（骨髓增生异常综合征/骨髓增殖性肿瘤）。2016 年版 WHO 标准更加强调病态造血累及的细胞系和骨髓中原始细胞比例，删除了"难治性贫血"命名。将有 5 号染色体长臂缺失伴或不伴其他一种染色体异常（除外 7 号染色体异常）的 MDS 独立为伴有孤立 5q⁻ 的 MDS；增加了 MDS 未能分类型（MDS-U）。

2. 临床表现　起病隐匿，有非典型的贫血症状，如乏力、疲倦。原因不明的发热占 10% ~ 15%，多数为低热。仅少数起病急骤，有高热、出血的占 20% 左右。约 60% 的 MDS 有中性粒细胞减少，且中性粒细胞功能低下，患者容易发生感染，死于感染者约占 20%。40% ~ 60% 的 MDS 有血小板减少，随疾病进展可出现进行性血小板减少。脾轻度增大、淋巴结肿大占 25%。

RA 和 RARS 以贫血为主，临床进展缓慢，中位生存期为 3 ~ 6 年，白血病转化率为 5% ~ 15%。RAEB 和 RAEB-t 以全血细胞减少为主，多见贫血、出血及感染，可有脾大，病情进展快，中位生存时间分别为 12 个月和 5 个月，RAEB 的白血病转化率大于 40%。

CMML 以贫血为主，可有感染和（或）出血，脾大常见，中位生存期约为 20 个月，约 30% 转变为 AML。发展成为 AML 后，病程短促，疗效很差。

三、实验室检查

1. 血象和骨髓象　持续一系或多系血细胞减少：血红蛋白 < 100 g/L、中性粒细胞 < 1.8 × 10^9/L、血小板 < 100 × 10^9/L。骨髓增生度多在活跃以上，少数呈增生降低。归纳如下。

（1）红系：骨髓红系胞核变化包括核出芽、核间桥、核碎裂、多核、核分叶、巨幼样变；胞浆有点彩或嗜多色性，出现环状铁粒幼细胞、空泡，幼红细胞糖原染色（PAS）阳性。

（2）粒系：RAEB 及 RAEB-t 两型原始细胞明显增多。粒系细胞有核浆发育不平衡，核分叶过少，有假 Pelger-Huet 和 Pelgeriod 畸形，不规则核分叶过多；胞浆嗜碱性强，胞体小或异常增大、颗粒减少或缺乏，有假 Chediak-Higashi 颗粒、Auer 小体等。

（3）巨核细胞：骨髓中有小淋巴样的微巨核细胞，大小为 < 800 nm，有单个核或多个小圆核（正常巨核细胞为单核分叶），血片中有巨大或畸形的血小板。

2. 细胞遗传学　40% ~ 70% 的 MDS 有克隆性染色体核型异常，多为缺失性改变，以 +8、-5/5q⁻、-7/7q⁻、20q⁻ 最为常见。荧光原位杂交技术（FISH）可提高异常检出率。

3. 病理检查　骨髓病理活检可提供骨髓内细胞增生程度、巨核细胞数、原始细胞群体、骨髓纤维化及肿瘤骨髓转移等信息，有助于排除其他可能致血细胞减少的因素或疾病。

4. 免疫学检查　流式细胞术可检测到 MDS 患者骨髓细胞表型存在异常，对于低危组 MDS 与非克隆性血细胞减少症的鉴别诊断有一定价值。

5. 分子生物学检查　使用高通量测序技术，多数 MDS 患者骨髓细胞中可检出体细胞性基因突变，对 MDS 的诊断及预后判断有潜在应用价值。

四、诊断和鉴别诊断

根据患者血细胞减少和相应的症状及病态造血、细胞遗传学异常、病理学改变，MDS 的诊断不难确立。虽然病态造血是 MDS 的特征，但有病态造血不等于就是 MDS。MDS 的诊断尚无金标准，是一个除外性诊断，需要与以下疾病鉴别。

1. 再生障碍性贫血（CAA）　常需与 MDS-MLD 鉴别。MDS-MLD 的网织红细胞可正常或升高，外周血可见到有核红细胞，骨髓病态造血明显，早期细胞比例不低或增加，染色体异常。而 CAA 一般无上述异常。

2. 阵发性睡眠性血红蛋白尿（PNH）　也可出现全血细胞减少和病态造血，但 PNH 检测可发现外周血细胞表面锚链蛋白缺失，Ham 试验阳性及血管内溶血的改变。

3. 巨幼细胞贫血（MA）　MDS 患者细胞病态造血可见巨幼样变，易与 MA 混淆。但 MA 补充叶酸、Vit B₁₂ 可纠正贫血，而 MDS 叶酸、Vit B₁₂ 水平不低，补充治疗无效。

4. 慢性髓系白血病（CML）　CML 的 Ph 染色体、*BCR-ABL* 融合基因检测为阳性，而 CMM 无上述改变。

五、治疗

目前尚缺乏有效的根治疗法。骨髓衰竭引起的感染和出血是死亡的主要原因。由于化疗对老年患者的毒性反应较大，对病情较稳定的 RA 型主要应采取支持疗法；严重贫血者，可给予定期输血；血小板明显减少又伴较重出血者，可输血小板悬液；白细胞减少并感染经抗生素治疗无效的，可静脉输注丙种球蛋白或 CSF。RAEB 或 RAEB-t 病情严重，各种治疗无效而有发展趋势者，仍主张化疗，可稳定病情，取得好转，但应注意并发症，加强支持疗法。

修订的 MDS 国际预后积分系统（IPSS-R），依据患者血细胞减少的数量、骨髓中原始细胞比例及染色体核型来评价预后并指导治疗。极低危（very low, VL）≤ 1.5 分，低危（low,

L）＞ 1.5 分而≤ 3 分，中危（intermediate, Int）＞ 3 分而≤ 4.5 分，高危组（high, H）＞ 4.5 分而≤ 6 分，极高危（very high, VH）＞ 6 分（表 9-2）。对低危 MDS 的治疗主要是改善造血、提高生活质量，采用支持治疗、促进造血、去甲基化药物和生物反应调节剂等治疗，而中高危 MDS 主要是改善自然病程，采用去甲基化药物、化疗和造血干细胞移植。

表 9-2　修订的 MDS 国际预后积分系统（IPSS-R）

	0	0.5	1	1.5	2	3	4
细胞遗传学 *	极好		好		中等	差	极差
骨髓原始细胞（%）	≤ 2		＞ 2 且≤ 5		＞ 5 且≤ 10	＞ 10	
血红蛋白（g/L）	≥ 100		≥ 80 且 ＜ 100	＜ 80			
中性粒细胞绝对值（× 10⁹/L）	≥ 0.8	＜ 0.8					
血小板（× 10⁹/L）	≥ 100	≥ 50 且＜ 100	＜ 50				

* 极好：del（11q），-Y；好：正常核型，del（20q），del（12p），del（5q）/del（5q）附加另一种异常；中等：+8，del（7q），i（17q），+19 及其他 1 个或 2 个独立克隆的染色体异常；差：-7，inv（3）/t（3q）/del（3q），-7/7q⁻ 附加另一种异常，复杂异常（3 个）；极差：复杂异常（3 个以上）。

1. 支持疗法　包括输血或成分输血，抗生素控制感染。严重贫血和有出血症状者输注红细胞和血小板，粒细胞减少和缺乏者注意防治感染。长期输血致铁超负荷者应祛铁治疗。

2. 造血治疗　促红细胞生成素（erythropoietin, EPO）、雄激素（androgen）和达那唑（danazol）等促进造血功能。维生素 B₆ 适用于 RA 和 RAS 型，皮质激素对少数患者有效。

3. 生物反应调节剂　沙利度胺（thalidomide）和来那度胺（lenalidomide）对伴单纯 5q⁻ 的 MDS 有较好疗效。抗胸腺细胞球蛋白（ATG）和环孢素（CsA）可用于少数极低危组 MDS。维甲酸（tretinoin）能增强造血干细胞对 CSF 和 EPO 的反应而使造血细胞增殖，同时对肿瘤细胞的生长有抑制作用，诱导肿瘤及白血病细胞分化。

4. 去甲基化药物　阿扎胞苷（azacitidine, AZA）和地西他滨（decitabine, 5-氮杂-2'脱氧胞核苷，5-Aza）能逆转 MDS 抑癌基因启动子 DNA 过甲基化，改变基因表达，并提高生活质量，延迟向 AML 转化。六亚甲基双乙酰胺（HMBA）可诱导白血病细胞株分化。

5. 联合化疗　对体能状况较好，原幼细胞偏高的 MDS 可联合化疗，如蒽环类抗生素联合阿糖胞苷（cytarabine）、预激化疗或联合去甲基化药物，部分患者能获一段缓解期。MDS 化疗后骨髓抑制期长，要注意加强支持治疗和隔离保护。对老年人必须严格掌握化疗指征。

6. 异基因造血干细胞移植　是目前唯一能治愈 MDS 的疗法。IPSS-R 相对高危组患者首先应考虑是否适合移植，尤其是年轻、原始细胞增多和伴有预后不良染色体核型者。相对低危组患者伴输血依赖且去甲基化药物治疗无效者，也可考虑在铁负荷降低后进行肝细胞移植。

第四节　白血病

白血病（leukemia）是一类造血干细胞的克隆性恶性疾病，其克隆中的白血病细胞自我更新增强、增殖失控、分化障碍、凋亡受阻，而停滞在细胞发育的不同阶段，在骨髓和其他造血组织中白血病细胞大量增生积聚，并浸润其他器官和组织，正常造血功能受抑制。临床上主要表现为贫血、感染、发热、出血和肝、脾、淋巴结增大等。

根据白血病细胞的成熟程度和自然病程，将白血病分为急性和慢性两大类。急性白血病（acute leukemia，AL）的细胞分化停滞在较早阶段，多为原始细胞、早期幼稚细胞，病情发展迅速，自然病程仅几个月。慢性白血病（chronic leukemia，CL）的细胞分化停滞在较晚的阶段，多为较成熟幼稚细胞和成熟细胞，病情发展缓慢，自然病程为数年。

根据主要受累的细胞系列可将 AL 分为急性淋巴细胞白血病（acute lymphoblastic leukemia，ALL）和急性髓系白血病（acute myelogenous leukemia，AML）。CL 分为慢性髓系白血病（chronic ML，CML）、慢性淋巴细胞白血病（chronic LL，CLL）及少见类型的白血病（如毛细胞白血病、幼淋巴细胞白血病）。

我国白血病发病率为（3～4）/ 10 万，与亚洲其他国家相近，低于欧美国家。在恶性肿瘤致死率排名中，白血病居第 6 位（男）和第 7 位（女），在儿童及 35 岁以下成人中则居第 1 位。我国 AL 较 CL 多见（约 5.5 ：1），其中 AML（1.62/10 万）最多，其次为 ALL（0.69/10 万）、CML（0.39/10 万），CLL（0.05/10 万）较少。男性发病率略高于女性（1.81 ：1）。成人 AL 中以 AML 多见；儿童 ALL 多见。CML 随年龄增长发病率逐渐增高，60 岁以上发病率增高至 0.7/10 万；而 CLL 在 50 岁以后发病才明显增多，男性和女性分别达 0.34/10 万和 0.14/10 万。

老年人急性白血病以 AML 较常见，60～70 岁发病率可达 3/10 万。老年粒细胞白血病 65% 为低增生性，易误诊为再障，而且缓解率低，治疗效果差。老年人 CML 起病缓慢，常见症状为乏力、低热、多汗、体重减轻等代谢亢进症状及左上腹胀痛等脾大表现。脾大为突出体征。部分患者有肝大，胸骨中下段压痛。白细胞极度增高者可出现白细胞淤滞表现，如呼吸困难、头晕、言语不清、颅内出血等。本节主要以 AML 为例进行介绍。

一、病因和发病机制

1. 生物因素　主要是病毒感染和免疫功能异常。现已证实，成人 T 细胞白血病/淋巴瘤（ATL）可由人类淋巴细胞病毒 I 型（human T lymphotrophic virus - I，TLV - I）所致。病毒感染机体后作为内源性病毒整合并潜伏在宿主细胞内，在某些理化因素作用下被激活表达而诱发白血病；或作为外源性病毒由外界以横向方式传播感染，直接致病。免疫功能异常者，如某些有自身免疫性疾病的患者患白血病的危险度会增加。

2. 物理因素　电离辐射（X射线、γ射线）可导致造血干细胞DNA断裂、突变。1911年首次报道了放射工作者发生白血病的病例。日本广岛和长崎受原子弹袭击后，幸存者中白血病发病率比未受照射的人群高30倍和17倍，患者多为AL和CML。研究表明，大面积和大剂量照射可抑制骨髓和机体免疫力，导致DNA突变、断裂和重组，诱发白血病。

3. 化学因素　苯（benzene）致白血病的作用已经肯定，长期接触苯及含有苯的有机溶剂与白血病发生有关。乙双吗啉（bimolani）是乙亚胺的衍生物，具有极强的致染色体畸变和致白血病作用。抗肿瘤药物中烷化剂可引起继发性白血病，拓扑异构酶Ⅱ抑制剂有致白血病的作用。氯霉素、保太松等也可能引起白血病。化学物质所致的白血病以AML较多。

4. 遗传因素　家族性白血病约占白血病的0.7%。如果单卵孪生子中的一人发生白血病，另一人的发病率达1/5，比双卵孪生者高12倍。Down综合征有21号染色体三体改变，其白血病发病率达到50/10万，比正常人群高20倍。Fanconi贫血、Bloom综合征、共济失调–毛细血管扩张症及先天性免疫球蛋白缺乏症等患者的白血病发病率均明显增高。

5. 其他　某些血液病最终可发展为白血病，如MDS、淋巴瘤、多发性骨髓瘤、PNH等。

6. 发病机制　白血病的发生可能是多步骤的，目前认为至少有两类分子事件共同参与发病，即所谓的"二次击"学说。其一，各种原因所致的造血细胞内一些基因的决定性突变（如 *ras*、*myc* 等基因突变），激活某种信号通路，导致克隆性异常造血细胞生成，此类细胞获得增殖和（或）生存优势、多有凋亡受阻；其二，某些遗传学改变（如形成 *PML/RARA* 等融合基因）可能会涉及某些转录因子，导致造血细胞分化阻滞或分化紊乱。

二、分类

目前，急性白血病临床并行使用法美英（FAB）分型和世界卫生组织（WHO）分型。FAB分型是基于对患者骨髓涂片细胞形态学和组织化学染色的观察与计数，是最基本的诊断学依据。WHO分型是整合了白血病细胞形态学（morphology）、免疫学（immunology）、细胞遗传学（cytogenetics）和分子生物学特征（molecular biology），简称MICM新分型系统，可为患者治疗方案的选择及预后判断提供帮助。以下介绍AML的FAB分型。

M_0（急性髓细胞白血病微分化型，minimally differentiated AML）：骨髓原粒细胞 $\geq 30\%$，无嗜天青颗粒和Auer小体，核仁明显，光镜下髓过氧化物酶（MPO）及苏丹黑B阳性细胞 $< 3\%$；电镜下MPO阳性；CD33或CD13等髓系抗原呈阳性，淋系抗原常为阴性。血小板抗原阴性。

M_1（急性粒细胞白血病未分化型，AML without maturation）：原粒细胞（Ⅰ型+Ⅱ型，原粒细胞质中无颗粒为Ⅰ型，出现少数颗粒为Ⅱ型）占骨髓非红系有核细胞（NEC，指不包括浆细胞、淋巴细胞、组织嗜碱细胞、巨噬细胞及所有红系有核细胞的骨髓有核细胞计数）的90%以上，其中至少3%以上细胞MPO阳性。

M_2（急性粒细胞白血病部分分化型，AML with maturation）：原粒细胞占骨髓NEC的 $30\% \sim 89\%$，其他粒细胞 $\geq 10\%$，单核细胞 $< 20\%$。

M_3（急性早幼粒细胞白血病，acute promyelocytic leukemia，APL）：骨髓中以颗粒增多

的早幼粒细胞为主，此类细胞在 NEC 中 ≥ 30%。

M_4（急性粒-单核细胞白血病，acute myelomonocytic leukemia，AMMoL）：骨髓中原始细胞占 NEC 的 30% 以上，各阶段粒细胞 ≥ 20%，各阶段单核细胞 ≥ 20%。

M_4Eo（AML with eosinophilia）：除上述 M_4 型各特点外，嗜酸性粒细胞在 NEC ≥ 5%。

M_5（急性单核细胞白血病，acute monocytic leukemia，AMoL）：骨髓 NEC 中原单核、幼单核 ≥ 30%，且原单核、幼单核及单核细胞 ≥ 80%。如果原单核细胞 ≥ 80% 为 M_{5a}，< 80% 为 M_{5b}。

M_6（红白血病，erythroleukemia，EL）：骨髓中幼红细胞 ≥ 50%，NEC 中原始细胞（Ⅰ型 + Ⅱ型）≥ 30%。

M_7（急性巨核细胞白血病，acute megakaroblastic leukemia，AMeL）：骨髓中原始巨核细胞 ≥ 30%，血小板抗原阳性，血小板过氧化酶阳性。

三、临床表现

主要表现为贫血、感染和发热、出血、浸润四类症状。起病可急可缓，多数以感染、发热、出血等急性起病。急者可以突然高热，类似感冒，也可以是严重的出血。缓慢者常为脸色苍白、皮肤紫癜，月经过多或拔牙后出血难止而就医时被发现。

1. 正常骨髓造血功能受抑制表现

（1）贫血：多数患者有皮肤黏膜苍白等贫血表现，老年患者出现心脏和中枢神经系统缺血表现者较多。半数患者就诊时已有重度贫血。部分患者因病程短可无贫血。

（2）发热：半数患者以发热为早期表现，可低热或高热，伴畏寒、出汗。白血病本身可引起发热，但发热多因继发感染所致。感染可发生在各个部位，以口腔、呼吸道和肛周常见，严重时可致败血症。致病菌以革兰阴性杆菌最多见，如肺炎克雷伯菌、铜绿假单胞菌、大肠埃希菌等；其次为革兰阳性球菌，如金黄色葡萄球菌、表皮葡萄球菌、肠球菌等。长期应用抗生素及粒细胞缺乏者可发生念珠菌、曲霉菌、隐球菌等真菌感染。伴有免疫功能缺陷者可发生单纯疱疹病毒、带状疱疹病毒、巨细胞病毒感染，以及卡氏肺孢子虫病等。

（3）出血：以出血为早期表现者近 40%，出血可发生在全身各部位，以皮肤瘀点、淤斑、鼻出血、牙龈出血、月经过多为多见，眼底出血可致视力障碍。APL（M_3 型）易并发弥漫性血管内凝血（DIC）症状。严重者发生颅内出血，头痛、呕吐、瞳孔大小不对称，甚至昏迷、死亡。据报道，急性白血病死于出血者占 62.24%，其中颅内出血占 87%。大量白血病细胞在血管中淤滞及浸润、血小板减少、凝血异常及感染是出血的主要原因。

2. 白血病细胞增殖浸润的表现　白血病细胞可浸润全身各器官和组织。常出现淋巴结和肝脾轻中度增大，巨脾主要见于 CML 急性变。骨骼和关节疼痛、胸骨下端局部压痛，发生骨髓坏死时可引起骨骼剧痛。其他部位，如肺、心、消化、泌尿生殖系统等均可受累。部分 AML 伴粒细胞肉瘤或称绿色瘤（chloroma），常累及骨膜，以眼眶部位最常见，引起眼球突出、复视或失明。M_4 和 M_5 型白血病细胞浸润使牙龈增生，皮肤可出现蓝灰色斑丘疹，局部皮肤隆起、变硬呈紫蓝色结节。睾丸和中枢神经系统白血病浸润在老年患者中少见。

四、实验室检查

1. 血象　多数患者白细胞增多，$> 10 \times 10^9/L$ 者称为白细胞增多性白血病，也有正常或减少者，$< 1.0 \times 10^9/L$ 称为白细胞不增多性白血病。血涂片分类可见数量不等的原始和幼稚细胞，但白细胞不增多型病例血片很难找到原始细胞。患者常有不同程度的正常细胞性贫血，少数患者血片红细胞大小不等，可见幼红细胞。约 50% 患者血小板 $< 60 \times 10^9/L$，晚期血小板往往极度减少。老年白血病患者 30% ~ 40% 有类似 MDS 的血细胞形态异常。

2. 骨髓象　FAB 分型将原始细胞 ≥ 骨髓有核细胞（ANC）的 30% 定义为 AL 的诊断标准，WHO 分型则将这一比例降至 ≥ 20%，并提出原始细胞比例 < 20% 但伴有 t（15；17）/ *PML-RARA*，t（8；21）/ *RUNX1-RUNX1T1*，inv（16）或 t（16；16）/ *CBFB-MYH11* 者亦应诊断为 AML。多数 AL 骨髓象有核细胞显著增生，以原始细胞为主；少数 AL 骨髓象增生低下，称为低增生性 AL。但是，约 20% 的老年患者 AML 诊断时表现为三系发育不良或生成障碍。

3. 细胞化学　主要用于协助形态鉴别各类白血病（表 9-3）。

表 9-3　常见急性白血病的细胞化学鉴别

化学标志	急淋白血病	急粒白血病	急单蛋白血病
髓过氧化物酶（MPO）	（-）	分化差的原始细胞（-）~（+） 分化好的原始细胞（+）~（+++）	（-）~（+）
糖原染色（PAS）	（+）成块或粗颗粒状	（-）或（+）弥漫性淡红色或细颗粒状	（-）或（+），弥漫性淡红色或细颗粒状
非特异性酯酶（NSE）	（-）	（-）~（+）NaF 抑制 < 50%	（+），NaF 抑制 ≥ 50%

4. 免疫学检查　根据白血病细胞表达的系列相关抗原确定其来源。造血干/祖细胞表达 CD34，APL 细胞通常表达 CD13、CD33 和 CD117，不表达 HLA-DR 和 CD34，还表达 CD9。急性混合细胞白血病包括急性双表型（同时表达髓系和淋系抗原）和双克隆（两群来源于各自干细胞的白血病细胞分别表达髓系和淋系抗原）白血病，其髓系和一个淋系积分均 > 2。

5. 细胞遗传学和分子生物学检查　急性白血病常伴有特异的染色体和基因改变，遗传学检查不仅可以明确诊断，而且对治疗和预后都有重要意义。老年髓系白血病有不良预后核型的发生率明显高于年轻人。例如，99% 的 APL 有 t（15；17）（q22；q12），该易位使 15 号染色体上的 *PML*（早幼粒白血病基因）与 17 号染色体上 *RARA*（维甲酸受体基因）形成

PML - RARA 融合基因。这是 APL 发病及用全反式维甲酸及砷剂治疗有效的分子基础。

6.血液生化检查　血清尿酸浓度增高，特别在化疗期间。尿酸排泄量增加，甚至出现尿酸结晶。患者发生 DIC 时可出现凝血异常。血清乳酸脱氢酶（LDH）可增高。

五、诊断和鉴别诊断

根据患者临床表现、血象和骨髓象特点，AL 诊断不难。FAB 急性白血病的标准：骨髓有核红细胞占全部有核细胞（ANC）的 50% 以下，原始细胞 ≥ 30%，可诊断为急性白血病；如骨髓有核红细胞 ≥ 50%，原始细胞占非红系有核细胞（NEC）的比例 ≥ 30%，可诊断为急性红白血病（M_6 型）。但因白血病细胞 MICM 特征的不同，治疗方案及预后亦随之改变，故初诊患者应尽力获得全面 MICM 资料，以便评价预后，指导治疗，并排除以下疾病。

1. MDS　临床表现为贫血、出血、感染、肝脾大。MDS 的 RAEB 型除病态造血外，外周血中有原始和幼稚细胞，全血细胞减少和染色体异常，但骨髓中原始细胞小于 20%。

2.传染性单核细胞增多症　血象出现异形淋巴细胞，但形态与原始细胞不同，血清嗜异性抗体效价逐步上升，病程短，可自愈。

3.急性粒细胞缺乏症恢复期　药物或某些感染引起的粒细胞缺乏症恢复期，骨髓原、幼粒细胞增多。但该症多有明确病因，血小板正常，原、幼粒细胞中无 Auer 小体及染色体异常。短期内骨髓粒细胞成熟恢复正常。

4.巨幼细胞贫血　巨幼细胞贫血有时可与红白血病混淆，但前者骨髓原始细胞不增多，幼红细胞 PAS 反应常为阴性，予以叶酸、Vit B_{12} 治疗有效。

5.再生障碍性贫血　老年急性白血病低增生型较常见，外周血中白细胞数常减少，幼稚细胞出现率低，常易误诊为再障。但 AML 骨髓中原始细胞比值高，可以鉴别。

六、治疗

根据患者的 MICM 结果及临床特点进行预后危险分层，按照患者意愿、经济能力，选择并设计最佳、完整、系统的治疗方案。考虑到治疗需要和减少患者反复穿刺的痛苦，建议留置深静脉导管。适合行异基因造血干细胞移植（allo - HSCT）者应抽血做 HLA 配型。

1.一般治疗

（1）紧急处理高白细胞血症：当患者循环血中白细胞数 > $100 \times 10^9/L$ 时可产生白细胞淤滞症（leukostasis），表现为呼吸困难、低氧血症、反应迟钝、言语不清、颅内出血等。病理学显示白血病血栓栓塞与出血并存，不仅增加患者早期死亡率，也增加髓外白血病的发病率和复发率。应紧急使用血细胞分离机，单采清除过高的白细胞（APL 不推荐），同时水化和化疗。根据白血病类型制定化疗方案，或先化疗前短期预处理：ALL 用地塞米松 $10 \, mg/m^2$，静脉注射；AML 用羟基脲 $1.5 \sim 2.5 \, g/6 \, h$（总量每日 $10 \, g$）约 36 小时，然后联合化疗。同时要预防白血病细胞溶解诱发的高尿酸血症、酸中毒、电解质紊乱、凝血异常等并发症。

（2）防治感染：白血病常伴有粒细胞减少或缺乏，特别是化疗、放疗后粒细胞缺乏将持续相当长时间，患者宜住层流病房或消毒隔离病房。G-CSF可缩短粒细胞缺乏期，用于ALL，老年、强化疗或伴感染的AML。发热应做细菌培养和药敏试验，并行经验性抗生素治疗。

（3）成分输血：严重贫血可吸氧、输浓缩红细胞，维持Hb＞80 g/L。血小板计数过低易引起出血，需输注单采血小板悬液。输血时可采用白细胞滤器去除成分血中的白细胞，以防止异体免疫反应所致无效输注和发热反应。为预防输血相关移植物抗宿主病（TA-GVHD），输血前应将含细胞成分的血液辐照25～30 Gy，以灭活其中的淋巴细胞。

（4）防治高尿酸血症肾病：鼓励患者多饮水，最好24小时持续静脉补液，使每小时尿量＞150 mL/m^{2}并保持碱性尿。化疗同时给予别嘌醇100 mg，每日3次。注意少数患者对别嘌醇会出现严重皮肤过敏。当患者出现少尿、无尿、肾功能不全时，按急性肾衰竭处理。

（5）营养支持：白血病系严重消耗性疾病，特别是化疗、放疗引起患者消化道黏膜炎及功能紊乱，应注意维持水、电解质平衡。给予优质蛋白、充足热量，必要时经静脉补充营养。

2.抗白血病治疗　急性白血病的治疗分为诱导缓解和缓解后治疗两个阶段。

（1）诱导缓解治疗：目的是迅速杀灭体内白血病细胞，恢复正常的造血功能，达到完全缓解（complete remission，CR）：即白血病的症状和体征消失，外周血无原始细胞，无髓外白血病；骨髓三系造血恢复，原始细胞＜5%；外周血中性粒细胞＞1.0×10^9/L，血小板≥100×10^9/L。理想的CR为初诊时免疫学、细胞遗传学和分子生物学异常标志均消失。

主要方案是联合化疗。早期、足量、联合、间歇、个体化用药是化疗的基本原则。近年来，由于强化治疗、HSCT和支持治疗，60岁以下AML患者的预后有很大改善，30%～50%的AML（非APL）患者可望长期生存。对大多数60岁以上的患者化疗需减量用药，以降低治疗相关死亡率。少数体质好、支持条件佳者可采用类似年轻患者的方案治疗。对70岁以下，一般情况良好，无不良细胞遗传学的老年原发AML的低危组患者，应给予标准化疗并辅以造血生长因子，加快粒细胞缺乏的恢复，然后接受标准或减量的巩固强化治疗。对于高危组患者最好给予支持治疗，疾病进展时给予姑息化疗。这组患者包括80岁以上，一般情况WHO评分＞3分，心血管疾病需特别治疗或心功能损害（左室射血分数＜50%），合并肾或肝病者。有HLA相合同胞供体者可行减低剂量预处理的allo-HSCT。由MDS转化而来、继发于某些理化因素、耐药、重要器官功能不全、不良核型及基因突变携带者，更应强调个体化治疗，如采用表观遗传学调控药物治疗或支持治疗等。

AML（非APL）：采用蒽环类药物联合标准剂量阿糖胞苷（Ara-C）即3+7方案化疗，最常用的是IA方案（I即去甲氧柔红霉素，IDA）和DA方案（D即柔红霉素，DNR），60岁以下患者的总CR率为50%～80%。在较好支持治疗下，IDA 12 mg/（m^2·d）的IA方案与DNR 60～90 mg/（m^2·d）的DA方案均获较高的CR率。国内以高三尖杉酯碱（HHT）替代IDA或DNR组成HA方案，诱导治疗AML的CR率为60%～65%。HA与DNR、阿柔比星（Acla）等蒽环类药物联合组成HAD、HAA等方案，可进一步提高CR率。剂量增加的诱导化疗能提高 1 疗程 CR 率和缓解质量，但治疗相关毒性亦随之增加。

APL：采用全反式维甲酸（ATRA）+ 蒽环类药物。ATRA 作用于 RARA 可诱导带有 PML-RARA 的 APL 细胞分化成熟，剂量为 20 ~ 45 mg/（$m^2 \cdot d$）。砷剂作用于 PML，小剂量能诱导 APL 细胞分化，大剂量能诱导其凋亡。ATRA + 蒽环类的基础上加用砷剂（如三氧化二砷，ATO）能缩短达 CR 率的时间。低/中危组和不能耐受蒽环类药物者采用 ATRA + ATO 双诱导治疗。治疗过程中需警惕出现分化综合征（differential syndrome），初诊时白细胞计数较高和治疗后迅速上升者易发生，可能与细胞因子大量释放和黏附分子表达增加有关。

（2）缓解后治疗：主要方法为化疗和造血干细胞移植。诱导缓解后，体内的白血病细胞由发病时的 10×10^{10}/L ~ 10×10^{11}/L 降至 10×10^8/L ~ 10×10^9/L，这些残留的白血病细胞称为微小残留病灶（MRD），MRD 水平可预测复发，须定期监测。MRD 持续阴性的患者有望获长期无病生存（DFS）甚至治愈（DFS 持续 10 年以上）。

1）造血干细胞移植：预后不良组首选 allo-HSCT；预后良好组（非 APL）首选大剂量 Ara-C 为基础的化疗，复发后再行 allo-HSCT；预后中等组，配型相合的 allo-HSCT 和大剂量 Ara-C 为主的化疗均可采用。无法行 allo-HSCT 的预后不良组、部分预后良好组及预后中等组患者均可考虑行自体造血干细胞移植（auto-HSCT）。对少数 70 岁以下，身体状况较好者，可选择 auto-HSCT，个别患者可应用非骨髓根除性干细胞移植。无法进行危险度分组者参照预后中等组治疗，若初诊时白细胞 ≥ 100×10^9/L，则按预后不良组治疗。

2）化疗：因年龄、并发症等原因无法采用上述治疗者，也可用常规剂量的不同药物组成化疗方案轮换巩固维持，但仅 10% ~ 15% 的患者能长期生存。AML 缓解后治疗以前主张巩固、维持治疗 2 ~ 3 年。但多数老年患者不适合大剂量 Ara-C 为主的方案早期强化治疗，而适合骨髓抑制较轻的缓和化疗方案或小剂量联合化疗维持治疗。

（3）复发和难治 AML 治疗：可选用①无交叉耐药的新药组成联合化疗方案；②中、大剂量 Ara-C 组成的联合方案；③ HSCT；④临床试验，如耐药逆转剂、新靶向药物（如 *FLT3* 抑制剂等）、生物治疗等。再诱导达 CR 后应尽快行 allo-HSCT。复发的 APL 选用 ATO ± ATRA 再诱导，CR 后融合基因转阴者行 auto-HSCT 或砷剂（不适合移植者）巩固治疗，融合基因仍阳性者考虑 allo-HSCT 或临床试验。

七、预后

AL 若不经特殊治疗，平均生存期仅 3 个月左右。经过现代治疗，不少患者可长期存活。APL 若能避免早期死亡则预后良好。高白细胞的 AL 预后不良。继发性 AL 复发、多药耐药、需多疗程化疗方能缓解及合并髓外白血病的 AL 预后较差。老年白血病常有 MDS 病史；白血病细胞为较早的造血干细胞，增殖力低；不良预后的染色体异常多见；多药耐药基因高表达；以及常有心肺、肝肾功能异常等，治疗更为困难，预后较差。

第五节　多发性骨髓瘤

多发性骨髓瘤（multiple myeloma，MM）系恶性浆细胞在骨髓中增殖失控，绝大部分病例存在单克隆免疫球蛋白或其片段（M蛋白）的分泌，导致相关器官或组织损伤。常见临床表现为骨痛、贫血、肾功能损害、血钙增高和感染等。本病在国外发病率为2.6～3.3/10万人口，确诊时平均年龄为62岁，并随增龄发病率升高，75岁时发病率高达25/10万人口。男性多于女性，目前仍无法治愈。

MM病因不明。遗传、电离辐射、化学物质、病毒感染、抗原刺激等可能与骨髓瘤的发病有关。目前研究显示，MM是一种由复杂的基因组改变和表观遗传学异常所驱动的恶性肿瘤。遗传学的不稳定性是其主要特征，表现为明显多变的染色体异常核型，同时骨髓瘤细胞与骨髓微环境的相互作用共同促进了骨髓瘤细胞增殖和耐药的发生。

一、临床表现

MM起病徐缓，早期无明显症状，容易被误诊。临床表现多样，主要有贫血、骨痛、肾功能不全、感染、出血、神经症状、高钙血症、淀粉样变等。

1.骨骼损害　骨髓瘤细胞分泌破骨细胞活性因子而激活破骨细胞，使骨质溶解、破坏，骨骼疼痛是最常见的症状，多为腰骶、胸骨、肋骨疼痛，引起多处发生病理性骨折。

2.贫血　MM贫血较常见，常为首发症状，早期贫血轻，后期贫血严重。贫血的发生主要为红细胞生成减少所致，与骨髓瘤细胞浸润抑制造血、肾功能不全等有关。

3.出血　晚期可出现血小板减少，凝血功能障碍，引起出血症状。鼻出血、牙龈出血、皮肤黏膜出血较多见，严重者可见内脏出血和颅内出血。

4.肾功能损害　50%～70%患者尿检有蛋白、红细胞、白细胞、管型，出现慢性肾衰竭、高磷酸血症、高钙血症、高尿酸血症，可形成尿酸结石。

5.感染　MM多见细菌感染，亦可见真菌、病毒感染，最常见为细菌性肺炎、尿路感染、败血症，病毒性带状疱疹也容易发生，尤其是治疗后免疫低下的患者。

6.高钙血症　表现为食欲缺乏、呕吐、乏力、意识模糊、多尿或便秘。主要是由广泛溶骨性改变和肾功能不全所致。

7.高黏滞综合征　血清M蛋白增多使血液黏滞性过高，血流缓慢、组织淤血和缺血。表现为头晕、眩晕、眼花、耳鸣、手指麻木、视力障碍、充血性心衰、意识障碍，甚至昏迷。

8.淀粉样变性　常见舌体、腮腺肿大、心肌肥厚、心脏扩大，腹泻或便秘，皮肤苔藓样变，外周神经病变及肝、肾功能损害等，心肌淀粉样变性严重时可猝死。

9.包块或浆细胞瘤　有的患者可以出现包块，包块直径几厘米至几十厘米不等，可以是骨性包块或软组织包块，包块病理检查多为浆细胞瘤。一般认为预后不良，生存期短。

10. 神经系统症状　神经系统髓外浆细胞瘤可出现肢体瘫痪、嗜睡、昏迷、复视、失明、视力减退。脊髓压迫是较为严重的神经受损表现。

11. 髓外浸润　因骨髓瘤细胞的局部浸润和淀粉样变性所致，肝、脾大，颈部淋巴结肿大，骨髓瘤肾。器官肿大或者异常肿物需要考虑髓外浆细胞瘤或者淀粉样变。

二、辅助检查

1. 血象　正细胞性贫血。10%~15% 的患者初次就诊时有白细胞和（或）血小板减少，随着病情进展此类患者逐渐增多。血涂片红细胞形成缗钱状，血沉明显加快。

2. 骨髓象　浆细胞占 10%~95%。浆细胞异常增生，并伴有质的改变。骨髓瘤细胞大小形态不一，成堆出现，核内可见核仁 1~4 个，并可见双核或多核浆细胞。

3. 血清异常蛋白　出现 M 蛋白。血清和尿免疫电泳分析，可分为 IgG、IgA、IgD、IgE、κ 和 λ 轻链型。M 蛋白不分泌型罕见。

4. 其他　血钙升高，肾功能减退时血磷也可升高。血 β_2 微球蛋白升高。高尿酸血症。绝大多数患者有蛋白尿，但约有 45% 的患者尿中出现本周蛋白。血尿素氮和肌酐常升高。

5. 细胞遗传学　荧光原位杂交（FISH）可发现 90% 以上 MM 患者存在细胞遗传学异常。现已明确一些与预后有关的染色体改变，如 del（13）、亚二倍体、t（4；14）等提示预后差。

6. X 线检查　典型为圆形、边缘清楚如凿孔样的多个大小不等的溶骨性损害。常见于颅骨、骨盆、脊椎、股骨、肱骨等，骨质疏松和病理性骨折，约 15% 的患者 X 线检查为阴性。

三、诊断

1. 诊断标准

（1）有症状（活动性）多发性骨髓瘤诊断标准（表 9-4）：需满足第 1 条及第 2 条，加第 3 条中任何 1 项。

表 9-4　活动性（有症状）多发性骨髓瘤诊断标准

1. 骨髓单克隆浆细胞比例 ≥ 10% 和（或）组织活检证明有浆细胞瘤
2. 血清和（或）尿出现单克隆 M 蛋白
3. 骨髓瘤引起的相关表现
（1）靶器官损害表现（CRAB）
　1）[C] 校正血清钙 > 2.75 mmol//L [a]
　2）[R] 肾功能损害（肌酐清除率 < 40 mL/min 或肌酐 > 177 μmol/L）
　3）[A] 贫血（血红蛋白低于正常下限 20 g/L 或 < 100 g/L）
　4）[B] 溶骨性破坏，影像学检查（X 线片、CT、PET/CT）显示 1 处或多处溶骨性病变
（2）无靶器官损害表现，但出现以下 1 项或多项指标异常（SLiM）
　1）[S] 骨髓单克隆浆细胞比例 ≥ 60%
　2）[Li] 受累/非受累血清游离轻链比 ≥ 100
　3）[M] MRI 检查出现 > 1 处 5 mm 以上局灶性骨质破坏

注：[a] 校正血清钙（mmol/L）=血清总钙（mmol/L）- 0.025 × 血清白蛋白浓度（g/L）+1.0（mmol/L）。

（2）无症状性多发性骨髓瘤诊断标准：需满足以下第③条，加第①条和（或）第②条：①血清单克隆M蛋白≥30 g/L或24 h尿轻链>0.5 g；②骨髓单克隆浆细胞比例为10%~60%；③无相关器官及组织的损害（无SLiM、CRAB等终末器官损害表现及淀粉样变性）。

2.分性和分期　根据异常增殖的免疫球蛋白类型分为IgG、IgA、IgD、IgM、IgE、轻链型、双克隆型及不分泌型，每一种又根据轻链类型分为κ型和λ型。按照传统的Durie-Salmon（DS）分期体系和国际分期体系（ISS）及修订的国际分期体系（R-ISS）进行分期。

四、鉴别诊断

MM需与下列疾病鉴别。

1.反应性浆细胞增多症　由慢性炎症、伤寒、红斑狼疮、肝硬化、转移癌等引起。浆细胞不超过15%且无形态异常，免疫表型为$CD38^+$、$CD56^-$且不伴M蛋白，IgH基因重排阴性。

2.意义未明的单克隆免疫球蛋白病（MGUS）　血清和（或）尿液中出现M蛋白，骨髓中单克隆浆细胞增多但未达到MM诊断标准，且无组织、器官损伤的证据。

3.华氏巨球蛋白血症（WM）　血清和（或）尿有单克隆IgM，骨髓或其他组织有淋巴样浆细胞浸润。FISH无t（11；14）等IgH易位，分子生物学检测常有 *MYD88 L265P* 突变。

4.AL型淀粉样变性　又称原发性系统性轻链型淀粉样变性，是单克隆轻链变性、沉积造成的组织和器官的损伤，活检组织刚果红染色阳性。

5.引起骨痛和骨质破坏的疾病　如骨转移癌、骨质疏松症、肾小管酸中毒及甲状旁腺功能亢进症等，因成骨过程活跃，常伴血清碱性磷酸酶升高。原发病变有助于鉴别。

五、治疗和预后

1.治疗　有症状的MM采用系统治疗，包括诱导、巩固治疗（含干细胞移植）及维持治疗，无症状骨髓瘤暂不推荐治疗。适合自体移植的患者，诱导治疗中避免使用干细胞毒性药物，避免使用烷化剂及亚硝脲类药物。同时对症支持治疗。

（1）诱导治疗：年龄（一般≤65岁）、体能及共存疾病状况决定患者HSCT条件的适合性。移植候选患者诱导治疗不宜长于4~6个疗程，以免损伤造血干细胞并影响其动员采集。常用M_2方案：环磷酰胺10 mg/kg静脉注射，第1天；苯丙酸氮芥0.1 mg/kg，口服，第1~7天；卡莫司汀0.5~1.0 mg/kg，静脉注射，第1天；泼尼松1 mg/kg，口服，第1~14天；长春新碱0.03 mg/kg，静脉注射，第21天。每4~6周重复1次。

（2）auto-HSCT：肾功能不全和老年并非移植禁忌证。早期移植者无事件生存期更长。

（3）巩固治疗：为进一步提高疗效及反应深度，以强化疾病控制，对于诱导治疗或auto-HSCT后获最大疗效的患者，可采用原诱导方案短期巩固治疗2~4个疗程。

（4）维持治疗：可选用硼替佐米、来那度胺、沙利度胺单药或联合糖皮质激素。

（5）allo-HSCT：年轻、高危、复发难治患者可考虑allo-HSCT。

2.预后　MM自然病程具有高度异质性，生存期差别较大，中位生存期3~4年，有些患者可存活 10 年以上。影响预后的因素有年龄、CRP 水平、血清 LDH 水平、骨髓浆细胞浸润程度、肾功能、ISS 及 R－ISS 分期和细胞遗传学异常等。

第六节 紫癜性疾病

紫癜性疾病（purpura diseases）约占出血性疾病总数的 1/3，包括血管性紫癜（vascular purpura）和血小板性紫癜（thrornbocytic purpura）。前者由血管壁结构或功能异常所致，如遗传性出血性毛细血管扩张症、过敏性紫癜、单纯性紫癜、老年性紫癜、感染性紫癜、坏血病等。血小板性紫癜由血小板疾病所致，如血小板减少，包括再生障碍性贫血、白血病、脾功能亢进、免疫性血小板减少症和血栓性血小板减少性紫癜等；血小板功能异常，包括血小板病、血小板无力症、原发性血小板增多症及尿毒症、异常球蛋白血症、阿司匹林和双嘧达莫等引起的继发性血小板功能异常。临床上以皮肤、黏膜出血为主要表现。

原发免疫性血小板减少症（primary immune thrombocytopenia）既往称为特发性血小板减少性紫癜（idiopathic thrombocytopenic purpura，ITP），是复杂的多种机制共同参与的获得性自身免疫性疾病。由于患者对自身血小板抗原免疫失耐受，产生体液免疫和细胞免疫介导的血小板过度破坏与血小板生成受抑制，导致血小板减少，伴或不伴皮肤黏膜出血。本节主要介绍成人 ITP。ITP 发病率为（5～10）/ 10 万人口，男女发病率相近，育龄期女性发病率高于男性，60 岁以上人群的发病率为 60 岁以下人群的 2 倍，且出血风险随年龄增长而增加。

一、病因和发病机制

病因迄今未明，发病机制如下。

1. 血小板过度破坏　系体液免疫和细胞免疫介导的血小板过度破坏。50%～70% 的 ITP 患者血浆和血小板表面可检测到一种或多种抗血小板膜糖蛋白自身抗体。自身抗体致敏的血小板被单核－巨噬细胞系统吞噬破坏。另外，ITP 患者的细胞毒性 T 细胞可直接破坏血小板。

2. 血小板生成减少　系体液免疫和细胞免疫介导的巨核细胞数量和质量异常，血小板生成不足。ITP 患者的自身抗体损伤骨髓巨核细胞或抑制巨核细胞释放血小板，造成血小板生成不足。另外，CD8[+]细胞毒性 T 细胞可通过抑制巨核细胞凋亡，使血小板生成障碍。

二、临床表现

1. 症状　起病隐袭，反复皮肤黏膜出血，如瘀点、紫癜、瘀斑及外伤后止血不易等，鼻出血、牙龈出血、月经过多亦很常见。严重内脏出血少见。病情可因感染等而骤然加重，出现广泛、严重的皮肤黏膜和内脏出血。部分患者仅有血小板减少而无出血症状。另一常见临床症状是乏力，部分患者有明显的乏力症状。出血过多或长期月经过多可出现失血性贫血。

2.体征　皮肤紫癜或瘀斑，以四肢远侧端多见，黏膜出血以鼻出血、牙龈出血或口腔黏膜血泡多见。一般无肝、脾、淋巴结增大。病情反复发作的患者不足3%，脾脏可轻度增大。

三、辅助检查

1.血常规检查　血小板计数减少，血小板平均体积偏大。可有程度不等的正常细胞或小细胞低色素性贫血。

2.出血、凝血及血小板功能检查　凝血功能正常，出血时间延长，血块收缩不良，束臂试验阳性。血小板功能一般正常。

3.骨髓象检查　骨髓巨核细胞数量正常或增加，发育成熟障碍，体积变小，胞质内颗粒减少，幼稚巨核细胞增加，产板型巨核细胞显著减少（< 30%）；红系、粒系及单核系正常。

4.血清学检查　血浆血小板生成素（thrombopoietin，TPO）水平正常或轻度升高。约70%的患者抗血小板自身抗体阳性，部分患者可检测到抗心磷脂抗体、抗核抗体。伴自身免疫性溶血性贫血患者抗人球蛋白试验（Coombs试验）可呈阳性，血清胆红素水平升高。

四、诊断和鉴别诊断

1.诊断　①至少2次检查血小板计数减少，血细胞形态无异常；②体检脾脏一般不增大③骨髓检查巨核细胞数正常或增多，有成熟障碍；④排除其他继发性血小板减少症。

2.鉴别诊断　排除假性血小板减少症及继发性血小板减少症，如再生障碍性贫血、脾功能亢进、MDS、白血病、系统性红斑狼疮、药物性免疫性血小板减少症等。

五、分型与分期

1.新诊断的ITP　确诊后3个月以内的ITP患者。

2.持续性ITP　确诊后12个月血小板持续减少的ITP患者。

3.慢性ITP　血小板减少持续超过12个月的ITP患者。

4.重症ITP　血小板 $< 10 \times 10^9/L$，且就诊时存在需要治疗的出血症状或常规治疗中发生新出血症状，需要采用其他升高血小板药物治疗或增加现有治疗的药物剂量。

5.难治性ITP　满足以下3个条件：①脾切除后无效或者复发；②仍需要治疗以降低出血的危险；③除外其他原因引起的血小板减少症，确诊为ITP。

六、治疗

目前尚无根治的方法，治疗目的是使患者血小板计数提高到安全水平，降低病死率。

1.一般治疗　出血严重者应注意休息，血小板 $< 20 \times 10^9/L$ 者，应严格卧床，避免外伤。

2.观察随访　如无明显的出血倾向，血小板计数高于 $30 \times 10^9/L$，无手术、创伤，且不从事增加患者出血危险的工作或活动,发生出血的风险较小,一般无须治疗,可观察随访。

3. 新诊断患者的一线治疗

(1)糖皮质激素:一般为首选治疗,近期有效率约 80%。

1)泼尼松(prednison):每日 10 mg/kg,分次或顿服,血小板升至正常或接近正常后,1 个月内尽快减至最小维持量(≤每日 5 mg),在减量过程中血小板计数不能维持者应考虑二线治疗。治疗 4 周仍无反应者,应迅速减量至停用。

2)大剂量地塞米松(HD-DXM):每日口服 40 mg,连续 4 天,不需要减量和维持,无效者可半个月后重复 1 次。治疗过程中注意监测血压、血糖变化,预防感染,保护胃黏膜。

(2)静脉输注丙种球蛋白(gammaglobulin,GG):常规剂量每日 0.4 g/kg,连续 5 天或每日 1.0 g/kg,连续 2 天。主要用于①ITP 的紧急治疗;②不能耐受糖皮质激素治疗的患者;③脾切除术前准备;④妊娠或分娩前。其作用机制与封闭单核-巨噬细胞系统的 Fc 受体、抗体中和及免疫调节有关。IgA 缺乏、糖尿病和肾功能不全者慎用。

4. ITP 的二线治疗 对于一线治疗无效或需要较大剂量糖皮质激素(>每日 15 mg)才能维持的患者,可选择二线治疗药物治疗。

(1)促血小板生成药物:主要用于糖皮质激素治疗无效或难治性 ITP 患者。常用药物包括重组人血小板生成素(rhTPO)、非肽类 TPO 类似物艾曲泊帕(eltrombopag)和 TPO 拟肽罗米司亭(romiplostim)。起效较快,耐受性良好,不良反应轻微,但停药后疗效一般不能维持,需要个体化维持治疗。另外,要注意骨髓纤维化和血栓形成的风险。

(2)抗 CD20 单克隆抗体(利妥昔单抗,rituximab):系人鼠嵌合型抗体,可清除体内 B 淋巴细胞,减少抗血小板抗体的产生。375 mg/m² ,每周 1 次,共 4 次。平均起效时间 4 ~ 6 周。

(3)其他二线药物:因缺乏足够的循证医学证据,需个体化选择用药。

1)免疫抑制药物:①长春碱类:长春新碱(vincristine)1.4 mg/m²(最大剂量 2 mg)或长春地辛(vindesine)4 mg,每周 1 次,共 4 次,缓慢静脉滴注;②环孢素(ciclosporin):主要用于难治性 ITP,常用剂量每日 5 mg/kg,分次口服,维持量每日 50 ~ 100 mg,用药期间应监测肝、肾功能;③其他:如硫唑嘌呤、环磷酰胺、吗替麦考酚酯等。

2)达那唑(danazol):每日 0.4 ~ 0.8 g,分次口服,起效慢,需持续使用 2 ~ 6 个月,与肾上腺糖皮质激素联合可减少后者用量。

(4)脾切除:脾切除前,必须对 ITP 的诊断进行重新评价。只有确诊为 ITP,但常规糖皮质激素治疗 4 ~ 6 周无效,病程迁延 6 个月以上或糖皮质激素虽有效,但维持量大于每日 30 mg 或有糖皮质激素使用禁忌证者,可行脾切除治疗。近期有效率为 70% 左右。无效者对糖皮质激素的需要量亦可减少。术前 2 周应给患者接种多价肺炎双球菌疫苗、流感嗜血杆菌和脑膜炎双球菌二联疫苗。术后每年重复接种肺炎双球菌疫苗,每 5 年接种流感疫苗。

5. 急症处理 适用于伴消化系统、泌尿生殖系统、中枢神经系统或其他部位的活动性出血或需要急诊手术的重症 ITP 患者（血小板计数 < 10 × 10⁹/L）。治疗措施：① 血小板输注，按每次 10 ~ 20 U，根据病情可重复使用（200 mL 循环血中单采所得血小板为 1 U 血小板）；② 静脉输注丙种球蛋白，剂量及用法同上；③ 大剂量甲泼尼龙，静脉滴注每日 1.0 g，3 ~ 5 天为 1 疗程；④ 促血小板生成药物，如 rhTPO、艾曲泊帕和罗米司亭等；⑤ 重组人活化因子Ⅶ（rhFⅦa），应用于出血较重、以上治疗无效者。病情危急者可联合应用以上治疗措施。

第七节　弥散性血管内凝血

弥散性血管内凝血（disseminated intravascular coagulation，DIC）是在许多疾病基础上，致病因素损伤微血管体系，导致凝血系统活化，全身微血管血栓形成，凝血因子大量消耗并继发纤溶亢进，引起以出血和微循环衰竭为特征的临床综合征。

一、病因

1. 严重感染　是诱发 DIC 的主要病因之一。包括细菌感染（如脑膜炎球菌、大肠埃希菌等革兰阴性菌感染，金黄色葡萄球菌等革兰阳性菌感染）、病毒感染（如流行性出血热、重症肝炎等）、立克次体感染（如斑疹伤寒等）、其他感染（如脑型疟疾、组织胞浆菌病等）。

2. 恶性肿瘤　是诱发 DIC 的另一主要病因。近年来有上升趋势，常见者如急性早幼粒细胞白血病、淋巴瘤、前列腺癌、胰腺癌和其他实体瘤等。

3. 病理产科　见于羊水栓塞、感染性流产、死胎滞留、重度妊娠高血压综合征、子宫破裂、胎盘早剥、前置胎盘等。

4. 手术和创伤　富含组织因子（tissue factor，TF）的器官如脑、前列腺、胰腺、子宫和胎盘等，可因手术和创伤等释 TF 诱发 DIC。严重烧伤、挤压伤和骨折等，也易引起 DIC。

5. 严重中毒或免疫反应　毒蛇咬伤、输血反应、移植排斥等也易致 DIC。

6. 其他　如恶性高血压、巨大血管瘤、急性胰腺炎、重症肝炎、溶血性贫血、急进性肾炎、糖尿病酮症酸中毒、系统性红斑狼疮和中暑等。

7. 发病机制　①组织损伤：感染、肿瘤溶解、严重或广泛创伤和大型手术等因素导致 TF 或 TF 类物质释放入血，激活外源性凝血系统。蛇毒等外源性物质亦可激活此途径，或直接激活 FX 和凝血酶原。②血管内皮损伤：感染、炎症及变态反应和缺氧等引起血管内皮损伤，导致 TF 释放进而启动凝血系统。③血小板活化：各种炎症反应、药物和缺氧等，可诱发血小板聚集及释放反应，通过多种途径激活凝血系统。④纤溶系统激活：上述致病因素亦可同时通过直接或间接方式激活纤溶系统，导致凝血-纤溶平衡进一步失调。

由炎症等导致的单核细胞、血管内皮 TF 过度表达和释放，某些病态细胞（如恶性肿瘤细胞）及受损伤组织的 TF 异常表达和释放，是 DIC 最重要的始动机制。凝血酶与纤溶酶的形成是 DIC 发生过程中导致血管内微血栓、凝血因子减少和纤溶亢进的两个关键机制。

二、病理和病理生理

1.微血栓形成　是 DIC 的基本和特异性病理变化。发生部位广泛，多见于肺、肾、脑、肝、心、肾上腺、胃肠道及皮肤、黏膜等部位。主要为纤维蛋白血栓及纤维蛋白-血小板血栓。

2.凝血功能异常　①高凝状态：为 DIC 的早期改变；②消耗性低凝状态：出血倾向，凝血酶原时间（prothrombin time，PT）显著延长，血小板及多种凝血因子水平低。此期持续时间较长，常构成 DIC 的主要临床特点及实验检测异常；③继发性纤溶亢进状态：多出现在 DIC 后期，但亦可在凝血系统激活的同时出现，甚至成为某些 DIC 的主要病理过程。

3.微循环障碍　毛细血管微血栓形成、血容量减少、血管舒缩功能失调、心功能受损等因素造成微循环障碍（microcirculatory disturbance）。

三、临床表现

临床表现因原发病、DIC 类型、分期不同而有较大差异。

1.出血倾向　特点为自发性、多发性出血，部位可遍及全身，多见于皮肤、黏膜、伤口及穿刺部位；其次为某些内脏出血，严重者可发生颅内出血。

2.休克或微循环衰竭　一过性或持续性血压下降，早期即出现肾、肺、脑等器官功能不全，表现为肢体湿冷、少尿、呼吸困难、发绀和神志改变等。休克程度与出血量常不成比例。顽固性休克是 DIC 病情严重、预后不良的征兆。

3.微血管栓塞　可发生在浅层的皮肤、消化道黏膜的微血管，但临床上较少出现局部坏死和溃疡。临床上更常见的是由于深部器官微血管栓塞导致的器官衰竭，可表现为顽固性的休克、呼吸衰竭、意识障碍、颅内高压和肾衰竭等。

4.微血管病性溶血　进行性贫血，贫血程度与出血量不成比例，偶见皮肤、巩膜黄染。

5.原发病临床表现　原发病的症状、体征。

四、诊断与鉴别诊断

1.国内诊断标准（2012 版）

（1）临床表现

1）存在易引起 DIC 疾病。

2）有下列 1 项以上临床表现：①多发性出血倾向；②不易用原发病解释的微循环衰竭或休克；③多发性微血管栓塞的症状、体征，如皮肤、皮下、黏膜栓塞性坏死，早期出现的肺、肾和脑等脏器衰竭。

（2）实验室检查指标：同时有下列 3 项以上异常：①血小板 $< 100 \times 10^9/L$ 或进行性下降，肝病、白血病患者血小板 $< 50 \times 10^9/L$；②血浆纤维蛋白原含量 $< 1.5\,g/L$ 或进行性下降，或 $> 4\,g/L$，白血病及其他恶性肿瘤 $< 1.8\,g/L$，肝病 $< 1.0\,g/L$；③血浆鱼精蛋白副凝试验（3P 试验）阳性或血浆纤维蛋白降解物（FDP）$> 20\,mg/L$，肝病、白血病患者的 FDP

> 60 mg/L，或 D-二聚体（D-dimers，DD）水平升高或阳性；④PT 缩短或延长 3 秒以上，肝病、白血病延长 5 秒以上，或活化部分凝血活酶时间（APTT）缩短或延长 10 秒以上。

2. 中国 DIC 诊断积分系统（CDSS） 2014 年，中华医学会血液学分会血栓与止血学组通过多中心、大样本的回顾性与前瞻性研究，建立了中国 DIC 诊断积分系统（Chinese DIC scoring system，CDSS）。该系统突出了基础疾病和临床表现的重要性，强化动态监测原则，简单易行，易于推广，使得有关 DIC 诊断标准更加符合我国国情。

3. 鉴别诊断 主要与重症肝炎、血栓性血小板减少性紫癜、原发性纤维蛋白溶解亢进症等进行鉴别。根据原发病症状、体征和凝血、纤溶等指标的不同，不难鉴别。

五、治疗

1. 治疗基础疾病和消除诱因 如控制感染，治疗肿瘤、病理产科和外伤；纠正缺氧、缺血和酸中毒等，是终止 DIC 病理过程的最关键和最根本的治疗措施。

2. 抗凝治疗 抗凝治疗是终止 DIC 病理过程、减轻器官损伤、重建凝血-抗凝平衡的重要措施。一般认为，DIC 抗凝治疗应在处理基础疾病的前提下，与凝血因子补充同步进行。临床上常用的抗凝药物为肝素（heparin），主要包括普通肝素和低分子量肝素（LMWH）。

（1）使用方法：①普通肝素，急性 DIC，每日 10 000 ~ 30 000 U，一般每日 12 500 U 左右，每 6 小时用量不超过 5000 U，静脉滴注，根据病情可连续使用 3 ~ 5 天。②LMWH，与肝素钠相比，抑制 FXa 作用较强，较少依赖抗凝血酶-Ⅲ（AT-Ⅲ），较少引起血小板减少和出血并发症，半衰期较长。生物利用度较高。常用 75 ~ 150 IU AXa（抗活化因子X国际单位）/（kg·d），1 次或分 2 次皮下注射，连用 3 ~ 5 天。

（2）适应证：DIC 早期（高凝期）；血小板及凝血因子进行性下降，微血管栓塞表现（如器官功能衰竭）明显；消耗性低凝期但短期内不能去除病因，在补充凝血因子情况下使用。

（3）禁忌证：手术后或损伤创面未经良好止血者；近期有大咯血或有大出血的活动性消化性溃疡；蛇毒所致 DIC；DIC 晚期，患者有多种凝血因子缺乏及明显纤溶亢进。

（4）监测：普通肝素常用 APTT 作为血液学监测指标，肝素治疗使其延长为正常值的 1.5 ~ 2.0 倍时即为合适剂量。普通肝素过量可用鱼精蛋白中和，鱼精蛋白 1 mg 可中和肝素 1000 U。低分子量肝素常规剂量下无须严格监测血液学指标。

3. 替代治疗 适用于有明显血小板或凝血因子减少证据，已进行病因及抗凝治疗，DIC 未能得到良好控制，有明显出血者。

（1）新鲜冷冻血浆等血液制品：每次 10 ~ 15 mL/kg。

（2）血小板悬液：未出血的患者血小板计数低于 $20 \times 10^9/L$，或者存在活动性出血且血小板计数低于 $50 \times 10^9/L$ 的 DIC 患者，需紧急输入血小板悬液。

（3）纤维蛋白原：首次剂量 2.0 ~ 4.0 g，静脉滴注，24 小时内给予 8 ~ 12 g，可使血浆纤维蛋白原升至 1 g/L。由于纤维蛋白原半衰期较长，一般每 3 天用药 1 次。

（4）F Ⅷ及凝血酶原复合物：偶在严重肝病合并 DIC 时考虑应用。

4.纤溶抑制药物　一般不使用，仅适用于 DIC 的基础病因和诱发因素已经去除或控制，并有明显纤溶亢进的临床和实验证据，继发性纤溶亢进已成为迟发性出血主要或唯一原因者。

5.溶栓　DIC 主要形成微血管血栓，并多伴有纤溶亢进，因此原则上不使用溶栓剂。

6.其他　糖皮质激素不作常规应用，但下列情况可予以考虑：基础疾病需糖皮质激素治疗；感染－中毒性休克，并且 DIC 已经有效抗感染治疗；并发肾上腺皮质功能不全者。

（张睿　刘姿杉　任宇倩）

第十章　运动系统疾病

随着人口的老龄化，骨关节和肌肉等运动系统疾病的发生率明显增高，已成为老年人的多发病、常见病。本章主要介绍几种严重危害老年人健康的常见的运动系统慢性疾病。骨质疏松症与雌性激素的减少密切相关，已在内分泌代谢疾病章节论述，此处不再赘述。骨折、肿瘤等外科系统疾病本章也不做介绍。

第一节　类风湿关节炎

类风湿关节炎（rheumatoid arthritis，RA）是一种以侵蚀性、对称性多关节炎为主要临床表现的慢性、全身性自身免疫性疾病。基本病理改变为关节滑膜的慢性炎症、血管翳（pannus）形成，并逐渐出现关节软骨和骨破坏，最终导致关节畸形和功能丧失。早期诊断、早期治疗至关重要。RA 呈全球性分布，是造成人类丧失劳动力和致残的主要原因之一。流行病学资料显示，RA 可发生于任何年龄，80% 发病于 35 ~ 50 岁，女性为男性的 2 ~ 3 倍。我国 RA 的患病率为 0.32% ~ 0.36%。该病起病缓慢，病程迁延，以往预后较差。随着新型的改善病情的抗风湿药（disease modifying antirheumatic drugs，DMARDs）应用和规范化治疗，绝大多数患者病情得以缓解，可维持日常生活能力。

一、病因和发病机制

RA 的确切病因和发病机制尚不十分清楚。在遗传、感染、环境等多因素共同作用下，由自身免疫反应导致的免疫损伤和修复过程，可能是 RA 发生和发展的病理基础。

1. 遗传因素　流调显示，RA 发病与遗传因素密切相关。家系调查显示，RA 现症者的一级亲属患 RA 的概率为 11%。研究发现，人白细胞抗原 – DRB1（human leucocyte antigen – DRB1，*HLA - DRB1*）等位基因突变与 RA 发病相关。

2. 环境因素　目前认为，细菌、支原体和病毒等可能通过被感染激活的 T、B 等淋巴细胞，分泌致炎因子、产生自身抗体而影响 RA 的发病和病情进展，感染因子的某些成分也可通过分子模拟导致自身免疫反应。吸烟能显著增加 RA 发生的风险，且与抗瓜氨酸化蛋白抗体（anti – citrullinated protein antibody，ACPA）阳性的 RA 更相关。但迄今尚未证实有导致本病的直接感染因子。

3. 免疫紊乱　是 RA 主要的发病机制，活化的 CD_4^+ T 细胞和主要组织相容复合体 II（major histocompatibility II，MHC – II）型阳性的抗原呈递细胞（antigen presenting cell，APC）浸润

关节滑膜。关节滑膜组织的某些特殊成分或体内产生的内源性物质也可能作为自身抗原被APC呈递给活化的 CD_4^+ T细胞，启动特异性免疫应答，导致相应的关节炎症状。此外，活化的 B 细胞、巨噬细胞及滑膜成纤维细胞等，作为抗原呈递及自身抗体来源细胞，在 RA 滑膜炎症性病变的发生及演化中发挥了重要作用。

二、病理

1. 滑膜炎（synovitis） 是 RA 的基本病理改变。急性期滑膜表现为渗出和细胞浸润，滑膜下层小血管扩张，内皮细胞肿胀、细胞间隙增大，间质有水肿和中性粒细胞浸润。慢性期滑膜变厚形成许多绒毛样突起，突向关节腔内或侵入到软骨和软骨下的骨质。绒毛又名血管翳，有很强的破坏性，是造成关节破坏、畸形、功能障碍的病理基础。绒毛在显微镜下表现为滑膜细胞层由原来的 1~3 层增生到 5~10 层或更多，其中大部分为具有巨噬细胞样功能的 A 型细胞及成纤维细胞样的 B 型细胞。滑膜下层有大量淋巴细胞浸润，呈弥漫状分布或聚集成结节状，如同淋巴滤泡，其中大部分为 CD_4^+ T 细胞，其次为 B 细胞和浆细胞。另外，尚出现新生血管和大量被激活的成纤维样细胞及随后形成的纤维组织。

2. 血管炎（vasculitis） 可发生在 RA 关节外的任何组织，累及中、小动脉和（或）静脉，血管壁有淋巴细胞浸润、纤维素沉着，内膜增生，导致血管腔狭窄或堵塞。类风湿结节（rheumatoid nodule）是血管炎的一种表现，结节中心为纤维素样坏死组织，周围有上皮样细胞浸润，排列成环状，外覆以肉芽组织，肉芽组织间有大量的淋巴细胞和浆细胞。

三、临床表现

临床表现个体差异大，多为慢性起病，以对称性双手、腕、足等多关节肿痛为首发症状，常伴有晨僵（morning stiffness），可伴有乏力、低热、肌肉酸痛、体重下降等全身症状。少数则急性起病，在数天内出现典型的关节症状。

1. 关节表现

（1）晨僵：系关节部位的僵硬和胶着感。晨起明显，活动后减轻，持续时间超过 1 小时者意义较大。常作为观察本病活动的指标之一，但主观性很强。见于多种关节炎，RA 最突出。

（2）关节痛与压痛：系最早的症状，最常出现的部位为腕、掌指、近端指间关节，其次是足趾、膝、踝、肘、肩等关节。多呈对称性、持续性，时轻时重，疼痛的关节往往伴有压痛，受累关节的皮肤可出现褐色色素沉着。

（3）关节肿胀：多因关节腔积液、滑膜增生和软组织水肿所致。受累的关节均可肿胀，常见的部位与关节痛部位相同，亦多呈对称性。

（4）关节畸形：系晚期表现，关节周围肌肉萎缩、痉挛也加重畸形。最为常见的关节畸形是掌指关节的半脱位、手指向尺侧偏斜和呈"天鹅颈"（swan neck）样及"纽扣花"（boutonniere）样表现及腕和肘关节强直。

（5）特殊关节：①颈椎关节，超过 80% 的患者出现颈椎关节受累，特别是病情长期控制不佳者，表现为颈痛、活动受限，最严重的表现为寰枢椎关节（$C_1 \sim C_2$）半脱位，可导致脊髓受压；②肩、髋关节，其周围有较多肌腱等软组织包围，很难发现关节肿胀，最常见的症状是局部疼痛和活动受限，髋关节往往表现为臀部及下腰部疼痛；③颞颌关节，表现为说话或咀嚼时疼痛加重，严重者有张口受限。

（6）关节功能障碍：美国风湿病学会将因本病影响生活的程度分为4级。Ⅰ级：能照常进行日常生活和各项工作；Ⅱ级，可进行一般的日常生活和某种职业工作，但参与其他项目活动受限；Ⅲ级，可进行一般的日常生活，但参与某种职业工作或其他项目活动受限；Ⅳ级，日常生活的自理和参与工作的能力均受限。

2. 关节外表现

（1）皮肤类风湿结节：系RA较常见的关节外表现，出现率为30%~40%，男性多见，多有长期大量吸烟史，类风湿因子（rheumatoid factor，RF）阳性且病情活动；RF阴性的类风湿结节需要仔细鉴别诊断。类风湿结节可发生于任何部位，但多位于关节隆突部及受压部位的皮下，如前臂伸面、尺骨鹰嘴下方、跟腱滑囊等处。结节大小不一，直径由数毫米至数厘米不等，质硬、无压痛，对称性分布。此外，几乎所有脏器如心、肺、胸膜、眼等均可累及。其存在提示RA病情活动。

（2）类风湿血管炎：通常见于长病程、血清RF阳性且病情活动的RA患者，整体发病率不足1.0%。皮肤表现各异，包括瘀点、紫癜、指（趾）坏疽、梗死、网状青斑，病情严重者可出现下肢深大溃疡，需积极应用免疫抑制剂治疗。

（3）心包炎：多见于RF阳性、有类风湿结节的患者。但只有不足10%的患者出现临床症状，近半数患者可通过超声心动图检查发现。

（4）肺：肺受累很常见，男性多于女性，有时为首发症状。①肺间质病变最常见，约30%，主要表现为活动后气短，肺纤维化。②胸膜炎，约10%，为单侧或双侧少量胸腔积液，偶为大量胸腔积液，胸腔积液呈渗出性，糖含量低。③结节样改变：肺内出现单个或多个类风湿结节表现，结节有时液化，咳出后形成空洞。尘肺患者合并RA出现大量肺结节，称为卡普兰（Caplan）综合征，也称类风湿尘肺。临床和胸部X线表现均类似肺内的类风湿结节，数量多，较大，可突然出现并伴关节症状加剧。

（5）眼：继发干燥综合征所致的眼干燥症最常见，可能合并口干、淋巴结肿大，需结合自身抗体，经口腔科和眼科检查进一步明确诊断。

（6）神经系统：神经受压出现神经系统病变。正中神经在腕关节处受压可出现腕管综合征（carpal tunnel syndrome），胫后神经在踝关节处受压可出现跗管综合征（tarsal tunnel syndrome）。RA继发血管炎可以导致手足或多发性单神经炎，均提示需要更积极的治疗。$C_1 \sim C_2$颈椎受累可出现脊髓病变。

（7）血液系统：正细胞正色素性贫血最为常见，贫血程度与关节的炎症程度相关，炎症得以控制后贫血也得以改善。RA或服用非甾体抗炎药而造成胃肠道长期少量出血，可出现小细胞低色素性贫血。病情活动期常见血小板增多，与疾病活动度相关，病情缓解后下降。RA患者伴有脾大、中性粒细胞减少，甚至有贫血和血小板减少时称为费尔蒂（Felty）

综合征，出现 Felty 综合征时关节炎并非都处于活动期，但关节外表现非常突出，很多患者合并下肢溃疡、色素沉着，皮下结节，关节畸形，以及发热、乏力、食欲减退和体重下降等全身表现。

（8）肾：RA 的血管炎很少累及肾，偶有轻微膜性肾病、肾小球肾炎、肾内小血管炎及肾脏的淀粉样变等报道。

四、辅助检查

1.血液学改变　轻至中度贫血，以正细胞低色素性常见，多与病情活动程度相关。活动期患者血小板计数可升高。白细胞及分类多正常，免疫球蛋白水平升高，血清补体大多正常或者轻度升高，少数伴有血管炎者可出现补体降低。

2.炎症标志物　血沉（ESR）和 C 反应蛋白（CRP）常升高，是反映病情活动度的主要指标，病情缓解时可降至正常。

3.自身抗体

（1）RF：系 RA 患者血清中针对 IgG–Fc 段抗原表位的一类自身抗体，分为 IgM、IgG 和 IgA 型。临床常规检测 IgM 型 RF，阳性率为 75% ~ 80%。但 RF 并非 RA 特异性抗体，其他慢性感染、自身免疫性疾病和 1% ~ 5% 的健康人也可 RF 阳性，RF 阴性也不能排除 RA 诊断。

（2）ACPA：是一类针对含有瓜氨酸化表位自身抗原的抗体统称，包括抗核周因子（APF）抗体、抗角蛋白抗体（AKA）、抗聚丝蛋白抗体（AFA）、抗环状瓜氨酸（CCP）抗体和抗突变型瓜氨酸化波形蛋白（MCV）抗体。其中抗 CCP 抗体敏感性和特异性均很高，阳性率约为 75%，特异性为 93% ~ 98%，亦可在疾病早期出现，与疾病预后相关。但约 15% 的 RA 患者 RF 和 ACPA 均为阴性，称为血清学阴性 RA。

4.关节滑液　正常人关节腔内滑液不超过 3.5 mL。关节炎时滑液增多，呈淡黄色透明、黏稠状，滑液中白细胞明显增多，达 5000 ~ 50 000/μL，约 2/3 为多核白细胞。临床上关节滑液检查可用于证实关节炎症，同时可鉴别感染和晶体性关节炎，如痛风、假性痛风等，但尚不能通过关节滑液检查来确诊 RA。

5.关节影像学检查

（1）X 线检查：双手、腕关节及其他受累关节的 X 线片可用于 RA 诊断、关节病变分期、病变演变的监测。早期可见关节周围软组织肿胀影、关节附近骨质疏松（Ⅰ期）；随病情进展关节间隙变窄（Ⅱ期）；关节面出现虫蚀样改变（Ⅲ期）；晚期可见关节半脱位和关节破坏后的纤维性和骨性强直（Ⅳ）。

（2）关节 MRI：对早期诊断极有意义，可以显示关节软组织病变、滑膜水肿、增生和血管翳形成，以及骨髓水肿等，较 X 线更敏感。

（3）关节超声：高频超声能够清晰显示关节腔、关节滑膜、滑囊、关节腔积液、关节软骨厚度和形态等，反映滑膜增生情况，亦可指导关节穿刺和治疗。

6.关节镜及穿刺活检　关节镜对诊断及治疗均有价值，穿刺活检是一种操作简单、创伤小的检查方法，应用已经日趋成熟。

五、诊断、鉴别诊断和病情判断

1. 诊断　临床诊断主要基于慢性关节炎的症状和体征、实验室检查和影像学检查。

（1）目前普遍采用美国风湿病学会（ACR）1987 年修订的分类标准，符合 7 项条目中至少 4 项或者 4 项以上并除外其他关节炎者可诊断为 RA（第 1 ~ 4 项病程至少持续 6 周），敏感性为 94%，特异性为 89%。但对早期、不典型及非活动期 RA 易漏诊。①晨僵：关节或周围组织晨僵持续至少 1 小时；② ≥ 3 个关节区的关节炎：医生观察到下列 14 个关节区域（两侧的近端指间关节、掌指关节、腕、肘、膝、踝及跖趾关节）中至少 3 个有软组织肿胀或积液（不是单纯骨隆起）；③手关节炎：腕、掌指或近端指间关节区中，至少有一个关节区肿胀；④对称性关节炎：左右两侧关节同时受累（双侧近端指间关节、掌指关节和跖趾关节受累时，不一定绝对对称）；⑤类风湿结节：医生观察到在骨突部位、伸肌表面或关节周围有皮下结节；⑥血清 RF 阳性：任何检测方法证明血清中 RF 水平升高（所用方法在健康人群阳性率 < 5%）；⑦影像学改变：在手和腕的后前位 X 线片有典型的 RA 影像学改变，必须包括骨质侵蚀或受累关节及其邻近部位有明确的骨质脱钙。

（2）2010 年 ACR 和欧洲抗风湿病联盟（EULAR）联合提出了新的 RA 分类标准和评分系统；该标准包括关节受累情况、血清学指标、滑膜炎持续时间和急性时相反应物 4 部分，总得分 6 分以上可确诊 RA。①关节受累情况（0 ~ 5 分）：中大关节 1 个为 0 分、2 ~ 10 个为 1 分，小关节 1 ~ 3 个为 2 分、4 ~ 10 个为 3 分，至少 1 个为小关节且 > 10 个为 5 分；②血清学指标（0 ~ 3 分）：RF 和抗 CCP 抗体均阴性为 0 分，RF 或抗 CCP 抗体低滴度阳性为 2 分，RF 或抗 CCP 抗体高滴度阳性（正常上限 3 倍）为 3 分；③滑膜炎持续时间（0 ~ 1 分）：< 6 周为 0 分，≥ 6 周为 1 分；④急性时相反应物（0 ~ 1 分）：CRP 和 ESR 均正常为 0 分，CRP 或 ESR 异常为 1 分。（注：受累关节指关节肿胀疼痛，小关节包括掌指关节、近端指间关节、第 2 ~ 5 跖趾关节、腕关节，不包括第 1 腕掌关节、第一跖趾关节和远端指间关节；大关节指肩、肘、髋、膝和踝关节。）

2. 鉴别诊断　临床上 RA 需与以下疾病鉴别。

（1）骨关节炎：主要见于中老年人，累及膝、脊柱等负重关节，活动时关节疼痛加重。可有关节肿胀和积液，休息后减轻。手骨关节炎多影响远端指间关节，尤其在远端指间关节出现赫伯登（Heberden）结节和近端指关节出现布夏尔（Bouchard）结节有助于诊断。膝关节有摩擦感，RF、ACPA 阴性。X 线示关节边缘呈唇样增生或骨疣形成，如出现关节间隙狭窄多为非对称性。

（2）强直性脊柱炎：青年男性多见，主要侵犯骶髂和脊柱关节。外周关节受累以非对称性的下肢大关节炎为主，极少累及手关节，X 线检查可见骶髂关节骨质破坏，关节融合等。可有家族史，90% 以上患者 HLA – B27 阳性，RF 阴性。

（3）银屑病关节炎：多于银屑病若干年后发生，部分患者表现为对称性多关节炎，与 RA 相似。本病累及远端指关节处更明显，且表现为该关节的附着端炎和手指炎。同时可有骶髂关节炎和脊柱炎，血清 RF 多阴性，HLA－B27 可为阳性。

（4）系统性红斑狼疮：部分患者以指关节肿痛为首发症状，但本病关节病变一般为非侵蚀性，且有蝶形红斑、脱发、皮疹、蛋白尿等症状，抗核抗体、抗双链 DNA 抗体等阳性。

（5）其他病因的关节炎：关节炎类疾病有多种，结合病史和辅助检查一般不难鉴别。

3. 病情判断　判断 RA 的活动性指标包括疲劳程度、晨僵持续时间、关节疼痛和肿胀的数目和程度及炎性指标（如 ESR、CRP 等）。临床上可采用 DAS28 等标准评判病情活动度。此外，RA 患者就诊时应分析影响其预后的因素，包括病程、躯体功能障碍（如 HAQ 评分）、关节外表现、血清自身抗体是否阳性，早期出现 X 线提示的骨破坏等。

六、治疗

目前，RA 不能根治，最佳治疗方案需要临床医生与患者之间共同协商制定，按照早期、达标、个体化方案治疗原则，密切监测病情，减少致残。治疗主要目标是达到临床缓解或低疾病活动度，临床缓解的定义是没有明显的炎症活动症状和体征。治疗措施包括一般治疗、药物治疗、外科手术治疗等，其中以药物治疗最为重要。

1. 一般治疗　包括患者教育、休息、急性期关节制动、恢复期关节功能锻炼、物理疗法等。卧床休息只适宜于急性期、发热和内脏受累的患者。

2. 药物治疗　常用药物分为五大类，即非甾体抗炎药（NSAIDs）、传统 DMARDs、生物 DMARDs、糖皮质激素（GC）及植物药等。初始治疗必须应用一种 DMARDs。

（1）NSAIDs：具有抗炎、解热、镇痛的作用。起效快，镇痛效果好，但控制病情方面的作用有限，应与 DMARDs 同服。选择药物需注意胃肠道反应等不良反应；避免两种或两种以上 NSAIDs 同时服用；选择性 COX－2 抑制剂可以减少胃肠道不良反应。NSAIDs 可增加心血管事件的发生，因而应谨慎选择药物，并以个体化为原则。

（2）传统 DMARDs：较 NSAIDs 发挥作用慢，需 1～6 个月，镇痛和抗炎作用弱，但可延缓和控制病情进展。RA 一经确诊，应早期使用 DMARDs 药物，药物的选择和应用方案要根据患者病情活动性、严重性和进展而定，视病情可单用也可采用两种或两种以上 DMARDs 药物联用。各 DMARDs 有其不同的作用机制、不良反应，应用时需谨慎监测。

常用药物有五种。①甲氨蝶呤（methotrexate，MTX）：治疗 RA 的首选用药和联合治疗的基本药物。MTX 抑制细胞内二氢叶酸还原酶，抑制嘌呤合成。每周口服 7.5～20 mg，亦可静脉注射或肌内注射，需向患者强调每周 1 次的给药频率。通常 4～6 周起效，疗程至少半年。不良反应有肝损害、胃肠道反应、骨髓抑制和口炎等。用药前 3 个月每 4～6 周查 1 次血常规、肝肾功能，病情稳定后改为每 3 个月监测 1 次，肾功能不全者需减量。②来氟米特（leflunomide，LEF）：主要抑制合成嘧啶的二氢乳清酸脱氢酶，抑制活化的淋巴细胞生长。口服，每日 10～20 mg。不良反应有胃肠道反应、肝损伤、脱发、骨髓抑制和高血压等。有致畸作用，孕妇禁用。③抗疟疾药：包括羟氯喹（hydroxychloroquine），每日0.2～0.4 g，分2次口服。肝、肾相关不良反应较小。用药前和治疗期间需检查眼底，以监测该药可能导致的视网膜损害。④柳氮磺吡啶（sulfasalazine）：每日1～3 g，分2～3次服用，由小剂量开始可减少不良反应，对磺胺过敏者慎用。⑤其他DMARDs：硫唑嘌呤（azathioprine）抑制细胞核酸的合成和功能，每日口服100 mg，病情稳定后改为50 mg维持，服药期间监测血常规及肝肾功能，特别注意粒细胞减少。环孢素（cyclosporine），每日2.5～5.0 mg/kg，分1～2次口服，不良反应为血肌酐和血压上升，服药期间宜严密监测。

（3）生物DMARDs：治疗靶点主要针对细胞因子和细胞表面分子。首次获批治疗RA的靶向药物包括肿瘤坏死因子-α（TNF-α）拮抗剂、白细胞介素（IL-1）拮抗剂、IL-6拮抗剂、CD20单克隆抗体、细胞毒T细胞活化抗原4（cytotoxic T lymphocyte activation antigen-4，CTLA-4）抗体。目前使用最普遍的是TNF-α拮抗剂、IL-6拮抗剂。如最初DMARDs方案治疗未达标，或存在预后不良因素时，应考虑加用生物制剂。为增加疗效和减少不良反应，生物制剂宜与MTX联合应用。主要不良反应包括注射部位反应和输液反应，可能增加感染，尤其是结核感染的风险，有些生物制剂长期使用会增加发生肿瘤的潜在风险。用药前应筛查结核，除外活动性感染和肿瘤。

（4）糖皮质激素（GC）：有强大的抗炎作用，能迅速缓解关节肿痛和全身炎症症状。治疗原则是小剂量、短疗程。必须与DMARDs同时应用，仅作为DMARDs的"桥梁治疗（bridge therapy）"。低至中等剂量GC与DMARDs药物联合应用，在初始治疗阶段对控制病情有益，临床条件允许时应尽快递减GC用量直至停用。有关节外表现，如伴有心、肺、眼和神经系统等器官受累，特别是继发血管炎者，应以中到大量GC治疗。关节腔注射GC可减轻关节炎症状，但过频的关节腔穿刺能增加感染风险，诱发类固醇晶体性关节炎，故关节腔注射GC一年不宜超过3次。GC患者均应补充钙剂和维生素D，避免骨质疏松。常用泼尼松（prednison），开始剂量每日30～40 mg，分3～4次口服，病情缓解后减量至每日10～15 mg维持治疗。

（5）中药或植物药：雷公藤总甙、白芍总苷、青藤碱等，对缓解关节症状有效，但其长期作用尚待证实。雷公藤总甙最为常用，应注意其性腺抑制、骨髓抑制、肝损伤等副作用。

3.外科治疗 人工关节置换术适用于较晚期有畸形并失去功能的关节，滑膜切除术可以使病情得到一定的缓解，但滑膜再次增生时病情又趋复发，所以必须同时应用DMARDs。

七、预后

RA患者的预后与病程长短、病情程度及治疗有关。随着人们对RA的认识逐步加深，传统DMARDs的正确应用和生物DMARDs的不断涌现，RA的预后明显改善，经早期诊断、规范化治疗，80%以上的RA患者能实现病情缓解，只有少数患者最终致残。

第二节 骨关节炎

骨关节炎（osteoarthritis，OA）是一种以关节软骨损害为主，并累及整个关节组织的最常见的关节疾病，最终发生关节软骨退变、纤维化、断裂、溃疡和整个关节面的损害。表现为关节疼痛、僵硬、肥大和活动受限，以往也称为肥大性关节炎、增生性关节炎、退变性关节炎、老年性关节炎、创伤性关节炎和骨关节病等。特点是关节软骨变形，软化逐渐消失，软骨下骨板层骨质硬化，随后出现关节软骨边缘骨赘形成，继发关节滑膜炎，关节囊挛缩，关节间隙狭窄，功能障碍。其中以指关节发病率最高，其次是负重关节。

本病好发于中老年人，是老年人致残的主要原因。随着人口老龄化进程加快和肥胖症的患病率增加，OA 的患病率越来越高。患病率和年龄、性别、民族及地理因素有关，且因骨关节炎的定义、部位不同而各异。黑种人 OA 比白种人多见，中国人髋关节 OA 患病率低于西方人。女性手 OA 多见，高龄男性髋关节受累多于女性。国外报道，超过 44 岁的症状性膝 OA 患病率为 7% ~ 17%，我国尚无大规模流行病学数据。

一、病因、病理和发病机制

1. 病因 主要发病危险因素包括患者年龄，性别，肥胖，遗传易感性，关节结构和力线异常，创伤，长期从事反复使用某些关节的职业或剧烈的文体活动，吸烟及存在其他疾病等。年龄是 OA 最密切相关的危险因素，75 岁以上人群中有 80% 以上受到 OA 的影响。尽管这是一种年龄相关性疾病，但 OA 并不是老化的必然结果。女性 OA 的发生概率是男性的 2 倍，尤其是 50 岁以后女性的患病率显著增加，特别是膝关节 OA。肥胖是 OA 的另一个重要危险因素，而且是可以改变的危险因素。

2. 病理 以关节软骨损害为主，并累及整个关节，包括软骨下骨、滑膜、韧带、关节囊和关节周围肌肉，最终发生关节软骨退变、纤维化、断裂、溃疡和整个关节面损害。

3. 发病机制 OA 是外界多种因素对易感个体作用的结果。生物机械学、生物化学、炎症基因突变和免疫学因素，均参与了 OA 发病过程。这些因素引发级联退行性反应，最终导致 OA。患者出现关节软骨的特征性改变，并影响到所有关节结构和功能。因此，OA 是一组由不同病因和多种因素重叠引发的疾病，是一种异质性疾病，可能存在不同的亚型。

软骨变性是 OA 最初具有特征性和最基本的病理改变。软骨基质内糖蛋白丢失时关节表层的软骨软化，失去正常弹性，继而出现微小裂隙、粗糙、糜烂、溃疡，随病情进展软骨逐渐片状脱落而使软骨层变薄甚至消失，软骨大片脱落致软骨下骨板裸露。镜检可见关节软骨渐进性结构紊乱和变性，软骨细胞减少，基质黏液样变，软骨撕裂或微纤维化，溃疡面可被结缔组织或纤维软骨覆盖及新生血管侵入，最终全层软骨消失。软骨下的骨质出现微小的骨折、坏死，关节面及周围的骨质增生、硬化，关节边缘骨赘（osteophyte）形成；关节近旁骨囊性变形成骨囊肿。滑膜细胞增生、淋巴细胞浸润，但其程度远不如类风湿关节炎明显。严重的骨关节炎的关节囊壁有纤维化，周围肌肉、肌腱受损，造成关节变形等。

二、临床表现

一般起病隐匿，进展缓慢。主要表现为受累关节及其周围疼痛、压痛、僵硬、肿胀、关节骨性肥大和功能障碍。临床表现因受累关节而异，疼痛多发生于活动后，休息可以缓解。随着病情进展，负重时疼痛加重，甚至休息时也可发生疼痛，夜间可痛醒。由于软骨无神经支配，疼痛主要由关节的其他结构如滑膜、骨膜、软骨下骨和关节周围的肌肉韧带等受累引起。晨僵时间较短，一般不超过30分钟。疼痛严重而持续者，常伴发焦虑和抑郁状态。

OA好发于膝、髋、颈椎和腰椎等负重关节及远端指间关节、近端指间关节、第一腕掌关节和第一跖趾关节。跗骨关节、踝关节、肩锁关节、颞下颌关节和肘关节也可累及。

1. 手OA　发病率随增龄而明显增加，老年人几乎100%患病，只是程度不同而已。45岁以下的患者男多于女，45岁以上的患者女多于男。一般为多关节发病，少数为单一关节。以远端指间关节最常累及，也可见于近端指间关节和第一腕掌关节。特征性表现为指间关节伸面内、外侧骨样肿大结节，位于远端指间关节者称为赫伯登（Heberden）结节，近端指关节出现布夏尔（Bouchard）结节，有遗传倾向。近端和远端指间关节水平样弯曲形成蛇样畸形。部分患者出现屈曲或侧偏畸形。拇指腕掌关节内收，掌指关节过伸。第一腕掌关节因骨质增生可出现"方形手"。

2. 膝OA　①损伤：关节内骨折，半月板损伤；②过度负重：由于肥胖或膝关节内、外翻畸形而致关节面过度负重；③感染或炎症引起关节软骨破坏；④软骨下骨坏死，如剥脱性骨软骨炎发生关节内游离体，造成关节软骨面损坏。50岁以上膝关节X线片常有膝OA表现，但并不一定都有症状，有些早期OA患者的膝关节X线片为"正常"表现。

膝OA主动伸屈膝关节时引起髌下摩擦感和疼痛。早期以疼痛和僵硬为主，单侧或双侧交替，多发生于上下楼时。关节胶化（articulargelling）指在晨起或久坐后，初站立时感觉关节不稳定，需站立片刻并缓慢活动一会儿才能迈步。上下楼梯或坐位站起等动作中，骨四头肌收缩即可引起髌骨下疼痛。体格检查可见关节肿胀、压痛、骨摩擦感、膝关节肌肉痉挛及膝内翻畸形，关节骨缘增大等。随着病情进展，可出现行走时失平衡，下蹲、下楼无力，不能持重、活动受限、关节挛曲。由于股四头肌力减弱或因疼痛、关节韧带松弛，部分患者可出现关节失稳定感，活动过程中突然打软或"闪失现象"、关节活动时"绞锁现象"（可因关节内的游离体或漂浮的关节软骨碎片所致）。少数患者关节周围肌肉萎缩，多为失用性。侧方活动检查可见关节韧带松弛体征，单足站立时可观察到膝关节向外或向内侧弯现象。

3. 髋OA　原发型髋OA发病原因不明，患者无遗传缺陷，没有全身代谢和内分泌异常，无先天性畸形等病史；髋关节没有创伤、感染史。多见于50岁以上年长肥胖型患者，男性患病率较高，常为多数关节受伤，主要症状为隐匿发生的疼痛，可放射至臀外、腹股沟、大腿内侧及坐骨神经迷行区域，有时可集中于膝关节附近而忽略真正病变部位。患者主诉为膝关节疼痛或坐骨神经痛，以致忽视了髋关节的病变，易于误诊。一般发展缓慢，预后较好。继发性髋OA是在发病前髋关节有某些病变存在者，常局限于单个关节，病变进展较快，发病年龄较轻，预后较原发型骨关节炎差。两种类型的髋OA到后期临床表现、病理表现都相同。体格检查可见不同程度的活动受限和跛行。

髋关节僵硬感觉出现在清晨起床后或在白天一段时间不活动之后，称为"晨僵"。与其他疾患所造成僵硬的显著不同点是持续时间短，一般不超过15分钟，活动后即缓解；但活动过久疼痛又加重，休息后又减轻。此症被称为OA特有的症状，并有鉴别诊断意义。严重的髋OA出现屈曲，外旋和内收畸形。畸形较重时Thomas征阳性，关节活动幅度减小。

4.足OA 以第一跖趾关节最常见，症状可因穿过紧的鞋而加重，也可累及跗骨关节。部分出现关节红、肿、热、痛，类似痛风的表现，但疼痛程度较轻。可见骨性肥大和足外翻。

5.特殊类型的OA

（1）全身性OA：多见于中年以上女性，典型的表现为累及多个指间关节，有Heberden结节和Bouchard结节，同时累及至少3个部位如膝、髋、脊柱的关节，预后良好。此型OA除上述临床表现外，还与HLA-A1、B8等遗传基因相关。

（2）侵蚀性炎症性OA：主要累及指间关节，有疼痛和压痛，可发生冻胶样囊肿，有明显的炎症表现，放射学检查可见明显的骨侵蚀影像。

（3）弥漫性特发性骨肥厚（diffuse idiopathic skeletal hype ostosis，DISH）：以脊椎边缘骨桥形成和外周关节骨赘形成为特征，多见于老年人，与HLA-B27不相关。

（4）快速进展性OA：多见于髋关节，疼痛剧烈。6个月内关节间隙减少2mm或以上者即可诊断。

三、辅助检查

1.实验室检查 无特异性指标。ESR、CRP大多正常或轻度升高，RF和自身抗体阴性。关节液为黄色，黏度正常，凝固试验阳性，白细胞数低于2×10^6/L，葡萄糖含量很低、低于血糖水平之半。

2.影像学检查 对本病的诊断十分重要，典型X线表现为受累关节软骨下骨质硬化、囊变，关节边缘骨赘形成，受累关节间隙狭窄。关节超声和MR显像能显示早期软骨病变、半月板、韧带等关节结构异常，有利于早期诊断。

手OA的X线示骨赘呈唇样变，骨端致密硬化呈象牙状骨，骨面下囊性变出现"囊肿"，关节腔内有游离体。骨端变形，两关节面不对称，偏向畸形，半脱位等，但无骨性强直。

膝OA的X线示髌骨上、下缘有小骨赘增生，见关节间隙狭窄，软骨下骨板致密，关节边缘、髁间嵴骨质增生，软骨下骨有时可见小的囊性改变，多为圆形，囊壁骨致密。

髋OA的X线示关节间隙变窄，软骨下骨板层硬化，关节面不规则并有断裂现象。股骨头变扁，骨股头颈交界处常见有骨赘形成，股骨头呈蕈状，髋臼顶部可见骨质密度增高，严重者股骨头可向外上方脱位，有时可发现关节内游离体。

四、诊断和鉴别诊断

1. 诊断　OA一般依据临床表现和X线检查，并排除其他炎症性关节疾病而诊断。美国风湿病学会提出关于手、膝和髋OA的分类标准如下。

（1）手OA分类标准（1990年）：临床标准为具有手疼痛、酸痛和晨僵，并具备以下4项中至少3项可诊断手OA：① 10个指定关节中硬性组织肥大≥2个；②远端指间关节硬性组织肥大≥2个；③掌指关节肿胀少于3个；④ 10个指定的指关节中关节畸形≥1个（注：10个指定的关节包括双侧第2、3指远端和近端指间关节及第一腕掌关节）。

（2）膝OA分类标准（1986年）：① 临床标准为具有膝痛并具备以下6项中至少3项可诊断膝OA。年龄≥50岁；晨僵＜30分钟；骨摩擦感；骨压痛；骨性肥大；膝触之不热。② 临床加放射学标准为具有膝痛和骨赘并具备以下3项中至少1项可诊断OA。年龄≥40岁；晨僵＜30分钟；骨摩擦感。

（3）髋OA分类标准（1991年）：临床加放射学标准为具有髋痛并具备以下3项中至少2项可诊断髋OA。①血沉≤20 mm/h；② X线示股骨头和（或）髋臼骨赘；③ X线示髋关节间隙狭窄［上部、轴向和（或）内侧］。

2. 鉴别诊断　手和膝OA应与类风湿关节炎、银屑病关节炎、假性痛风等鉴别；髋OA应与髋关节结核、股骨头无菌性坏死鉴别。脊柱OA应与脊柱关节炎鉴别。根据病史、临床表现、实验室检查和影像学检查，一般不难鉴别。

五、治疗

治疗的目的在于缓解疼痛，保护关节功能，改善生活质量。治疗原则应个体化，根据不同情况指导患者进行非药物治疗、药物治疗和手术治疗。

1. 非药物治疗　包括患者教育和自我调理，筛查易感因素，治疗要考虑可能的病因和疼痛的程度，管理导致疼痛的可改变因素。包括避免导致关节疼痛的活动，增加肌肉的力量，改善关节功能，进行肌肉训练，改善本体感觉，通过辅助支具、手杖等减轻或重新分配关节负重。肥胖的患者减轻体重就可以有效减轻骨关节炎的症状。

（1）手OA：受累关节避免剧烈活动。疼痛剧烈时，局部制动、理疗可解除肌肉痉挛，改善血液循环、消肿、消炎、镇痛。针灸、推拿、热疗、水疗、蜡疗等也有一定效果。

（2）膝OA：适当休息，减少负重，病情严重时应扶手杖行走。膝关节积液严重时应卧床休息，并进行膝部理疗。为保持膝关节的稳定和减少股四头肌萎缩，应每日适当地进行肌肉锻炼。适度锻炼如太极拳、八段锦、五禽戏等有一定的疗效。

（3）髋OA：适当休息、减轻负重。疼痛严重时采用卧床牵引。限制关节活动，可以减轻症状及延缓疼痛的进程。减轻髋关节的负重可嘱患者扶手杖、拐、助行器行走。如能减轻患者体重，则可大大减轻髋关节的负担，但常常难以做到。

2. 药物治疗　包括控制症状药物、改善病情药物和软骨保护剂。

（1）控制症状药物：最常用的是 NSAIDs 类药物，具有消炎、止痛作用。最低有效剂量、短疗程、个体化应用。轻症首先局部外用 NSAIDs 制剂和（或）辣椒碱乳剂，以减轻关节疼痛，不良反应小。外用药物无法缓解疼痛者可以口服 NSAIDs 药，如阿司匹林（aspirin）、布洛芬（ibuprofen）等。主要不良反应有胃肠道反应，肾或肝功能损害，可增加心血管不良事件发生的风险。抗炎止血剂如吲哚美辛（indomethacin），对减轻骨关节炎的症状有效，但长期服用可加剧骨关节炎病变。NSAIDs 不能充分缓解疼痛或有用药禁忌时，可考虑用耐受性较好且成瘾性小的弱阿片类药物，如曲马多等。有疼痛敏化的患者可给予抗抑郁药物如度洛西汀等。糖皮质激素能抑制关节软骨内蛋白多糖合成，故应避免全身使用糖皮质激素。但对急性剧烈疼痛、夜间痛、关节积液者，关节内注射激素如醋酸泼尼松龙（prednisolone）能迅速缓解症状，疗效持续数周至数个月，但同一关节不应反复注射，间隔时间不应短于 3 个月。

（2）软骨保护剂：目前尚无理想的关节软骨保护剂。氨基葡萄糖（aminoglucose）、硫酸软骨素（chondroitin sulfate）、双醋瑞因（diacerein）和关节内注射透明质酸（hyaluronic acid）等，可能有一定的作用。氨基葡萄糖和硫酸软骨素作为关节的营养补充剂，对轻至中度 OA 患者可能有缓解疼痛和改善功能的作用，关节腔注射透明质酸，每次 2 ~ 3 mL，每周 1 次，连续3 ~ 5 次，称为黏弹性补充疗法，或可较长时间地缓解症状和改善功能。双醋瑞因是 IL-1抑制剂，能有效减轻疼痛，改善关节功能，还可能具有结构调节作用。

（3）中药辨证施治：有一定的疗效，宜用祛风祛湿、活血化瘀、舒筋止痛类等药物。

3. 手术治疗　适用于关节疼痛已严重影响患者日常生活、非手术治疗无效的患者。

（1）手 OA：关节内有游离体或骨赘形成机械障碍者，可考虑手术去除游离体及形成机械障碍的骨赘。关节有明显畸形、症状严重，但有部分关节面完好的患者可考虑关节成形术，多用于掌指关节。关节破坏范围广泛、疼痛严重的患者可进行关节融合术，常用于指间关节。人工关节置换术（人工关节成形术）用于关节破坏严重，侧偏畸形或关节不稳定者。大多角骨切除人工关节置换术，用于拇指腕掌关节破坏范围广泛，疼痛严重或明显畸形者。

（2）膝 OA：可行关节置换术，能有效缓解疼痛、恢复关节功能，对于膝关节明显外翻或内翻者，可以进行力线调整手术。

关节镜下进行关节清理术手术损伤少，术后恢复快。在关节镜下可消除或磨损游离的软骨面，切除侵入软骨面的骨膜，切除妨碍关节活动的骨刺及游离体，咬除撕裂的半月板，膝关节冲洗。严重的髌-股关节炎，可做髌骨抬高术治疗，近期疗效很满意。

3D 打印技术借助影像检查数据制作患者膝关节的 1∶1 模型，制成截骨切模，术中根据截骨切模进行截骨，可获得更好的假体匹配、下肢力线及软组织平衡，同时由于不需要髓内定位，减少了出血量，也降低了发生脂肪栓塞的风险。

干细胞技术又称为再生医疗技术，在体外培育出正常的甚至更年轻的细胞、组织或器官，并最终通过细胞、组织或器官的移植，而实现对临床疾病的治疗。

（3）髋 OA：老年人如有严重疼痛、关节变形和功能障碍者，全髋置换疗效较好。

六、预后

OA 有一定的致残率。在美国，OA 是导致 50 岁以上男性工作能力丧失的第 2 位原因（仅次于缺血性心脏病），也是中年以上人群丧失劳动能力，生活不能自理的主要原因。我国尚无大规模的流行病学调查数据。因此，应尽量早期发现、积极预防治疗。

第三节　肩关节周围炎

肩关节周围炎（scapulohumeral periarthritis）简称肩周炎，也称粘连性关节炎，是肩部肌肉、肌腱、滑膜和关节囊等软组织的慢性炎症，形成关节内外粘连，阻碍肩的活动，临床表现为肩部逐渐产生疼痛、夜间为重，以及肩关节主动活动和被动活动均受限为特征，也称"冻结肩"。研究显示，世界范围内本病的发病率为 2%～5%。发病年龄为 40～70 岁，好发于 50 岁左右，因而俗称"五十肩"，女性患者多于男性，男女发病率约为 1：3。

一、病因

肩关节疾病可来源于盂肱关节、肩锁关节、胸锁关节和肩胸关节中的任何一个。任何导致肩部肌肉活动减少的因素都可引起肩周炎。通常分为原发性肩周炎和继发性肩周炎。

1.原发性肩周炎　病因尚不明了，是肩关节及其周围软组织发生退行性改变引起的，长期过度活动和姿势不良等产生慢性损伤，是多种因素作用引起的疾病。长期缺乏运动、肩部受寒、自身免疫性疾病等亦可诱发肩周炎。因此，部分患者可伴随肩部怕冷，不敢吹风。

肩关节囊的旋转套（肌腱套）炎症（肩周炎）是引起肩周疼痛的最常见原因。老年人有时并不因剧烈的活动，如举起并不很重的物品即可引起肩部疼痛。病因可来自肩周软组织的炎症，如冈上肌腱炎，肩胛下滑囊炎等。局部固定时间稍长，也容易发生此病。

2.继发性肩周炎　分为三类：内源性因素包括由肩袖疾病（肌腱炎、部分或全部肌腱撕裂）、肱二头肌肌腱炎或钙化性肌腱炎所导致的肩关节主动和被动活动度下降。外源性因素由肩关节以外的异常情况导致发病，如由同侧乳房手术、神经根型颈椎病、胸廓肿瘤、卒中、肱骨干骨折、肩锁关节炎和锁骨骨折等导致肩关节主动和被动活动均受限。系统性因素指系统性疾病如糖尿病、脑卒中、甲状腺功能异常等，与肩周炎病情进展相关。

二、病理

肩关节周围炎的病理改变主要发生在盂肱关节周围，包括肌和肌腱、滑囊和关节囊的慢性损伤，主要表现为增生、粗糙及关节内、外粘连，从而产生疼痛和功能受限。后期粘连严重，甚至可与骨膜粘连，此时疼痛消失，但功能障碍难以恢复。肩部肌肉早期可出现痉挛，晚期可出现失用性肌萎缩。

肩外因素如颈椎病，心、肺、胆道疾病发生的肩部牵涉痛，因原发病长期不愈使肩部肌肉持续性痉挛、缺血而形成炎性病灶，转变为真正的肩周炎，引发关节挛缩性功能障碍。

三、临床表现

肩周炎的症状主要为肩关节周围疼痛和活动受限。该病可分为三期，即疼痛期、僵硬期和恢复期。各期之间并无明显界限，病程长短也因人而异。

1. 疼痛期　一般起病缓慢，开始仅觉得肩部疼痛，逐渐加重，活动时加重，并有肩部僵硬，某些患者活动时可能形容能听到轻微的声响。发病前可有肩部轻微损伤史或无明显诱因。肩关节外展、外旋、背屈和内旋时疼痛加剧，使肩部活动度下降。不能摸口袋、扎裤带、摸背、梳头等。典型表现是当上臂伸展 60° ～ 120° 时，疼痛变得非常明显。疼痛可扩散至肩部前外侧和上臂的上部及中部，有时可达前臂的屈肌表面。疼痛在夜间尤为明显并影响睡眠。挤压结节间沟和二头肌腱时患者可出现触痛。该病程可持续 10 ～ 36 周。

2. 僵硬期　本期疼痛逐渐减轻，但仍有肩关节活动明显受限及肩部活动度下降。病情逐步进展，患肩疼痛弧越来越小直至肩关节活动完全受限。肩关节周围可有轻压痛或无压痛。肩部肌肉可出现萎缩，背阔肌和大小圆肌等痉挛。肩关节囊的旋转套（肌腱套）撕裂也可由外伤造成，轻度撕裂与肌腱鞘炎症有时很难区别，严重撕裂时，一般可见阳性坠臂体征，且不能保持 90° 的肩外展姿势。整理发型、穿衣、携物等时很困难。病程可持续 4 ～ 12 个月。

3. 恢复期　患肩疼痛缓解好转，活动逐渐恢复，病程持续 5 ～ 26 个月。疼痛期越长，恢复期也越长。整个病程持续 1.0 ～ 3.5 年。一侧肩周炎起病后 6 个月至 7 年内对侧肩部会发病。

四、辅助检查

1. X 线检查　主要是为诊断其他肩部疼痛疾病如钙化性肌腱炎、盂肱关节炎和肩锁关节炎等提供参考。X 线平片可见到肩部骨质疏松和钙沉积影像，后者通常是圆形或椭圆形，见于韧带或滑膜囊上。慢性肩周旋转套撕裂，特别是累及到锁骨上韧带时，肱骨头和锁骨之间的间隙可以消失。小的撕裂或部分撕裂，诊断比较困难。

2. 关节造影　可用于评价关节容积。正常肩关节容积大约 15 mL。肩周炎患者腋窝褶皱挛缩使得肩关节容积减少，故肩关节容积减少提示有肩周炎可能。此外，肩关节活动受限程度与肩关节容积减少密切相关。但肩关节容积正常时不能排除肩周炎可能。

3. MRI 检查　能提供肩关节及其周围结构的图像资料，显示喙肱韧带和关节囊增厚。但临床上不作首选检查，主要用于排除有无肩袖撕裂或早期软骨损害。

4. 超声检查　可发现喙肱韧带增厚。旋转肌腱区出现血流增强的低回声区，提示有组织发生纤维血管的炎症性改变，可为早期诊断肩周炎提供依据。

五、诊断和鉴别诊断

1. 诊断　根据病史、临床表现，结合 X 线检查、超声、肩关节造影、MRI 等影像学检查结果，一般可以明确诊断。确认肩关节囊肌腱套撕裂也可由关节造影证实。诊断粘连性包裹性肩关节炎最好也采用此法。其病理改变包括肩关节体积缩小，正常关节囊形态消失和二头肌腱鞘异常。如肩关节出现大量积液，可采取关节穿刺方法，可排除晶体或感染性关节炎。

2.鉴别诊断　主要与以下疾病鉴别。

（1）神经根型颈椎病：肩关节的症状可来源于颈椎病变，肩部疼痛常被患者描述为脑部的症状。主要症状为颈项部疼痛伴上肢放射性疼痛麻木，肩部无明显压痛点，肩关节活动无异常，椎间孔挤压试验、分离试验、臂丛神经牵拉试验阳性，颈椎X线片多有阳性改变。

（2）项背筋膜炎：主要症状为项背酸痛，肌肉僵硬发板，有沉重感，疼痛常与天气变化有明显关系，但肩关节活动无障碍，压痛点多在肩胛骨的内侧缘。

（3）肩关节结核：多有低热、盗汗、消瘦等结核全身中毒症状，局部酸痛、肿胀、压痛不明显。影像学检查显示关节滑膜、骨质破坏等改变，实验室检查可发现结核杆菌等。

六、治疗

肩周炎具有自限性。大多数患者能自愈，预后良好。治疗前最好找出发病原因，针对性处理。病因解除后，患肩疼痛症状及肌肉痉挛会减轻，关节活动及功能也会恢复。治疗原则是止痛、功能锻炼，促进关节功能恢复。

1.疼痛期　休息、热疗或冷疗、组织深部超声治疗、口服非类固醇类抗炎药物（布洛芬、乙酰氨基酚等）均可改善急性症状。积极循序渐进地进行肩部活动，活动应以不引起肩部疼痛为佳。特殊姿势和范围的运动，只要患者能够耐受也可以采用。

针灸、手法推拿是有效缓解症状的常用方法，可在止痛药物辅助下轻柔地进行肩关节活动，但切忌过度用力推拿按摩；亦可用颈丛交感神经节阻滞术以减轻肩部疼痛。

肩胛下间隙注射长效皮质激素也可以缓解疼痛的症状。老年患者采用局部非皮质激素药物注射可以避免其不良反应。关节囊肌腱套撕裂可采用休息、理疗和非皮质激素抗炎药物，局部注射可以减轻疼痛，但要注意避免注射皮质激素药物至肌腱上，因为由此可引起完全撕裂。

粘连性囊性肩周炎不容易治疗。可采用局部皮质激素注射、非皮质激素抗炎药物和理疗等。如果注射药物的量较大，应在X线下进行操作。

关节镜下肩关节松解术可安全、有效地减轻肩周炎顽固性疼痛，并提高患侧肩关节活动度。关节腔内注入大量生理盐水以提高肩关节活动范围来扩张痉缩的关节囊，效果良好。

肩周炎疼痛、肩部肌肉痉挛持续存在，肩关节囊内外出现粘连及肩关节活动受限经上述处理后仍无法缓解者，可考虑行肱二头肌长头腱从盂上结节处切断并将其移植至喙突，能显著减轻局部疼痛并提高肩关节活动功能。

2.僵硬期　加强肩部活动锻炼。患肢自然下垂时，在活动不引起肩部疼痛范围内行钟摆式活动，每小时做10～12次。一段时间后可改做"爬"墙运动。

3.恢复期 仍要坚持加强肩关节的活动锻炼以恢复肩关节功能。可考虑麻醉下行手法推拿按摩。在考虑任何有创治疗前，应行至少 6 个月的规范保守治疗。

七、预防

肩周炎的预防甚为重要，而且效果显著，应予以重视。

（1）纠正不良姿势，避免肩关节长期处于一种姿势，如长时间打麻将、伏案工作等。

（2）加强营养，体质虚弱常导致肩周炎，保证充足营养的摄入有助于预防肩周炎。

（3）预防诱发因素，重视保暖防寒，勿使肩部受风、受凉，避免直接吹空调。

（4）加强肩关节肌肉锻炼可以预防和延缓肩周炎的发生和发展。

（5）积极预防和治疗可能引起肩周炎的疾病，如外伤或糖尿病等。

第四节 颈椎病

颈椎病（cervical spondylosis）是因颈椎间盘退行性改变本身及其继发性椎间关节、韧带的退行性改变，导致颈部软组织和椎体动、静力平衡失调，产生椎间盘突出（或膨出）、韧带钙化、骨质增生，从而刺激或压迫颈部神经根、脊髓和血管等邻近组织而出现一系列相应的症状和体征。颈椎病的发生与患者年龄、职业紧密相关，就诊患者仍然以中老年人群为主。随着生活方式的改变，长期低头、伏案工作人群增多，颈椎病的患病率不断上升，且发病年龄有年轻化的趋势。

一、分型

根据受累组织和结构的不同，颈椎病分为以下 8 型。

1.神经根型 是发病率最高的类型，占 60% ~ 70%。主要病变为颈椎退行性改变，椎间孔变窄导致颈神经根受压产生系列表现，多见于第 4 ~ 第 7 颈椎。高发年龄为 30 ~ 50 岁。

2.颈型 又称软组织型。在颈部肌肉、韧带、关节囊急慢性损伤，椎间盘退化变性，椎体不稳，小关节错位等的基础上，机体受寒、感冒、疲劳、睡眠姿势不当或枕头过高，使颈项部某些肌肉、韧带或神经受到牵张或压迫所致。多在夜间或晨起时发病，有自然缓解和反复发作的特点。30 ~ 40 岁女性多见。

3.椎动脉型 是较多见类型。由于颈椎关节退变或椎间盘退变，颈椎总长度缩短，椎动脉与颈椎长度平衡被破坏，刺激、压迫椎动脉，造成椎动脉供血不足。高发年龄为 30 ~ 40 岁。

4.交感型 颈椎病变，刺激或压迫颈部交感神经纤维，引起一系列交感神经反射性症状，如恶心、眼花、耳鸣、心动过速等。高发年龄为 30 ~ 45 岁。

5.脊髓型 是最严重的类型，可造成大小便失禁、瘫痪等不良结局。主要病变为颈椎病变导致脊髓受压、炎症、水肿等。高发年龄为 40 ~ 60 岁。

6.食管受压型　颈椎椎体增生的骨刺向前突出，当突出过大时会压迫食管，造成食物无法咽下或吞咽困难，好发于下颈椎，最早出现的症状就是吞咽困难。

7.后纵韧带骨化型　因颈椎的后纵韧带发生骨化（OPLL），从而压迫脊髓和神经根，产生肢体的感觉和运动障碍及内脏自主神经功能紊乱。

8.混合型　上述几型颈椎病的症状混合存在，使颈椎病的临床表现更为复杂。这种类型的颈椎病治疗起来也比较复杂。

二、病因和危险因素

颈椎是脊柱椎骨中体积最小，但灵活性最大、活动频率最高、负重较大的节段。由于承受各种负荷、劳损，甚至外伤，所以极易发生退变。颈椎长期劳损、骨质增生，或椎间盘突出、韧带增厚，致使颈椎脊髓、神经根或椎动脉受压，刺激交感神经，从而引发颈椎病。

1.病因　包括颈椎本身的退行性变和外力诱导的颈椎损伤。

（1）颈椎退变：①椎间盘组织是位于相邻两椎体间的连接结构，由软骨板、纤维环、髓核三部分构成。髓核是含水量很高的弹性胶状物质，具有维持脊柱有类似关节活动的作用，还可缓冲脊柱活动中产生的压力、震荡。椎间盘极易退变，主要表现为髓核内部蛋白含量和含水量的降低，纤维环韧度降低。随年龄增长，椎间盘逐渐萎缩，出现颈椎骨骼间的磨损。②椎间盘髓核膨出或突出，挤压和刺激血管、脊髓和神经根。③骨质增生、骨刺形成，挤压脊髓和神经根。④颈椎韧带僵硬，脊椎韧带随年龄增长而变硬，从而使颈部的柔韧性降低。

（2）损伤：①过度体力劳动、不良姿势等造成的积累性损伤是颈椎病发生的重要因素。②急性外伤是椎间盘突出的重要因素之一，尤其与青少年腰椎间盘突出的发病关系密切。

2.危险因素

（1）年龄：颈椎病多发于中老年人群，40～60岁为高发年龄段，70岁以后患病率高达90%。近年来，颈椎病患病率已逐渐呈现年轻化趋势。

（2）头颈部外伤：头颈部外伤常见于交通意外和体育运动，与颈椎病的发生和发展有直接关系，而且可能加速病情的恶化。

（3）不良姿势：长时间低头、伏案、不良睡眠姿势是颈椎病的影响因素。主要原因是低头伏案可致颈肌痉挛，时间久了，颈肌力减弱使颈椎动静力平衡破坏，从而发生退行性变。

（4）急慢性咽喉部感染：主要原因是炎性改变可以直接刺激到邻近肌肉和韧带，或通过丰富的淋巴系统扩散炎症，导致颈部肌张力下降、韧带松弛，进而破坏椎体间的稳定性。

（5）吸烟和饮酒：烟中尼古丁使血管收缩、内皮损伤、血黏稠度增加，造成血流缓慢、血氧分压减低，氧血供减少，产生颈肌痉挛疼痛。过量饮酒使颈部肌肉松弛，削弱了支撑和稳定颈椎的作用，颈椎间盘和椎间韧带的负担加重，从而导致颈椎病或加重原有的症状。

（6）环境情况：工作环境差（光线差、寒冷潮湿等）是颈椎病较为显著的危险因素。

三、临床表现和并发症

1.临床表现

颈椎病常表现为头颈部痛、僵硬、不适。不同类型的颈椎病，其症状表现有一定区别。

（1）神经根型：①早期表现为颈痛和颈僵，肩部及肩胛骨内侧缘疼痛。②上肢放射性疼痛或麻木，阵发性或持续性发作，沿受累神经根的走行和支配区放射。③颈部活动、咳嗽、打喷嚏、用力及深呼吸时上述症状加重。④患侧上肢感觉沉重、握力减退，有时持物容易坠落。⑤伴有血管和运动神经的症状，如手部肿胀、无汗、疼痛等。晚期可以出现肌肉萎缩。

（2）颈型：①颈项僵直、疼痛或整个肩背疼痛发僵。②活动受限，不能点头、仰头及转头，呈斜颈姿势。需要转颈时，躯干必须同时转动。③可出现头晕的症状。

（3）椎动脉型：①反复发作眩晕，感觉天旋地转，周围环境在转动。②复视伴有眼震。③伴随恶心、呕吐、耳鸣或听力下降，与颈部位置改变有关。④椎基底动脉供血不足发生短暂的瘫痪或发作性昏迷。突然扭头出现猝倒，但能很快清醒，不伴有意识障碍，无后遗症。

（4）交感型：①头晕或眩晕、头痛或头沉、头枕部痛、睡眠不好、记忆力减退、注意力不易集中等。②眼胀、干涩或多泪、视力变化、视物不清等。③耳鸣、耳堵、听力下降。④鼻塞、咽部异物感、吞咽梗阻感、口干、味觉改变、声带疲劳等。⑤恶心甚至呕吐、腹胀、腹泻、消化不良、嗳气、咽部异物感等。⑥心悸、胸闷、心律失常、血压变化等。⑦其他：面部或某一肢体多汗、无汗、畏寒或发热。以上症状往往与颈部活动有明显关系，坐位或站立时加重，躺卧时减轻或消失；颈部活动多、长时间低头工作或劳累时明显，休息后好转。

（5）脊髓型：①一侧或双侧下肢麻木、沉重感，随后逐渐出现行走困难，下肢肌肉发紧、抬步慢，不能快走。②一侧或双侧上肢麻木、疼痛，双手无力、不灵活，精细动作难以完成，持物易坠落，甚至不能自己进食。③躯干部感觉异常，常感觉在胸部、腹部或双下肢有如皮带样的捆绑感（束带感）。④膀胱和直肠功能障碍，如排尿无力、尿频、尿急、尿不尽、尿失禁或尿潴留等排尿障碍，大便秘结，性功能减退。⑤严重时，患者须拄拐或借助他人搀扶才能行走，直至出现双下肢瘫痪。

（6）食管受压型：吃较硬的食物时会有吞咽困难，进食后有胸骨后烧灼、刺痛感。随病情发展，会影响进食软食和流质饮食。同时伴有颈部疼痛、肢体麻木等颈椎病表现。

（7）后纵韧带骨化型：颈椎后纵韧带骨化病情进展比较缓慢，疾病早期可不出现症状，随着韧带骨化变宽变厚，可导致椎管越来越窄，从而出现类似脊髓型的相关症状。

2.并发症 吞咽障碍、视力障碍、颈心综合征、胸部疼痛、猝倒等。

四、辅助检查

1.颈椎病的试验检查 颈椎病的试验检查即物理检查。

（1）前屈旋颈试验：令患者颈部前屈、嘱其向左右旋转活动。如颈椎处出现疼痛，表明颈椎小关节有退行性变。

（2）椎间孔挤压试验（压顶试验）：令患者头偏向患侧，检查者左手掌放于患者头顶部、右手握拳轻叩左手背，则出现肢体放射性痛或麻木，表示力量向下传递到椎间孔变小，有根性损害；对根性疼痛严重者，检查者用双手重叠放于头顶加压，即可诱发或加剧症状。当患者头部处于中立位或后伸位时出现加压试验阳性，称为 Jackson 压头试验阳性。

（3）臂丛牵拉试验：患者低头，检查者一手扶患者头颈部，另一手握患肢腕部，向相反方向推拉，看患者是否感到放射痛或麻木，称为 Eaten 试验。如牵拉同时再迫使患肢做内旋动作，则称为 Eaten 加强试验。

（4）上肢后伸试验：检查者一手置于健侧肩部起固定作用、另一手握于患者腕部，并使其逐渐向后、外呈伸展状，以增加对颈神经根牵拉，若患肢出现放射痛，表明颈神经根或臂丛有受压或损伤。

2.X 线检查　正常 40 岁以上的男性，45 岁以上的女性约有 90% 存在颈椎椎体的骨刺。故有 X 线平片改变，不一定有临床症状。与颈椎病有关的 X 线所见分述如下。

（1）正位：观察有无枢寰环关节脱位、齿状突骨折或缺失。第七颈椎横突有无过长，有无颈肋。钩椎关节间隙和椎间隙有无增宽或变窄。

（2）侧位：①曲度改变，颈椎发直、生理前突消失或反弯曲。②异常活动度，在颈椎过伸过屈侧位 X 线片中，可以见到椎间盘的弹性有改变。③骨赘，椎体前后接近椎间盘的部位均可产生骨赘及韧带钙化。④椎间隙变窄，因为髓核突出、椎间盘含水量减少发生纤维变性而变薄，X 线片示椎间隙变窄。⑤半脱位及椎间孔变小，椎间盘变性以后，椎体间的稳定性低下，椎体发生半脱位或者称为滑椎。⑥项韧带钙化，项韧带钙化是颈椎病的典型病变之一。

（3）斜位：颈椎左右斜位片，主要观察椎间孔的大小及钩椎关节骨质增生的情况。

3.CT 检查　可以显示病变节段椎体前后缘、钩椎关节是否有骨质增生及是否存在后纵韧带骨化、黄韧带钙化或者骨化情况，为颈椎病的诊断提供依据。能正确地诊断椎间盘突出症、神经纤维瘤、脊髓或延髓的空洞症，对于颈椎病的诊断及鉴别诊断具有一定的价值。

4.MRI 成像　可以清晰地显示出椎管及脊髓受压部位和内部形态改变，对于神经根型颈椎病、脊髓型颈椎病与脊髓损伤、脊髓肿瘤、脊髓炎症的诊断和鉴别诊断具有重要价值。

5.其他　经颅彩色多普勒（TCD）、数字减影血管造影（DSA）检查等。可探查椎基底动脉血流情况，是临床诊断颈椎病，尤其是椎动脉型颈椎病的常用检查手段。

6.神经功能检查　包括肌电图和诱发电位，可以通过肌电图检查评估相应神经损伤的严重程度及预后。

五、诊断和鉴别诊断

1.诊断　根据患者临床表现，结合临床查体、影像学检查结果最终做出诊断。临床上分为神经根型、颈型、颈动脉型、交感型、脊髓型、食管型、后纵韧带骨化型、混合型等。

2.鉴别诊断 主要是以下四种类型的颈椎病。

（1）脊髓型颈椎病需要鉴别的疾病：①肌萎缩侧索硬化症，发病年龄在40岁左右，发病突然、迅速进展。以上肢运动改变为主要，肌力减弱但无感觉障碍。手内在肌萎缩明显，并由远端向近端发展出现肩和颈部肌肉萎缩，肌电图示胸锁乳突肌和舌肌出现自发电位。②脊髓空洞症，多见于青壮年，系脊髓慢性退行性变，脊髓内空洞形成，白质减少，胶质增生，常表现感觉分离现象，痛温觉消失，触觉及深感觉存在。因关节神经营养障碍，无疼痛感觉，出现关节骨质破碎脱落，称为Charcot关节。MRI示脊髓内有与脑脊液相同之异常信号区。

（2）神经根型颈椎病需要鉴别的疾病：应与胸廓出口综合征、肘管综合征、桡管综合征和尺管综合征等相鉴别。这些综合征的发生均有局部的骨性和纤维性嵌压神经的因素，而神经根型颈椎病致压因素为颈椎间盘突出，颈椎钩椎关节增生等。仔细体检和影像学及肌电图检查可以确定。肩周炎的疼痛主要在肩部，症状向远端放射不超过肘关节，无麻木、肌力减退。

（3）椎动脉型颈椎病需要鉴别的疾病：此型表现复杂，需要与前庭疾患、脑血管病、眼肌疾患等相鉴别。应排除梅尼埃病。颈椎动力位片示颈椎不稳和椎动脉造影或磁共振成像椎动脉显影（MRA）示椎动脉狭窄、迂曲或不通等，可作为此型颈椎病诊断的参考。

（4）交感型颈椎病需要鉴别的疾病：临床征象复杂，常有神经症的表现，且少有明确诊断的客观依据。应排除心脑血管疾病，X线颈椎动力位摄片示有颈椎不稳时，用0.5%普鲁卡因5~8 mL行颈硬膜外封闭后，原有症状消失可诊断此病。

六、治疗

大部分患者可通过非手术治疗，如物理疗法、运动疗法、药物治疗等来控制症状，减少复发，提高患者生活质量，仅有少数严重压迫神经根或脊髓的患者需行手术治疗。

1.非手术治疗 是颈椎病的重要治疗手段，任何类型的颈椎病都可以先选择非手术治疗，绝大多数患者症状可缓解。具体方法多种多样，不同的方法有其特有的适应证及禁忌证。应该根据患者的具体情况，选用最适合的治疗方法。

非手术治疗的适应证：局部型及神经根型，椎动脉型及交感型，特别是无明显节段性不稳者，原则上采用非手术治疗。脊髓型症状较轻、椎管又较宽者，可采用适应的非手术治疗。其他型（目前主要指食管受压者），吞咽困难不很明显者，适合非手术治疗。已明确诊断，但全身情况（包括心、肺、肝、肾及精神状态）差，估计难于承受手术者，宜采用非手术治疗。尚未明确诊断者，可在进一步检查或观察的同时采用非手术治疗。适应手术者，在术前准备期间及术后康复阶段，也适应非手术治疗。治疗方法有以下几种。

（1）颌枕带牵引治疗：牵引的主要目的和作用是限制颈椎活动，减轻或消除由于颈椎不稳而造成对脊髓、颈脊神经、椎动脉及交感神经的刺激，有利于病变组织充血水肿的吸收和消退。解除颈部肌肉痉挛，减轻对椎间盘的压力，增大椎间隙，有利于膨出或突出间盘得以回缩，减轻对脊椎和脊神经的刺激和压迫。增加椎间孔，减轻神经根所受的刺激或压迫。牵引使颈椎生理曲度恢复，有利于颈椎序列及椎关节的关系恢复正常。

牵引适应于任何类型的颈椎病。但对脊髓型，特别是脊髓压迫已相当重者，甚至椎管狭窄已处于临界状态者，牵引可使症状加重，应慎用或不用。

（2）椎固定治疗：主要用作颈椎减压融合术后固定。该法与持续牵引的制动作用一样，限制了颈部活动，有利于病变组织充血水肿的吸收和消退，可以解除肌肉痉挛、缓解疼痛，消除颈椎间异常滑移动对脊髓、脊神经根、椎动脉和交感神经的刺激。因此，对颈椎不稳者效果更好。固定的方式有头颈胸固定和单纯的围领固定。

（3）理疗：能改善局部的血液循环，有利于病变组织充血水肿的吸收和消除，缓解症状。常用的理疗方法有直流电离子导入疗法、低频调制的中频电疗法、超短波疗法、超声波疗法、超声电导靶向透皮给药治疗和其他疗法，如磁疗、电兴奋疗法、音频电疗、干扰电疗、蜡疗、激光照射等治疗。选择得当均能取得一定效果。

（4）推拿按摩：按摩和推拿可缓解肌肉痉挛，有助于关节运动，减少肌肉萎缩。但过频过重的推拿可带来损伤而加重症状，慎用，旋转手法有引起急性脊髓损伤等危险，不宜采用。

（5）姿态疗法：卧、坐时不符合颈椎正常解剖生理的姿态或某种姿势持续时间太久，均可加重颈椎退变。因此，应避免不正确的姿态、某种姿势持续时间过长，合理使用"低枕"等。

（6）运动疗法：常用方式有徒手操、棍操、哑铃操等，有条件也可用机械训练。类型通常包括颈椎柔韧性练习、颈肌肌力训练、颈椎矫正训练等。

（7）针灸疗法：针刺是用适当的手法进行刺激，灸法则是用艾条或艾炷点燃后熏烤穴位进行刺激，通过刺激来达到调整人体经络脏腑气血的功能以防治疾病。

2.药物治疗　用于颈椎病的药物很多，应根据椎动脉类型选择用药。

（1）非甾体类抗炎药物：有消炎、止痛作用，如布洛芬（ibuprofen）、双氯芬酸（diclofenac）、美洛昔康（meloxicam）。有肌肉痉挛者可以使用肌肉松弛类药，如乙哌立松（eperisone）、氯唑沙宗（chlorzoxazone）、氟吡汀（flupirtine）等。急性期患者因为颈椎神经根炎症反应，水肿明显，而引起剧烈疼痛，可以使用脱水剂，如甘露醇（mannitol）等。神经营养药维生素 B_1、B_{12} 等也有一定的效果。血管扩张药盐酸氟桂利嗪等可选择性扩张椎动脉，改善椎动脉缺血。激素类药物虽然可以加速缓解疼痛，但全身应用不良反应大，除非疼痛严重或持续，否则不建议使用等。

（2）中药内治疗法：根据不同类型选择相应的中药和方剂。如颈型颈椎病，宜疏风解表、散寒通络，常用桂枝加葛根汤或葛根汤，伴有咽喉炎症者加大元参、板蓝根、金银花等。

（3）中药外治疗法：将有行气散瘀、温经散寒、舒筋活络或清热解毒等不同作用的中药制成不同的剂型，应用在颈椎病患者的有关部位。常用治法有腾药治疗、敷贴和喷药等。

3.手术治疗　对脊髓、神经构成压迫的组织、增生的骨质、颈椎椎间盘和韧带进行切除，或将颈椎的椎管扩大成形，使得颈部的脊髓和神经得到充分放松，通过植骨或内固定将颈椎之间固定融合，从而提高颈椎的稳定性。

（1）适应证：脊髓型颈椎病一旦确诊，经非手术治疗无效且病情日益加重者应当积极手术治疗；神经根型颈椎病症状重、影响患者生活和工作或者出现了肌肉运动障碍者；保守治疗无效或疗效不巩固、反复发作的其他各型颈椎病，应考虑行手术治疗。

（2）手术方法：有颈椎后路、颈椎前路和侧前路三种，各有手术适应证。颈椎病手术有一定的难度和风险，应严格掌握手术适应证。

七、预后

与颈椎病的类型、程度、干预力度及个人体质等因素有关。多数患者症状常为颈肩疼痛不适，一般有从急性发作到缓解、再发作、再缓解的规律，经积极治疗可获得较好疗效。颈椎病进展到压迫脊髓、神经根而出现相应的神经功能障碍后，预后相对差。

第五节 腰背痛

腰背部组织自外向内包括皮肤、皮下组织、肌肉、韧带、脊椎、肋骨、脊髓和脊髓膜等，任何一种组织的病变均可引起腰背部疼痛。腰背痛（lumbodorsal pain）不是单一疾病，而是一组常见的临床症状群，主要因脊柱（包括椎骨、韧带、椎间盘等）和腰背部肌群疾病引起的腰背部疼痛。下背痛（lower back pain，LBP）指背部肋骨下缘以下的腰背组织疾病引起的疼痛，好发于第4和第5腰椎或第5腰椎与第1骶椎之间，是常见的背部骨关节肌肉损伤性疾病。持续时间超过一天的下背痛和活动受限是最常见的主诉症状。

据报道，全球约40%的人在一生中曾经历过下背痛，发达国家高达80%；9%~12%的人时常感到下背痛，约23.2%在某些时候的下背痛，持续一个月之久。人类一般25岁左右即开始出现下背痛，40~80岁更为常见，随着人口的老龄化，受影响的人数逐渐增加。男性与女性分别为9.6%与8.7%，女性约70%曾有怀孕期间下背痛的经历，实际比例可能更高。

一、病因

1.外伤性因素 急性损伤包括因各种直接或间接暴力，肌肉拉力所致的腰椎骨折、脱位或腰肌软组织损伤。慢性损伤包括不良体位、劳动姿势、搬动重物等引起的慢性累积性损伤。遇到潮湿、寒冷等物理性刺激更易发生腰背痛，尤其是下背痛。

2.炎症性因素 引起腰背部疼痛的炎症性病变主要包括如下。

（1）感染性炎症：结核菌、化脓菌和伤寒菌等感染椎骨关节及周围软组织形成炎症。

（2）无菌性炎症：寒冷、潮湿、变态反应和重手法推拿引起椎骨及周围软组织炎症。

3.脊柱退行性变 人体发育一旦停止，退行性改变随之而来。一般认为，脊柱骨关节从20~25岁即开始退变，包括腰椎间盘纤维环和髓核组织退变，过度劳累、经常处于负重状态则髓核易于脱出。前后纵韧带、椎间小关节随椎体松动而移位，引起韧带骨膜下出血，微血肿机化，骨化形成骨刺。髓核突出和骨刺压迫或刺激神经根而引起疼痛。

4.先天性疾患　最常见于腰骶部，是引起下腰痛的常见病因，常见的有隐性脊柱裂、腰椎骶化或骶椎腰化、漂浮棘突、发育性椎狭窄和椎体畸形等。一般年轻时常无症状，但以上骨性结构所形成的薄弱环节，为以后累积性损伤导致的腰背痛提供了病理基础。

5.肿瘤性疾患　原发性或转移性肿瘤对胸腰椎和软组织的侵犯亦可引起腰背痛。

二、分类

按解剖部位分类如下。

（1）脊椎疾病：如脊椎骨折、椎间盘突出症、脊柱炎、脊椎肿瘤和先天性畸形等。

（2）脊柱旁软组织疾病：如腰肌劳损、腰肌纤维组织炎和风湿多肌炎等。

（3）脊神经根病变：如脊髓压迫症、急性脊髓炎和腰骶神经炎等。

（4）内脏疾病：泌尿系统疾病如肾输尿管结石，盆腔、直肠、前列腺和子宫附件炎症等。

三、临床表现

1.脊椎病变

（1）增生性脊柱炎：又称退行性脊柱炎，主要见于50岁以上患者，晨起时感腰痛、酸胀、僵直而活动不便，活动腰部后疼痛好转，但过多活动后腰痛又加重。疼痛以傍晚时明显。平卧可缓解，疼痛不剧烈，敲打腰部有舒适感，腰椎无明显压痛。

（2）椎间盘突出：青壮年多见，$L_4 \sim S_1$ 易发。常有搬重物或扭伤史，突发和缓慢发病。主要表现为腰痛和坐骨神经痛，咳嗽时加重，卧床休息时缓解。可有下肢麻木或间歇跛行。

（3）脊椎骨折：有明显的外伤史，且多因由高空坠下，足或臀部先着地，骨折部有压痛和叩痛，脊椎可能有后突或侧突畸形，并有活动障碍。

（4）结核性脊椎炎：是感染性脊椎炎中最常见的疾病。背部疼痛常为结核性脊椎炎的首发症状。疼痛局限于病变部位。呈隐痛、钝痛或酸痛。有低热、盗汗、乏力等结核病表现。

（5）化脓性脊柱炎：不多见，常因败血症、外伤、腰椎手术、腰穿和椎间盘造影感染所致。患者感剧烈腰背痛，有明显压痛叩痛，伴畏寒高热等全身中毒症状。

（6）脊椎肿瘤：以转移性肿瘤多见，如前列腺癌、甲状腺癌和乳腺癌等转移或多发性骨髓瘤累及脊椎。呈顽固、剧烈、持续性腰背痛，休息和药物均难缓解，并有放射性神经根痛。

2.脊柱旁组织病变

（1）腰肌劳损（lumbar muscles strain）：又称功能性腰痛、慢性下腰损伤、腰背肌筋膜炎等，系腰部肌肉及其附着点筋膜或骨膜的慢性损伤性炎症，是腰痛的常见原因之一，为临床常见病、多发病。常因腰扭伤治疗不彻底或累积性损伤，患者自觉腰或腰骶部酸痛、钝痛、胀痛，反复发作。特别是弯腰工作时疼痛明显，伸腰或叩击腰部时可缓解疼痛。疼痛可随气候变化或劳累程度而变化，如日间劳累加重，休息后可减轻，或者时轻时重。

（2）腰肌纤维织炎：常因寒冷，潮湿，慢性劳损所致腰背部筋膜及肌肉组织水肿，纤维变性。患者大多感腰背部弥漫性疼痛，以腰椎两旁肌肉及髂嵴上方为主，晨起时加重，活动数分钟后好转，但活动过多疼痛又加重。轻叩腰部则疼痛缓解。

3.脊神经根病变

（1）脊髓压迫症：椎管内原发性或转移性肿瘤、硬膜外脓肿或椎间盘突出等。主要表现为神经根激惹征，患者常感觉颈背痛或腰痛，并沿受累的脊神经后根分布区放射，疼痛剧烈，呈烧灼样或绞榨样痛，脊柱活动、咳嗽、打喷嚏时加重。一般有定位性疼痛，并有感觉障碍。

（2）腰骶神经根炎：主要为下背部和腰骶部疼痛，并有僵直感，疼痛向臀部及下肢放射，腰骶部有明显压痛，严重时有节段性感觉障碍，下肢无力，肌肉萎缩，腱反射减退。

（3）蛛网膜下腔出血：出血后血液刺激脊膜和脊神经后根时可引起剧烈的腰背痛。

4.内脏疾病引起的腰背痛

（1）泌尿系统疾病：肾炎、肾盂肾炎、尿路结石、结核、肿瘤等多种疾病，均可引起腰背痛。肾炎呈深部胀痛，位于腰肋三角区，并有轻微叩痛；肾盂肾炎腰痛鲜明，叩痛较明显；肾结石多为绞痛，叩痛剧烈；肾肿瘤引起的腰痛多为钝痛或胀痛，有时呈绞痛。

（2）盆腔器官疾病：男性前列腺疾病常引起下腰骶部疼痛，伴尿频、尿急，排尿困难；女性慢性附件炎、宫颈炎、子宫脱垂和盆腔炎可引起腰骶部疼痛，伴下腹坠胀和盆腔压痛。

（3）消化系统疾病：消化道及脏器的传入纤维与一定皮肤区的传入纤维汇入相同的脊髓节段，故内脏传入疼痛感觉刺激兴奋了皮肤区的传入纤维，引起感应性疼痛或牵涉痛。

四、辅助检查

1.体格检查 观察患者脊柱有无侧弯、前凸或后凸、有无旋转畸形；背部软组织有无肿胀、皮下血肿；有无寒性脓肿等。依次从颈椎、胸椎、腰椎至骶髂关节，逐步按压与轻叩棘突、关节坐骨神经干等，某处压痛或叩痛显著则提示该部位存在病变。

2.血沉测定 血沉（ESR）有助于区别炎症性或非炎症性病变。

3.小便常规 尿常规和尿液分析检查对肾脏疾病的诊断有帮助。

4.CSF检查 有指征时做脑脊液检查，有助于发现脊髓病变的存在。

5.X线检查 X线平片可明确脊柱病变的准确部位和病变性质。

6.CT、MR和B超 有助于诊断和鉴别脊椎、腹腔、盆腔及腹膜后占位性病变。

7.静脉肾盂造影 对尿路结石、狭窄、占位性病变的诊断有帮助。

五、诊断

1. 诊断原则　腰背痛是一个主观诉述，患者所反映的疼痛症状的实际含义可能各不相同。突发性严重疼痛与长时间反复疼痛的患者，其病变程度差异很大。一般首先详细询问病史，了解疼痛的特征，包括发病快慢、疼痛性质、发作时间、伴随症状、加重或缓解因素。同时辅以详细的体格检查、实验室和影像学检查以查明病因，做出准确的诊断。

2. 诊断依据

（1）患者职业：翻砂、搬运、掘矿工等，因搬运、负重、弯腰和潮湿环境工作易产生腰背痛；某些体育项目，如排球、体操、举重、柔道和摔跤等易造成腰背伤而引起腰背痛。

（2）起病急缓：外伤感染患者可以准确指出疼痛时间，而慢性累积性腰部损伤者仅能述说大概时间。疼痛出现的缓急因不同的疾病而异，腰背部外伤、脏器急性病变，如肾结石、胆道胰腺疾病，起病急骤；腰椎结核和腰肌劳损等，则起病缓慢。

（3）疼痛部位：脊椎及其软组织病变引起的腰背痛多在病变部位，此外脏器放射所致腰背痛具有一定特点，如颈胸背部疼痛应考虑是否为胸膜、肺部病变所致；中腰背部疼痛应考虑胃肠、胰腺及泌尿系统疾病；腰骶疼痛则应注意前列腺炎、子宫和附件等病变。

（4）疼痛的性质：腰椎骨折和腰肌急性扭伤多数为锐痛，化脓性炎症呈跳痛，腰肌陈旧性损伤为胀痛，肾结石则为腰部绞痛，并向腹股沟区放射。

（5）疼痛程度：急性外伤、炎症、尿路结石、脊椎肿瘤压迫神经根的疼痛剧烈；腰肌慢性劳损、肌纤维组织炎和盆腔脏器炎症引起的疼痛一般呈轻微钝性疼痛。

（6）疼痛诱因及缓解因素：腰肌劳损多因劳累和活动过多时加重，休息时缓解；风湿性腰背痛常在天气变冷或潮湿阴冷的环境时诱发而加重；盆腔妇科疾病常在月经期因充血而下腰部疼痛加重；腰椎间盘突出在咳嗽、打喷嚏和用力大小便时加重。

（7）疼痛演变过程：慢性腰肌劳损、腰肌纤维组织炎是反复出现反复缓解，不留畸形的良性过程；椎间盘突出症、脊椎结核和肿瘤引起的疼痛则进行性加重，甚至引起脊柱畸形。

（8）伴随症状：除腰背痛外，常有相应脏器病变的症状。

六、鉴别诊断

1. 单纯性腰背痛　单纯性腰背痛指无下肢疼痛或麻木的腰背痛。鉴别诊断主要有以下几点：①年龄与性别，中青年家务及工作多较繁重，且椎间盘、韧带、肌肉已开始退变，因而多发生腰椎间盘突出症，肌纤维组织炎，韧带炎，脊柱滑脱，中老年则先考虑脊柱退行性骨关节炎、韧带炎，若女性则应注意骨质疏松和更年期综合征。②病史，腰背棘突两侧酸痛，弯腰或坐位久后加重，卧床休息或稍活动后可减轻者多为肌纤维组织炎。腰背中央痛，直立位无痛或减轻，前屈时痛加重，以胸腰段为主者多为棘上韧带炎，以腰骶段为主者多为棘间韧带炎。若腰痛在弯腰后伸直过程突然发生，并迅速加重，腰僵硬不敢活动，则多为腰椎小关节滑膜嵌顿。腰椎间盘突出症髓核摘除术后数日至数周再次出现腰深部剧烈疼痛，首先考虑椎间隙感染。③查体及检查，拇指压痛为浅压痛，叩击痛为深压痛。对于深压痛部位应行 X 线检查或 CT 检查，X 线显示椎体变扁呈楔形者若有外伤史多考虑压缩性骨折，椎体变扁无外伤者应考虑椎体肿瘤，若变扁的椎体呈鱼尾状并有骨质密度普遍减低应考虑骨质疏松症。

2.伴下肢疼痛或麻木的腰背痛　腰背痛伴下肢麻木或疼痛多由于胸腰段脊髓或马尾神经或神经根、干受到压迫刺激引起。第 1 腰椎水平以上压迫脊髓可出现肋间神经痛，下肢张力高，腱反射亢进及下肢出现病理体征阳性；第 2 腰椎以下压迫马尾或神经根，多出现马尾性间歇性跛行，股神经或坐骨神经疼痛或麻木，相应的腱反射减弱或消失，无病理体征。

七、防治

目前尚无有效的预防腰背痛的方法。腰背痛超过 6 周的患者，合理运动、调整姿势等有助于减少症状的复发。中等硬度的床垫相较于硬的床垫而言，对慢性背痛患者较佳。

1.治疗目标　主要是减轻疼痛，控制病情发展，阻止发生不可逆的骨性改变，尽可能保护关节和肌肉的功能，改善患者的生活质量。

2.急性疼痛治疗　急性疼痛期，首先缓解疼痛，如固定患肢，内服镇痛药、外敷关节止痛膏，痛点封闭、理疗等，等待时机针对病因对症、对因治疗。

3.慢性疼痛治疗

（1）病因治疗：针对引起腰背疼的原发病，选择相应的治疗方法。

（2）一般治疗：营养支持，注意休息、适当活动、镇静止痛、加强护理。

（3）物理治疗：麦肯基物理疗法（McKenzie method）对反复的急性下背痛有效，但短期操作疗效则不显著。热疗对急性和亚慢性下背痛有效。运动治疗能有效缓解慢性下背疼痛，改善患者日常功能；也可促进长期功能的改善，并减少疗程结束后 6 个月内的复发率。经皮神经电刺激对慢性下背痛效果不明显。针灸推拿按摩有一定的疗效。若慢性下背痛患者对上述疗法的反应不大，应用周边神经刺激（轻微的侵入性疗法）可能有一定的疗效。

（4）药物治疗：针对不同阶段的疼痛进程，选择性用药。①一线药物，乙酰氨基酚（acetaminophen），标准剂量非常安全，高剂量可能造成肝脏毒性。②二线药物，对一线药物无效时推荐使用非甾体抗炎药（NSAIDs）（阿司匹林除外），急性发作较乙酰氨基酚更有效，不良反应包括胃及十二指肠溃疡、心血管疾病及肾衰竭等。③若疼痛仍无法缓解，可以考虑使用阿片类药物（如吗啡），不良反应包括成瘾性、晕眩、恶心、便秘及与其他药物有交互作用等。老年人如患有糖尿病、胃病或心脏疾病，使用非甾体抗炎药的风险较高时，可考虑使用阿片类药物。对神经性疼痛，阿片类药物也有效。④抗忧郁药对与忧郁症状相关的慢性疼痛有帮助，但不良反应较严重。抗癫痫药物加巴喷丁（gabapentin）、卡马西平（carbamazepine）也可用于治疗慢性下背痛，并且可以减缓坐骨神经痛。⑤椎间小关节和椎间盘内直接注射类固醇激素，对持续的坐骨神经痛有所帮助，但对持续性非辐射状的疼痛无效。硬脊膜外注射类固醇激素能短暂地减轻坐骨神经痛，但长期无显著效果。

4.手术治疗　不同的病因引起的腰背痛，应根据具体情况选择相应的手术治疗。例如，由椎间盘突出症、椎管狭窄所引起的腰腿疼痛、腿部无力、大便失禁等，手术治疗可使症状改善、功能恢复。椎间盘切除术比其他非手术的治疗方法更能快速解除患者的疼痛。对于退化性椎间盘引起的下背痛，手术治疗的长期效果并不明确。微创手术可以缩短复原的时间，但没有足够的证据显示对于患者的帮助更大。对退化性椎间盘引起的下背痛，加强物理疗法及脊柱融合术同样有效，且效果优于低强度的非手术疗法。脊柱错位或脊椎滑脱而引起的下背痛，若保守治疗不能改善症状，可考虑采用脊柱融合术。

5.整合辅助治疗　脊椎松动术与其他保守治疗及假性松动术（不正确或无效的松动手法）或其他治疗相比，无特别优势。但将脊椎松动术和其他治疗项目一起应用则有助于整体疗效。对其他疗法效果不理想的患者，短期的脊椎松动术可以作为治疗选项。

八、预后

急性下背痛的预后是正向的。治疗最初6周内，疼痛与功能障碍得到显著改善，治疗6周后进展通常开始变慢，直到治疗后1年才能达到小幅度成效。治疗后1年，大部分病患对于下背痛的疼痛与功能障碍，可以降至最低水平。对持续性下背痛，短期治疗效果也是正向的，治疗初期6周内有较显著的疗效，之后疗效逐渐减弱，治疗后1年通常仍会有中等程度的疼痛与功能障碍。对于因耐力较差、害怕活动、功能性障碍、整体健康较弱或疼痛与心理-精神因素相关的患者，将会变为长期功能障碍。

第六节　纤维肌痛综合征

纤维肌痛综合征（fibromyalgia syndrome，FMS）是一种以全身弥漫性疼痛和发僵为主要临床特征，并常伴有疲乏无力、睡眠障碍、情感异常和认知功能障碍等多种其他症状的慢性疼痛性非关节性风湿病。FMS在特殊部位有压痛点。FMS患病率平均为2%，女性（3.4%）显著高于男性（0.5%）。FMS患病率与年龄增长存在线性关系，70~79岁达到患病高峰。患者平均年龄为49岁，其中90%为女性。

一、病因和发病机制

FMS的病因尚不清楚。目前认为与睡眠障碍、神经内分泌失调、免疫紊乱、一些体内正常存在的氨基酸浓度改变及心理因素有关。继发于外伤、骨关节炎、类风湿关节炎和肿瘤等非风湿病者称为继发性FMS。如不伴有其他疾患，则称为原发性FMS。

研究证明，FMS患者肌肉的疼痛来源于神经末梢，即疼痛感受器。机械性牵拉、挤压、P物质、缓激肽、钾离子等化学刺激及缺血性肌肉收缩，均能刺激神经末梢引起肌肉疼痛。约1/3的患者血清中胰岛素、胰岛素样生长因子-1（IGF-1）及与生长激素有关的氨基酸浓度均降低，而且这些因子在脑脊液浓度的变化与FMS患者的疼痛有关。另外，FMS还可继发于骨关节炎、椎间盘突出症等疾病，这些疾病引起的外周伤害性疼痛如反复刺激脊髓第二背角神经元，能导致中枢敏化（central sensitization），最终出现 FMS 的典型慢性疼痛。

二、临床表现

1.特征症状　核心症状是慢性全身性广泛性疼痛，多数患者伴有皮肤触痛，时轻时重。13% 的患者有广泛性肌肉疼痛，43% 有局限性疼痛，以中轴骨骼（颈、胸、下背部）、肩胛带和骨盆肌肉最常见，其他常见部位依次为膝、头、肘、踝、足、上背部、中背部、腕、臀部、大腿和小腿。疼痛呈弥散性，患者自觉疼痛出现在肌肉、关节、神经和骨骼等多部位，很难予以定位。所有患者均有广泛的压痛点，分布具有一致性，多呈对称分布，查体往往有 9 对（18 个）解剖位点压痛。18 个解剖点为：枕骨下肌肉附着点两侧，第 5、第 7 颈椎横突间隙前面两侧，两侧斜方肌上缘中点，两侧肩胛棘上方近内侧缘起始部，两侧第 2 肋骨与软骨交界处的外上缘，两侧肱骨外上髁远端 2 cm 处，两侧臀部外上象限的臀肌前皱襞处，两侧大转子的后方，两侧膝脂肪垫关节褶皱线内侧。

女性比男性患者的压痛点多，具有 11 个以上压痛点的患者中 90% 为女性。软组织损伤、睡眠不足、寒冷和精神压抑均可引起疼痛发作，气候潮湿和气压偏低可加重疼痛。76% ~ 91% 的 FMS 患者可出现晨僵，其严重程度与睡眠、病情活动程度有关。FMS 的晨僵感与类风湿关节炎患者的晨僵及风湿性多肌痛患者出现的"凝胶现象"相似，但这种缺乏特异性的晨僵感不能作为诊断依据。

2.其他症状　约 90% 的患者有睡眠障碍，表现为失眠、易醒、多梦和精神不振。半数以上患者出现严重的疲劳，甚至感觉无法工作。晨僵的严重程度与睡眠及疾病活动性有关。还可出现头痛、胸痛、头晕、腹痛、感觉异常、呼吸困难、抑郁或焦虑等。头痛可分为偏头痛和非偏头痛，后者是一种在枕区或整个头部的压迫性钝痛，但神经系统查体全部正常。患者常自诉关节肿胀，但无客观体征。约 30% 以上的患者可出现肠易激综合征，包括肠胀气、腹痛、大便不成形和大便次数增多。部分患者有虚弱、盗汗、口干、眼干等表现，也有部分患者出现膀胱刺激症状、骨盆疼痛、雷诺现象、不宁腿综合征等。以上表现在天气潮冷、精神紧张和过度劳累时加重；当局部受热、精神放松、良好睡眠、适度活动时，则症状减轻。

三、诊断

常规检查无客观异常体征。功能性磁共振脑成像（fMRI）扫描，可能发现 FMS 患者额叶皮质、杏仁核、海马和扣带回等激活反应异常，以及相互之间的纤维联络异常。

根据患者存在慢性广泛性肌肉疼痛及发僵，常伴有失眠、易醒、多梦和精神不振等睡眠障碍的表现，结合疼痛可累及全身（颈、胸、下背部、肩胛带和骨盆带肌肉最常见）的特点、全身可出现多处压痛点的典型症状，在排除其他疾病后可做出诊断。

具体诊断可以参考 1990 年美国风湿病学学会的诊断标准：①持续 3 个月以上的全身性疼痛，包括身体的左、右侧，腰上、下部和中轴（颈椎、前胸、胸椎、下背部）均疼痛；②压痛点：以拇指按压，压力为 4 kg，18 个压痛点中至少有 11 个疼痛。

同时满足上述 2 个条件者可诊断为 FMS，敏感性为 88.4%，特异性为 81.1%。

四、治疗和预后

1. 治疗 目前，FMS 病因不清，病理生理不明，因此无特异的治疗方法。主要是综合治疗，包括合理运动、减轻精神压力和对症止痛。

（1）药物治疗：目的是阻断神经触发点，改善精神症状。治疗药物主要针对中枢神经系统，抗抑郁药为治疗首选药物，能改善睡眠和疲劳，但对压痛点的疼痛无效。其中三环类抗抑郁药（TCAs）阿米替林（amitriptyline）应用最为广泛；5-羟色胺再摄取抑制剂（SSRIs）和高选择性单胺氧化酶抑制剂（MAOIs）也是常用药物，特别是与三环类抗抑郁药联合应用效果更佳，能明显改善睡眠、疼痛、疲劳，特别是抑郁状态。参见第三章第九节。

目前临床上推荐非阿片类中枢性镇痛药曲马多（tramadol）用于 FMS 的疼痛处理。第2代抗惊厥药普瑞巴林（pregabalin）是首个被美国食品药品监督管理局（FDA）批准用于 FMS 的药物，托烷司琼（tropisetron）、普拉克索（pramipexole）也可减轻 FMS 疼痛。

（2）非药物治疗：认知行为治疗、热水浴疗法、需氧运动、柔性训练等，也可以提高药物疗效，减少药物不良反应。中药、针灸治疗对部分患者有效。但任何过度治疗有害无益。

2. 预后 虽然大多数 FMS 患者存在持续的慢性疼痛和疲劳，都要经历复发和缓解的过程，但 FMS 不造成脏器的损伤，预后良好。

（刘天蔚　李宏国　郭云良）

第十一章　眼科疾病

眼（eyes）是一个非常精细的器官，是人类接受外界信息最重要的感官之一，也是最能让人感受到其不适或病变的感觉器官。正常人的视力约为 1.0 左右，通常从 40 岁开始，人的视力就会自然减退。眼科其他疾病的发病率也会随年龄增长逐渐增高，如老花眼、青光眼、视网膜动脉阻塞和老年性黄斑变性等，严重影响中老年人的生活和健康。

第一节　老　视

老视（presbyopia）俗称老花眼。老视是一种生理现象，不是病理状态也不属于屈光不正，是人们步入中老年后必然出现的视觉问题，由于眼球的调节能力减退而形成的视力缺陷。老视多从 45 岁左右开始，晶状体核逐渐硬化，晶状体的可塑性和弹性下降，睫状肌功能变弱，从而使眼的调节力减退，以致近距离工作和阅读发生困难。

一、病因和发病机制

老视的实质是眼的调节能力减退，年龄是影响调节力的最主要的因素。晶状体在一生中不断增大，因为赤道区上皮细胞逐渐形成新的纤维，向晶状体两侧添加新的皮质，并把老的纤维挤向晶状体的核区。因此，随着年龄增加，晶状体密度逐渐增加，弹性逐渐下降，出现老视。除年龄外，老视的发生和发展也与以下因素有关。

1.屈光不正　远视眼比近视眼出现老视的时间早；近视者配戴框架眼镜后，由于矫正负镜片离角膜顶点存在 12 ~ 15 mm 距离，减少了同样阅读距离的调节需求，而戴角膜接触镜的近视者，由于角膜接触镜配戴在角膜面，其矫正后的光学系统接近正视眼。因此，戴角膜接触镜比戴普通框架眼镜者出现老视要早。

2.用眼方法　视力调节需求直接与工作距离有关，从事近距离精细工作者容易出现老视症状，且比从事远距离工作者出现老视要早。长手臂的高个子比手臂较短的矮个子有比较远的工作距离，需要比较少的调节，因此后者较早出现老视症状。

3.其他　服用胰岛素、抗焦虑药、抗抑郁药、抗精神病药、抗组胺药、抗痉挛药和利尿药等患者，由于药物对睫状肌的作用，会较早出现老视。此外，因为温度对晶状体的影响，生活在赤道附近的人会较早出现老视症状。

二、临床表现

临床主要表现为近视力下降：初期首先感到阅读小字时字迹模糊，将目标放远些才能看清楚。在暗处或光线不足的条件下，近视力更差。随年龄增长，近视力逐渐减退，最后远移目标也看不清。眼易疲劳：近视力差、视觉调节功能减退，不能持久阅读。由于阅读时需要增加调节引起睫状肌过度收缩和过度集中，常有眼球酸胀。屈光不正者和正常人一样在40岁以后出现老视，远视眼老视症状发生早而重，近视眼发生较晚或不出现明显症状。

三、诊断和治疗

根据远视眼的检测结果，结合患者年龄和临床表现，可以做出诊断。

准确验光并完全矫正近视、远视和散光。近附加的测量要在屈光完全矫正状况下择定标准工作距离、两眼同时视的状态下进行。检测时选择合适的视标（阅读物）及合适的照明系统，在最后确定处方时，还要根据个体需求进行合理调整。

老花眼可通过凸透镜予以矫正，使其近点距离在正常范围内。凸透镜矫正老视的原理：补偿晶状体调节力的不足从而达到矫正老视的目的，包括传统的单光（单焦）镜和最近几年出现的双光（双焦）、渐变多焦镜。

单光镜是最简单普及的矫正方法，只适用于近用。所用的度数与患者的年龄、屈光状态和近距离工作有关。一般规律是，正视眼在40～45岁开始配戴+1.00D，以后每增5岁可增加+0.50D～+1.00D，至60岁以上一般不需要继续增加度数。若原有屈光不正，需小瞳孔验光后，以确定屈光不正的性质和度数，然后再加上老视度数。如原有+1.00D的屈光不正，老视度数为+2.00D，应配镜的度数是+1.00D加+2.00D为+3.00D。又如，原有-5.00D，老视度数为+3.00D，应配镜的度数是-5.00D加+3.00D为-2.00D。若原来有规则散光，配镜时应加入。

双光镜可为患者同时提供远、近视力，但是如果在使用过程中出现远视欠矫或者近视过矫的情况，在配镜后就会发生中间的视力模糊，从而致使患者很难得到所期望的视觉质量。

渐变多焦镜是通过同一个镜片上不同的区域看到近、中、远距离的物体，能很好地解决双光镜造成的中间的视力模糊问题，是目前比较理想的矫正老视的方法。既保证了清晰近视力，又保证了良好的中远距视力。但是框架眼镜的镜片和角膜的顶点有一定的距离，致使高度数镜片有一定的放大率，容易使配戴者有一定的不适和眩晕感。目前，还在研究的液晶衍射镜希望能够解决这些问题。

虽然通过手术矫正老视并不十分完善，但随着手术技术的不断研究和进步，手术方式出现了多样化的发展趋势。根据手术部位不同可分为角膜屈光术、可调节的人工晶状体（intra ocular lens，IOL）植入和晶状体摘除手术及巩膜屈光术。

第二节　白内障

白内障（cataract）是指由于晶状体透明度降低或颜色改变导致的视觉障碍性疾病。其发病机制较为复杂，是机体内、外因素对晶状体长期综合作用的结果。主要表现为视力下降、视物模糊、重影等。50岁以上的老年人，双眼同时或先后发生晶状体混浊，而全身及局部未能查出明确的病因者，称为老年性白内障（elderly cataract），是老年人失明的主要原因。据统计，50～60岁发病率为60%～70%，70岁以上可达80%。通常为双眼先后发病。

一、病因和危险因素

1. 病因　老年性白内障的确切病因尚不清楚，可能是体内因素与体外因素共同作用的结果。

（1）体内因素：衰老、眼部手术、肿瘤、炎症、遗传和某些全身性代谢性（如糖尿病）或免疫性疾病，均可以破坏晶状体的组织结构，干扰其正常代谢而使晶状体混浊。晶状体或眼球的发育异常和某些先天性全身性综合征，也可导致晶状体的形成异常而引起白内障。

（2）体外因素：物理损伤（如电离辐射、微波辐射）、化学损伤（如长期接触三硝基甲苯，制造黄色炸药的主要原料）、药物（包括毒物）如缩瞳剂或皮质类固醇等药物的长期应用。

2. 危险因素　主要包括过度日光照射；患有青光眼；有眼部外伤史；过量饮酒和吸烟；患有高血压、心血管疾病；严重腹泻和营养不良等。

二、临床表现

早期可无任何症状，随着疾病发展，出现眼前固定性黑点，偶有单眼复视或多视，视物疲劳，视力逐渐下降，因晶状体膨胀或核硬化致晶状体屈光指数的改变，导致核性近视或近视度增加，随着晶状体混浊程度的加重，视力逐渐丧失或仅存光感。

依据晶状体初发混浊的部位，老年性白内障可分为以下几类。

1. 老年皮质性白内障（elderly cortical cataract）　系从晶状体的前后及赤道部的皮质开始混浊的一类白内障，约占70%。皮质性白内障依据其发展过程分为四期。

（1）初发期：晶状体周边部皮质混浊，呈楔形发展，未波及瞳孔区，对视力影响不大。

（2）膨胀期：或称未成熟期，晶状体混浊逐渐向瞳孔区和深层扩展，视力逐渐下降，晶状体体积增大致使虹膜向前移位，虹膜投影阳性，前房变浅，此期易引发青光眼。

（3）成熟期：晶状体皮质全部混浊，呈乳白色均质状，晶状体水肿膨胀现象减退，前房深度恢复正常，虹膜投影呈阳性，视力降至光感或手动，但光定位和光色觉检查正常。

（4）过熟期：混浊的晶状体皮质纤维逐渐分解溶化成糜粥样液体，水分减少，体积缩小，囊皮多皱，可有钙化斑，晶核下沉。有时部分患者可出现视力突然好转。偶尔因晶状体囊膜破裂，自溶的晶状体纤维外漏引起晶状体过敏性葡萄膜炎和溶解性青光眼。

2.老年核性白内障（elderly nuclear cataract） 指晶状体从核心部位开始混浊的一类白内障，越近中心区混浊越明显，因混浊晶状体核变硬，故又称硬性白内障，约占20%。

3.盘状白内障（disciform cataract） 以晶状体束膜下皮质浅层的盘状混浊为特点的老年白内障，较少见。

4.其他 无上述所有的严格明确的部位发生的病变。

三、辅助检查

首先应进行全面系统的眼部检查。尤其白内障早期，因白内障成熟后玻璃体、视神经、视网膜等部位的检查都受影响。晶状体检查有斜照法：应用集中光斜照晶状体，观察晶状体混浊程度，虹膜投影的宽窄、瞳孔对光反应。裂隙灯检查：除禁忌散瞳者外，应尽可能充分散瞳以便全面了解晶状体的情况。

四、诊断和鉴别诊断

目前我国采用白内障流行病学调查标准。WHO组织盲与低视力的标准为：矫正视力＜0.05为盲，≥0.05且＜0.3为低视力。1982年WHO与美国国家眼科研究所提出，视力＜0.7，晶状体混浊，无其他导致视力下降的眼病为白内障的诊断标准。特定年龄段的白内障患病情况有特定的调查标准，如确定年龄≥50岁，视力＜0.1，晶状体混浊，无其他导致视力障碍的眼病等。

根据病史、症状和检查，易做出明确诊断。但应与以下疾病相鉴别。

1.其他类型的白内障 如糖尿病性白内障，并发性白内障等与原发病有关。

2.老年核性硬化 是晶状体老化现象，多不影响视力。

五、治疗

由于发病机理尚不明了，至今药物治疗未有突破性进展，仍需待其发展成熟或接近成熟时施行手术摘除或安放人工晶状体，或术后佩戴适度眼镜，矫正因无晶状体造成的屈光不正。

1.药物治疗 早期用药后，病情会减慢发展，视力稍有提高，但不一定是药物治疗的结果，因白内障早期进展至成熟是一个漫长过程，可能自然停止在某一阶段而不至于严重影响视力。临床常用药物有眼药水或口服的中西药。维生素B类、谷胱甘肽类、吡诺克辛类等口服制剂，谷胱甘肽类、吡诺克辛类滴眼液。

2.手术治疗 经医生评估，愿意接受手术治疗且无其他严重疾病，可以采取手术治疗。

（1）白内障囊外摘除术：是目前白内障的常规手术方式。手术显微镜下操作，切口较囊内摘除术小，将混浊的晶状体核排出，吸出皮质，但留下晶状体后囊。后囊膜被保留，可同时植入后房型人工晶状体，术后可立即恢复视力功能。

（2）白内障超声乳化术：超声波将晶状体核粉碎使其呈乳糜状，然后连同皮质一起吸出，术毕保留晶状体后囊膜，可同时植入房型人工晶状体。老年性白内障发展到视力低于0.3、晶状体混浊在未成熟期、中心核部比较软，适合做超声乳化手术。其优点是切口小，组织损伤少，手术时间短，视力恢复快。

（3）飞秒激光辅助下白内障摘除术：应用超短脉冲激光进行辅助治疗，具备瞬时功率大、聚焦尺寸小、穿透性强、精密度高的优势。可增加手术精准性、减少手术损伤、提高手术安全性。目前已有白内障术者将其运用到复杂白内障的处理中，亦取得了较好的手术效果。

（4）人工晶状体植入术：人工晶状体为无晶状体眼屈光矫正的最好方法。人工晶状体按植入眼内的位置分为前房型和后房型两种；按其制造材料分为硬质和软性两种，均为高分子聚合物，具有良好的光学物理性能和组织相容性。植入后可恢复视力、双眼单视和立体视觉。

六、预后

白内障的预后和治疗是否及时、眼底情况等有关。早期进行手术治疗的患者多数预后较好，但若患眼存在眼底病变、青光眼等，术后视力可能改善不明显。

第三节　青光眼

青光眼（glaucoma）是一组以特征性视神经萎缩和视野缺损为共同特征的疾病，为全球第二位致盲眼病。总人群发病率为1%，45岁以后为2%。具有一定的遗传倾向，病理性眼压增高是其主要危险因素。通常分为原发性青光眼、继发性青光眼和先天性青光眼三大类。原发性青光眼占绝大部分，又分为原发性开角型青光眼（primary open‐angle glaucoma，POAG）和原发性闭角型青光眼（primary closure‐angle glaucoma，PCAG）。青光眼眼内压间断或持续升高，给眼球各部分组织和视功能带来损害，如不及时治疗，随时可导致失明，在急性发作期24～48小时即可完全失明。本节主要介绍原发性青光眼。

一、病因和发病机制

1.POAG　又称慢性单纯型青光眼。由于眼压升高引起视神经损害和视野缺损，最后导致失明。特点是眼压升高时房角是开放的。病程进展慢，无明显症状，不易早期发现。本病眼压升高是由于房水排出受阻所致，阻力部位主要在小梁网。病理检查小梁变性、硬化和内皮细胞增生，Schlemm管和外集液管阻塞。也有人认为，血管神经和大脑中枢对眼压的调节失控使房水排出阻力增加。但因单纯型青光眼病因复杂，其发病机理目前尚不完全明了。本病随增龄而增多，大多数患者发生在65岁以后。

2. PCAG　由于房角关闭所引起的眼压升高，一般40岁以后发病，尤其以50～70岁居多。男：女为1：（2～4）。为双眼性疾患，患病率有种族差异，因纽特人和亚洲人的发病率较高，白种人的发病率较低。分为瞳孔阻滞（虹膜膨隆）和非瞳孔阻滞（虹膜高褶）两个类型。

（1）解剖因素：最常见的是房水从后房到前房，经过虹膜与晶状体之间的阻力增大。引起阻力增大的解剖因素有：眼球轴长较短；前房深度较浅；晶状体相对较厚，睫状体较发达，虹膜在睫状体的止端常靠前；角膜直径较小。这些解剖因素均可使前房变浅、房角变窄，形成相对性瞳孔阻滞，使后房压力升高，虹膜膨隆，房角变浅。

（2）危险因素：随着年龄增加，患病率也增加。我国的发病率高于欧美白种人，男：女＝1：4。远视眼因角膜直径较小，较扁平，前房较浅，房角较窄的原因，更易患PCAG。

（3）诱发因素：精神波动、疲劳；气候因素；散瞳、缩瞳剂等因素，引起血管舒缩功能紊乱、通透性增加，导致睫状体水肿向前移位阻塞房角，使房水生成过多，后房压力增高。

二、临床表现

1. POAG　发病隐蔽，进展极为缓慢，不易被察觉。发展到一定程度有轻度眼胀、视力疲劳和头痛，中心视力一般不受影响，而视野逐渐缩小。晚期视野缩小呈管状，出现行动不便和夜盲等。有些晚期病例有虹视或视物模糊，最后视力完全丧失。主要体征如下。

（1）眼压升高：早期眼压不稳定，日曲线波动度大，测量24小时眼压有助于诊断。随着病情发展，基础眼压逐渐升高。但应注意，眼压升高只是一个发展为青光眼的危险因素，但不能仅依据眼压升高而无视盘损害和视野缺损就诊断为青光眼。

（2）视盘损害：视盘陷凹及萎缩是诊断的可靠依据。视盘陷凹可出现于视野缺损以前。

1）视盘改变：视盘沿神经组织丢失致视盘凹陷性扩大，视盘面积缩小。

2）血管改变：①首先是血管向鼻侧移位。②血管呈屈膝状：在大陷凹时，凹陷边沿呈穿凿状，视网膜中央血管沿凹陷底部及其壁走行，这种血管屈膝爬行的现象是青光眼性视盘凹陷的典型特征。③环状血管暴露。④视网膜中央动脉搏动。⑤视盘出血。

3）视盘周围萎缩：患者视盘周围常有脉络膜和色素上皮萎缩所形成的环形。

（3）视野缺损：早期常在视野5°～30°范围内有一个或几个比较性或绝对性旁中心暗点；鼻侧阶梯，即一条或多条等视线在鼻侧水平子午线处上下错位，形成鼻侧水平子午线处的阶梯状视野缺损；弓形暗点，发展期可出现环形暗点，鼻侧视野缺损及向心性视野缺损，至晚期，视野大部分丧失，可仅存5°～10°的管状视野。

2. PCAG　根据房角关闭的机理和发作时的症状分为3型。

（1）急性闭角型青光眼：在发生房角闭塞时，眼部有明显充血，临床过程分为6期。

1）临床前期：大多无明显症状。凡一眼曾有急性发作史，对侧眼具有角膜小、前房浅、房角窄等特点，或有闭角型青光眼家族史，虽无青光眼发作史但激发试验阳性，也可诊断。

2）前驱期或先兆期：患者有轻度的眼痛，视力减退，虹视并伴有轻度同侧偏头痛，鼻根和眼眶部酸痛、恶心。眼部检查可有轻度睫状体充血，角膜透明度稍减退，前房稍变浅，瞳孔稍开大和眼压轻度升高。虹视是闭角型青光眼的一种特殊的自觉症状。当患者看灯光时可见周围有彩色环，与雨后天空出现的彩虹相似。虹视是青光眼发作的主要症状之一，但出现虹视并不一定都是青光眼，如长时间在暗室内看一小灯；晶状体核硬化时；

泪液中混有黏液或脂性分泌物；角膜瘢痕；晶状体或玻璃体混浊等均可产生类似虹视的现象。

3）急性发作期：起病急，房角大部分或全部关闭，眼压突然升高，表现为急性发作的"三联征"，即指虹膜扇形萎缩、角膜内皮色素沉着、晶状体的青光眼斑，是发作后的标志。①视力急剧下降，严重者仅有眼前指数或光感，伴剧烈眼痛，同侧偏头痛，恶心，呕吐，体温较高，脉搏加速等；②眼压突然升高，9.3～10.6 kPa；③眼球混合充血，严重者球结膜及眼睑水肿，巩膜血管怒张；④角膜水肿，雾状混浊，失去光泽及透明性，角膜后壁有棕色沉着物；⑤前房极浅，因虹膜血管渗透性增加，可出现前房闪光和浮游物；⑥因高眼压使瞳孔括约肌麻痹，瞳孔中度散大呈竖椭圆形，对光反应消失；⑦晶状体前囊下出现灰白色点状、条状和斑块状混浊，称青光眼斑；⑧虹膜血管充盈，渗透性增加，常有瞳孔缘虹膜后粘连及虹膜周边粘连，若高眼压持续时间过长，可使局限的1～2条放射状虹膜血管闭锁，造成相应区域的虹膜缺血性梗死而出现扇形虹膜萎缩，从色素上皮释放的色素颗粒沉着在角膜后壁和虹膜表面；⑨玻璃体可有细小色素颗粒状混浊；⑩眼底视盘充血、轻度水肿，有动脉搏动，视网膜静脉扩张，偶见小片状视网膜出血。因角膜上皮水肿，常需在滴甘油后才能看清眼底。

4）间歇期：急性发作后经治疗或自然缓解，房角重新开放，眼压和房水流畅系数恢复正常，病情暂时缓解。在此期检查，除前房浅、房角窄外，只能根据病史和激发试验确诊。

5）慢性期：由急性发作期症状未缓解迁延而来。常因房角关闭过久，周边部虹膜与小梁发生永久性粘连。慢性期早期，急性发作期的自觉症状及体征继续存在，但程度减轻；晚期自觉症状和充血均消退，仅留下虹膜萎缩、瞳孔半开大，形状不规则和青光眼斑。病情发展到一定阶段，视盘逐渐出现病理性凹陷和萎缩，视力明显下降并出现青光眼性视野缺损。

6）绝对期：失去光觉的青光眼称为绝对期青光眼。因长期高眼压，患者已能耐受，故自觉症状不明显。检查可见眼部轻度睫状充血，角膜上皮轻度水肿，可出现大疱或上皮剥脱而有明显的自觉症状。前房极浅，虹膜萎缩，有新生血管，瞳孔缘色素层外翻和晶状体混浊。

（2）慢性闭角型青光眼：发作时眼部无明显充血，症状不明显。根据房角形态分两型。

1）虹膜膨隆型：在发病时除房角粘连外，同时伴有瞳孔阻滞，常反复小发作。发作时感眼部不适，有发作性视矇或虹视，或兼有头痛、头昏。常于傍晚发作，冬季多见。检查可见球结膜不充血，角膜透明或上皮轻度水肿，前房极浅，虹膜稍有膨隆，瞳孔可正常，对光反应存在或略迟缓。眼压5.33～6.67 kPa。随病情发展，房角逐渐发生粘连，基础眼压逐渐升高，房水流畅系数下降，晚期出现视盘萎缩，但凹陷常不深，并伴有视野缺损。

2）高褶虹膜型或房角缩短型：此型较少见，约占闭角型青光眼的6%。发病基础主要为周边虹膜高褶，小梁区之间的间隙狭窄，易发生开始于周边部的匍行性向近中心部粘连。引起房角关闭的原因不是瞳孔阻滞，而是进行性房角缩短，甚至关闭。临床常无自觉症状，偶然发现视力严重下降时才就医。在高眼压状态下，眼球无充血，角膜透明，一般无水肿。前房轴深无明显变浅，周边前房浅，瞳孔圆形，早期光反应正常、晚期光反应迟钝。在窄房角的基础上有不同程度的房角粘连。粘连范围和眼压高水平值呈正相关。随疾病的发展，视盘呈不同程度的青光眼性凹陷及视神经萎缩，同时伴有不同程度的青光眼性视野缺损。

（3）睫状环阻滞性青光眼：也称为恶性青光眼，由于睫状环晶状体阻滞致眼房角关闭，房水被阻于晶状体虹膜隔后方而进入玻璃体腔，使晶状体虹膜隔前移，前房变浅甚至消失，房角关闭。多发生于应用缩瞳剂或抗青光眼手术、外伤、虹膜睫状体炎后等。恶性青光眼易发生于眼球小、前房浅、角膜小、睫状环较小或晶状体过大的闭角型青光眼患者。尤其是长期高眼压，术前使用高渗剂或碳酸酐酶抑制剂降眼压而房角仍关闭者，更易发生。多双眼发病，一眼发病后，另一眼需用缩瞳剂或拟行滤过手术时应特别小心。此型青光眼用缩瞳剂无效或反使眼压升高，用睫状肌麻痹剂可使眼压下降。故闭角型青光眼用缩瞳剂后眼压进一步升高，前房普遍变浅时应考虑本病，如另一眼试点缩瞳剂发生同样的变化，便可确诊。

三、辅助检查和诊断

1. POAG 本病进展到一定程度，眼底出现典型的视盘杯状凹陷和视神经萎缩，有特殊的视野缺损，眼压升高，房角开放，确诊不难。但早期需多方面综合判断。

（1）中心视功能检查：POAG患者早期可出现视觉对比敏感度降低。色觉检查，因POAG患者早期可有蓝黄色觉障碍而设计的检查方法。根据POAG是否有色觉障碍以帮助诊断。

（2）视野检查：POAG所导致的视神经纤维损害，可引起典型的青光眼视野改变。视野检查对诊断早期POAG具有极为重要的意义。

（3）眼压检查：早期根据眼压波动大的特点，测24 h眼压曲线，若最高和最低眼压差大于1.07 kPa，则作为阳性体征之一。

（4）眼底检查：视盘杯盘比增大，仍为早期诊断的客观依据。视神经纤维层缺损。

2. PCAG 通过患者临床表现，结合各项检查结果，一般不难诊断。若患者在短时间内出现眼压升高，应警惕PCAG。需与急性虹膜睫状体炎、POAG等疾病相鉴别。

（1）常规检查：包括眼压、前房深度、前房角镜检查。

（2）激发试验：凡有浅前房、窄房角、发作性虹视、视朦、眼胀、头疼、眼眶和鼻根部酸胀等病史，35岁以上，尤其是女性，应考虑PCAG，需密切观察，必要时做激发试验。

1）暗室试验：在暗室60～90 min，瞳孔散大，眼压≥1.07 kPa，前房角关闭为阳性。

2）俯卧试验：患者俯卧60 min，眼压升高≥1.07 kPa为阳性。

3）暗室加俯卧试验：可提高激发试验的阳性。

4）散瞳试验：滴短效局部缩瞳剂，眼压升高≥1.07 kPa为阳性。

5）缩瞳试验：适合于房角关闭、眼压升高的闭角型青光眼。

6）其他：如毛果芸香碱、新福林试验等。

四、治疗

1. POAG 治疗目的是控制疾病的发展，或尽可能延缓其进展。原则是先用药物滴眼治疗，药物浓度由低到高，显效后改用其他药物。最大药量仍不能控制眼压时考虑手术。

（1）常用药物：β受体拮抗剂，0.25% ~ 0.5% 噻吗洛尔（timolol）、0.25% ~ 0.5% 左旋布诺洛尔（levobunolol）和 0.25% ~ 0.5% 倍他洛尔（betaxolol）等滴眼液。肾上腺素能神经药物，0.2% 溴莫尼定（brimonidine）液。缩瞳剂，1% ~ 4% 毛果芸香碱（pilocarpine）液或 4% 毛果芸香碱凝胶，碳酸酐酶抑制剂乙酰唑胺（acetazolamide）、布林佐胺（brinzolamide）等。

（2）非损伤性激光小梁成形术：已成为介于药物治疗及滤过性手术之间的一种治疗方法。氩激光小梁成形术已成为治疗该病的重要手段之一。限于需考虑做滤过手术的患者。

（3）手术治疗：最常用的手术方式是眼外引流的滤过性手术，包括小梁切除术、巩膜咬切术、非穿透性小梁手术等。

2. PCAG 急性闭角型青光眼是由于瞳孔阻滞引起的房角闭塞所致，故治疗时应解除瞳孔阻滞，使房角重新开放，一般以手术为主。

（1）前驱期和间歇期：应用激光或手术做虹膜周边切除可获根治。如其他原因不能手术者，可滴 1% ~ 2% 毛果芸香碱液，密切追踪观察。

（2）急性发作期：原则是尽快用药降低眼压，使房角开放，以免发生永久性周边粘连。眼压下降后，根据病情特别是房角情况，及时选择适当手术，以防再发。常用药物如下。

1）缩瞳剂：可开放已闭塞的房角，改善房水循环，使眼压下降，应争取在 2 h 内将瞳孔缩小。常用的有 1% ~ 2% 毛果芸香碱液，急性期每 5 ~ 10 分钟滴眼 1 次，根据病情决定持续用药时间。同时用 0.5% ~ 1.0% 依色林（eserine）液，每 10 分钟 1 次，共 3 次。

2）β肾上腺素能受体抑制剂：抑制房水生成而降低眼压，一次用药持续 12 小时。0.25% ~ 0.5% 噻吗洛尔液，每日 2 次。心动过缓、支气管哮喘、心力衰竭者慎用。

3）碳酸酐酶抑制剂：为磺胺衍生物，抑制房水的产生，降低眼压，但无开放已闭塞房角的作用，应与缩瞳剂合用。常用药为：乙酰唑胺 250 mg，每日 3 次，首剂加倍。

4）高渗剂：使血浆渗透压升高，眼内水分向血液转移而降低眼压。只能作为紧急或临时降压措施，不宜长期应用，与缩瞳剂合用效果好。常用呋塞米、甘露醇、甘油等。

5）镇静止痛药：对烦躁不安的患者可做辅助治疗。

6）手术治疗：若停药 48 小时眼压不回升，房角功能性小梁 1/2 以上开放，可选激光或手术切除周边虹膜；对眼压控制不良，房角广泛前粘连者，选小梁切除术或其他过滤手术。

（3）慢性期：此时房角已大部分粘连，应行过滤手术。

（4）绝对期：可继续应用缩瞳剂。如疼痛剧烈，可球后注射酒精，必要时摘除眼球。

慢性闭角型青光眼应早期手术。手术方式的选择与急性闭角型青光眼相同。虹膜高褶型患者应做虹膜周边切除术，多数可治愈。少数术后复发者，可长期应用毛果芸香碱液控制。

恶性青光眼局部应用睫状肌麻痹剂散瞳，全身应用高渗剂辅以皮质醇类药物。药物控制无效时手术治疗。晶状体摘除术是解除睫状环晶状体阻滞的有效手术，尤其晶状体已出现混浊者。

五、预后

POAG 预后与视神经受损程度、眼压高度、视盘组织的易损性、全身血管性疾病及是否恰当治疗有关，视盘凹陷重者预后差。PCAG 是一种危害严重的眼病，随病情进展出现视力严重损害，严重者可失明。但及时有效的诊疗可以延缓病情发展，改善预后。

第四节　视网膜动脉阻塞

视网膜动脉阻塞（retinal artery obstraction）是严重损害视力的急性发作性眼病，可引起视网膜急性缺血，视力严重下降，是导致失明的急症之一。多发生在患有高血压（64%）、糖尿病（24%）、心脏病（28%）、颈动脉粥样硬化（32%）的老年人。以 50～60 岁居多，男性略多于女性，绝大多数为单眼发病，双眼发病率为 1%～2%。

一、病因

1. 血管栓塞　主要为各种栓子进入视网膜中央动脉阻塞血管。栓子常位于筛板处，因视网膜中央动脉经过筛板时管径变窄，老年人该处组织硬化，栓子更易在此处存留。

栓子的种类：胆固醇栓子组最常见，约占 87%，其中 67.5% 来源于颈动脉、主动脉或大血管有进行性粥样硬化的血管；血小板纤维蛋白栓子常见于缺血性心脏病、慢性风湿性心脏病和颈动脉栓塞的患者；钙化栓子较少，占视网膜栓子的 4%，其他少见栓子包括肿瘤栓子、脓毒栓子、药物栓子、气体栓子、滑石粉栓子等。

2. 血管痉挛　发生于有早期高血压的患者或有动脉硬化的老年人。轻度视网膜血管痉挛，患者感到短暂的视力模糊。强烈阵发性血管痉挛可使血流完全阻断，产生一过性黑蒙。痉挛迅速缓解，视力可恢复正常。痉挛发作频率和时间长短随病情程度而异，可数日 1 次至 1 日数次，持续时间数秒至数分钟不等，反复多次痉挛也可使视功能受损。

3. 血管壁改变和血栓形成　由于动脉硬化或动脉粥样硬化、血管内皮细胞受损，内皮下增殖变性，使血管内皮粗糙、管腔变窄，易形成血栓。各种炎症可直接侵犯动脉壁产生动脉炎，如巨细胞动脉炎、全身性红斑狼疮、多发性结节性动脉炎、硬皮病和皮肌炎等。

4. 血管外部压迫　如青光眼、埋藏性视盘玻璃疣、视网膜脱离手术如巩膜环扎术、眼内注入膨胀气体、眼眶手术创伤、过度电凝止血、球后肿瘤或外伤致球后出血等，以上各种原因导致眼压和眶压的增高，均可诱发视网膜动脉阻塞。

二、临床表现

1. 视网膜中央动脉阻塞　根据阻塞部位及程度不同，临床表现也不一致。

（1）阻塞部位在筛板附近或筛板以上部位：临床表现为视力突然急剧下降，可降至只见手动或光感。部分患者有先兆症状，突然单眼出现一过性黑蒙，数分钟后视力恢复正常，反复发生后视力不能恢复。瞳孔散大，直接对光反射消失。

（2）眼底：眼底后极部视网膜透明性消失，呈缺血性苍白，混浊、水肿，偶有少许火焰状出血。这是因为神经节细胞的混浊肿胀所致。此种表现多在血管阻塞10分钟左右出现，2～3小时后更加明显，黄斑呈樱桃红色。因黄斑中心凹处视网膜菲薄，可透见其下的脉络膜背景，在其周围视网膜灰白色水肿的陪衬下，黄斑呈更鲜艳的红色。视网膜动脉变细，在视盘周围的动脉内，可见节段状断续缓慢流动的血柱。部分患者可在视盘或周边部视网膜动脉内看到栓塞的栓子。指压眼球引不出动脉搏动，静脉管径也变细。

视网膜中央动脉阻塞2～3小时后，内层视网膜细胞膜破坏。血管内皮和壁间周细胞变性，坏死组织被吞噬细胞吸收并清除。神经纤维、节细胞和内核层被神经胶质代替。约2周后视网膜水肿消退，黄斑区色素紊乱，视盘颜色苍白。发病4周后出现视神经萎缩，动脉狭细呈白线状且变直。因末梢和细小的动脉分支不易看到，显得视网膜动脉分支变少。两个月以后，如虹膜上长新生血管，可能发生血管性青光眼，但远比视网膜静脉阻塞后发生率低。

（3）眼底荧光血管造影：根据阻塞程度和部位及造影时间不同差异很大。可有动脉充盈延迟和视网膜动静脉循环时间延长。动静脉血管内荧光素流变细，呈串珠状移动，由于动脉灌注压低，荧光素不能进入小动脉末梢而突然停止，如树枝折断状。毛细血管不充盈，偶有渗漏或血管瘤样改变。晚期因视网膜萎缩，视网膜动脉粗细不均，血管内皮障碍，可见有血管壁荧光素染色。视网膜动脉不全阻塞或阻塞后恢复血流者，荧光血管造影表现正常。

2.视网膜分支动脉阻塞　阻塞部位通常位于视盘周围的大血管处或大的分叉处，以颞侧支受累多见。视力受损程度根据阻塞部位和程度而定。阻塞支供应的视网膜呈扇形或象限形乳白色水肿，该动脉及伴行的静脉变细。荧光造影现象与中央动脉阻塞相似。

3.睫状动脉阻塞　很少见。如发生阻塞则在眼底呈现一舌形或矩形视网膜乳白色水肿区。视力减退程度根据其是否供应黄斑区而定，相应视野缺损。

4.并发症　继发性青光眼是最严重的并发症，发生率约1%。多数在发病后4～10周出现。动脉阻塞后视网膜呈严重缺血缺氧状态，可诱发新生血管形成，虹膜改变并伴有前房角新生血管形成，致前房角闭塞，形成继发性青光眼。抗青光眼治疗多无效。

三、辅助检查

1.视网膜动脉阻塞的荧光血管造影表现

（1）中央动脉阻塞时，视网膜动脉充盈迟缓，小动脉呈钝形残端，黄斑周围小动脉呈断枝状，"前锋"现象明显；分支动脉阻塞时，血流在分支的某一点中断或逆行充盈（阻塞动脉远端的染料灌注早于动脉阻塞点的近端），后期阻塞点具有强荧光。

（2）充盈迟缓：视网膜动脉循环时间正常为1～2秒，受阻动脉可延长到30～40秒。

（3）黄斑周围动脉小分支无灌注，数日后造影可见动脉血流重新出现。

（4）广泛视网膜毛细血管床无灌注，视盘表层辐射状毛细血管向乳头外延伸。

2.眼电生理　视网膜电图（ERG）表现为β波下降，α波一般正常。

3.视野　视野改变与动脉阻塞的部位有关。中央动脉阻塞在颞侧可以查出小岛状视野。分支动脉阻塞可以有相应区域的视野缺损。如果有睫状视网膜动脉，可以保留有中心视力/视野。

四、诊断和鉴别诊断

根据临床特点和辅助检查多能做出诊断。但应与以下疾病相鉴别。

1.眼动脉阻塞　眼动脉阻塞可使视网膜中央动脉和睫状动脉血流均受阻，故视力受影响更严重，可降至无光感。视网膜水肿严重，可无樱桃红点，晚期黄斑有色素混乱。

2.缺血性视盘病变　视力减退较视网膜动脉阻塞为轻，视野多呈象限缺损，与生理盲点相连，黄斑无樱桃红。荧光造影视盘充盈不均匀可资鉴别。

五、治疗

本病应按急症处理。治疗目的在于恢复视网膜血流，保护视功能和预防再阻塞。

1.常规治疗方法

（1）降低眼压：用两手示指于眼睑上交替压迫眼球，100次/分钟，5分钟1次，使眼内压急剧上升和下降，以促使视网膜动脉管径改变，解除阻塞。口服降压药，如乙酰唑胺等。前房穿刺可使眼压骤降，视网膜动脉扩张，以达到栓塞再通的目的。

（2）吸氧：吸入95%氧和5%二氧化碳混合气体，增加脉络膜毛细血管血液氧含量，以缓解视网膜缺氧状态并扩张血管。白天吸氧每小时1次，每次10分钟，晚间每4小时1次。

（3）血管扩张剂：初诊或急诊应立即吸入亚硝酸异戊酯或舌下含化硝酸甘油，球后注射阿托品（atropine）0.25 mg，每日1次。罂粟碱（papaverine）30 ~ 60 mg加入250 ~ 500 mL生理盐水或10%葡萄糖液，静脉滴注。也可口服烟酸（niacin）100 mg，每日3次。

（4）溶栓和抗凝：对疑有血栓形成或纤维蛋白原增高的患者可应用纤溶制剂。静脉滴注或缓慢推注尿激酶溶栓。注射肝素或口服双香豆素抗凝治疗。参见第二章第四节。

（5）其他：如口服阿司匹林，双嘧达莫，活血化瘀中药等。

2.新型治疗方法

（1）兴奋性氨基酸受体阻滞剂：右美沙芬（美沙芬）是一种NMDA受体拮抗剂。可有效减少视网膜受损的范围和促进视网膜神经元的恢复。

（2）经股动脉导管向眼动脉注入rtPA：若患者最初视力好于手动，视网膜中央动脉发生阻塞后4 ~ 6小时内进行局部溶栓治疗，视力预后可得到改进。但应注意纤溶治疗的禁忌证。

（3）玻璃体灌注：为视网膜供应养料和其他化合物，同时排出代谢产物。玻璃体切割联合视网膜中央动脉直接按摩术及时恢复血液（氧）供应，可提高视力。

（4）视神经按摩和球后埋线术：按摩可刺激视神经周围血管网，促进血管扩张，刺激视神经兴奋。球后埋线所用的羊肠线是一种蛋白质，可刺激球后组织局部充血，血管扩张。

（5）氩激光：可用氩激光击射，溶解栓子，恢复视网膜的血供。

第五节　黄斑变性

视网膜黄斑（macula）是视锥细胞密集区，代谢旺盛，需氧量大，无视网膜中央动脉、静脉的分支，其依赖于脉络膜毛细血管供血，代谢产物易在此处聚集。黄斑变性（macular degeneration，MD）是一种慢性眼病，能引起中心视力的急剧下降，而且是不可逆的中心视力的下降或丧失，很难治愈。老年性黄斑变性（senile macular degeneration，SMD）亦称年龄相关性黄斑变性、衰老性黄斑变性，临床表现为进行性视力下降。

SMD 发病率有种族差异，白种人的发病率高于有色人种，但无明显的性别差异。SMD 多发生在 45 岁以上，双眼先后发病，随患者年龄增加，发病率逐渐升高。美、英学者统计 75 岁以上患病率达 40% 以上。我国目前暂无大样本流行病学数据统计。

一、病因

确切病因目前尚不明确。可能与遗传因素、慢性光损伤、营养失调、代谢障碍、免疫性疾病、慢性高血压、动脉硬化和药物作用等有关。目前认为，是多种原因复合作用导致视网膜色素上皮（retinal pigment epithelium，RPE）的代谢功能衰退，视力下降。

随着年龄的增加，可能发生变性，黄斑中央部脉络膜毛细血管硬化或阻塞，造成脉络膜微循环障碍，使 RPE 代谢物沉积在 Bruch 膜，致其胶原和弹力纤维变性，形成玻璃膜疣（drusen），引起 RPE 和光感受器受损。慢性光毒作用有累积效应，使 RPE 基膜增生，玻璃膜增厚变性。研究发现，免疫活性细胞、自身抗体的存在与该病的发生有关。有研究发现，该病的发生和发展也受家族基因和个体特征的影响。胡萝卜素、硒和铜蓝蛋白缺乏，高胆固醇饮食，吸烟或经常接触烟雾等，也可增加 SMD 的患病风险。

二、临床表现

临床上分为萎缩性（干型）和渗出性（湿型）SMD，二者临床表现有所不同。

1. 萎缩性 SMD　特点是进行性 RPE 萎缩，导致感光细胞变性，引起中心视力减退。患者多在 45 岁以上，双眼同时发病，视力下降缓慢。临床分两期。

（1）第一期（早期）：以 RPE 退变为主。中心视力轻度损害，中心视野现 5°～10° 中央比较性暗点。阿姆斯勒（Amsler）方格表检查常阳性。检眼镜下见黄斑色素紊乱，呈现色素脱失的浅色斑点和色素沉着小点，似椒盐样外观。中央凹反射不清或消失，有成簇的玻璃膜疣出现，大小不均，彼此融合，且伴有较大的色素颗粒，损害区以中心凹为中心逐渐外延并消失。眼底病变边缘界限并不清晰，眼底改变轻重与视力减退程度往往一致，但也有眼底改变不重而视力明显减退者。荧光血管造影示黄斑区有透见荧光或弱荧光，无荧光素渗漏。

（2）第二期（萎缩期）：中心视力严重减退，有绝对性中心暗点。检眼镜下可见病变加重，玻璃膜疣密集融合，大块 RPE 脱离，最后趋于萎缩，留下黄斑部色素上皮萎缩区，可见金箔样外观。地图状色素上皮萎缩，囊样变性或板层样破孔。荧光造影可见 RPE 萎缩所致的窗样缺损，久后色素上皮萎缩区出现脉络膜毛细血管萎缩、闭塞，荧光造影呈现弱荧光区，其中有残余的粗大脉络膜血管。

2.渗出性 SMD　病变区 RPE 下有活跃的新生血管，而引起一系列渗出、出血改变。患者多在 45 岁以上，双眼先后发病，视力下降较急。

（1）早期（渗出前期）：中心视力明显下降，Amsler 方格表阳性，病灶相应处能检出中央比较性暗点。眼底主要为软性玻璃膜疣堆积。玻璃膜疣将视网膜色素上皮与 Bruch 膜的紧密连接分开，来自脉络膜的新生血管可穿破 Bruch 膜进入 RPE 之下，黄斑区色素脱失和增殖，中央凹反射不清或消失。荧光血管造影可见玻璃膜疣及色素脱失处早期显荧光，其增强、减弱、消退与背景荧光同步（窗样缺损）。造影后期玻璃膜疣可着色呈现强荧光。

（2）中期（渗出期）：视力急剧下降。眼底典型表现：黄斑部由于新生血管的大量渗出造成 RPE 脱离，液体进入神经上皮时可引起神经上皮盘状脱离，称盘状黄斑变性。重者视网膜下血肿，视网膜出血及玻璃体积血。荧光血管造影表现为浅色的瘢痕呈现假荧光。色素增殖处荧光被遮蔽。如瘢痕边缘或瘢痕间有新生血管，则有逐渐扩大的大片强荧光。有新生血管的 RPE 脱落和无新生血管的 RPE 脱落有明显不同。前者荧光造影时脱离腔内出现荧光较晚，且呈不均匀分布。如果脱离区呈肾形，则新生血管多半位于肾形的弯曲面内。如新生血管破裂出血，则引起 RPE 下和神经上皮下出血性脱离。出血如在色素上皮下，则呈灰黑色或灰蓝色，如出血量多，范围广泛，可形成脉络膜血肿，或称视网膜下出血。

（3）晚期（结瘢期）：渗出和出血逐渐吸收并被结缔组织所取代，视力进一步损害。检眼镜下可见瘢痕形成，瘢痕中散布着不规则的色素团块。瘢痕的厚薄、大小，各病例各不相同。如瘢痕位于黄斑中心，会留下永久性中心暗点。荧光血管造影表现为浅色的瘢痕呈现假荧光，色素增殖处荧光被遮蔽。此期并非所有的病例病情就此停止，约 16% 的患者会在原瘢痕的边缘上出现新的新生血管，再经历渗出、出血、吸收、结瘢过程，使原瘢痕进一步增大。

三、诊断

1986 年经中华医学会眼科学会眼底病学组第二届全国眼底病学术会议专题讨论研究，制定了《老年性黄斑变性临床诊断标准》（表 11-1），试行于全国眼科临床。

表 11-1　老年性黄斑变性临床诊断标准

	萎缩型（干型）	渗出型（湿型）
年龄	多为 45 岁以上	多为 45 岁以上
眼别	双眼发病	双眼先后发病
视力	下降缓慢	下降较急

续表

	萎缩型（干型）	渗出型（湿型）
眼底表现	早期：黄斑区色素脱失和增殖，中央凹反射不清或消失，多为散在玻璃膜疣 晚期：病变加重，可有金箔样外观，地图状色素，上皮萎缩囊样变性或板层性裂孔	早期：黄斑区色素，增殖，中央凹反射不清或消失，玻璃膜疣常有融合 中期：黄斑区出现浆液性和（或）出血性盘状脱离，重者视网膜下血肿，视网膜内出血 晚期：瘢痕形成
荧光血管造影	黄斑区有透见荧光或弱荧光无荧光素渗漏	黄斑区有视网膜下新生血管荧光素渗漏、血色素有遮蔽荧光

四、防治

目前临床上所采取的治疗方法，只是改善症状，延缓病情进展，不能彻底治愈。

1. 视力矫正 萎缩性 SMD 黄斑病变和视力下降，患者中心视力虽丧失，但周边视力无损害，因而不至全盲，可进行低视力矫治。

2. 药物治疗

（1）抗氧化剂：口服维生素 C、维生素 E、Zn、叶黄素、玉米黄质可防止自由基对细胞的损害，保护视细胞，起到视网膜组织营养剂的作用。

（2）抗血管内皮生长因子（VEGF）单抗：雷珠单抗（ranibizumab）是人源化重组抗 VEGF 单克隆抗体片段 Fab 部分，可结合所有检测到的 VEGF 异构体，减少血管的渗透性并抑制脉络膜新生血管（CNV）形成。使用方法为玻璃体内注射。

3. 手术治疗 根据患者的实际情况和医疗条件，行视网膜下新生血管膜的切除、黄斑转位术、视网膜移植等手术。

4. 激光治疗 渗出性 SMD，早期视网膜下新生血管膜位于黄斑中央凹 200 μm 以外者，可用激光光凝，封闭新生血管膜，以免病变扩展。但能否保持最终视力，尚无统一认识。

5. 经瞳温热疗法（TTT） 采用 810 mm 波长的近红外激光，在视网膜上的辐射率为 7.5W/cm^2，穿透力强而屈光间质吸收少，使靶组织缓慢升温 10 ℃左右。

6. 光动力疗法（PDT） 将特异光敏剂注射到患者血液中，当药物循环到视网膜时用 689 mm 激光照射激发光敏剂，从而破坏异常的新生血管，对正常的视网膜组织没有损伤。

7. 预防

为了更好地配合治疗还应注意：控制血压在 140 mmHg/90 mmHg 以下。空腹血糖应控制在 3.9～6.1 mmol/L。配戴深色眼镜，减少光损伤。禁止吸烟，尽量少饮酒。少食高脂质物质，如动物内脏，减少患者老年性黄斑变性的危险因素。

（王粤 刘翠）

第十二章 耳鼻咽喉科疾病

随着年龄的逐渐增长，老年人耳鼻咽喉各器官的结构和功能也逐渐老化，表现为组织萎缩，细胞代谢衰退，变应能力下降，修复能力降低，急慢性损伤和后遗症增多，最为明显的是随年龄增加听力逐渐减退。本章主要介绍几种老年人常见的耳鼻咽喉科疾病。

第一节 耳 聋

耳聋（presbycusis）是听觉障碍的表现，轻者为重听，重者为耳聋，临床上不分轻重统称耳聋。耳聋分为器质性耳聋和功能性耳聋两类，器质性耳聋按病变部位不同又分为传导性耳聋、神经性耳聋和混合性耳聋。老年性耳聋（elderly presbycusis）是指随着年龄增长逐渐发生的进行性听觉系统老化而引起的耳聋，或者是只在老年人中出现的而非其他原因引起的耳聋。临床上所见的老年性耳聋的发病机制，不仅包括听觉系统的衰老，还与人体在过去经受的各种外在环境因素的综合影响有关，不可能将其与听觉系统的纯衰老过程截然分开。故又将在老年人中出现的、并可以排除其他致聋原因的耳聋称为老年性耳聋。据统计，我国有 15.84% 的人患有听力障碍。其中，患致残性听力障碍即中度以上听力障碍的人占到总人口的 5.17%，老年人听力障碍的发病率为 30% ~ 60%。

一、病因和病理

导致老年性聋的因素很多，大致可分成两大类。

1. 内在因素 包括遗传因素和全身因素。遗传因素在听觉器官的衰老中起了重要的作用，老年性聋的发病年龄和发病速度在很大程度上与遗传因素有关。全身因素包括情绪紧张，某些慢性病，如高血压、高血脂、冠心病、糖尿病、肝肾功能不全等，引起听觉系统器官组织的衰老，细胞的衰老可能与细胞中存积的代谢废物影响了细胞的活动有关。

2. 外在因素 除上述组织细胞的自然衰老过程外，老年性聋还与个体在过去所遭受的外在环境因素的综合影响有关系，如微弱的血管病变、环境噪声、高脂肪饮食、吸烟酗酒、接触耳毒性药物或化学试剂，感染等，这些因素均会引发或加重老年性聋的发生发展。

3. 病理

病理变化发生于外耳、中耳、内耳、蜗神经及其中枢传导通路和皮质的整个听觉系统。Schuknecht（1974 年）将老年性聋的病理变化分为四种不同的类型。

（1）感音性聋：以内、外毛细胞和与其相连系的神经纤维萎缩、消失为特点。病变从耳蜗的底周末端开始，逐渐向蜗顶缓慢进展，外毛细胞首先受损，然后累及内毛细胞。

（2）神经性聋：以耳蜗螺旋神经节和神经纤维退变为特点，耳蜗底周或顶周较重。表现为神经节细胞大小不一、数目减少、核固缩，神经纤维变性、数量减少，但施万细胞正常。

（3）血管性聋：即代谢性聋，以血管纹萎缩为特点，病变波及耳蜗全部血管纹。

（4）耳蜗传导性聋：即机械性聋，基底膜增厚、透明变性、弹性纤维减少而变得僵硬，以耳蜗的底周末端基底膜最为明显。

二、临床表现

1.双侧感音神经性聋　老年性聋大多是双侧感音神经性聋，双侧耳聋程度基本一致，呈缓慢进行性加重。

2.高频听力下降为主　听力下降多以高频听力下降为主，老人首先对门铃声，电话铃声，鸟叫声等高频声响不敏感，逐渐对所有声音敏感性都降低。

3.言语分辨率降低　有些老人则表现为言语分辨率降低，主要症状是虽然听得见声音，但分辨很困难，理解能力下降，这一症状开始仅出现在特殊环境中，如公共场合有很多人同时谈话时，但症状逐渐加重引起与他人交谈困难，老人逐渐不愿讲话出现孤独现象。

4.重振现象　重振现象即小声讲话时听不清，大声讲话时又嫌吵，对声源的判断能力下降，有时会用视觉进行补偿，与他人讲话时特别注视对方的面部和嘴唇。

5.耳鸣　多数老人伴有一定程度的耳鸣，多为高调性，开始时仅在夜深人静时出现，以后会逐渐加重，持续终日。

三、诊断

不明原因的双侧感音神经性聋，起病隐袭，缓慢进展，一般双耳同时受累，也可两耳先后起病或一侧较重，听力损失多以高频听力下降为主，语言识别能力明显降低。多数患者有不同程度的耳鸣，开始间歇性耳鸣，逐渐加重呈持续性耳鸣。需进一步检查。

1.鼓膜　无特征性改变，有老年人的共同特点，如鼓膜混浊、钙化、萎缩和内陷等。

2.纯音听力检查　呈感音神经性聋，部分患者因鼓膜、听骨链僵硬呈混合性聋，但以感音神经性聋为主。听力曲线有陡降型、缓降型或平坦型三种类型。

3.阈上功能检查　①重振试验多为阳性；②短增量敏感指数正常或轻度增高；③言语识别率多降低，与纯音听力下降程度多不一致。

60岁以上老年人，出现双耳渐进性聋，在排除其他病因以后，即可诊断为老年性聋。但有极少数人40多岁即出现听力老化现象，诊断中可结合全身其他器官衰老情况综合分析。

四、防治

老年性聋是一种自然规律，尚无方法逆转。以下方法或可延缓听系的衰老：减少脂类食物，降低血脂，防止心血管疾病，戒除烟酒嗜好；避免接触噪音；避免应用耳毒性药物；注意劳逸结合，保持心情舒畅；适当体育活动；改善脑部和内耳的血液微循环。

1.感音神经性聋 治疗感音神经性聋的常用药物如下。

（1）血管扩张剂：改善内耳血液循环，增加内耳供血，如尼莫地平（nimodipine）30 mg，每日3次；倍他司汀（betahistine）4～8 mg，每日3次；氟桂利嗪（flunarizine）25 mg，每日3次。银杏叶提取物制剂金纳多（ginaton）40 mg，每日3次。银杏叶提取物注射液17.5 mg/5 mL溶于生理盐水或葡萄糖溶液，混合比例为1∶10，缓慢静脉滴注，每日1～2次，每次2～4支，必要时可调整剂量至每次5支，每日2次。

（2）神经营养剂：维生素 B_1、维生素 B_{12}、ATP、辅酶A等。维生素 B_{12} 衍生物制剂弥可保（methycobal），含甲基–B_{12}，0.5 mg，每日3次。

胞二磷胆碱（CDP–胆碱）对耳聋伴耳鸣和眩晕者效果较好。CDP–胆碱300 mg加25%葡萄糖20 mL，静脉注射，每日1次，12天为1疗程。有效率67.6%，好转率耳聋占27%。

（3）糖皮质激素：主要用于突发性耳聋，可以消炎消肿，减轻内耳神经水肿。

2.助听器 是聋人教育和提高聋人听觉的有效工具。正确选配合适的助听器尤为重要。

（1）选配对象：有残余听力的耳聋患者，药物或手术治疗无效、病情稳定后均可选配。理想的选配对象是感音神经性聋患者，选配原则是根据纯音听力（0.5～2.0 kHz）的平均损失程度而定，听力损失越重，所需增益越大。中度听力损失者使用助听器后获益最大，轻度及重度耳聋患者获益较少。选择助听器要考虑助听器的结构形式，功率，声增益大小及电声特性。

（2）单耳和双耳助听器选配原则：研究证实，双耳助听器具有克服头部的阴影效应，发挥双耳定向功能；并能使助听器的增益和输出降低5 dB，噪音降低2～4 dB，提高信噪比和语言清晰度。因此，在有条件的情况下尽可能配双耳助听器。不能配双耳助听器者可配单耳助听器。配单耳助听器的原则为：选择言语识别率较好的一耳；气骨导阈差大的一耳；动态听力范围较大的一耳；两耳听力曲线相似时，选听力曲线稍平坦的一耳。

（3）气导助听器与骨导助听器的选配原则：一般情况下，耳聋患者首选气导助听器，有些传导性聋患者，需要配骨导助听器。骨导助听器放在乳突部，声波将通过乳突骨传导给内耳。需要配骨导助听器的患者有：外耳道闭锁、狭窄、长期流脓，不适宜用耳塞者；1000 Hz和2000 Hz听阈气导和骨导平均差距大于40 dB者。

3.人工耳蜗 人工耳蜗是一种电子装置，由体外言语处理器将声音转换为一定编码形式的电信号，通过植入体内的电极系统直接兴奋听神经，以恢复或重建聋人的听觉功能。近年来，随着电子技术、计算机技术、语音学、电生理学、材料学和耳显微外科学的发展，人工耳蜗已经从实验研究进入临床应用，是治疗重度聋至全聋的重要方法。植入术适应证如下。

（1）语前聋患者：主要用于儿童期，双耳重度或极重度感音神经性聋儿童的听力损失范围在 1 kHz 及更高频率的听阈在 90 dB 以上。

（2）语后聋患者：①双耳重度或极重度感音神经性聋成人的听力损失范围在 1 kHz 及更高频率的听阈在 70 dB 以上。对于术前无残余听力者，需要进行助听器声场测听，以帮助确定残余听力，必要时进行电诱发听觉脑干反应（EABR）检查或鼓岬电刺激的心理物理学测试。②各年龄段的语后聋患者；高龄人工耳蜗植入候选者需要对人工耳蜗有正确认识和适当的期望值。③耳聋发生时间，对于新近发生的听力下降，需要观察至少 3 个月以上待听力变化稳定。④助听器选配后言语识别能力无明显改善。⑤患者具有正常的心理、精神状况，对人工耳蜗有正确认识和适当的期望值。⑥无手术禁忌证。

植入术的禁忌证：①内耳严重畸形病例，如 Michel 畸形或耳蜗缺如；②听神经缺如；③严重的精神疾病；④中耳乳突化脓性炎症尚未控制者。

第二节 耳 鸣

耳鸣（tinnitus）为耳科疾病中的常见症状，患者在耳部或颅内感到有嗡嗡、吱吱等各种各样的单一的或多种声音并存的响声，间歇性或持续性，响度不一，高音耳鸣可使患者烦恼，影响睡眠和工作。绝大多数为主观性耳鸣，少数为客观性（他觉性）耳鸣。有时耳鸣可能是某些疾病的首发症状或伴随症状。耳鸣与幻听不同，幻听虽在早期也有以耳鸣为首发症状者，但经历一定时间后就可以有具体声响出现，如谈话声、流水声、钟表声等。

耳鸣在人群中的发病率很高，据流行病学调查显示，西方国家成人耳鸣的发病率在8.2%～20%，平均12%；美国耳鸣患者占成人的10%～15%。随着年龄的增大，耳鸣发病率逐渐升高，45岁以上更容易出现耳鸣，60岁以上人群耳鸣发病率可达25%～31%。

一、病因和临床表现

1. 耳源性耳鸣　临床上耳源性耳鸣占耳鸣患者的绝大多数，常伴有耳聋。

（1）外耳病变：外耳道阻塞引起，包括耵聍栓塞、外耳道胆脂瘤、异物、出血、肿瘤等。体检可发现相应的异常病变。

（2）中耳病变：如鼓膜穿孔，尤其是外伤性鼓膜穿孔早期，耳鸣较重。急慢性中耳炎、分泌性中耳炎、咽鼓管功能不良、鼓室积液、耳硬化症和听骨链异常等均可引起耳鸣。此类病变耳鸣为低调性伴传导性耳聋，耳镜检查可发现病变。咽鼓管异常开放者，其鼓膜随呼吸扇动，产生随呼吸同步的吹风声。检查时见鼓膜松弛，随呼吸扇动，声阻抗可帮助诊断。

（3）耳蜗病变：病变涉及内耳迷路，常见的有噪音性聋、老年性聋、药物中毒性聋、突发性聋、梅尼埃病、病毒或细菌性迷路炎及骨迷路病变等。一般有明显的病史，检查为感音性耳聋，耳鸣与听力损失最大的频率接近，多为高音调耳鸣，是耳鸣比较严重和多见的原因。

（4）蜗后病变：包括内听道和脑桥小脑角病变，如听神经瘤、脑膜瘤、胆汁瘤、血管异常或亨特综合征等。听神经瘤除一侧耳聋和耳鸣外，多伴有同侧三叉神经麻痹和前庭功能丧失。亨特综合征为突发性面瘫，耳带状疱疹有时伴耳鸣耳聋。此类病变引起的耳鸣，多有蜗后性聋。

2.非耳源性耳鸣　泛指一切不伴耳聋或听觉器官病变的疾病引起的耳鸣。

（1）中枢神经系统病变：包括从脑干到听皮质通路的病变，如多发性硬化、脑瘤、脑血管病变、脑炎和脑外伤等。此类病变引发的耳鸣发生率也较高，脑外伤、脑膜炎和多发性硬化等，常有后遗耳鸣耳聋，且十分令人烦恼。

（2）心血管病变：亦属常见的耳鸣原因之一，耳鸣常呈搏动性，其中约有 10% 为高血压。贫血者因心脏输出量增加而出现搏动性耳鸣，有时可为持续的嗡嗡声，这可能与中枢或内耳供血不足有关。动脉粥样硬化伴血管栓塞者，亦可出现耳鸣。

（3）代谢性疾病：甲减或甲亢均可引起耳鸣。糖尿病引起的耳鸣发生率很高。高脂血症伴血管阻塞，以及感音性聋者，其耳鸣发生率高于常人。维生素缺乏亦可发生耳鸣。

（4）颈部病变：颈动脉瘤、颈动脉受压或狭窄、颈静脉球体瘤、颈椎病等所致耳鸣，常为同侧低调耳鸣，可与心脏搏动一致，有时颈部可听到血管杂音，压迫颈动脉则杂音消失。

（5）耳周器官病变：见于耳附近肌群抽搐，如咽鼓管肌群或腭肌阵挛，引起耳内"克搭"的响声，患者和检查者均可听到。颞颌关节病变或咬合不全，也可引起耳内弹响声。

（6）神经症和精神病：常见神经衰弱患者，诉耳鸣且多伴有记忆力减退、失眠、头昏、腰酸和乏力等症状，但查体和听力检查均无异常发现。

二、诊断和检查

1.诊断原则　详细询问起病情况、有无耳毒性药物使用史等情况，结合患者的伴随症状（如眩晕、血压改变等），以及全身体格检查、耳部检查、听力检测等结果，不难做出诊断，试验性治疗的结果也对诊断有所帮助。

2.辅助检查　根据患者具体情况，针对性选择一些实验室检查，以判断患者有无心、肺、神经系统等异常。通过 MRI、CT 等影像学检查，了解患者有无耳鸣相关的结构异常。

3.听力检测　包括纯音测听、声阻抗测听、耳鸣音调和响度匹配检测、耳鸣后效抑制和最小掩蔽级检测，以及其他听力学和电生理检查。

4.治疗性观察　试验性治疗对诊断耳鸣有意义。如经咽鼓管吹张术后耳鸣减轻或消失，可断定病变位于传音器。反之，如虽经长期吹张，但耳鸣仍无改进者，病变可能位于感音器。

三、鉴别诊断

耳鸣应与听幻觉相鉴别。耳鸣常是单调噪音，如轰轰声、嗡嗡声、嘶嘶声、铃响声、蝉鸣声或汽笛声等，而听幻觉是一种精神异常所引起的幻觉，患者常诉有奏乐声、说话声、合唱声或其他难以解释的声音等。

四、治疗

1. 病因治疗 针对原发病变采取特殊处理效果较好。

2. 感音神经性聋 治疗感音神经性聋的常用药物如下。

（1）改善耳蜗供血：氢化麦角碱（dihydroergotoxin）又称喜得镇（hydergin），2 mg，每日 3 次，饭后服用，连用 2～8 周。对内耳性耳鸣有良好效果，无明显不良反应。

（2）利多卡因：能改善内耳的微循环，使症状缓解或消失。用法：1～3 mg/kg 稀释于 20～40 mL 25% 的葡萄糖溶液中，以每分钟不超过 20 mg 的速度静脉注射，每日 1 次，5 次为 1 疗程，2 个疗程间隔 2 天。注射完后卧床休息。

（3）乙酰胆碱：具有扩张末梢血管、抑制内耳毛细胞的作用。来自橄榄核的橄榄耳蜗纤维束大部分末梢终止于毛细胞，毛细胞能分辨最微细的声波频率差异，对耳鸣很敏感。乙酰胆碱(ACh)能抑制橄榄核的异常冲动而治疗耳鸣。剂量 1～2 mL，皮下注射，每日 1 次。

（4）弥可保（methycobal）：维生素 B_{12} 的衍生物制剂，含甲基 $-B_{12}$，0.5 mg，每日 3 次。

（5）胞二磷胆碱（CDP-胆碱）：300 mg 加 25% 葡萄糖 20 mL，静脉注射，每日 1 次，12 天为 1 疗程。有效率 67.6%，好转率耳聋占 27%，耳鸣占 71.7%，眩晕占 100%。

（6）其他：血管扩张剂如尼莫地平、倍他司汀、氟桂利嗪等（参见本章第一节）。镇静剂如丙氯拉嗪（prochlorpe）5～10 mg，每日 3 次；地西泮（diazepam）2.5～5 mg，每日 3 次。

3. 抗惊厥药物 常用药物是卡马西平（carbamazepine），对中枢神经和周围神经均有阻滞作用，可降低中枢神经系统兴奋性而治疗耳鸣。用法：初量 100 mg，每日 2 次，逐周增加剂量，每次增加 200 mg，一般不超过每天 800～1000 mg，有效率达 80%～90%。治疗过程中可出现轻微头晕、恶心、呕吐、上腹部不适、手麻、白细胞减少、嗜睡等不良反应。注意观察血常规及肝功能。青光眼、心血管疾病、肝胆疾病患者慎用。

4. 掩蔽疗法 用外界声刺激抑制耳蜗或听神经的自发性兴奋增高的活动，以特制的掩蔽器或助听器实施。掩蔽疗法前先做耳鸣匹配试验，找出耳鸣的中心频率、阈值、掩蔽声强度和有无后效抑制，有后效抑制者疗效较好。掩蔽声强度一般为耳鸣阈值或阈上 10 dB。80% 以上的耳鸣可被宽、窄带噪声或纯音掩蔽，但对严重的感音神经性聋、高频性耳鸣者的疗效差。

5. 生物反馈疗法 对一些顽固而又令人困扰的耳鸣患者，用多种松弛训练法辅以生物反馈治疗，有一定疗效。方法系教患者以多种措施，同时采用多种生理测定仪记录并指示患者的情况，包括直流电反应肌电活动和皮肤温度等，将这些测定记录的变化反馈给患者和技术员，由受过训练的技术员指导并帮助患者逐步提高自行松弛的能力来促使皮肤电阻降低，肌张力降低及皮肤温度升高，经过一段时间的训练，绝大多数患者即可根据这些记录自行调节其自主神经系统与骨骼肌张力。

6. 其他 电刺激疗法、催眠疗法、针刺疗法及中医中药等，对耳鸣有一定疗效。

第三节　眩　晕

眩晕（vertigo）是患者感觉自身或周围物体旋转、摇动、倾斜或升降的一种主观感觉障碍，常伴有站立和走路不稳、眼球震颤等，但一般无意识障碍。部分患者还可伴恶心、呕吐、全身大汗和面色苍白等迷走神经刺激症状。可由耳部疾病、眼部疾病、脑部疾病、肿瘤或外伤等原因引起。老年性眩晕（senile vertigo）是老年人群中发生的眩晕及平衡功能障碍的综合名称，并非是一种独立的病种，既是老年性前庭系统退行性变的结果，又是许多眩晕疾患的临床表现。老年人患眩晕或平衡失调的发生率很高，70岁以上者，男性发生率为47%，女性为61%。老年人眩晕发作时，平衡障碍明显，易跌倒，发生外伤，甚至造成死亡。

一、病因

老年性眩晕和平衡障碍的病因有全身性、神经源性、耳源性等几类。全身性病因有血液病、心血管病、代谢病等；神经源性以脑血管病最多；耳源性有梅尼埃病、位置性眩晕、前庭神经元炎、药物中毒、感染、肿瘤等。概括起来主要分为以下几个方面。

1.前庭系统退变　可发生在一侧或两侧。出现耳石器、壶腹嵴和囊斑上皮变性、球囊膜破裂、囊斑毛细胞减少20%、壶腹嵴毛细胞减少40%、内淋巴液管和内淋巴囊壁钙沉着及玻璃样变、前庭中枢神经元减少等系列病变。由于传入的信息不对称，前庭中枢不能正确分析而出现眩晕或头晕感。椭圆囊和半规管壶腹部退行性变，耳石膜萎缩，耳石膜脱落可沉积在后半规管的壶腹上，头位置改变时，因重力作用可导致嵴顶偏离壶腹，产生头晕感觉。

2.多系统病变　身体平衡由视觉系统、本体感觉系统和前庭系统的相互协调维持，双眼屈光不一致使视觉系统传入中枢的信号不对称或脑血管病后位于大关节处的本体感觉系统传入中枢的信号不对称，均可使老年患者产生不同程度的眩晕。所以，眩晕也是一种视觉、本体感受器和前庭系统有机平衡体系的紊乱在机体的一种表现。

3.中枢性眩晕多于周围性眩晕　老年性眩晕约一半为中枢性疾病，1/4为周围性病损，表现为前庭毛细胞和前庭神经节细胞退变。国外成年人群中眩晕发病最多的是良性阵发性位置性眩晕（34.3%），其次是中枢前庭性眩晕（7.7%）和梅尼埃病（6.6%）。

4.脑血管疾病影响　老年人突发的眩晕首先应考虑脑血管疾病，因为脑梗死和脑出血早期会有不同程度的眩晕症状。眩晕有时是脑血管病后患者常有的临床表现。

5.其他　老年人随年龄增加，自由基、脂质过氧化物和丙二醛增加引起细胞膜功能障碍和膜损伤，前庭器也不例外，丙二醛损伤细胞器引起细胞衰老退变，前庭器毛细胞损伤，发生眩晕、平衡障碍。微量元素（如Zn、Fe、Cu、Mn、Se等）缺乏，可响应酶活性造成机体有关代谢障碍，加重机体各系统及前庭系统的衰老和损害。

二、病理生理

前庭系统的结构和功能随年龄老化而改变。50岁前庭系统开始退变萎缩，表现为耳石器钙沉着，耳石断裂及移行，前庭上皮包涵体处出现空泡，脂褐质蓄积，毛细胞萎缩及丧失，前庭神经纤维减少，Scarpa神经节细胞减少，突触变性。前庭核脂褐质蓄积、轴索变性、神经细胞膜内陷。小脑浦肯野（Purkinje）细胞丧失、轴索旁支的突触减少。小脑蚓部体积变小、脂褐质蓄积、包涵体出现。上述病理学变化，导致了前庭功能的减退。

老年人周围神经传导速度减慢，本体感觉随年龄增长而减弱；视觉敏感度下降，视觉对姿势的控制反应减慢，突然出现意外干扰时，姿势稳定性不够，易跌倒。

中枢神经系统的神经元之间的突触及神经元数量减少，神经冲动传导速度减慢，小脑脊髓反射、动眼反射减慢，姿势控制系统的反应过度减慢。老年人感觉中枢对信息处理能力降低，不能维持正确的定向、定位感而丧失平衡。

综上所述，老年人由于前庭功能减退、视力减退、本体感觉功能减退、体力下降、肌力降低、感觉运动系统缺陷、姿势反射运动减弱等因素，易发生眩晕和跌倒。

三、临床表现

按眩晕的病变部位、发病原因分为前庭性眩晕和非前庭性眩晕；按眩晕的性质分为中枢性眩晕、周围性眩晕和耳源性眩晕。通常根据发病急缓和临床表现特点分为以下几类。

1.急性发作性眩晕　突然出现剧烈眩晕、恶心、呕吐、突发性听力下降、可伴有同侧咽喉肌轻瘫、同侧头面部和对侧肢体痛温觉障碍。可为小脑后下动脉、基底动脉或内听动脉的痉挛、出血、血栓或梗塞。

2.慢性持续性眩晕或阵发性眩晕　眩晕长时间存在或阵发或间断性发作，见于基底动脉局限性慢性缺血或良性位置性眩晕等。

3.不典型眩晕　头昏、不稳定感、头中空虚或麻木感，伴轻度平衡障碍，可为脑血管痉挛、高血压、糖尿病等。

四、辅助检查

1.耳科检查　外耳道检查、前庭功能检查、眼震电图、听力检查VEP/BAEP等。

2.神经系统检查　检查与前庭系统相关的部分、星迹步态试验、偏指试验、视力和眼底检查。

3.内科其他疾患引起的眩晕检查　应尽可能做全面体检，如血压、脉搏的测试等。

4.影像与电生理相关检查　头颅CT、CTA，脑MRI、DSA、TCD，心电图，EEG等。

5.血液化验检查　血常规、血生化检查。

五、诊断和鉴别诊断

老年性眩晕诊断的最基本要素：眩晕种类、持续时间、强度、伴随症状。

确定眩晕的病因、病变部位是由于年龄所致的前庭系统退变，还是疾患所致。

明确眩晕表现形式，单次或多次发作，是否伴发耳蜗症状和神经系统症状等。

眼震是眩晕最常见的伴随症状，对眩晕的诊断和鉴别诊断有重要的意义。

根据耳聋的不同，可鉴别前庭性眩晕和非前庭性眩晕。

六、治疗

1.一般治疗　急性发作时，应绝对卧床，房间应安静及昏暗，避免头部活动，通常数天之后，眩晕将进行性减轻。此时，应逐渐增加头及身体的活动，以利于恢复。

2.心理治疗　对于首次发作的患者而言，眩晕是一种令人恐惧的症状，必须给患者提供足够的心理指导，使其了解所患疾病的临床特点及预后，减轻患者的恐惧和顾虑。

3.病因治疗　明确诊断后，针对病因的特殊治疗极为重要。部分患者可以针对疾病进行治疗，但是有部分眩晕疾患，即使病因明确，去除病因治疗仍有一定困难。

4.药物治疗　抗眩晕药有多种，其效果多为经验性的结论，难以确定何种药物有效或何种合并用药有效，即使是同类患者，个体间对疗效反应也不一致，通常可用以下药物。

（1）抗胆碱能药：减少前庭核神经元兴奋性，同时抑制前庭神经的敏感性和自发点火率。东莨菪碱（scopolamine），口服 0.2 ~ 0.6 mg，每日 2 ~ 3 次，皮下注射 0.2 ~ 0.5 mg，每日 3 次。

（2）抗组胺药：已长期应用于抗眩晕，但作用不甚清楚，有一些抗胆碱能作用，且可阻止在神经突触末端处对单胺的再吸收。异丙嗪（promethazine）25 mg，每日 2 ~ 3 次。倍他司汀（etahistine）可抑制外前庭核的多突触神经元的活动，使脑血管扩张，从而改善脑、小脑、脑干及内耳循环，且可减少膜迷路内淋巴量。倍他司汀 6 ~ 12 mg，每日 3 次。

（3）安定药：减少前庭核的静息活动，同时影响前庭的交叉活动，抑制小脑-前庭的传递。地西泮（diazepam）2.5 ~ 5 mg，每日 3 次；艾司唑仑（estazolam）1 ~ 2 mg，每日 2 ~ 3 次。

（4）钙通道阻滞剂：氟桂利嗪（flunarizine）属于非慢钙通道选择型中的第 IV 类，为高选择性钙离子通道阻滞剂，且为钙离子超载阻滞剂，通常 5 ~ 10 mg，每晚 1 次。连续服药 5 ~ 6 周达到稳态血药浓度以后可改用每周用药 5 天，用药 1 个月，一般疗程 3 个月。

（5）抗缺氧药：增加动脉血氧分压和血氧饱和度。都可喜（duxil）1 片，每日 2 次。

（6）神经营养药剂：补充维生素 A、B 及 E，微量元素，ATP 及辅酶 A 等。

（7）抗晕止吐药：眩晕停又名地芬尼多（diphenidol），25 mg，每日 3 次。

（8）银杏叶制剂：为自由基清除剂，增加缺血组织血流量。

5.康复训练　教育患者在日常生活中学会适应，进行平衡训练及健身运动。

第四节 鼻出血

鼻出血（epistaxis）又称鼻衄，是临床常见症状之一，多因鼻腔、鼻窦疾病引起，也可因鼻腔鼻窦邻近部位如鼻咽部病变、海绵窦病变、颈内动脉破裂及其假性动脉瘤破裂出血经鼻腔流出，某些全身性疾病也可导致鼻出血。鼻出血是耳鼻喉科常见急症。老年鼻出血占全部鼻出血的 29%～50%，其特点是发病凶险、并发症多，甚至可引起死亡。

一、病因和发病机制

鼻出血的主要病因分为局部因素和全身因素两大类，局部原因主要包括特发性鼻出血、外伤性鼻出血、炎症性鼻出血、鼻中隔疾病、鼻腔鼻窦肿瘤和鼻咽部肿瘤等。全身原因则包括血液病、高血压、动脉硬化、静脉压增高、营养元素缺乏、中毒、急性传染病、内分泌失调（异位子宫内膜）、风湿热活动期、尿毒症、败血症等。我国李学佩和张重华分别报告，老年鼻出血全身原因为 81.1% 和 63.4%，其中高血压分别占 65.6% 和 57.5%。局部原因分别为 6.7% 和 13.3%。因此，老年鼻出血特点是全身原因为主，其中高血压占重要地位；局部原因居次，与非老年性鼻出血有明显区别。

1. 局部因素

（1）解剖因素：老年鼻出血以后部为多，这与蝶腭动脉及其分支解剖特点有关。蝶腭动脉成直角转折后分支，在极薄的黏膜下向前走行。所谓鼻咽血管丛，实际上是鼻后外侧动脉分支——下鼻甲动脉分支与周围静脉构成的血管丛。对 35 岁以上尸检发现，鼻腔血管最显著的变化在中小动脉肌层胶原纤维变，在上颌动脉等动脉的内弹力层或中层常见硬化或钙化，血管脆性增加，是老年人易发生鼻腔后部出血并不易制止的原因。

（2）外伤和炎症：老年鼻出血多数认为是"自发性"的，但仔细询问多有外伤史。老年鼻腔黏膜有形态和功能变化，黏膜趋于萎缩，血流量减少。鼻黏膜感染或过敏引起的充血肿胀、干燥结痂，气压变化均可致病，口鼻轻微外伤、打喷嚏、鼻饲管等导致的轻微外伤，均可造成鼻出血。患鼻咽癌或其他肿瘤是另一重要原因，特别是单侧反复鼻出血应当警惕。

2. 全身因素

（1）高血压：高血压是老年人鼻腔后部出血的重要原因。国外有报道，高血压引起鼻出血者达 43%～89%，因鼻出血死亡的病例有半数由高血压引起。比较鼻出血与其他鼻病的住院患者血压，发现前者明显高于后者。

（2）其他：遗传性出血性毛细血管扩张是遗传性疾病，很多部位可以出血，随增龄出血增多。血液病如再生障碍性贫血、血小板减少、白血病等是少见原因，但在复发鼻出血时应详查血液。维生素 C、K 缺乏，过量应用抗凝药物等，均可引起鼻出血。

二、诊断和治疗

根据病史，出血时间、次数、速度，生命体征变化，有无明显的贫血等临床表现，结合辅助检查综合判断病情。老年人鼻出血阵发性较明显，常在夜间、清晨、激动、咳嗽、打喷嚏时发生，往往来势凶猛，需迅速弄清哪一侧鼻腔出血或哪一侧首先出血，然后对症处理。

1. 一般处理　首先要注意全身变化，特别是由于失血引起的失血性休克、贫血及心脑血管并发症，并尽早发现、及时处理。老年人对缺氧耐受力差，故血红蛋白低于8 g即应输血。对反复出血、患者焦虑不安、血压波动或较高时，适量应用镇静剂可阻断出血的恶性循环，制止和防止再出血。但在前后鼻腔填塞时，有PaO_2下降、$PaCO_2$升高的情况出现时则要慎用。老年鼻出血易引起中枢神经系统障碍，大多与失血后血压下降、贫血、药物反应有关。

2. 局部止血

（1）指压法止血：患者用手指捏紧双侧鼻翼或将出血侧鼻翼压向鼻中隔约10～15分钟，可同时冷敷前额和后颈。适用于出血量少且出血部位在易出血区的患者。

（2）鼻腔填塞止血：凡士林油纱条前鼻或后鼻填塞效果肯定，但易引起并发症。因此，老年高危患者不宜长期反复用鼻腔填塞。鼻气囊、水囊及前鼻腔用长气囊、后鼻腔用气球，以及中间有可供呼吸用的通气管等各种止血器械，可减少患者痛苦、操作简便，效果较好。另外，用高分子聚合物制成的与鼻腔形状相适应的止血膜，遇水膨胀可起到压迫止血作用。明胶海绵对血液病引起的持续缓慢渗血有效。

（3）血管结扎止血：鼻腔填塞2～3 d不能控制出血时应做血管结扎，以减轻患者痛苦、减少并发症。有慢性阻塞性肺病者更主张积极做血管结扎。比较前后鼻腔填塞和血管结扎的效果，填塞失败率为26%，严重并发症为30%，而血管结扎分别为14%和3%，失败者再次结扎可全部止血。因此，动脉结扎应作为后鼻出血的治疗选择。老年人特别适宜做颈外动脉结扎，因颈外动脉结扎手术简便，止血效果肯定，但要注意有时眼动脉来自颈外动脉分支，有致盲可能。老年高血压动脉硬化引起的复发性鼻出血，颈外动脉结扎效果差，因易形成吻合支，一周后又复出血，故要结扎比较末梢的颌内动脉和筛前动脉。

（4）显微外科止血：显微蝶腭动脉电凝术或钳夹法，6倍手术显微镜下，骨折中下鼻甲，向两侧牵开，暴露中道，切开剥离黏膜，暴露蝶腭孔，解剖蝶腭动脉及其分支，并予电凝或钳夹。Sulsenti（1987年）报道了145例手术，前者成功率达93.9%，后者全部成功。

（5）血管栓塞疗法：在X线荧光屏指引下经股动脉插入导管，直至颈总、颈外、颈浅和颌内动脉，然后做动脉内数字减影血管造影，显示颌内动脉远端分支，明胶海绵颗粒化在生理盐水中注入血管，阻塞出血血管支。常规治疗失败后，在手术前先考虑行栓塞疗法，特别是外伤患者，因组织肿胀，解剖变形，手术结扎困难，栓塞疗法则具优点。但已做过血管结扎者和颈内动脉分支筛动脉出血者不能行栓塞疗法。栓塞疗法并发症最多的是咀嚼肌肌痛、牙关紧闭和面神经麻痹，最严重的是偏瘫和失语症。

（6）其他：钕钇铝石激光和二氧化碳激光血管凝固术，特别适用于遗传性出血性毛细血管扩张。鼻中隔黏膜切除植皮术或面部全厚转移皮瓣移植，可消除再出血可能性。

三、预防和预后

保持房间的安静、清洁，温度要适宜。温度宜保持在 18～20 ℃。因空气过于干燥可诱发鼻腔出血，所以空气湿度应 ≥ 60%。平日活动时动作要慢，勿用力擤鼻，对症止咳。饮食易消化软食，多吃水果蔬菜，忌辛辣刺激饮食，保持大便通畅。老年人多伴有高血压、冠心病、支气管炎等，应定期防治原发病。经过积极的治疗，大多数患者预后较好。

第五节　鼾　症

熟睡期间上呼吸道气流通过时冲击咽黏膜边缘和黏膜表面分泌物引起振动而发出轻微鼾声属正常现象，但因某些原因妨碍上呼吸道呼吸气流通过，鼾声响度超过 60 dB，影响同室人休息或导致他人烦恼时则称为鼾症（snoring disease）。男性明显多于女性，随年龄增长而加重。多数鼾症患者有睡眠时不同程度的憋气或呼吸暂停，称为阻塞性睡眠呼吸暂停综合征（obstractive sleep apnea syndrome，OSAS），晚期可并发肺源性心脏病。

一、病因

上呼吸道任何部位的阻塞性病变均可引起打鼾和 OSAS：鼻部如鼻中隔偏曲、肥厚性鼻炎、鼻息肉；鼻咽部良恶性肿瘤；咽部如扁桃体肥大、舌体肥大、小颌、颌后缩畸形；喉部如会厌谷肿物、声门上及声门肿物等。可能阻塞部位（口咽、喉咽及喉）的前后径和横径等解剖异常，颈椎畸形、胸骨后甲状腺肿大及颈、胸部病变，也是引起 OSAS 的原因。

Surkerman 等认为，OSAS 在夜间睡眠时发生的原因是由于咽反射功能降低。正常睡眠时呼吸功能降低，每分钟通气量减少。睡眠时丧失了觉醒对呼吸的刺激作用，而抑制呼吸功能。睡眠时维持咽部气道的反射本能消失，舌肌、咽腭肌的张力减弱，咽部气道缺少解剖支架，吸气时气道内压力低于大气压，使舌根和软腭向咽后壁贴近引起阻塞。

二、病理生理

睡眠呼吸暂停的正确评价需要小心监视口、鼻呼吸气流及胸腔呼吸运动，并结合心电图和血氧监测。要详细记录一夜间各种基本资料，包括呼吸暂停发作的类型和频率，与心律不齐和血氧减饱和的关系，以及在快速眼动睡眠（REM sleep）和非快速眼动睡眠（non-REM sleep）时呼吸暂停的发作次数。此外，肥胖、抽烟、喝酒、服用镇静安眠药等，均易抑制呼吸、加重打鼾。

上气道萎陷和阻塞有三种明显变化，即上气道解剖变化、上气道吸气期负压程度和咽部气道肌张力减低。阻塞性呼吸暂停患者的气道阻塞最常发生在喉上部。最初阻塞在口咽，舌与软腭及咽后壁相接触，之后下咽部进行性萎陷。除前后径外，口咽侧壁也进行性萎陷。短暂的唤醒所致咽肌张力的增加，足以维持气道开放而使阻塞性呼吸暂停周期停止。呼吸暂停的持续时间主要由高碳酸血症、低氧血症及机械性负荷等刺激引起的唤醒反应（arousal response）的活跃程度而决定。对这些刺激的唤醒反应在快速眼动睡眠相较非快速眼动睡眠相低，因此，在快速眼动睡眠时易发生睡眠呼吸暂停。

呼吸暂停发作时，动脉血中的二氧化碳张力增加，氧张力减少。呼吸暂停60秒，动脉血氧张力一般可减至4.7～6.6 kPa。由于肺容量和肺泡氧张力是决定肺氧储备的主要因素，因此，减少肺容量和氧张力的因素就可减少肺氧储备，加速氧的减饱和率。这些因素对肥胖和通气量低的OSAS患者的氧减饱和的严重程度会有影响。不管何种呼吸暂停，夜间氧减饱和均可引起肺和全身动脉压增高，并引起心室肥厚，最终导致心功能代偿不全。

三、临床表现

1. 症状　鼾声是OSAS患者最常见的症状。老年人鼾症患者常是肥胖体质，酒后或服安眠药后熟睡时、高枕仰卧而眠时更易发生。鼾声一般60～80 dB，频谱500～1500 Hz。OSAS患者每睡眠7小时内，至少呼吸暂停30次，每次停止10秒以上，少数长达2分钟。几乎所有有大声鼾声的患者，常表现有情绪和行为紊乱，如躁动、性格改变、多梦、清晨头痛、白日瞌睡等。严重持久的患者可出现高血压、心律失常、心肺功能衰竭的表现。

2. 体征　检查包括口、鼻、咽、喉和颈。喉部检查包括间接喉镜、直接喉镜和在坐位或仰卧位时的纤维喉镜检测。可以发现鼻中隔偏曲、肥厚性鼻炎、鼻息肉等，口咽部组织过剩，表现为软腭松弛下垂，扁桃体大、悬雍垂大，舌底大，从而使口咽入口变小。偶尔可发现鼻咽、舌底、会厌谷和下咽部的囊肿或肿瘤。极少数OSAS患者没有明显畸形异常，口咽入口宽敞。OSAS即在7小时夜间睡眠中，快速眼动和非快速眼动睡眠中至少有30次呼吸停止，并必须在非快速眼动睡眠中反复出现。发生在睡眠开始时或在快速眼动睡眠中突然伴发的快速眼动不考虑是病理性的。睡眠呼吸暂停综合征（sleep apnea syndrome，SAS）分为以下三种类型。

（1）中枢性：呼吸暂停时无呼吸肌运动，鼻口热敏电阻计无空气流通，胸腹部测量不到呼吸运动，由中枢神经系统疾病引起。本型多见于60岁以上老人，特点是体型并不肥胖，无白天打盹，反而申诉失眠，呼吸肌活力全无，鼾声轻微，表情抑郁。

（2）阻塞性：由上呼吸道阻塞引起，呼吸暂停时胸腹部记录到持续的奋力呼吸动作，而鼻、口无空气流通，称为OSAS。

（3）混合性：呼吸暂停早期有口、鼻气流停止，胸腹无呼吸动作，随后在发作后期出现无效的呼吸运动，是中枢性与阻塞性呼吸暂停的联合表现。

四、辅助检查

有上述症状及夜间睡眠时呼吸暂停者，应进行辅助检查以明确诊断，确定治疗方法。

1.多导睡眠图（PSG）　用于正确判断 OSAS 睡眠期呼吸暂停的程度。多导睡眠记录仪夜间连续记录脑电图、眼动电图、肌电图和心电图等。按脑电图显示的波幅和频率改变及眼动电图测试，根据睡眠期是快速眼动睡眠相还是非快速眼动睡眠相可识别睡眠深浅。

多项睡眠潜伏期试验是一种较客观的检查方法，通过用 PSG 研究患者白天 4～5 次瞌睡，测量持续时间为睡眠开始后 20 分钟或测至睡眠第 1 期或第 2 期。一般情况下，正常人 10～15 分钟即能入睡，劳累者只需 6～7 分钟。凡平均睡眠潜伏期短于 5 分钟即为病理性睡眠。鼾症患者术前睡眠潜伏期平均仅 3.9 分钟，而术后为 6.6 分钟，提示治疗有效。

2.声学检查　包括精密声级计客观记录鼾声响度以备治疗前后对比。频谱分析仪可测知鼾声的功率谱密度，分析带宽为 0～5 kHz。治疗有效者，信号幅度下降。

3.影像学检查　侧位颅骨 X 线测量下颌骨后移程度。术前做此检查可了解阻塞部位是否在舌根下咽区，对估计手术效果，制定治疗方案有帮助。后气道间隙指舌根至下咽部后壁间的距离，其大小变异直接影响整个上气道阻力和流速。快速连续 CT 摄片结合多导睡眠记录仪和纤维喉镜可以研究 OSAS 患者的阻塞部位。并发肺动脉高压、高血压、冠心病时，影像学检查可有心影增大，肺动脉段突出等相应表现。

4.肺功能检查　患者可表现为限制性肺通气功能障碍，流速容量曲线的吸气部分平坦或出现凹陷。肺功能受损程度与血气改变不匹配提示有 OSAS 的可能。

五、鉴别诊断

应与中枢神经系统异常引起的发作性睡病（narcolepsy）相鉴别。发作性睡病是慢性睡眠性疾病，特点是短时间突然发作的睡眠，任何时间均可发生，持续约 15 分钟，也可长达数小时，一日可发作多次或数小时发作 1 次，好发年龄在 10～20 岁。可合并猝倒和催睡性幻觉（发生在睡眠开始时的听、视或触幻觉）。诊断有赖于在白天睡眠时开始有快速眼动睡眠存在。

六、治疗

治疗目的是消除睡眠低氧和睡眠结构紊乱，改善临床症状，防止并发症的发生，提高患者生活质量，改善预后。治疗措施有减肥、戒烟酒、口腔矫形等措施。

1.一般治疗　针对基础疾病和诱发因素进行治疗。

2.减肥　约 70% 的 OSAS 患者超重 15% 以上，减肥可以减少呼吸道过多的组织堆积，从而增加静止时肺容量，改善气体交换。减肥方法包括饥饿和运动、回肠旁路手术、胃分隔术和胃成形术。这些方法减肥后，白日瞌睡、呼吸暂停的次数及氧饱和度等方面有明显改善。参见第四章第六节。

3.药物治疗　OSAS 患者应避免用降低中枢神经系统兴奋性的药物，如安眠药和酒精。酒精在正常人和 OSAS 患者中均能增加呼吸紊乱的频率和缺氧的严重度。避免用睾酮，因睾酮与 OSAS 有直接关系。三环类抗抑郁药普罗替林（protriptyline）或氯丙米嗪（clorimiprimine），通过减少快速眼动睡眠的次数而减少呼吸暂停频率，睡前服用 10～30 mg，对轻度 OSAS

有效，但由于其抗胆碱能作用而产生心律失常。黄体酮制剂甲基乙酰氧孕酮对肥胖-换气不足综合征（Pick-Wickian 综合征）患者的日间瞌睡、安静换气和心肺衰竭有效，每日用量 60~120 mg，但停药后又出现 OSAS 症状，且有脱发和性欲减退的不良反应。乙酰唑胺（acetazolamide）可减少周期性呼吸暂停、低通气性碱中毒而对 OSAS 起作用。

4. 医用装置　缝于睡衣背侧上方的网球可控制睡眠姿势，应用于早期患者。口腔矫治器使舌保持轻度前置位，增加舌根与咽后壁之间的空间。下颌前移器通过前移下颌位置，使舌根部及舌骨前移，上气道扩大。鼻内持续气道正压通气（NCPAP）、双水平气道正压通气（BIPAP）和智能型 CPAP，简单有效。睡前戴上鼻罩，用 5~12 cmH$_2$O 正压通气，每分钟 100 L，呼吸暂停发作次数、缺氧程度、呼吸障碍指数等指标均较治疗前显著改善。

5. 外科治疗　包括耳鼻喉科手术和口腔颌面外科手术两大类，主要目标是纠正鼻部及咽部的解剖狭窄、扩大口咽腔的面积，解除上气道阻塞或降低气道阻力。

（1）鼻腔手术：包括下鼻甲切除术、鼻中隔矫正术、鼻息肉摘除术等。

（2）腺样体、扁桃体切除术：腺样体、扁桃体肥大与肺动脉高压、肺源性心脏病、心力衰竭等并发症有关。由扁桃体和腺样体肥大引起的 OSAS，手术切除治愈率相当高。

（3）舌缩小成形术：舌后突到咽后壁是 OSAS 阻塞的原因，同样舌体肥大亦是阻塞的重要原因，因此，舌肥大者行舌缩小术有效。舌缩小成形术是由前向后做"V"形切口，自舌中部的活动部分向后与舌中线平行至舌根部，舌组织切除后，将切缘对端缝合。

（4）下颌骨前徙术：凡下颌骨后移、后气道狭小者可行本手术。在下颌骨中部的前下方做矢状骨切开，使切开部骨质向前移位，同时切断舌骨下肌群，使舌骨拉向前上方，扩大了后气道间隙，优点是不需做颌间固定，不影响牙咬合。

（5）悬雍垂腭咽成形术：目的是增加软腭、扁桃体窝和咽后壁间的间隙，减少上呼吸道的阻力。有效者治疗后呼吸暂停指数及重度指数至少下降 50%，无效者呼吸暂停指数虽无明显减少，但某些患者自觉症状有所缓解。

（6）气管切开术：是治疗 OSAS 最有效的方法，但不易被患者接受。适用于多导睡眠描记图显示血氧饱和度低于 80%，心动过缓时心率每分钟 40~50 次，且伴有心律不齐的患者。缺点是术后需要特殊护理，定期更换套管，说话不便，拔管后鼾声复发。

（朱琳　李旭）

第十三章 口腔科疾病

老年人由于全身抵抗能力的降低和局部口腔自净能力的减弱，易患口腔疾病。同时，口腔疾病又容易影响消化系统的功能，使全身营养状况和抗病能力低下，加重口腔疾病，形成恶性循环。本章主要介绍几种老年人常见的口腔疾病。

第一节 口腔黏膜病

口腔黏膜病（oral mucosal diseases）是指发生在口腔黏膜和口腔软组织的除肿瘤以外的一组疾病的总称。口腔黏膜病病损的临床表现类型各异、种类繁多。最常见的是溃疡和糜烂，其他包括角化异常、疱疹、结节和坏死等。在病程的不同阶段可以发生病损类型的更迭，如疱疹破溃可形成溃疡、上皮剥脱后形成糜烂等。大部分口腔黏膜病可自愈或临床治疗，但少部分老年性经久治不愈的病损可视为癌前病变。

口腔黏膜病的发病因素除少数与口腔条件直接相关外，绝大多数与全身或系统因素有密切的关系。免疫学研究发现，与自身免疫有关的口腔黏膜病在临床上已屡见不鲜，如慢性盘状红斑狼疮、天疱疮、类天疱疮、干燥综合征、贝赫切特（Behcet）综合征及结节病等。口腔黏膜病除少数疾病的病因较明确外，绝大多数疾病的病因仍不清楚。本节主要介绍几种老年人常见的口腔黏膜疾病。

一、创伤性溃疡（traumatic ulceration）

（一）病因和病理

创伤性溃疡是指由机械、物理和化学等局部刺激因素所致的口腔黏膜溃疡。老年人主要为机械物理因素引起的创伤性溃疡，化学因素性损伤是由于局部用药不当如腐蚀性药物碘酚、硝酸银液，或强酸、强碱误入口内而引起，临床较少见。常见的机械和物理性因素有：残根、残冠、牙齿锐利边缘、错位牙、不良修复体，或咬腮、咬颊和咬唇等自伤性不良习惯。溃疡的形状与刺激因子完全契合。

（二）临床表现

早期仅有轻微疼痛、充血红肿，久后形成溃疡、疼痛加剧，周围有炎症性反应，溃疡基底较硬，甚至组织增生。溃疡的大小、部位、深浅不一，但与刺激物相适应。病情的严重程度与刺激物存在的时间、患者的身体状况有关。继发感染时则疼痛加重，区域性淋巴结肿大、压痛。由于老年患者对疼痛的感觉较迟钝，往往不能较早发觉颊部、舌缘、舌腹糜烂或溃疡的存在，直至发生感染，甚至淋巴结肿大，常被疑为舌癌。

（三）诊断和鉴别诊断

根据溃疡发病史和相对应刺激物的存在，无溃疡复发史而有创伤史，取出相应刺激物后溃疡可愈合即可明确诊断。但创伤性溃疡应与癌鉴别：癌为增生性溃疡，表面和溃疡周边有乳头样突起呈菜花状，周围组织和基底部浸润呈结节状；无溃疡发病史；病程无自限性，去除刺激物不能自愈；取活组织检查可以确诊。

（四）治疗

去除刺激因子，调整和纠正不良习惯。溃疡表面涂擦消炎防腐镇痛药物；不宜用各类染色剂药物，以避免掩盖观察损害面的变化。严禁用强刺激性的药物，如硝酸银类药物烧灼。若以上治疗后溃疡仍不愈合，需进行活检，根据情况做相应的处理。

二、创伤性黏膜血疱（traumatic mucosal hematoma）

（一）病因

临床上常见因进食过热或过硬的大块干燥食物，在咀嚼或吞咽时摩擦损伤软腭、颊黏膜，或咽旁黏膜而形成血疱。亦有极少数肥胖体型患者，因颊脂垫丰厚在进食时被后磨牙咬颊后而形成血疱。患者此时有局部异样感或刺痛，张口即可见到此处黏膜血疱。

（二）临床表现

因咀嚼不慎引起颊黏膜、颌间线和口角区的创伤性血疱呈紫红色，疱壁较薄，大小不一，形态各异。一般较小的（直径 0.5 cm 左右）血疱自愈较快，很少发生糜烂或形成溃疡。仓促进食，进食硬脆食物时引起的软腭、硬腭或硬软腭交界处、腭垂和舌腭弓等处较大的血疱，直径可达 2～3 cm，并立即产生异物感。初起血疱色鲜红，时间久时可为暗红色或黑色，疼痛感明显。血疱破溃后疱膜覆盖其上，以后疱膜坏死、脱落而呈一边缘清楚的鲜红色溃疡面，其上面有少许分泌物，周围黏膜充血，患者感烧灼样疼痛，说话、进食时疼痛加重。若损伤范围过大，则愈合慢，溃疡面上逐渐有肉芽组织生长，新鲜上皮覆盖后痊愈。

（三）诊断和治疗

根据进食较硬食物后较快出现单侧界限清楚的血疱，不难确诊。血疱较大未破者，用无菌注射器穿刺吸出内容物，血疱已破裂时擦涂消炎止痛药。当溃疡面裸露时可用口内紫外线灯照射，或其他理疗措施。局部消炎止痛，可用抗生素漱口水含漱。

三、口腔斑块和条纹（oral plakia and stripe）

口腔黏膜在长期受各种物理因素（烫伤，机械摩擦伤如残冠、残根、不良修复体的磨损，或不良修复体在口腔内产生的电流引起的损伤）、化学因素（烟、酒、醋、辣）激惹时，可发生相对部位黏膜的角化病（keratoma），表现为口腔黏膜上出现斑块或条纹。口腔黏膜上发生各色斑块和条斑或斑块与小条纹同时共存，老年人多见。根据临床损害类型与色泽的不同，可概括为红色、白色、红白间杂和黑色（色素沉着）等多种表现。

1. 赤斑（oral erythroplakia）　是口腔黏膜的红色斑块损害，类似于癌前皮炎。好发于舌腹（缘）、口底、口角区或颊黏膜与软腭复合体，临床上突出表现为血红色的光亮似"无皮状"的圆或椭圆形斑块，周边界线清楚。触诊感柔软，损害区绿豆大小，微凹或平状，有时中央有白色颗粒，无明显疼痛或不适。发展过程缓慢，如赤斑血红色逐渐减退，界线不清，轻度隆起，触诊感坚韧，即可考虑癌变的可能，或原位癌或浸润癌，可做活检以明确诊断。

赤斑主要应与黏膜炎症区别，黏膜上的创伤、感染和药疹等多种原因均可在口腔内黏膜上任何部位引起炎性反应，亦可称红斑，色暗红，但疼痛明显，短期可愈合。

赤斑一般均需早期行手术彻底切除，并定期随诊，预防复发恶变。

2. 白斑（leukoplakia）　中老年人较常见的口腔黏膜病之一，是发生在黏膜上的一种浅表的灰白色的擦不掉的白色损害斑块。中老年男性多见，有烟酒及酸辣烫食嗜好、口腔中不良修复体慢性刺激、颊脂垫非常肥厚者好发。

白斑好发部位比较固定，以硬腭、颊黏膜线区、上下唇、舌背中前部及牙龈等处多见。一般无自觉症状，患者可自我发现。病理呈典型的上皮异常增生，核深染，有丝分裂增加，极性消失，核浆比例改变，细胞异型性，异常角化等。白斑有较高癌变率，故必须做活检。

诊断和鉴别诊断：根据病史和临床呈灰白色并擦不掉的白斑这一典型特点，诊断不困难。主要是与口腔黏膜上有灰白色病变的疾病鉴别。

白色水肿：以中老年面颊部丰满的男性多见。临床表现为双侧颊黏膜呈半透明苍白色，类似于手在水中浸泡过度后的皮肤。病理检查，光镜下见棘层明显增厚且无角质层，棘细胞肿胀，越近浅层越明显，核消失或浓缩，胞浆不染色，深层棘细胞与基底细胞无异常，上皮钉突不规则伸长，结缔组织少量炎症细胞浸润。白色水肿一般不需治疗。

乳头状上皮增生：好发于上腭中央，呈丛集的乳头状突起，色暗红粟粒大小，较韧而无压痛，无自觉症状。少数损害发生在上颌托牙的承托区，与压力和感染有关。保守治疗无效。

白斑的治疗原则，首先是磨除牙体过度锐利部分和修复体的不良刺激部分，并同时治疗创伤部位。纠正不良嗜好，如戒烟（特别是用上下唇吻烟）、限酒和少食酸辣烫食。在此基础上配合以药物治疗，视黄醇的衍生物维生素 A 酸 5 mg，每日 3 次口服，若引起头痛头晕，应酌情减量，几天后即可适应。从第 2～3 周起逐渐加量至每日 30～60 mg，3 次分服，

1~2个月为1疗程。有心脑血管疾病者慎用。0.2%维生素A酸醇溶液局部涂擦，伴有充血、糜烂损害病变部位不宜使用，先控制感染后再用。白斑是一种癌前损害，大多数白斑不会癌变，3%~5%的白斑可能癌变，若在病变表现上有颗粒增生、疣状增生或有溃疡形成者，而且在消除外界因素后仍不停止发展的情形下，必须做手术彻底切除，效果较好。

四、贝赫切特综合征（Behcet's syndrome）

1937年，土耳其Behcet报道了一种以口腔和外阴溃疡、眼炎为临床特征（即口－眼－生殖器综合征），并累及多个系统的慢性疾病，将其命名为贝赫切特综合征，也称贝赫切特病或白塞病（Behcet disease, BD）。BD有较强的地域分布差异，多见于地中海沿岸、东亚地区，各地患病率差异较大，土耳其最高为（100~370）/10万人，英国最低为0.6/10万人，中国北方为110/10万人。男性发病略高于女性，病情呈反复发作和缓解交替，除因内脏受损死亡外，大部分患者的预后良好。

（一）病因

BD的病因尚不清楚，可能与遗传和感染因素有关。主要表现为复发性口腔溃疡、生殖器溃疡、眼炎和皮肤损害，也可累及血管、神经系统、消化道、关节、肺、肾和附睾等器官。大部分患者预后良好，眼、中枢神经系统和大血管受累者预后不佳。

（二）临床表现

BD以反复发作的口腔溃疡为特点，每年发作至少3次，在颊黏膜、舌缘、唇和软腭等处，出现一个以上的痛性溃疡，直径一般为2~3 mm，7~14天后自行消退，不留瘢痕；亦有持续数周不愈，后遗瘢痕者。口腔溃疡见于98%以上的BD患者，且是BD的首发症状，也是诊断BD最基本而必需的症状。约80%的BD患者出现外阴溃疡，与口腔溃疡性状基本相似，出现的次数较少，数目亦少，常出现在女性患者的大、小阴唇，其次为阴道，男性则多见于阴囊和阴茎，也可以出现在会阴或肛门周围。约70%的BD患者出现皮肤病变，呈结节性红斑、假性毛囊炎、痤疮样毛囊炎、浅表栓塞性静脉炎等不同表现。最常见的眼部病变是葡萄膜炎和由视网膜血管炎造成的视网膜炎，眼炎反复发作可致视力障碍甚至失明，男性合并眼炎者明显多于女性。

（三）诊断标准

出现下述5项中的3项或3项以上者可诊为BD。① 反复口腔溃疡，每年至少有3次肯定的口腔溃疡出现，并有下述4种症状中的任何2项相继或同时出现者；② 反复外阴溃疡，经医师确诊或本人确有把握的外阴溃疡或瘢痕；③ 眼炎，包括前葡萄膜炎、后葡萄膜炎、视网膜血管炎、裂隙灯显微镜下的玻璃体内有细胞出现；④ 皮肤病变，包括结节红斑、假性毛囊炎、丘疹性脓疱疹，未用过糖皮质激素、非青春期者出现的痤疮样结节；⑤针刺试验呈阳性结果。

（四）治疗

分为对症治疗、内脏血管炎和眼炎治疗。对症治疗根据患者的不同临床症状而应用不同的药物。非甾体抗炎药对关节炎的炎症有效，秋水仙碱（colchicine）对有关节病变和结节性红斑者可能有效，有时对口腔溃疡也有一定疗效，剂量 0.5 mg，每日 3 次。口腔溃疡者涂抹软膏，可使早期溃疡停止进展并减轻炎性疼痛；眼药水或眼药膏对轻型的前葡萄膜炎有一定的疗效；沙利度胺（thalidomide）对黏膜溃疡、特别是口腔黏膜溃疡有较好的疗效，每日剂量 25～100 mg，但有引起海豹胎畸形的不良反应。内脏系统的血管炎治疗主要为糖皮质激素和免疫抑制剂，可根据病变部位和进展情况选择药物的种类、剂量和用药途径。

第二节　干燥综合征

干燥综合征（sicca syndrome，SS）系最早由瑞典眼科医生舍格林所描述的累及唾液腺、泪腺等多种外分泌腺体为主的慢性炎性自身免疫性疾病，因此也称为舍格林综合征（Sjögren syndrome，SS）。临床上主要累及唾液腺、泪腺等，还可累及呼吸系统、消化系统等外分泌腺。本病分为原发性和继发性两类，后者指继发于另一诊断明确的结缔组织病或其他疾病。病变局限于唾液腺、泪腺者预后一般较好，但如不及时治疗将导致病情恶化，有生命危险。本节重点介绍原发性干燥综合征（primary Sjögren syndrome，PSS）。

据估测，我国 PSS 的患病率为 0.29%～0.77%，老年人患病率为 2%～4.8%。女性多见，男女比 1:（9～10）。任何年龄均可发病；好发年龄为 30～60 岁。

一、病因、病理和发病机制

PSS 的确切病因和发病机制尚不明了。可能与遗传、感染和环境等因素有关。研究显示，HLA-DRB1 * 0301、DQA1 * 0501、DQB1 * 0201 单倍体型与 PSS 发病易感的相关性最强；易感人群感染某些病毒如 EB 病毒后，可以诱发自身免疫反应。外周血 T 细胞减少、B 细胞过度增殖是 PSS 患者免疫异常的最突出特点。异常增殖的 B 细胞分化为浆细胞，产生大量免疫球蛋白及自身抗体，尤其是抗干燥综合征 A（SSA）、抗干燥综合征 B（SSB）抗体，除自身免疫反应外，PSS 还伴有明显的炎症过程，通过多种细胞因子和炎症介质造成组织损伤，尤其在外分泌腺体组织。

PSS 主要累及外分泌腺体，以唾液腺和泪腺为代表，表现为腺体的导管扩张、狭窄和腺体间质中大量淋巴细胞浸润、唾液腺上皮细胞破坏和萎缩。类似病变还可出现在其他外分泌腺体，如皮肤、呼吸道、胃肠道和阴道黏膜，以及肾小管、胆小管、胰腺导管等具外分泌腺体功能的内脏器官。

Cummins 等用间接免疫荧光技术研究证实，10%～70% 的患者血清中存在一种抗唾液腺导管抗体，患者小唾液腺中的小淋巴细胞浸润灶主要由淋巴细胞和浆细胞组成，而较大的病变主要由位于浸润灶中央的 T 淋巴细胞组成，周围为 B 淋巴细胞和浆细胞，T 细胞主要是 CD$^+$ 细胞（Th），其组织损伤机制可能是抗体依赖细胞介导的淋巴细胞毒性反应，均说明 PSS 是以唾液腺和泪腺病变为主的自身免疫性疾病。

二、临床表现

PSS 起病多隐匿，临床表现多样，主要与累及腺体的外分泌功能减退有关。主要表现为口腔干燥症（xerostomia）、干燥性角结膜炎与结缔组织病（类风湿关节炎等）三联征。

1. 口腔干燥症　口干为本综合征最突出的症状，以 45 岁以上女性多见。

（1）口干：唾液腺病变可引起下述症状，近 80% 的患者主诉口干，严重者需频频饮水，进食固体食物需以水送下；口中苦涩，舌部运动不灵活，吞咽困难，舌背可出现浅裂。唇干脱屑，口角糜烂溃疡，黏膜干燥影响舌运动，有时可听到粗糙摩擦声。在病史诉述时，由于舌背和上腭粘连，患者必须用吞咽动作使舌背与上腭分离，从而出现顿挫的语言中断。并使全口义齿吸附力差。

（2）猖獗性龋齿：牙齿逐渐变黑，继而小片脱落，最终只留残根，是本病的特征之一。

（3）唾液腺炎：以腮腺受累最常见，约 50% 的患者有间歇性腮腺肿痛，累及单侧或双侧，可自行消退，持续肿大者应警惕恶性淋巴瘤的可能。少数患者有颌下腺、舌下腺肿大。

（4）舌：表现为舌痛，舌面干、裂、潮红，舌乳头萎缩，呈"镜面舌"样改变。

2. 干燥性角结膜炎　因泪液分泌减少而出现眼干涩、异物感、磨砂感、少泪、畏光、烧灼痒感、角膜充血发红，甚至影响视力等症状，部分患者可因泪腺肿大表现为眼睑肿胀，角膜干燥严重者可致角膜溃疡，但穿孔失明者少见。

3. 系统表现　全身症状如乏力、低热等，约 2/3 患者出现其他外分泌腺体和系统损害。

（1）皮肤黏膜：约 1/4 患者出现皮疹，为高出皮面的紫癜样皮疹，多见于下肢，米粒大小、边界清楚的丘疹，压之不褪色，分批出现，反复发作可遗留色素沉着，与高球蛋白血症、冷球蛋白血症有关。还可有荨麻疹样皮疹、结节红斑等。

（2）肌肉骨骼：约 80% 患者有关节痛，其中 10% 患者有关节肿，多数可自行缓解，发生关节破坏者极少。部分患者关节表现与类风湿关节炎相似，3%~14% 患者有肌炎表现。

（3）肾损害：30%~50% 患者有肾损害，主要累及远端肾小管，表现为因肾小管酸中毒引起的周期性低钾性麻痹，严重者肾钙化、肾结石、肾性尿崩症和肾性骨病等。部分患者肾小球损害较明显，可能与淀粉样变、免疫复合物沉积、药物不良反应等有关。

（4）呼吸系统：上、下呼吸系统均可受累，表现为鼻干、干燥性咽喉炎、干燥性气管/支气管炎，引起干咳，小气道受累者可出现呼吸困难。部分患者胸部影像学上表现为肺大疱、间质性肺炎等，一些患者可发展为呼吸衰竭，少数患者会出现肺动脉高压。

（5）消化系统：因黏膜层外分泌腺体破坏出现食管黏膜萎缩、萎缩性胃炎、慢性腹泻等非特异症状。约 20% 患者出现肝脏损害，临床上可无相关症状，部分患者并发免疫性肝病，以原发性胆汁性胆管炎多见。部分患者出现亚临床胰腺炎，导致慢性胰腺炎者亦非罕见。

（6）神经系统：以周围神经损害多见，表现为感觉、运动神经异常，偏瘫，横断性脊髓炎等，亦有无菌性脑膜炎、视神经脊髓炎和多发性硬化的报道。

（7）血液系统：可出现白细胞减少和（或）血小板减少。发生淋巴瘤的危险较普通人群高近40倍，多为大B细胞来源的非霍奇金淋巴瘤。持续腮腺肿大、新近出现的白细胞减少、贫血、单克隆球蛋白、原有自身抗体消失等，提示可能发展为淋巴瘤。

（8）甲状腺疾病：45%患者有甲状腺功能异常，20%同时伴有自身免疫性甲状腺炎表现。

三、辅助检查

1. 血、尿常规及其他常规检查　约20%患者出现贫血，多为正细胞正色素型，16%患者出现白细胞减低，13%患者出现血小板减少。通过氯化铵负荷试验可发现约50%的患者有亚临床肾小管酸中毒，60%~70%患者血沉（ESR）加快、C反应蛋白（CRP）增高。

2. 自身抗体　80%以上的患者ANA阳性，抗SSA、抗SSB抗体阳性率分别为70%和40%，前者敏感性高、后者特异性强。U1RNP抗体、抗着丝点抗体（ACA）阳性率均为5%~10%；约43%患者类风湿因子（RF）阳性，约20%的患者抗心磷脂抗体（ACL）阳性。一些患者能够检测到抗α-fodrin抗体，α-fodrin是一种唾液腺特异蛋白；近来发现PSS患者中存在抗毒蕈碱受体3（M_3）抗体，可能与口眼干燥有关。

3. 高球蛋白血症　以IgG升高为主，为多克隆性，少数患者出现巨球蛋白血症。

4. 口干燥症相关检查

（1）唾液流率：将中空导管相连的小吸盘以负压吸附于单侧腮腺导管开口处，收集唾液分泌量。未经刺激唾液流 > 0.5 mL/min为正常，≤ 0.1 mL/min为阳性。

（2）腮腺造影：腮腺导管不规则、狭窄或扩张，碘液淤积于腺体末端呈葡萄状或雪花状。

（3）涎腺放射性核素扫描：观察 ^{99m}Tc 化合物的摄取、浓缩和排泄。

（4）唇腺活检：凡淋巴细胞聚集 ≥ 50个即为1个灶，每 4 mm² 唾液腺组织中 ≥ 1个灶，则为组织病理学检查阳性，可作为诊断依据。其他如腺体萎缩、导管扩张、其他炎症细胞浸润等非特异表现不能作为诊断依据。

5. 干燥性角结膜炎相关检查

（1）Schirmer试验：将 5 mm × 35 mm 长的滤纸一端折成直角，消毒后放入结膜囊内，滤纸浸湿长度正常为 15 mm/5 min，≤ 5 mm/5 min 为阳性。

（2）泪膜破裂时间（BUT试验）：< 10秒为阳性。

（3）眼部染色：即OSS（ocular staining score）染色评分，采用角膜荧光素染色和结膜丽丝胺绿染色进行综合评分。将每眼眼表分为3部分，即鼻侧结膜、角膜和颞侧结膜，其中鼻侧和颞侧结膜按照睑裂区结膜着染点的数量评分。OSS评分 ≥ 3分即为阳性。OSS受试者在试验前不能使用滴眼液，5年内未行角膜手术或眼睑整容手术。

四、诊断和鉴别诊断

诊断有赖于口腔干燥症和干燥性角结膜炎检测、血清抗SSA和（或）抗SSB抗体阳性、唇腺组织病理学检查有灶性淋巴细胞浸润。后两项特异性较强。

1. 诊断　目前普遍采用2002年修订的PSS国际分类标准，敏感性89.5%，特异性97.8%。但必须除外头、颈、面部放疗史，丙肝病毒感染，艾滋病，淋巴瘤，结节病，移植物抗宿主病，抗乙酰胆碱药物（如阿托品、莨菪碱、普鲁本辛等）的使用和IgG4相关疾病。

2. 鉴别诊断

（1）系统性红斑狼疮：好发于青年女性，常伴发热、面部蝶形红斑、口腔溃疡、脱发、关节肿痛，血尿、蛋白尿常见，血清学检查有特征性抗dsDNA抗体、抗Sm抗体和低补体血症。出现明显口眼干症状、肾小管酸中毒者少见。

（2）类风湿关节炎：以对称性多关节肿痛、晨僵为突出特点，除RF阳性外，还检测到特异性较高CCP抗体，关节病变呈进展性，X线检查见关节破坏，晚期出现特征性关节畸形；而PSS关节症状远不如类风湿关节炎明显和严重，极少有关节破坏、畸形和功能受限。

（3）其他原因口眼干燥：老年性腺体功能下降、糖尿病或药物所致，可通过病史鉴别。

（4）丙型肝炎病毒感染：可以引起口干、眼干症状，一些患者会出现下肢紫癜和血清冷球蛋白，易与PSS混淆。但血清抗丙型肝炎抗体阳性、抗SSA/SSB抗体阴性可鉴别。

（5）IgG4相关疾病：以血清IgG4水平升高和组织出现表达IgG4的浆细胞为特征，表现为泪腺、腮腺肿大，还可出现自身免疫性胰腺炎、原发性硬化性胆管炎、腹膜后纤维化等。

五、治疗

尚无根治方法。无内脏损害者主要用替代和对症治疗，有内脏损害者用免疫抑制治疗。

1. 局部治疗　减轻口眼干症状。戒烟酒，避免服用引起口干的药物，保持口腔清洁，减少龋齿和口腔继发感染。替代品如人工泪液、人工唾液和凝胶等，可减轻局部症状。M_3受体激动剂毛果芸香碱可用于改善口眼干症状。为促进唾液分泌，可口服毛果芸香碱，10%毛果芸香碱12~16 mL，加蒸馏水至200 mL，每次10 mL，饭前半小时口服。

2. 系统治疗　急性发作阶段主要以免疫抑制剂和抗生素治疗为主，用于出现关节炎、肺间质病变、肝、肾及神经等唾液腺外表现的患者，根据病情选择糖皮质激素、免疫抑制剂、胸腺素、转移因子、干扰素等。为防止白色念珠菌感染，可用2%碳酸氢钠或制霉菌素含漱。

3. 对症处理　纠正急性低钾血症，以静脉补钾为主，平稳后改口服钾盐片，部分患者需终身服用，以防低血钾再次发生。非甾体抗炎药对肌肉、关节疼痛有一定疗效。

4. 生物制剂　CD20单克隆抗体可以抑制B细胞生成，有望成为有效的治疗药物。

5. 中药　二冬膏具有养阴润肺功效，用于肺阴不足引起的燥咳痰少、痰中带血、鼻干咽痛。二冬膏9克，每日2次，温开水送服。知柏地黄丸滋阴清热，用于阴虚火旺，潮热盗汗，口干咽痛，耳鸣遗精，小便短赤。知柏地黄丸9克，每日2次，温开水送服。

六、预后

病变仅局限于唾液腺、泪腺、皮肤黏膜等外分泌腺体者预后良好，有内脏损害者经恰当治疗后大多可以控制病情。如治疗不及时，病情可恶化甚至危及生命。出现肺纤维化、中枢神经病变、肾功能不全、恶性淋巴瘤者预后较差。

第三节　牙周病

牙周病（periodontal disease）是口腔最常见的两大类疾病之一，也是成年人牙齿丧失的主要原因。牙周病是一种由多因素引起的疾病，患病率为90%左右。按照累及组织的不同，牙周病可分为牙龈病（gum disease）和牙周炎（periodontitis）。狭义的牙周病仅指造成牙周支持组织破坏的牙周炎。常表现为牙龈红肿、疼痛、流脓，牙齿敏感和松动等。除口腔局部感染外，关节炎、肾炎、心内膜炎等全身疾病也可能导致牙周病。牙周病是心血管疾病、糖尿病和骨质疏松等疾病的危险因素，需要积极治疗。

一、病因和发病机制

牙周病的关键成因是牙菌斑，就是附着在牙齿表面的细菌群落。其他的发病因素还包括不良生活方式、内分泌或免疫功能异常、激素水平异常等。

1. 牙菌斑　附着在牙齿表面的细菌群落不断蔓延、侵犯周边健康组织，是各类牙周病的起始病因。牙周病是牙周细菌和宿主防御功能相互作用的结果，正常情况下，细菌入侵和宿主防卫功能之间维持动态平衡，当细菌毒力增强或宿主抵抗力降低时就会导致牙周病。牙菌斑特别是龈下菌斑是引起牙周病的始动因素；牙石、软垢、食物嵌塞、创伤性殆及错殆畸形，吸烟以及不良习惯则是牙周病的局部促进因素，宿主的防卫反应和免疫能力的大小在牙周病的发生中也起一定的作用。

2. 内分泌或免疫功能异常　长期服用苯妥英钠、免疫抑制剂、钙通道阻滞剂等，糖尿病未得到良好控制，长期服用激素类药物等，也是引起牙周病的因素。

二、临床表现

1. 牙龈改变　正常牙龈为粉红色，菲薄而紧贴牙面，附着龈有点彩。患牙龈炎时游离龈和龈乳头呈鲜红或暗红色，龈缘变厚，牙间乳头圆钝，不再紧贴牙面；由于结缔组织内炎性浸润和胶原纤维消失，使原来致密坚韧的牙龈变得松软脆弱，缺乏弹性；同时由于牙龈肿胀或增生，龈沟深度增加，但上皮附着水平仍位于正常的釉牙骨质界，即出现假牙周袋。

2. 炎症和出血　牙龈出血为牙周病患者的主诉症状，多在刷牙、咬硬食物时发生。部分患者会有牙龈流脓、口腔异味、牙龈增生等症状。食用过冷、过热的食物牙齿有刺激感。

3. 牙周袋形成　牙周袋是病理性加深的龈沟，是牙周炎最重要的病理改变之一。按照袋底的位置分为骨上袋和骨下袋；按牙周袋受累和牙面的情况分为单面袋、复合袋和复杂袋。

4. 牙槽骨吸收　牙槽骨吸收是牙周炎的另一个主要病理变化，由于牙槽骨的吸收，使牙齿的支持组织丧失，牙齿逐渐松动，最终脱落或拔除。牙槽骨的吸收可分为水平吸收、垂直吸收、凹坑状吸收等几种类型。

5. 牙齿松动和移位　由于牙周炎使牙槽骨吸收，牙周支持组织减少是牙齿松动的最主要原因；另外在咬𬌗创伤合并有牙周炎时，也可造成牙齿松动。由于患有牙周炎的牙齿缺乏牙周支持组织，所以，在咬𬌗创伤的不良咬𬌗力作用下，牙齿可出现病理性移位。

6. 其他　病原体侵入牙周组织可形成牙周脓肿，侵入血散播全身可形成菌血症。病原体长期分泌的毒素，可对血管造成慢性损伤，甚至诱发炎症和动脉粥样硬化。

三、诊断和治疗

1. 诊断　通过询问患者病史，了解症状出现的时间、是否有加重，以及是否有牙周病家族史等，结合患者牙龈红肿、疼痛、流脓等症状的严重程度，以及辅助检查的结果即可做出诊断。血常规检查白细胞水平判断患者是否存在感染。牙周分泌物及组织培养、药物敏感试验等确定病原菌。口腔 X 线检测观察牙槽骨损害情况，判断疾病的波及范围和严重程度。

2. 治疗　牙周病的治疗一般分为四个阶段。

（1）基础治疗：包括教育患者自我控制菌斑的方法，如正确的刷牙方法，正确使用牙线和牙签；拔除预后极差和不利于将来修复失牙的病牙，施行龈上洁治、龈下洁治和根面平整以清除菌斑、牙石等病原因素，配合抗菌药物控制感染，调整咬𬌗。

戒烟戒酒，减轻对口腔牙龈的刺激作用。应用过氧化氢溶液、氯己定溶液、含碘制剂等漱口杀菌。局部使用糖皮质激素药膏或含有麻醉剂成分的凝胶或喷剂，抗炎止痛。

（2）牙周手术和松牙固定：在基础治疗后，牙龈炎症得到基本控制，彻底进行根面平整和消除牙周袋内感染物质，手术修整异常牙齿，去除残留的增生组织。同时进行松牙固定。

（3）强身固齿和永久修复：此阶段可以服用一些补肾固齿丸等固齿药物。对于损伤过大的牙槽骨，可以手术植入人工材料，修整结构，并对失牙进行永久修复。

（4）维护疗效和定期复查：为了保持疗效，每半年复查一次。

四、预防

关键是控制和消除牙菌斑，目前最有效的方法是每天坚持正确刷牙，按摩牙龈，促进牙龈血液循环，增强牙龈组织的抗病能力。注意锻炼身体，增强机体免疫力。

清洁牙齿和刮除牙周的牙石、牙垢，矫正不良修复体及矫治食物嵌塞，基本可治愈。

补充含有丰富维生素 C 的食品，可调节牙周组织的营养，有利于牙周炎的康复。

牙周病发病后应积极治疗，初期疗效尚好，晚期疗效较差，可丧失牙齿。

第四节 龋 病

龋病（dental caries）是老年的多发病，是牙硬组织慢性侵蚀破坏性疾病，以形成空洞为其重要特征，是老年人丧失牙齿的重要原因之一。各种原因引起的牙齿缺失有几个高峰期：第一个高峰为 44 岁，牙齿缺失率为 50%；第二个高峰为 54 岁，牙齿缺失率为 74.2%；到 69 岁牙齿缺失率高达 89.5%；到 79 岁时为最高峰，牙齿缺失率为 94.8%。牙齿的缺失是龋病对牙体硬组织的破坏和牙周病对牙周组织的破坏所引起的结果。

一、病因

口腔内致龋性细菌的存在，是龋病最基本的病因。目前已知致龋性最强的是变形链球菌，其次为血链球菌、涎链球菌，而乳酸杆菌属于次要的致龋性细菌。机体对龋病的敏感性或抗龋能力，在龋病的发病过程中起着重要作用。

1.口腔卫生　老年由于涎腺功能衰退，牙槽骨及牙龈萎缩，牙间隙增大，食物嵌塞现象加重，口腔内正常生理环境渐渐遭到破坏，口腔自净作用降低。涎腺分泌液中溶菌酶含量亦较低，口腔内杀菌能力下降，故致龋菌可乘机大量滋生，导致老年龋病罹患率上升。这是老年期口腔病变的突出特点。

2.食物性因素　食物，主要是碳水化合物，既与菌斑基质的形成有关，也是菌斑中细菌的主要能源，细菌能利用碳水化合物（尤其是蔗糖）代谢产生酸，并合成细胞外多糖和细胞内多糖，所产的有机酸有利于产酸和耐酸菌的生长，也有利于牙体硬组织的脱矿，多糖能促进细菌在牙面的黏附和积聚，并在外源性糖缺乏时，提供能量来源。

3.局部因素　老年牙体硬组织本身物质代谢能力下降，牙体硬组织变得脆弱而易于破损，耐酸抗龋蚀能力减弱，故往往有多数牙齿患龋病，发展速度较快。坏牙所形成的牙冠部龋蚀窝洞内，除含有大量致龋性病菌之外，尚含有其他类型的致病菌，经常会引起老年性咽炎、上呼吸道感染等。

4.全身因素　在生长发育期，如果营养丰富合理，就会形成健康的牙胚与正常的牙齿颌骨解剖形态。进入到初老和老年期，抗龋病能力仍然会保持在一定的水平，不易发生龋病。患有慢性消耗性疾病的老年人，机体免疫功能降低，龋病的发病率大大上升。

二、临床特点

龋病的主要特征为牙冠部硬组织的慢性侵蚀破坏，形成空洞，最终导致牙髓感染，牙冠大部破坏，颌骨感染和多数牙齿的丧失。发病牙齿的顺序是下颌第 1 磨牙；下颌第 2 磨牙；上颌第 1 磨牙；上颌第 2 磨牙；下颌第 2 双尖牙；上颌第 2 双尖牙。由于上下颌第 1 磨牙、第 2 磨牙出现较早，特别是第 1 磨牙 6 岁时已经出龈，故龋病易感者，首先上下颌第 1 磨牙受损害，故至老年期，上下颌第 1、第 2 磨牙往往已经受到龋病损害，或者牙齿已丧失。于是出现老年人第1、第2双尖牙龋病损害增多的趋势。

临床上龋病可分为五度：Ⅰ度为牙釉质或牙骨质龋；Ⅱ度为牙本质浅龋；Ⅲ度为牙本质深龋；Ⅳ度为牙本质深龋已经引起牙髓炎、变性或坏死，此时可致根尖脓肿，颌骨骨膜或牙槽骨膜炎，而出现剧烈疼痛及红肿等症状；Ⅴ度为牙冠龋坏已达1/2以上，成为残冠或只剩下残根，此时牙髓大多坏死，根尖都有慢性炎症。

老年人慢性龋病或静止性龋病较多，由全身病而致急性龋病者较少。老年人慢性龋病不同于成年健康人的慢性龋病，牙体硬组织破坏脱钙软化较快为其特点。由于严重的生理性牙体硬组织磨耗症，使牙本质殆面釉质的磨损损失而露出，往往有明显的牙本质过敏。此外，老年龋病多疏于治疗而发展为深度龋，并发根尖感染，有时发展成急性颌骨的炎症或颌周肌间隙感染。由于龋病所引起的根尖部炎症，有时可成为三叉神经病的病因或病灶性感染的原因。严重龋病引起的咀嚼功能障碍，可以成为老年消化不良、胃肠功能障碍的重要因素。老年人往往有多个牙齿受到龋病侵蚀而发展为晚期龋，成为残根残冠，特别是磨牙区对舌或颊黏膜的长期刺激，常可引起溃疡或该区域黏膜的癌症。

三、检查、诊断和鉴别诊断

1. 检查　确定龋坏部位困难时可摄 X 线牙片，龋坏处见黑色阴影。有条件可用光纤维透照、电阻抗、超声波、弹性模具分离和染色等技术，以提高龋病早期诊断的准确性和灵敏性。

2. 诊断　由于龋病系牙硬组织慢性侵蚀破坏性疾病，而且以形成空洞为其重要特征，故诊断并不困难。但是老年龋病往往是邻面龋，有时不易发现，易误诊为牙本质过敏。有些牙齿的龋坏部位也易被误判，应特别注意。

3. 鉴别诊断　龋齿应与牙齿感觉过敏症相鉴别。牙齿感觉过敏症主要表现为刺激痛，当刷牙，吃硬物，酸、甜、冷、热等刺激时均可引起酸痛，尤其对机械刺激最敏感。最可靠的诊断方法是用尖锐的探针在牙面上滑动，可找到 1 个或数个过敏区。

四、预防

1. 保持口腔卫生　是预防龋齿的重要环节。刷牙应要求特别仔细清扫彻底，刷牙方法合理，清除牙间空隙内残存食物，每顿饭后都要刷牙。应当选用软毛牙刷为宜。软毛牙刷柔韧易变曲，能进入牙龈以下，并能进入邻面间隙去除菌斑，但对厚的菌斑和已形成的牙石不可能完全刷去，与牙膏合用则可增强其清洁作用。老年人应特别强调竖刷法，才能达到消除牙间隙食物残渣的目的，并可防止造成楔状缺损。

2. 消除致龋菌及其所形成的牙菌斑　是预防牙病的重要环节。动物实验证明，青霉素、红霉素、万古霉素或螺旋霉素等能显著降低龋病的发生。已用于临床的抗生素有 5%卡那霉素水溶液涂布，0.1% ~ 1% 万古霉素水溶液含漱或用其 10% 溶液或胶剂涂布。螺旋霉素口服液具有通过唾液腺分泌到口腔的特征，曾试作全身途径给药，有人观察到新龋发生率明显减少。应用抗生素防龋，目前尚处于研究阶段。尚须做进一步的研究，方可做出评价。

3. 化学杀菌剂的防龋作用 ①葡萄糖酸洗必泰（双氯苯双胍己烷）：临床上可用 0.2% 溶液含漱，每日 2～3 次或 2% 溶液局部涂布，每日 1 次。洗必泰（含量 0.6%～0.8%）牙膏刷牙防龋效果好，缺点为牙及舌背可染有棕黄色色素，溶液晶味，对口腔黏膜有轻度刺激感。②氯化苯甲羟胺与含磷酰胺制剂，经初步试用也有抑制牙菌斑形成的作用。

4. 酶制剂的防护作用 ①葡聚糖酶因其有分解葡聚糖的作用，故可抑制牙菌斑形成，起到抗龋作用。②黏蛋白酶能分解细菌的细胞壁而消灭致龋菌。③胰酶、淀粉酶和蛋白酶等亦可抑制或减少菌斑的形成。但酶制剂作用缓慢，不能长期保留，故其成效很有限。

5. 中药抗龋 紫花地丁、两面针等药物牙膏亦可试用。

6. 防龋涂料 双酚 A - 甲基丙烯酸缩水甘油酯，亦称甲基丙烯酸环氧酯，其涂布防龋效果较好。可配制成自凝防龋涂料或光敏防龋涂料，目前应用最广。

7. 紫外线光敏固化涂料 过氧化苯甲酸、芳香叔胺固化时间较长。后者在树脂中加入 0.5% 光敏剂，如安息香乙酸或安息香甲醇，经一定波长的紫外线光敏固化器照射后即可固化。国内已先后研制成功两种防龋涂料，即自凝涂料和光敏涂料，防龋效果较好。

8. 维生素及其他营养物质 与龋病有关的物质主要有钙，磷，蛋白质，维生素 A、B、D、C 及微量元素氟、锶等。服用磷酸氯钠、三偏磷酸钠或植酸钠，可降低龋患率，以三偏磷酸钠的效果最好。高钙低磷食物亦能致龋齿。老年人应摄取足够的营养物质和各种维生素、磷、钙等，以提高牙齿对龋病的防御能力。水中加氟至 0.8 ppm 也有抗龋病效果，但主要受益者为 15 岁以下的幼年，老年期应用氟素防龋意义不大。

五、治疗

严格遵守早期发现、早期治疗、保存牙齿的原则。至少要求每 2～3 个月检查口腔 1 次。早期龋应尽量采用银汞充填，已经引起牙髓坏死或根尖感染的晚期龋病，必须彻底治疗感染根管，消除根尖病灶，力求保存牙齿。如牙冠破坏范围较广泛，可考虑钻孔钉固位、根管内钉固位，辅以牙体组织钻孔钉固位，再行银汞充填。嵌体冠亦可采用，以恢复牙冠的正常生理解剖形态及其功能。

1. 银汞合金充填术 是直接修复牙体缺损的常用技术，通过手术方法去除龋损组织，制备窝洞，选择适宜的充填修复材料修补组织缺损，终止龋病发展，恢复牙的形态与功能。

2. 粘接修复术 粘接修复术可以将修复材料与牙齿组织粘接固位，达到固位和抗力的目的。目前用于直接粘接修复的材料有两类，即玻璃离子水门汀和复合树脂。

3. 嵌体修复术 嵌体嵌入牙齿的内部，使牙齿的缺损较大部得到修复。

4. 再矿化治疗 采用人工方法使脱矿、变软的牙釉质或牙骨质再矿化，恢复其硬度。

第五节　楔状缺损

楔状缺损（wedge shaped defect）是指牙齿的唇颊面颈部的牙体硬组织缓慢消耗所致的缺损。这种缺损呈"＞"，似木工所用的楔子，故名楔状缺损。随年龄增长，楔状缺损有增加的趋势，年龄越大，楔状缺损越严重。

一、病因

楔状缺损的真正病因还不清楚，可能与下列因素有关。

1. 局部组织结构因素　牙颈部与釉牙骨质交界处、牙釉质、牙骨质都比较薄弱，且釉、牙骨质相连接处可能存在缺陷，在外界因素的影响下，易被磨耗而形成楔状缺损。牙齿唇颊面颈部是咬合力应力集中区。长期的咀嚼力，使牙体组织疲劳，于应力集中区出现破坏。

2. 化学因素　牙龈沟内的酸性分泌物经常地作用于牙颈部，唾液的 pH 值偏低，喜吃酸性食物，食物残渣堆积发酵产酸等，均可能使牙齿硬组织逐渐脱钙溶解而丧失。龈沟内的酸性渗出物与缺损有关。临床上有时见到龈缘下硬组织的缺损。

3. 物理因素　刷牙机械摩擦作用往往可加速牙齿硬组织的丧失。临床上发现使用硬毛牙刷横刷牙齿唇颊面的人，楔状缺损的发生率较高。楔状缺损的牙常伴有牙龈退缩。

二、临床表现

楔状缺损好发于尖牙及双尖牙唇颊面的釉牙骨质交界处，有些患者只限于单侧发病，有些双侧均发生，个别人全口牙齿都可发生。缺损的程度在同一个患者身上会有较大差别。初期该处硬组织有少量缺损，逐渐加重后便在牙颈部形成由 2 个平面所组成的楔状缺损，有的由 3 个平面组成，少数的缺损则呈卵圆形。缺损处牙面光滑，边缘整齐，坚硬而无明显的色泽改变，一般为牙组织本色，有时可有程度不等的着色。根据缺损程度分为浅形、深形和穿髓形三型。轻形楔状缺损可无自觉症状；深形因牙本质暴露可出现敏感症状，表现为进食某种食物、水果或在刷牙时的酸痛症状；穿髓形缺损逐渐加重，可引起牙髓一系列病变，可有牙髓病、尖周病症状，甚至因缺损过多而导致牙齿从颈部折断。但缺损深度和症状不一定成正比关系。

三、防治

初期硬组织缺损少且无明显症状者，局部不需要特殊处理，但要注意选用软毛牙刷，用竖刷或旋转刷牙方式，并注意用弱碱性含漱液漱口。缺损较大者可用充填修复治疗，用玻璃离子体粘固粉或复合树脂充填。有牙髓感染或根尖周病时，可行牙髓病治疗或根管治疗术。若缺损已导致牙齿横折，可根据病情和条件，进行根管治疗术后，做覆盖义齿或拔除。已形成缺损并有敏感症状者，可做脱敏治疗或充填修复缺损。常用脱敏方法有以下几种。

1.氟化物　牙面涂氟可以形成氟–羟磷灰石，处理牙本质过敏，氟离子能减少牙本质小管的直径、形成含氟复合物阻塞小管和阻断刺激的传递，还能促使更硬的牙本质形成。

（1）氟化钠：33%的氟化钠糊剂最有效。国内多用75%的氟化钠甘油糊剂。一般用棉球蘸糊剂反复涂擦敏感处2～3分钟，每日1次，10次为1疗程。

（2）氟化亚锡：有报道，低浓度的氟化亚锡即可有效地控制牙本质过敏。

（3）氟化钠、氟化亚锡和单氟磷酸钠牙膏刷牙或局部涂擦，亦有一定的脱敏作用。

2.氢氧化钙　加速牙本质的矿化，使牙本质的渗透性减少，一般用蒸馏水把氢氧化钙调成糊剂，将糊剂刷在干燥的过敏牙面，保持5分钟，而后将糊剂除去并冲洗，每日1次，一周为1疗程。也可将糊剂在根面摩擦或用作牙周手术后的敷料，预防或治疗牙本质敏感。

3.氯化锶　氯化锶牙膏刷牙有一定的脱敏作用。已证实锶能穿透各种钙化组织（包括牙本质）。锶在牙本质小管内沉积，降低牙本质的渗透性。钙和锶同时应用，其矿化作用比单独使用钙时要高，锶离子在加速钙化，甚至阻塞牙本质小管中起作用。

4.药物牙膏　用含硝酸钾、甲醛的药物牙膏刷牙有一定的脱敏作用，具体机制不清。

5.树脂和黏合剂　在牙面上涂布不加填料的树脂（如环氧树脂），医用黏合剂等，能封闭牙本质小管，可立即见效，有效时间可达1年左右，脱落后可再使用。有报道光固化牙本质黏合剂能很好地黏合牙本质面，涂布后光照20秒，1～2次即可见效。

6.碘化物　用于脱敏有较长的历史，多用于后牙。常用方法如下。

（1）碘化银法：在干燥了的过敏牙面上涂3%碘酸，30秒后再用10%～30%硝酸银涂擦，可见灰白色沉淀附着于敏感区牙面。过30秒后，同法再涂擦2次即可见效。作用机制为碘酊与硝酸银作用产生新生碘化银沉积于牙本质小管内，从而阻断传导。

（2）碘酚法：用小棉球蘸碘酚药液置于干燥的牙面敏感区，再用烤热的充填器头置于棉球上，以产生白雾而患者不感疼痛为度，反复2～3次。碘酚能使牙本质表面的蛋白凝固变性形成保护层，以隔绝外界刺激。

7.电离子导入法　此法较复杂，所需时间长，适用于全口牙齿或多数牙齿敏感者，一般导入氟离子或钙离子，或两者交替导入。有报道用2%氟化钠电离子导入后，再用光固化牙本质黏合剂涂布、光照，效果很好。

（高峰　李义召）

第十四章　皮肤科疾病

老年皮肤疾病有些属于生理性衰老变化，有些属于病理性变化。有些属于老年人特有的皮肤病，如老年性色素斑、老年性白斑和老年性脱发等；有些属于随着增龄发病率逐渐增高的皮肤病，如皮脂腺过度增生、皮肤癌性病变等；还有些是好发于老年人的皮肤病，如皮肤瘙痒、慢性湿疹、带状疱疹等。本章主要介绍几种常见的老年性皮肤病。

第一节　皮　炎

皮炎（dermatitis）是皮肤科最常见的一类疾病，泛指各种类型的皮肤炎症。引起皮炎的确切病因尚不十分清楚，可能与过敏、遗传、免疫、感染、药物、昆虫叮咬和物理因素等多种因素有关。因此，皮炎的临床表现多样，皮损为多形性，包括丘疹、丘疱疹、水疱、红斑、鳞屑、糜烂和溃疡等，患者还可出现瘙痒、灼热和疼痛等不适。通常需要根据具体情况选择药物、物理和手术方法等进行治疗，多数患者可获得较好的疗效，一般预后良好。

一、分类

常见的皮肤炎症有接触性皮炎、特应性皮炎、脂溢性皮炎、神经性皮炎、虫咬皮炎、糖皮质激素依赖性皮炎、蜂窝织炎和夏季皮炎等。本节主要介绍老年人常见的几种皮炎。

1. 接触性皮炎（contact dermatitis）　急性接触性皮炎典型皮损为边界清楚的红斑，皮损形态与接触物有关，可有丘疹和丘疱疹，严重时红肿，并出现水疱和大疱，大疱破溃后糜烂，偶可发生组织坏死。自觉瘙痒或灼痛。病情严重者可有全身症状。皮损痊愈后可遗留有暂时性色素沉着。亚急性和慢性接触性皮炎表现为轻度红斑、丘疹，边界不清楚。长期反复接触刺激物可导致局部皮损慢性化，表现为皮损轻度增生及苔藓样变。

2. 特应性皮炎（atopic dermatitis）　系慢性、复发性、炎症性皮肤病。患者有红斑、丘疹和丘疱疹样损害，由于搔抓、摩擦，可出现糜烂、渗出、结痂、苔藓样变和色素沉着等继发性损害。部分患者可出现皮肤干燥等表现。常伴不同程度的瘙痒。根据是否合并其他过敏性疾病，可将特应性皮炎分为单纯型和混合型两种。单纯型仅表现为皮炎，混合型除有皮炎的表现外，还合并过敏性哮喘、过敏性鼻炎和过敏性结膜炎等。

3. 脂溢性皮炎（seborrheic dermatitis）　系发生在皮脂溢出部位的一种炎性皮肤病。病因尚不明了，与皮脂溢出有关，有人认为系卵圆形糠秕孢子菌引起。消化不良、神经系统和内分泌功能障碍可能是诱发因素。发病率为 2%～5%。好发于头面部、耳后、腋部、女性乳房下、脐部、耻骨部和腹股沟等皮脂腺较多的部位。一般从头面部开始，逐渐蔓延至躯干，也可侵犯眼睑、外耳道和肛周等处。通常表现为上覆油脂状鳞屑的红斑，有时可有患处毛发脱落症状，伴不同程度的瘙痒。本病慢性经过，可反复发作。开始为毛囊性红色小丘疹，逐渐扩大并相互融合成大小不等的暗红色斑片，表面有黄色油性鳞屑或痂皮，边界清楚，自觉瘙痒，搔抓后可继发感染，发生毛囊炎或疖。头部损害常引起脱发。处理不当或局部不良刺激后，可继发红皮病。

4. 神经性皮炎（neurodermatitis） 又称慢性单纯性苔藓，是以阵发性剧痒和皮肤苔藓样变为特征的慢性炎症性皮肤病。病因尚不明确，可能与大脑皮层兴奋和抑制功能失调有关。神经精神因素、消化道功能障碍和内分泌失调等内因，以及饮食、理化刺激等外因均可能与本病的发生有关。女性比男性更容易患神经性皮炎，尤其是 30 ~ 50 岁的女性。

根据受累范围分为局限性和播散性。局限性多见于中青年，常发生于颈、背、肘、腰、尾骨部、会阴、阴囊等部位，表现为正常皮色或淡红色、褐黄色扁平丘疹，表面光滑或有少量鳞屑，可因瘙痒出现抓痕、血痂和轻度色素沉着。播散性多见于老年人，皮疹分布广泛，除局限性所累及的部位，还可累及眼皮、头皮、躯干、四肢或肛门部位，皮损多数呈苔藓样变，常自觉阵发性剧烈瘙痒，影响睡眠和生活质量。持久性搔抓摩擦可引起淀粉物质沉积于真皮，进而发展为斑状和苔藓性淀粉样变。

5. 红皮病（erythroderma） 又称剥脱性皮炎（exfoliative dermatitis），老年人多发。主要由以下几种因素引起：① 药物性红皮病由磺胺、青霉素、砷、汞、巴比妥类、奎宁、水杨酸盐、链霉素和异烟肼等引起，发病急、症状重，全身症状明显，但恢复较快。② 继发性红皮病是在原皮肤病处理不当，特别是外用强烈刺激药以后发生。老年性红皮病多为湿疹继发所致，因肾上腺皮质功能不全、网状内皮系统失调，与滥用皮质激素也有关系。③ 8% ~ 20% 的红皮病与恶性肿瘤有关，多数红皮病先于肿瘤发生，也可在肿瘤之后或同时发生。

二、临床表现

发病可急可缓。特点是全身皮肤弥漫性潮红、肿胀，并有大量脱屑，皱褶和关节活动部位如腋、腘、会阴、肛周等尤为明显，可有糜烂、渗液，黏膜也可受累，口腔、外生殖器、眼、鼻发生糜烂，严重者毛发、指甲脱落，并有全身症状。大多数患者有不同程度的淋巴结肿大，半数患者有肝脾大、发热，以及其他内脏损害。除药物性红皮病外，病程常迁延数月或数年，时轻时重，反复发作。预后取决于病因、病变严重程度及治疗是否得当。老年患者预后严重，一般死亡率为 10% ~ 20%。

三、诊断

根据患者家族遗传史、蚊虫叮咬史、过敏史，以及丘疹、丘疱疹、水疱、红斑、鳞屑、糜烂和溃疡等皮肤损害表现，结合体格检查，即可做出初步诊断。重要的是需要结合实验室检查和病理检查结果，综合分析确定病因诊断。根据不同类型的皮炎，选择血常规、血清免疫球蛋白 IgG、IgM、IgE 检测。斑贴试验是筛查接触变应原的可靠方法。

四、治疗

1. 病因治疗　根据不同类型的皮炎，针对病因和诱发因素进行治疗。

2. 一般治疗　保护皮肤，防止损伤，生活规律，劳逸结合。远离致敏物或不良刺激物。限制高脂和高糖食物，忌酒和辛辣食物。皮肤过度干燥时，适当使用保湿剂。

3. 局部药物治疗

（1）外用药膏

1）脂溢性皮炎：外用硫磺、水杨酸、皮质激素等，根据不同部位及皮损选用相应的药物和剂型。头部可用硫皂液或酮康唑洗剂洗头，配合外用洗发水或 1% 氯霉素酒精，面部可用复方硫磺洗剂或维生素 B_6 霜，躯干部可用复方醋酸地塞米松乳膏等。

2）神经性皮炎用药：①糖皮质激素类制剂：包括软膏、霜剂或溶液，如氟轻松、曲安西龙、倍他米松等软膏或霜剂，涂药后用塑料薄膜密封封包效果更好，但夏季易引发毛囊炎。②钙调磷酸酶抑制剂：他克莫司软膏。③焦油类制剂：如黑豆馏油软膏、糠馏油软膏和松馏油软膏等。④止痒剂：如薄荷脑和苯酚外用，可有效止痒。

3）红皮病：局部可应用无刺激性保护性油剂或霜剂、软膏，如氧化锌油、硅霜等。存在明显渗液时可外用硼酸溶液、醋酸铝溶液或高锰酸钾溶液冷湿敷；无渗出时可外用炉甘石洗剂；必要时可使用多塞平乳膏、非甾体抗炎药、氧化锌油等。

（2）局部注射药物：可选用醋酸泼尼松龙混悬液或醋酸曲安奈德注射液，加入适量的利多卡因注射液，局部皮损内或皮下注射。有助于抑制炎症，缓解症状，帮助皮损愈合。

4. 系统药物治疗

（1）糖皮质激素类药物：有助于缓解皮肤炎症，常用药物如泼尼松、泼尼松龙等。

（2）抗感染药物：根据感染的病原体种类选择合适的药物。细菌感染常用莫匹罗星、青霉素等；真菌感染可用咪康唑、特比萘芬、伊曲康唑等。

（3）抗组胺药物：有助于减轻瘙痒，缓解过敏情况，如氯雷他定等。

（4）钙调神经抑制剂：调节免疫、抗炎作用，如他克莫司、吡美莫司等。

（5）中医治疗：清热解毒、润燥祛风，如龙胆泻肝汤、祛风换肌散等。

5. 物理治疗　紫外线、红外线、超短波、强脉冲光等也有一定疗效。

第二节　湿　疹

湿疹（eczema）是由多种内、外因素引起的真皮浅层和表皮炎症。急性期皮损以丘疱疹为主，有渗出倾向，慢性期以苔藓样变为主，易反复发作。我国一般人群患病率为 3%～5%，有过敏体质的人多发。湿疹好发于夏、冬季节。根据病程和临床特点可分为急性湿疹、亚急性湿疹和慢性湿疹。根据湿疹部位分为泛发性湿疹和局限性湿疹，局限性湿疹仅发生在特定部位，以部位命名，耳部湿疹、阴囊湿疹、外阴湿疹、肛周湿疹、手部湿疹、乳房湿疹、小腿湿疹等；泛发性湿疹皮损多，泛发或散发于全身多个部位。特殊类型湿疹包括钱币状湿疹、干燥性湿疹和淤积性湿疹。本节重点介绍老年人常见的慢性湿疹。

一、病因和发病机制

病因和发病机制尚不明确。目前多认为是在机体内部因素如免疫功能异常、皮肤屏障功能障碍等基础上，由多种内外因素综合作用的结果。变态反应和非免疫性机制如皮肤刺激均参与发病过程。微生物可以通过直接侵袭、超抗原作用或诱导免疫反应引发或加重湿疹。

1.内部因素　包括慢性感染病灶，如慢性胆囊炎、扁桃体炎、肠寄生虫病等；内分泌及代谢改变，如月经紊乱、妊娠等；血液循环障碍，如小腿静脉曲张等。神经精神因素，精神紧张、失眠、疲劳、情绪波动等；免疫功能异常；如免疫失衡、免疫缺陷等；其他系统性疾病，如营养不良、肿瘤等；遗传性或获得性皮肤屏障功能障碍。

2.外部因素　包括环境气候，如日光暴晒、紫外线、寒冷、炎热、干燥等；接触各种动物皮毛、植物花粉、化学物质粉尘等。日常生活用品，如化妆品、肥皂、人造纤维等均可诱发湿疹。刺激性食物也可诱发湿疹，如鱼虾、牛羊肉、酒精、咖啡和浓茶等。其他危险因素，如过敏体质，曾经有湿疹发作病史，直系亲属患湿疹。

二、病理

一般认为系Ⅳ型变态反应。抗原刺激机体后，致敏T细胞大量增殖，当再次与同种抗原接触时，致敏T细胞分化、增殖，并释放各种淋巴因子，引起炎症反应。

1.急性期　主要在表皮，细胞内、外水肿，表皮内水疱形成，疱内有少数淋巴细胞、中性粒细胞。真皮上部血管扩张、水肿，血管周围以淋巴细胞为主的轻度炎症细胞浸润。

2.亚急性期　表皮细胞内水肿，呈海绵状，也可有小水疱，并有角化不全和轻度棘层肥厚，真皮血管周围有较多淋巴细胞浸润。

3.慢性期　表皮角化过度、角化不全和轻度棘层肥厚、表皮脚延长，有时也可见细胞间水肿，真皮上部周围炎性细胞浸润。

三、临床表现

本病可发生在任何年龄、任何部位，男女均可发生，主要表现为慢性病程、反复发作的剧烈瘙痒、多形性皮损伴渗出倾向，冬季病情加重。

1.急性湿疹　好发于面、耳、手、足、前臂、小腿等外露部位，严重者可弥漫全身，常对称分布。表现为红斑基础上的针头至粟粒大小丘疹、丘疱疹，严重时可出现小水疱，常融合成片，边界不清楚。因搔抓形成点状糜烂面，浆液性渗出。自觉瘙痒剧烈。如继发感染则形成脓疱、脓痂、淋巴结肿大；如合并单纯疱疹病毒感染，可形成严重的疱疹性湿疹。

2.亚急性湿疹　因急性湿疹炎症减轻或不适当处理发展而来。表现为红肿及渗出减轻，但仍有丘疹及少量丘疱疹，皮损呈暗红色，有少许鳞屑及轻度浸润。仍自觉有剧烈瘙痒。

3.慢性湿疹　由急性或亚急性湿疹迁延而来，或由于刺激轻微、持续一开始就表现为慢性化。好发于手、足、小腿、肘窝、大腿、乳房、外阴和肛门等处，多对称发病。患部皮肤浸润性暗红斑上有丘疹、抓痕及鳞屑，局部皮肤肥厚、表面粗糙，不同程度苔藓样变、色素沉着或色素减退。自觉明显瘙痒，常呈阵发性。病情时轻时重，延续数月或更久。老年急性湿疹较少，慢性湿疹增多，特别是局限在某些部位，如双小腿伸侧、会阴或肛周。病情顽固、经久不愈，如处理不当，易变为红皮病。

4.局限湿疹表现

（1）耳部湿疹：多发生在耳后皱襞处，表现为红斑、渗液，有皲裂和结痂，或脂溢性，常两侧对称。外耳道湿疹可由真菌刺激引起，或由中耳炎引起继发性感染性湿疹。

（2）乳房湿疹：发生于乳头、乳晕及其周围，边界清楚，皮损为棕红色，糜烂明显，间覆以鳞屑或薄痂，浸润时发生皲裂。自觉瘙痒疼痛。顽固不愈或一侧发生者注意排除湿疹样癌。

（3）脐窝湿疹：发生在脐窝内。为鲜红或暗红色斑，有渗液及结痂，表面湿润，边缘清楚，很少波及脐周皮肤，慢性病程。需与脐周接触性皮炎鉴别，后者有穿着镍纽扣牛仔裤史。

（4）阴囊湿疹：局限于阴囊皮肤，可延及肛门周围，少数延至阴茎。呈慢性湿疹症状。皮皱深阔，浸润肥厚，大多干燥，有薄痂和鳞屑，色素加深，间或部分色素脱失。有渗出时阴囊皮肤水肿、结痂和皲裂。自觉剧痒故经常搔抓。慢性经过，常多年不愈。

（5）外阴湿疹：累及大小阴唇及其附近皮肤。患处浸润肥厚，边界清楚，因奇痒而经常搔抓，可见糜烂、抓痕，有时水肿。月经及分泌物的刺激可使病程慢性难愈。本病可继发色素减退，易被误诊为外阴白斑，应予注意。

（6）肛周湿疹：局限于肛周皮肤，可累及会阴。奇痒难忍。皮肤浸润肥厚，潮湿、皲裂。

（7）手部湿疹：皮损呈亚急性或慢性湿疹表现，多发生于指背及指端掌面，可蔓延至手背和手腕部，边界不清或呈小片状皮损，至慢性时有浸润肥厚，因手指活动而有皲裂。甲周皮肤肿胀，指甲可变厚不规则。手部湿疹亦可发生于掌侧，具有局限性，但边缘不甚鲜明，多粗糙，有小丘疱疹、疱疹和浸润肥厚，冬季常发生皲裂。因两手经常接触外界物质，故手部湿疹不论其病因为何，常受继发因素影响，而使病情变化，一般比较顽固难治。手部湿疹若发生在指尖部，又称为指尖湿疹，发生于掌中部及指掌侧，皮损干燥，角质增生，皲裂，称为慢性复发性水疱/角质增生性手部湿疹。发生于足部则称为足部湿疹，发生于邻近两指至掌部远端掌指关节皮肤，皮损形态如围裙状，又称围裙样湿疹。

（8）小腿湿疹：比较多见。发生于胫前或侧面，常为对称性，呈亚急性或慢性湿疹表现。有些小腿湿疹常并发静脉曲张，又称为静脉曲张性湿疹或重力性湿疹。

（9）钱币状湿疹：边界较清楚，为钱币大小的红斑、水疱或丘疱疹聚成斑块状，或是结痂脱屑而为局限的亚急性湿疹，引起剧烈瘙痒，通常发生于四肢伸面、足背、肩部或臀部等处。

（10）其他：干燥性湿疹多发生在秋、冬、春三季，由于气候干燥、皮肤水分脱失、皮脂外泌减少所致。多见于老年人，好发于小腿，也发生于双上肢、躯干。皮损特点为皮肤呈淡红色，浅表皲裂，类似"碎瓷"，伴轻度脱屑。淤积性湿疹为下肢尤其是小腿有渗液、结痂、鳞屑及色素沉着等湿疹性损害，通常发生于静脉曲张患者而又称静脉曲张性湿疹。

四、辅助检查

1.实验室检查
（1）血常规检查可有嗜酸性粒细胞增多，血清嗜酸性阳离子蛋白增高。
（2）变应原检查有助于寻找可能的变应原，疥虫检查可协助排除疥疮。
（3）真菌检查可鉴别浅部真菌病，皮损细菌培养可帮助诊断继发细菌感染等。
（4）血清免疫球蛋白检查可帮助鉴别具有湿疹皮炎皮损的先天性疾病。
2.皮肤病理活检　急性湿疹表现为表皮内海绵形成，真皮浅层毛细血管扩张，血管周围有淋巴细胞浸润，少数为中性粒细胞和嗜酸性粒细胞；慢性湿疹表现为角化过度与角化不全，棘层肥厚明显，真皮浅层毛细血管壁增厚，胶原纤维变粗。
3.皮肤斑贴试验　斑贴期间不要剧烈活动，勿洗澡，避免搔抓，减少出汗，并避免日光照射。斑贴试验主要目的是寻找变应原，找出致敏原因，从而对患者实施针对性治疗及预防。操作简单、检查较安全，不良反应极少，且试验结果准确、可靠。

五、诊断和鉴别诊断

1.诊断　根据有无药物、食物、理化刺激、微生物及接触等病史，结合皮疹多形性、分布对称、反复发作、剧烈瘙痒等特点，诊断不难。皮肤斑贴试验、病理活检可辅助诊断。
2.鉴别诊断　手部湿疹须和手癣鉴别，后者常为单侧发病，皮损由一处向四周逐渐扩大，夏季重，常同时有足癣或甲癣，真菌检查阳性。慢性湿疹还需要与神经性皮炎鉴别。

六、治疗

1.治疗原则　减轻症状、减少复发，提高患者的生活质量。
2.一般治疗　寻找并去除病因或变应原。减少外界刺激因素，如烫洗、搔抓、过度擦拭等。避免食入刺激性食物，如鱼虾、浓茶、酒类和咖啡等。生活规律，避免情绪波动。
3.外用药物　是湿疹治疗的主要手段。应根据皮损分期选择合适的药物剂型。
（1）急性期：无渗出者用炉甘石洗剂或皮质激素乳剂，有渗出者先用3%硼酸溶液、0.1%依沙吖啶溶液等冷湿敷，再外用30%氯化锌油或中药紫草油。

（2）亚急性期：用氯化锌糊剂、皮质激素乳剂。可加抗生素预防和控制继发性感染。

（3）慢性期：用皮质激素软膏、硬膏、乳剂或酊剂等。合用保湿剂及角质松解剂，20% ~ 40% 尿素软膏、5% ~ 10% 水杨酸软膏、5% 糠馏油，中药苦参、野菊花等煎水浸泡、外洗。

4. 系统用药　目的在于抗炎、止痒、镇静。

（1）抗组胺药物：止痒抗炎作用，主要包括氯雷他定、西替利嗪等。具有镇静作用的抗组胺药优于无镇静作用的抗组胺药，若患者嗜睡、口干等不良反应明显时，可选后者。

（2）抗过敏治疗：可用钙剂及硫代硫酸钠缓慢静脉注射，有心功能不全者或使用洋地黄类药物时禁用钙剂。病情严重者可静脉注射葡萄糖酸钙、维生素 C。

（3）抗生素：有继发感染时可做细菌培养和药敏试验，在抗过敏治疗的同时使用敏感抗生素。对于伴有广泛感染者医生可能建议系统应用抗生素 7 ~ 10 天。

（4）糖皮质激素：一般不主张使用。对急性严重、泛发性患者，其他治疗无效，无糖皮质激素应用禁忌证时可酌情使用，如泼尼松、地塞米松。老年人慎用，以免诱发红皮病。

（5）免疫抑制剂：应当慎用，要严格掌握适应证。仅适用于病情严重而其他治疗无效的病例，如环孢素、硫唑嘌呤。

（6）中医中药：根据病情辨证论治。

七、预后

本病为慢性疾病，目前难以彻底治愈，但可通过积极治疗、科学护理，缓解症状和减少复发，一般不影响正常生活、工作。

第三节　疱疹性皮肤病

疱疹（herpes）主要是皮肤黏膜上出现的炎性水疱，是多种病毒感染性疾病都会出现的一种症状。带状疱疹、生殖器疱疹和水痘等疾病所表现出来的症状，均以皮肤、黏膜的疱疹为主。以疱疹为主要临床症状的疾病，需要结合实验室检查结果，才能确定具体病情。本节主要介绍带状疱疹和大疱性类天疱疮。

一、带状疱疹

带状疱疹（herpes zoster，HZ）是潜伏于人体内的水痘－带状疱疹病毒（varicella－zoster virus，VZV）经再激活后所引起的皮肤损害，在身体或脸部一侧出现带状分布的成簇水疱，伴局部疼痛。中医称 HZ 为"缠腰火丹"，俗称"蜘蛛疮"。HZ 愈后可获得较持久的免疫，一般不会复发，但也有少部分患者可多次出现带状疱疹。

全球普通人群 HZ 发病率为（3 ~ 5）/1000 人年，亚太地区为（3 ~ 10）/1000 人年，并逐年递增。多发于春秋季节，好发于 50 岁以上老年人。我国尚缺乏大样本流行病学调查资料。

（一）病因和发病机制

HZ 系由 VZV 感染所致。VZV 是疱疹病毒，属 DNA 病毒，常导致上呼吸道感染。儿童初次感染后临床上表现为水痘或为隐性感染，以后病毒进入皮肤的感觉神经末梢，并沿神经纤维向中心移动，可长期潜伏于脊髓神经后根或脑神经节的神经元内。在各种诱发刺激的作用下，可再活动，生长繁殖，使受侵犯的神经节发炎或坏死，产生神经痛。病毒沿感觉神经通路到达皮肤，在该神经分布区产生特有的节段性疱疹，即带状疱疹。某些感染（感冒等），恶性肿瘤，使用免疫抑制剂，放射治疗，器官移植，月经期及过度疲劳等，均可降低机体免疫功能而诱发带状疱疹。年龄增高和抵抗力降低是老年人发病的主要危险因素。

（二）临床表现

1.前驱症状　多数患者出疹前有轻度乏力、低热、食欲不振等全身症状，患处皮肤自觉灼热或灼痛，触痛明显，亦可有局部灼热感和感觉异常，持续 1 ~ 5 天后逐渐出现疱疹。亦可无前驱症状即发疹。部分患者有近期精神压力、过度劳累等诱发因素。

2.典型表现　前驱症状后，在受累神经区域的皮肤出现潮红斑，继而出现成簇而不融合的粟粒至黄豆大小的丘疱疹或水疱，常依次沿神经走向呈带状排列，各簇水疱群之间皮肤正常，伴明显的神经痛。一般经 1 ~ 2 周后水疱干燥结痂或水疱破裂之后糜烂面干燥结痂，并逐渐脱痂而愈，留暂时的淡红斑或色沉斑，一般不留瘢痕，病程 2 ~ 4 周。

皮损常发生于身体一侧的某一神经分布区域，极少数超过正中线。好发部位依次为肋间神经区（50% ~ 56%）；头面部（20%），主要侵犯三叉神经；第 7、第 8 对脑神经、颈神经（15%）；腰骶部神经（14%）。神经痛为本病的特征之一。一般神经痛时或稍后即发生皮疹，亦有在皮疹发生后才逐渐出现疼痛者。部分患者神经痛症状持续 4 ~ 5 天，甚至 1 周之后才发生皮疹。此期的局部疼痛因受累部位的不同，可被误诊为心肌梗死、胆囊炎、肾绞痛、阑尾炎和青光眼等。老年患者则疼痛剧烈，常难以忍受。有 30% ~ 50% 的中老年患者在皮损完全消退之后，仍遗留顽固性神经痛，可持续数月或更久。

3.特殊类型带状疱疹　①眼带状疱疹：多见于老年人，表现为单侧眼睑肿胀，结膜充血，疼痛剧烈，常伴同侧头部疼痛，可累及角膜形成溃疡性角膜炎。②耳带状疱疹：系病毒侵犯面神经及听神经所致，表现为外耳道疱疹及外耳道疼痛。侵犯面神经时，可出现面瘫、耳痛和外耳道疱疹三联征，称为 Ramsay – Hunt 综合征。③其他：只有神经痛而无皮疹者称无疹性带状疱疹；仅发生红斑丘疹，不发生典型水疱者称不完全性或顿挫性带状疱疹；疱内容物为血性者称出血性带状疱疹；皮损处坏死，愈后留瘢痕者称坏疽性带状疱疹；局部皮疹出现后数日内，全身发生类似水痘痒疹者称泛发性带状疱疹。

（三）诊断和鉴别诊断

根据簇集性水疱、带状排列、单侧分布、伴明显的神经痛，可以诊断。有时需与单纯疱疹鉴别。后者多发生于皮肤黏膜交界处，且多见于发热性疾病中，常有反复发作的历史，局部有烧灼痛而无明显的神经痛。疱疹刮取物涂片镜检细胞核内包涵体和多核巨细胞有助于诊断。当仅有疼痛尚无皮疹出现时，需与相应部位的伴有疼痛的内外科疾病相鉴别。

（四）治疗

治疗原则为抗病毒、消炎、镇痛、局部对症治疗。目的是缓解急性期疼痛，限制皮疹发展，缩短病程，阻止后遗神经痛，预防各种并发症。

1. 抗病毒治疗　能有效缩短病程，加速皮疹愈合，减少新皮疹形成，减少病毒播散到内脏。在发疹后 24 ~ 72 h 内开始使用，以迅速达到并维持有效浓度，获得最佳疗效。常用药有阿昔洛韦、伐昔洛韦、泛昔洛韦、溴夫定和膦甲酸钠、利巴韦林和阿糖腺苷等。

阿昔洛韦（acyclovir）0.2 g，每日 5 次口服，连续 6 ~ 9 天；或静脉滴注，每次 5 mg/kg 体重，每日 2 次，连用 6 天。万乃洛韦（valaciclovir）系阿昔洛韦的前体药，生物利用度是阿昔洛韦的 3 ~ 5 倍，用法及用量为 0.3 g，每日 2 次口服，连用 6 ~ 9 天。

2. 镇痛　可用吲哚美辛 25 mg，每日 3 次，或布洛芬 0.3 g，每日 1 ~ 2 次。后遗神经痛可用多虑平 25 mg，每日 3 次。营养神经可用维生素 B_1、B_{12} 肌内注射。

3. 激素　目前主张，中老年人且免疫功能正常者可考虑使用。常用泼尼松，每日剂量不超过 30 mg，疗程 5 ~ 10 天。治疗期间注意激素的不良反应。

4. 局部治疗　以干燥消炎为主，水疱未破时可擦鱼石脂炉甘石洗剂、阿昔洛韦霜，水疱破裂后轻者可用 1% 龙胆紫液，糜烂渗液较重者可用庆大霉素生理盐水湿敷。

5. 物理疗法　可用紫外线或氦氖激光照射，镇痛可用音频电疗，亦可用艾条围灸。

6. 中医治疗　热盛者清火利湿，用龙胆泻肝汤加减；湿盛者健脾除湿，用除湿胃苓汤加减；皮疹消退后局部疼痛不止者，宜疏肝理气，活血止痛，可以柴胡疏肝饮加减。

（五）预防

加强锻炼，增强体质，防止感染。保持环境卫生。避免过度疲劳。

二、大疱性类天疱疮

大疱性类天疱疮（bullous pemphigoid，BP）是一种好发于老年人的慢性全身性大疱性疾病。紫外线为 BP 可疑病因之一，日光暴晒或光疗可诱发本病。目前认为，BP 系自身免疫性疾病，70% ~ 80% 的患者血清中可以检测到抗基底膜自身抗体，主要是 IgG。抗体与基底膜糖蛋白抗原在透明板上结合，激活补体，使白细胞释放出细胞因子和溶酶体酶等组织破坏酶，导致基底膜带损伤、表皮下水疱形成。BP 多发生于 60 ~ 70 岁，男性稍多于女性。

（一）临床表现

1.前驱症状 开始通常为瘙痒和四肢的非特异性皮损，瘙痒可持续几天到几年。皮疹可为荨麻疹样或湿疹样，在水疱出现前，持续几周到几个月不等。

2.典型表现 前驱症状后，在红斑或正常皮肤上出现半球形的紧张性大疱。起初可有红斑、丘疹样损害，几周后出现水疱，也可以开始即为水疱。特点是在正常皮肤或红斑基础上发生大疱，黄豆至核桃大小，最大可达 5 ~ 7 cm，疱壁厚、紧张、不易破裂，尼氏征阴性。水疱多在一周内破溃、糜烂，之后结痂愈合，痂皮脱落后有色素沉着，不留瘢痕。皮肤损伤多见于胸腹部、腋下、四肢屈侧，部分患者可局限于身体某一部位。病变很少侵犯黏膜，即使侵犯也较轻微。有 8% ~ 39% 的患者合并黏膜损害，多发生在皮损泛发期或疾病后期，较易愈合。主要是口腔黏膜出现小水疱、糜烂，少数见生殖器黏膜受损。患者有不同程度的瘙痒或烧灼痛。皮疹成批出现或此起彼伏，病情可反复迁延，但全身情况较好，预后相对较好。

（二）病理

主要病理变化是表皮下水疱，表皮无棘层松解现象，疱液中有较多的嗜酸性粒细胞，也有中性粒细胞和淋巴细胞。真皮血管周围可有炎性细胞浸润。取早期皮损或皮损周围皮肤直接免疫荧光检查显示，基底膜带有线状 IgG 和补体 C3 沉积，也可有 IgM 沉积。免疫电镜示沉积在透明板内。取患者血清做直接免疫荧光检查，可检测到抗基底膜抗体。

（三）诊断和鉴别诊断

根据病史和临床表现，结合病理检查，不难诊断。主要需与天疱疮鉴别，天疱疮多见于中年人，全身情况较差，大疱疱壁较薄，容易破溃糜烂，病程迁延，不易自愈。尼氏征阳性：用手指将水疱轻轻推压，可使疱壁在皮肤上移动，或稍微用力推擦外观正常的皮肤，亦可使表皮脱落或以后发生水疱，为尼氏征（Nicolsky sign）。

（四）治疗

根据病变的程度及病情进展的速度确定治疗方案。治疗的目的是用最小剂量的药物抑制病情活动。类天疱疮患者多为老年人，对药物的不良反应敏感，局限性大疱性类天疱疮仅外用糖皮质激素乳剂可达到治疗目的。对于泛发性严重性的患者则需要系统治疗。

1.一般治疗 注意休息，加强营养，维持水、电解质平衡，危重患者可行血浆置换。

2.激素 早期足量用药，泼尼松每日 40 ~ 60 mg，病情控制后逐渐减量，最终用最小维持剂量每日 10 ~ 20 mg。治疗期间注意激素的不良反应。

3.免疫抑制剂 硫唑嘌呤每日 100 mg，环磷酰胺每日 100 mg，甲氨蝶呤每日 10 ~ 25 mg，可以与激素联合应用，但要减小剂量。治疗期间注意不良反应。

4.抗生素 对病情严重程度在轻到中度的患者，可单独使用四环素，或四环素联合烟酰胺，也可红霉素与烟酰胺联用。

5.局部用药 清除皮痂，保持清洁，预防感染，糜烂面可用0.1%雷弗诺尔清洁后，外涂雷锌油或紫草油等。

第四节 萎缩性皮肤病

皮肤萎缩（dermatrophia）的临床表现为皮肤变薄、干燥、表面平滑、发皱、有光泽，局部毛发稀而细，色素异常，毛细血管扩张与细薄鳞屑。松弛性萎缩皮肤通常可以被推移，紧张性萎缩常因真皮发生结缔组织增生反应，皮肤发硬。萎缩局部出现皮肤生理功能障碍，如附属器（汗腺、皮脂腺等）分泌功能减退。本节主要介绍几种老年人常见的皮肤萎缩。

一、老年性皮肤萎缩

老年性皮肤萎缩（senile atrophia cutis senilis）又称老年萎缩，是由于皮肤老化而产生的生理性皮肤及其附属器萎缩。本病是一种皮肤退行性变化，受内外环境影响，如器官功能或内分泌代谢障碍，经常风吹日晒、遗传因素可促使皮肤提早老化。

随年龄增长，大部分人50岁时皮肤开始老化，长期户外工作受风吹、日晒或有慢性疾病及内分泌障碍的人发生较早。表现为全身性皮肤萎缩，以面部等暴露部位明显，皮肤变薄、表面干燥、粗糙、有皱纹，皮肤呈黄色、松弛、弹性差。眼睑下垂。毛发稀少、灰白，指甲增厚、弯曲、生长缓慢。颈后皮肤常有深的沟纹且交叉成菱形斑片，称为项部菱形皮肤。皮肤表面常出现色素变化、毛细血管扩张或细薄鳞屑，还可出现老年疣、血管瘤等病变。

（一）病理

病理表现为表皮各层均变薄，棘细胞层萎缩，表皮变平；真皮变薄，胶原纤维嗜碱性变，胶原中透明质酸减少而硫酸软骨素增加，弹性纤维变性、断裂、扭曲，血管壁增厚、管腔扩张或缩小，血管周围淋巴细胞轻度浸润。皮肤附属器及皮下脂肪也萎缩。

（二）治疗

治疗原则：注意全身健康，合理营养，避免风吹、日晒等不良刺激，加强锻炼。适当应用护肤品，如维生素E霜，口服维生素A、E，可减轻或延缓皮肤萎缩。

二、老年性白斑

老年性白斑（senile leukoderma）又称为特发性点状色素减少症或老年性白点病，属老年性皮肤色素减退性皮肤病，系皮肤老化的表现之一。可能因年龄增长，局部皮肤中多巴（dopa）阳性黑色素细胞逐渐减少所致。常见于50岁以上，随增龄发病率逐渐增高，男女无明显差异。主要在胸、背、腹和四肢等处的皮肤出现圆形白色斑点，米粒至绿豆大小，微凹，边缘清楚，数目不等，无自觉不适。常伴有老年性雀斑样痣、灰白发等老年性改变。病理发现，除表皮基层多巴阳性黑色素细胞缺失外，余无异常。对健康无影响，不必治疗。

老年性白斑还没有特殊治疗方法，口服维生素 E 可能有一定的疗效。30～45 岁发生在暴露部位或其他部位的点状白斑，称为特发性点状色素减少症（idiopathic guttate hypomelanosis）或特发性滴状色素减少症，是一类病因不明的多发性点状色素减退斑。有人认为与老年性白斑是同一疾病。患者皮损常表现为乳白色点状斑，直径 2～6 mm，有时较大，形状不规则，呈圆形或多角形，无自觉症状。由于病因及发病机制尚不明确，症状不明显时一般无须特殊治疗，对于外貌影响较大者可采用外用药物治疗或冷冻、激光等物理治疗方式。

三、老年性皮肤瘙痒症

瘙痒（pruritus）是一种可以引起立即进行搔抓愿望的主观感觉。是皮肤病最常见的共同症状。如果患者只有皮肤瘙痒而无明显的原发性损害者称为皮肤瘙痒症（skin pruritus），是老年人常见的皮肤疾病之一。由于各种皮肤病的不同和个体敏感度的不同，瘙痒的严重程度可轻可重，可阵发性、间断性和持续性；也可是局限性、泛发性或全身性。瘙痒轻者经搔抓后减轻或消失，重者则奇痒难忍，不停地搔抓直至表皮被抓破出血发生疼痛时才减轻。不断搔抓使患部皮肤变厚，变厚的皮损又加重瘙痒，从而形成越痒越抓、越抓越痒的恶性循环。

（一）病因和病理

瘙痒的病因复杂多样，可由感染性皮肤病、物理性皮肤病、变应性皮肤病、神经功能障碍性皮肤病、疱疹性皮肤病、代谢性皮肤病及淋巴网状组织肿瘤等引起。

单纯老年性皮肤瘙痒症与性腺、内分泌功能减退，皮肤萎缩退化，皮脂腺和汗腺萎缩，皮肤干燥有关。冬季室温过高或湿度偏低都可使皮肤角质层水分过度丢失，使皮肤进一步干燥，对外界刺激的抵抗减弱而更易发生皮肤瘙痒，故称冬季瘙痒症。全身性皮肤瘙痒症可能与某些系统性疾病有关，如糖尿病、甲减、甲亢、肝胆疾患、代谢障碍、内脏肿瘤和肾功能不全等。此外，沐浴太勤，使用药皂或碱性肥皂过多，穿用纤维品、丝织品、羊毛织品的衣被，使用杀虫剂和消毒剂等，也可引起皮肤瘙痒。

局限性皮肤瘙痒症的原因有些与全身性皮肤瘙痒症相同，如糖尿病等。局部常见的原因，如肛门瘙痒症则与前列腺炎、痔疮、便秘、腹泻、肛瘘和肛裂等有关；阴囊瘙痒症与局部多汗、摩擦及股癣等有关；外阴瘙痒症与白带、阴道滴虫、真菌病和宫颈癌等有关。

皮肤萎缩的病理变化一般显示表皮变薄，棘细胞层萎缩，表皮突变平。真皮变薄，胶原纤维呈均质化变性，弹力纤维碎裂、稀少；血管壁增厚、管腔扩张或缩小，血管周围淋巴细胞轻度浸润；皮肤附属器如毛囊、汗腺和皮脂腺也萎缩。

（二）临床表现

包括全身性和局限性瘙痒。

1. 全身性皮肤瘙痒　可开始即为全身性，或最初局限于一处，而后扩展到全身，亦可为瘙痒无定处的游走形式。老年性皮肤瘙痒症或季节性皮肤瘙痒症常与气候季节变化有明显关系，大多在秋末及气温急剧变化时发生。瘙痒常为阵发性，尤以夜间为甚，痒的时间和轻重程度不一。严重者常搔抓至出血疼痛为止。患者因长期不得安眠而情绪烦躁、精神不振。饮用酒类、浓茶、吃海鲜食物、情绪刺激、衣服摩擦，甚至某些暗示均可使瘙痒发作或加剧。由于经常搔抓，患处皮肤可见抓痕、表皮剥脱、血痂和色素沉着等。病程较久者可发生苔藓样变，有时可发生毛囊炎、疖、淋巴结炎等继发感染。

2. 局限性皮肤瘙痒　肛门瘙痒最常见，男性多于女性。一般局限于肛门及其周围皮肤，常为阵发性瘙痒，因长期搔抓肛周黏膜使皮肤肥厚浸润，可有辐射状皲裂、浸渍和苔藓样变等。阴囊瘙痒除发生于阴囊外，偶可波及阴茎会阴。外阴瘙痒主要发生于大阴唇外侧，可累及小阴唇、阴阜及阴蒂周围，瘙痒均为阵发性，由于搔抓也可致苔藓化及湿疹样改变。

（三）诊断和鉴别诊断

根据全身性或局限性瘙痒，仅有继发损害而无原发损害，一般可以确诊。但应注意寻找病因。全身性瘙痒需与疥疮、痒疹等鉴别；阴囊瘙痒需与阴囊神经性皮炎及湿疹鉴别。应详细询问病史，了解疾病的发生发展，探查潜在病因并做出相应的处理。

（四）治疗

积极寻找病因及原发疾病进行相应治疗。避免各种刺激因素，如搔抓、穿着粗糙衣服、烫洗、食辛辣食物、吸烟、饮酒等。避免使用含有刺激性成分的外用药。

1. 局部治疗　老年性皮肤瘙痒选用霜剂，如1%酚冷霜，1%樟脑冷霜及泼尼松冷霜，其他可选用鱼石脂炉甘石洗剂，复方吲哚美辛酊搽剂等。局限性皮肤瘙痒或局部皮肤有苔藓化，选用糠酸莫米松乳膏等激素类软膏或霜剂。瘙痒严重者可用普鲁卡因静脉封闭。中药苦参、地肤子、蛇床子、黄柏、百部、白藓皮、苍耳子各 50 g，川椒 20 g，煎后洗浴或坐浴，每日 1 次。

2. 系统治疗　①镇静止痒，常用抗组胺药有氯苯那敏、安太乐、赛庚定等。必要时可两种抗组胺药合用，或加用镇静剂如异丙嗪、地西泮等。②抗抑郁药，多塞平 25 mg，每日 2～3 次。但应注意有严重心脏病、青光眼、前列腺肥大及尿潴留者禁用。③补充维生素 A、B 和维生素 E。严重者可用性激素治疗。④静脉用硫代硫酸钠、钙剂。普鲁卡因静脉封闭疗法。

3. 理疗　全身瘙痒症者紫外线照射、矿泉浴、糠浴、淀粉浴或紫外线照射与药并用。

4. 中医治疗　内服养血润肤饮，全虫方或止痒丸等。

第五节　增生性皮肤病

皮肤增生（epidermal hyperplasia）是皮肤组织及其附属腺体的一种增生状态，有良性的也有恶性的。良性的常见皮肤增生为瘢痕、皮肤色素痣。有些感染如病毒感染，人乳头状瘤病毒（HPV）感染也可导致皮肤的增生，产生瘤状增生。所以，皮肤增生是一个比较广的范畴。本节主要介绍几种老年人常见的增生性皮肤病。

一、脂溢性角化症

脂溢性角化症（keratosis seborrheica）又称老年疣（verruca senilis），系最常见的良性表皮增生性肿瘤。病因不明，可能与日晒、慢性炎性刺激等有关。好发于头面、手背、胸背处。初起损害为一个或多个淡黄或浅褐色界线清楚的扁平损害，圆形、卵圆形或不规则形，表面呈天鹅绒样到轻度疣状。以后缓慢增大、变厚，数目增多，颜色变深，呈褐色，甚至为黑色疣状丘疹或斑块，皮损大小直径 3 mm ~ 3 cm 不等，表面常附有油腻性鳞屑。通常不自行消退，呈良性经过，恶变者极少。老年疣一般不需要治疗，必要时可采用手术切除或激光治疗，避免不恰当刺激和随意处理。

二、老年皮脂腺痣

老年皮脂腺痣（senile sebaceous naevus）又名老年皮质腺过度增生（senile sebaceous hyperplasia），因皮肤内正常的皮脂腺增大所致，属良性病变。好发于额部和颊部。皮损可单发或多发，通常为散在、隆起、圆形小结节，有时呈分叶状，淡黄色或黄色。中央常见一脐状凹陷。组织病理可见皮损由一个或几个很大的皮脂腺组成，周围有许多皮质腺小叶成群地围绕，导管开口于表皮，相当于皮损中央的脐窝。通常不需要治疗，如必须治疗时，可用手术切除或电解破坏皮脂腺。有人报告，用雌激素治疗可获得暂时的疗效。

三、软纤维瘤

软纤维瘤（fibroma molle）又名皮赘（skin tags），常见于中老年人，尤以更年期后妇女多见，也可见于妊娠期。通常分为多发丝状型和单发口袋型两型。前者主要发生于颈部侧面，而后者也可发生于面部、胸背及腋窝和腹股沟等处。通常均有蒂，大小不等，平均直径约 2 mm。柔软无弹性，健康皮色或色素增多。组织病理见肿物由疏松结缔组织组成，其中有很多毛细血管；丝状型表皮角化过度、乳头瘤样增生、棘层增厚，口袋型则表皮变薄，基底细胞较平而且色素增加。通常不需要治疗，必要时可采用刮除，激光或冷冻治疗皆可。

四、老年性血管瘤

老年性血管瘤（senile angeioma）又名樱桃状血管瘤（cherry hemangioma），主要发生于躯干部、近心端的多发性鲜红色小血管瘤。皮损为直径 1～5 mm 的鲜红或樱桃红色丘疹或小结节，半球状，高出皮面 1～2 mm，质软海绵状，有时呈不规则状或蕈状，数目不定，玻片压之褪色。本病亦可见于青少年，随增龄而增多。病理示真皮内毛细血管增生，内皮细胞呈小叶状增生，管腔狭窄，以后毛细血管扩张，管壁衬以单层扁平内皮细胞。一般不需治疗，损害数目少时可考虑激光或冷冻治疗。

（张清华　程保合）

参考文献

1. 童坦君，张宗玉.医学老年学［M］.北京：人民卫生出版社，1995.

2. 牟善初，陶国枢.现代老年急症学［M］.北京：人民军医出版社，1997.

3. 陈灏珠.内科学［M］.4版.北京：人民卫生出版社，1997.

4. 王士雯，钱方毅.老年心脏病学［M］.2版.北京：人民卫生出版社，1998.

5. 潘天鹏，石津生.现代系统老年医学［M］.北京：科学出版社，1998.

6. 杜建.中西医结合老年病学［M］.北京：中国中医药出版社，1998.

7. 黄念秋.现代老年呼吸病学［M］.北京：人民军医出版社，1998.

8. 顾倬云.老年外科学［M］.北京：人民卫生出版社，1998.

9. 吕承忠.老年呼吸内科学［M］.北京：中国科技出版社，1999.

10. 李浩，高普.实用老年疾病诊断与治疗［M］.北京：科学技术文献出版社，2000.

11. 周文泉.实用中医老年病学［M］.北京：人民卫生出版社，2000.

12. 李庆新.实用临床康复疗法［M］.北京：中医古籍出版社，2000.

13. 郑中立.耳鼻咽喉科治疗学［M］.北京：人民卫生出版社，2000.

14. 席焕久.新编老年医学［M］.北京：人民卫生出版社，2001.

15. 魏太星，邱保国，吕维善.现代老年学［M］.郑州：郑州大学出版社，2001.

16. 李法琦，司良毅.老年医学［M］.北京：科学出版社，2002.

17. 牟善初，郑秋甫.新编内科学［M］.北京：人民军医出版社，2002.

18. 王晓惠，孙家华.现代精神医学［M］.北京：人民军医出版社，2002.

19. 郭云良，孙伟，王秀美.老年医学［M］.青岛：青岛出版社，2003.

20. 陈国伟，顾秋康，陈灏珠.心血管病诊断治疗学［M］.合肥：安徽科技出版社，2003.

21. 王伟岸，岳恒志.消化系疾病诊治新概念［M］.北京：科学技术文献出版社，2003.

22. 王鸿启.现代神经眼科学［M］.北京：人民卫生出版社，2005.

23. 陈生弟.神经病学［M］.北京：科学出版社，2005.

24. 吴志华.皮肤科治疗学［M］.北京：科学出版社，2006.

25. 郭云良.老年病学［M］.北京：科学出版社，2007.

26. 郭云良.老年生物学［M］.北京：科学出版社，2007.

27. 高焕民.老年心理学［M］.北京：科学出版社，2007.

28. 曲江川.老年社会学［M］.北京：科学出版社，2007.

29. 张美增.老年神经病学［M］.北京：科学出版社，2007.

30. 康维强，宋达琳 . 老年心血管病学［M］. 北京：科学出版社，2007.

31. 董凤岐 . 现代护理基础与临床［M］. 北京：中国科学技术出版社，2008.

32. 郑松柏，朱汉民 . 老年医学概论［M］. 上海：复旦大学出版社，2010.

33. 张之南，赵永强，郝玉书等 . 血液病学［M］. 北京：人民卫生出版社，2011.

34. 冯勇 . 实用神经病学［M］. 北京：科学技术文献出版社，2012.

35. 文革玲 . 实用临床老年病学［M］. 天津：天津科学技术出版社，2013.

36. 赵峻，纪文岩，宋彩霞 . 中西医结合内科学［M］. 北京：科学技术文献出版社，2014.

37. 邹勇 . 中西医结合老年医学［M］. 北京：科学技术文献出版社，2014.

38. 刘翠 . 中西医结合护理学［M］. 北京：科学技术文献出版社，2015.

39. 刘天蔚，安平，丁美玲，等 . 中西医结合生理学［M］. 北京：科学技术文献出版社，2017.

40. 张睿，刘莹艳，祝汉忠，等 . 中西医结合病理学［M］. 北京：科学技术文献出版社，2016.

41. 纪晓军，王琳，李宝山，等 . 中西医结合康复医学［M］. 北京：科学技术文献出版社，2017.

42. 郭云良，金丽英，刘天蔚 . 老年医学［M］. 第 3 版 . 北京：科学技术文献出版社，2017.

43. 张美增，李鑫，刘涛 . 老年神经病学［M］. 北京：科学技术文献出版社，2017.

44. 李法琦，司良毅 . 老年医学［M］. 3 版 . 北京：科学出版社，2017.

45. 于普林 . 老年医学［M］. 2 版 . 北京：人民卫生出版社，2017.

46. 贾建平，陈生弟 . 神经病学［M］. 北京：人民卫生出版社，2018.

47. 郝伟，陆林 . 精神病学［M］. 北京：人民卫生出版社，2018.

48. 葛均波，徐永健，王晨 . 内科学［M］. 9 版 . 北京：人民卫生出版社，2018.

49. 于普林 . 老年医学［M］. 北京：人民卫生出版社，2019.

50. 刘晓红，陈彪 . 老年医学［M］. 北京：人民卫生出版社，2020.

51. 刘震超，王云，宋梅，等 . 骨骼肌减少症［M］. 北京：科学技术文献出版社，2021.

52. LÓPEZ-OTÍN C, KROEMER G. Hallmarks of Health. Cell, 2021, 184（1）：33-63.

53. KULKARNI A S, GUBBI S, BARZILAI N.Benefits of Metformin in Attenuating the Hallmarks of Aging［J］. Cell Metabolism, 2020, 32（1）：15-30.

54. Hemagirri M, Sasidharan S. Biology of Aging: Oxidative stress and RNA Oxidation. Mol Biol Rep, 2022, 49（6）：5089-5105.

55. Cagan A, Baez-Ortega A, Brzozowska N, et al. Somatic Mutation rates Scale with Lifespan Across Mammals. Nature, 2022, 604:517-524.

56. López-Otín C, Blasco MA, Partridge L, et al. Hallmarks of Aging: An Expanding Universe. Cell. 2023, 186（2）：243-278.